Martina King
Das Mikrobielle in der Literatur und Kultur der Moderne

Studien zur deutschen Literatur

―

Herausgegeben von
Georg Braungart, Eva Geulen,
Steffen Martus und Martina Wagner-Egelhaaf

Band 216

Martina King

Das Mikrobielle in der Literatur und Kultur der Moderne

—

Zur Wissensgeschichte eines ephemeren Gegenstands (1880–1930)

DE GRUYTER

ISBN 978-3-11-125487-6
e-ISBN (PDF) 978-3-11-052744-5
e-ISBN (EPUB) 978-3-11-052538-0
ISSN 0081-7236

Library of Congress Control Number: 2021943965

Bibliographic information published by the Deutsche Nationalbibliothek
The Deutsche Nationalbibliothek lists this publication in the Deutsche Nationalbibliografie; detailed bibliographic data are available on the Internet at http://dnb.dnb.de.

© 2023 Walter de Gruyter GmbH, Berlin/Boston
Dieser Band ist text- und seitenidentisch mit der 2021 erschienenen gebundenen Ausgabe.
Satz: bsix information exchange GmbH, Braunschweig
Druck und Bindung: CPI books GmbH, Leck

www.degruyter.com

Für Richard

Danksagung

Das vorliegende Buch ist – wie so viele Habilitationsschriften – aus einem längeren Entstehungsprozess mit verschiedenen Etappen hervorgegangen, in denen ich immer wieder grundlegende Unterstützung von zahlreichen KollegInnen und FreundInnen erhielt; ihnen allen bin ich zutiefst zu Dank verpflichtet. Erste Anregungen zur doppelperspektivischen, literaturwissenschaftlich-medizinhistorischen Anlage der Arbeit und zu den entsprechenden methodologischen Herausforderungen gehen auf meine akademischen Lehrer zurück: auf Gerhard Lauer, Fritz Vollhardt und vor allem auf Karl Eibl, der kurz nach unserem letzten Gespräch über die ‚elementare Literatur' verstarb und für mich wie für viele andere unvergesslich bleiben wird. Für die lange medizinhistorische Begleitung habe ich Sam Cohn zu danken, der mir grundlegende Einsichten in die Seuchengeschichte und ihre politischen Dimensionen vermittelte und mit dem ich seit vielen Jahren im fruchtbaren Gespräch stehe. Wichtige methodische Impulse kamen ferner von meinem Kollegen Tom Kindt von der Universität Fribourg, mit dem sich ein sehr ertragreicher Austausch über erzähltheoretische Fragen und über die Möglichkeiten und Bedingungen einer historischen Wissenschaftsnarratologie entwickelt hat. Zu danken ist schließlich all den FreundInnen und KollegInnen, die mit unermüdlicher Geduld einzelne Kapitel gelesen, Aspekte der Arbeit kritisch kommentiert und Wege aus gedanklichen Engpässen gewiesen haben: Katja Mellmann, Gunhild Berg, Jesko Reiling, Sonja Klimek, Philip Ajouri, Benjamin Specht. Das von den beiden Letzteren gegründete DFG-Netzwerk *Empirisierung des Transzendentalen* bot langfristig einen wunderbaren Rahmen zum Austausch von wissenschaftsphilosophischen und wissenschaftshistorischen Problemstellungen. Dank schulde ich ferner den KollegInnen der Universitäten Bern, Neuchâtel und Stuttgart, die das interfakultäre Projekt einer doppelten Habilitation in Germanistik und in Medizingeschichte durch ihre Solidarität und ihren unbürokratischen Einsatz ermöglichten: Barbara Mahlmann-Bauer, Virginia Richter, Hubert Steinke, Yahya Elsaghe, Peter Schnyder sowie der germanistischen Außengutachterin Andrea Albrecht. Sie alle haben wichtige Hinweise für die Überarbeitung gegeben und gemeinsam für einen mühelosen Ablauf des germanistischen Verfahrens gesorgt. Das medizingeschichtliche Verfahren in der medizinischen Fakultät der Universität Bern hat wiederum Hubert Steinke organisiert, dem ich für seinen doppelten Einsatz und seine freundschaftliche Unterstützung an dieser Stelle ganz besonders danken möchte; ferner dem medizinischen Kommissionspräsidenten Hansjakob Furrer sowie Christoph Gradmann und Paul Weindling für ihre Gutachten, die mir viel bedeutet haben. Großen Dank schulde ich auch der *Deutschen For-*

schungsgemeinschaft für das großzügige Forschungsstipendium, besonders Thomas Wiemer für seine Beweglichkeit im Umgang mit zeitlichen Verschiebungen und Ortswechseln, sowie dem Verlag De Gruyter bzw. den betreuenden RedakteurInnen Anja Michalski, Marcus Böhm und Susanne Rade für ihre schier unendliche Geduld mit diesem langwierigen Buchprojekt. Danken möchte ich ferner Clemens Weber für die technisch versierte Herstellung zahlreicher Abbildungen sowie Kirstin de Boer und Jasmin Krafft für das sorgfältige Korrekturlesen.

Last not least ist ein solches Projekt grundlegend auf die Unterstützung der Familie angewiesen. Meinen Kindern Kilian, Lucas, Johanna und Philippa danke ich für ihre stets neugierige Anteilnahme. Mein Arbeitszimmer schmücken all die originellen Mikroben-Cartoons, Mikroben-Ostereier und Mikroben-Gedichte, die sie in den vergangenen zehn Jahren für mich gemacht haben. Gewidmet ist das Buch meinem Mann Richard King, ohne dessen unermüdliche Begleitung in diesen Jahren es nicht hätte entstehen können; geschrieben ist es auch im Gedenken an meine mittlerweile verstorbenen Eltern.

Fribourg, im Februar 2021

Inhaltsverzeichnis

Danksagung —— VII

Teil I: Historische und methodologische Vorbemerkungen

1   Epochenthema ‚Bakteriologie' —— 3

2   Zum Verhältnis von Literatur und Wissen —— 17

3   Zur Anlage der Studie —— 31

Teil II: Kollektivsymbol ‚Mikrobe'

1   Entstehung eines Kollektivsymbols —— 45
1.1   Wissenschaftsgeschichtliche Problemlage —— 45
1.2   Politisch, komisch, ästhetisch: das Kollektivsymbol in der Alltagskultur —— 66
1.2.1   Bakterienpolitik —— 76
1.2.2   Bakterienkomik und -ikonik —— 94
1.2.3   Bakterienkunst —— 109
1.2.4   Bakterienkultur —— 116
1.2.5   Die Mikrobe im Zentrum der Aufmerksamkeit —— 131

2   Die Modernisierung des Monismus – das Kollektivsymbol im Weltanschauungsdiskurs —— 142
2.1   Paradoxien bei Wilhelm Bölsche —— 142
2.2   Das Phantasma der Urzeugung —— 151
2.3   Bazilläre Metaphysik (Bölsche, Przybyszewski, Arrhenius) —— 164
2.4   Vom schönen Leben: mikrobiologischer Jugendstil —— 174
2.5   Die Geißel als Ornament des Ornaments (Haeckel, Bahr, Klages) —— 183
2.6   Die lieben Gäste des Adrian Leverkühn —— 198

3	**Kulturen des Zweifels** —— 222
3.1	Fragwürdige Mikroben —— 222
3.2	Retardierendes Moment: Sprachzweifel und Wissenschaftsglaube (Mauthner, Behring) —— 229
3.3	Romantisches Brouillon – Strindbergs *Blaubuch* —— 237
3.4	Unzuverlässige Mikroskopiergeschichten (Wells, Schnitzler) —— 245
3.5	Epistemologie und Poetik des ‚prothetischen Schauens' —— 268
3.6	Erkenntnisskepsis und Sprachrausch (Sack) —— 279

4	**Das Unsichtbare als Katalysator der Avantgarde** —— 295
4.1	Kunst im Mikroskop (Redon, Klee, Kandinsky) —— 297
4.2	Phantastische Gattungsmischungen: Mikrobiopolitik und Nonsens —— 320
4.3	Ansteckender Wortsalat —— 340
4.4	Parasitäres Paradigma und Surrealismus: Ivan Golls *Die Eurokokke* —— 355

Teil III: Kollektiverzählung ‚Mikrobenjagd'

1	**Vom Tiger und anderen Bestien: die Geburt der Wissenschaftserzählung ‚aus dem Dunst des Familienblattes'** —— 371
1.1	„Außerordentliche Veränderungen im Darm" – Kochs Reisen und Reiseberichte —— 371
1.2	Zirkulationen: Mikrobenjagd in der Massenpresse —— 411

2	**Nationalistische Fiktionen und totalitäre Moderne** —— 425
2.1	Sherlock Holmes am Mikroskop —— 425
2.2	Geordneter Rückzug aus der Moderne (Alberti, Polenz, Hueppe, Unger) —— 433
2.3	Totalitäre Rhetorik und Ordnungsverlust: *Ein Volksfeind* —— 460

3	**Vom Jäger zum Träger: korrelativer Wandel in Literatur und Medizin** —— 475
3.1	Narrative Koevolution —— 475
3.2	Dissidenz, Komik und Utopie (Rosenbach, Tolstoi, Renard) —— 482
3.3	Das ‚vielfache Ich' der Moderne (Erich Seligmann, Robert Doerr, Ernst Weiß) —— 508

Teil IV: **Schluss**

Schluss —— 545

Teil V: **Bibliographie**

1   Quellen —— 551

2   Forschungsliteratur —— 574

Personenregister —— 609

Teil I: Historische und methodologische Vorbemerkungen

1 Epochenthema ‚Bakteriologie'

1891 schreibt der 17-jährige Hugo von Hofmannsthal an Hermann Bahr, er wolle „eine Bakteriologie der Seele gründen". Der sensible Gymnasiast zweifelt an der begrifflichen Darstellbarkeit mentaler Vorgänge und hat es sich in diesem Zusammenhang angewöhnt,

> die Zeit durchs Microscop anzusehn, da merkt man, wie der Begriff Ereignis lügt, und wie viel in solchen langweiligen 3 Wochen drinsteckt an Gedanken [...], an Farben, Bildern, Fragen, Zweifeln, Versen, Anfängen [...].[1]

Dieses häufig zitierte, aber selten auf seine wissenschaftsgeschichtlichen Hintergründe befragte Notat[2] soll der vorliegenden Arbeit als Motto vorangestellt sein. Denn genau das ist es, was in den folgenden Kapiteln versucht wird – die Epoche durchs Mikroskop zu betrachten, die Moderne einer mikroskopischen Prüfung zu unterziehen und es dabei auf Irritationen gewohnter Wahrnehmungsmuster ankommen zu lassen. Die Analogie impliziert, wenn man sie ernst nimmt, drei Dinge: erstens die Selektion eines bestimmten Blendenausschnitts. Die große Umbruchsepoche zwischen spätem neunzehntem Jahrhundert und Weimarer Republik soll aus neuartiger und umgrenzter Perspektive besichtigt werden – unter der Optik von literarischem *und* mikrobiologischem Diskurs. Die angestrebte Diskursgeschichte zwischen Literatur, Alltagskultur und Naturwissenschaft, die ebenso über den Denkhaushalt der Epoche Auskunft gibt, als sie ihn grundlegend mitformt, hat einen gleichermaßen epistemischen wie poetischen Gegenstand zum Brennpunkt: das Unsichtbare, genauer gesagt unsichtbare Mikroorganismen, die zum großen Spannungsgenerator der Epoche werden. Zweitens impliziert das ‚Mikroskopieren der Epoche' eine extreme Vergrößerung des Gegenstandes. Dies bedeutet ein Close Reading von literarischen, protoliterarischen, populärwissenschaftlichen und wissenschaftlichen Texten, die zwischen 1880 und etwa 1930 die verstörende Welt der Mikroben herstellen,

---

[1] Hugo von Hofmannsthal an Hermann Bahr, 2. Juli 1891. In: Hofmannsthal, Briefe 1890–1901, Berlin 1935, S. 18 f.
[2] Thomas Anz, Literatur des Expressionismus, Stuttgart/Weimar 2002, S. 13; Peter Sprengel, Geschichte der deutschsprachigen Literatur 1870–1900. Von der Reichsgründung bis zur Jahrhundertwende, München 1998, S. 478; Heike Grundmann, ‚Mein Leben zu erleben wie ein Buch'. Hermeneutik des Erinnerns bei Hugo von Hofmannsthal, Würzburg 2003, S. 54, Anm. 8. Ursula Renner spricht zwar die Bakteriologie an, allerdings geht es eher um Veränderung der Wahrnehmungsgewohnheiten und deren narratologische Relevanz vor dem Hintergrund optischer Techniken (Ursula Renner, ‚Details sollten sein wie der Blitz bei Dickens'. Photopoetische Reflexe um 1900. In: Die Evidenz der Bilder, hg. von Helmut Pfotenhauer, Wolfgang Riedel und Sabine Schneider, Würzburg 2005, S. 103–127, 112–115).

https://doi.org/10.1515/9783110527445-001

beschwören und mit unterschiedlichsten weltanschaulichen beziehungsweise ästhetischen Zielsetzungen instrumentalisieren. Zusammenhänge zwischen beteiligten Diskursformationen, Institutionen und Texttypen sind, besonders mit Blick auf Phänomene des Wandels, detailgenau zu rekonstruieren, will man über allgemeine, tendenziell assoziative Verwandtschaftsbehauptungen hinausgelangen.[3] Drittens bedeutet das Mikroskopieren, das Hofmannsthal meint – es ist die bakteriologische Untersuchungstechnik Robert Kochs –, Repräsentativität: Da Koch stets darauf abzielt, seine Funde in Mikrophotogrammen festzuhalten, muss der gewählte Blendenausschnitt repräsentativ sein – und dies gilt auch für die vorliegende Studie. Es wird sich zeigen, dass der Diskurs des Unsichtbaren ebenso repräsentativ für die ästhetische und für die gesellschaftliche Moderne,[4] für ihre Widersprüche und gegenläufigen Aufbruchsbewegungen ist wie bestimmte Blendenausschnitte für den Mikroskopierer. Denn im Moment seiner technischen und sprachlichen Verdinglichung ist der Mikrokosmos der Bakteriologen in literarischen, alltagskulturellen und populärphilosophischen Zusammenhängen fast allgegenwärtig und gehört mindestens ebenso sehr zum allgemeinen kulturellen Wissen wie die Evolutionserzählung. Das Phantasma unsichtbarer Kleinstlebewesen, die Ansteckung und Tod bringen, aber gleichermaßen das Schöne und Ursprüngliche schlechthin darstellen, wird in literarischen Texten so umfassend verhandelt und zur anthropologischen Selbstverständigung herangezogen, dass es tatsächlich wie ein Prisma der Moderne funktioniert. Umgekehrt dürfte aber auch der naturwissenschaftliche Leitdiskurs der Epoche, der Mikroben- und Infektionsdiskurs, in einem repräsentativeren Licht erscheinen, wenn man die protoliterarischen, gattungsgeschichtlichen und medialen Bedingungen seiner Herstellung und kulturellen Distribution freilegt.

Ziel ist es also, die Verflechtungen von Literatur- und Bakteriologiegeschichte zwischen 1880 und 1930 als Teilgeschichte einer ‚Koevolution von Wissenschaft und Literatur' zu beschreiben, wobei die strikte Historisierung dieses

---

[3] Vgl. Andrea Albrecht, ‚Man muss dicht am Stier kämpfen'. Gottfried Benns Wissenspolitik. Rezension zu: Marcus Hahn, Gottfried Benn und das Wissen der Moderne. 1905–1932, 2 Bde., Göttingen 2011. In: Internationales Archiv für Sozialgeschichte der deutschen Literatur online, 20.03.2014, http://www.iaslonline.lmu.de/index.php?vorgang_id=3807 [zuletzt aufgerufen am 30.04.2021]: „Vermeintlich interdisziplinär ausgerichtete literaturwissenschaftliche Studien erschöpfen sich daher zumeist in einer oberflächlichen wissenschaftshistorischen Kommentierung literarischer Texte, begnügen sich mit motivgeschichtlichen Herleitungen und metaphorisch-analogischen Korrespondenzbeobachtungen – oder aber sie neigen zu hypertrophen, weil dilettantisch verallgemeinerten Thesen zur Interferenz oder gar Ununterscheidbarkeit von Literatur und Wissen."
[4] Vgl. Anz, Expressionismus, S. 18–23.

Verhältnisses zu den methodischen Prämissen zählt.⁵ In einem ganz ähnlichen Sinn hat Walter Erhart schon 2004 Medizin und Literatur als zwei „koexistente und koevolutionäre Sozialgeschichten" verstanden, deren gemeinsamer Horizont „einerseits durch die zirkulierenden Bestände des kulturell-historischen Wissens [...], andererseits durch die mal stärker, mal schwächer übereinstimmende gesellschaftlich-soziale Situierung ihrer Gegenstände, Praktiken und Institutionen" markiert sei.⁶ Diesen koevolutionären Zugriff von der Medizin auf die Naturwissenschaften allgemein auszudehnen, erscheint insbesondere für die Kulturgeschichte des Mikrobiellen sinnvoll, da sich hier immer wieder seuchenmedizinische, botanische, physiologische beziehungsweise ökologische Diskurslinien überkreuzen.

Um 1900 ist nun dieser Aspekt der übereinstimmenden oder auch abweichenden Situierung beider Sozialgeschichten nicht anders als paradox zu nennen. Denn einerseits gehört die weitgehende Trennung von naturwissenschaftlich-medizinischer und ästhetischer Kultur ganz grundlegend zur Selbstwahrnehmung der Epoche:⁷ „Auf dem Boden der Induction und Technik", schreibt Emil Du Bois-Reymond 1877, „ruht die moderne Wissenschaft und Kultur so sicher, wie auf dem Boden der Speculation und Aesthetik schwankend aufgebaut und Einsturz drohend uns vorher antike Wissenschaft und Cultur erschien".⁸ Andererseits zeichnet sich die Literatur der Moderne bekanntlich durch außerordentliche Affinitäten zu den Naturwissenschaften aus, die dann eher noch zunehmen, als sich das Literatursystem vom mechanistischen Übertragungsmodell Émile Zolas abwendet und das Wissenschaftssystem vom mechanistischen

---

5 Vgl. Nicola Gess/Sandra Janßen, Einleitung. In: Wissens-Ordnungen. Zu einer historischen Epistemologie der Literatur, hg. von Nicola Gess und Sandra Janßen, Berlin/Boston 2014, S. 1–15, 3 f. Auch hier wird im Zusammenhang mit der Koevolutionsthese der systemtheoretische Binarismus von autopoietischer Abschließung und struktureller Kopplung als Alternative zur Wissenspoetologie genannt (s. u.).
6 Walter Erhart, Medizin – Sozialgeschichte – Literatur. In: Internationales Archiv für Sozialgeschichte der deutschen Literatur, 29, 1, 2004, S. 118–128, 121.
7 Vgl. dazu Friedrich Vollhardt: Die Eigenperspektive der Epoche unterscheide sich von unserer heutigen, in der „die rein objektive Datenerhebung und -beschreibung dagegen zu den Mythen [gehöre], die der wissenschaftliche Proreß selbst ausgebildet hat" (Friedrich Vollhardt, Einleitung. In: Hausdorff, Gesammelte Werke, Bd. 8: Literarisches Werk, hg. von Friedrich Vollhardt und Udo Roth, Heidelberg 2010, S. 1–36, 5). Eine Lanze für die historische Gültigkeit der Zwei-Kulturen-Trennung und ihre Geschichte bricht auch Silke Jakobs, Selbst wenn ich Schiller sein könnte, wäre ich lieber Einstein. Naturwissenschaftler und ihre Wahrnehmung der ‚zwei Kulturen', Frankfurt a. M./New York 2006, bes. S. 43–64.
8 Emil Du Bois-Reymond, Culturgeschichte und Naturwissenschaft. In: Reden von Emil Du Bois-Reymond. Erste Folge: Litteratur/Philosophie/Zeitgeschichte, Leipzig 1886, S. 240–282, 276.

Weltbild der Naturbeherrschung.⁹ Der Weg von der Kausalität zur Unschärfe, den die Naturwissenschaften mit Quanten- und Teilchenphysik beschreiten, weist Strukturparallelen zur literarischen Entwicklung im Nachnaturalismus beziehungsweise in den Avantgarden auf – hin zur Abstraktion und zu Verfahren der Denarrativierung, die prononciert auf Kausalität und Linearität verzichten und stattdessen auf Zufall, Kontingenz, Ungewissheit setzen.¹⁰ Auf den Punkt gebracht wird dieser korrelative Wandel etwa 1911 von Wassily Kandinsky, der in *Über das Geistige in der Kunst* Parallelen zwischen künstlerischer Areferenzialität und naturwissenschaftlichem Antideterminismus herstellt. So begründet Kandinsky das Postulat der absoluten Abstraktion, die ‚geistige Kunst', mit der schrittweisen Entmaterialisierung der Naturwissenschaften, sinnfällig geworden in der „Theorie der Elektronen". Bedenke man, schreibt Kandinsky, dass „die positive Wissenschaft [...] vor der Tür der Auflösung der Materie steht, so kann behauptet werden, dass nur noch wenige ‚Stunden' uns von [der] reinen Komposition trennen".¹¹ Genau diesen Weg von der kausalen, übersichtlichen Weltordnung zur Verunsicherung und zu einem Geflecht aus kontingenten Bedingungen vollzieht auch die Mikrobenforschung – mit dem Unterschied, dass ihr Objekt im Gegensatz zu dem der Teilchenphysik lebendig ist. So ist es kein Wunder, dass sich die Literatur auf dem Weg zu Abstraktion und Akausalität dem Mikrobendiskurs immer wieder annähert und die Koevolution hier besonders eng verzahnt abläuft; das betrifft aber auch die bildende Kunst und besonders Kandinsky, in dessen Spätwerk der Mikrokosmos gleichermaßen als das Abstrakte und Belebte fungiert.

Die Koevolutionsthese impliziert nun generell einen unterscheidenden Blick auf Praktiken, Institutionen und Geltungsansprüche, und in diesem Sinn

---

9 Zu diesem Modell der Beherrschung der Natur, das mit einem selbstbewussten Machbarkeitsglauben einhergeht, vgl. Walter Müller-Seidel, Wissenschaftskritik. Zur Entstehung der literarischen Moderne und zur Trennung der Kulturen um 1900. In: Grundlinien der Vernunftkritik, hg. von Christoph Jamme, Frankfurt a. M. 1997, S. 355–421, 362.
10 Vgl. Bernadette Malinowski, die in ihrer Habilitationsschrift dem Verhältnis von Literatur und Naturwissenschaften anhand der modernen Physik und Mathematik nachgeht: „Das eminente Irritations- und Provokationspotential, das die damalige Leitwissenschaft Physik für die Literatur bereitstellt", zeige besonders die Quantenphysik der Kopenhagener Schule, der „eine Disposition zur Vieldeutigkeit, Offenheit, Nicht-Identität und damit ein durchaus dichtungsaffiner Zug" eigen sei (Bernadette Malinowski, Scientia Poetica. Literarische Wissenschaftsgeschichte und Wissenschaftstheorie. Kehlmann - Del Giudice - Serres, Berlin/Boston 2021, S. 51). Ich bedanke mich bei Bernadette Malinowski für die Überlassung ihres Manuskripts zur Einsicht vor dessen Publikation.
11 Wassily Kandinsky, Über das Geistige in der Kunst, insbesondere in der Malerei, 3. Aufl. der revidierten Neuaufl. von 2004. Vorwort und Kommentar von Jelena Hahl-Fontaine, Einführung von Max Bill, Bern 2009 [1911], S. 44 und 119.

steuert auch die vorliegende Arbeit keine reine Wissensgenealogie an. Es kann ihr, besonders mit Blick auf das historische Selbstverständnis der Epoche, nicht darum gehen, Statusunterschiede von Sprechakten und Darstellungspraktiken beziehungsweise disziplinäre und institutionelle Grenzen einzuebnen. Angestrebt ist vielmehr eine integrierte Diskursgeschichte des Unsichtbaren, die literarästhetischen und wissenschaftsgeschichtlichen Wandel korrelativ aufeinander bezieht und sich dabei auf funktionalistische Rahmenannahmen stützt: Literatur und Naturwissenschaft um 1900 werden als autopoietisch geschlossene, jedoch strukturell gekoppelte Systeme verstanden, die innerhalb eines übergeordneten Ganzen wie ‚Gesellschaft' oder ‚Gesamtkultur' zu einem bestimmten Zeitpunkt bestimmte Funktionen erfüllen. Und obwohl sie bekanntlich nach den unterschiedlichen Leitdifferenzen schön/hässlich beziehungsweise wahr/falsch organisiert sind,[12] können ihre jeweiligen kulturellen Funktionen doch in bestimmten Zusammenhängen stehen oder sich in Abhängigkeit voneinander verschieben. Die Kollektiverzählung der bakteriologischen Hygiene etwa, die ihren Ausgangspunkt in den Wissenschaften nimmt, dient sowohl in elementarer Form als auch in ihren elaborierteren, literarischen Ausprägungen der politischen Strukturbildung und der Stabilisierung von nationaler Identität im Angesicht gesellschaftlicher Arrosionsprozesse. Problematisiert wird dieses biopolitische Narrativ nach dem Weltkrieg simultan im Wissenschafts- und im Literatursystem, als seine Unterkomplexität die gewandelte bewusstseins- und gesellschaftsgeschichtliche Gemengelage nicht mehr abzudecken vermag.[13]

Grundlegend für meine Arbeit ist also die doppelte Perspektive von autopoietischer Eigenlogik und struktureller Kopplung: Funktionale Zusammenhänge zwischen literarischem und wissenschaftlichem Wandel werden ebenso als möglich erachtet, wie beiden Systemen weitgehende Autonomie zugeschrieben wird. Zu dieser doppelten Perspektive gehört die Geschichte eines ephemeren

---

12 Vgl. Thomas Klinkert, Literatur und Wissen. Überlegungen zur theoretischen Begründbarkeit ihres Zusammenhangs. In: Literatur und Wissen. Theoretisch-methodische Zugänge, hg. von Tilmann Köppe, Berlin 2011, S. 116–139, 130.
13 Zu den funktionsgeschichtlichen Rahmenannahmen eines solchen Untersuchungsansatzes, für den Olav Krämer den deskriptiven Terminus ‚Korrelation' geprägt hat, vgl. Olav Krämer, Intention, Korrelation, Zirkulation. Zu verschiedenen Konzeptionen der Beziehung zwischen Literatur, Wissenschaft und Wissen. In: Literatur und Wissen. Theoretisch-methodische Zugänge, hg. von Tilmann Köppe, Berlin 2011, S. 77–116, 90–98. Zu Modellen, die ästhetisch-literarischen Wandel nicht voraussetzen, sondern erklären, vgl. Karl Eibl, Literaturgeschichte, Ideengeschichte, Gesellschaftsgeschichte – und das ‚Warum der Entwicklung'. In: Internationales Archiv für Sozialgeschichte der Literatur, 21, 2, 1996, S. 1–26. Auch Eibl verwendet den Begriff der ‚Korrelation' in einem ganz ähnlichen Sinn, wenn er vom Bedingungsgefüge spricht, in dem Literatur steht (Eibl, Literaturgeschichte, Ideengeschichte, Gesellschaftsgeschichte, S. 5 f.).

Objekts – der Mikrobe –, das nicht und doch außerhalb seiner Repräsentationen existiert, das „gleichzeitig naturgegeben und kulturell verfertigt"[14] ist und dessen diskursgeschichtliche Rekonstruktion eine dritte Position zwischen Realismus und Konstruktivismus, „Fabrikation und Autonomie" erfordert.[15] Eine solche Position erlaubt es, die Geschichte des ‚epistemischen Dinges' als Geschichte seiner Repräsentationen, Semantiken, Metaphern, Ikonographien zu schreiben, als Geschichte der technischen Medien, in denen es auftaucht, der publizistischen Medien, in denen es zirkuliert, der Kontroversen, die es verän-

---

14 Jeannie Moser, Poetologien/Rhetoriken des Wissens. Einleitung. In: Wissen. Erzählen. Narrative der Humanwissenschaften, hg. von Arne Höcker, Jeannie Moser und Phillipe Weber, Bielefeld 2006, S. 11–16, 13.

15 Vgl. Bruno Latour, Überraschungsmomente des Handelns. ‚Fakten', ‚Fetische' und ‚Faitiches'. In: Latour, Die Hoffnung der Pandora. Untersuchungen zur Wirklichkeit der Wissenschaft. Aus dem Englischen von Gustav Roßler, 5. Aufl., Frankfurt a. M. 2015, S. 327–360, 335. Latour nennt diese Objekte, die für ihn die klassischen Oppositionen von Natur und Kultur, Fabrikation und Autonomie unterlaufen, *faitiches* oder Hybride. In demselben Essayband stellt Latour die Frage „Existierten die Mikroben vor Pasteur?" und beantwortet sie mit ‚Nein'. Ziel dieser Reflexion ist es, die „Aufspaltung zwischen ontologischen und epistemologischen Fragen" (Bruno Latour, Die Geschichtlichkeit der Dinge und Überraschungsmomente des Handelns. In: Latour, Die Hoffnung der Pandora. Untersuchungen zur Wirklichkeit der Wissenschaft. Aus dem Englischen von Gustav Roßler, 5. Aufl., Frankfurt a. M. 2015, S. 175–211, 176) an einem konkreten Beispiel zu überwinden und die Geschichtlichkeit von Wissenschaftsobjekten zu zeigen, die nach Maßgabe ihrer Herstellungsverfahren an bestimmten historischen Punkten auftauchten, durch institutionelle Bemühungen stabilisiert würden und schließlich wieder verschwänden – oder auch nicht. Latour treibt den radikalen Konstruktivismus hier sehr weit, und es stellt sich die Frage, ob man dem folgen muss. So scheint es begründet und vernünftig, pathogenen Mikroben Existenz und Realitätseffekte zuzuschreiben, unabhängig von ihrem Gewusstsein und ihrer Darstellbarkeit – also Epistemologie und Ontologie doch einmal auseinanderzuhalten. Natürlich unterliegen die *Spezies* von Mikroorganismen unter den Bedingungen der Kulturalisierung einem permanenten Evolutionsdruck, so dass die Konfrontation von Menschen und ‚nichtmenschlichen Akteuren' auch hier immer unvorhergesehen und interdependent abläuft. Sie erlaubt keine ahistorischen Verabsolutierungen, da immunologische Interaktionen oder Resistenzbildungen erstens einem dynamischen Wandel unterliegen und zweitens nur nach Maßgabe des Wissensstandes zur Erscheinung kommen und dann wiederum manipuliert werden können. Gleichwohl sind Existenz und ahistorisch absolute Existenz unterschiedliche Dinge, und so scheint mir die Behauptung der Nichtexistenz als *Klasse* vor Pasteur allenfalls metaphorisch zu nehmen: Die überwältigende statistische und neuerdings auch genetische (PCR-Nachweis von *Ancient DNA*) Evidenz der historisch-archäologischen Epidemiologie zeigt, dass bekannte Bakterienspezies wie Yersinien, Meningokokken, Choleravibrionen auf jeden Fall seit der Antike für Seuchenzüge verantwortlich und während der Neuzeit ein bedeutender Letalitätsfaktor sind. Diese Befunde sprechen im Verbund mit dem erfahrungs- und konsensgesättigten mikrobiologischen Wissen aller medizinischen Disziplinen der Gegenwart für die Existenz und das Wirkungskontinuum dieser ‚nichtmenschlichen Wesen'.

dern, und schließlich als Geschichte seiner kunstliterarischen Manifestationen. Gleichermaßen nimmt diese Position aber die Wirkungen des epistemischen Dings in der Wirklichkeit ernst, attestiert dem Objekt ‚Mikrobe' Existenz und reale Effekte, die von der Geschichte seiner Gemachtheit unabhängig sind.[16] Eine solche integrierte Literatur-, Medien- und Wissenschaftsgeschichte eines exemplarischen Diskurses – oder ‚Blendenausschnitts' – ist meiner Kenntnis nach für die sogenannten harten, experimentell-induktiven Wissenschaften der klassischen Moderne, im Gegensatz zu deren Psychowissenschaften oder zu den experimentellen Wissenschaften vor der Zwei-Kulturen-Trennung, noch nicht unternommen worden.[17]

Was macht nun den gewählten Blendenausschnitt so repräsentativ? Die junge Disziplin ‚Bakteriologie', die sich in Frankreich mit den Arbeiten Louis Pasteurs ab etwa 1860 zu formieren beginnt, erlebt in den 1880er Jahren einen kometenhaften Aufstieg zur neuen Leitwissenschaft.[18] Sie beendet dauerhaft den jahrhundertealten Streit, ob sich epidemische Erkrankungen wie Pest, Syphilis oder Pocken einem materialen Ansteckungsstoff verdanken oder einem unspezifischen Gemisch aus klimatischen, atmosphärischen, geologischen Einflüssen beziehungsweise einfach der verpesteten Großstadtluft – zugunsten des bislang sagenhaften *Contagium vivum*. Nachdem Robert Koch zwischen 1876 und 1884 in rascher Folge den Milzbrand-, Tuberkulose- und Choleraerreger nachweist, steht die Mikroben- und Infektionsforschung in Deutschland nun nahezu metonymisch für die Wunder der Naturwissenschaften und den unaufhaltsamen Fortschritt, den man mittlerweile weniger den Seziersälen oder Expeditionsschiffen als dem Labor zutraut. Das von Koch entwickelte technisch-experimentelle Ensemble aus Tiermodell, Reinkultur, Färbetechnik und Mikrophotographie sowie eine konsequente Standardisierung, die sogenannten Koch'schen Postulate, ermöglichen den sicheren Beweis: Wenn ein Mikroorganismus aus den Körpersäften von erkrankten Lebewesen regelhaft isoliert, dann in Reinkultur gezüchtet werden kann, bei Übertragung auf ein gesundes Ver-

---

16 Den wissenschaftstheoretischen Unterschied zwischen Objekten, denen Gegebenheit konstitutiv ist, und epistemischen Dingen, die eine Eigendynamik entwickeln, uns angehen und ansprechen, entfaltet Steffen Martus mit Blick auf Latour und Rheinberger (Steffen Martus, Epistemische Dinge der Literaturwissenschaft. In: Theorien, Methoden und Praktiken des Interpretierens, hg. von Andrea Albrecht et al., Berlin 2015, S. 23–53).
17 Ein Beispiel für die Übergangsphase zwischen vormodernen und modernen Wissenschaften ist Benjamin Specht, Physik als Kunst. Die Poetisierung der Elektrizität um 1800, Berlin/New York 2010. Bernadette Malinowski nimmt das Verhältnis von moderner Physik und Mathematik und postmoderner beziehungsweise gegenwärtiger Literatur in den Blick (vgl. Malinowski, Scientia Poetica).
18 Vgl. Silvia Berger, Bakterien in Krieg und Frieden. Eine Geschichte der medizinischen Bakteriologie in Deutschland 1890–1933, Göttingen 2009, S. 27.

suchstier genau die gleichen Krankheitssymptome auslöst und wiederum in dessen Körper nachweisbar ist, dann muss er notwendig die Krankheitsursache sein; dann ist auch eine wissenschaftliche Beweiskraft erreicht, die es in der Geschichte der Medizin bisher nicht gegeben hat.

Auf dem sicheren Grund dieser neuartigen experimentellen Standards identifizieren Koch und andere Bakteriologen, etwa Friedrich Löffler, Emil von Behring, Paul Ehrlich, Georg Gaffky, Karl Eberth, Fritz Schaudinn, in den folgenden Jahren und Jahrzehnten die Erreger weiterer gefürchteter Volkskrankheiten – Wundinfektionen, Diphtherie, Tetanus, Typhus, schließlich Syphilis. Vom politischen Machtapparat Bismarcks institutionell und ökonomisch gefördert, schürt die medizinische Bakteriologie dabei hochfliegende therapeutische Hoffnungen, die sich sämtlich als illusionär erweisen. Der selbstbewusst angekündigte ‚Vernichtungskampf' gegen die „kleinsten aber gefährlichsten Feinde des Menschengeschlechts"[19] hat utopische Züge, denn er wird sich für die nächsten fünfzig Jahre bis zur Entwicklung erster Antibiotika auf Vorbeugung, Hygiene, Desinfektion und einige Impfungen beschränken. Der Mensch stirbt weiterhin an den großen Volksseuchen, wird dabei allerdings auf neuartige Weise kartiert, vermessen, epistemisch durchdrungen und vor allem relativiert – zum Container für unsichtbare Parasiten und zum Kulturmedium.[20]

Nun ist die Vorstellung vom Gewimmel unsichtbarer, zersetzender Parasiten im Körper ebenso grauenerregend wie fesselnd. Die Entdeckung einer geheimen Parallelwelt kleinster Organismen, die Luft, Wasser, Boden und den eigenen Leib bewohnen, stimuliert Voyeurismus und jene gemischte Emotion der Angst-Lust, mit der auch heute noch Virenthriller aus Hollywood ihr Publikum in die Kinos locken und mit der sich aktuell weltweite Online-Medien, dem Coronavirus Sars-CoV-2 sei Dank, millionenhafte Klicks sichern.[21] So sind die Anfänge der klassischen Mikrobenlehre von einer einzigartigen Popularisierungswelle begleitet: Zeitschriften, Kosmos-Bändchen, Aufklärungsbroschüren und Hygieneausstellungen offerieren den Schlüssellochblick in die geheimen Räume des bazillären Mikrokosmos; die umfassende ‚Hygienisierung' der kollektiven und individuellen Sphäre hat den Charakter einer lustvollen Massenparanoia. Vom hellsichtigen Zeitgenossen Karl Kraus als „Bazillenkultur" gebrand-

---

[19] Robert Koch, Über bakteriologische Forschung [1890]. In: Koch, Gesammelte Werke, unter Mitwirkung von G. Gaffky und E. Pfuhl, hg. von Julius Schwalbe, Bd. 1, Leipzig 1912, S. 651–660, 660.
[20] Vgl. Christoph Gradmann, Krankheit im Labor. Robert Koch und die medizinische Bakteriologie, Göttingen 2005, S. 129.
[21] Vgl. Thomas Anz, Rousing Emotions in the Description of Contagious Diseases in Modernism. In: Contagionism and Contagious Diseases. Medicine and Literature 1880–1933, hg. von Thomas Rütten und Martina King, Berlin 2013, S. 83–101.

markt,²² reicht sie von der Mikrobenjagd im eigenen Badezimmer bis zum Vorzeigehelden des imperialen Machtstaates: Robert Koch. Auch wenn diese Bazillenkultur heute nicht mehr präsent ist (oder erst im Kontext der Corona-Pandemie ansatzweise wiederauflebt), dringt sie um 1900 über die expandierenden Massenmedien in alle Ritzen der Alltags- und der literarischen Kultur und trägt in erheblichem Ausmaß zum Ideenhaushalt der Epoche bei. Bakteriologische Denkfiguren, einschlägige Metaphern, Ansteckungserzählungen sowie biopolitische Ideologeme sind um 1900 fast allgegenwärtig, das trifft in hohem Maße auch für die Intellektuellen zu: Hofmannsthal träumt von einer ‚Bakteriologie der Seele', Rainer Maria Rilke spekuliert über die Verschiebung unserer Erfahrungswelt „ins Unsichtbare, ins Bazillare und Mikroskopische",²³ Franz Blei befundet einen „Bacillus imbecillus", der als Kulturkrankheit die „Grobhäutigen aller Stände und Klassen" befällt,²⁴ und für Karl Kraus sind Journalisten sämtlich „Bazillenträger der Kultur".²⁵ Mit einem Wort: Das „ganze Metier" hat nicht nur „einen Knacks weg", wie Theodor Fontane spöttelt;²⁶ es hat einen Mikroben-Knacks.

Meine Studie gilt also der Konvergenz zweier Schwellenphasen: der „ungeheuren Expansion" der Naturwissenschaften, „der Gegenstände, der Methoden, der Entdeckungen" zum Jahrhundertende und der Pluralisierung und autopoietischen Abschließung des Literatursystems.²⁷ In dieser Epoche avanciert die Bakteriologie zur Leitwissenschaft und zum paradoxen Medium der Trennung und Annäherung der beiden Kulturen. Zum einen garantiert sie in den Augen der zeitgenössischen Wissenschaftler ein Höchstmaß an objektiver Wahrheit und errichtet insofern eine klare Trennlinie zur perhorreszierten Spekulation einer abgelebten Epoche, die nicht zwischen philosophisch-ästhetischer und induktiv-experimenteller Wissensproduktion habe unterscheiden können. Gegen die „traurigen Verirrungen der Speculation" gäbe es, so der Koch-Schüler Ferdinand Hueppe in einem der ersten bakteriologischen Lehrbücher,

---

22 Karl Kraus, Begleiterscheinungen der Cholera. In: Die Fackel, Nr. 381, 382, 383, Jahrgang XV, September 1913, S. 5 f.
23 Rainer Maria Rilke an Elisabeth Taubman, 18.05.1917. In: Rilke, Briefe in zwei Bänden, Bd. 1, hg. von Horst Nalewski, Frankfurt a. M./Leipzig 1991, S. 618.
24 Franz Blei, Das große Bestiarium der modernen Literatur, Leipzig 1922, S. 8.
25 Karl Kraus, Begleiterscheinungen der Cholera, S. 6.
26 Theodor Fontane, Die gesellschaftliche Stellung der Schriftsteller. In: Fontane, Sämtliche Werke, hg. von Walter Keitel, Bd. 1: Aufsätze, Kritiken, Erinnerungen, München 1969 [1891], S. 574.
27 Vgl. Thomas Nipperdey, Deutsche Geschichte 1866–1918, Bd. 1: Arbeitswelt und Bürgergeist, München 1998, S. 605.

kein besseres Mittel als die eingehende Vertrautheit mit den immer subtiler sich entwickelnden Methoden, welche auf nur wenigen Gebieten so eng mit den wirklichen Fortschritten in Wissen und Können verknüpft sind, als gerade auf dem der Lehre von Mikroorganismen als Ursache von Zersetzungen und Krankheiten.[28]

Zum anderen fungiert aber der Diskurs um lebende Mikroben, der sich nach 1880 zwischen Biologie, Physiologie, Botanik und Medizin entfaltet, ebenso als Medium der Annäherung von Wissenschaft und Literatur, denn er liefert – die Zitate von Hofmannsthal, Rilke und Kraus deuten das an – vielfältige Bilder, Erzählelemente, biopolitische Ordnungsvorstellungen, Glaubensartikel und populäre Alltagsunterhaltung. Diese Literarisierung des Mikrobiologischen und Mikrobiologisierung der Literatur betrifft die Ebene der Ideen ebenso wie diejenige der Medien, Gattungen, Semantiken und ästhetischen Formen. Umso eigentümlicher scheint es, dass sie vom lebhaften, immer weiter expandierenden Forschungsfeld zu ‚Literatur und Naturwissenschaften in der Moderne'[29] bisher erst in Ansätzen zur Kenntnis genommen wurde. Dies nimmt umso mehr Wunder, als die Geschichte der deutschen Bakteriologie in den letzten Jahren und

---

28 Ferdinand Hueppe, Die Methoden der Bakterienforschung, Wiesbaden 1885, S. 5.
29 Vgl. Wissen in Literatur im 19. Jahrhundert, hg. von Lutz Danneberg und Friedrich Vollhardt, Tübingen 2002; Literatur und Wissen(schaften) 1890–1935, hg. von Christine Maillard und Michael Titzmann, Stuttgart/Weimar 2002; Die Literatur und die Wissenschaften 1770–1930, hg. von Karl Richter, Jörg Schönert und Michael Titzmann, Stuttgart 1997; ‚fülle der combination'. Literaturforschung und Wissenschaftsgeschichte, hg. von Bernhard J. Dotzler und Sigrid Weigel, München 2005; Marcus Hahn, Gottfried Benn und das Wissen der Moderne 1905–1932, 2 Bde., Göttingen 2011; Carolina Kapraun, Literatur und Wissen. Zum anthropologischen Wissenstransfer bei Gottfried Benn, Heidelberg 2015; Niklas Bender, Kampf der Paradigmen. Die Literatur zwischen Geschichte, Biologie und Medizin (Flaubert, Zola, Fontane), Heidelberg 2009. Nach der Verschränkung von Literatur und Naturwissenschaften wie Physik, Mathematik und Wahrscheinlichkeitstheorie ist wiederholt gefragt worden; vor allem im Hinblick auf Akteure wie Robert Musil, Hermann Broch und Felix Hausdorff vgl. Christian Kassung, Entropiegeschichten. Robert Musils ‚Der Mann ohne Eigenschaften' im Diskurs der modernen Physik, München 2001 (Musil-Studien 28); Zahlen, Zeichen und Figuren. Mathematische Inspirationen in Kunst und Literatur, hg. von Andrea Albrecht, Gesa von Essen und Werner Frick, Berlin 2011; Ruth Bendels, Erzählen zwischen Hilbert und Einstein. Naturwissenschaft und Literatur in Hermann Brochs ‚Eine methodologische Novelle' und Robert Musils ‚Drei Frauen', Würzburg 2008. Die von Klaus Mecke, Christine Lubkoll und Aura Heydenreich seit 2015 herausgegebene Schriftenreihe *Literatur- und Naturwissenschaften* (De Gruyter) des *Erlanger Forschungszentrums für Literatur- und Naturwissenschaften* (ELINAS) umfasst bisher Bände, die sich entweder mit den entsprechenden Wechselverhältnissen vor der industriellen Revolution (vgl. Zwischen Literatur und Naturwissenschaft. Debatten – Probleme – Visionen 1680–1820, hg. von Rudolf Freiburg, Christine Lubkoll und Harald Neumeyer, Berlin/Boston 2017) oder mit denjenigen der Gegenwart auseinandersetzen (vgl. Quarks and Letters. Naturwissenschaften in der Literatur und Kultur der Gegenwart, hg. von Aura Heydenreich und Klaus Mecke, Berlin/Boston 2015).

Jahrzehnten eine steile Konjunktur in der Wissenschaftshistoriographie erlebt hat. In einer ganzen Reihe grundlegender Monographien und Sammelbände wurde das Thema umfassend und in vielen verschiedenen Detailaspekten ausgeleuchtet. Das reicht von Christoph Gradmanns minutiöser Rekonstruktion des Koch'schen Forschungsprogramms über die mittlerweile klassischen Studien Paul Weindlings zum bakteriologischen Rassismus bis zu Silvia Bergers Entwicklungs- und Pluralisierungsgeschichte der Bakteriologie und zu Olaf Brieses großangelegter Diskursgeschichte der Cholera, an deren Ende sich Hygiene- und Bakteriologiegeschichte überkreuzen.[30] Dieser umfassenden wissenschaftsgeschichtlichen Erschließung des Gegenstandes ist es gedankt, dass die vorliegende Arbeit überhaupt geschrieben werden konnte, dass sie aber auch ein gewisses Neuland betreten kann. Denn die ästhetisch-kulturelle Dimension des epochalen Themas liegt nach wie vor weitgehend im Schatten; zumindest liefern einschlägige literatur- und kulturwissenschaftliche Beiträge bisher kein zusammenhängendes Bild, beschränken sich vielmehr auf interessante Einzelaspekte. So wird etwa der Mikroben- und Ansteckungsdiskurs in Texten der literarischen Moderne für Theorien der Performativität,[31] der Genderdifferenz und Alterität fruchtbar gemacht,[32] seine Rhetorik verstanden als Bildspender für

---

30 Gradmann, Krankheit im Labor; Paul Weindling, Health, Race and German Politics between National Unification and Nazism, 1870–1945, Cambridge 1989; Paul Weindling, Epidemics and Genocide in Eastern Europe 1890–1945, Oxford 2000; Berger, Bakterien in Krieg und Frieden; Olaf Briese, Angst in den Zeiten der Cholera, Bd. 1: Über kulturelle Ursprünge des Bakteriums, Seuchen-Cordon I, Bd. 1, Berlin 2003; Bakteriologie und Moderne. Studien zur Biopolitik des Unsichtbaren 1870–1920, hg. von Philipp Sarasin et al., Frankfurt a. M. 2007. Die englische und französische Bakteriologiegeschichte ist aufgearbeitet bei Michael Worboys, Spreading Germs. Disease Theories and Medical Practice in Britain. 1865–1900, Cambridge 2000 und Alain Contrepois, L'invention des maladies infectieuses. Naissance de la bactériologie clinique et de la pathologie infectieuse en France, Paris 2001.
31 Elisabeth Strowick, Sprechende Körper – Poetik der Ansteckung. Performativa in Literatur und Rhetorik, München 2009; Elisabeth Strowick, ‚Mit dem Bazillus is nicht zu spaßen'. Fontanes ‚Finessen' im Zeichen der Infektion. In: Literatur – Medizin, hg. von Walter Erhart, Tanja Nusser und Elisabeth Strowick, Der Deutschunterricht, 5, 2003, S. 43–50; Elisabeth Strowick, Poetologie der Ansteckung und bakteriologische Reinkultur. Infektiöses Material bei Thomas Bernhard, Thomas Mann und Robert Koch. In: Krankheit und Geschlecht. Diskursive Affären zwischen Literatur und Medizin, hg. von Tanja Nusser und Elisabeth Strowick, Würzburg 2002, S. 57–74; Elisabeth Strowick, The Infectious Performative. Contagion between Bacteriology and Literature. In: Gender Forum. An Internet Platform for Gender and Women's Studies, Issue: Illuminating Gender: Gender and Disease, 2005, www.genderforum.uni-koeln.de [zuletzt aufgerufen am 10.11.2020]. Die Verfasserin setzt sich mit Texten von Fontane, Klabund, Thomas Mann und Thomas Bernhard auseinander, die explizit auf bakteriologische Wissensbestände Bezug nehmen.
32 Marie Kolkenbrock, Stereotype and Destiny in Arthur Schnitzler's Prose. Five Psycho-Sociological Readings, New York/London 2018, bes. S. 154–161, 210–237.

Werbungskultur und Avantgarde[33] oder als Medium einer identitätsbedrohenden Transgressivität, die wiederum in fiktionalen Erzähltexten zum Ausdruck kommt.[34] Die semantische und ideologische Produktivität ‚bazillärer' Sprache konnte für literarische Utopien zionistischer oder technologisch-futuristischer Provenienz nachgewiesen werden,[35] ferner für die ästhetische Inszenierung der Tropen in Kolonialliteratur und Film um 1900.[36] Bemerkenswerterweise liegen sowohl synchron als auch diachron anschließbare Studien vor: Der Ansteckungsdiskurs in der französischen, von Pasteur inspirierten Fin-de-Siècle-Literatur ist ebenso monographisch bearbeitet wie der postmoderne Virusdiskurs.[37] Lediglich um die Kultur- und Literaturgeschichte des Mikrobiellen in der

---

[33] Thomas Wegmann, Dichtung und Warenzeichen. Reklame im literarischen Feld 1850–2000, Göttingen 2011, S. 399–432; Thomas Wegmann, Kosmetik und Hygiene. Zur Formatierung bakteriologischen Wissens in der Reklame des frühen 20. Jahrhunderts. In: Wissenspopularisierung im medialen Wandel seit 1850, hg. von Petra Boden und Dorit Müller, Berlin 2009, S. 119–134.

[34] Laura Otis, Membranes. Metaphors of Invasion in Nineteenth-Century Literature, Science and Politics, Baltimore 1999.

[35] Clemens Peck, Im Labor der Utopie. Theodor Herzl und das ‚Altneuland'-Projekt, Berlin 2012; Clemens Peck, ‚Unsichtbare Feinde'. Theodor Herzl und die zionistische Bakteriologie. In: Bulletin der Schweizerischen Gesellschaft für Judaistik, 20, 2011, S. 3–17 [zuletzt aufgerufen am 01.05.2021]; Nicholas Saul, ‚[...] an entirely New Form of Bacteria for them'. Contagionism and its Consequences in Laßwitz and Wells. In: Contagionism and Contagious Diseases. Medicine and Literature 1880–1933, hg. von Thomas Rütten und Martina King, Berlin 2013, S. 131–147.

[36] Zur Funktion von Kochs Tropenreisen für ein ‚Tropen-' und ‚Infektionsdispositiv' in der deutschsprachigen Kolonialliteratur vgl. Stephan Besser, Pathographie der Tropen. Literatur, Medizin und Kolonialismus um 1900, Würzburg 2013. Zu filmtheoretischen und literaturgeschichtlichen Aspekten des Mikrobendiskurses in der dänischen Moderne vgl. Constanze Gestrich, Von Übertragern. Konzepte von Ansteckung in Diskursen über Kino, Kolonialismus und Kultur um 1900. In: Tijd Schrift voor Skandinavistiek, 28, 2007, S. 100–120. Constanze Gestrich, Den Bazillen auf der Spur. Konzepte von Ansteckung in kolonialen und postkolonialen Kontexten. In: Gesundheit/Krankheit. Kulturelle Differenzierungsprozesse um Körper, Geschlecht und Macht in Skandinavien, hg. von Stefanie von Schnurbein und Lill-Ann Körber, Berlin 2010, S. 17–35.

[37] Anne Seitz, Wimmeln und Wabern. Ansteckung und Gesellschaft im französischen Roman des Naturalismus und Fin de Siècle, Bielefeld 2015. Die ‚Topik des Viralen' (Brigitte Weingart) ist von beiden Seiten, Wissenschaftsgeschichte und Kulturwissenschaften, bestens aufgearbeitet; vgl. Christina Brandt, Metapher und Experiment. Von der Virusforschung zum genetischen Code, Göttingen 2004; Brigitte Weingart, Ansteckende Wörter. Repräsentationen von AIDS, Frankfurt a. M. 2002; Virus! Mutationen einer Metapher, hg. von Ruth Mayer und Brigitte Weingart, Bielefeld 2004; Susanne Ristow, Das Virus als Medium. Virale Interaktionsmodelle in der Kultur des 20. und 21. Jahrhunderts, Diss. Univ. Düsseldorf 2018, https://docserv.uni-duesseldorf.de/servlets/DerivateServlet/Derivate-51887/Das%20Virus%20als%20Medium_Ristow_Final.pdf [zuletzt aufgerufen am 12.02.2020].

deutschsprachigen Moderne rankt sich eigentümliches Schweigen. Gleichwohl lässt sich am Facettenreichtum der erwähnten Beiträge ablesen, wie vielversprechend der Gegenstand ist und wie groß das Desiderat seiner umfassenden Bearbeitung.³⁸

Die vorliegende Arbeit versucht, dieses Desiderat einzulösen und einen substanziellen Beitrag zu einer kulturgeschichtlichen Moderneforschung zu liefern; dabei darf sie sich freilich nicht auf die Grenzen des deutschen Sprachraums beschränken. Kursorische Ausflüge in den englischen, skandinavischen und russischen Literaturraum sind mit Blick auf die Diskursgeschichte ebenso erforderlich wie solche in die bildende Kunst. Gleichwohl sind dem doppelten, disziplinären und nationalsprachlichen Komparatismus gewisse kulturelle und historische Grenzen gesetzt, um das überbordende Material sinnvoll zu ‚bändigen'; da ist zunächst die Situation in Frankreich. Sie ist erstens, wie oben erläutert, bereits literaturwissenschaftlich untersucht, zweitens verläuft die Mikrobiologie Pasteurs in ganz anderen, wissens-, darstellungs- und mediengeschichtlichen Bahnen, die simultan auszuleuchten den Rahmen einer Monographie sprengen würde.³⁹ Des Weiteren setzt meine Arbeit ihren historischen Endpunkt vor der Machtergreifung der Nationalsozialisten, da sowohl Literatur als auch Bakterio-

---

38 Die Literarizität des Mikrobiellen ist bis zu einem gewissen Grad in all den vielfältigen Forschungsbeiträgen mit angesprochen, die sich dem Konjunkturthema ‚Ansteckung' aus literatur- und kulturwissenschaftlicher Perspektive widmen, exemplarisch Contagion. Historical and Cultural Studies, hg. von Alison Bashford und Claire Hooker, London/New York 2001; Saul Jarcho, The Concept of Contagion in Medicine, Literature and Religion, Malabar 2000; Ansteckung. Zur Körperlichkeit eines ästhetischen Prinzips, hg. von Mirjam Schaub, Nicola Suthor und Erika Fischer-Lichte, München 2005; Yahya Elsaghe, Infectious Diseases in Max Frisch. In: Contagionism and Contagious Diseases. Medicine and Literature 1880–1933, hg. von Thomas Rütten und Martina King, Berlin 2013, S. 209–225; Anz, Rousing Emotions; George Rousseau, The Overlap of Discourses of Contagion. Economic, Sexual, and Psychological. In: Contagionism and Contagious Diseases. Medicine and Literature 1880–1933, hg. von Thomas Rütten und Martina King, Berlin 2013, S. 41–65; Anja Schonlau, Syphilis in der Literatur. Über Ästhetik, Moral, Genie und Medizin (1880–2000), Würzburg 2005; Priscilla Wald, Contagious. Cultures, Carriers and the Outbreak Narrative, Durham/London 2008; Contagion and Infection, hg. von Arnold Weinstein, special issue, Literature and Medicine, 22 (1), 2003. Der Skopus ist aber keineswegs identisch, da ‚Ansteckung' geschichtlich und diskursiv wesentlich breiter dimensioniert ist, während der Begriff des Mikrobiellen historisch auf die Moderne und diskursiv auf die Lebenswissenschaften begrenzt ist, die angelagerten semantischen Felder aber dasjenige der Ansteckung bei weitem überschreiten.
39 Vgl. hierzu auch die komparatistische Studie von Johannes Türk, in der zwar das biologische und kulturelle Immunitätsdispositiv als vorrangiges *tertium* für die Korrelation zwischen Literatur und Medizin fungiert, die aber gleichwohl konzeptuelle Differenzen der französischen und deutschsprachigen Bakteriologie mit in den Blick nimmt (Johannes Türk, Die Immunität der Literatur, Frankfurt a. M. 2011, S. 160–185).

logie nach 1933 der Gleichschaltung unterliegen. Die Geschichte dieser Korrelation zu rekonstruieren hieße, ein weiteres Buch zu schreiben.

2 Zum Verhältnis von Literatur und Wissen

Was die theoretische Situierung meiner Arbeit im Feld ‚Literatur und Wissen' betrifft, ist eine Mittelstellung zwischen zwei entgegengesetzten Forschungspositionen angestrebt. Olav Krämer hat diese beiden extremen Positionen in seinem bereits zitierten Aufsatz mit ‚Intention' und ‚Zirkulation' benannt – die Mittelposition wäre diejenige der ‚Korrelation' –, wobei sich ‚Intention' durch Subjekthaltigkeit auszeichnet und den Autor prononciert, während mit ‚Zirkulation' der Diskurs ins Zentrum rückt.[1] Beiden geht es um die Beschreibung von Ähnlichkeiten zwischen Literatur und Naturwissenschaften und beide wären im vorliegenden Fall problematisch. Erstere Position, also ‚Intention', fiele für den Untersuchungszeitraum ‚Moderne' in vieler Hinsicht mit einer älteren Trennungsgeschichte zusammen,[2] die nicht selten auf kompensationstheoretische Annahmen hinausläuft: Literatur ist dann als Gegenwelt zur Wissenschaft, als Kritik- und Korrekturraum für den nicht bewältigten Problemüberhang gefasst. Von hier aus führt der Weg eher in die Ideen- als in die Formgeschichte, und es bietet sich an, motivische Kontinuitäten, ihre Abwandlungen und Subversionen sowie deren soziokulturelle Wirkungen zu beschreiben.[3] Die methodischen Probleme solcher Trennungsgeschichten liegen auf der Hand: Da sie ‚Wissenschaft' und ‚Literatur' tendenziell als zwei transhistorische, essenzielle Container konzipieren – Wissenschaft als Lieferant von Propositionen und Literatur als rezeptives Organ –, kommt deren Verhältnis als einsinniger Top-down-Prozess in den

---

1 Nicht unähnlich unterscheidet Thomas Klinkert vier Zugriffsweisen auf das Verhältnis von Literatur und Wissen: ‚Literatur' und ‚Wissen' würden entweder als gesellschaftliche Teilsysteme gefasst, die sich im Zuge der funktionalen Systemdifferenzierung strikt getrennt hätten, oder aber als je spezifische diskursive Formationen, die Korrelate der ihnen zugrunde liegenden Episteme seien, oder aber man könne Literatur eigenständige Generierung von Wissen zuschreiben oder aber ihre epistemologische Validität grundsätzlich in Frage stellen (Thomas Klinkert, Literatur und Wissen. Überlegungen zur theoretischen Begründbarkeit ihres Zusammenhangs. In: Literatur und Wissen. Theoretisch-methodische Zugänge, hg. von Tilmann Köppe, Berlin 2011, S. 116–139, 117).
2 Vgl. Müller-Seidel, Wissenschaftskritik. Die ideen- und bewusstseinsgeschichtlichen Konturen dieser Trennungsgeschichte, wie sie Walter Müller-Seidel beispielhaft skizziert hat, sind auch für die vorliegende Arbeit ein wichtiger Ausgangspunkt. Allerdings liegt das Interesse wesentlich entschiedener auf den materiellen und medialen Grundbedingungen und insofern auf der spannenden Paradoxie von Trennung und Annäherung, die erst im Licht dieser Materialität sichtbar wird.
3 Aus der Fülle der Beispiele exemplarisch Sabine Adler, Vom ‚roman expérimental' zur Problematik des wissenschaftlichen Experiments. Untersuchungen zum literarischen Werk von Ernst Weiß, Frankfurt a. M. 1990; Brigitta Schader, Schwindsucht. Zur Darstellung einer tödlichen Krankheit in der deutschen Literatur vom poetischen Realismus bis zur Moderne, Frankfurt a. M. 1987.

Blick, wo Propositionen übernommen, transformiert und ‚literaturspezifisch kodiert' werden; Literatur sei dabei, so Thomas Klinkert, der „Wissenschaft [...] in letzter Konsequenz nachgeordnet".⁴ Bei einer solchen Essentialisierung von naturwissenschaftlichem Wissen gehört die Frage nach dessen historischen – praxeologischen, materialen, medialen, textuellen – Produktionsbedingungen und nach der Emergenz symbolischer Formen im Prozess der Wissensgenese mehrheitlich nicht zu den Explananda. Formalästhetische Fragen beziehungsweise mögliche narrative oder strukturelle Parallelen zwischen literarischen und wissenschaftlichen Darstellungen sind zumindest nicht selbstverständlicher Teil des Forschungsprogramms.

Genauso wenig schließt sich die Arbeit aber Grundannahmen von der völligen Einheit der beiden Kulturen an,⁵ denn sie implizieren reziproke Folgeannahmen, die für die experimentellen Wissenschaften des ausgehenden neunzehnten Jahrhunderts schwer zu plausibilisieren sind. Aus dem einleuchtenden Befund, dass auch naturwissenschaftliches Wissen historisch relativ, konstruiert, diskursiv und vermittelt ist und nicht in essenzieller Faktizität gegeben,⁶ resultiert nicht selten der Umkehrschluss, dass dann Literatur, auch fiktionale Literatur im engeren Sinne, primär epistemologische Validität besitzt und einen gleichrangigen Beitrag zu einem als ungeschieden gedachten Pool des Wissens leistet.⁷ Letztere These ist für weiche, das heißt primär erzählförmige Wissens-

---

4 Klinkert, Literatur und Wissen, S. 119.
5 Vgl. den vielzitierten Forschungsüberblick von Nicolas Pethes, Literatur- und Wissenschaftsgeschichte. Ein Forschungsbericht. In: Internationales Archiv für Sozialgeschichte der Literatur, 28, 1, 2003, S. 181–231.
6 Gideon Stiening weist darauf hin, dass der Konstruktivitäts- beziehungsweise Historizitätsthese ein formaler, nicht gegenstandsbezogener Wissensbegriff zugrunde liege, der sich von demjenigen der Erkenntnistheorie, der durch seinen materialen Wahrheitsgehalt ausgezeichnet sei, unterscheide (Gideon Stiening, ‚Und das Ganze belebt, so wie das Einzelne, sei'. Zum Verhältnis von Wissen und Literatur am Beispiel von Goethes ‚Die Metamorphose der Pflanzen'. In: Literatur und Wissen. Theoretisch-methodische Zugänge, hg. von Tilmann Köppe, Berlin 2011, S. 192–204).
7 „Wissenschaft und Poesie sind gleichermaßen Wissen", so das vielzitierte Deleuze-Zitat Joseph Vogls, wobei sich Gilles Deleuze seinerseits auf Michel Foucault bezieht (Joseph Vogl, Für eine Poetologie des Wissens um 1800. In: Die Literatur und die Wissenschaften, 1770–1930, hg. von Karl Richter, Jörg Schönert und Michael Titzmann, Stuttgart 1997, S. 107–131, 123). In derselben methodischen Tradition stehen auch Jochen Hörisch, Das Wissen der Literatur, München 2008; Roland Borgards/Harald Neumeyer, Der Ort der Literatur in einer Geschichte des Wissens. Plädoyer für eine entgrenzte Philologie. In: Grenzen der Germanistik. Rephilologisierung oder Erweiterung?, hg. von Walter Erhart, Stuttgart/Weimar 2004, S. 210–222; ‚Interesse für bedingtes Wissen'. Wechselbeziehungen zwischen den Wissenskulturen, hg. von Caroline Welsh und Stefan Willer, München 2008. Kritisch zur wissenspoetologischen Grundannahme, Literatur sei eine „eigenständige Form des Wissens" und zur Aufhebung erkenntnistheoreti-

diskurse an der Schnittstelle von Gesellschafts- und Naturwissenschaften wie Psychologie, Psychiatrie, Psychoanalyse fruchtbringend durchgespielt worden. Insbesondere die ausgeklügelten Verfahren der Innendarstellung in moderner Erzählprosa sind hier von Belang, da das Literatursystem solche ‚Seelendiagnosen' im Modus des *showing* den Darstellungsverfahren der Psychiater, Psychologen und Neurophysiologen voraushat, die doch auf eine gewisse Objektivität verpflichtet sind.[8] Bekanntlich schreiben ja schon die Autoren der Moderne – auch jenseits von Zolas mimetischen Kurzschlüssen[9] – der Fiktion anthropologische Erkenntnisfunktionen zu: Der Erzähler Arthur Schnitzler trägt mit dem Psychoanalytiker Sigmund Freud epistemologische Prioritätsgefechte um die

---

scher Unterschiede zwischen literarischer und wissenschaftlicher Kommunikation Kapraun, Literatur und Wissen, S. 30–41, 32; Malinowski, Scientia Poetica, S. 17–21; Ralf Klausnitzer, Literatur und Wissen. Zugänge – Modelle – Analysen, Berlin 2008, bes. S. 145–154. Vgl. auch folgende vielzitierte Debatte in der Zeitschrift für Germanistik: Tilmann Köppe, Vom Wissen in Literatur. In: Zeitschrift für Germanistik, N. F., XVII, 2, 2007, S. 398–410; Roland Borgards, Wissen und Literatur. Eine Replik auf Tilmann Köppe. In: Zeitschrift für Germanistik, N. F., XVII, 2, 2007, S. 425–428; Andreas Dittrich, Ein Lob der Bescheidenheit. Zum Konflikt zwischen Erkenntnistheorie und Wissensgeschichte. In: Zeitschrift für Germanistik, N. F. XVII, 3, 2007, S. 631–637 und erneut Tilmann Köppe, Fiktionalität, Wissen, Wissenschaft. Eine Replik auf Roland Borgards und Andreas Dittrich. In: Zeitschrift für Germanistik, N. F., XVII, 3, 2007, S. 638–646.

8 Das heißt natürlich nicht, dass sich die Psychiatrie nicht auch narrativer Verfahren bediente; vgl. dazu ausführlich Yvonne Wübben, ‚Verrückte Sprache'. Psychiater und Dichter in der Anstalt des 19. Jahrhunderts, Konstanz 2012. Exemplarisch für die kaum mehr unüberschaubare Menge einschlägiger Publikationen zum psychopathologischen Wissen der Literatur: Sigmund Freud und das Wissen der Literatur, hg. von Peter-André Alt und Thomas Anz, Berlin 2008; Yvonne Wübben, Tatsachenphantasien. Alfred Döblins ‚Die Ermordung einer Butterblume' im Kontext von Experimentalpsychologie und psychiatrischer Krankheitslehre. In: ‚Tatsachenphantasie'. Alfred Döblins Poetik des Wissens im Kontext der Moderne, Internationales Alfred-Döblin-Kolloquium Emmendingen 2007, hg. von Sabina Becker und Robert Krause, Bern/Berlin/Brüssel 2008, S. 83–99; Wolfgang Schäffner, Die Ordnung des Wahns. Zur Poetologie psychiatrischen Wissens bei Alfred Döblin, München 1995; Sandra Janßen, Phantasmen. Imagination in Psychologie und Literatur 1840–1930 (Flaubert, Čechov, Musil), Göttingen 2013; Neurasthenie. Die Krankheit der Moderne und die moderne Literatur, hg. von Caroline Pross, Klaus Müller-Wille und Maximilian Bergengruen, Freiburg i.Br. 2010.

9 Zu Zolas Modell der literarischen Genese von Wissen, seiner Reichweite, seinen Kontexten und seiner historischen Relevanz vgl. umfassend die entsprechende Sektion im Band Literatur, Wissenschaft und Wissen seit der Epochenschwelle um 1800, hg. von Thomas Klinkert und Monika Neuhofer, Berlin/New York 2008, bes. das Kap. „Zwischen Positivismus, Hypothesenstreit und Utopie. Das Paradigma Zola", S. 125–216, mit Aufsätzen von Eckhard Höfner, Robert S. April und Aurélie Barjonet. Ferner Sabine Küster, Medizin im Roman. Untersuchungen zu ‚Les Rougon Macquart' von Emile Zola, Göttingen 2008.

Darlegung seelischer Tiefenstrukturen aus,[10] Hermann Bahr attestiert der Literatur mit Blick auf seinen Roman *Die gute Schule* (1890) den Status einer epistemologischen „Methode zur Objektivierung der inneren Seelenstände"[11] und auch Hermann Broch hat seinen Bergroman *Die Verzauberung* (1953) als epistemologische Leistung verstanden, und zwar als fiktionale Ethnographie, die eine plausible Analyse massenpsychologischer Phänomene zu leisten imstande ist.[12]

Was nun das Wissen der ‚harten' Laborwissenschaften und die elaborierten Praktiken, Institutionen, Regeln seiner Herstellung betrifft, ist der Umkehrschluss vom gleichwertigen Beitrag der Literatur nicht weiterführend.[13] Bezeichnenderweise hält sich die Kodifizierungsakte des ganzen Forschungsfeldes, das Handbuch *Literatur und Wissen,* in puncto technisch-experimenteller Wissensbezirke, ihrer eventuellen Poetogenität und eines möglichen Zugewinns durch Literatur ausgesprochen zurück.[14] Denn der institutionalisierte Sonderdiskurs Literatur entfaltet seine epistemologische Leistung, ob man sie nun als anthro-

---

[10] Vgl. Thomas Anz, Psychoanalyse in der literarischen Moderne. In: Die Literatur und die Wissenschaften 1770–1930, hg. von Karl Richter, Jörg Schönert und Michael Titzmann, Stuttgart 1997, S. 377–404.

[11] Hermann Bahr, Die neue Psychologie. In: Bahr, Kritische Schriften in Einzelausgaben, Bd. 2: Die Überwindung des Naturalismus, hg. von Claus Pias, Weimar 2004 [1890], S. 89–102, 96.

[12] Vgl. Hermann Broch, Massenwahntheorie. Beiträge zu einer Philosophie der Politik, Frankfurt a. M. 1979. Auch für Musils fiktionale Psychologie sind solche Beobachtungen gemacht worden, vgl. Nicolas Pethes, ‚Es ist gleich tödlich für den Geist, ein System zu haben, und keins zu haben'. Ein Sammelband zur literarischen Gestalt und Gestaltung von Wissen, Rezension zu: Wissen in Literatur im 19. Jahrhundert, hg. von Lutz Danneberg und Friedrich Vollhardt, Tübingen 2002. In: Internationales Archiv für Sozialgeschichte der deutschen Literatur online, 09.09.2003, http://www.iaslonline.de/index.php?vorgang_id=2319 [zuletzt aufgerufen am 02.07.2020].

[13] Vgl. Christine Maillard/Michael Titzmann, Vorstellung eines Forschungsprojekts: ‚Literatur und Wissenschaft(en) in der Frühen Moderne'. In: Literatur und Wissen(schaften), hg. von Christine Maillard und Michael Titzmann, S. 7–39, bes. S. 15; vgl. auch Thomas Klinkert, Literatur, Wissenschaft und Wissen – ein Beziehungsdreieck (mit einer Analyse von Jorge Louis Borges' ‚Tlön', ‚Uqbar', ‚Orbis Tertius'). In: Literatur, Wissenschaft und Wissen seit der Epochenschwelle um 1800. Theorie – Epistemologie – komparatistische Fallstudien, hg. von Thomas Klinkert und Monika Neuhofer, Berlin/New York 2008, S. 65–86, 77.

[14] Weder unter der Kapitelüberschrift „Experiment" noch in den Kapiteln zu „Zoologie", „Botanik" und „Medizin" oder den „exemplarischen Lektüren" wird konkret auf laborexperimentelle Praktiken des ausgehenden neunzehnten und frühen zwanzigsten Jahrhunderts in Lebenswissenschaften, Physiologie oder Infektionsmedizin Bezug genommen (Literatur und Wissen. Ein interdisziplinäres Handbuch, hg. von Roland Borgards et al., Stuttgart 2013). Vgl. ferner die Habilitationsschrift von Roland Borgards, Poetik des Schmerzes. Physiologie und Literatur von Brockes bis Büchner, München 2007, deren Untersuchungszeitraum nur bis ins frühe neunzehnte Jahrhundert reicht und den *laboratory turn* ausklammert.

pologische Reflexion, als symbolisches Probehandeln oder als hypothetisches, „prozedurales Erfahrungswissen" jenseits aller personeller Zuschreibung begreift[15], jedenfalls im Medium der Textualität. Lässt sich Literatur in den Worten Bernadette Malinowskis als ein „kulturelles Integrationssystem" verstehen, „das sich potentiell auf die Gesamtheit des Wissens – naturwissenschaftliches Wissen eingeschlossen – bezieht" und das die Spezialdiskurse auf mannigfaltige Weise miteinander verflicht[16], so ist diese Integrationsleistung eine konstitutiv schriftliche. Sie verdankt sich den Praktiken des Aufschreibens beziehungsweise Darstellens von etwas durch bestimmte Anordnungen des Wort- und Satzmaterials, durch Bilder, Narrationen, Rhythmisierungen von Sprache und durch die institutionengebundene Vervielfältigung dieser Artefakte; und diese wiederum verdankt sich einem Geflecht an spezifischen Relationen – zwischen Buchverlegern, Autoren und Rezensenten. Literarisches Weltwissen, um es vorsichtig auszudrücken, wird jedenfalls nicht – und das ist an dieser Stelle keine Banalität – mit Experimenten, mit Tierversuchen und Reinkulturen und nicht mit optischen Technologien, Mikroskopen und Mikrophotographien hergestellt, allenfalls im Medium des von Ernst Mach inaugurierten Gedankenexperiments, dessen epistemologischer Status nach wie vor kontrovers ist.[17] Es wäre also kontraintuitiv, hier von einem gemeinsamen Raum des Wissens, einer gemeinsamen Kultur, einem geteilten Archiv und von rekonstruierbaren gemeinsamen Genealogien auszugehen, und ich teile Bernadette Malinowskis Kritik an „radikalen Ansätzen, die zwischen Literatur und Naturwissenschaft bestenfalls einen graduellen, nicht aber einen prinzipiellen Unterschied sehen". Auch in meiner Arbeit geht es um eine „produktive Konfrontation" des „wissenschaftlichen und

---

15 Klausnitzer, Literatur und Wissen, S. 44. Zur Differenzierung von personalem Wissen, das Subjekten zugeschrieben wird und eine intentionale und eine normative Komponente beinhaltet, und impersonalem Wissen, das in bestimmten Archivierungsformaten niedergelegt ist, sich einer Zuschreibung entzieht und insofern indirekt auf Wissende dahinter verweist, vgl. Tilmann Köppe, Vom Wissen in Literatur. In: Zeitschrift für Germanistik, 17, 2, 2007, S. 398–410. Zum weiten Wissensbegriff der Wissenspoetologie, der sich aus Foucaults *Archäologie des Wissens* ableitet, vgl. Joseph Vogl, Kalkül und Leidenschaft. Poetik des ökonomischen Menschen, 2., durchges. und korr. Aufl., Zürich/Berlin 2004, S. 15.
16 Malinowski, Scientia Poetica, S. 20.
17 Vgl. exemplarisch Andrea Pelmter, ‚Experimentierfeld des Seinkönnens'. Dichtung als ‚Versuchsstätte'. Zur Rolle des Experiments im literarischen Werk Robert Musils, Würzburg 2008, bes. S. 65–68. Zur umfangreichen Forschungsdiskussion um das Feld des literarischen Experimentalismus, auf die hier nicht im Einzelnen eingegangen werden kann, vgl. die bibliographischen Hinweise bei Michael Gamper, ‚Erzählen, nicht lehren!' Narration und Wissensgeschichte. In: Wissens-Ordnungen. Zu einer historischen Epistemologie der Literatur, hg. von Nicola Gess und Sandra Janßen, Berlin/Boston 2014, S. 71–99, 86–88.

des literarischen Diskurses",[18] wobei ein solches Vorhaben nur dann gelingen, das heißt, Überschneidungen, Wechselwirkungen und Transformationen sichtbar machen kann, wenn es von der Verschiedenheit beider Diskurse ausgeht.

Muss man also nachdrücklich der Literatur die Kompetenz absprechen, positives Wissen über die Ursächlichkeit ansteckender Erkrankungen herzustellen oder zu ergänzen, so liefert die umgekehrte Annahme von der Poetizität beziehungsweise Gemachtheit auch dieses Expertenwissens einen sinnvollen Frageansatz.[19] Seit den grundlegenden Arbeiten Knorr-Cetinas, Canguilhems, Shapins und Schaffers, Latours und Rheinbergers,[20] seit den Rhetoric-of-Science-Studies[21] und der Ludwik-Fleck-Renaissance der 1990er Jahre hat sich der wissenschaftstheoretische Konsens etabliert, dass man keine Geschichte wissenschaftlicher Fakten, sondern nur die verwickelten Geschichten ihrer Herstel-

---

18 Malinowski, Scientia Poetica, S. 19.

19 Für literaturgeschichtliche und literaturwissenschaftliche Ansätze, die die Geschichte der Lebenswissenschaften systematisch mit ästhetischen Formfragen in Verbindung bringen, dürfte immer noch das Thema ‚Darwinismus' am besten erforscht sein. Vgl. als *locus classicus* Gillian Beer, Darwin's Plots. Evolutionary Narrative in Darwin, George Eliot and Nineteenth Century Fiction, 3. Aufl., Cambridge 2009; vgl. ferner Virginia Richter, Literature after Darwin. Human Beasts in Western Fiction, 1859–1939, Basingstoke 2011; Philip Ajouri, Erzählen nach Darwin. Die Krise der Teleologie im literarischen Realismus: Friedrich Theodor Vischer und Gottfried Keller, Berlin/New York 2007; Werner Michler, Darwinismus und Literatur. Naturwissenschaftliche und literarische Intelligenz in Österreich 1859–1914, Wien/Köln/Weimar 1999; Reflecting on Darwin, hg. von Eckart Voigts, Monika Pietrzak-Franger und Barbara Schaff, Farnham 2014; James Secord, Evolutionary Writings, Oxford 2008; David Amigoni, Colonies, Cults and Evolution. Literature, Science and Culture in Nineteenth-Century Writing, Cambridge 2007.

20 Karin Knorr-Cetina, Die Fabrikation von Erkenntnis. Zur Anthropologie der Naturwissenschaft, Frankfurt a. M. 1984; Steven Shapin/Simon Schaffer, Leviathan and the Air Pump. Hobbes, Bolye and the Experimental Life, Princeton 1989; Georges Canguilhem, Wissenschaftsgeschichte und Epistemologie. Gesammelte Aufsätze, Frankfurt a. M. 1979; Bruno Latour/Steve Wolgar, Laboratory Life. The Construction of Scientific Facts, Beverly Hills 1979; Bruno Latour, Die Hoffnung der Pandora; Bruno Latour, The Pasteurization of France, übers. von Alan Sheridan und John Law, Cambridge, MA 1993 [1984]; Hans-Jörg Rheinberger, Experimentalsysteme und epistemische Dinge. Eine Geschichte der Proteinsynthese im Reagenzglas, Göttingen 2001; Hans-Jörg Rheinberger, Epistemologie des Konkreten. Studien zur Geschichte der modernen Biologie, Frankfurt a. M. 2006.

21 Exemplarisch Alan G. Gross, The Rhetoric of Science, Cambridge, MA 1990; Alan G. Gross, Starring the Text. The Place of Rhetoric in Science Studies, Carbondale 2006; Communicating Science. The Scientific Article from the 17th Century to the Present, hg. von Alan G. Gross, Joseph E. Harmon und Michael S. Reidy, Oxford 2009; Jeanne Fahnestock, Rhetorical Figures in Science, New York 1999; Jürg Niederhauser, Darstellungsformen der Wissenschaften und populärwissenschaftliche Darstellungsformen. In: Darstellungsformen der Wissenschaften im Kontrast. Aspekte der Methodik, Theorie und Empirie, hg. von Lutz Danneberg und Jürg Niederhauser, Tübingen 1998, S. 157–189.

lungs- und Vermittlungsbedingungen schreiben kann – kurz gesagt die Geschichte der „Erscheinungsformen des Wissens".[22] Dieser Konsens liegt auch meiner Arbeit zugrunde; indes ist zunächst die Kernhypothese von der Konstruktivität allen Wissens in zweierlei Hinsicht genauer zu differenzieren.

Der erste kritische Punkt ist die Frage, was die Konstruktivitätsthese eigentlich alles impliziert. Der Blick auf die kulturwissenschaftliche Praxis zeigt, dass sich hinter ihr mitunter zwei Annahmen verbergen, die gleichwohl nicht notwendig auseinander hervorgehen: eine zur poetischen Konstitution und eine zum historischen Wahrheits- und Geltungsanspruch von Wissen. Denn aus der Einsicht in die Gemachtheit, Vermitteltheit und raumzeitliche Relativität des Wissens muss nicht zwangsläufig die Aufkündigung aller Wahrheitsansprüche hervorgehen. Mit anderen Worten macht es Sinn, epistemologische Statusunterschiede von verschiedenen Darstellungstypen zu konstatieren: „[E]ine literarische Fiktion, eine wissenschaftliche Proposition, ein alltäglicher Satz, ein schizophrener Unsinn"[23] können durchaus auf ihre poetischen Grundstrukturen *und gleichermaßen* auf die Verschiedenheit ihrer Geltungsansprüche befragt werden. Doch obwohl es sich bei Gemachtheit und Geltungsanspruch offensichtlich um voneinander unabhängige Prädikate handelt, werden sie in der kulturwissenschaftlichen Praxis nicht selten miteinander identifiziert, wobei sich dann Wissen nicht mehr von der undifferenzierten Information unterscheidet.[24]

Freilich hat eine relativistische Sichtweise auf das wissenschaftliche Objekt, die „im Abbild den Prozess seiner Verfertigung erkennt, die Tatsache als kollektive Schöpfung begreift und somit auf neue Weise mimesis und poiesis miteinander verknüpft",[25] ihre Berechtigung. Man darf dabei aber nicht außer Acht lassen, dass gerade mit der Zunahme elaborierter Formen des Machens, Repräsentierens, Aufzeichnens der historische Wahrheits- und Geltungsanspruch naturwissenschaftlichen Wissens anwächst und sich von demjenigen des schizophrenen Unsinns und des alltäglichen Satzes immer weiter entfernt. Die Bakteriologie wird gerade deshalb in *scientific community* und Öffentlichkeit um 1900 als Speerspitze wissenschaftlicher Erkenntnis gefeiert, weil sie mit ihrem experimentellen Tiermodell und mit verbesserten optischen Technologien – dem Abbe'schen Beleuchtungskondensor, der Mikrophotographie – eine nie dagewesene Beweiskraft erreicht, die zudem an bestimmte Institutionen gebunden ist.

---
22 Gess/Janßen, Wissensordnungen, Einleitung, S. 1–15, 1.
23 Vogl, Poetologie des Wissens, S. 123.
24 Gideon Stiening weist darauf hin, dass dieser weite Wissensbegriff identisch sei mit „Vorstellungen überhaupt beziehungsweise mit mentaler Repräsentation" (Stiening, Und das Ganze belebt, S. 201).
25 Vogl, Poetologie des Wissens, S. 117.

Diese Beweiskraft übersteigt die bisherigen empirischen Praktiken des Mikroskopierens und statistischen Quantifizierens von Seuchenausbrüchen, so dass die absoluten Wahrheits- und Geltungsansprüche bakteriologischen Wissens um 1900 als dessen historische Koordinaten ernst zu nehmen sind. Sie bestimmen die Rezeptionsregeln entsprechender Texte, die von denen literarischer Texte kaum verschiedener sein könnten. Die Bakteriologie begründet letztlich einen neuen Begriff von wissenschaftlicher Wahrheit und unterliegt insofern einer Verpflichtung zur Propositionalität, die aller Praxis vorgängig ist, sich auf repräsentationale Regeln und auf Standards der Verifizier- und Falsifizierbarkeit erstreckt. Nur wenn man dieser grundsätzlichen Verschiedenheit im Geltungsanspruch Rechnung trägt, werden diejenigen unvorhersehbaren Zwischenräume der Wissensproduktion sichtbar, wo sich Freiheitsgrade des Interpretierens und der Mehrdeutigkeit auftun. Erst in der spannungsvollen Kluft zwischen absolutem Wahrheitsanspruch und repräsentationaler Realität gibt auch das experimentelle Wissen aus dem Labor jene poetische Beschaffenheit zu erkennen, die es der literarischen Bedeutungsproduktion wiederum annähert.

Welche Folgeprobleme aus Forschungsansätzen erwachsen, die Geltungs- und Statusunterschiede von historischen Sachtexten über Krankheitserreger und von literarischen (bzw. literaturtheoretischen) Texten, die darauf Bezug nehmen, einebnen, zeigt sich an Beiträgen mit stark zeichentheoretischer Akzentsetzung. In dem begreiflichen Bemühen, essentialistische Motivgeschichten zu vermeiden, wird mitunter der referenzielle durch einen rein relationalen Zeichenbegriff ersetzt.[26] In der Konsequenz muss man sich dann nicht mehr um Kategorienunterschiede, etwa zwischen erstens Mikroorganismen, Reinkulturen, Impfpusteln, zweitens Abbildungen von Mikroorganismen, Reinkulturen, Impfpusteln und drittens Wörtern für das Abgebildete kümmern, da alles in einem statusgleichen Meer der Zeichen, Analogien und metaphorischen Assoziationen versinkt:[27] „Fridolin's skin has become permeable through a Gothic in-

---

26 Vgl. Joseph Vogl: „Die Begriffe der Wissenschaft sind also nicht substantiell sondern relational; sie sind nicht homogen im Verhältnis zu einer einheitlichen Realität, sondern heterogen im Verhältnis zueinander, und mit dieser Zurückstellung der Objekthaftigkeit wird auch die Subjektivität selbst als Spieleinsatz ihrer Verfahrensweisen sichtbar" (Vogl, Poetologie des Wissens, S. 111).
27 Anders Brigitte Weingart, die das wissenschaftshistorische Folgekonzept ‚Virus' als Kollektivsymbol der Postmoderne fasst (vgl. Weingart, Ansteckende Wörter, hier das Kap. „Interdiskursivität und Kollektivsymbolik", S. 25–33). In der Einleitung des Sammelbandes *Virus!* bestehen Brigitte Weingart und Ruth Mayer darauf, „die Differenzen, die zwischen natur- und geisteswissenschaftlichen Diskursen und zwischen technologischen Definitionen und kulturellen Adaptionen bestehen, nicht einzuebnen, sondern ernst zu nehmen". Die Autorinnen zeigen, wie der Virusbegriff in die Alltagssprache einwandert, „von dort in die technologischen

fection, or an infection with ‚otherness'", ist in einer aktuellen Schnitzler-Monographie zu lesen;[28] und in einem Aufsatz zur Mediengeschichte der Cholera heißt es, dass „in dem Moment, in dem der Erreger die Agar-Platte infiziert, [...] sich das polysaccharide und das erzählende Nährmedium [verbinden] und die erzählte Geschichte [...] mit der geschichtlichen Wirklichkeit verwoben [wird]".[29] Die zitierten Analogiebildungen dienen beispielsweise dazu, eine psychoanalytische Literaturinterpretation aus der historischen Infektionsmedizin hervorgehen zu lassen, oder umgekehrt, die historische Laborforschung der Bakteriologen aus historiographischen Erzähltraditionen. Vor ähnlichem Hintergrund wird in einer Monographie „die Immunität der Literatur" als diejenige gekennzeichnet, die der Literatur gleichermaßen eigen sei und „in sie thematisch Eingang findet". Insofern könne „man in der schmalen Hand der Melkerin [Abbildung einer Hand mit Kuhpockenpustel aus Edward Jenners Publikation von 1798] auch eine Schreibhand erkennen wollen".[30] Der zeichentheoretisch informierte Zugriff auf das Verhältnis von Literatur und Infektionsmedizin scheint jeweils dadurch gekennzeichnet, dass naturwissenschaftliche Termini in zweifacher beziehungsweise dreifacher Funktion verwendet werden: erstens als historischer Fachbegriff mit anhaltender Geltung, zweitens als theoriekonstitutive Metapher und drittens gegebenenfalls als Sinnstruktur von literarischen Texten, die das Interpretandum darstellen. So können die Bausteine einer kulturwissenschaftlichen Körpergeschichte und gleichermaßen kulturwissenschaftliche Theorieprogramme mehr oder weniger selbstverständlich aus den historischen Naturwissenschaften hervorgehen.[31]

Geschichte aber als „Nährmedium"[32], Schnitzlers Novellenplot als „gothic infection", geimpfte Extremitäten als Schreibwerkzeuge und Robert Koch als ‚Züchter von Buchstaben' zu lesen,[33] ändert freilich nichts daran, dass ‚Nährbo-

---

Jargons und wieder zurück in die Sprache der Medien und der Popkultur" diffundiert (Ruth Mayer/Brigitte Weingart, Viren zirkulieren! Eine Einleitung. In: Virus! Mutationen einer Metapher, hg. von Ruth Mayer und Brigitte Weingart, Bielefeld 2004, S. 7–43, 12 f.).
28 Kolkenbrock, Stereotype and Destiny, S. 217.
29 Marion Herz, Der Choleratrank des Pettenkofer Max. Vom Sichtbarwerden der medialen Bedingungen eines geschichtlichen Dings. In: Goofy History. Fehler machen Geschichte, hg. von Butis Butis, Köln/Wien/Weimar 2009, S. 37–58, 46 f.
30 Türk, Immunität der Literatur, S. 15.
31 Zur Kritik an solchen Verfahren der Theoriebildung vgl. Uwe Wirth, Gepfropfte Theorie. Eine ‚greffologische' Kritik von Hybriditätskonzepten als Beschreibung von intermedialen und interkulturellen Beziehungen, Tübingen 2011, S. 1.
32 Herz, Choleratrank, S. 43.
33 Elisabeth Strowick: „Koch, one might say, breeds letters, whereby the letter appears at the same time as bacillus in ‚pure culture'. With regard to the aforementioned medium of language, Koch's technique of the isolation/pure culture signifies the breeding of the pure, easily

den', ‚Infektion', ‚Reinkultur' und ‚Immunisierung' sämtlich historisch referenzielle Begriffe waren und so und nicht anders funktionierten (und es immer noch tun). Mag insbesondere das zentrale Signifikat ‚Bazillus' unanschaulich sein, handelt es sich doch um einen Gegenstand, dem man um 1900 umfassend Wirklichkeit und Wirkung zuschrieb. Mit ihm wurden Propositionen formuliert – ‚spezifische Mikroben rufen spezifische Krankheiten hervor' –, die die Mitglieder der Kultur mehrheitlich für wahr hielten.[34] So ist zwar kaum etwas dagegen einzuwenden, wenn literarische Texte für grundlegend ansteckend oder auch immun gehalten werden und das Ansteckungs- oder auch Immunitätsdispositiv als Fundament aller kulturellen Übertragungs- oder Schließungsprozesse, aller kulturwissenschaftlichen Tätigkeit, ja der Kultur schlechthin gilt.[35] Warum die

---

read and beautiful script" (Elisabeth Strowick, The Infectious Performative. Contagion between Bacteriology and Literature. In: Gender Forum. Illuminating Gender, 12, 2005, S. 27, https://cdn.atria.nl/ezines/web/GenderForum/2005/No12/genderforum/strowick.html [zuletzt aufgerufen am 02.07.2020]).

34 Zum Begriff des kulturellen Wissens vgl. Michael Titzmann, Kulturelles Wissen – Diskurs – Denksystem. Zu einigen Grundbegriffen der Literaturgeschichtsschreibung. In: Zeitschrift für französische Sprache und Literatur, 99, 1989, S. 47–61, bes. S. 48. Vgl. ferner mit explizitem Bezug auf die Naturwissenschaften Michael Titzmann, Revolutionärer Wandel in Literatur und Wissenschaften. In: Die Literatur und die Wissenschaften 1770–1930, hg. von Karl Richter, Jörg Schönert und Michael Titzmann, Stuttgart 1997, S. 297–321. Dass dieser Wissensbegriff besonders für den literaturwissenschaftlichen Umgang mit den historischen Naturwissenschaften brauchbar ist, zeigen aktuell Olav Krämer/Henning Hufnagel, Lyrik, Versepik und wissenschaftliches Wissen im 19. Jahrhundert. Zur Einleitung. In: Das Wissen der Poesie. Lyrik, Versepik und die Wissenschaften im 19. Jahrhundert, hg. von Olav Krämer und Henning Hufnagel, Berlin 2015, S. 1–35.

35 Vgl. Friedrich Kittler, Pest und Cholera. Die Geburt der Kulturwissenschaft aus dem Geiste historischer Pathologie. In: Lesbarkeit der Kultur. Literaturwissenschaft zwischen Kulturtechnik und Ethnographie, hg. von Gerhard Neumann und Sigrid Weigel, München 2000, S. 377–387; Nusser/Strowick, Krankheit und Geschlecht, Abschnitt „Ansteckung", S. 23–77; Strowick, Sprechende Körper, bes. S. 195–197; Ansteckung. Zur Körperlichkeit eines ästhetischen Prinzips, hg. von Mirjam Schaub, Nicola Suthor und Erika Fischer-Lichte, München 2005; vgl. Cornelia Zumbusch, Die Immunität der Klassik, Frankfurt a. M. 2012. Aus dem Reservoir medizinischer Semantik scheinen sich grundsätzlich solche Begriffe für semiotische Lektüren anzubieten, die Qualitäten der Relationalität, Kommunikabilität, Liminalität oder Zirkulation implizieren: neben ‚Ansteckung', ‚Immunität' und ‚Impfung' vor allem ‚Blut' beziehungsweise ‚Blutbild' (Transfusionen. Blutbilder und Biopolitik in der Neuzeit, hg. von Anja Lauper, Berlin 2005; Hendrik Blumentrath, Blutbilder. Mediale Zirkulationen einer Körperflüssigkeit, Bielefeld 2004), Membran und Gewebe (Otis, Membranes; Raban Menke, ‚Das Gewebe ist das Interessante'. Pathologische Anatomie und Poetologie in Thomas Bernhards ‚Der Ignorant und der Wahnsinnige'. In: Politik und Medien bei Thomas Bernhard, hg. von Franziska Schößler und Ingeborg Villinger, Würzburg 2002, S. 93–109), Transplantation (Irmela Marei Krüger-Fürhoff, Verpflanzungsgebiete. Wissenskulturen und Poetik der Transplantation, München 2012). Diese Liste zeigt ferner, dass als Bedingung für mediologische Brauchbarkeit erstens eine lange Be-

Vorstellung von infektiösen Partikeln, infektiösen Menschen und vom Kampf gegen das ansteckende Böse aber gerade in der Schwellenperiode ‚Moderne' um 1900 zum Faszinosum alltäglicher und kunstliterarischer Erzählformen avanciert – diese Frage wird man so nicht beantworten können.[36] Man wird sie vielleicht auch gar nicht stellen, weil das Erkenntnisinteresse eher allgemeiner beziehungsweise theoretischer Art ist und sich auf das transhistorische Funktionieren von Kultur und auf entsprechende Theoriebildung richtet. Für Studien mit konkreter kultur- und literaturgeschichtlicher Zielsetzung scheint es demnach sinnvoll, Gemachtheit und raumzeitlich relativen Wahrheitsanspruch von wissenschaftlichen Darstellungen auseinanderzuhalten. Diese Überzeugung liegt meiner Arbeit ebenso sehr zugrunde wie diejenige von der Konstruktivität allen Wissens. Insofern stütze ich mich in Übereinstimmung mit Olav Krämer, der mehrfach instruktiv zur literaturwissenschaftlichen Wissensdebatte Stellung bezogen hat,[37] auf einen pragmatischen Wissensbegriff. Letzterer nimmt die Mittelstellung ein zwischen enger platonischer (Wahrheit, Rechtfertigung) und weiter, diskursanalytischer Position (Summe von Informationen) und fasst Wissen als ein Set von Behauptungen, das von den wissenschaftlichen Akteuren einer bestimmten Epoche als gültig erachtet und für wahr gehalten wird.[38]

Der zweite kritische Punkt der Konstruktivitäts-These, der hier überprüft werden soll, ist ihre Allgemeinheit. Dass „wir unsere Wirklichkeit konstruieren und dass dabei die Sprache eine immense Rolle spielt", ist Karl Eibl zufolge mittlerweile eine Trivialität; zu fragen sei vielmehr, „wie das im Detail zu-

---

griffsgeschichte und zweitens die anhaltende fach- und alltagssprachliche Geltung bis in die Gegenwart erforderlich scheint.
36 Historisch konkret auf die französische Moderne bezogen ist Anne Seitz' Studie *Wimmeln und Wabern*. Allerdings ist der Fokus der Arbeit rein literaturgeschichtlich und liegt auf dem Konzept der Ansteckung, die Pasteur'sche Mikrobiologie wird vor allem aus Sekundärquellen rekonstruiert (Anne Seitz, Wimmeln und Wabern. Ansteckung und Gesellschaft im französischen Roman des Naturalismus und Fin de siècle, Bielefeld 2015). Eine differenzierte begriffsgeschichtliche Auseinandersetzung mit dem Begriff des *moral* oder *social contagion* findet sich auch bei Brigitte Weingart, ‚Rumoritis'. Zur Modellierung von Massenkommunikation als Epidemie. In: Die Kommunikation der Gerüchte, hg. von Jürgen Brokoff et al., Göttingen 2008, S. 278–300.
37 Vgl. Henning Hufnagel/Olav Krämer, Lyrik, Versepik und wissenschaftliches Wissen im 19. Jahrhundert. Zur Einleitung. In: Das Wissen der Poesie. Lyrik, Versepik und die Wissenschaften im 19. Jahrhundert, hg. von Olav Krämer und Henning Hufnagel, Berlin 2015, S. 1–35.
38 Auch Olav Krämer und Henning Hufnagel stützen ihren wissenschaftlichen Wissensbegriff auf Michael Titzmanns pragmatisch angelegtes Konzept des kulturellen Wissens, vgl. Krämer/Hufnagel, Einleitung, S. 4 f. Einen ähnlich pragmatischen, jedoch wissenssoziologisch grundierten Wissensbegriff formuliert Philipp Sarasin, Was ist Wissensgeschichte? In: Internationales Archiv für Sozialgeschichte der Literatur, 10, 2011, S. 159–172, bes. S. 167 und 165.

geht".³⁹ Im vielbeschworenen Kaleidoskop von Historizität, Poetizität, Narrativität, Medialität, Intermedialität des Wissens bleibt ja letztlich offen, ob all diese Kriterien eines durchaus berechtigten, skeptischen Relativismus äquivalent, summarisch, assoziativ-metaphorisch oder begrifflich gemeint sind und wie sie im Einzelfall brauchbar anzuwenden wären. Ohne einen gewissen Pragmatismus wird man hier ebenso wenig auskommen wie ohne methodische Systematizität. So ist immer wieder neu nach der jeweiligen Vermitteltheit je spezifischer Wissensbestände zu je spezifischen Zeitpunkten zu fragen und nach den Regularien der Wissensgenese: ob das Wissen mittels empirischer, technischer, ikonischer, mathematisch-graphischer oder textueller Praktiken beziehungsweise mittels bestimmter Kombinationen und Chronologien von Praktiken konstruiert wurde und wie streng etwa die jeweiligen Verifizierbarkeitsstandards waren. Vor allem ist zu klären, an welchen Punkten und in welchen Medien dieser Verfertigungsprozess elementarliterarische Formen ‚abwirft', die als Substrat für elaboriertere künstlerische Transformationen dienen. Solche elementarliterarischen Formen eignen sich gegebenenfalls als Dreh- und Angelpunkt für Korrelationsuntersuchungen.

Was den Mikrobendiskurs betrifft, stößt man auf eine von Wissenschaftshistorikern genau beschriebene Sequenz repräsentationaler Verfahren – Reinkultur, Mikroskopie, Mikrophotographie, Vertextung –, die das epistemische Ding ‚Mikrobe' im Verbund herstellen; diese Sequenz ist mit erheblichen Fehlerquellen und Interpretationsspielräumen belastet (s. u., Kap. II.1.1.). Zu solchen Unschärfen gesellt sich die Notwendigkeit der sprachlichen Veranschaulichung, da das abstrakt kleine, sinnlich unzugängliche Objekt ansonsten für kognitive Anschlussoperationen – Hypothesenbildung, Schlussfolgerungen, Versuchsentwürfe durch Laborwissenschaftler – nicht ausreichend verfügbar wäre. Dies ist dann der gesuchte Moment im Generationsprozess des Wissens, wo elementarliterarische Formen entstehen: Metaphern, vor allem Anthropomorphismen und Zoomorphismen,⁴⁰ ferner die elementare Ereignisfolge von Verfol-

---

39 Vor 120 Jahren sei die Sprachgebundenheit von Wirklichkeit noch „einen Trompetenstoß wert" gewesen, als Nietzsches „bewegliches Heer von Metaphern, Metonymien, Anthropomorphismen" und der ihm unterliegende Skeptizismus noch die Gemüter verstören konnte (Eibl, Literaturgeschichte, Ideengeschichte, Gesellschaftsgeschichte, S. 3).
40 In der Forschung liegt das Schwergewicht bislang auf den politischen Metaphern der wissenschaftlichen und populären Bakteriologie, vgl. Christoph Gradmann, Unsichtbare Feinde. Bakteriologie und politische Sprache im deutschen Kaiserreich. In: Bakteriologie und Moderne. Studien zur Biopolitik des Unsichtbaren 1870–1920, hg. von Philipp Sarasin et al., Frankfurt a. M. 2007, S. 327–354; Christoph Gradmann, Invisible Enemies. Bacteriology and the Language of Politics in Imperial Germany. In: Science in Context, 13, 2000, S. 9–30; Marianne Hänseler, Metaphern unter dem Mikroskop. Die epistemische Rolle von Metaphorik in den Wissenschaften und in Robert Kochs Bakteriologie, Zürich 2009.

gung, Bewährung und Sieg. Sie gemeinden ein ‚Etwas' der menschlichen Vorstellungskraft ein, das niemand sehen, fühlen, hören oder riechen kann, und sie machen eine komplexe Praxis simultaner Tätigkeiten narrativ nachvollziehbar. Bildförmigkeit und Erzählförmigkeit, genauer gesagt Kollektivsymbolik und Kollektiverzählung prägen demnach die Wissensgeschichte des Mikrobendiskurses, da sie einerseits als elementarliterarische Formen schon zum Prozess der Wissensverfertigung gehören, andererseits das Substrat für elaborierte literarische Darstellungen abgeben. Die mediale Kontaktzone, wo Kollektivsymbolik und Kollektiverzählung außerhalb des Labors zirkulieren und für Literatur und Kunst verfügbar werden, ist die Massenpresse, ferner der populärwissenschaftliche Sachbuchmarkt.

In diesem Zusammenhang scheint das Begriffspaar von ‚elementarer' versus ‚elaborierter Literatur' gut brauchbar, da es Probleme eines zu engen, kanonorientierten Literaturbegriffs zu vermeiden hilft.[41] So deckt sich der deskriptive Terminus ‚elaborierte Literatur' am ehesten mit einem pragmatischen, an der Rezeptionssituation orientierten Literaturverständnis: Literatur ist das, was die Mitglieder der Kultur für Literatur halten und was durch entsprechende mediale und paratextuelle Signale markiert ist. Der Begriff der ‚elaborierten Literatur' fügt diesem pragmatischen Konzept noch ein differenzielles Moment hinzu, da Literatur dann das ist, was Leser für Literatur halten *und* was sich in der Regel von Darstellungsformaten in fach- und populärwissenschaftlichen Texten unterscheiden lässt.[42] Unter den Differenzbegriff ‚elaborierte Literatur' können dann in der vorliegenden Arbeit sämtliche Texte und Texttypen des ausdifferenzierten Kommunikationssystems ‚Literatur' fallen, die an der Diskursgeschichte des Unsichtbaren mitschreiben – vom völkischen Roman bis zum Dada-Traktat, vom Science-Fiction-Abenteuer bis zur *Traumnovelle*; Diskursgeschichte hält

---

[41] Vgl. auch Fotis Jannidis/ Gerhard Lauer/Simone Winko, Radikal historisiert. Für einen pragmatischen Literaturbegriff. In: Grenzen der Literatur. Zum Begriff und Phänomen des Literarischen, hg. von Simone Winko, Fotis Jannidis und Gerhard Lauer, Berlin/New York 2009, S. 3–37, 8. Zur Unterscheidung zwischen einem normativen, engen und einem deskriptiven, erweiterten Literaturbegriff in den gegenwärtigen Kulturwissenschaften vgl. auch Martina King, Historische Narratologie. Ein Weg zur Kontextualisierung von Textstrukturen. In: Kultur-Poetik, 2, 2019, S. 319–340.
[42] Ähnlich argumentiert Thomas Klinkert, „dass es in jedem Fall eine Differenz zwischen dem literarischen und dem wissenschaftlichen Diskurs gibt. [...] Dies hängt einerseits mit pragmatischen Rezeptionsbedingungen zusammen: Kein ernstzunehmender Wissenschaftler würde im Normalfall einen Roman in die Hand nehmen, um neuestes Wissen aus seiner Fachdisziplin zu erwerben. Es hängt aber auch und vor allen Dingen damit zusammen, dass literarische Texte diese Grenze stets auch selbst sichtbar machen" (Thomas Klinkert, Epistemologische Fiktionen. Zur Interferenz von Literatur und Wissenschaft seit der Aufklärung, Berlin/New York 2010, S. 17).

sich bekanntlich nicht an Kanonschwellen. Außerdem wird man mit einem emphatischen, kanonorientierten Literaturbegriff jenen Gattungspluralismus verfehlen, dem sich die Annäherung von Literatur und Naturwissenschaften um 1900 verdankt und den sie mit hervorbringt. Dementsprechend tun sich auch jenseits des Begriffspaares ‚elementar'/‚elaboriert' und jenseits der Unterschiede im Geltungsanspruch bestimmte Grauzonen auf, die sich jeglicher Klassifikation entziehen. Gemeint sind vor allem hybride Texte aus dem Umfeld des weltanschaulichen Essayismus wie August Strindbergs *Blaubuch* oder Wilhelm Bölsches *Liebesleben*, die Fiktionalität und Faktualität, elementare und elaborierte Poetizität, Wahrheitsanspruch und literarisches ‚Probehandeln' ineinanderfließen lassen. Sie überschreiten alle Gattungsgrenzen, und ihr Status zwischen Literatur und Wissenschaft scheint ebenso unentscheidbar, wie sie genuin zur Signatur der Moderne gehören – einer Epoche der Transgressionen.

3 Zur Anlage der Studie

Zeigen solche, forciert moderne Texttypen die Grenzen jeglichen Literaturbegriffs – ob eng oder weit – auf, so lässt sich indes mit den beiden elementarliterarischen Formaten ‚Kollektivsymbol' und ‚Kollektiverzählung' gut arbeiten. Sie erlauben, das überbordende, widerständige Material aus verschiedenen fachwissenschaftlichen Disziplinen, aus Massenpresse und Populärdiskurs, aus Kulturzeitschriften, bildender Kunst und Literaturbetrieb, das keinerlei traditionellen Gattungskriterien folgt, sinnvoll in argumentative Zusammenhänge zu bringen. Im Rahmen der doppelten Perspektive auf Literatur und Medizin beziehungsweise Lebenswissenschaften (Botanik, Physiologie) ist in vorliegender Arbeit mit dem etwas überstrapazierten Begriff der ‚Diskursgeschichte' also ein medien-, gattungs-, und funktionsgeschichtlicher Ansatz gemeint: In zwei Hauptabschnitten, ‚Kollektivsymbolik' und ‚Kollektiverzählung' mit je drei Kapiteln, wird der Entstehung und der ästhetischen Transformation dieser beiden elementarliterarischen Formate nachgegangen (s. Kollektivsymbolik, Kap. II.2., II.3., II.4.; Kollektiverzählung, Kap. III.1., III.2., III.3.).

Diesen zwei Hauptabschnitten ist ein wissenschafts- und mentalitätsgeschichtliches Eingangskapitel (s. Wissenschaftsgeschichte und Alltagskultur, Kap. II.1.) vorangestellt, das die Unschärfen der bakteriologischen Wissensproduktion im Labor und deren Folgeerscheinungen in der Alltagskultur rekonstruiert. Da das epistemische Ding ‚Mikrobe' nur aus einer umfassend manipulierten Natur hervorgeht – artifiziell infizierte Tiere, artifiziell angefärbte Gewebe, artifiziell gezüchtete Kulturen –, wird nach den Verwechslungsmöglichkeiten und nach Deutungsspielräumen gefragt, die sich aus diesen Manipulationen und dem mehrfachen Medienwechsel vom Mikroskop zur Mikrophotographie zur Beschreibung ergeben. Es zeigt sich, dass die Deutungsoffenheit in dem Moment erheblich zunimmt, in dem das epistemische Ding eine sprachliche Gestalt erhält. Denn diese Versprachlichung beschränkt sich nicht auf Begriffe wie ‚Spaltpilz', ‚Bazillus', ‚Mikrokokkus', ‚Bacterium', ‚Microbe', deren Vielzahl bereits eine Quelle der Unschärfe darstellt; sie ist vielmehr *schon unter Experten* in erheblichem Ausmaß metaphorisch. Wird das epistemische Ding zum Sprachzeichen, scheint es zum einen ohne Metaphern, vor allem Anthropomorphismen und Zoomorphismen, nicht zu gehen. Zum anderen steuern die verschiedenen Disziplinen, die an der Verfertigung des Gegenstands beteiligt sind, Botanik und Medizin, ganz unterschiedliche Metaphernsets bei – Metaphern des Dekorativen und Metaphern des Krieges. Dieser Ausgangsbefund ist nun gleichzeitig methodischer Ausgangspunkt für die Brückenbildung zwischen Wissenschaft, Alltagskultur und Literatur. Denn das Sprachding, das schon im Labor als mehrstelliges entsteht, wandelt sich in den „protoliterarischen Textkorpora"[1] der Alltagskultur von der diskursiven zur interdiskursiven Struktur, zur polyvalenten Sinnfigur, in der sich gesamtgesellschaftliche Erfahrungen verdichten.[2] Damit bietet sich Jürgen Links Theorie der Kollektivsymbolik als methodischer Hintergrund an.

Derartig komplexe alltagskulturelle Sinnbilder aus Technik oder Naturwissenschaft stellen für Jürgen Link die wichtigste Subklasse sogenannter „elementar-literarischer Anschauungsformen"[3] dar, da sie als interdiskursive Strukturen zwischen zunehmend disparaten Spezialdiskursen vermitteln. So scheint Links Ansatz besonders für Untersuchungen zur technisch-wissenschaftlichen Moderne geeignet, da die entsprechenden Rahmenannahmen der Soziologie moderner Gesellschaften entlehnt sind. Ausgangspunkt ist die arbeitsteilige Gesellschaft, wie sie sich im neunzehnten Jahrhundert formiert und wie sie Niklas Luhmanns Theorie der funktionalen Ausdifferenzierung auf einen Nenner gebracht hat. Kennzeichen der arbeitsteiligen Gesellschaft ist für Link, dass diskursive Formationen zur immer größeren Spezialisierung und irreduziblen Besonderheit ihrer Gegenstände tendieren, „zu eigenem Lexikon und eigener Grammatik".[4] Verkörpert der Diskurs um unsichtbare Mikroorganismen nun fast emblematisch diese Spezialisierung mit eigener Handlungsgrammatik, eigener Fachsprache und selbstbezüglicher Reproduktionslogik, so steht er nicht minder exemplarisch für die modernetypische „Dialektik von Diskursdifferenzierung und Diskursintegration".[5] Diskursive Formationen tendierten, so Link, trotz aller Spezialisierung immer auch gegensinnig zu „einem gewissen Maß an Reintegration, Kopplung mit anderen diskursiven Formationen, kultureller Verzahnung".[6] Für solche Koppelungen und kulturelle Verzahnungen mit anderen Diskursen scheinen sich nun gerade die Wissensbestände aus dem Labor zu eignen, sobald sie aus der geschlossenen Sphäre von Rattenstall und Reinkultur in die Medien der Alltagskultur diffundieren.

---

1 Carsten Zelle, Medizin. In: Literatur und Wissen. Ein interdisziplinäres Handbuch, hg. von Roland Borgards et al., Stuttgart 2013, S. 85–95, 90.
2 Vgl. Jürgen Link, ‚Einfluß des Fliegens! – Auf den Stil selbst!' Diskursanalyse des Ballonsymbols. In: Bewegung und Stillstand in Metaphern und Mythen, hg. von Jürgen Link und Wulf Wülfing, Stuttgart 1984, S. 149–164, 150.
3 Jürgen Link, Literaturanalyse als Interdiskursanalyse. Am Beispiel des Ursprungs literarischer Symbolik in der Kollektivsymbolik. In: Diskurstheorien und Literaturwissenschaft, hg. von Jürgen Fohrmann und Harro Müller, Frankfurt a. M. 1988, S. 284–311, 286.
4 Link, Literaturanalyse, S. 285.
5 Link, Literaturanalyse, S. 297.
6 Link, Literaturanalyse, S. 285.

Dieses Phänomen der alltagskulturellen Diffusion wird in Kapitel II.1.2. rekonstruiert: In einer Vielzahl von Gattungen und Kommunikationsformen, in Zeitschriftenartikeln, Glossen, Bazillengedichten, Bazillensatiren, Kosmos-Bändchen, komischen Graphiken und populären Sachbüchern lagern sich eine Vielzahl von Bedeutungen an das unscharfe Sprachding ‚Bakterium' an, und es entsteht ein „Symbol mit kollektivem Produzenten und Träger".[7] Mit Blick auf Links Terminologie, die der Emblematik entlehnt ist, lassen sich dabei drei distinkte Sinnsphären oder ‚Subscriptiones' abgrenzen: Politik/Kolonialismus, Komik/Zweifel/Erkenntnisreflexion, Kunst/Schönheit. Diesen drei Subscriptiones entspricht eine Vielzahl von semantischen Valenzen, die sich jeweils zu paradigmatischen Reihen fassen lassen: böse/unrein/invasiv/parasitär, ferner dekorativ/ornamental/beseelt/ursprünglich/ephemer, schließlich phantastisch/imaginativ/fiktiv. Damit ist das Mikrobensymbol von jener Anschaulichkeit und ferner von jener Ambivalenz, die „interdiskursive Sprachspiele"[8] in Gang setzt und zwischen distanten kulturellen Sinnsphären oder entgegengesetzten normativen Positionen vermittelt: Während Sachbücher den Leser über spezifische Mikroorganismen und ihre biologischen Eigenschaften aufklären und die Kunstnähe dieser phantastischen Kreaturen betonen, dienen dieselben Kreaturen in anderen Textgruppen der Kriegspropaganda, der rassistischen Stigmatisierung von Minoritäten, der rechtspolitischen oder linkspolitischen Ideologiebildung. In wieder anderen Textgruppen fungiert das Unsichtbare als Massenunterhaltung, wobei sich dieses *microbe entertainment* entweder als sach- also hygienebezogen darstellt oder aber als ausgesprochen selbstbezogen – kurz: Man setzt auf komische, satirische und absurde Effekte. Das Objekt wandelt sich dabei nicht nur zu interdiskursiven, sondern auch zur intermedialen Sinnstruktur: Um 1900 entsteht eine Ikonographie der komischen Mikrobe, die Krankheitserreger als anthropomorphe Männlein, als groteske Gnome und Fabelwesen fasst und in elaborierter Literatur wiederum in Sprachbilder rückübersetzt wird.

Warum ist nun ausgerechnet das epistemische Ding aus dem Labor so reaktionsfreudig im Chemiekasten der Alltagssprache? Wie die von Link gewählten Kollektivsymbole aus der Verkehrstechnologie, Dampfschiff, Fesselballon oder Eisenbahn, impliziert auch die Sinnfigur ‚Mikroorganismus' Prozessualität und Bewegung. Auch sie verkörpert die Wunder der Technik und des Fortschritts, da sie sich überhaupt erst über die fortschrittlichsten Technologien des ausgehenden neunzehnten Jahrhunderts konstituiert. Allerdings: Den technischen Artefakten, die Link als kollektivsymbolische Kandidaten vorschlägt, hat das Sprachding aus dem Labor zwei Qualitäten voraus – Unsichtbarkeit und Leben-

---

7 Link, Einfluss des Fliegens, S. 151.
8 Link, Literaturanalyse, S. 288.

digkeit. Sie prädestinieren es in noch viel höherem Maße zum Movens der diskursiven Reintegration, der anthropologischen Reflexion und der Literaturproduktion. Denn mit der sinnlichen Unverfügbarkeit ist den Mikroben, die schon von Laborforschern wahlweise als ‚unsichtbare Feinde' oder ‚schöne Tänzer' entworfen werden, erstens ein Moment der Phantastik beziehungsweise poetischen Imagination inhärent: Was man nicht sehen kann, das muss man sich vorstellen, figurieren, fingieren – vor allem, wenn es ein Lebewesen ist. Zweitens eignet diesem Wissenschaftsobjekt ein Moment der Reflexivität: Was man nicht sehen kann, das muss man entweder glauben und immer wieder aufs Neue beweisen oder aber grundlegend bezweifeln. So entsteht eine dialektische Bewegung von Stabilisierung und Skepsis, die sich in Wissenschaften, Literatur und in den weltanschaulichen Grauzonen dazwischen als außerordentlich produktiv erweist. Sie zeigt Parallelen zu den Entwirklichungs-Effekten der zeitgenössischen Quantenphysik, deren epistemisches Wissen ebenfalls „dem Verdikt der Relativität und Fiktionalität ausgesetzt" ist und die sich insofern für „fundamentale philosophische und ästhetische Fragestellungen" öffnet.[9]

So groß also das Potenzial des Mikrobensymbols ist, Diskurse zu integrieren und poetische Vorstellungsspiele in Gang zu setzen, so ausgedehnt sind seine Wanderungen durch die verschiedenen Bezirke der kulturellen Moderne. Kapitel II.2. zeichnet zunächst die Wanderung in jenen protoliterarischen und literarischen Raum nach, der sich grob mit dem Begriff der ‚Wissenschaftsaffinität' kennzeichnen lässt. Im breiten Korpus der monistischen Weltanschauungsliteratur ist hier vor allem Wilhelm Bölsche einschlägig, der das genretypische ‚Gleiten' zwischen Faktizität und Fiktionalität besonders gerne anhand des phantastischen Mikrokosmos entfaltet. Einschlägig ist aber ebenso sehr Thomas Manns *Doktor Faustus*, dessen erste Entwürfe auf die Epoche der Mikrobenunterhaltung zurückgehen und dessen vielfältige Bezugnahmen zum Monismus in der Forschung belegt sind.[10] Solche Zusammenhänge zwischen Kunstliteratur, Naturwissenschaft und Alltagskultur lassen sich ebenfalls mit Links Modell gut beschreiben: „In der Konversation als elementarer Literatur ist der Roman, die Literatur im engeren Sinn schon angelegt", schreibt er,[11] und natürlich darf man ‚Konversation' hier ergänzen um die mediale Reihe von „Konversation, Journalismus, Populärwissenschaft usw.",[12] aus der sich der kulturelle Interdiskurs zusammensetzt. Journalismus und Populärwissenschaft, beispielsweise

---

9 Malinowski, Scientia Poetica, S. 55.
10 Vgl. Malte Herwig, Bildungsbürger auf Abwegen. Naturwissenschaft im Werk Thomas Manns, Frankfurt a. M. 2004.
11 Link, Literaturanalyse, S. 294.
12 Link, Einfluss des Fliegens, S. 150.

Bölsches weltanschauliche Texte, funktionieren demnach als Reservoir kollektiv verfertigter, fluktuierender Sinnbilder, die das Basismaterial für kunstliterarische Aneignungen darstellen. Andersherum funktioniert Literatur genau wie die elementarliterarischen Anschauungsformen als Interdiskurs: Auch sie reintegriert spezialdiskursive Elemente, allerdings als „elaborierter" beziehungsweise als „institutionalisierter Interdiskurs".[13] Übertragen auf den *Doktor Faustus* bedeutet das, dass die Mikrobensymbolik aus ,Journalismus und Populärwissenschaft' ein elementarliterarisches Substrat für den Teufelsdialog im Roman abgibt. Der Roman trägt dann seinerseits zur Integration disparater kultureller Sinnsphären bei, da er die primäre Vieldeutigkeit des Mikrobensymbols noch weiter steigert.

Bei der Beschreibung solcher Rekursivitäten muss es jedoch darauf ankommen, die Klischeehaftigkeit des Kollektivsymbols in der Weltanschauungsliteratur von einer tendenziell irreduziblen Komplexität in den kunstliterarischen Transformationen abzugrenzen. Diskursive Integration wird in beiden Feldern geleistet; doch darf man die qualitativen Unterschiede zwischen elementarliterarischer und elaborierter Integration bei Bölsche und Thomas Mann nicht einfach ausblenden. Geht es Bölsche um die Herstellung einer idealen, monistischen Allnatur, in der Kunst und Wissenschaft, Mensch und Mikrobe, prähistorischer Lebensursprung und höchste Kulturerzeugnisse auf wunderbare Weise miteinander verbunden sind, so verläuft die Integration des Disparaten bei ihm entsprechend harmonisierend. Bazillen erscheinen als neureligiöses Säkularisat, das alle Risse in einer nachmetaphysisch zerfallenden Welt glättet, wobei deren Brüchigkeit nicht zuletzt den Naturwissenschaften geschuldet ist. Im *Doktor Faustus* hingegen sieht die Diskursintegration ganz anders aus: nicht *exten-*

---

[13] Link, Literaturanalyse, S. 286. Ein Vorteil von Links Ansatz ist, dass er Literatur zwar diskursgeschichtlich dezentriert, aber dennoch – anders als spätere Versionen der Diskursanalyse – mit einem distinkten, deskriptiven Literaturbegriff arbeitet, der Literatur von anderen Kommunikationstypen unterscheidet. Damit erhält Naturwissenschaft in denjenigen Kapiteln meiner Arbeit, die der Literaturanalyse gewidmet sind, den Status des Kontexts, und es stellen sich all die methodologischen Probleme (Plausibilisierung, Repräsentativität, philologischer Nachweis etc.), mit denen kontextualistisches Arbeiten grundsätzlich konfrontiert ist. Geht man davon aus, dass Mikroben-Wissen um 1900 zum allgemeinen kulturellen Wissen zählt, so ist der philologische Nachweis von Einzelkenntnissen der Autoren entbehrlich. Zur Sicherung von Repräsentativität wird auf Gattungen zurückgegriffen, die Wissensbestände kanonisieren – etwa Handbücher, Lehrbücher, mikrobiologische Atlanten, Zeitschriftenreihen. Zur kriteriengeleiteten Selektion von Wissenskontexten vgl. auch Martina King/Jesko Reiling, Das Text-Kontext-Problem in der literaturwissenschaftlichen Praxis. Zugänge und Perspektiven. In: Special Issue CONTEXT, hg. von Martina King und Jesko Reiling, Journal of Literary Theory, 8, 1, 2014, S. 2–31, 20; vgl. auch Specht, Physik als Kunst, S. 20.

siv und harmonisch, sondern vielmehr *intensiv*, spannungsreich, verdichtet.[14] Leverkühns Syphilisbazillen fungieren auf engstem erzählerischem Raum als Repräsentanten des absoluten Bösen und einer exzessiven Komik, sie zitieren Bölsches Schönheitsallegorien und verweisen auf politischen Machtmissbrauch, letztlich auf Leben und Tod. So zeigt sich zwischen Alltagskultur, Monismus und Thomas Mann jener „generative Kreislauf von der Diskursintegration über die Kollektivsymbolik bis zur Literaturproduktion", den Link theoretisch postuliert.[15]

Ist Kapitel II.2. dem (proto-)literarischen Raum der Wissenschaftsaffinität gewidmet, so beleuchten Kapitel II.3. und II.4. die vielleicht interessantesten literarischen Umgangsweisen mit der Mikrobensymbolik: Spiele mit der fraglichen Existenz des Gegenstandes, epistemologische Skepsis, Zweifel an der Bedeutungshaltigkeit von wissenschaftlichen Begriffen im Allgemeinen. Zweifel und Skepsis gehören ebenso zur Geschichte des mikrobiellen Kollektivsymbols und seiner Wanderungen zwischen den Diskursen wie die skizzierte Bedeutungsvielfalt. Dabei steht in Kapitel II.3. zunächst jenes Moment im Vordergrund, das eine weitere Brücke zwischen Naturwissenschaft und Literatur darstellt: Reflexivität. Wenn die Existenz des wissenschaftlichen Gegenstands in Zweifel steht, und das tut sie nach 1890 für viele Intellektuelle, dann wendet sich der Blick vom Objekt und von seinen metaphorischen Bedeutungen weg und hin zu den Bedingungen und Praktiken seiner Herstellung, mit einem Wort: zum Mikroskop. Diese reflexive Wende gilt nun nicht nur für Wissenschaftler, sondern auch für wissenschaftskritische Literaten; für sie wird der inszenierte Blick durchs Mikroskop auf Fragwürdiges oder auf das Nichts zum Ausgangspunkt für literarische Experimente. Das trifft für den leidenschaftlichen Mikroskopierer August Strindberg zu, dessen *Blaubuch* ein gattungspoetologischer Versuch zwischen naturphilosophischem Traktat, Lehrdialog und romantischem Brouillon darstellt. Das trifft auch für H. G. Wells und Arthur Schnitzler zu, die in den Prosatexten *The Stolen Bacillus* und *Traumnovelle* verschiedene Formate unzuverlässigen Erzählens erproben. In beiden Texten generiert der Blick durchs Mikroskop auf Fragwürdiges oder Unscharfes fragwürdige fiktionale Welten. Hier ist gleichzeitig ein wichtiger Punkt in der Beschreibung koevolutionärer Situationen zwischen Literatur und Naturwissenschaften erreicht, denn diese können phasenweise auch gegensinnig verlaufen: Während man sich im Wissenschaftssystem bemüht, das epistemische Ding ‚Bakterium'

---

[14] Vgl. Jürgen Link/Ursula Link-Heer, Diskurs/Interdiskurs und Literaturanalyse. In: Zeitschrift für Linguistik und Literaturwissenschaft, 77, 1990, S. 88–99, 96; Link, Literaturanalyse, S. 300.
[15] Link, Literaturanalyse, S. 297.

durch schwindelerregende Perfektionierungen der Mikroskopiertechnik zu stabilisieren, hält man im Literatursystem am Zweifel als Generator von Sprach- und Darstellungsexperimenten fest. Deutlich wird das schließlich in Gustav Sacks *Paralyse*-Roman, der den epistemologischen Zweifel in einen ungebremsten Sprachrausch umschlagen lässt.

Diese Bewegung von der Reflexivität zur rauschhaften poetischen Ergießung, die sich bei Sack abzeichnet, ist das Thema von Kapitel II.4. Denn die ontologische Fragwürdigkeit und der epistemologische Zweifel stoßen nicht nur Reflexivität, also den Blick auf die Herstellungsbedingungen unglaubwürdiger Miniaturwelten an. Sie stoßen ebenso eine überbordende Phantastik an – vor allem in den literarischen und bildkünstlerischen Avantgarden nach 1910. Für diese Avantgarden und ihren Weg in Abstraktion und neue ‚Überwirklichkeiten' scheint das Mikrobielle, das unsichtbar, ephemer, abstrakt und gleichermaßen lebendig ist, große Attraktivität zu besitzen. Das Spektrum der Transformationen, Imaginationen, Sprachspiele reicht von der protosurrealistischen und konstruktivistischen Malerei (Odilon Redon, Wassily Kandinsky) über Nonsense-Poesie und expressionistische Grotesken (Hilaire Belloc, Albert Ehrenstein) bis hin zu dadaistischen Kurztexten (Paul Scheerbart, Kurt Schwitters, Tristan Tzara) und zum surrealistischen Roman (Ivan Goll).

In der Summe zeigt sich, dass *Bakteriologie und Moderne* nicht nur politik- und wissenschaftsgeschichtlich miteinander verbunden sind, wie Philipp Sarasin und seine Mitherausgeber 2007 illustriert haben.[16] In der Wissenssymbolik unsichtbarer Mikroorganismen verdichtet sich weit mehr als nur die biopolitische Qualität der feindlichen Invasion – nämlich das Grauenhafte *und* das Dekorativ-Schöne des Jugendstils, Todesdrohung *und* Lebenskult, Rationalität *und* Phantastik. So ist diese Symbolik Inbegriff jener Ambivalenz, die für Link zum Wesen elementar-literarischer Ausdrucksformen gehört und die eigentlich die Signatur der soziokulturellen Moderne ausmacht.

Im zweiten Abschnitt des Buches, der die Kapitel III.1. bis III.3. umfasst, tritt *Narrativität* an die Stelle von *Kollektivsymbolik*: Erstere fungiert nun als strukturelles Bindeglied zwischen Wissenschaft und Literatur, und auch dieser Abschnitt folgt einer ähnlichen Chronologie wie der Abschnitt ‚Kollektivsymbolik'. In den 1890er Jahren korreliert der hegemoniale Deutungsanspruch von Kochs Mikrobenforschung mit einer erzählerischen Allmacht in der naturalistischen Literaturszene, die sich für ihre sozialen Studien gern auf genau diese Mikrobenforschung bezieht und mit ihr eine gewisse Unterkomplexität teilt. Nach der Jahrhundertwende, insbesondere nach Kriegsende, sind dann Seuchenmedizin und Literaturbetrieb gleichermaßen von der Infragestellung aller Erkenntnissi-

---

[16] Vgl. Sarasin et al., Bakteriologie und Moderne.

cherheit und von einem Komplexitätsschub betroffen, der an die Stelle bisheriger Selbstgewissheiten tritt. Um diese Parallelen plausibel zu machen, geht der Abschnitt in Übereinstimmung mit neueren narratologischen Ansätzen davon aus, dass Erzählen zu den Grundmustern menschlicher Wirklichkeitserfassung, -deutung und -vermittlung zählt, dass es ferner der „Sinnbildung durch Herstellung von Kohärenzen" dient.[17] Dementsprechend weit ist das hier zugrunde gelegte Verständnis von ‚Erzählung': Es reicht von einfachen Kollektiverzählungen, die in Kulturen und ihren Alltagsmedien zirkulieren, bis zu den elaborierten fiktionalen Welten der Kunstliteratur.

Entscheidend für die Kulturgeschichte des Mikrobiellen ist, dass Robert Koch mit seiner spektakulären Choleraexpedition 1884 eine solche sinnstiftende Kollektiverzählung in die Welt setzt. Die Ausfahrt des heldischen Bakteriologen in die exotische Fremde und seine erfolgreiche Jagd auf schmutzige Bazillen und schmutzige Bazillenträger – diese einfache Ereignisfolge wird zum nationalen Mythos, der von der illustrierten Familienpresse bis in die erzählerische Avantgarde diffundiert. Dabei ist es besonders bemerkenswert, dass bereits Kochs Reisepraxis und seine Reiseberichte bestimmten vorgefertigten Mustern der Abenteuer- und Kolonialliteratur folgen, die wiederum unter anderem in der illustrierten Presse zirkulieren. Narrativität als Modus des wissenschaftlichen Schlussfolgerns und der Kohärenzbildung lässt sich demnach vom Ur-Ei einer (erst im Entstehen begriffenen) Narratologie der Naturwissenschaften, von *Darwin's Plots* (Gillian Beer) zu ‚Koch's Plots' ausdehnen: Nach der Evolutionserzählung liefern Biologie und Medizin im ausgehenden neunzehnten Jahrhundert mit der Mikrobenjagd im exotischen Dschungel einen weiteren *grand récit* der Epoche. Und auch Kochs Jagdgeschichte verdankt sich – ebenso wie ‚Darwin's Plots', die auf romantischen Vorläufern aufruhen[18] – literarischen Traditionen; nur dass hier die Medienrevolution des neunzehnten Jahrhunderts wesentlich prononcierter ins Spiel kommt. Wenn Koch Cholerabazillen in Leichengewebe als Aktanten konzipiert, die sich wie böse Bestien aus den *Gartenlaube*-Erzählungen Friedrich Gerstäckers verhalten, und wenn dieser Plot wiederum über die Familienzeitschriften in zeitgenössische Romane einwandert, so liegen Reziprozitäten zwischen Literatur und Wissenschaft vor, die sich der Kontaktzone ‚Massenmedien' verdanken. Literatur, vor allem populäre Erzählliteratur, liefert offensichtlich allgemeine kognitive Schemata, die unter Umständen auch Naturwissenschaftler wie Robert Koch bei der Bildung von Hypothe-

---

17 Daniel Fulda, Sinn und Erzählung. Narrative Kohärenzansprüche der Kulturen. In: Handbuch der Kulturwissenschaften, Bd. 1: Grundlagen und Schlüsselbegriffe, hg. von Friedrich Jäger und Burkhard Liebsch, Stuttgart 2004, S. 251–265, 251.
18 Vgl. Beer, Darwin's Plots, Kap. „Transformation, retrogression, extinction", S. 114–137.

sen, Schlussfolgerungen und Behauptungen anleiten können, ohne dass dies ins Bewusstsein rückt.[19]

Um dieses Erkenntnispotenzial von Literatur systematisch zu erfassen, bedürfte es allerdings einer Weiterentwicklung der Narratologie der Naturwissenschaften, die wiegesagt erst in Ansätzen existiert – im Gegensatz zur gut etablierten Narratologie der Geschichtswissenschaften im Anschluss an Hayden Whites *Metahistory*.[20] Vor allem müsste die Narratologie der Naturwissenschaften ihren Fokus von den Darstellungsformen der gegenwärtigen[21] zu denen der historischen Naturwissenschaften ausdehnen[22] und Fragen der Erzählsituation,

---

19 Vgl. dazu auch Martina King, Bild oder Erzählung? Explorative und dynamische Dimensionen von bakteriologischen Metaphern um 1900. In: Sonderheft ‚Metaphorologien der Exploration und Dynamik 1800/1900. Historische Wissenschaftsmetaphern und die Möglichkeit ihrer Historiographie', hg. von Gunhild Berg, Martina King und Reto Rössler, Archiv für Begriffsgeschichte, 59, 2018, S. 157–181.
20 Zur Narratologie der Geschichtswissenschaften vgl. unter anderem die Arbeiten von Daniel Fulda.
21 Vgl. Christina Brandt, Wissenschaftserzählungen. Narrative Strukturen im naturwissenschaftlichen Diskurs. In: Wirklichkeitserzählungen. Felder, Formen und Funktionen nicht-literarischen Erzählens, hg. von Christian Klein und Matías Martínez, Stuttgart 2009, S. 81–109; Erzählen in den Wissenschaften. Positionen, Probleme, Perspektiven. 26. Kolloquium der Schweizerischen Akademie der Geistes- und Sozialwissenschaften, hg. von Balz Engler, Fribourg 2010; Arkady Plotnitsky, Science and Narrative. In: Routledge Encyclopedia of Narrative Theory, hg. von David Herman, Manfred Jahn und Marie-Laure Ryan, London/New York 2005, S. 514–518; Erzählung und Geltung. Wissenschaft zwischen Autorschaft und Autorität, hg. von Safia Azzouni, Stefan Böschen und Carsten Reinhardt, Velbrück 2015; Lily Kay, Who Wrote the Book of Life? A History of the Genetic Code, Stanford 2000; Rom Harré, Some Narrative Conventions of Scientific Discourse. In: Narrative in Culture. The Use of Storytelling in the Sciences, Philosophy and Literature, hg. von Christopher Nash, London 1990, S. 83–102; James J. Bono, Locating Narratives. Science, Metaphor, Communities and Epistemic Styles. In: Grenzüberschreitungen in der Wissenschaft/Crossing Boundaries in Science, hg. von Peter Weingart, Baden-Baden 1995, S. 119–151; Elisabeth Pernkopf, ‚Die Natur ist eine Fabel'. Narrative und Naturwissenschaften. In: Kultur – Wissen – Narration. Perspektiven transdisziplinärer Erzählforschung für die Kulturwissenschaften, hg. von Alexandra Strohmair, Bielefeld 2013, S. 321–343. Gerade der letzte Aufsatz illustriert eine allgemeine Tendenz in der Wissenschaftsforschung, mit einem sehr weiten, unterdeterminierten Begriff von ‚Erzählung' zu arbeiten: Unter ‚Narrativ' fällt eigentlich jedwede kohärente, sprachliche Repräsentation und man unterstellt etwa den Biowissenschaften dort das Erzählen großer Gesamtgeschichten, wo eigentlich stilbildende Metaphern für die Wissensproduktion maßgeblich sind.
22 Hinzuweisen ist auf die Studie von Sebastian Meixner, die wesentliche Theorie-Aspekte und Kriterien einer historischen Narratologie ausarbeitet, und zwar unter korrelativer Perspektive auf die wissenschaftlichen und literarischen Texte des frühen Goethe (Sebastian Meixner, Narratologie und Epistemologie. Studien zu Goethes frühen Erzählungen, Berlin/Boston 2019). Narratologische Untersuchungen zu Texten und Textkorpora aus der Physiologie, der vergleichenden Anatomie und Zoologie des neunzehnten Jahrhunderts sind hingegen bislang eher

Perspektivierung, Zeitorganisation, ferner den Wechsel vom diegetischen zum mimetischen Modus und von Narration zu Deskription in Wissenschaftstexten systematisch historisieren.[23] Solchen Fragestellungen geht Kapitel III.1. anhand von Kochs Cholera- und Schlafkrankheitsberichten nach, wobei entsprechende Theoriebausteine aus den Rhetoric-of-Science-Studies und aus kulturgeschichtlich-narratologischen Ansätzen stammen.[24] Dabei zeigt sich, dass Kochs Epochenfabel und ihre massenmedialen Fortschreibungen Kohärenz und Sinn um den Preis der Reduktivität herstellen. Die bakteriologische Hygiene erweist sich im Licht des anthropologischen Klassikers *Purity and Danger*[25] als säkularisierte Version jener Reinheitsriten, die in tribalen Kulturen strukturbildend wirken, und diese Ordnungsfunktion wirkt bis in die Erzählliteratur der Epoche hinein; und zwar vornehmlich in jene konservative Erzählliteratur, die sich Wissenschaftsnähe auf die Fahnen schreibt und sich insofern von den Reduktionismen des Hygieneplots kaum distanzieren kann.

In den Gesellschaftsromanen *Wer ist der Stärkere* und *Sühne* der völkischen Erzähler Conrad Alberti und Wilhelm von Polenz (s. Kap. III.2.) funktioniert

---

selten; vgl. Martina King, Ich habe im Sommer des Jahres 1838 eine Reihe von Beobachtungen angestellt. Naturwissenschaftliches Erzählen im frühen 19. Jahrhundert. In: DIEGESIS, 6, 1, Juni 2017, S. 20–44, https://www.diegesis.uni-wuppertal.de/index.php/diegesis/article/view/261 [zuletzt aufgerufen am 01.06.2020].

23 Vgl. Marc Föcking mit Bezug auf die narrative Struktur der klinisch-anatomischen Fallgeschichte bei Theophile Laennec (vgl. Marc Föcking, Pathologia Litteralis. Erzählte Wissenschaft und wissenschaftliches Erzählen im französischen 19. Jahrhundert, Tübingen 2002, Kap. „Das klinisch-anatomische Erzählen", S. 183–194, 185). Zur erzählerischen Struktur und Gattungstypik der klinischen Fallgeschichte in deutschsprachigen Fachmedien um 1800 und in englischsprachigen Fachmedien des frühen neunzehnten Jahrhunderts vgl. Martina King, ‚Herzensergießungen kunstliebender Ärzte'. Praktische Heilkunde und Literatur um 1800. In: ‚Medizin', hg. von Alexander Honold und Grit Schwarzkopf, Non-Fiktion. Arsenal der anderen Gattungen, 13, 1/2, 2018, Hannover 2019, S. 27–65, sowie Martina King, Historische Narratologie. Zur erzählerischen Struktur von Fallgeschichten des Narkosediskurses aus dem mittleren neunzehnten Jahrhundert vgl. Roland Borgards, Narration und Narkose. Epistemologische und narratologische Überlegungen zur medizinischen Anästhesieerzählung um 1850. In: Interesse für bedingtes Wissen. Wechselbeziehungen zwischen den Wissenskulturen, hg. von Caroline Welsh und Stefan Willer, München 2007, S. 311–331. Zur Narrativität biologischer Fachaufsätze um 1830 vgl. King, Naturwissenschaftliches Erzählen.
24 Vgl. Gross/Harmon/Reidy, Communicating Science; David Herman, Basic Elements of Narrative, Malden/Oxford 2009; Astrid Erll/Simone Roggendorf, Kulturgeschichtliche Narratologie. Die Historisierung und Kontextualisierung kultureller Narrative. In: Neue Ansätze in der Erzähltheorie, hg. von Ansgar Nünning und Vera Nünning, Trier 2002, S. 73–115; Erzähltheorie transgenerisch, intermedial, interdisziplinär, hg. von Vera Nünning und Ansgar Nünning, Trier 2002.
25 Mary Douglas, Purity and Danger. An Analysis of Concepts of Pollution and Taboo, London 1988 [1966].

‚Kochs Plot' – die Jagd auf mikrobiellen und politischen Schmutz – wie eine Bannformel gegen die Fliehkräfte der Moderne; und auch Arthur Conan Doyles Meisterdetektiv Sherlock Holmes macht Jagd auf Bazillen und Bazillenträger, die die Integrität des politischen Körpers bedrohen. Im Übergang vom elementaren Erzählen zum elaborierten, fiktionalen Erzählen werden demnach erneut jene generativen, „strukturbildenden Leistungen von nichtliterarischem Wissen für literarische Texte"[26] sichtbar, die der erste Abschnitt unter kollektivsymbolischer Perspektive freilegt. Dabei liefert Kochs Epochenfabel unter anderem die Grundlagen für einen autoritären politischen Affekt, der vor allem die beiden naturalistischen Romane prägt. Er reicht bis zum Protofaschismus und begründet eine prekäre literarische Traditionslinie in den Nationalsozialismus hinein, die von der langfristigen Politisierung der bakteriologischen Hygiene profitiert und sie gleichzeitig weiter vorantreibt. In diesem Zusammenhang erweist sich Henrik Ibsens Drama *Ein Volksfeind* als bemerkenswerter Gegensatz zu den parallelen chauvinistischen Tendenzen, die bakteriologische Hygiene und konservative Erzählliteratur *über* die bakteriologische Hygiene gleichermaßen prägen. Ibsens Drama reflektiert noch vor Kochs Choleraexpedition die politische Eigendynamik jener Ausmerzungsrhetorik, die später in literarischen und populärwissenschaftlichen Hygieneerzählungen so große Sprengkraft entfaltet.

Kapitel III.3. rekonstruiert schließlich die letzte Etappe in der Geschichte einer Kollektivgeschichte, und das ist wiederum eine Etappe des eng verzahnten, parallelen Wandels. Zeitgleich mit der reaktionären Politisierung der Hygiene um 1900 setzt in Seuchenmedizin und Literatur ein Pluralisierungs- und Reflexionsprozess ein, der sich in der Weimarer Republik nochmals verstärkt. Im Rahmen dieses Prozesses kommen Erkenntnisgewissheit, Ordnungserwartung und Monoperspektivität in beiden Kommunikationssystemen abhanden und mit ihnen die Souveränität des Subjekts, die zunehmend als eine zutiefst fragliche erscheint. Die einfache hygienische Heldenfabel erweist sich als narratologisch *und* epistemologisch zu unterkomplex, um mit dem formalen Innovationsbedarf der ästhetischen Moderne und dem Komplexitätszuwachs in der Bakteriologie mitzuhalten. Letztere entdeckt in den 1890er Jahren den klinisch gesunden Bazillenträger, der sich nicht mehr so einfach mit jagdbaren Bazillen gleichsetzen lässt; und Literatur kann jetzt das sprachkritische, avantgardistische Potenzial entdecken, das der zunehmend funktionslosen Hygienefabel innewohnt. 1891 verfasst Leo Tolstoi seine einzige – völlig vergessene – Komödie *Die Früchte der Bildung*, in der sich eine dekadente Adelsgesellschaft auf absurde Geister- und Mikrobenjagd begibt. Dabei entfaltet der Text eine sinnverwei-

---

[26] Ingo Stöckmann, Der Wille zum Willen. Der Naturalismus und die Gründung der literarischen Moderne 1880–1900, Berlin/New York 2009, S. 33.

gernde Dialogkunst, die an Georg Büchners *Leonce und Lena* erinnert und sich so wenig in das modernitätsfeindliche Tolstoi-Klischee von Pflug und Christentum fügt, dass der Autor selbst für die sehr sparsame Rezeption des Textes sorgen musste.

Nach Kriegsende setzt sich in der Seuchenmedizin endgültig das parasitologische Paradigma durch, demzufolge Gleichgewichtszustände zwischen Körper beziehungsweise Kollektivkörper und Erreger der Normalfall sind. Damit erwacht auch in der Wissenschaft ein Interesse am desintegrierten, offenen Subjekt, das die Literatur schon länger umtreibt, ferner an einem ‚positiven' Parasitismus, den spätere Kulturtheorien von Jacques Derrida bis Michel Serres jeweils für sich vereinnahmen werden.[27] Hier wie dort verschieben sich demnach die Perspektiven von oben nach unten: von der Souveränität und den kausalen Ereignisfolgen zur De-Autonomie und zum dissoziierten, desorientierten Ich der Moderne.[28] Beispielhaft ist hier Ernst Weiß' Bakteriologenroman *Georg Letham, Arzt und Mörder* (1931), der die Auktorialität, Geschlossenheit und die Gut-Böse-Schematismen des Hygieneplots zugunsten einer offenen Gesamtkonzeption und eines unzuverlässigen Ich-Erzählers aufkündigt. Vor allem weicht die eigentümliche, körperlose Sterilität, die den Hygieneplot kennzeichnet, in Weiß' Roman – und in zeitgleichen seuchenmedizinischen Traktaten – jener ausdrucksstarken, morbiden, zeichenhaften Körperlichkeit, die die Moderneforschung bekanntlich zu den ästhetischen Paradigmen der Epoche zählt.[29]

Zusammenfassend versteht sich die vorliegende Arbeit als historische Studie und als methodisch-systematischer Beitrag zum Forschungsfeld ‚Kulturen des Wissens', und sie verfolgt in diesem Sinn zwei wissenschaftliche Ziele: Erstens rekonstruiert sie einen zentralen Wissensdiskurs des ausgehenden neunzehnten und frühen zwanzigsten Jahrhunderts, der zum Kernbestand der Kultur- und Literaturgeschichte der Moderne zählt. Zweitens wird vor dem Hintergrund der aktuellen Forschungsdebatten um Kulturen des Wissens ein Modell entwickelt, wie sich das Verhältnis von Literatur und harten Naturwissenschaften methodisch strukturiert beschreiben lässt. Sowohl bildliche als auch erzählerische Elemente in wissenschaftlichen Darstellungen stellen elementarliterarische Formen dar, die, vermittelt über die Kontaktzone der Alltagsmedien, die Entstehung von elaborierter Kunstliteratur stimulieren.

---

27 Vgl. Jacques Derrida, Die Signatur aushöhlen. Eine Theorie des Parasiten. In: Eingriffe im Zeitalter der Medien, übers. von Peter Krapp, hg. von Hannelore Pfeil und Hans-Peter Jäck, Bornheim-Roisdorf 1995, S. 29–41; Michel Serres, Der Parasit, übers. von Michael Bischoff, Frankfurt a. M. 1987.
28 Vgl. Die Modernisierung des Ich. Studien zur Subjektkonstitution in der Vor- und Frühmoderne, hg. von Manfred Pfister, Passau 1989.
29 Vgl. Georg Braungart, Leibhafter Sinn. Der andere Diskurs der Moderne, Tübingen 1995.

Teil II: **Kollektivsymbol ‚Mikrobe'**

1 Entstehung eines Kollektivsymbols

1.1 Wissenschaftsgeschichtliche Problemlage

Gerhart Hauptmanns Roman *Atlantis* beginnt mit einem beruflichen Missgeschick des Protagonisten; einem Missgeschick technischer Art, denn der Mann ist Bakteriologe. Vom Erzähler eingeführt als passionierter Schüler Kochs und als „einer der fähigsten Köpfe" der Naturforschung, ist der wissenschaftliche Niedergang dieses zeittypischen Helden zwar letztlich psychologisch motiviert mit einer „Neigung zur Schöngeisterei" beziehungsweise einer „Zersplitterung durch Nebeninteressen".[1] Dieses konflikthafte Schicksal zwischen Naturwissenschaft und Kunst ist in der Erzählliteratur der Epoche, die den Topos des abtrünnigen Arztes von Schnitzler und Thomas Mann bis zu Gottfried Benn unermüdlich repetiert, nichts Außergewöhnliches. Gleichwohl gibt es einen ganz konkreten Anlass für das berufliche Fiasko von Hauptmanns Figur, Friedrich Kammacher, und der ist ebenso besonders wie bemerkenswert. Es sei ihm ein „Unglück passiert", so gesteht Kammacher in einem Brief, es werde nämlich

> behauptet, ich hätte statt des Milzbranderregers Fäserchen im Farbstoff untersucht und in meiner Arbeit beschrieben. Es kann ja sein, doch ich glaube es nicht. Schließlich und endlich ist es mir gleichgültig.[2]

Dass Kammacher tatsächlich einem Irrtum erlegen ist und Färbungsartefakte mit Mikroben verwechselt hat, dass ein solches Skandalon seiner Wissenschaftlerkarriere ein Ende bereiten musste, daran lässt die Erzählinstanz im weiteren Verlauf keinen Zweifel. Und es ist auch nicht von ungefähr, dass dieses scheinbar kontingente Erzählpartikel, das Hauptmanns Protagonist von anderen literarischen Arztkarrieren unterscheidet, die Handlung eines voluminösen Romans der Selbstfindung, der erotischen Obsessionen und der Bildungsabenteuer in Gang setzt. Denn der Blick durchs Mikroskop auf das ebenso Faszinierende wie Fragwürdige, auf die Täuschung der Sinne oder gar auf das Nichts – diese Denkfigur greift einen wissenschaftshistorischen Problemzusammenhang auf, der um 1900 virulent ist und der weit in den Denkhaushalt der Epoche hineinreicht. Spezifische, artkonstante Mikroben, die spektakulären Arbeitsobjekte der neuen Laborwissenschaft und ‚Verkörperungen' des wissenschaftlich-technischen Fortschritts, sind nicht unmittelbar gegeben, sondern

---

[1] Gerhart Hauptmann, Atlantis. In: Hauptmann, Sämtliche Werke. Centenar-Ausgabe. Zum hundertsten Geburtstag des Dichters, Bd. 5: Romane, hg. von Hans-Egon Hass, Frankfurt a. M. 1962, S. 415–680, 421 f.
[2] Hauptmann, Atlantis, S. 421.

entziehen sich der sinnlichen Wahrnehmung. In ihrer natürlichen Existenzweise – unsichtbare Lebewesen unter vielen anderen in den Flüssigkeiten des menschlichen oder tierischen Körpers, im Wasser oder Boden – sind sie für Laborforscher und Laien vollkommen unzugänglich; weder ihre Artzugehörigkeit noch ihre Präsenz als solche kann man sehen. Als wissenschaftliche Arbeitsobjekte werden sie überhaupt erst hergestellt durch eine Sequenz von funktionellen und inskriptiven Repräsentationen,[3] die zwar äußerst innovativ ist, gleichwohl das neue Wissen mit gewissen Kontingenzen belastet.

Dies betrifft vor allem krankheitserregende Mikroben im menschlichen und tierischen Körper: Zunächst geht Koch davon aus, dass bestimmte, artspezifische Mikroorganismen spezifische Erkrankungen auslösen und insofern notwendig in den Körperflüssigkeiten von erkrankten Lebewesen enthalten sind. Auf diesen Annahmen fußen die von Koch neu entwickelten Schritte der Sichtbarmachung: zunächst die Reinkultur von Bakterien auf selektiven Nährböden, dann die selektive Färbung von Bakterienpräparaten aus Körperflüssigkeiten mit Anilinfarbstoffen. An diese funktionellen Repräsentationsschritte schließen sich Repräsentationen im engeren Sinn an, visuelle und sprachliche Darstellungen: Mikroskopie der gefärbten Bakterienpräparate, Zeichnung, Mikrophotographie, ferner die Beschreibung. Damit bleiben mikrobielle Krankheitserreger notwendig vermittelte Gegenstände aus zweiter Hand und insofern auch Gegenstände des Zweifels. Für literarische Aneignungen ist dieser Umstand fesselnd, wie man an Hauptmann sehen kann, für die Mentalitäts- und Kulturgeschichte der Epoche stellt er eine Provokation dar und für die Wissenschaft erzeugt er Folgeprobleme.

Denn mit dieser repräsentationalen Kette ist das in Frage gestellt, wofür Mikroben eigentlich gefeiert werden: die „mechanische Objektivität", die Lorraine Daston und Peter Galison als epistemische Tugend des ausgehenden neunzehnten Jahrhunderts namhaft gemacht haben.[4] Dieses neue Wissenschaftsideal der Untersucherunabhängigkeit und Subjektlosigkeit bedeutet unter anderem Folgendes: An die Stelle des besonders begabten Forscherindividuums, das individuelle Beobachtungen interpretiert, rücken intentionslose Apparate, die mecha-

---

3 Vgl. Thomas Schlich, Repräsentationen von Krankheitserregern. Wie Robert Koch Bakterien als Krankheitsursache dargestellt hat. In: Räume des Wissens. Repräsentation, Codierung, Spur, hg. von Hans-Jörg Rheinberger, Michael Hagner und Bettina Wahrig-Schmidt, Berlin 1996, S. 165–191. Repräsentationale Schritte im weiteren Sinn wie Reinkultur, Gewebefixierung und Färbung ließen sich auch mit dem Begriff der ‚Kulturtechnik' von eigentlichen, sprachlichen und visuellen Repräsentationen abgrenzen. Allerdings scheint mir in dem von Thomas Schlich geprägten Begriffspaar der „funktionellen" (S. 165) und visuellen Repräsentationen Kochs Programm zur Herstellung einer wissenschaftlichen Tatsache sehr präzise eingefangen.
4 Lorraine Daston/Peter Galison, Objektivität, übers. von Christa Krüger, Frankfurt a. M. 2007.

nisch das darstellen und aufzeichnen, was ist. Auf den ersten Blick scheint ein solches praxeologisches Ideal in der neuartigen Mikrophotographie Robert Kochs verwirklicht.[5] Koch, der sich nach der Entdeckung des Milzbranderregers vier Jahre lang mit Darstellungstechniken, mit Fixation, Färbung und Photographie von Bakterien beschäftigt, attestiert der von ihm entwickelten „photographischen Abbildung" im Jahr 1880

> höchste Bedeutung für die Erforschung von Mikroorganismen [...]. Wenn irgendwo eine rein objektive, von jedem Voreingenommensein freie Auffassung nothwendig ist, so auf diesem Gebiete.[6]

Die Mikrophotographie ist der bisher üblichen, gezeichneten Abbildung von Bakterien überlegen, welche „unwillkürlich schon im Sinne der subjectiven Anschauung des Autors angefertigt wird":[7] Als automatisierte Inskription des mikroskopischen Bildes auf eine mit Kollodium beschichtete Platte[8] schaltet das Photogramm nämlich erstens die Willkür des Zeichners, zweitens die Subjektivität des je einzelnen Mikroskopiervorganges aus. Auf diese Weise wird erstmalig intersubjektive Verständigung und Konsensbildung über unsichtbare Mikroorganismen möglich.[9] Es verdichtet sich hier eine neue „Kultur der Evi-

---

5 Im Folgenden beziehe ich mich neben Dastons und Galisons Buch auf die beiden Aufsätze von Thomas Schlich, die für die Bakteriologiegeschichtsschreibung des letzten Jahrzehnts grundlegend geworden sind (Thomas Schlich, Repräsentationen von Krankheitserregern. Wie Robert Koch Bakterien als Krankheitsursache dargestellt hat. In: Räume des Wissens. Repräsentation, Codierung, Spur, hg. von Hans-Jörg Rheinberger, Michael Hagner und Bettina Wahrig-Schmidt, Berlin 1997, S. 165–191; ferner Thomas Schlich, ‚Wichtiger als der Gegenstand selbst'. Die Bedeutung des photographischen Bildes in der Begründung der bakteriologischen Krankheitsauffassung durch Robert Koch. In: Neue Wege in der Seuchengeschichte, hg. von Martin Dinges und Thomas Schlich, Stuttgart 1995, S. 143–174).
6 Robert Koch, Zur Untersuchung von pathogenen Organismen [1881]. In: Koch, Gesammelte Werke, unter Mitwirkung von G. Gaffky und E. Pfuhl, hg. von Julius Schwalbe, Bd. 1, Leipzig 1912, S. 112–163, 122; vgl. Daston/Galison, Objektivität, S. 173.
7 Robert Koch, Zur Untersuchung von pathogenen Organismen, S. 123; vgl. dazu auch Daston/Galison, Objektivität, S. 174.
8 Friedrich Löffler, Vorlesung über die geschichtliche Entwickelung der Lehre von den Bacterien, 1. Theil: Bis zum Jahre 1879, Leipzig 1887, S. 219.
9 Vgl. Kochs ausführliche Einlassungen zur Subjektivität mikroskopischer Wahrnehmung und zur „Verständigung über den gesehenen Gegenstand". Sie laufen auf die vielzitierte Schlussfolgerung hinaus, dass „das photographische Bild eines mikroskopischen Gegenstandes [...] unter Umständen wichtiger [ist] als dieser selbst" (Robert Koch, Zur Untersuchung von pathogenen Organismen, S. 122 f.); vgl. auch Schlich, Repräsentationen von Krankheitserregern, S. 176 f.

denz",[10] insofern sich die Natur im Mikrophotogramm scheinbar ohne alle retuschierenden Eingriffe des Menschen selbst abbildet.[11] „Durch einen Blick auf die von der Natur selbst gezeichneten Photogramme" verschiedener Spirochäten sei es, so der Koch-Schüler Löffler, leicht geworden, „sich von den großen morphologischen Unterschieden dieser drei Spirochätenarten [zu] überzeugen".[12] Auch für Koch „zeichnet sich [der mikroskopische Gegenstand] selbst"; Henry Fox Talbots Wendung vom *pencil of nature* wird in der zweiten Jahrhunderthälfte topisch, wobei es Kochs Meinung nach „nicht im Geringsten möglich ist, einen verbessernden Einfluss auf die einzelnen Theile des Bildes auszuüben".[13]

Gleichwohl sind ‚reine Objektivität' und ‚ausgeschlossene Einflussnahme' nicht so selbstverständlich, wie von bakteriologischer Seite behauptet. Denn die beschriebene repräsentationale Kaskade bis zur photographischen Selbstabbildung besteht aus hochselektiven menschlichen Eingriffen, die das Objekt erst konstruieren und dabei ähnliche Fragen nach Wirklichkeit und Perspektivismus aufwerfen, wie sie auch die zeittypische Erkenntnisskepsis antreibt: Ist das Objekt real oder nur eine nützliche Wissenschaftsfiktion wie die sagenhaften Atome der theoretischen Physik, deren ontologischer Status von Hans Vaihinger diskutiert wird?

Die ‚Erzeugung von Wirklichkeit' beginnt mit der Reinkultur und der folgenden selektiven Anilinfärbung von Bakterien zuungunsten von Gewebs- oder Blutzellen. Gegenüber dem ‚Farbbild' der Mikroben geben die Körperzellen beim Mikroskopieren von gefärbten Gewebeschnitten oder Blutausstrichen ein lediglich durch Lichtbrechung erzeugtes, blasses Strukturbild ab – also den unwesentlichen Hintergrund. Allerdings können die Schatten des Strukturbildes kleinste Mikroben immer noch überlagern, so dass Koch es mit Hilfe eines speziellen Beleuchtungsapparates, des Abbe'schen Kondensors, und bestimmter

---

10 Vgl. Hans-Jörg Rheinberger/Bettina Wahrig-Schmidt/Michael Hagner, Räume des Wissens. Repräsentation, Codierung, Spur. Einleitung. In: Räume des Wissens. Repräsentation, Codierung, Spur, hg. von Hans-Jörg Rheinberger, Michael Hagner und Bettina Wahrig-Schmidt, Berlin 1996, S. 7–21, 15.
11 Die Vorstellung einer manipulationsfreien Selbstabbildung der Natur begleitet den Siegeszug der Daguerreotypie im neunzehnten Jahrhundert als wissenschaftliche Darstellungstechnik, die Metapher ‚Pencil of Nature' wird 1844 von Talbot geprägt. Deshalb gilt in wissenschaftlichen Kontexten das Gegenteil wie für die Kunstphotographie, nämlich ein strenges Retuschierverbot im Hinblick auf Übermalungen oder Manipulationen am fertigen Photogramm. Vgl. Schlich, Wichtiger als der Gegenstand, S. 154 f.; Schlich, Repräsentationen, S. 172; Daston/Galison, Objektivität, S. 133–183.
12 Löffler, Vorlesungen, S. 220.
13 Koch, Zur Untersuchung von pathogenen Organismen, S. 123.

Blenden gänzlich zum Verschwinden bringen muss.¹⁴ Das langerstrebte Endergebnis, farbig markierte, monokulturelle Mikroben ohne jeglichen Gewebekontext oder verbleibende Kernschatten, ist demnach ein hochartifizielles Produkt. Wird es photographisch fixiert, so kann von einer Selbstabbildung der Natur im unmanipulierten Urzustand kaum mehr die Rede sein. Die Sichtbarmachung des einen Objekts ‚Bakterium' ist an die Invisibilisierung anderer Objekte, ‚Gewebezellen' oder ‚Blutzellen' gebunden und verdankt sich einer Kaskade von Selektionen beziehungsweise Vereinfachungen:¹⁵ Die Reinkultur sondert verschiedene Mikrobenspezies voneinander ab, die Färbung sondert die abgesonderten Mikroben vom umliegenden Gewebe ab; in der Mikroskopie sondern Beleuchtung und Blenden Strukturbild und Farbbild voneinander ab, und die Photographie schließlich sondert eine bestimmte menschliche Wahrnehmung (den gewählten Blendenausschnitt) von vielen anderen möglichen Wahrnehmungen ab.

Der ausgeprägte Perspektivismus, die Kontingenz und die Gemachtheit einer solch ‚unretuschierten Natur' sind auch zeitgenössischen Konkurrenten nicht verborgen geblieben:

> Mancher, der vermittelst seines Abbe-Zeiss'schen Instruments die Zellen unsichtbar machte, wie wenn sie Tarnkappen angezogen hätten und der schließlich nur die gefärbten Mikroben erblickte, mochte wirklich glauben, die Zellen seien gar nicht mehr in Betracht zu ziehen. Aber sie sind […] immer noch die Hauptsache,¹⁶

so klagt Rudolf Virchow, dessen konventionalistisches, an Gewebeveränderungen orientiertes Krankheitsmodell durch die Ursachenlehre der Bakteriologen ins Hintertreffen gerät. Für den Zellularpathologen stellt gerade das eine Verzerrung der (zellulären) Wirklichkeit dar, was Koch als beobachterunabhängige Selbstabbildung feiert.¹⁷ Doch auch die Bakteriologen selbst reflektieren die

---

14 Schlich, Repräsentationen von Krankheitserregern, S. 168.
15 Vgl. dazu folgenden Aufsatz von Philipp Sarasin, der die Visualisierungstechniken der Bakteriologen mit Überlegungen zur Funktion von Metaphern verknüpft: Philipp Sarasin, Die Visualisierung des Feindes. Über metaphorische Technologien der frühen Bakteriologie. In: Bakteriologie und Moderne. Studien zur Biopolitik des Unsichtbaren 1870–1920, hg. von Philipp Sarasin et al., Frankfurt a. M. 2007, S. 427–461.
16 Rudolf Virchow, Der Kampf der Zellen und der Bakterien. In: Archiv für pathologische Anatomie und Physiologie und für klinische Medicin, 101, 1, 1885, S. 1–13, 9.
17 Vgl. Sarasin, Visualisierung des Feindes, S. 430–435. Zum Verhältnis Virchow-Koch, das die Komplexität der Objektivitätsdebatte sichtbar macht und nicht in einfachen Affirmations- oder Negationsgesten aufgeht, vgl. Johannes Orth, Virchow und die Bakteriologie. In: Deutsche Medizinische Wochenschrift, 36, 1910, S. 1937–1939.

Problematik von Kontingenz, Selektion und Vereinfachung anhand zahlreicher Fehlerquellen, und zwar auf verschiedenen Ebenen der Darstellung.

Zunächst das Mikroskopieren: Wer gefärbte Bakterien beobachten will, riskiert, das Zielobjekt mit anderen Objekten – Zellen – oder mit Artefakten zu verwechseln, etwa Farbartefakten, Luft- oder Öleinschlüssen; oder er riskiert gar die Sinnestäuschung. Nicht nur Hauptmanns Romanfigur, auch Robert Koch selbst hat mit diesem Problemzusammenhang zu kämpfen. „Die Flüssigkeiten, in denen sich die Bakterien befinden, also das Blut, Schleim, Gewebssäfte", könnten, so Koch,

> wenn sie unmittelbar mit den Anilinfarben versetzt werden, Niederschläge geben, die ebenfalls gefärbt sind und entweder durch körnchen- oder fadenartige Gestaltung Bakterien vortäuschen oder durch ihre voluminösen Massen die vorhandenen Bakterien verdecken [...].

Auch scheint für das ungeübte Auge eine „Verwechslung von Mikrokokken mit den Körnchen der granulierten Zellen, insbesondere der von Ehrlich sogenannten Mastzellen [...] möglich zu sein".[18] Jenseits der Verwechslungsmöglichkeit von Einzellern ist das mikroskopische Sehen selbst mit einer ganzen Reihe von optischen Systemproblemen behaftet: mit fehlender Räumlichkeit, mit optischen Illusionen, mit der chromatischen und sphärischen Aberration, die allen Linsensystemen eignet. Insofern kann das Mikroskop auch niemals *Abbilder* im mimetischen Sinn liefern, die der Tätigkeit des natürlichen Sehapparates parallel laufen, sondern immer nur methodenspezifische *Bilder*; nicht Sichtbarmachung von gegebenen Objekten also, sondern deren aktive Hervorbringung. Die erhebliche ästhetische Bedeutung dieses technikgeschichtlichen Phänomens wird uns im Zusammenhang mit dem Interesse, das die bildkünstlerische Avantgarde nach 1910 für die Mikrobiologie entwickelt – vor allem Klee und Kandinsky – noch beschäftigen. Zunächst ist festzuhalten, dass die Wissensproduktion durch weitere technische Fehlerquellen mit Kontingenzen belastet wird: etwa Temperaturschwankungen oder Sauerstoffmangel bei lebendigen und fehlerhafte Fixierungs- und Färbungsreagenzien bei toten Objekten. Einschlägige Selbstreflexionen der Mikroskopierer datieren zurück auf die erste Hälfte des neunzehnten Jahrhunderts, wo ausgedehnte Debatten unter Instrumentenmachern und Physiologen zur Täuschungsanfälligkeit des mikroskopischen Apparates und zur Täuschungsanfälligkeit des ‚Augenapparates' die technische Entwicklung besserer Mikroskope forciert hatten; zunächst einlinsi-

---

[18] Koch, Zur Untersuchung von pathogenen Organismen, S. 114, 118.

ger, später auch verbesserter zusammengesetzter Mikroskope.[19] Schließlich löst die kongeniale Zusammenarbeit zwischen dem Mechaniker Carl Zeiss und dem Physiker Abbe ab 1866 technische Innovationsschübe aus, von denen besonders Koch profitiert. Nach Abbes epochaler Publikation zum mikroskopischen Auflösungsvermögen[20] entstehen neuartige Mikroskope mit Ölimmersions-Objektiven und der oben genannte Abbe'sche Kondensor, eine Durchlichtquelle mit Strahlenbündelung, und beide Innovationen nutzt Koch schon ab 1878.[21]

Gleichwohl werden die genannten mikroskopischen Systemprobleme bis in die 1890er Jahre in Handbüchern, wissenschaftlichen und populären Mikroskopier-Leitfäden sowie im histologischen Leitmedium *Archiv für mikroskopische Anatomie* (1865–1923)[22] ausführlich reflektiert.[23] Schließlich konstatiert man auch im Mikroskopierdiskurs ebenso die Unfestigkeit des Wissens, wie man dieses Wissen als Fortschrittsbeweis[24] feiert: „Dieser nicht endende Wechsel der

---

19 Vgl. Jutta Schickore, The Microscope and the Eye. A History of Reflections 1740–1870, Chicago/London 2007, S. 106–132.
20 Ernst Abbe, Beiträge zur Theorie des Mikroskops und der mikroskopischen Wahrnehmung. In: Archiv für mikroskopische Anatomie, 9, 1, 1873, S. 413–468.
21 Zu Zeiss und Abbe vgl. Carl Zeiss/Ernst Abbe, Leben, Wirken und Bedeutung, hg. von Rüdiger Stolz und Joachim Wittig, Jena 1993; Wolfgang Mühlfriedel/Rolf Walter (Hg.), Carl Zeiss. Die Geschichte eines Unternehmens, Bd. 1: Zeiss 1846–1905, hg. von Edith Hellmuth/Wolfgang Mühlfriedel, Weimar 1996.
22 Archiv für mikroskopische Anatomie, hg. von Max Schultze (ab 1875 von Adolph v. La Valette-St. George und Wilhelm Waldeyer, ab 1889 dies. und Oskar Hertwig, ab 1909 Hertwig und Waldeyer), Bonn 1865–1923.
23 Die Brechungsindices für Farben sind für ein bestimmtes Linsensystem je unterschiedlich, die Dispersionskraft der Farben ist unterschiedlich groß. Die sphärische Aberration, die mit zunehmender Krümmung der Linse ein immer verzerrteres Bild liefert, kann zwar durch komplexe Linsensysteme korrigiert werden, hier hat Abbe wesentlich zur Verbesserung der technischen Möglichkeiten beigetragen. Gleichwohl ist ein möglichst fehlerfreies Abbild des Objekts nur für einen bestimmten Abstand von der Linse gewährleistet. Verändert sich dieser Abstand, treten Abbildungsfehler auf. Diese physikalische Problematik, zu der noch die sphärische und chromatische Aberration der Augenlinse selbst hinzukommt, wird in Mikroskopierhandbüchern für Naturwissenschaftler ausführlich reflektiert, vgl. etwa die elaborierte physikalische und physiologische Diskussion bei Albrecht Zimmermann, Das Mikroskop. Ein Leitfaden der wissenschaftlichen Mikroskopie, Leipzig/Wien 1895, S. 26–34, 226–255; vgl. ebenso im Thesaurus des Mikroskopierwissens: Leopold Dippel, Das Mikroskop und seine Anwendung. 1. Theil: Handbuch der Allgemeinen Mikroskopie, 2. Aufl., Braunschweig 1882, S. 214–235, 817–825.
24 Schon den ersten Jahrgängen der ab 1884 erscheinenden *Zeitschrift für wissenschaftliche Mikroskopie und mikroskopische Technik* (hg. von Wilhelm Julius Behrens, unter besonderer Mitwirkung von Leopold Dipppel, Max Flesch und Arthur Wichmann, Braunschweig) lässt sich entnehmen, wie explosionsartig sich die mikroskopischen Techniken und auch die vielfältigen Techniken der Objektpräparation in den 1880er Jahren entwickeln. Die epistemologi-

Anschauungen über die Gegenstände der organischen Natur", so befundet eine populäre Anleitung zwei Jahre nach Abbes Publikation, gebe „freilich der mikroskopischen Forschung etwas Unstetes, auf den ersten Blick sogar Unbehagliches, woraus es sich auch erklärt, dass [...] z. B. manche Ärzte eine gewisse Scheu vor diesem Instrumente haben".²⁵

Zur ‚Unstetigkeit' der mikroskopischen Forschung kommen mit der Mikrophotographie weitere Selektionsprozesse und entsprechende Fehlerquellen hinzu. Zunächst legt die Photographie nur eine Schnittebene und einen Blendenausschnitt fest und kann insofern niemals dieselbe gestalthafte Naturerfahrung liefern wie der individuelle Mikroskopiervorgang. Letzterer erlaubt es, das gesamte Präparat in Fläche und Tiefe mittels Verschieben von Objektträger und Mikrometerschraube zu besichtigen. Zur Fehlerquelle der willkürlichen Selektion gesellt sich das umgekehrte Problem der unzureichenden Selektion: Auf der photographischen Platte lassen sich Artefakte und Objekt noch schlechter unterscheiden als beim Mikroskopieren, da die Repräsentation fixiert ist. Es bilde, so Richard Neuhauss' führendes *Lehrbuch der Mikrophotographie* von 1890,

> die lichtempfindliche Platte Alles, was nicht speciell zum Objecte gehört, mit erschreckender Objectivität ab, so die Verunreinigungen des Präparats und die Diffraktionssäume. Dazu kommen Reflexe [...] und Gott weiß welche Zuthaten, die jede in ihrer Art der Naturwahrheit des Bildes empfindlichsten Abbruch thun.²⁶

Aus der vielgerühmten Objektivität des *pencil of nature* wird damit die erschreckende Objektivität blinder Maschinen, die ohne Erkenntnisinteresse sind und deshalb auch kein Naturerkennen liefern. Und so zieht die neue Technologie der Objektivität auch vermehrt diejenigen an, die gar keine Objektivität anstreben, sondern einfach nur schnellen Aufmerksamkeitsgewinn: Fälscher, Dilettanten, Pfuscher und Scharlatane. Sie bringen, klagt Neuhauss, fehlerhafte Mikrophotogramme aller Arten auf den Markt, von „angeblichen Milzbrandbacillen", „angeblichen Bacillen [...], so grob wie Dreschflegel", über die „erbärmlichsten Machwerke" eines gewissen Dr. Stenglein mit „unscharfen Umrissen, Diffraktionslinien, Flecken" bis zur verderblichen Technik des „Buntfärbens von Bacterien", welches Mikrokokken wie „unförmige rote Kleckse" aussehen lässt.²⁷ Folgt man Neuhauss' Kritikpunkten, so enthüllt sich die vermeintliche Objektivität der Mikrophotographie als äußerst fraglich und ist letztlich

---

sche Problemreflexion scheint dabei zunehmend in den Hintergrund zu treten und einem enormen Differenzierungsschub zu weichen (vgl. Zeitschrift für wissenschaftliche Mikroskopie und mikroskopische Technik, Register zu Bd. I bis X, 1884–1893, Braunschweig 1896).

25 Friedrich Merkel, Das Mikroskop und seine Anwendung, München 1875, S. 265.
26 Richard Neuhauss, Lehrbuch der Mikrophotographie, Braunschweig 1890, S. 242.
27 Neuhauss, Lehrbuch, S. 252–257.

wieder auf die Subjektivität Einzelner verwiesen, auf ihre empirische Erfahrung und ihr Wissenschaftsethos.[28]

In diesem Zusammenhang dokumentieren nun Kochs unermüdliche Bemühungen um die Verbesserung der Züchtungs-, Färbungs-, Beleuchtungs- und Photographiertechniken[29] nicht nur, dass sich hier die „Stabilisierung epistemischer Praktiken"[30] beziehungsweise die Stabilisierung einer wissenschaftlichen Tatsache vollzieht. Sie dokumentieren ebenso die Kehrseite: Das Objekt muss stabilisiert werden, weil es eben nicht völlig stabil ist, weil aus der Kaskade an Vereinfachungen, die zu seiner Herstellung nötig sind, immer neue Interpretationsspielräume erwachsen.[31] Am Ende steht für die Forscher wieder jene Kardinalfrage, die auch die Handlung von Hauptmanns Bildungsroman in Gang setzt: Was ist denn nun im Mikroskop oder im Mikrophotogramm zu sehen, Krankheitserreger, Zellen, Färbungsartefakte, Luft- oder Ölbläschen,[32] Infraktionslinien oder das Nichts? In der Bakteriologie selbst wird diese Instabilität – im Gegensatz zur theoretischen Selbstreflexion der Mikroskopierer – zwar meist nur indirekt thematisiert, als ständige Anrufungen der photographischen Wahrheit. Gleichwohl zeigt sich auch hier, was die obigen Zitate bereits andeuten: Der Zweifel wird zur Epochenfigur. „Die Photogramme lebender Milzbrandbacillen" müssten, so insistiert Löffler, „die ärgsten Zweifler von der Realität dieser

---

28 Ähnlich Jutta Schickore, der zufolge die Objekttreue der Mikrophotographie nicht allein durch das mechanische Aufzeichnungsverfahren abgesichert werden konnte, sondern sich „mit Rücksicht auf das Verfahrenswissen der Forscher, auf ihr Wissen um Handlungsfolgen und in Gang gesetzte Verläufe" bestimmte (Jutta Schickore, Fixierung mikroskopischer Beobachtungen. Zeichnung, Dauerpräparat, Mikrofotografie. In: Ordnungen der Sichtbarkeit. Fotografie in Wissenschaft, Kunst und Technologie, hg. von Peter Geimer, Frankfurt a. M. 2002, S. 285–313, 305).
29 Koch, Zur Untersuchung von pathogenen Organismen, S. 116–127.
30 Hans-Jörg Rheinberger/Bettina Wahrig-Schmidt/Michael Hagner, Räume des Wissens. Repräsentation, Codierung, Spur. In: Räume des Wissens. Repräsentation, Codierung, Spur, hg. von Hans-Jörg Rheinberger, Bettina Wahrig-Schmidt und Michael Hagner, Berlin 1997, S. 7–21, 16.
31 Vgl. Schlich, Wichtiger als der Gegenstand selbst. Der Stabilisierungsthese von Thomas Schlich ist von Jutta Schickore mit Blick auf die kritische Expertendebatte um Naturtreue oder Gemachtheit der Mikrophotographie und ihre multiplen Fehlerquellen widersprochen worden (Schickore, Fixierung, S. 301f., bes. Anm. 56).
32 Die Verwechslung von Luft- oder Fetteinschlüssen mit mikroskopischen Objekten könne auch erfahrenen Forschern unterlaufen, meint der populäre Ratgeber *Das Mikroskop und seine Anwendung* (Friedrich Merkel, Das Mikroskop und seine Anwendung, München 1875, S. 230); zum Problem der Lufteinschlüsse vgl. auch Hermann Hager, Das Mikroskop und seine Anwendung. Ein Leitfaden bei mikroskopischen Untersuchungen für Apotheker, Ärzte, Medicinalbeamte, Kaufleute, Techniker, Schullehrer, Fleischbeschauer etc., 6. Aufl., Berlin 1879, S. 56 f.

pathogenen Bacillen überzeugen"[33], und macht damit deutlich, dass es etwas zu bezweifeln gibt.

In angrenzenden Diskursfeldern der wissenschaftlichen Publizistik, der populärwissenschaftlichen Unterhaltung und der Literatur entsteht dann eine regelrechte Kultur des Zweifels als Kehrseite der ‚Kultur der Evidenz'. Für wissenschaftskritische Intellektuelle scheinen Mikroben unter anderem durch ihre Zweifelhaftigkeit überhaupt erst interessant zu werden, etwa für August Strindberg: Mit der neuen Bakterienära seien „Hühnercholera und Milzbrand Mode" geworden, und man habe begonnen, „überall Bazillen zu sehen" (s. Kap. II.3.3.).[34]

Auf die Produktivität des Zweifels für literarische Kommunikation und speziell für Strindberg wird später zurückzukommen sein. Zunächst erzeugt die Herstellungskaskade des epistemischen Dings ‚Bakterium' schon für die beteiligten Laborwissenschaftler erhebliche Deutungsspielräume – etwa zwischen Zielobjekt und Artefakt oder zwischen Zielobjekt und anderen natürlichen Gegenständen. Damit gewinnt das epistemische Ding jene Unschärfe, die es schließlich zum kollektiven Wissenssymbol im Sinne Links generalisieren lässt, und zwar über verschiedene Vermittlungs- und Popularisierungsschritte. So nehmen die Interpretationsspielräume in der wissenschaftlichen Kommunikation nochmals erheblich zu, wenn man den letzten Schritt geht: von der visuellen zur textuellen Repräsentation, vom Bild zur Schrift. An die funktionelle und optische Sequenz muss sich die sprachliche Erklärung und insofern ein Medienwechsel anschließen, da Bakterienabbildungen, ob von Zeichnern verfertigt oder photographisch ‚von der Natur selbst abgebildet', jeweils zu abstrakt sind, um verstanden zu werden. Sie brauchen den Kommentar; das gilt für den bakteriologischen Fachartikel ebenso wie für die Mitteilungen der Massenpresse. Die *Gartenlaube* beispielsweise ist im Jahr der Choleraexpedition 1884 zwar überzeugt davon, „den Wunsch vieler Leser zu erfüllen", wenn man „den vielbesprochenen und vielgefürchteten Kommabacillus in getreuer Abbildung" vorführe, doch zweifelt man gleichzeitig an der unmittelbaren Evidenz des Abgebildeten:

> Der Laie, der diese Zeichnungen zum ersten Male sieht, wird wohl schwerlich glauben wollen, dass jene gekrümmten Striche, die im wirren Durcheinander auf der ersten Figur gruppiert sind, organisierte, mit eigenartiger Bewegung ausgestattete Wesen darstellen.[35]

---

33 Loeffler, Vorlesungen, S. 220.
34 August Strindberg, Ein Blaubuch. Die Synthese meines Lebens, Bd. 1, verdeutscht von Emil Schering, 12.–16. Tausend, München 1920 [1908], S. 393.
35 Valerius, Der Kommabacillus. In: Die Gartenlaube, 32, 36, 1884, S. 598–599, 598.

Der punkt- oder strichförmige Einzeller überfordert also die humane Vorstellungskraft. Die illustrativen Tropen hingegen, auf die der bildungsbürgerliche Konsument von ‚naturwissenschaftlichen Plaudereien' seit Virchows Zellenstaatmetaphorik[36] eingeschworen ist, tun dies nicht; hier kommen immer schon Anthropomorphismen und Zoomorphismen zum Einsatz. Sie vergrößern und versinnlichen nun ein Objekt, das durch neuartige Abbildungspraktiken zwar sichtbar gemacht wurde, das dennoch geometrisch-abstrakt bleibt. Solche Tropen mobilisieren zusätzlich „affektive Komponenten als Vermittlungsinstanzen"[37] und gemeinden das Wissen dem humanen Vorstellungsvermögen ein.[38] So führt auch die *Gartenlaube* ihre ‚getreuen' und doch unverständlich wirren Abbildungen mit der Ankündigung ein, hier einen „neuentdeckten gefährlichen Feind [...] der Menschheit" zu präsentieren, also mit dem bakteriologischen Leit-Anthropomorphismus schlechthin.[39]

Offensichtlich sind Tropen zur kognitiven Bewältigung des Unsichtbaren unabdingbar; und das gilt nicht nur für Laien, sondern bereits für das Fachpublikum und für Bakterienforscher, für die Metaphern erkenntnisleitende Funktion haben.[40] Dabei kommen all jene klassischen Probleme und Vorzüge bild-

---

36 Zu Virchow vgl. Eva Johach, Krebszelle und Zellenstaat. Zur medizinischen und politischen Metaphorik in Rudolf Virchows Zellularpathologie, Freiburg i.Br. 2008; Kathrin Elisabeth Sander, Organismus als Zellenstaat. Rudolf Virchows Körper-Staat-Metapher zwischen Medizin und Politik, Freiburg i.Br. 2012; zum Anthropomorphismus als Kernstrategie populärwissenschaftlichen Schreibens am Beispiel Alfred Brehms vgl. Andreas Daum, Wissenschaftspopularisierung im 19. Jahrhundert. Bürgerliche Kultur, naturwissenschaftliche Bildung und die deutsche Öffentlichkeit 1848–1914, 2. Aufl., München 2002, S. 258–261.
37 Heinz-Peter Schmiedebach, ‚Zellenstaat' und ‚Leukozytentruppen'. Metaphern und Analogien in medizinischen Texten des 19. und 20. Jahrhunderts. In: Der Deutschunterricht, 5, 2003, S. 51–61, 52.
38 Vgl. zur kognitiven Funktion von Personifikationen Geroge Lakoff und Mark Johnson, Metaphors we live by, Chicago/London 1992, S. 33: „This allows us to comprehend a wide variety of experiences with nonhuman entities in terms of human motivations, characteristics and activities".
39 Valerius, Der Kommabacillus, S. 598.
40 Vgl. die Argumentation von Schmiedebach, Zellenstaat und Leukozytentruppen, S. 52 f. Allgemein zu Konzeptmetaphern aus Physiologie, Anatomie und klinischer Medizin, insbesondere zur Tradition des *body politic* in politischen Kontexten: Andreas Musolff, Political Metaphor and Bodies Politic. In: Perspectives in Poltics and Discourse, hg. von Urszula Okulska und Piotr Cap, Amsterdam 2010, S. 23–41. Grundsätzlich besteht in der Forschung weitgehend Konsens darüber, dass Tropen in den Laborwissenschaften des ausgehenden neunzehnten Jahrhunderts einerseits epistemisch-konstitutive Funktion haben, insofern sie der primären Konzeptualisierung komplexer, abstrakter Gegenstände dienen. Andererseits vermitteln und veranschaulichen sie neues Wissen für die Laienöffentlichkeit, laden es affektiv auf und tragen damit zu seiner Durchsetzung bei. Im Folgenden soll es vor allem um den zweiten Aspekt gehen, weshalb weniger die kognitiven Funktionen von bakteriologischen Tropen als ihre je spezifische

hafter Rede ins Spiel, die sie von begrifflicher Rede unterscheiden: Ähnlichkeit statt Benennung, Vielstelligkeit, assoziative statt referenzialisierende Rezeptionsweise. Letztlich erweist sich die bakteriologische Wissensproduktion als doppelt unscharf, da visuelle und sprachliche Interpretationsspielräume zusammenkommen. Es entsteht ein *unfester Gegenstand*, der dann auch zwischen verschiedenen naturwissenschaftlichen Disziplinen zirkuliert; genauer gesagt zirkuliert die Mikrobe zwischen Botanik und Seuchenmedizin, wo sie mit jeweils völlig unterschiedlichen Tropenensembles vergegenständlicht wird.

Eine frühe grundlegende Bakterienabhandlung aus dem Jahr 1872, die neben klassifikatorischen Zielsetzungen erstmals das Sensationelle und Spektakuläre der unsichtbaren Kleinstlebewesen zum Aufmerksamkeitsgewinn nutzt, inszeniert Letztere beispielsweise als dekorative, zoomorphe Schwimmer:

> Die meisten Bakterien zeigen ausserordentlich lebhafte Bewegungen; und wenn sie in dichtem Gewimmel den Wassertropfen füllen, bieten die nach allen Richtungen durch einander fahrenden Stäbchen und Schrauben einen überraschend fesselnden Anblick, den man mit einem Mückenschwarm oder einem Ameisenhaufen vergleichen kann. [...] Sie ziehen in Bogenlinien dahin, bald langsam zitternd und wackelnd, jetzt in plötzlichem Sprunge raketenartig fortschießend, bald der Quere nach gedreht wie ein Kreisel [...]. Die längeren Fadenbakterien biegen ihren Körper beim Schwimmen, bald schwerfällig, bald rasch und gewandt, als bemühten sie sich, durch Hindernisse ihre Bahn zu finden, wie ein Fisch, der zwischen Wasserpflanzen seinen Weg sucht.[41]

Diese Ästhetisierung des wunderbaren Mikrokosmos stammt aus der Feder des Botanikers Ferdinand Cohn,[42] der den Begriff ‚Bacterium' geprägt hat[43] und der in dieser und anderen Schriften beginnt, eine erste Systematik der Bakterien un-

---

Historizität im Vordergrund stehen. Zu den „Erkenntnisleistungen der Metapher" vgl. auch Klausnitzer, Literatur und Wissen. Hier werden als Funktionen „Schließung von Bezeichnungslücken", „Formulierung neuen Wissens" nach induktiven Prinzipien, sowie „Veranschaulichung", „Plausibilisierung" und „Stabilisierung neuer Wissensansprüche" namhaft gemacht (Klausnitzer, Literatur und Wissen, S. 275, 279, 284).

41 Ferdinand Cohn, Über Bacterien, die kleinsten lebenden Wesen [1872]. Neuausgabe, hg. von Oswald Seidensticker, Boston 1889, S. 6.

42 Zur Bedeutung Cohns als Botaniker, Mikrobiologe und Popularisierer vgl. Margot Klemm, Ferdinand Julius Cohn 1828–1898. Pflanzenphysiologe, Mikrobiologe, Begründer der Bakteriologie, Frankfurt a. M. 2003.

43 Ferdinand Cohn, Untersuchungen über Bacterien II. In: Beiträge zur Biologie der Pflanzen, 1, 2, 1875, S. 127–222, 136. Zur Begriffsgeschichte ist ansonsten anzumerken, dass ‚Bacillaria' als botanischer Terminus schon in der Ersch-Gruber'schen *Encyclopädie* erscheint. Er bezeichnet einen fadenförmigen Wasserbewohner, auch ‚Infusorium', der sich in kleinerere Lebewesen, „Stäbchen oder Bacille", (S. 34) zu teilen vermag. Auch da wird schon die „wellenförmige Biegung" (S. 35) bestimmter Formen namhaft gemacht, die dann Cohn aufgreift in: Nitsch, Art. ‚Bacillaria'. In: Johann Samuel Ersch/Johann Gottfried Gruber, Allgemeine Encyclopädie der

ter Verwendung Linné'scher Nomenklatur zu entwerfen.[44] Wie Virchow, Helmholtz und Du Bois-Reymond gehört auch Cohn zu jenem Wissenschaftlertypus der zweiten Jahrhunderthälfte, der Populär- und Fachdiskurs miteinander vermittelt; dementsprechend bildhaft ist seine Sprache.[45] Die schönen Zoomorphismen, das Gewimmel einer harmonischen Natur aus Mückenschwärmen, Ameisenhäufen und Fischen und ihre dekorativen Bewegungen, das Sich-Schlängeln zwischen Wasserpflanzen, Kreiseln und Biegen – das alles weist schon deutlich auf den Bildbestand des Fin de Siècle und des biologischen Jugendstils voraus. Es korreliert darüber hinaus mit zeitgleichen Bildprogrammen, denn detailverliebte Inszenierungen botanischer Miniaturen gehören auch zum Schönheitskult der Präraffaeliten.[46] Cohn nimmt für seine Konstruktion von Mikroben als ‚überraschend fesselnde', ornamentale Kunstobjekte sogar manifeste poetische Lizenzen in Anspruch.[47] In klanglich überstrukturierter, assonanzenreicher und rhythmisierter Sprache wird ein Gegenstand entworfen, dessen mögliche tödliche Wirkungen dem Botaniker bereits bewusst sind:

> Wenn die wellenförmigen Vibrionen und schraubenförmigen Spirillen sich rasch um ihre Achse drehen, so erregen sie eine eigentümliche Sinnestäuschung, als ob sie sich aalgleich schlängelten, obwohl sie völlig steif sind.[48]

Im jähen Kontrast zu den ästhetisch-floralen Zoomorphismen der botanischen Mikrobiologie stehen nun die Tropen der medizinischen Bakteriologie. Schon Robert Koch bedient sich zur Konzeptualisierung von pathogenen Bakterien be-

---

Wissenschaften und Künste, Teil 7: B-Barzelletten, Leipzig 1821, S. 34–37. Im *Grimm'schen Wörterbuch* hingegen findet sich weder ein Lemma ‚Parasit' noch ‚Bacillus'.
44 Maßgeblich sind die Abhandlungen „Untersuchungen über Bacterien I und II", die in dem von Cohn herausgegebenen Periodikum *Beiträge zur Biologie der Pflanzen* erscheinen: Ferdinand Cohn, Untersuchungen über Bacterien I, Bd. 1, 2, Breslau 1872, S. 127–222; Untersuchungen über Bacterien II, Bd. 1, 3, Breslau 1875, S. 141–208.
45 Vgl. Berger, Bakterien in Krieg und Frieden, S. 34 f.
46 Vgl. Werner Michler, Die Studie als Zweck. Stifter und die Präraffaeliten. In: Figuren der Übertragung. Adalbert Stifter und das Wissen seiner Zeit, hg. von Michael Gamper und Karl Wagner, Zürich 2009 (Medienwandel – Medienwechsel – Medienwissen 9), S. 307–325.
47 Auch Marianne Hänseler sieht diese Bewegungsmetaphern als „poetische Beschreibung" an (Hänseler, Metaphern unter dem Mikroskop, S. 50), situiert Letztere jedoch im Kontext einer älteren Naturphilosophie, die in den Objekten der Natur Wunder sehe und die im Zuge der Laborwissenschaften des neunzehnten Jahrhunderts verschwinde. Das trifft für Kochs Experimentalismus zu, nicht jedoch für die Diskursgeschichte des Mikrobiellen, wenn man sie als Gesamtheit medizinischer, botanischer, populärwissenschaftlicher und alltagskultureller Darstellungen fasst. Gerade der Mikrokosmos erweist sich als geeigneter Projektionsraum für das Wiedererstarken naturphilosophischer Positionen gegen Jahrhundertende, die sich als dezidierte Gegenbewegung gegen den szientistischen Rationalismus verstehen, s. Kap. II.2.5.
48 Cohn, Über Bacterien, S. 6.

vorzugt wertender Anthropomorphismen, die aus dem Sprachschatz der imperialistischen Herrschaftspolitik stammen; und diese Tropen prägen dann in erweiterter und überspitzter Form auch populärbakteriologische Darstellungen.[49] Zu Stereotypen werden etwa Kochs Wendungen von den „kleinsten aber gefährlichsten Feinden des Menschengeschlechts"[50] und – in Bezug auf den Tuberkelbazillus – vom „sichtbaren und greifbaren Feind, den wir ebenso verfolgen und vernichten können wie andere parasitische Feinde des Menschen".[51] In Kochs Schriften spielen ferner Militarismen eine zentrale Rolle, so ist etwa die Rede von „leichten" und „schwereren Waffen"[52] oder von einer zu ergreifenden „Offensive".[53] Neben die Inszenierung von Mikrobenforschung als Abwehrkrieg treten Invasions- und Migrationsmetaphern: Cholerabakterien, die über den Seeweg aus Indien in den imperialen Staatskörper eingeschleppt wurden, anthropomorphisiert Koch zu Eindringlingen in den physischen Körper, die ihre

> energischen pathogenen Eigenschaften [...] zu äußern vermögen, wenn sie unbeschädigt in den Dünndarm gelangen und diesen in einem Zustand finden, der es ihnen ermöglicht, festen Fuß zu fassen und sich einzunisten.[54]

Es ist unschwer vorstellbar, dass sich solche Einwanderungsbilder auf humane Subjekte projizieren lassen und dass Sprachraum und Handlungsraum durch entsprechende Analogien bedenklich nahe aneinanderrücken: Migranten aus dem Osten, Juden oder Zigeuner nisten sich auf ebenso feindliche und schmutzige Weise ein wie die Bazillen, die sie mit sich bringen.[55] Deshalb scheinen au-

---

49 Vgl. Hänseler, Metaphern unter dem Mikroskop, S. 109–183; Christoph Gradmann, Invisible Enemies. Bacteriology and the Language of Politics in Imperial Germany. In: Science in Context, 13, 2000, S. 9–30; Gradmann, Unsichtbare Feinde; Berger, Bakterien in Krieg und Frieden, S. 64–81.
50 Robert Koch, Über bakteriologische Forschung, S. 660.
51 Robert Koch, Die Bekämpfung der Tuberkulose unter Berücksichtigung der Erfahrungen, welche bei der erfolgreichen Bekämpfung anderer Infektionskrankheiten gemacht sind [1901]. In: Koch, Gesammelte Werke, unter Mitwirkung von G. Gaffky und E. Pfuhl, hg. von Julius Schwalbe, Bd. 1, Leipzig 1912, S. 566–577, 566.
52 Robert Koch, Über den derzeitigen Stand der Tuberkulosebekämpfung [1905]. In: Gesammelte Werke, unter Mitwirkung von G. Gaffky und E. Pfuhl, hg. von Julius Schwalbe, Bd.1, Leipzig 1912, S. 612–619, 618.
53 Robert Koch, Die Bekämpfung des Typhus [1902]. In: Koch, Gesammelte Werke, unter Mitwirkung von G. Gaffky und E. Pfuhl, hg. von Julius Schwalbe, Bd. 2.1, Leipzig 1912, S. 296–306, 298.
54 Robert Koch, Zweite Konferenz zur Erörterung der Cholerafrage im Mai 1885. In: Koch, Gesammelte Werke, unter Mitwirkung von G. Gaffky und E. Pfuhl, hg. von Julius Schwalbe, Bd. 2.1, Leipzig 1912, S. 69–166, 81.
55 Vgl. Paul Weindling, Ansteckungsherde. Die deutsche Bakteriologie als wissenschaftlicher Rassismus, 1890–1920. In: Bakteriologie und Moderne. Studien zur Biopolitik des Unsichtbaren

toritätsstaatliche Ausgrenzungspraktiken, das heißt Quarantäne, Segregation, Isolation, polizeiliche Verfolgung, gerechtfertigt und notwendig, etwa die hermetische Abriegelung der preußischen Grenzen gegen ostjüdische Einwanderer im April 1918.[56] Silvia Berger hat gezeigt, dass der Grenzschluss auf dem „Transfer der dominanten Symbole und Metaphern der Bakteriologie und Hygiene in die Politik" basierte.[57] Er wurde als antibakterielle Abdichtung des Staatskörpers verstanden, insofern man den Immigranten Verlausung, mikrobielle Verunreinigung und damit mögliche Kontamination der Gesamtbevölkerung zuschreiben konnte. Zwar stellen solche Maßnahmen seit der Cholera-Epoche den offiziellen Kanon kontagionistischer Seuchenpolitik in Kontinentaleuropa dar;[58] gleichwohl erhält dieser Kanon durch die epistemischen Tropen von Kochs Seuchenmedizin – Bazillen sind spezifische Krankheitsursache und gleichermaßen *ihren humanen Wirten ähnlich* – neue Legitimität. Zudem führt die Identifikation von Menschen mit Bazillen eine metaphorische Tradition fort, die schon vor Kochs Durchbruch eingesetzt hatte. Seit 1875 häufen sich Verunglimpfungen von Juden als Parasiten, die das Fleisch des Staatskörpers verunreinigen, etwa bei Major Osman Bey, Eugen Karl Dühring oder dem Sozialökonomen Albert Schäffle.[59] Sie gipfeln 1887 in Paul de Lagardes berüchtigter Phrase von den „Trichinen und Bazillen", die ebenso „rasch und so gründlich" zu vernichten

---

1870–1920, hg. von Philipp Sarasin et al., Frankfurt a. M., S. 354–375; Hänseler, Metaphern unter dem Mikroskop, S. 119–145; vgl. ferner Kochs ausführliche Einlassungen zur Einschleppung auf dem Seeweg, etwa durch „Emigrantenschiffe" (Robert Koch, Erste Konferenz zur Erörterung der Cholerafrage am 26. Juli 1884 in Berlin. In: Koch, Gesammelte Werke, unter Mitwirkung von G. Gaffky und E. Pfuhl, hg. von Julius Schwalbe, Bd. 2.1, Leipzig 1912, S. 20–60 [zuerst publiziert in Berliner Klinische Wochenschrift Nr. 31, 32, 32a, 1884], 47 f.).
56 Ähnliche Kurzschlüsse zwischen schmutzigen Mikroben und schmutzigen Menschen legitimieren auch die restriktive Einwanderungspolitik von Nativisten und Rassisten im Amerika der Jahrhundertwende, vgl. Nancy Tomes, The Gospel of Germs, Cambridge, MA 1998, S. 11 f.
57 Berger, Bakterien in Krieg und Frieden, S. 250.
58 Vgl. Baldwin, Contagion and the State. 1830–1930, Cambridge 2005, S. 37–53, 69–104, vgl. Briese, Angst in den Zeiten der Cholera, S. 242–311.
59 Vgl. Andreas Musolff, Immigrants and Parasites. The History of a Bio-Social Metaphor. In: Migrations. Interdisciplinary Perspectives, hg. von Michi Messer, Renee Schroeder und Ruth Wodak, Wien/Heidelberg/New York 2012, S. 249–258, 252; zu Dühring vgl. auch Alexander Bein, Der jüdische Parasit. Bemerkungen zur Semantik der Judenfrage. In: Vierteljahrshefte für Zeitgeschichte, 18, 2, April 1965, S. 121–149, 143 f. Beins Aufsatz ist immer noch als *locus classicus* für die Metapherngeschichte des ‚jüdischen Bazillus' anzusehen, bes. S. 128–136. Albert Schäffle schreibt 1881, der „wuchernde Theil des Judenthums ist Parasit, und zwar ein höchst gefährlicher. Dass er es ist, erklärt die auf Thatsachen seiner Geschichte angewendet obige Theorie der Entwicklung der Parasiten" (Albert Schäffle, Bau und Leben des sozialen Körpers, 2. Aufl., Tübingen 1881, zit. nach Sarah Jansen, ‚Schädlinge'. Geschichte eines wissenschaftlichen und politischen Konstrukts, 1840–1929, Frankfurt a. M. 2003, S. 269).

seien wie die Juden.[60] Besonders in dieser reziproken Politisierung des Medizinischen und Medikalisierung des Politischen, kennzeichnend für populärbakteriologische Propagandaschriften, zeigt sich die von Metapherntheoretikern immer wieder diskutierte handlungsleitende Funktion von Personifikationen in politischen Kontexten.[61]

Jedenfalls nimmt das immer schon politische Anthropomorphismen-Reservoir der medizinischen Mikroskopiker nach 1880 eine Wendung vom Liberalismus des Virchow'schen Zellenstaates zum Imperialismus des Koch'schen ‚Staatsfeindes'; eine Wendung, die mit einem Wandel in der Seuchenpolitik korreliert. Zur Jahrhundertmitte gilt der radikalliberale Virchow mit seinem umfassenden Katalog an Sozialreformen als Pendant zur Public-Health-Bewegung utilitaristischer Politiker in Großbritannien, als der ‚deutsche Chadwick'.[62] Vor dem Hintergrund der Miasma-Doktrin geht man zu diesem Zeitpunkt noch davon aus, dass Seuchen einer Vielfalt an ungünstigen Umweltbedingungen geschuldet sind – etwa verschmutzter Luft, Böden, Wohnräumen, klimatischen Faktoren. Kaum jemand hält eine einzige Ursache für denkbar, schon gar nicht einen lebenden Mikroorganismus.[63] Mit Kochs schlagenden Beweis- und Doku-

---

60 Der Wortlaut des Originalzitats lautet: „Es gehört ein Herz von der Härte der Krokodilshaut dazu, um mit den armen ausgesogenen Deutschen nicht Mitleid zu empfinden und – was dasselbe ist – um die Juden nicht zu hassen, um diejenigen nicht zu hassen und zu verachten, die – aus Humanität! – diesen Juden das Wort reden oder die zu feige sind, dies Ungeziefer zu zertreten. Mit Trichinen und Bazillen wird nicht verhandelt, Trichinen und Bazillen werden auch nicht erzogen, sie werden so rasch und so gründlich wie möglich vernichtet" (Paul de Lagarde, Juden und Indogermanen. Eine Studie nach dem Leben, Göttingen 1887, S. 347, zit. nach Bein, Der jüdische Parasit, S. 144).
61 Vgl. Lakoff/Johnson, Metaphors, S. 156 f.; Gerhard Kurz, Metapher, Allegorie, Symbol, 6. Aufl., Göttingen 2009, S. 27 f. Mit besonderem Blick auf Metapherngeschichte und Funktion des *body politic* vgl. die Schriften von Andreas Musolff, vor allem folgende Aufsätze: Andreas Musolff, Metaphorical Parasites and ‚Parasitic' Metaphors. Semantic Exchanges between Political and Scientific Vocabularies. In: Journal of Language and Politics, 13, 2014, S. 218–233; Andreas Musolff, Metaphor in Political Dialogue. In: Language and Dialogue, 1, 2011, S. 191–206; Andreas Musolff, Metaphor, Nation and the Holocaust. The Concept of the Body Politic, Routledge 2010.
62 Virchows berühmte Abhandlung *Mittheilungen über die in Oberschlesien herrschende Typhusepidemie* (Berlin 1848) gilt als Gründungsdokument der deutschen Sozialmedizin. Zum Verhältnis von Radikalliberalismus und Sozialmedizin bei Virchow vgl. Constantin Goschler, Rudolf Virchow. Mediziner – Anthropologe – Politiker, Köln 2002, Kap. 2, S. 58–92.
63 Charles Rosenberg, What is an Epidemic? AIDS in Historical Perspective. In: Rosenberg, Explaining Epidemics and Other Studies in the History of Medicine, Cambridge 1992, S. 278–304. Rosenberg ersetzt das gebräuchliche, an historischen Konzepten angelehnte Begriffspaar ‚Kontagionismus-Miasmatismus' durch eine heuristische Doppelung: Kontamination versus Konfiguration (Contamination-Configuration). Sie macht deutlich, dass es nicht allein um eine Entgegensetzung von schädlicher Luft oder schädlichen Mikroben geht, sondern vielmehr

mentationsverfahren setzt sich dann das monokausale und tendenziell autoritäre Prinzip des Kontagionismus endgültig gegen den liberaleren Antikontagionismus durch. Nun wird die Verfolgung Einzelner zum Programm, und dieser Paradigmenwechsel spiegelt sich in der zunehmenden Militarisierung und Imperialisierung der medizinisch-politischen Sprache.

Was nun die behauptete Unfestigkeit des Objekts ‚Mikrobe' zwischen den Disziplinen Botanik und Seuchenmedizin betrifft, so scheint sie zunächst chronologisch und in unterschiedlichen Erkenntnisinteressen begründet zu sein. Als Cohn einige Jahre vor Koch Bakterien als Arbeitsobjekte für sich in Anspruch nimmt,[64] zeichnet sich zwar bereits ab, dass die hübschen Stäbchen und Kugeln auch als Ursache von Cholera oder Wundinfektionen in Frage kommen.[65] Gleichwohl interessieren den Botaniker nicht Kontroversen zwischen autoritätsstaatlichen Kontagionisten und liberalen Miasmatikern, sondern die klassifikatorische Stellung und Spezifität von Bakterien, ihre Morphologie und ihre Stoffwechselvorgänge. Dass es neben vielen harmlosen Bakterienarten auch bösartig-parasitäre Spezies gibt – das thematisiert Cohn lediglich am Rande. Insofern ist es einsichtig, dass hier ästhetisierende, dekorative Tropen für Bakterien zum Einsatz kommen.[66] Koch selbst nimmt zunächst von der Botanik seinen Ausgang und arbeitet mit Cohn in Breslau zusammen, bevor er Bakterien zum Dreh- und Angelpunkt der Seuchenmedizin umwertet. So bedient auch er sich anfangs, ebenso wie Cohn, einer Semantik des Kunstschönen und der vitalistisch-floralen Bewegung: Gefärbte und fixierte Bakterien, „namentlich Schwärme von Vibrionen, Bazillen, Mikrokokkenketten", erbrächten „einen

---

um zwei kategorial verschiedene Modelle der Seuchenerklärung und des Seuchenmanagements: auf der einen Seite eine komplexe, multifaktorelle Konfiguration von bestimmten, jedoch stets variablen Bedingungen, dazu können atmosphärische, klimatische, soziale und religiöse Aspekte gehören, die in der Summe den sog. *genius epidemicus* ausmachen; auf der anderen Seite die reduktive, kausalistische Vorstellung vom materialen Kontagion, das über Wasser, Nahrungsmittel, Gegenstände oder Fomiten (Kleider) übertragen wird.

64 Zur Vorgeschichte von Cohns und de Barys klassifikatorischer Mikrobiologie bei dem Botaniker Hallier vgl. Gradmann, Krankheit im Labor, S. 49–58.

65 Vgl. die Contagienlehre des Botanikers Ernst Hallier, Das Cholera-Contagium. Botanische Untersuchungen, Ärzten und Naturforschern mitgeteilt, Leipzig 1867. Der Pathologe Klebs hatte schon 1872, also vor Cohns Systematisierung, eine Abhandlung über den Zusammenhang von Wundinfektionen (Schusswunden) und mikrobieller Besiedelung publiziert (Edwin Klebs, Beiträge zur pathologischen Anatomie der Schusswunden. Nach Beobachtungen in den Kriegslazaretten in Carlsruhe 1870 und 1871, Leipzig 1872). Vgl. Gradmann, Krankheit im Labor, S. 48–66.

66 Vgl. den Abschnitt über die „geheimnisvollen Thätigkeiten parasitischer Bakterien" in Cohn, Über Bakterien, S. 27–32, Zitat 27.

ausserordentlich schönen und zierlichen Anblick".[67] Sogar tödliche Milzbranderreger erscheinen als „höchst zierliche, künstlich angeordnete Perlschnüre" oder als „Glasfäden, welche nach Art der Schlingpflanzen sich [...] zu äußerst zierlichen, spiralförmig gedrehten Bündeln vereinigen".[68]

Nach dieser ‚botanischen' Periode vereinheitlicht Koch in den 1880er Jahren die vagierenden mikrobiologischen Wissensformationen zur medizinischen Bakteriologie und stabilisiert dabei das Objekt als wissenschaftliche Tatsache, stellt es im wahrsten Sinne des Wortes scharf.[69] So werden auch die Metaphern, die den Gegenstand konzeptualisieren, in diesem Zeitraum langsam militärischer, politischer, imperialistischer.[70] Schrittweise kommt es zu jenen erheblichen Bedeutungsverschiebungen, die sich schließlich in der für die Bakteriologie so charakteristische Semantik des Exterminismus verdichten. Man könnte also von einer selbstevidenten, historischen Abfolge sprechen, ohne Konsequenzen in die Herstellungspraxis hineinzulesen: Das Objekt wird von der Botanik an die Seuchenmedizin quasi ‚weitergereicht', im Sinne eines chronologischen Nacheinanders. Zunächst dominiert die biologische Bakterienklassifikation; dann unterscheidet Koch saprophytäre von parasitären Bakterien, grenzt die parasitären wiederum auf pathogene parasitäre Bakterien ein und definiert auf diese Weise lebende Mikroorganismen ganz neu als medizinische Objekte und ‚Feinde des Menschen'. Damit wandelt sich auch die Sprache von der botanischen Ästhetik zur aggressiven Seuchenlehre und es scheint nicht zwingend, hier repräsentationale Unschärfen anzunehmen.

Jedoch: Auch *nach* der Vereinheitlichung von botanischer und hygienischer Bakterienkunde durch Koch bleiben sprachliche Ambiguitäten bestehen.[71] Das Phänomen des pittoresken, beweglichen und des bedrohlichen, parasitären Bazillus geht nicht in einer einfachen disziplinären Chronologie auf; die ästhetisierenden Bilder der Botaniker verschwinden nicht aus dem mikrobiologischen Vokabular. Sie halten sich, trotz des hegemonialen Anspruchs der medizini-

---

67 Robert Koch, Verfahren zur Untersuchung, zum Konservieren und Photographieren der Bakterien [1877 erschienen im zweiten Band von Cohns *Beiträgen zur Biologie der Pflanzen*]. In: Koch, Gesammelte Werke, unter Mitwirkung von G. Gaffky und E. Pfuhl, hg. von Julius Schwalbe, Bd. 1, Leipzig 1912, S. 27–50, 32.
68 Robert Koch, Die Ätiologie der Milzbrand-Krankheit, begründet auf die Entwicklungsgeschichte des Bacillus Anthracis [1876, ebenfalls erschienen im zweiten Band von Cohns *Beiträgen zur Biologie der Pflanzen*]. In: Koch, Gesammelte Werke, unter Mitwirkung von G. Gaffky und E. Pfuhl, hg. von Julius Schwalbe, Bd. 1, Leipzig 1912, S. 5–26, 9, 10.
69 Vgl. Berger, Bakterien in Krieg und Frieden, S. 40.
70 Vgl. Hänseler,n Metaphern unter dem Mikroskop, S. 129 f.
71 Dass ähnliche Unschärfen auch in der Virologie und ihrer Geschichte auftreten thematisiert Ton van Helvoort, Viren, Wissenschaft und Geschichte. In: Virus! Mutationen einer Metapher, hg. von Ruth Mayer und Brigitte Weingart, Bielefeld 2004, S. 61–77.

schen Bakteriologie, so dass das Objekt ‚Bakterium' keine klaren semantischen Konturen gewinnt.[72] Ganz im Gegenteil: Eleganz und vitalistische Zoomorphie gelten in den 1880er und 1890er Jahren nicht nur für harmlose Spirillen und Mikrokokken, für all die nützlichen Boden- und Gärungsbakterien, die die Botaniker klassifizieren; irritierenderweise gilt das ebenso für den ‚Epochenkiller' *Vibrio cholerae*:

> Man sieht dann, dass die Kommabazillen ausgesprochen beweglich sind. Wenn sie sich in Menge am Rande des Tropfens angesammelt haben und durcheinander schwärmen, dann sieht es ganz so aus wie ein Schwarm tanzender Mücken, und dazwischen tauchen ab und an jene langen schraubenförmigen Fäden auf, welche sich ebenfalls ziemlich lebhaft bewegen, so daß das Ganze ein eigentümliches und höchst charakteristisches Bild abgibt.[73]

So lautet ein Abschnitt aus Kochs schriftlicher Dokumentation der ersten Cholerakonferenz über jenen fatalen Bazillus, den er eben aus den Fäkalien indischer Seuchenopfer isoliert hatte. Bemerkenswerterweise bezieht sich also auch der spätere Koch der heroischen Mikrobenjagden und des bakteriologischen Imperialismus ganz offensichtlich auf Cohn und dessen botanischen Proto-Jugendstil. Noch 1891 setzt Kochs Schüler Carl Fraenkel im Thesaurus der neuen Wissenschaft, dem *Handbuch der Bakterienkunde*, die Tradition der schönen Zoomorphismen fort und zitiert dabei sogar wörtlich aus dem obigen Passus von Koch:

> Hier sehen Sie Typhusbacillen [...]; in schlangenartigen Windungen gleiten sie behende durch das Gesichtsfeld. [...] Ganz anders das Bild, wenn Sie Bacillen [...] des grünen Eiters oder gar Cholerabakterien vor sich haben. Da wimmelt alles in eiliger Geschäftigkeit ‚wie ein Schwarm tanzender Mücken' durcheinander, und das Auge des Beobachters vermag in dem regen Gewirr kaum die Einzelnen zu erkennen.[74]

Es ist also gerechtfertigt, von der Gleichzeitigkeit und nicht nur von einer Abfolge widersprüchlicher Konzeptualisierungen zu sprechen: Neben dem ‚Staatsfeind', der kollektiv mit Ekel, Unrat und zerfressenen Körpern assoziiert wird, hält sich mit der botanischen Perspektive auch Schönheit, Dekorativität, Vitalität im Bildervorrat der Bakteriologen. Diese Gleichzeitigkeit gilt übrigens auch für die Botaniker selbst. In der zweiten Auflage seiner Schrift *Die Pflanze* von

---

72 Cohns ästhetische Bakterienkunde erlebt mehrere Auflagen, da sie in jeweils aktualisierter Form 1882 und 1897 in der populärwissenschaftlichen Redensammlung *Die Pflanze* enthalten ist; vgl. Ferdinand Cohn, Die Pflanze. Vorträge aus dem Gebiete der Botanik, 2. Aufl., Bd. 2, Breslau 1897, Kap. „Die Bakterien" und „Unsichtbare Feinde", S. 442–498, 499–549.
73 Robert Koch, Erste Konferenz zur Erörterung der Cholerafrage, S. 25.
74 Carl Fraenkel, Grundriss der Bakterienkunde, 3. Aufl., Berlin 1891, S. 56.

1897 widmet Ferdinand Cohn den pathogenen Bakterien ein eigenes Kapitel, und hier ist nun im üblichen militaristischen Duktus vom „Generalstab unserer Aerzte und Hygieniker" und von der „siegreichen [Vertheidigung]" unseres Lebens „gegen die unsichtbaren Feinde" die Rede.[75] Das emblematische Vorsatzblatt des Kapitels trägt dementsprechend den Titel „Unsichtbare Feinde", und dabei denken die Zeitgenossen üblicherweise an die Hässlichkeiten der Cholera. Unterhalb des Schriftzugs sind dann aber hübsche, ornamentale Jugendstilbakterien dargestellt, so dass man diese Schrift-Bild-Konstellation als ausgesprochen mehrdeutig, wenn nicht gar paradox bezeichnen kann.

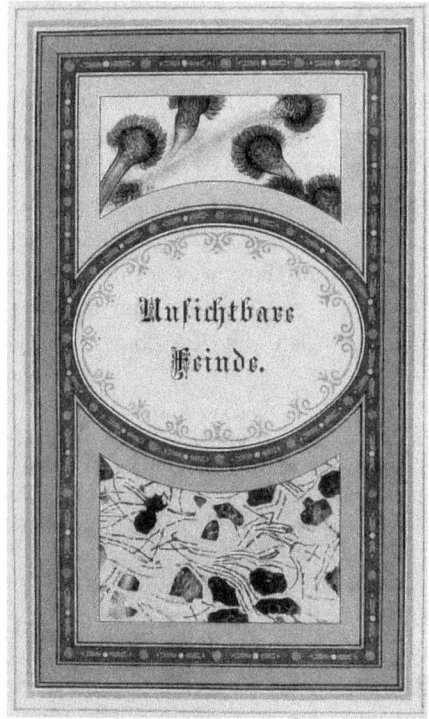

Abb. 1: Titelgraphik zum Kapitel „Unsichtbare Feinde". In: Ferdinand Cohn, Die Pflanze. Vorträge aus dem Gebiete der Botanik, Bd. 2, 2. Aufl., Breslau 1897, S. 499–549 (Fotografie Clemens Weber).

Bösartiger Einwanderer, schwärmender Tänzer im grünen Eiter und hübsche Ranken: Die Vielstelligkeit des wissenschaftlichen Sprachdings geht also nicht allein auf das Konto metaphorischer Importe, etwa aus Politik und Kunst, wie das in der Forschung zu Wissenschaftssprachen gelegentlich beschrieben

---

75 Cohn, Die Pflanze, S. 546.

wird.[76] Dieser erhebliche Bedeutungsüberschuss verdankt sich ebenso der *wissenschaftsinternen* Bildung von Metaphern im Zusammenhang mit divergenten Formen des „gerichteten Gestaltsehens":[77] Der Botaniker blickt durchs Mikroskop und sieht tanzende Mücken, gleitende Fischlein oder Perlschnüre; der Seuchenmediziner blickt durchs Mikroskop und sieht zerstörerische Invasoren. Und wenn sie sich wechselseitig in Gestaltsehen und Metapherngebrauch unterweisen, dann sehen sie wahlweise tanzende Mücken oder tückische Feinde. Beide sind sich gelegentlich unsicher, ob sie überhaupt etwas sehen und wenn ja, was, und so scheint die Eingemeindung des Fraglichen in das jeweilige sinnliche Vorstellungsvermögen mit Anthropomorphismen und Zoomorphismen umso naheliegender. Offensichtlich gehen diese paradoxen Konstruktionen nicht völlig in verschiedenen Bakterientypen und verschiedenen biologischen Wirkungen auf, sondern scheinen bis zu einem gewissen Grade arbiträr; eben Ausdruck einer epistemischen Unfestigkeit, die sich komplexen Wechselwirkungen von Abbildungstechnologie, Wahrnehmungslogik und Sprachgebrauch verdankt.

Es lässt sich an dieser Stelle festhalten, dass der bakteriologische Spezialdiskurs, obwohl hochgradig institutionalisiert und kodifiziert, mit der primären Unschärfe seines Objekts zur diskursiven Reintegration tendiert. Zwar ist das produzierte Wissen dem Wesen nach propositional verfasst und erhebt Anspruch auf universale Wahrheit und Geltung. Gleichwohl kontrastiert dieser absolute Wahrheitsanspruch mit Darstellungsformen von elementarer Literarizität, da der Perspektivismus der Herstellungskaskade – von der Reinkultur zur Mikroskopie zur Mikrophotographie zur Metapher – an irreduzible Mehrdeutigkeit geknüpft ist. Mikroskopische und mikrophotographische Bilder erzeugen Evidenz um den Preis der Selektivität, und sie erzeugen Evidenz, die ohne ein hermeneutisches Programm des Interpretierens und Verstehens doch nicht auskommt. Insofern ist die Mikrobe ein intermediales und intertextuelles Produkt, oszillierend zwischen ikonischer Fixierung und semantischem Pluralismus; man sieht das besonders deutlich an Cohns emblematischem Titelblatt. Bildhaft dargestellte Mikroben haben das Potenzial, jene komplexe Sinnbildlichkeit auszudifferenzieren, die für Jürgen Link das Kollektivsymbolische schlechthin aus-

---

[76] James Bono zufolge seien spezifische Wissenschaftssprachen oft hybride, spannungsgeladen und widersprüchlich, und zwar aufgrund diachroner metaphorischer Einträge, die – den einzelnen Sprechern unbewusst – in synchrone wissenschaftliche Konzeptualisierungen eingingen und zur konstitutiven Unfestigkeit eines szientifischen Diskurses führen könnten (James Bono, Science, Discourse and Literature. The Role/Rule of Metaphor in Science. In: Literature and Science. Theory and Practice, hg. von Stuart Peterfreund, Boston 1990, S. 59–89, 78 f.).
[77] Berger, Bakterien in Krieg und Frieden, S. 186–190.

macht. Dieser Transformationsprozess von der Bildermikrobe zum Mikrobenbild vollzieht sich nun weiterhin vor allem in den „protoliterarischen Textkorpora" der Alltags- beziehungsweise Unterhaltungskultur.[78]

1.2 Politisch, komisch, ästhetisch: das Kollektivsymbol in der Alltagskultur

Anton de Bary klagt in seiner Bakterienkunde von 1887 über die „fast von Stunde zu Stunde mehr anschwellende Litteratur des Gegenstandes", die neben Verdienstvollem auch „viele Missverständnisse und Unklarheiten" hervorgebracht habe. Tagtäglich werde „dem gebildeten Publikum nicht viel weniger vorgehalten, als dass ein gut Theil allen irdischen Heils und Unheils Bacterien zu verdanken ist".[79] Was sich hier abzeichnet, ist eine einzigartige Popularisierungswelle: Unterschiedlichste Texttypen, Medien und Autoren einer ausdifferenzierten publizistischen Landschaft konkurrieren nach 1880 um den Sensationsartikel Mikrobe. Das, was „man bruchstückweise in Zeitungen" lese, sei von Laien geschrieben und gebe „oft gerade das Gegenteil von dem wieder, um was es sich handelt", befundet die gemeinverständliche Abhandlung *Die Bakterien* eines weiteren Botanikers, es handle sich dabei lediglich um „krause Zerrbilder".[80] Solche Invektiven werfen ein Schlaglicht auf das Ausmaß des mikrobiologischen Medienspektakels: Neben anspruchsvolle Schriften von universitären Popularisierern, die offensichtlich Terrainverluste auf dem Markt der naturwissenschaftlichen Handelsgüter befürchten, treten Zeitungsberichte, allgemeinverständliche Ratgeber für Hausfrauen, unterhaltende Glossen, Aufklärungsbüchlein, erzählerische Sachbücher, Gelegenheitsgedichte und Trinklieder. Vom Aufmerksamkeitspotenzial des Unsichtbaren profitieren Tages- und Wochenzeitungen, Massen- und Satirezeitschriften, Werbeformate sowie anspruchsvolle Kulturmedien gleichermaßen,[81] so dass man von einer wechselsei-

---

78 Zelle, Medizin, S. 85–95, 90.
79 Anton de Bary, Vorlesungen über Bacterien, 2., verb. Aufl., Leipzig 1887, S. III, S. 1.
80 Walter Migula, Die Bakterien, Leipzig 1891, S. VIIf.
81 Die grundsätzlich von Bourdieu beschriebene und von Georg Franck auf das Medienzeitalter ausgedehnte Logik der Kapitalkonversion – etwa von Aufmerksamkeitskapital in symbolisches und schließlich ökonomisches Kapital – wird hier als dynamisches Prinzip vorausgesetzt. Zur Aufmerksamkeit, verstanden als epistemischem Selektionsmechanismus und als Dynamisierungsaspekt von literarischer Kommunikation vgl. ferner Wegmann, Dichtung und Warenzeichen, S. 13–15; zur Aufmerksamkeit als epistemologischer Kategorie der selektiven Beobachtung, die sich im achtzehnten Jahrhundert schrittweise von der Neugier auf originelle, ungewöhnliche Objekte zur Neugier auf alltägliche Objekte wandelt, vgl. auch Lorraine Daston,

tigen Beförderung von Bazillenkultur und Medienmarkt, auch von Bazillen- und Reklamekultur[82] sprechen kann. Wenn Virchow 1885 spottet, die Mikroben beherrschten „nicht nur das Denken, sondern auch das Träumen zahlreicher älterer und fast aller jungen Ärzte", so trifft diese Behauptung eigentlich für die Gesamtheit der lesenden Schichten zu.[83] Die Allgegenwart der unsichtbaren Widersacher bringt neue Konsumartikel und ebenso die werblichen Strategien für ihren Vertrieb hervor: Tuberkelbazillen im Staub etwa machen neuartige Saugpumpen für die Staubentfernung erforderlich und Cholerabazillen im Wasser jene Wasserfilter, die der findige Ingenieur Wilhelm Berkefeld 1891 auf den Markt bringt und die erfolgreich während der Hamburger Choleraepidemie eingesetzt werden.[84] Beiden Hygieneprodukten ist ein Siegeszug durch deutsche Haushalte und Werbeformate gleichermaßen beschieden, und in beiden Fällen sieht man, wie gut sich mit dem Unsichtbaren Aufmerksamkeit erzeugen lässt.

Zu den Produkten der schönen, neuen Sauberkeitsindustrie gehört schließlich das antiseptische Mundwasser *Odol*, für das der sächsische Industrielle Karl August Lingner eine Werbekampagne von nie dagewesenen Ausmaßen lanciert. Unter Einsatz von anderthalb Millionen Mark lässt er das Wort ‚Odol' an gleichen Tag in allen Blättern der Welt erscheinen und Giacomo Puccini komponiert eine Odol-Ode.[85] Die Zeitschrift *Jugend* druckt zwischen 1900 und 1920 nicht weniger als 600 verschiedene, kunstgewerblich aufgemachte Odol-Anzeigen – jede ein Unikat –, die der Zeitschrift selbst und dem neuen Repräsentationstypus der Reklame zu kulturellem Prestige verhelfen.[86]

Eine kurze Geschichte der wissenschaftlichen Aufmerksamkeit, München 2000; zur Aufmerksamkeit als Ressource in der postmodernen Medienkonkurrenz vgl. Georg Franck, Ökonomie der Aufmerksamkeit. Ein Entwurf, München 2007. Auch Thomas Wegmann ist der Meinung, dass „Aufmerksamkeit ein Kapital dar[stellt], das u. a. für medialisierte Märkte wie für das literarische Feld gleichermaßen relevant ist" (Wegmann, Dichtung und Warenzeichen, S. 15).
82 Thomas Wegmann zeigt, wie eine neue Reklamekultur der emblematischen Verbindung von Schrift und Bild auf Plakaten sich mit und anhand des Hygienemarktes etablieren kann, z. B. mit Produkten wie *Odol* (1893) oder *Sagrotan* (1913), in: Wegmann, Dichtung und Warenzeichen, S. 82f., 155–163 sowie Wegmann, Kosmetik und Hygiene.
83 Rudolf Virchow, Der Kampf der Zellen und der Bakterien. In: Archiv für pathologische Anatomie und Physiologie und für klinische Medicin, 101, 1, 1885, S. 1–13, 8.
84 Vgl. den Lobpreis Kirchners, der den Berkefeld-Filter in systematischen Untersuchungen mit anderen Filtern vergleicht (Martin Kirchner, Untersuchungen über die Brauchbarkeit der ‚Berkefeld-Filter' aus gebrannter Infusorienerde. In: Zeitschrift für Hygiene und Infektionskrankheiten, 14, 1, 1893, S. 299–318).
85 Vgl. zu Lingner und der Geschichte der *Odol*-Kampagne Eike Reichardt, Health, Race, and Empire. Popular Scientific Spectales and National Identity in Imperial Germany 1871–1914, New York 2006, S. 112–121; Helmut Obst, Karl August Lingner. Ein Volkswohltäter?, Göttingen 2005, S. 24 f.
86 Vgl. Wegmann, Kosmetik und Hygiene, S. 122.

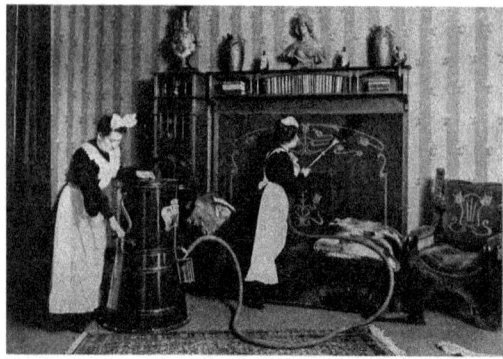

Abb. 2: Staubsauger ‚Atom' der Firma Nissen, hergestellt seit 1906. In: Heinrich Jäger, Die Bakteriologie des täglichen Lebens, Hamburg/Leipzig 1909, S. 321 (Fotografie Clemens Weber).[87]

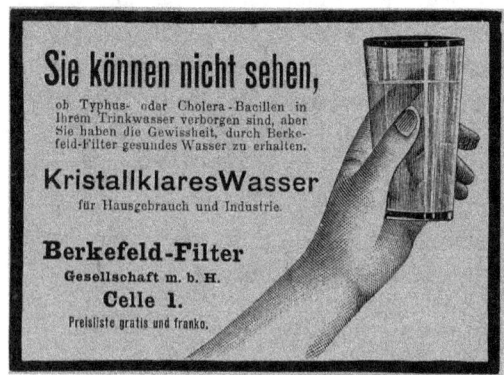

Abb. 3: Werbeanzeige für den Berkefeld-Filter. In: Beiblatt der Fliegenden Blätter, Bd. 133, 3405, 17, München, den 28. Oktober 1910 (Annoncenteil, o. A.) (Abb. gemeinfrei).[88]

---

[87] Vgl. das entsprechende Werbeschreiben der Firma L. F. Nissen vom 17. September 1906, das Gesundheit an den Erwerb eines Staubsaugers bindet und dabei mit bakteriologischen Bedrohungsszenarien arbeitet: „Staub reizt die Schleimhäute der Atmungsorgane und schafft dadurch chronische Katarrhe. Der Staub ist aber zugleich der Träger unzähliger Mikroben und Bazillen, welche eine große Ansteckungsgefahr in sich bergen. Staub enthält Schwindsuchtbazillen. Die heutige Staubentfernung durch Kehren und Klopfen ist eigentlich nur ein Staubaufwirbeln. Der Staub wird nicht entfernt, sondern von einem Gegenstande auf den anderen übertragen. Der aufgewirbelte Staub erhöht die Ansteckungsgefahr. Staubsauger ‚Atom' löst die von der Wissenschaft gestellte Aufgabe der Staubentfernung in vollkommener Weise, saugt den Staub ohne Staubentwickelung in sich auf und verschließt ihn in sich, so dass jede weitere Gefahr des Staubes beseitigt ist". Zit. nach Quellen zur Alltagsgeschichte der Deutschen 1871–1914, hg. von Jens Flemming, Klaus Saul und Peter-Christian Witt, Darmstadt 1997, S. 53 f.

[88] Für die Abbildung danke ich Philip Ajouri, Mainz.

Dies alles legitimiert auch Lingner mit dem scheinbar selbstlosen Anspruch auf bakteriologische Volksaufklärung, den er mit allen anderen Teilnehmern am mikrobiologischen Glücksspiel teilt. „Alle Welt" spräche „von Bakterien", täglich brächten „die Zeitungen mehr oder weniger seltsame Mitteilungen aus dem Reich dieser kleinsten Wesen", heißt es in dem oben genannten Hygieneratgeber von 1909, zu einem Zeitpunkt, als die massenmediale Mikrobenbelehrung schon 25 Jahre erfolgreich Leser anlockt.[89] Die Auflagenzahlen steigen in dem Maß, in dem das esoterische Spezialwissen der Bakteriologen in gemeinverständliche Bazillenunterhaltung transformiert wird.[90] Schließlich bilden unsichtbare Mikroorganismen für das bürgerliche Publikum „einen Gegenstand der Unterhaltung, von einem Interesse, wie es sonst nur politische Ereignisse von größter Bedeutung zu besitzen pflegen".[91]

Warum Bakterien zu Fetischen einer expandierenden Wissenschaftskultur werden können und im Konkurrenzkampf um die knappe Ressource ‚Aufmerksamkeit' so ertragreich sind[92] – das gründet unter anderem in den idealen Ausgangsbedingungen auf Seiten der bildungsbürgerlichen Öffentlichkeit, deren Interesse am Unsichtbaren um 1900 bereits vollständig habitualisiert ist. Schon seit der Jahrhundertmitte feiern Popularisierer den Mikrokosmos als Bindeglied zwischen Schöpfungswunder und szientifischer Machbarkeit[93] oder als Vehikel einer naturalisierten Theodizee[94], und zwar mit einem bunten Angebot anthro-

---

[89] Heinrich Jäger, Die Bakteriologie des täglichen Lebens, Hamburg/Leipzig 1909, S. 2.
[90] Diese Konvergenz zweier Revolutionen im ausgehenden neunzehnten Jahrhundert, der Medienrevolution und der Laborrevolution, ist für den amerikanischen Raum materialreich belegt worden von Nancy Tomes, Epidemic Entertainments. Disease and Popular Culture in Early-Twentieth Century America. In: ‚Culture and Contagion'. Special Issue of American Literary History, 14, 4, 2002, S. 626–652.
[91] Migula, Bakterien, S. V.
[92] Der „kombinierte Effekt von Verwissenschaftlichung und Industrialisierung" ist laut Franck (Franck, Ökonomie der Aufmerksamkeit, S. 61) historisch dafür verantwortlich, dass Aufmerksamkeit zur zentralen und umkämpften Handelsware kultureller Kommunikation wird, weil er ein lawinenartiges Anschwellen von medialer Information hervorbringt. Damit ist in etwa die historische Konstellation benannt, in der Ende des neunzehnten Jahrhunderts Mikrobeninformation und Mikrobenunterhaltung zum Aufmerksamkeitsgenerator schlechthin werden.
[93] Vgl. etwa Gustav Jäger, Die Wunder der Unsichtbaren Welt enthüllt durch das Mikroskop. Eine populäre Darstellung der durch das Mikroskop erlangten Ausschlüsse über die Geheimnisse der Natur, Berlin 1867; Hermann Klencke, Mikroskopische Bilder. Naturansichten aus dem kleinsten Raume. Ein Gemälde des Mikrokosmus in seinen Gestalten und Gesetzen, Leipzig 1853, bes. S. 361 f.
[94] Vgl. exemplarisch August Nathanael Böhner, Kosmos. Bibel der Natur. Das Anziehendste aus dem Gesammtgebiete der Naturforschung zur Veranschaulichung der Majestät des Ewigen in seinen Werken, für Gebildete aller Bekenntnisse, Bd. 1, Hannover 1864, Abschnitt „Die erd-

pomorpher oder zoomorpher Objekte. Da sind zunächst die Zellen und der Zellenstaat, die mit den epochalen Theorien Theodor Schwanns, Matthias Jacob Schleidens und Rudolf Virchows zum festen Inventar mikroskopischer Laienbildung avancieren.[95] Die roten Blutzellen etwa, die „unter dem Mikroskope [...] nur einen Hauch von Färbung besitz[en]", erscheinen als humane Akteure mit entsprechenden Affekten und eigener Lebensgeschichte:

> Daran zweifelt aber niemand, dass die Blutkörperchen, als Zellen, welche ihr eigenes Leben führen, also entstehen, reisen, dem Ganzen dienen und dann absterben, auch nach kurzer Lebensdauer ihr Ende nehmen müssen. Sie sind zeitweise Diener der Lebensidee, welche sie beauftragt hat, Träger des Sauerstoffs und der Kohle zu sein. Dass dabei ihr zartes Wesen leicht ermüden und ihr Dasein erschüttert werden muss, lässt sich nicht leugnen.[96]

Die Welt der Zellen kann dabei als Argument für einen um 1850 bereits anachronistischen Vitalismus dienen, wie im vorliegenden Zitat oder aber für das Gegenteil – für den politisch-naturwissenschaftlichen Materialismus der neuen Liberalen-Generation.[97] So hält etwa die Schrift des Radikalliberalen Karl Vogt *Bil-*

---

gestaltende Macht der Infusorien; mikroskopische Pflanzen- und Korallenthiere", S. 462–468; Philip Henry Gosse, Evenings at the Microscope, or Researches among the Minuter Organs and Forms of Animal Life, New York 1860.

95 Theodor Schwann, Mikroskopische Untersuchungen über die Uebereinstimmung in der Struktur und dem Wachsthum der Thiere und Pflanzen, Berlin 1839; Rudolf Virchow, Die Cellularpathologie in ihrer Begründung auf physiologische und pathologische Gewebelehre, Berlin 1858.

96 Klencke, Mikroskopische Bilder, S. 250, 259 f. Die ‚Zellen' des Mediziners Klencke, die im Dienst der ‚Lebensidee' stehen, sind ein interessantes Beispiel für die Spannungen der wissenschaftsgeschichtlichen Übergangsperiode von der vitalistischen Naturphilosophie zur rein empirischen Naturforschung und schließlich zum materialistischen Paradigma. Wolfgang Riedel rekonstruiert im Detail, wie alte Lebenskraft-Vorstellungen und neue, empirische Biologie in der ideengeschichtlichen Gelenkstelle ‚Zelle' aufeinandertreffen beziehungsweise einander ablösen (Wolfgang Riedel: ‚Homo natura'. Literarische Anthropologie um 1900. Berlin/New York 1996, S. 127 f.). Dabei zeigt das obige Zitat, dass dieser Paradigmenwechsel so abrupt sich nicht vollzieht sondern durchaus Überschneidungs- beziehungsweise Vermittlungsformen hervorbringt.

97 Dass allerdings politischer Liberalismus nicht notwendig an eine materialistische Wissenschaftskonzeption gebunden ist, belegen Werk, Figur und mediale Präsenz Lorenz Okens. Mit der Zeitschrift *Isis* (1816–48) gründet Oken die erste enzyklopädische Zeitschrift mit dem Anspruch, Naturwissenschaft (Physiologie, Zoologie, Botanik), Kunst, Geschichte nach freiheitlich-demokratischen Grundsätzen einer bürgerlichen Öffentlichkeit zugänglich zu machen. Die Naturwissenschaft, die hier durch Oken selbst und zahlreiche Beiträger – von Alexander von Humboldt über Christoph Wilhelm Hufeland bis zu Georges Cuvier – vertreten ist, ist jedoch eher dem älteren Paradigma der philosophisch-deduktiven Systembildung und letztlich dem großen Einfluss Schellings verpflichtet als der neuen Empirie. Vgl. Claudia Taszus, Lorenz

der aus dem Thierleben keineswegs, was der Titel verspricht, nämlich einen zoologischen Überblick über verschiedene Arten und Lebensformen. Vielmehr stellt sie sich als eine fast obsessive Auseinandersetzung mit den einfachsten mikroskopischen Formen und ihrer Entstehung dar, mit endlosen Würmern und Salpen, „Infusionsthierchen" und „Infusionspflänzchen", „Glockenthierchen", Schwärmsporen und Gregarinen.[98] Der Blick durchs Mikroskop auf das zelluläre Niveau des Lebens vermag das Leben selbst offensichtlich deutlicher zu objektivieren als die Beobachtung des Makrokosmos; das gilt für Materialisten wie etwa Vogt oder Virchow ebenso wie für die Monisten der Jahrhundertwende. Die Spur des Mikroskops zieht sich von der physiologischen Philosophie Friedrich Nietzsches, dem die Zellenlehre Anlass gibt, Seelenbegriff, Individualität und Dualismus gleichermaßen zu verabschieden, „das Ich-Geistige selber" sei schließlich „mit der Zelle schon gegeben",[99] bis zum frühen Gottfried Benn. Von Wissenschaftsbegeisterung erfüllt und vom Monismus beeinflusst, lässt der junge Dichter-Arzt in seiner ersten eigenständigen Literaturpublikation, dem Prosatext *Gespräch* (1910), eine fiktive Figur den bewunderten Schriftsteller Jens Peter Jacobsen imaginieren,

> wie er mit einem Mikroskop an der Arbeit ist und eine Zelle studiert: wie das Leben, aufgegipfelt in eines seiner subtilsten Exemplare [...], sich über ein anderes Leben beugt: dumpf, triebhaft, feucht, alles eng beieinander, und wie doch beide zusammengehören [...] bis in die chemische Zusammensetzung ihrer Säfte hinein.[100]

Okens ‚Isis' (1816–1848). Zur konzeptionellen, organisatorischen und technischen Realisierung der Zeitschrift. In: Blätter der Gesellschaft für Buchkultur und Geschichte, 12/13, 2009, S. 85–154.
98 Carl Vogt, Bilder aus dem Thierleben, Frankfurt a. M. 1852, S. 90–146, Zitate 112, 122.
99 Friedrich Nietzsche, Nachlass 1884–1885. In: Nietzsche, Kritische Studienausgabe, hg. von Giorgio Colli und Mazzino Montinari, Bd. 11: Nachgelassene Fragmente 1884–1885, 2. Aufl., München 1988, S. 157, vgl. auch 577: Hier dient die Zellen-Lehre für Nietzsche der metaphysikkritischen Abwehr monadologischer Vorstellungen; so sind „jene kleinsten Wesen, welche unseren Leib constituieren", gerade nicht als „Seelenatome" zu verstehen, „vielmehr als etwas Wachsendes, Kämpfendes, Sich-Vermehrendes und Wieder-Absterbendes"; vgl. dazu Monika Fick, Sinnenwelt und Weltseele. Der psychophysische Monismus in der Literatur der Jahrhundertwende, Tübingen 1991, S. 88–93. Allgemein zu den nachgelassenen Schriften, die der Wendung ‚Am Leitfaden des Leibes' unterstellt sind, vgl. Helmut Pfotenhauer, Die Kunst als Physiologie. Nietzsches ästhetische Theorie und literarische Produktion, Stuttgart 1985.
100 Gottfried Benn, Gespräch. In: Benn, Sämtliche Werke. Stuttgarter Ausgabe, hg. von Holger Hof und Gerhard Schuster in Verbindung mit Ilse Benn, Bd. 7,1: Szenen/Dialoge/‚Das Unaufhörliche'/Gespräche und Interviews/Nachträge/Medizinische Schriften, Stuttgart 2003, S. 168 [Erstveröffentlichung in *Die Grenzboten* 69, 2, 1910].

Auch Benn ist offensichtlich der Meinung, dass man dem Leben am ehesten bei seiner mikroskopischen Wurzel auf die Spur kommt: Zelluläre Bausteine und damit natürlich auch die eigenen, menschliche Genealogie – von der später noch ausführlich zu handeln sein wird – enthüllen sich erst dem Blick durchs Mikroskop.[101] Für Materialisten wie Monisten gilt dabei gleichermaßen, dass man Zelluläres am besten mit Anthropomorphismen versprachlicht; sie sind ein Instrument der Überzeugung wie der kognitiven Bewältigung.[102]

Neben den humanoiden Zellenstaat tritt dann, ebenfalls seit der Jahrhundertmitte, die wunderbare Welt des mikroskopischen Wassertropfens mit ihren Radiolarien, Infusorien und Amöben. Sie werden auf ähnliche Weise anthropozentrisch zugänglich gemacht: „Bringt man ein Tröpfchen Wasser", schreibt der Mediziner Hermann Klencke,

> unter ein gutes Mikroskop, dann erblickt man ein reges Leben in dem Tröpfchen. Kleinere Wesen tummeln sich munter und spielend im Kreise umher, größere schiffförmige, flaschenförmige oder mit schimmernden Rädern versehene Thiere rudern mit majestätischer Würde stolz durch das Gesichtsfeld, sich um das spielende Treiben der Kleinen gar nicht bekümmernd.[103]

Lustiges Treiben im kleinen Wassertröpfchen: Mit Ernst Haeckels Darwin-Rezeption wandeln sich die mittlerweile zu ‚Protisten' vereinheitlichten Einzeller nach 1860 mehr und mehr zu Kunstgegenständen einer ästhetischen Natur;[104]

---

101 Zur Funktion des Naturwissenschaftlichen in *Gespräch* vgl. Michael Ansel, Die Naturwissenschaften im Werk Gottfried Benns zwischen 1910 und 1933/34. Ein Rekonstruktionsversuch auf der Basis von Bourdieus Feldtheorie. In: Nach der Sozialgeschichte. Konzepte für eine Literaturwissenschaft zwischen Historischer Anthropologie, Kulturgeschichte und Medientheorie, hg. von Martin Huber und Gerhard Lauer, Tübingen 2000, S. 251–280, 257 f.; vgl. Marcus Hahn, Gottfried Benn und das Wissen der Moderne 1905–1932, 2 Bde., Bd. 1, Göttingen 2011, S. 33–51.
102 Vgl. dazu Schmiedebach, Zellenstaat und Leukozytentruppen, S. 52; Lakoff/Johnson, Metaphors, S. 33.
103 Klencke, Mikroskopische Bilder, S. 365. Der Militärarzt und Privatgelehrte Hermann Klencke ist ein gutes Beispiel für das narrative Potenzial der Lebenswissenschaften im neunzehnten Jahrhundert, insbesondere den *grand récit* der Mikrobiologie, ferner für die damit zusammenhängenden, hybriden Autorschaftsrollen zwischen Literatur und Wissenschaft. Klencke verdankt seine große Popularität nicht nur einer Fülle populärwissenschaftlicher Texte, die die Natur des Makokosmos und Mikrokosmos narrativ aufbereiten, sondern auch einer ebensolchen Fülle an historischen Romanen, die ihn als „feinen Seelenkenner und tüchtiger Charakterzeichner" ausweisen (Wilhelm Heß, Art. ‚Klencke, Hermann'. In: Allgemeine Deutsche Biographie, hg. von der Historischen Kommission der Bayerischen Akademie der Wissenschaften, Bd. 16, Leipzig 1882, S. 157–158, 158).
104 Vgl. Bernhard Kleeberg, Zwischen Funktion und Telos. Evolutionistische Naturästhetik bei Haeckel, Wallace und Darwin. In: Weltanschauung, Philosophie und Naturwissenschaft im 19. Jahrhundert, hg. von Kurt Bayertz, Myriam Gerhard und Walter Jaeschke, Bd. 2: Der

gleichwohl bewahren sie die anthropomorphen Qualitäten, da sie nun die neue Alleinheit einer biologistischen Metaphysik garantieren müssen. So gilt etwa für Radiolarien und für Protisten allgemein, dass sie ebenso wie Virchows Zellen über humane Sozialität und entsprechende Affekte verfügen: Als „Bürger dieser Plastidengemeinschaften bleiben [sie] sehr gleichartig, gehen nur in sehr geringem Grade Arbeitstheilung ein", und ihre Seele scheint „sehr zarter Empfindungen fähig zu sein; wenigstens sind dieselben oft höchst reizbar".[105] Diese konsequente Anthropomorphisierung und Emotionalisierung des Unsichtbaren teilen übrigens darwinistische und antidarwinistische Naturforscher. Invisibles Leben wird von beiden Lagern als Spiegelwelt des Humanen und Begründung des jeweiligen Glaubenssystems – des alten Schöpfungsglaubens oder des neuen Evolutionsglaubens – vermarktet. So sieht der kreationistische Naturforscher und Radikalprotestant Philip Henry Gosse im Wassertropfen ähnlich wunderbare Menschlein wie der atheistische Zeitgenosse Haeckel:

> Here [d. h. in einem Tropfen aus einem an ‚filamentösen' Wasserpflanzen-reichen Tümpel] is an array of life, indeed! [...] [B]usy little creatures are regularly quartering the hunting ground, grubbing with an earnest devotedness among the sediment, as they march up the stems [...].[106]

Die Faszinationskraft des Diminutiven als authentische Bühne des Lebens, Spiegel des Menschlichen und szientistische Theodizee kulminiert um die Jahrhundertwende. Mit der Gründung der *Deutschen mikrologischen Gesellschaft*, ihrer Zeitschrift *Mikrokosmos* 1907 sowie einem eigenen biologischen Institut mit mikroskopischen Kursangeboten für Laien zielt Raoul Francé darauf ab, das Mikroskopieren zu einer didaktisch-belehrenden Praxis auch der weniger gebildeten Stände zu machen; nur ein Jahr später zählt die mikrologische Gesellschaft bereits 4.000 Mitglieder.[107] Damit dürften mikroskopische Sensationen, die das

---

Darwinismus-Streit, Hamburg 2007, S. 132–153. Ferner Kurt Bayertz, Die Deszendenz des Schönen. Darwinisierende Ästhetik im Ausgang des 19. Jahrhunderts. In: Fin de Siecle. Zu Naturwissenschaft und Literatur der Jahrhundertwende im deutsch-skandinavischen Kontext, hg. von Klaus Bohnen, Uffe Hansen und Friedrich Schmöe, Copenhagen/München 1984, S. 88–110.
105 Ernst Haeckel, Natürliche Schöpfungsgeschichte. Gemeinverständliche wissenschaftliche Vorträge über die Entwickelungslehre im Allgemeinen und diejenige von Goethe, Darwin und Lamarck im Besonderen, über die Anwendung derselben auf den Ursprung des Menschen und andere, damit zusammenhängende Grundfragen der Naturwissenschaft, Berlin 1868, S. 342, 341.
106 Philip Henry Gosse, Evenings at the Microscope, S. 432. Vgl. dazu Isobel Armstrong, The Microscope. Mediations of the sub Visible World. In: Transactions and Encounters. Science and Culture in the Nineteenth Century, hg. von Roger Luckhurst und Josephine McDonagh, Manchester 2002, S. 30–55.
107 Vgl. Daum, Wissenschaftspopularisierung, S. 187.

Andere des Menschen anthropozentrisch einhegen, im Fin de Siècle den gemeinsamen Erwartungshorizont eines ansonsten äußerst diversifizierten Lesepublikums bilden.

Hier können nun Mikroben alles bisher Dagewesene überbieten. Sobald sie nicht mehr nur als „Bacillarien oder Stabthiere"[108] des Wassertropfens, sondern als mögliche Krankheitserreger im öffentlichen Bewusstsein auftauchen, sind sie den Dramaturgien spielender Radiolarien, infantiler Infusorien, hingebungsvoller Sandgräberchen und liberalistischer Zellen um Längen überlegen. Den Zellen im Zellenstaat haben sie die absolute Autonomie und Selbstbewegung voraus; denn ‚Zellenstaat' bedeutet in Virchows politisch-medizinischer Ideenwelt zwar eine relative Autonomie und Individualität der Einzelmitglieder, aber auch die „wechselseitige[] Abhängigkeit der Teile" voneinander.[109] Den schönen Radiolarien und Amöben einer zunehmend weltanschaulichen Biologie, die sich zwar selbst bewegen, aber harmlos sind, haben pathogene Bakterien das Bedrohliche und Grauenhafte voraus. Diese singuläre Ambivalenz von Schönheit und Gefährlichkeit wirkt nun erstens diskursintegrierend, etwa für die politisch-hoheitsstaatliche und die monistische Sinnsphäre. Zweitens fügt sie dem alterprobten Mikrokosmos ein neues Spannungspotenzial hinzu, das im Konkurrenzkampf um Leserschichten maximale Aufmerksamkeit garantiert. Sichtbar wird das im kompetitiven Ton unter Popularisierern: Der akademische Popularisierer de Bary hält eine Abhandlung für dringend erforderlich, die „mehr des Trocknen als des Spannenden und nach dem üblichen Sprachgebrauch Interessanten [bringe]",[110] und benennt damit wesentliche Qualitäten des Sensationsartikels ‚Bakterium' auf dem szientistischen Unterhaltungsmarkt – das Interessante und das Spannende,[111] jeweils traditionsreiche literarische Kategorien.

Das neue Bewusstsein von der Allgegenwart der Mikroorganismen ist demnach mehr auf die geheimnisvollen Nachbarn fokussiert als auf die altbekannten Krankheiten: Man putzt, wischt, desinfiziert, sterilisiert, spuckt in den ‚Blauen Heinrich',[112] blickt auf internationalen Hygieneausstellungen selbst

---

[108] Klencke, Mikroskopische Bilder, S. 275.
[109] Vgl. Johach, Krebszelle und Zellenstaat, S. 13.
[110] De Bary, Vorlesungen über Bakterien, S. 1.
[111] Zur Theorie und Geschichte literarischer Spannung vgl. Zwischen Text und Leser. Studien zu Begriff, Geschichte und Funktion literarischer Spannung, hg. von Ingo Irsigler, Christoph Jürgensen und Daniela Langer, München 2008.
[112] Vgl. Anonym, Ein Taschenfläschchen für Hustende. In: Der praktische Arzt, 5, 30, 1889, S. 120. Der ‚Blaue Heinrich' ist eine Taschenflasche für Sputum, konzipiert von Peter Dettweiler, produziert von der Firma Gebr. Noelle in Lüdenscheid ab 1889, Aufschrift: *Geheimrath Dr. Dettweiler's Taschenflasche für Hustende.*

durchs Mikroskop,[113] betrachtet und betastet aus Wachs gefertigte, dreidimensionale Bakterien-Modelle in Millimetergröße[114] und nutzt die Produkte der antibazillären Sauberkeitsindustrie; Lingners Mundwasser *Odol*, Berkefelds Wasserfilter, Desinfektionslösungen wie *Chinosol* und *Lysoform*, die „unentbehrlich in jeder gebildeten Familie" sind, so die Standardanzeige für *Lysoform*.[115] Dabei ist dieser neue Hygienewahn bei weitem nicht nur Ausdruck einer kollektiven Phobie, sondern hat ebenso sensationalistische und voyeuristische Züge. Schließlich sichern die widersprüchlichen Kodierungen des Unsichtbaren jene Balance von Grauen und Faszination, die Grundlage aller massenmedialen Unterhaltung ist. Nancy Tomes' These vom *epidemic entertainment*[116] kann in diesem Sinn für den deutschen Kulturraum präzisiert werden zum *microbe entertainment*: Die neue Unterhaltungsindustrie aus dem Labor verkauft nicht nur Kon-

---

113 Berliner Hygieneausstellung 1882/1883; Karl August Lingner, Ausstellung ‚Volkskrankheiten und ihre Bekämpfung', Dresden 1903; Internationale Hygieneausstellung Dresden 1911, wiederum nach Plänen Karl August Lingners. Vgl. Christine Brecht/Sybilla Nikolow, Displaying the Invisible. Volkskrankheiten on Exhibition in Imperial Germany. In: Studies in History and Philosophy of Biological and Biomedical Sciences, 31, 4, 2000, S. 511–530; Christine Brecht, Das Publikum belehren – Wissenschaft zelebrieren. Bakterien in der Ausstellung ‚Volkskrankheiten und ihre Bekämpfung' von 1903. In: Strategien der Kausalität. Konzeptionen der Krankheitsverursachung im 19. und 20. Jahrhundert, hg. von Christoph Gradmann und Thomas Schlich, Pfaffenweiler 1999, S. 53–77. Johanna Schrön, Ein ‚großes, lebendiges Lehrbuch der Hygiene'. Die Internationale Hygiene-Ausstellung in Dresden 1911. In: Wissenspopularisierung. Konzepte der Wissensverbreitung im Wandel, hg. von Karsten Kretschmann, Berlin 2003, S. 309–323.
114 De Bary rät von solchen Modellen ab, da sie zu teuer seien und empfiehlt stattdessen einfache geometrische Gegenstände zur Stimulierung der Vorstellungskraft – auch das ist wieder eine charakteristische Stellungnahme im Konkurrenzkampf um das neue Wissen: Eine „Billardkugel, ein Bleistift und ein Korkzieher veranschaulichen diese drei Hauptformen aufs Genaueste, sodass hier Niemand nöthig hat, zu seiner Belehrung kostspielige Modelle, wie sie zum Kauf angeboten werden, zu benutzen. Zur Veranschaulichung verweise ich hier einstweilen auf die in den späteren Vorlesungen näher zu besprechenden Figuren" (de Bary, Vorlesungen über Bacterien, S. 8). Die Modelle, die auf den Ausstellungen 1903 und 1911 zu sehen sind, werden in den Lingner-Werken fabriziert, unter der Anleitung eigens angestellter Mediziner, Bakteriologen, Chemiker. Man sieht an den umfassenden Bemühungen Lingners, die Bakteriologie als Hygiene zu kommerzialisieren, dass hier eine frühkapitalistische Monopolbildung stattfindet. Zur Beschreibung der Modelle, die ihre Bezugsobjekte in 8.000-facher Vergößerung darstellen vgl. Brecht/Nikolow, Displaying the Invisible, S. 523.
115 Beispielsweise in: Über Land und Meer, 30, 1903, S. 679; Chinosol und vor allem Lysoform werden beide in der illustrierten Familienpresse ab der Jahrhundertwende intensiv beworben, zu Chinosol vgl. die exemplarische Anzeige in: Über Land und Meer, 27, 1903, S. 614, vgl. auch Reklameflugblätter der Chinosol-Fabrik Franz-Fritzsche & Co., Hamburg: ‚Wie erhalte ich meine Gesundheit'? Mit Farblithographien illustrierter Umschlag, Leipzig 1902, ‚Chinosol. Starkes wasserlösliches Antiseptikum und Desinfiziens'. Hamburg 1910.
116 Tomes, Epidemic Entertainments.

tagionismus und Krankheit, sondern – und das ist vielleicht ein Geheimnis ihrer stupenden Wirksamkeit bis in die Bezirke wissenschaftskritischer Intellektueller hinein – Bakterienunterhaltung in all ihrer möglichen Vielfalt. Das unscharfe Objekt, doppelkodiert als ‚schöner Schwimmer' und ‚Staatsfeind', verfügt über breite semantische Felder: Zoomorphie, florale Dekorativität, Vitalität, Artistik einerseits, Schmutz, Alterität, Migration, Invasion, Parasitentum, Kampf und Krieg andererseits. Diese Felder, die erkennbar in die Richtung ‚Kunstschönheit' und in Richtung ‚Politik' weisen, bilden nun in der Alltagskommunikation eine blühende Metaphernkultur aus; hinzu kommen Qualitäten des Komischen und des Absurden, die als Rezeptionsreflex auf die primäre Unschärfe und Zweifelhaftigkeit zu lesen sind. Dieser Entfaltungsprozess zum kollektiven Wissenssymbol setzt um 1883 ein, als Mikroben mit der ersten Hygieneausstellung in Berlin und mit Kochs erfolgreicher Choleraexpedition ein „öffentliches Dasein zu führen begannen";[117] bis dahin zirkulierte bakteriologisches Wissen als weitgehend esoterischer Spezialdiskurs. Danach differenziert das mehrdeutige epistemische Ding ‚Bakterium' verschiedene, abgrenzbare Sinn-Dimensionen aus, Subscriptiones in der Terminologie Links, die sich in den politischen, den ästhetischen und den komischen Sinnbereich untergliedern lassen. Dabei entwickelt sich der primäre, wissenschaftsinterne Bedeutungspluralismus zu einer komplexen semantischen Struktur, die durch hohe Variabilität und Anschlussfähigkeit an Nachbardiskurse gekennzeichnet ist. Ihre Entstehung und mediale Gestalt sollen im Folgenden rekonstruiert werden.

1.2.1 Bakterienpolitik

Im Vordergrund stehen auch hier zunächst die Feind- und Invasionsmetaphern, die Kochs spätere Texte kennzeichnen und in denen sich politische und mikrobiologische Sphäre überschneiden. „An den Ufern des heiligen Ganges" habe „eine neue Hydra ihr furchtbares Haupt erhoben", so verkündet die *Gartenlaube* 1884 im apokalyptischen Ton, um gleich darauf den Schrecken rational zu bannen. Denn die Hydra, so weiß man seit Kochs Rückkehr, wird durch „Einwanderung eines [...] winzigen Pilzes in den menschlichen Körper erzeugt", dessen nunmehrige Identifikation man dem großen Forscher verdanke.[118] Diese neue

---

117 Gradmann, Krankheit im Labor, S. 268. Gradmann zeigt, dass Koch auf der Hygieneausstellung in Berlin erstmals die Gelegenheit hatte, nicht nur das Objekt selbst – „gefährliche und ungefährliche Bakterien", wie er an seine Tochter schreibt –, sondern auch die von ihm entwickelten repräsentationalen Verfahren der Öffentlichkeit zu demonstrieren.
118 Valerius, Die Cholera-Gefahr. In: Die Gartenlaube, 32, 30, 1884, S. 500–502, 500.

Benennungsmacht entpuppt sich bei genauer Betrachtung als Metaphorisierungsmacht: Nur „dadurch, dass jeder sein Haus zu einer festen, gesunden Burg gestalte", werde „der Sieg des menschlichen Verstandes über den unsichtbaren tückischen Feind ermöglicht".[119] In der räumlichen Anordnung von Burg und feindlicher Umgebung, innerer Sauberkeit und äußerem Schmutz zeichnen sich – noch subtil – die imperialen Konnotationen der populären Bakterienkunde ab, wobei die Sinnsphäre des Hauses beliebig durch diejenige des Körpers ersetzbar ist: 1891 etikettiert die *Gartenlaube* etwa den Tuberkelbazillus als „entsetzlichen, schleichenden Zerstörer des menschlichen Körpers".[120]

Das Bild des Gegners aus der kolonialen Ferne verfestigt sich weiterhin über alltagsliterarische Transformationen, das zeigt exemplarisch der neuartige Texttypus des bakteriologischen Gelegenheitsgedichts. Im März 1884, zwei Monate vor Kochs Rückkehr aus Indien, erscheint im *Kladderadatsch* folgendes Poem aus anonymer Feder:

Die Komma-Bacillen

Die Krankheitserreger,
Voll Schrecken und Graus,
Die Choleraträger,
Jetzt sind sie heraus!

Die lange im Stillen
Sich heimlich versteckt,
Die Komma-Bacillen,
Jetzt sind sie entdeckt!

Die Menschenvernichter,
Jetzt kennt man sie doch!
Ihr Finder und Züchter,
Hoch leb Dr. Koch!

Dir half, sie zu finden,
O Koch, das Geschick!
Jetzt lass sie verschwinden,
Und groß ist das Glück.[121]

Schreckliche, grauenhafte Menschenvernichter, deren heimliches Tun gleichwohl jenen Schlüssellochblick anregt, den die Massenmedien dann bereitwillig und kompetitiv offerieren – man sieht deutlich, wie gut Kochs epistemische Metaphern in Spannungserzählungen übersetzbar sind und mit welchen emotionalisierenden Strategien Leser für ein lustvolles Grauen geworben werden. Dabei verstärkt die abschließende, utopische Glücksbehauptung die Wirkung des Textes. Sie entspricht der positiven Schlusspointe in formelhafter Kinderlyrik und ist auch als deren Moraldidaxe zu lesen: Wer an die taghellen Wissenschaften glaubt, ist vor heimlichen Vernichtern auf magische Weise gesichert;[122] selbst

---

[119] Valerius, Cholera-Gefahr, S. 502.
[120] Max Salomon, Eine Großthat der Wissenschaft. Robert Koch und die Heilung der Lungenschwindsucht. In: Die Gartenlaube, 38, 26, 1890, S. 818–821, 818.
[121] Kladderadatsch 37, 13, 23. März 1884, S. 51.
[122] Vgl. Jens Thiele/Jörg Steitz-Kallenbach, Handbuch Kinderliteratur. Grundwissen für Ausbildung und Praxis, Freiburg i.Br. 2003, S. 157–174.

wenn pathogene Bakterien erst sechzig Jahre später durch Antibiotika tatsächlich ‚zum Verschwinden' gebracht werden. Ähnliche literarische Utopismen finden sich im *Liederbuch für deutsche Ärzte und Naturforscher* von 1892, einer Sammlung von Gelegenheitsgedichten und Liedern, die auf den Naturforschertagungen und anderen geselligen Anlässen vorgetragen und gesungen wurden.[123] Hier verdichten sich bakteriologische Feindbilder auf eindrucksvolle Weise:

> Dort, wo die Lotosblum am Ganges blühet / wächst auch der Kommapilz im trüben Tank / vor welchem der Kulturmensch ängstlich fliehet / der das entdeckte, Koch sei tausend Dank! / Kennt man den Feind erst von Angesicht, / fehlt es auch sicher an Mitteln nicht,[124]

so lautet der sechste Vers des programmatischen Gedichts „Krieg den Bakterien!". Mit der einfachen, kolonialistischen Ordnung aus Freund und Feind, Kultur und Natur, primitiv und zivilisiert scheint sich die Lösung des Problems von selbst einzustellen: Benennen, Bewerten und erfolgreich Eliminieren gehen Hand in Hand. Dieser metonymische Kurzschluss prägt zahlreiche populärbakteriologische Texte, prägt ihnen auch meist politische Tendenzen ein. Wie sehr ein solcher Utopismus in genuin literarischen Formen wurzelt, im magischen Zauber des Kinderliedes etwa, zeigt ein weiterer Text aus dem *Liederbuch*, das „Bacillen-Lied":

> Endlich ist die große That gelungen / des Verbrechers Treiben konstatiert / jetzt das Schwert der Wissenschaft geschwungen / wider unsren Feind den Kampf geführt: Sublimat, Carbol, – vallera / Kreolin, Lysol – vallera / der Bacillen Brut bald decimiert.[125]

Mikrobenunterhaltung, autoritätsstaatlicher Chauvinismus und wissenschaftliche Illusionen gehen in den Vallera-Gesängen der feiernden Ärztezunft eine augenfällige Verbindung ein. Diese chauvinistischen Züge der populären Bakterio-

---

[123] Liederbuch für deutsche Ärzte und Naturforscher. Ambrosia und Nektar! 200 ernste und heitere Fest- und Tafellieder, Reden, Aufsätze etc. medizinischen und naturwissenschaftlichen Inhalts, hg. von Hermann Korb, Hamburg 1892 [Reprint Bremen 2012]. Ich danke Wolfgang U. Eckart für einschlägige Informationen. Insgesamt ist das *Liederbuch* eine bisher zu wenig aufgearbeitete, wichtige Quellensammlung zur Popularisierung und Transformation von medizinischem, vor allem aber bakteriologischem Wissen. Man kann diesem bemerkenswerten Korpus von Gelegenheitslyrik sowohl die autoritätsstaatliche Ideologisierung dieses Wissens als auch dessen elementare Literarizität exemplarisch ablesen. Vgl. auch Wolfgang U. Eckart, Wahn. In: Literatur und Medizin. Ein Lexikon, hg. von Bettina von Jagow und Florian Steger, Göttingen 2005, Sp. 843.
[124] Dr. Neidhart, Krieg den Bakterien! In: Korb, Liederbuch, S. 467 f., 468.
[125] Dr. Ollendorf-Gladbach, Bacillen-Lied. In: Korb, Liederbuch, S. 471 f.

logie nehmen nun mit wachsender Kriegsnähe weiter zu, was exemplarisch in einer medizinischen Aufklärungsfibel aus der Kosmos-Reihe, mithin der didaktischen Massenliteratur sichtbar wird[126]; der Titel lautet *Vom sieghaften Zellenstaat* (1913).[127] Kochs Stil ist ja trotz charakteristischer Bilder im Wesentlichen sachlich und bis auf die Berichte der Choleraexpedition eher deskriptiv und technisch als erzählend und emotionalisierend. Einem breiten Spektrum an lateinischen Gattungstermini, Kokken, Vibrionen, Spirillen, Sporen stehen nur sporadische Militarismen gegenüber. Dies gilt im Übrigen für die Mehrheit der bakteriologischen Handbücher, Atlanten, Zusammenfassungen und historischen Abrisse um 1900, seien sie aus medizinischer oder botanischer Feder. Ganz anders verhält es sich in der Schrift *Vom sieghaften Zellenstaat*, die von einem professionellen Popularisierer, dem Mediziner Hermann Dekker verfasst ist. Hier verbindet sich Bakterienunterhaltung mit handfester Kriegspropaganda zur imperialistischen Ideologie.[128]

Ausgangspunkt der sozialdarwinistischen Kampferzählung, die den Körper, das „unteilbare Gebäude der Hunderttausende von Zellen" im Dauerkrieg gegen „das mörderische Heer der Bazillen" vorstellt,[129] ist zunächst eine Entdemokratisierung von Virchows Organismusmodell. Dessen Idee vom Körper als Föderation, als „gesellschaftliche", aber nicht „despotische oder oligarchische Einheit"[130] wird durch ein hierarchisches Staatsgebilde ersetzt, das sich weniger

---

126 Innerhalb der naturwissenschaftlichen Massenbildung um 1900 ist das von Walther Keller 1903 gegründete Kosmos-Projekt in der Tradition Alexander von Humboldts einzigartig: Die Kosmos-Gesellschaft der Franckschen Verlagshandlung in Stuttgart, „erste kommerzielle Buchgemeinschaft für die Naturkunde in Deutschland" (Daum, Wissenschaftspopularisierung, S. 185), zählt schon binnen eines Jahrzehnts über 100.000 Mitglieder. Neben die assoziierten Medien – Zeitschrift *Kosmos* und Buchreihe *Kosmos-Bändchen* – treten Vortragsreihen, Lehrmittelsammlungen, Kurse und Studienreisen. Die von den Mitgliedern abonnierte Zeitschrift versteht sich weniger als sachliche Abhandlung für ein gebildetes Publikum denn als illustrierte Revue: Sie vereinigt Weltanschauliches, Naturschutzartikel mit bunten Illustrationen, Tierphotographien und Zeichnungen, Informationsrubriken und Eigenwerbung. Ähnliches gilt für die *Kosmos-Bändchen*, die in einem hochemotionalisierten Stil Weltanschauliches und Wissenschaftliches vermischen und dabei nicht selten die Grenze zur ideologischen Manipulation überschreiten (vgl. Daum, Wissenschaftspopularisierung, S. 185 f., 373 f.).
127 Hermann Dekker, Vom sieghaften Zellenstaat, Stuttgart 1913.
128 Der Mediziner Dekker zählt zum Feld der Kosmos-Popularisierer um Bölsche und Francé und veröffentlicht in der Kosmos-Reihe, aber auch bei anderen Verlagen zahlreiche populärwissenschaftliche Bücher, u. a. zur Naturgeschichte des Kindes, zur Sinnesphysiologie und zur Infektionsmedizin.
129 Dekker, Vom sieghaften Zellenstaat, S. 17.
130 Rudolf Virchow, Die Kritiker der Cellularpathologie. In: Archiv für pathologische Anatomie und Physiologie und für klinische Medicin, 18, 1/2, 1860, S. 1–14, 5. Vgl. auch den folgenden vielzitierten Passus: „Daraus geht hervor, dass die Zusammensetzung eines größeren Kör-

über arbeitsteilige Differenzierung als über innere Homogenität und Abgrenzung nach außen konstituiert:

> Wie eine Trutzburg steht alles Lebendige im Leben. In eiserner Wehr, gepanzert und gegürtet. Auch so der Menschenleib! Die Millionen von Zellen zu gleicher Zeit Bollwerk und Landsknecht, Zinne und Verteidiger, Turm und Wächter, Staat und Bürger.[131]

Der ursprünglich liberale wird zum imperialen Zellenstaat, der sich gegen „die ärgsten Feinde des Menschengeschlechts" dauerhaft zur Wehr setzen muss, und solche Koch-Referenzen laufen auf Krieg als einzig mögliche Heilung hinaus: „Das Blut duldet nichts Unreines! Alles, was fremd ist, wird zerstört, vernichtet, unschädlich gemacht";[132] so bündelt Dekker hygienische, ethische und räumliche Grenzziehungen. Derartige Sauberkeitsphantasmen, die acht Jahre früher in der Gründung der *Deutschen Gesellschaft für Rassenhygiene* institutionelle Gestalt angenommen hatten, sensibilisieren den Leser für die folgende Dramatisierung des bakteriellen Infektionsprozesses. Unter der Kapitelüberschrift „Krieg!" wird die Geschichte vom vermeintlich harmlosen Nadelstich in den Oberarm erzählt, der die staatszersetzende „Unreinheit, die daran geklebt, die bösen Bakterien, die daran gesessen",[133] in die Trutzburg des Zellenstaates eingeschleppt hat. Daraus folgt notwendigerweise die militärische Intervention, und so erscheint der Krankheitsprozess als totale Mobilmachung und totaler Krieg zwischen anthropomorphen Leukozyten und anthropomorphen Bakterien. Dabei zieht der Verfasser alle rhetorischen Register und geht weit über das hinaus, was Koch, Löffler, de Bary, Cohn und andere Fachwissenschaftler je an Personifikationen zu bieten hatten:

> Kehren wir zurück zu unserem ursprünglichen Kriegsschauplatz. Armeen reihen sich auf im gegenseitigen Vernichtungskampf, und immer noch stehen sich Armeen gegenüber. [...] Der Körper macht auf der ganzen Linie mobil! Holla! Alle Mann in den Kampf! [...] Sein ganzes Arsenal hat der Zellenstaat geplündert, um dem Feind den letzten Mann, die letzten Waffen gegenüberzustellen. Hie Leukozyten, hie Bakterien! Ein rasendes Ringen! Tod oder Leben! Sieg oder Untergang! [...] Und langsam entwickelt sich ein neues, hoffnungsfreudiges Bild. Eine Kriegslage, die dem Zellenstaat den Sieg verheißt.[134]

---

pers immer auf eine Art von gesellschaftlicher Einrichtung herauskommt, eine Einrichtung socialer Art, wo eine Masse von einzelnen Existenzen auf einander angewiesen ist, aber so, dass jedes Element für sich eine besondere Thätigkeit hat, und dass jedes, wenn es auch die Anregung zu seiner Thätigkeit von anderen Theilen her empfängt, doch die eigentliche Leistung von sich ausgehen" (Rudolf Virchow, Die Cellularpathologie, in ihrer Begründung auf physiologische und pathologische Gewebelehre, 2., neu durchges. Aufl., Berlin 1859, S. 12 f.).

131 Dekker, Vom sieghaften Zellenstaat, S. 45 f.
132 Dekker, Vom sieghaften Zellenstaat, S. 48, 64 f.
133 Dekker, Vom sieghaften Zellenstaat, S. 67.

,Holla, alle Mann im Kampf': An die Stelle von Explikation und Deskription treten Fiktionalisierung und szenische Ausgestaltung, aus der Belehrung gebildeter Stände wird beste Kriegsunterhaltung für das Massenpublikum der Kosmos-Reihe. Das stammelnde Staccato der Erzählinstanz erinnert an Kriegsreportage und bedient damit ausgesprochen moderne Medienformate; es macht den Leser zum Zuhörer und Zuschauer, der dem begeisterten Reporter am Mikrofon lauscht. So lädt Dekkers mitunter unfreiwillig komische Dramatisierung der Mikrobenschlacht im Körper zum Nacherleben dieses fröhlichen Kriegsabenteuers ein, und man sieht, wie ein Wissenschaftsobjekt von elementarer Literarizität innerhalb gewisser Laufzeit poetisch zu ,wuchern' beginnt. Zudem findet der Krieg in einer fiktionalen Welt diminutiver Akteure statt, quasi in jenem Puppenstubenformat, in dem schon E. T. A. Hoffmann das Grauenerregende einhegt; und er endet, im Gegensatz zum folgenden Weltkrieg und zur bakteriellen Sepsis, glücklich – mit dem ‚Hinauswurf' des „Bakteriengesindels".[135]

Zwar fordert auch der Mikrobenkrieg Opfer, aber der Untergang Einzelner, das suggeriert Dekkers Sauberkeitspropaganda, ist notwendig und gerechtfertigt um des höheren ideologischen Zieles willen. Denn am Ende ist die Integrität des physischen und politischen Staatskörpers wiederhergestellt und das Fremde ausgetrieben:

> Viktoria! Der Feind ist draußen, heimgeschickt! Der Zellenstaat befreit von den drängenden Peinigern! Der Kampf war heiß, der Sieg war teuer und mit großen Opfern erkauft, aber das Ziel ist erreicht, der Körper gerettet![136]

Die Fabel von unreiner Einwanderung, rasendem Ringen und heimgeschickten Feinden reduziert die humane Immunabwehr, die 1913 bereits als hochkomplexer Prozess identifiziert ist, zu einem Set binärer Oppositionen wie rein/unrein, fremd/eigen, außen/innen. Dabei transportiert Kochs Staatsfeind-Anthropomorphismus zunehmend imperialistische, xenophobe Vorstellungen: Er ist das Fremde, Böse und Schmutzige schlechthin. Die intensiven „Verflechtungen [...] zwischen bakteriologischer Wissenschaft, Medizinalverwaltung und Militär um 1900", auf die Silvia Berger immer wieder hingewiesen hat, markieren nicht nur die Bakteriologie als „staatstragende und vom Staat getragene Wissenschaft";[137] sie werden auch in der Sprache des *microbe entertainment* aufs Deutlichste

---

134 Dekker, Vom sieghaften Zellenstaat, S. 70 f.
135 Dekker, Vom sieghaften Zellenstaat, S. 75.
136 Dekker, Vom sieghaften Zellenstaat, S. 71.
137 Silvia Berger, ‚Die Jagd auf Mikrobien hat erheblich an Reiz verloren'. Der sinkende Stern der Bakteriologie in Medizin und Gesundheitspolitik der Weimarer Republik. In: Das präventive Selbst. Eine Kulturgeschichte moderner Gesundheitspolitik, hg. von Martin Lengwiler und Jeanette Madarász, Bielefeld 2010, S. 87–114, 91.

spürbar. So leuchtet schon bei voraussetzungsfreier Lektüre ein, dass dieser mit allen Mitteln literarisierte Text zumindest einen doppelten propagandistischen Zweck verfolgt – Bakteriologiepropaganda und Kriegspropaganda –, wenn nicht überhaupt nur militärische Unterhaltung mit naturwissenschaftlicher Autorität verkauft werden soll.

Tatsächlich ist die Begriffsgeschichte von ‚Ansteckung' durch reziproke Austauschbeziehungen zwischen medikaler und politischer Sphäre gekennzeichnet, die bis in die Antike zurückreichen und im kulturellen Gedächtnis so fest verankert sind, dass der populäre Infektionsdiskurs des Fin de Siècle problemlos daran anknüpfen kann. Schon das lateinische *contagio* und das seltenere griechische *epaphé*, die in der antiken Medizin Vorgänge der Übertragung, Berührung, Kontamination bezeichnen, enthalten zusätzliche, religiöse und moralische Konnotationen.[138] Im Mittelalter gebrauchen dann Chronisten und Theologen *contagio* nicht selten für die Ausbreitung revolutionärer oder häretischer Ideen, wobei nach der verheerenden zweiten Pestpandemie (1348) die medikale Bedeutung – Krankheitsübertragung durch Berührung, Anhauchen – dominiert.[139] Girolamo Fracastoro schließlich systematisiert in der Schrift *De contagionibus et contagiis morbis et eorum curatione* (1546) die Vorstellung vom materiellen Kontagion, das nunmehr zum festen Beschreibungsinventar für bestimmte Seuchen zählt: Pest, Pocken, Typhus und Syphilis.[140] Gleichermaßen kursiert der Begriff ‚Contagion' aber auch im politischen und religiösen Diskurs der Aufklärung und bezeichnet jene geistigen Epidemien, etwa den Enthusiasmus, die sich der Vernunftkontrolle entziehen. So gebraucht David Hume in *The History of England* (1759) den Begriff für die Verbreitung der Pest wie für diejenige reformatorischer Ideen,[141] und auf ähnliche Weise bewertet Shaftesbury in *A Letter Concerning En-*

---

138 Vgl. Vivian Nutton, Did the Greeks have a Word for it? Contagion and Contagion Theory in Classical Antiquity. In: Contagion. Perspectives from Pre-modern Societies, hg. von L. I. Conrad und D. Wujastyk, Aldershot 2000, S. 137–162; Martina King/Thomas Rütten, Introduction. In: Contagionism and Contagious Diseases. Medicine and Literature 1880–1933, hg. von Martina King und Thomas Rütten, Berlin 2013, S. 1–17, 1.
139 Vgl. Samuel K. Cohn Jr., Epidemiology of the Black Death and Successive Waves of Plague. In: Pestilential Complexities. Understanding Medieval Plague, hg. von Vivian Nutton, London 2008 (Medical History, Supplement C, 27), S. 74–100, 79 f.
140 Die empirische Evidenz, dass diese Epidemien ansteckend sind, ist so überwältigend, dass auch galenisch geprägte Ärzte kontagionistisch zu denken beginnen – obwohl Fracastoros Schrift nur sehr zögerlich rezipiert wird, vgl. Vivian Nutton, The Reception of Fracastoro's Theory of Contagion. The Seed that Fell Among the Thorns. In: Osiris, 6, 1990, S. 196–234.
141 Vgl. das Kapitel „Henry VIII., A. D. 1541" aus *The History of England*: „But though the church was thus carried by policy as well as inclination to kindle the fires of persecution, they found the success of this remedy very precarious, and observed, that the enthusiastic zeal of the reformers, inflamed by punishment, was apt to prove contagious on the compas-

thusiasm (1708) gefährlichen religiösen Fanatismus. Bei Shaftesbury verschwimmen ferner die Grenzen zwischen physischer und sozialer Ansteckung, da auch die geistige Infektion ganz konkret über ein materiales Partikel zustande kommt, das sich durch Einatmen oder Berühren überträgt.[142] Die Infektiosität unkontrollierter Leidenschaftlichkeit zieht sich als Denkfigur durch die europäische Aufklärung, sei das nun poetische Kreativität, Lesewut oder Jansenistische Gruppenekstase; sie reicht bis zu Carl Gustav Carus' nachaufklärerischen *Geistes-Epidemien der Menschheit* und ist auch um 1900 noch topisch.[143]

Mit anderen Worten bezeichnet das Ansteckungskonzept bereits seit Jahrhunderten die Übertragung von gefährlichen Krankheitspartikeln *und* von staatsgefährdenden Ideen, bevor es mit den Mikroben Kochs der biologisch-medizinischen Sphäre zugewiesen und dann erneut zum Ausbreitungsprinzip des Bösen repolitisiert wird. Metaphorische Übertragungsvorgänge im engeren Sinn – Dekker spricht von den „drängenden Peinigern", die sich zuletzt „wünschen [...], sie wären nie in den Menschenleib eingedrungen"[144] – stellen hier eigentlich nur den historischen Endpunkt einer langen Geschichte des Begriffsparallelismus dar. Allerdings kommen mit dem *Contagium vivum* grundlegende semantische Innovationen hinzu, da das Ansteckungspartikel jetzt anthropomorphe Gestalt erhalten und umso besser autoritätspolitische und xenophobe Affekte transportieren kann.[145]

---

sionate minds of the spectators. The new doctrine, amidst all the dangers to which it was exposed, secretly spread itself everywhere [...]" (David Hume, The History of England, 4. Aufl., neu gedruckt als Bd. 3 von The History of England by Hume and Smollett, London 1834 [1759], S. 165).
142 Vgl. Antony A. C., Earl of Shaftesbury: „The combustible Matters lie prepar'd within, and ready to take fire at a spark; but chiefly in a Multitude seiz'd with the same Spirit. No wonder if the Blaze rises so of a sudden; when innumerable Eyes glow with the Passion, and heaving Breasts are labouring with Inspiration; when not the aspect only, but the very Breath and Exhalations of Men are infectious, and the inspiring Disease imparts itself by insensible Transpiration" (Antony A. C., Earl of Shaftesbury, Characteristikcs of Men, Manners, Opinions, Times, 5. Aufl. in 3 Bde., Bd. 1: Characteristics. Treatise I. A Letter concerning Enthusiasm to my Lord, London 1732 [1708], S. 3–55, 45).
143 Vgl. Philippe Hecquet, Le Naturalisme des convulsions dans les maladies de l'épidémie convulsionnaire, 3 Bde., A Soleure 1733; Carl Gustav Carus, Über Geistes-Epidemien der Menschheit, Leipzig/Meißen 1852; Willy Hellpach, Die geistigen Epidemien, Frankfurt a. M. 1906 (Die Gesellschaft 11); vgl. dazu Olaf Briese, ‚Social Contagionism'. Psychology, Criminology and Sociology in the Slipstream of Infection. In: Contagionism and Contagious Diseases. Medicine and Literature 1880–1933, hg. von Thomas Rütten und Martina King, Berlin 2012, S. 17–41.
144 Dekker, Vom sieghaften Zellenstaat, S. 71, 74.
145 Ein ähnliches semantisches Fließgleichgewicht zwischen biologischer und politischer Sphäre kennzeichnet die Begriffsgeschichte der zweiten zentralen Sinnfigur in Dekkers Text –

Jedenfalls zeigen solche langfristigen, reziproken Austauschbeziehungen zwischen politischem und medizinisch-biologischem Diskurs, wie eng beide Sphären miteinander verklammert sind. Dementsprechend ist für Dekkers Schrift nicht ohne Weiteres entscheidbar, was hier eigentlich als Bildspender und was als Bildempfänger beziehungsweise als Bildbereich und Sachbereich fungiert.[146] Anders gesprochen stellt sich mit Blick auf die Begriffsgeschichte die Frage, ob das Kosmos-Büchlein vielleicht gleichermaßen eine Schrift der „volkstümlichen Wissenschaft"[147] und eine Kriegsschrift darstellt.[148] Am diffusen Bedeutungsspektrum des bazillären Staatsfeindes und an seiner zunehmen-

---

des politischen Körpers. Seit Platos *Politeia* wird die Analogie von Körper und Staat zur Interpretation von politischen Machtgefügen herangezogen. So gesellt sich zur antiken Physiologisierung des Abstraktums ‚Staat' vom zwölften bis zum vierzehnten Jahrhundert zunächst eine typologische Lesart (Christine de Pizan, *Livre du corps de policie*, 1404–1407), während Machiavellis *Der Fürst* (1532) und Hobbes' *Leviathan* (1651) Krankheit in die mittlerweile bewährte Analogie eintragen und damit ein wesentliches normatives Element: Der Staat kann ideal oder gestört sein, also krank. Eine weitere Umdeutung ergibt sich im *Leviathan* insofern, als Hobbes' Analyse von Staatsgefahren als Krankheiten des politischen Körpers das antike und mittelalterliche Hierarchieschema zugunsten eines eher funktionalen, pathologisch-anatomischen Modells suspendiert; vgl. dazu Andreas Musolff, Metaphor in the History of Ideas and Discourses. A Medieval Version of the Body-State Analogy. In: Metaphor and Discourse, hg. von A. Musolff und J. Zinken, Basingstoke 2009, S. 233–247; Andreas Musolff, Political Metaphor and Bodies Politic. In: Perspectives in Poltics and Discourse, hg. von Urszula Okulska und Piotr Cap, Amsterdam 2010, S. 23–41; Andreas Musolff, Health and Illness of the Leviathan. Hobbes's Use of the Commonplace Metaphor of the Body Politic. In: Commonplace Culture in Western Europe in the Early Modern Period, Bd. 2: Consolidation of God-given Power, hg. von Kathryn Banks und Philiep P. Bossier, Leuven 2011, S. 175–193. An diese Mechanisierung und Materialisierung der Körper-Staat-Analogie kann dann im neunzehnten Jahrhundert der umgekehrte Transfer anschließen, als die neuartige Zellularpathologie neuartige Verbildlichungsstrategien erforderlich macht und die Analogie zum Zellenstaat re-medikalisiert wird; dass sich zu diesem Zeitpunkt politische und ethische Konnotationen kaum mehr vom medizinischen Konzept ablösen lassen, versteht sich von selbst.
146 Auch für Musolff ist das ‚Metaphorical Mapping' von politisch-medikalen Metaphern „not restricted to an unidirectional meaning transfer but affects both the source and the target concepts" (Andreas Musolff, Immigrants and Parasites. The History of a Bio-Social Metaphor. In: Migrations. Interdisciplinary Perspectives, hg. von Michi Messer, Renee Schroeder und Ruth Wodak, Heidelberg 2012, S. 249–258, 253).
147 So ein Kommentarband des Kosmos mit dem Titel *Volkstümliche Naturwissenschaft* (1913), in dem sich Dekker freimütig zur eigenen medialen Macht äußert, zit. nach Daum, Wissenschaftspopularisierung, S. 375.
148 Verstärkt wird der wechselseitige semantische Transfer zwischen den Sphären ‚Wissenschaft' und ‚Politik' durch einen Biologismus, der schon seit Carl Vogt die Sprache politischer Radikalität im neunzehnten Jahrhundert durchsetzt. Die Schrift *Untersuchungen über Thierstaaten* des 1848er-Revolutionärs und Zoologieprofessors ist u. a. als politisches Pamphlet zu lesen, das für den Anarchismus votiert, insofern „jede Staatsform, jedes Gesetz" für Vogt ledig-

den Radikalisierung zwischen Koch, *Gartenlaube* und Dekker zeigt sich jedenfalls, dass es *die Wissenschaftsmetapher als solche* wohl kaum gibt; dass solche Metaphern vielmehr ausgesprochen relativ zu ihren epistemologischen, medialen und ökonomischen Rahmenbedingungen funktionieren.[149]

So haben beispielsweise dieselben politischen Anthropomorphismen, die in Kochs Fachartikeln der Konzeptualisierung eines wissenschaftlichen Gegenstands dienten, in drei verschiedenen sozialen Binnenmilieus der 1910er Jahre ganz unterschiedliche kommunikative Funktionen. Da ist erstens das hochkommerzielle Feld des *Kosmos*, wo um Leserzahlen und Auflagenhöhen gerungen wird. Ganz offensichtlich geht es hier um die Selbstvermarktung des Verfassers Dekker, um Marktdominanz einer neuen Buchreihe und um die Instrumentalisierung einer Kriegsideologie, mit der man sich um 1910 Wirksamkeit sichern kann. Auf diese Funktion von Wissenschaftsmetaphorik weist ein aussagekräftiger Selbstkommentar Dekkers hin, der sich im Angesicht der auf 100.000 Mitglieder angewachsenen Kosmos-Gesellschaft freimütig zu dem „Machtmittel" der Reihe und zum Prinzip der Massenideologisierung bekennt:

> Und schrieb ich ein Bändchen, so wirkt es an 100000 Stellen, hier, dort, in Deutschland, Sibirien, Afrika – in der ganzen Welt. [...] Welche Verantwortung! Ich kann spielen auf den Seelen der Kosmos-Mitglieder, ich kann Saiten anschlagen, erklingen, nachhallen lassen, wie ich will. Ich fühle, ich bin eine Macht.[150]

Das Spielen auf den Seelen des Massenpublikums vollzieht sich in der Sprache der einfachen Begeisterungsformeln zwischen Hurrapatriotismus und Pferderennen, die das neue Reinheitsprogramm zur gemeinschaftlichen Sache von tausenden von Kosmos-Lesern macht. Auf diese Weise stiftet man kollektive Identität und sichert sich selbst Präsenz im expandierenden Sachbuchmarkt. So zumindest ließe sich Dekkers Projekt von weiteren Binnenmilieus abgrenzen, wo die Analogie von Mikrobenkrieg und imperialem Krieg ebenfalls genützt wird – etwa in der expressionistischen Avantgarde, das ist das zweite zeittypische Binnenmilieu. Hier allerdings dienen einschlägige Biologismen nicht der

---

lich „ein Zeichen der mangelnden Vollendung unseres Naturzustandes" ist (Carl Vogt, Untersuchungen über Thierstaaten, Frankfurt a. M. 1851, S. 2).
149 Das Verhältnis des bakteriologischen ‚Staatsfeind'-Tropus zu den Bezugsdiskursen Biologie, Medizin und Politik ließe sich mit James Bono als Diskursinteraktion durch eine bedeutungsvariante Metapher bezeichnen. Bono argumentiert mit Blick auf Interaktions- und Konzeptmetapherntheorien, dass Wissenschaftsmetaphern als Medium des Austausches fungierten und auf der Basis von binnen- und außerwissenschaftlichen Bedeutungsverschiebungen Theorien und Diskurse zusammenbrächten (Bono, Science, Discourse and Literature, bes. S. 73).
150 In *Volkstümliche Naturwissenschaft* 1913, zit. nach Daum, Wissenschaftspopularisierung, S. 375.

Wissenschaftspopularisierung, und die Kriegsemphase der Akteure zielt nicht oder nicht nur auf reale militärische Intervention:[151] „Der Krieg ist als solcher nicht wünschbar", schreibt Robert Müller 1912 in der frühexpressionistischen Wiener Zeitschrift *Der Ruf*,

> sondern in seinen ethischen Erscheinungen und in seiner Produktivität. [...] Wenn sich ein ungeheurer Körper, wie ihn unsere bürgerlichen Gesellschaften und Staaten darstellen, nicht wehrhaft erhält [...], ist es ein redender Leichnam, ist es Literatur, und die Zeit naht, wo seine Nachbarn von Nekrophilie befallen werden.[152]

Müller, der wenig später die generationentypische Wandlung von der irrationalen Kriegsemphase zum Pazifismus vollziehen wird, zielt mit seiner Version der biologistischen Kriegspropaganda weniger auf territoriale denn auf ästhetisch-kulturelle Reinigung. Steht das Phantasma vom rauschhaften, ‚kreativen' Krieg im Zeichen von ästhetischem Utopismus und radikaler Spracherneuerung, wie sie auch Georg Heyms und August Stramms Kriegslyrik kennzeichnen, so bemüht Müller für seinen Reinigungskrieg nun seinerseits die populäre Analogie der mikroskopischen Feinde:

> Einen siegreichen Krieg soll man führen, wie unser Blut ihn lehrt, wenn an einem schönen Sommertage des Gemüts die Blutkörperchen in Schlachtordnung gegen die ‚Fremdkörper' ausrücken und in wilder Schlacht die Eindringlinge vollständig vernichten. Nach diesem Morden wird der Kopf klar und hell, die Organe gedeihen und das Gemüt hat Sommer von innen her. Die Wohlfahrt kommt dem kleinsten Teile zugute.[153]

‚Wilde Schlacht' und ‚siegreicher Krieg' gegen böse ‚Eindringlinge': Mögen die Ähnlichkeiten von Müllers und Dekkers wilden Staatskörperszenarien auch frappant sein, so könnte die kommunikative Situation kaum unterschiedlicher ausfallen. Müllers Mikrobenkrieg zielt nicht auf kollektive Identitätsstiftung für ein Massenpublikum, sondern auf intellektuellen Aristokratismus für Literaten aus den eigenen Reihen, die nach Auswegen aus dem „Ennui am Dasein", aus der „Lethargie der bürgerlichen Gesellschaft" suchen.[154] Publiziert im Sonder-

---

[151] Der Reinerlös des *Ruf*-Sonderheftes, aus dem die folgenden Zitate stammen, war freilich „dem Verein zur Schaffung einer österreichischen Luftflotte" zugedacht, vgl. Armin A. Wallas, Zeitschriften und Anthologien des Expressionismus in Österreich. Analytische Bibliographie und Register, Bd. 1, München 1995, S. 65.
[152] Robert Müller, Apologie des Krieges. In: Der Ruf, 3, November 1912, Themenheft ‚Krieg', S. 1–8, 7. Der Hinweis auf Müllers Mikrobenphantasien stammt aus Wegmann, Dichtung und Warenzeichen, S. 420 f.
[153] Müller, Apologie des Krieges, S. 8.
[154] Wallas, Zeitschriften und Anthologien, S. 65. Zum Kriegsbeginn als kathartischer Ausbruchserfahrung der Intellektuellen und zur entsprechenden mythisierenden Metaphorik vgl.

heft *Krieg* einer Zeitschrift, die zentrales Forum der österreichischen Avantgarde ist, gilt die bazilläre Katharsis Müllers der Entstehung des nietzscheanischen neuen Menschen, und sie adressiert eine Gemeinde von Auserwählten. Nach dem siegreichen Mikrobenkrieg liegen, so Müller,

> die Muskeln [...] zart, voll und produktiv wie lange Knospen, verdächtig und mit ausprobierten Nervenkontakten versehen wie Explosivkörper hinter der Haut, dieser à la miniature eingestellten Reichsgrenze des Individuums [...]. [S]ie schwellen auch auf und gehen los wie Torpedos und schießen Fäuste und Klingen mit derselben Kraft, mit der sie sonst fürs Handwerk da waren.[155]

Kommerzielle Durchsetzung auf dem Sachbuchmarkt also einerseits, linksintellektueller Utopismus andererseits;[156] zu diesen beiden unterschiedlichen Funktionalisierungen derselben Wissenschaftsmetaphorik kommt nun eine dritte hinzu: die der bürgerlichen Kriegspropaganda von rechtskonservativer Seite.

1915 hält der Freiburger Armeepathologe, Universitätsrektor und Gründungsmitglied der *Deutschen Gesellschaft für Rassenhygiene*, Ludwig Aschoff, eine berüchtigte Antrittsrede für ein akademisches Publikum; sie hat den sinnfälligen Titel „Krankheit und Krieg".[157] Dabei wird ein weiteres Mal die Analogie

---

Thomas Anz, Vitalismus und Kriegsdichtung. In: Kultur und Krieg. Die Rolle der Intellektuellen, Künstler und Schriftsteller im Ersten Weltkrieg, hg. von Wolfgang J. Mommsen, München 1996, S. 235–247.
155 Müller, Apologie des Krieges, S. 8.
156 Müllers Kulturkrieg enthält gleichwohl eine rassenhygienische Tendenz, läuft er doch auf die Dominanz vitaler slawischer Rassen über ein degeneriertes Europa hinaus: „Ein geistiger Elan entreißt dem bürgerlichsten Körper Heldentaten, Europa lächelt Kultur, aber der Tiefstand seiner Volkskräfte ist nicht mehr zu bemänteln. Jene slawischen Nationen werden mit derselben Pracht, mit der sie eine neue europäische Gesellschaft in Rotglut schweißten und die Chandscharschneiden ihres organisatorischen Genies am alten Blocke: Asien funkenstiebend schliffen, große Künste gebären und phantasievolle Wunder der Kultur" (Müller, Apologie des Krieges, S. 4 f.).
157 Ludwig Aschoff, Krankheit und Krieg. Eine akademische Rede, Freiburg i.Br. 1915. Zu Aschoffs politischer Biographie vgl. Cay-Rüdiger Prüll, Pathologie und Politik. Ludwig Aschoff (1866–1942) und der deutsche Weg ins Dritte Reich. In: History and Philosophy of the Life Sciences, 19, 1997, S. 331–368; Cay-Rüdiger Prüll, Ludwig Aschoff (1866–1942). Wissenschaft und Politik in Kaiserreich, Weimarer Republik und Nationalsozialismus. In: Medizin im Nationalsozialismus. Die Freiburger Medizinische Fakultät und das Klinikum in der Weimarer Republik und im ‚Dritten Reich', hg. von Bernd Grün, Hans-Georg Hofer und Karl-Heinz Leven, Frankfurt a. M./Berlin 2002, S. 92–118; zu Aschoffs rassenhygienischer Ausrichtung vgl. ferner Weindling, Health, Race and German Politics, S. 147, 235, 309. Weindling macht deutlich, dass die meisten Mitglieder der Gesellschaft für Rassenhygiene – trotz Behauptungen der politischen Abstinenz – nationalliberale Positionen innehatten und dass sich dabei eine steigende Tendenz zur nationalistischen Radikalisierung abzeichnete.

von Bakterienabwehr und militärischer Intervention bemüht; und ähnlich wie Müller betreibt auch Aschoff explizite Kriegspropaganda. Doch während bei Müller lediglich medizinische Bilder der Illustration politischer Sachverhalte dienen, inszeniert Aschoff nun in aller Breite jene wechselseitigen, metaphorischen Austauschbeziehungen, die in der Begriffsgeschichte angelegt sind und die den Angriffskrieg umfänglich legitimieren: Der Krieg im Körper ist ebenso notwendig wie der imperiale Krieg *und umgekehrt*. Da ist zum einen der physische Leib, der im Kampf gegen eingedrungene Bakterien in der Lage ist, „aus dem ihm zur Verfügung stehenden Soldatenmaterial [...] bald diese, bald jene Waffengattung vorwiegend oder zuerst zu mobilisieren" ferner die „Mobilmachung der Leukozytentruppen" oder die „Inhaftierung der Typhusbazillen" ins Werk zu setzen.[158] Da ist zum anderen dann der Staatskörper, der aus dem Krieg konstitutionell gestärkt hervorgeht, obwohl einzelne Akteure dabei zugrunde gingen:

> Die Schäden, die die überstandene Krankheit gesetzt, gehen mit dem Träger zu Grunde, aber die [...] Anpassungsfähigkeit seiner Konstitution bleibt wirksam von Geschlecht zu Geschlecht [...]. So weckt auch der Krieg [...] dort wo er Wunden schlägt, oft ungeahnte Fähigkeiten und gestaltet das Leben [...] so vielseitig und schaffenskräftig wie nie zuvor.[159]

Der Text gewinnt seine manipulative Kraft weder aus atemloser Reportage noch aus nietzscheanischem Überwindungspathos, sondern aus der Systematizität und der scheinbaren Objektivität, mit der hier beide semantischen Bereiche aufeinander abgebildet werden.[160] Anders als der Popularisier Dekker und der Literat Müller, die auf ein ungebildetes Massenpublikum beziehungsweise auf die intellektuelle Avantgarde abzielen, pflegt Aschoff einen angestrengt technolektalen Stil und ist stets um begriffliche Entsprechungen bemüht. Das blutbildende „Knochenmark" entspricht den „Hauptgarnisonsstädte[n]" des Staatskörpers, „lymphatisches Gewebe" seinen „Munitionswerkstätten", „retikulo-endotheliale Elemente" den „Verteidigungsbauten", die Bildung von „Tuberkel[n]" derjenigen eines „Zernierungsgürtel[s]", und die „Demarkation" von Narbengewebe schließlich den „Aufräumungsarbeiten";[161] man sieht, mit welcher Akribie

---

158 Aschoff, Krankheit und Krieg, S. 14, 15, 16.
159 Aschoff, Krankheit und Krieg, S. 31 f.
160 Silvia Berger macht deutlich, dass eine solche „semantische Parallelisierung von militärischen Kampfhandlungen mit Infektionsprozessen" beziehungsweise „Ähnlichkeitsbeziehungen zwischen feindlichen Soldaten/Völkern und Bakterien" charakteristisch für die Fachtexte der Kriegsbakteriologie sind (Berger, Bakterien in Krieg und Frieden, S. 186 f.).
161 Aschoff, Krankheit und Krieg, S. 15, 18, 24, 27. Unter ‚Zernierung' ist laut *Meyers Allgemeinem Konversationslexikon* die „Einschließung einer besetzten Örtlichkeit, insbesondere ei-

der Verfasser zwei Fachsprachen miteinander interagieren lässt. Solche Demonstration von akademischer Autorität in beiden Sphären verfolgt nun ein ganz anderes Kommunikationsziel als den Massenverkauf von Mikroskopier- und Kriegsvergnügen oder die ästhetisch-vitalistische Rebellion gegen bürgerliche Langeweile. Es sollen Entscheidungsträger aus den eigenen, akademischen Reihen für das Programm des imperialen Krieges *und* der bakteriologisch motivierten Rassenhygiene mobilisiert werden, letztlich also genau jene bildungsbürgerliche Elite, die Müller als „Drückeberger" mit „methodischem und gründlichem Gelehrtensinn" bezeichnet und gegen die er mit seinem expressionistischen „Kulturkrieg [...] von klaffendem Tod und hochaufbäumendem Leben" ins Feld zieht.[162] Während also dem einen Mikroben- und Krankheitsmetaphorik als Reflexionsfigur in kulturkritischen Zusammenhängen dient, fungiert sie bei Aschoff – ähnlich wie bei Dekker – ganz unverhohlen als praktische Handlungsanleitung: Man muss, so der Gedankengang, Krieg führen, um die Erbmasse der Nation intakt zu halten.[163] Gleichwohl werden in allen drei Fällen böse mikrobielle Eindringlinge beschworen, die das ‚Blut' verunreinigen. Diese Basisfigur teilen der antibürgerliche, linksintellektuelle Avantgardist Müller, der bürgerliche, rechtskonservative Gelehrte Aschoff und der ebenfalls rechtskonservative Popularisierer Dekker, so dass offensichtlich ein und dieselbe fest etablierte Wissenschaftsmetapher – Robert Kochs ‚Staatsfeind' – ganz unterschiedliche Formen der Kriegspropaganda antreibt.

Kosmos-Bändchen, Rektoratsrede, expressionistische Programmschrift: Es zeigt sich, dass die häufig benannte Doppelfunktion von ‚epistemischer Konzeptualisierung' und ‚Veranschaulichung für Laien'[164] für Wissenschaftsmetaphern zu grob rastriert ist, um deren Plastizität und Multifunktionalität zu erfassen. Differenziert man das weiter nach bestimmten Kriterien, etwa nach den Gattungen und Medien, in denen die betreffenden Metaphern auftauchen, oder dem Zielpublikum, auf das sie wirken, so wird ein breites Spektrum an kulturellen, partiell entgegengesetzten Leistungen sichtbar – unter anderem Persuasi-

---

ner Festung, mit Truppen und die damit bewirkte Absperrung derselben nach außen" zu verstehen (Anonym, Art. ‚Zernierung', Bd. 16: Uralsk-Zz, 4. Aufl., Leipzig/Wien 1888–1890, S. 882).
162 Müller, Apologie des Krieges, S. 5 f.
163 Vgl. James Bono: „Scientific metaphors can and do shape our actions in the world" (Bono, Science, Discourse and Literature, S. 71).
164 Vgl. etwa Michael Titzmann, der im Zusammenhang mit der Transformation des spezialisierten naturwissenschaftlichen Wissens in allgemeines kulturelles Wissen von „objektinadäquaten Simplifizierungen und Metaphorisierungen" spricht (Michael Titzmann Revolutionärer Wandel in Literatur und Wissenschaften. In: Die Literatur und die Wissenschaften 1770–1930, hg. von Karl Richter, Jörg Schönert und Michael Titzmann, Stuttgart 1997, S. 297–322, 304).

on, Explikation oder Reflexion, Kollektivierung oder Individualisierung, Unterhaltung, Ideologiebildung, Selbstvermarktung.

Gesellt sich zum politischen Sinnbereich des Mikrobensymbols schon bei Aschoff neben Kriegsvergnügen und Kriegsemphase das Feld der Rassenhygiene, so funktionieren solche semantischen Erweiterungen umso besser, je länger die Sinnstruktur ‚Mikrobe' in den Publikumsmedien zirkuliert und an Plastizität gewinnt. Zehn Jahre nach Aschoffs Rede, im Jahr 1925, entsteht eine politische Kampfschrift, die die physischen Bedeutungen des Symbols nunmehr zur Gänze tilgt und *nur noch* die umgekehrte Perspektive, die ethnische Verunreinigung des Staatskörpers beibehält – dies jedoch mit allen epistemischen und praktischen Konsequenzen, die sich aus dem zugrunde liegenden medizinischen Wissen ergeben. Der Jude „ist und bleibt der typische Parasit", so heißt es in Adolf Hitlers *Mein Kampf*,

> ein Schmarotzer, der wie ein schädlicher Bazillus sich immer mehr ausbreitet, sowie nur ein günstiger Nährboden dazu einlädt. Die Wirkung seines Daseins aber gleicht ebenfalls der von Schmarotzern: wo er auftritt, stirbt das Wirtsvolk nach kürzerer oder längerer Zeit ab.[165]

Das Zitat, das auf exterministische Sprechweisen und Praktiken verweist, illustriert beispielhaft, dass die politische Stoßkraft des Mikrobensymbols in dem Maß zunimmt, in dem sich reziproke Austauschbeziehungen zwischen Bild- und Sachsphäre im kulturellen Bewusstsein verfestigen. Nachdem bakteriologische Chauvinismen seit den 1890er Jahren zur Alltagskultur gehören und die Gleichsetzungen von Mikrobenkrieg und Menschenkrieg kulturell eingeübt wurden, kann Hitler mit einer hohen Wiedererkennbarkeit seiner xenophoben Bilder rechnen und auch damit, dass man das zugrunde liegende medizinische Wissen eigentlich nicht mehr braucht, um sie zu verstehen.

Das heißt nun allerdings nicht, dass der politische Gehalt des Symbols immer schon einsinnig, also rechtskonservativ oder protofaschistisch fixiert wäre. Ganz im Gegenteil ist mit dem Bedeutungsspektrum von ‚böse', ‚fremd' und ‚schmutzig' ein gut funktionierendes, flexibles Feindschema für politische Wertungen jeglicher Färbung gegeben. Die Vertreter eines autoritätsstaatlichen Konservatismus können sich ebenso im Bildervorrat der Bakteriologen bedienen wie die liberale, kulturelle Moderne, die Frontstellung gegen diese Konservativen bezieht. In einem Leitmedium der Liberalen, der *Jugend*, wird beispielsweise genau die rassistische Agitation, die Aschoff und Hitler mit Mikrobenmetaphern durchsetzen wollen, selbst zur üblen, bösartigen Mikrobe. 1901

---

[165] Adolf Hitler, Mein Kampf. Eine kritische Edition, hg. von Christian Hartmann et al., Bd. I, Institut für Zeitgeschichte, München/Berlin 2016, S. 793.

veröffentlicht der nationalliberale Herausgeber Georg Hirth eine Glosse zum Boxerkrieg, die anlässlich der deutschen Truppenentsendung nach Peking vom „Bazillus des Fremdenhasses" spricht.[166] Wer Xenophobie propagiert, so Hirths Stoßrichtung, reinigt nicht den Staatskörper von fremden Bazillen, sondern verbreitet selbst einen schlimmen Erreger. Dieser Bazillus verursacht eine neue infektiöse Zivilisationskrankheit, den „gelben Weltschmerz", der sich von China nach Europa ausbreitet und die Gemüter der europäischen Kolonialaggressoren befallen hat. Hirth entwirft seinen „gelben Weltschmerz" als kritischen Oppositionsbegriff gegen die um 1900 weltweit zirkulierende und von Wilhelm II. nachhaltig gestützte Formel der ‚gelben Gefahr', *yellow peril* oder *peril jaune*, in der sich ein hysterischer Neomalthusianismus verdichtet,[167] und zwar entlang festgefügter bakteriologischer Choleranarrative, allerdings mit neuer Pointe. Denn die neue Infektionskrankheit, ein ansteckender Revanchismus, ist zwar vom Bazillus der chinesischen Fremdenfeindlichkeit verursacht und „dank einer sehr komplizierten bakteriellen Um- und Reinkultur auf die verbündeten Mächte der gesamten nicht-chinesischen Welt übertragen [worden]".[168] Gleichwohl stellt diese Einschleppung von China nach Europa bereits den zweiten Übertragungsvorgang dar, denn der böse Erreger wurde ursprünglich auf dem umgekehrten Seeweg von Europa nach Asien exportiert: Die „chinesischen Zöpfe" sind nur ein

> günstiger Nährboden […], während das Ur-Bakterion selbst als ein hagerer schwarzer Spaltpilz – Bacillus convertens oder doctor paganorum – geschildert wird, der in einer selbst die Nervenlosen aufregenden Massenhaftigkeit auf dem Seewege aus Europa importirt worden sein soll.[169]

Hirths Glosse enthüllt also die europäischen Großmächte und vor allem den jesuitischen Klerus als ansteckenden Erreger einer kollektiven Überfremdungsparanoia, die sich nach China und wieder zurück nach Europa ausbreitet; und seine Mikrobensemantik enthüllt, wie es dabei zugeht: Der Bazillus des Fremdenhasses ist zwar so tödlich wie die Cholera, überträgt sich aber nicht von selbst;

---

166 Georg Hirth, Gelber Weltschmerz. In: Jugend, 5, 32, 6. August 1900, S. 549.
167 Zum deutschen Interventionismus im Boxerkrieg vgl. Susanne Kuss, Deutsches Militär auf kolonialen Kriegsschauplätzen. Eskalation von Gewalt zu Beginn des 20. Jahrhunderts, Berlin 2010, S. 49–78; Ute Mehnert, Deutschland, Amerika und die ‚Gelbe Gefahr', Stuttgart 1998, S. 10 f. Zur Herkunft der Gelben-Gefahr-Formel im deutschen und französischen Sprachraum vor der Jahrhundertwende – sie stammt trotz gegenteiliger Überlieferungen nicht vom Kaiser selbst – vgl. Heinz Gollwitzer, Die Gelbe Gefahr. Geschichte eines Schlagworts. Studien zum imperialistischen Denken, Göttingen 1962, S. 40–46.
168 Hirth, Gelber Weltschmerz, S. 549.
169 Hirth, Gelber Weltschmerz, S. 549.

vielmehr bedarf er zu seiner Verbreitung des Kalküls und der Kompetenz bakteriologischer Forscher. Auch wenn „der ‚Koch' dieses Bazillus [...] noch nicht gefunden, eine ganze Entwicklungsgeschichte [...] noch in tiefes Dunkel gehüllt [ist]",[170] wird die Bazillenforschung hier zur Bazillenverbreitung, die nur jene wissenschaftlichen Experten zustande bringen, die sich mit Reinkulturen, Bakterienzüchtung und Nährböden auskennen.

Der satirische Text, der Rassenhass und Revanchismus vollkommen kohärent zur bakteriologischen Praxis metaphorisiert und dabei auch die Bakteriologie selbst abfertigt, legt drei Qualitäten des Kollektivsymbols frei. Erstens zeigt sich die Zunahme der Beweglichkeit, der spielerischen Bedeutungsverschiebungen und die Ausdehnung des Sinnbereiches ‚Politik'. Wie auch in *Mein Kampf* erscheint nicht mehr die Mikrobe als anthropomorpher Feind, sondern umgekehrt der politische Gegner als Mikrobe. Im Gegensatz zu *Mein Kampf* werden bei Hirth aber nicht fremde Invasoren zu bösen Bazillen, sondern gerade die Vertreter von Xenophobie und Antimodernismus. Jegliche soziale Zersetzung gründet für den Liberalen in den Machenschaften des „Ur-Bakterions" ‚Klerus', und so geht auch der chinesische Fremdenhass auf das Konto der Jesuitenmission, des hageren schwarzen Spaltpilzes, der einst auf dem Seeweg nach China eingeschleppt wurde.[171]

Zweitens zeigt sich, dass um 1900 nicht nur die Mikrobe selbst, sondern auch die ihr zugeordneten neuartigen Techniken metaphernfähig geworden sind. Die geheimnisvolle Alchemie der Reinkulturen und Übertragungen, die mittlerweile in den Forschungslabors der gesamten industrialisierten Welt betrieben wird, entfaltet nach zwanzig Jahren Laufzeit offensichtlich ein ähnliches Unterhaltungspotenzial wie der Gegenstand selbst und sichert damit die kostbare Ressource Aufmerksamkeit; wesentliches publizistisches Kriterium für ein Medium, das nicht auf Exklusivität, sondern auf Massenauflagen setzt und zusammen mit dem *Simplicissimus* zu den auflagenstärksten Zeitschriften des Fin de Siècle (30.000 bis 60.000) zählt.[172]

Drittens kann man Hirths Inszenierung ablesen, wie sich ästhetische Weltanschauung mit Wissenschaftskritik verbindet. Während Dekker und Aschoff ihre Kriegspropaganda mit der Autorität der Bakteriologie legitimieren, scheint in Hirths Glosse auch jenes Unbehagen der Moderne an den unheimlichen Na-

---

170 Hirth, Gelber Weltschmerz, S. 549.
171 Der hier doppeldeutig gebrauchte ältere Terminus ‚Spaltpilz' stammt ursprünglich aus der Botanik und wird in Botanik und Bakteriologie noch in den 1880er Jahren synonym für Bakterium oder Bazillus verwendet.
172 Verlässliche Angaben zur Auflagenhöhe gibt es allerdings kaum, vgl. Anmerkung 6 in Anonym, Über die Zeitschrift Jugend, Erschließungsprojekt der Anna-Amalia-Bibliothek, http://www.jugend-wochenschrift.de/index.php?id=21 [zuletzt aufgerufen am 10.11.2020].

turwissenschaften durch, das sich typischerweise am bakteriologischen Labor entzündet. Wer Reinkulturen anlegt, der spielt mit dem Feuer der Übertragung, auch der Übertragung von metaphorisch bereits Übertragenem. Schließlich haftet der Laborpraxis ebenso wie der Massenparanoia etwas Unkalkulierbares und Kontingentes an; in beiden Fällen weiß man nicht genau, was übertragen wird und in welche Richtung. Äußerst ambivalent sind solche Unternehmungen demnach aus Sicht der ästhetischen Moderne zu beurteilen – kritikwürdig und auch spannend, fortschrittlich und ethisch zweideutig; das gilt für skeptische Intellektuelle und die Verfechter eines neuen Kunstoptimismus gleichermaßen, etwa für Karl Kraus und Georg Hirth.[173] Die Kunsterneuerer halten Distanz zur hoheitsstaatlich geförderten Spitzenforschung, auch wenn sie deren Unterhaltungspotenzial für sich zu nutzen wissen.

Diese Distanz äußert sich zudem – im Gegensatz zur Kriegsbegeisterung Dekkers, Aschoffs und Müllers – in der Ironie und sprachspielerischen Komik, mit der bakteriologische Termini hier auf gewohnte und weniger gewohnte Gegenstände übertragen werden, auf kollektive Emotionen und missionierende Jesuiten. Während, so Hirth,

> die einen nach Rache schreien, [...] [verlangen] Andere, dass man das Resultat der bakteriologischen Untersuchung abwarten, und, falls die Chinesen den Bazillus oder Kokken [!] doch etwa aus zweiter Hand geerbt hätten, die europäische Provenienz unter das Mikroskop zu nehmen wäre.[174]

Das Komische ist, man sieht es, eine sehr zentrale Qualität. Ebenso wie das Unheimliche und Böse heftet es sich mehr und mehr an das Kollektivsymbol Mikrobe, je weiter sich dieses vom Labor, seinen Medien und seinen technischen Begriffen entfernt und zum öffentlichen Sprach- und Kunstgegenstand wird.

---

173 Zu Hirths gemäßigtem kulturkritischen Modernismus in der *Jugend*, der Antiklerikalismus und Antimilitarismus ebenso umfasst wie eine neue Gesundheitsideologie, der sich gegen Kirche und Junckertum ebenso wendet wie gegen Ermüdungskult und Décadence und insofern gegen jene Morbidität, die zur Signatur der Moderne gehört, vgl. Jens Flemming, ‚Wir stehen am Morgen einer kerngesunden Zeit'. Die Moderne und die Jugend in der Epoche um 1900. In: Krisenwahrnehmungen in Deutschland um 1900. Zeitschriften als Foren der Umbruchzeit im Wilhelminischen Reich. Perceptions de la crise en Allemagne au début du XXe siècle. Les périodiques et la mutation de la société allemande à l'époque wilhelmienne, hg. von Michael Grunewald und Uwe Puschner, Bern 2010, S. 357–378, bes. S. 365–372.
174 Hirth, Gelber Weltschmerz, S. 549.

1.2.2 Bakterienkomik und -ikonik

Man kann vermuten, dass die Komik des Gegenstandes, die bisher in der Forschung nicht thematisiert wurde, im Zusammenhang mit dessen konstitutiver Unfestigkeit steht: „Selbst in den Kreisen der Fachleute [...] herrschen noch die eigenthümlichsten Ansichten über den Bau, die Entwicklung, das Wesen dieser niedrigsten Organismen", befundet der Popularisierer Brass im Jahr 1888. Die „sog. Gebildeten unserer Tage" gäben, nach Bazillen befragt, „häufig die allerabenteuerlichsten Antworten" oder man werde selbst

> mit den wunderbarsten Fragen überschüttet [...]. Ist uns doch selbst s. Z. von gar gebildeten Persönlichkeiten entgegengehalten worden, dass doch die Cholerabacillen leicht zu vertreiben sein müssten, ‚weil sie immerhin die Größe von Fingergliedern besäßen'.[175]

Ein solcher Gegenstand, der anhaltend zu Verwechslungen und zum Zweifel Anlass gibt und in verschiedenen Sprachformen kursiert, tendiert auch zu jenen Inkongruenzen, die im Mittelpunkt unterschiedlichster Komiktheorien stehen:[176] Das alltagskulturelle Sprachobjekt ‚Mikrobe' ist durch überraschende

---

[175] Arnold Brass, Die niedrigsten Lebewesen, ihre Bedeutung als Krankheitserreger, ihre Beziehung zum Menschen und den übrigen Organismen und ihre Stellung in der Natur (Für Gebildete aller Stände gemeinfasslich dargestellt), Leipzig 1888, S. 30.

[176] In der schier unüberschaubaren Menge der komiktheoretischen Literatur scheint Inkongruenz der kleinste gemeinsame Nenner zu sein, auf den weder von relativistisch-historischer noch von empirisch-theoretischer Seite verzichtet werden kann; vgl. dazu auch Tom Kindt, Literatur und Komik. Zur Theorie literarischer Komik und zur deutschen Komödie im 18. Jahrhundert, Berlin 2011, S. 40–47, 59–139. Ansonsten lässt sich die Forschungsdiskussion ganz grob in diese beiden Lager teilen: Auf der einen Seite steht der kontextualistische, historisierende Zugriff auf das Komische, der es als rezipientengebundenes, zeit-, raum- und kontextsensitives Phänomen auffasst; grundlegend dazu Siegfried J. Schmidt, Komik im Beschreibungsmodell. In: Das Komische, hg. von Wolfgang Preisendanz und Rainer Warning, München 1976 (Poetik und Hermeneutik 7), S. 165–189; exemplarisch auch das oben angeführte Sonderheft von LiThes. Auf der anderen Seite steht der Versuch, Komik systematisch fassbar zu machen und „als Merkmal von Gegenständen zu verstehen [...], durch das bei Betrachtern Belustigung hervorgerufen wird" (Kindt, Literatur und Komik, S. 3). Dieser komiktheoretische Universalismus wird in vielen Untersuchungen mit dem Instrumentarium der Kognitionswissenschaften begründet (vgl. exemplarisch Kindt, Literatur und Komik, hier auch umfassende Hinweise zur Forschungsdiskussion, vor allem S. 1–47); in folgender Arbeit auch unter Rückgriff auf die Systemtheorie: Anja Gerigk, Literarische Hochkomik in der Moderne. Theorie und Interpretationen, Tübingen 2008. Für universalistische Komiktheorien exemplarisch die SSTH: ‚Semantic Script-based Theory of Humor' des Linguisten Viktor Raskin (Viktor Raskin, Semantic Mechanisms of Humor, Dordrecht/Boston/Lancaster 1985), die den komischen Effekt eines Textes mit der Überlappung zweier oppositioneller oder zumindest ambiger semantischer Skripte begründet. Vgl. Uwe Wirth, Vorbemerkungen zu einer performati-

Unstimmigkeiten gekennzeichnet, die sich leicht zum komischen Prinzip der Kontraste, Antagonismen, Oppositionen, Divergenzen und Erwartungsbrüche steigern lassen.[177] So quellen Alltagskultur und Kulturbetrieb um und nach 1900 buchstäblich über vor Bazillenhumor, und dabei lassen sich drei verschiedene Komiktypen beziehungsweise -traditionen unterscheiden: Nonsens, Figurenkomik und Fallhöhe von Groß und Klein; um sie alle wird es im folgenden Abschnitt gehen.

Zunächst ist der Mikrobenbegriff, von dem niemand so genau weiß, was er eigentlich bezeichnet und ob er überhaupt auf irgendetwas referiert, ein idealer Kandidat für Wortkomik und Sprachspiel, für die Absurdität kalkuliert unsachgemäßer Sprachverwendung. Das Spektrum reicht vom jesuitischen Spaltpilz in der *Jugend* über Nonsens-Gedichte bis zur expressionistischen Groteske und zu den ‚lieben Kleinen' in der *Ecce-Homo*-Parodie des *Doktor Faustus*, auf die zurückzukommen sein wird (s. Kap. II.2.6.). Wenn letztlich zweifelhaft bleibt, ob das Objekt existiert oder reine Wissenschaftsfiktion ist, dann ist auch die wissenschaftliche Begriffsbildung rein arbiträr und es bieten sich Spiele mit diesem Konventionalismus an:

> Tausend Begriffe und tausend Namen, / Ich weiß nicht, woher sie alle kamen, die wühlen mir im Kopf herum, – / einst war ich klug, jetzt bin ich dumm.[178]

So reflektiert ein Gedicht mit dem Titel „Des jungen Bacteriologen Klage" aus dem ärztlichen *Liederbuch* diese Arbitrarität, die junge und alte Bakteriologen verzweifeln und jene selbstreflexive Metakomik entstehen lässt, die die kulturelle Moderne insgesamt auszeichnet.[179] Ihr verdankt sich ein ganz neues Subgenre der Gelegenheitspoesie: das komische Bazillengedicht. Es taucht vor al-

---

ven Theorie des Komischen. In: Performativität, hg. von Jens Kertscher und Dieter Mersch, München 2003, S. 153–174, 162 f.; in der Tradition Raskins und Attardos, die die SSTH gemeinsam zur kognitivistischen ‚General Theory of Verbal Humour' (GTVH) ausgebaut haben (Script Theory Revisited. Joke Similarity and Joke Representation Model, hg. von Salvatore Attardo und Viktor Raskin. In: Humor, 4, 3/4, 1991, S. 293–347), vgl. auch Kindt, Literatur und Komik, S. 80–139.

177 Laut Beatrix Müller-Kampel fassen Inkongruenzmodelle das Phänomen der literarischen Komik als „spezifisches Setting von Kontrasten, Antagonismen, Oppositionen, Divergenzen, Diskrepanzen, Dichotomien und Konflikten" (Beatrix Müller-Kampel, Komik und das Komische. Kriterien und Kategorien. In: LiThes. Zeitschrift für Literatur- und Theatersoziologie, 5, 7, März 2012: Das Lachen und das Komische I, S. 5–39, S. 6).

178 Dr. Schubert, Des jungen Bacteriologen Klage. In: Korb, Liederbuch, S. 483–486, 484.

179 Anja Gerigk zufolge nimmt die selbstreflexive Komik in der Moderne zu (Gerigk, Literarische Hochkomik). Diesem Befund entspricht die Herausbildung von Kommunikationsformen wie dem Nonsens im neunzehnten Jahrhundert; vgl. die Begriffsprägung durch Edward Lears *Book of Nonsense* (1846).

lem in der Massenkommunikation auf, wo sich die Mikrobe demnach nicht nur als Feindmetapher, sondern auch als buchstäblich sinnlose Worthülse etablieren kann. Der *Kladderadatsch* etwa veröffentlicht im April 1884, als Bazillen durch Kochs Choleraexpedition zum Sensationsartikel werden, eine einschlägige Glosse in mehreren Absätzen aus anonymer Feder.

> Die Parasiten des Geldes
> Dr. Reinsch in Erlangen hat auf Geldmünzen Bakterien und Algen entdeckt, welche ohne Zweifel Träger von Krankheitsstoffen sind. Schrecklicher Gedanke, die Keime ansteckender Krankheiten im Portemonnaie oder in der Westentasche mit sich herumzutragen! Schauder ergreift die geldbesitzende Menschheit.[180]

Dieser erste Absatz bietet insofern noch einen gewissen Realitätsbezug, als er ein zeittypisches Massenphänomen anspricht, das vom *epidemic entertainment* der Medien befördert wird, es selbst weiter vorantreibt und bis in unsere Gegenwart der Coronavirus-Paranoia wirksam ist: die erregende Furcht vor den unsichtbaren, allgegenwärtigen Widersachern, die auf der Straße, in überfüllten Zügen, Straßenbahnen, Versammlungsräumen, in öffentlichen Brunnen, in Nahrungsmitteln und sogar im eigenen Badezimmer lauern. Bis ins Internetzeitalter hinein werden die Massenmedien diese lustvolle Massenangst mit großem Erfolg schüren und dabei immer wieder die gleiche Kritik an ihrer eigenen Verantwortungslosigkeit provozieren. Um 1900 schlägt diese nicht selten in Satire um: „Man forsche fleißig in den Lüften / Im Wasser und im Boden gar / und sah dass alles zum Vergiften / der Menschheit voller Keime war",[181] so inszeniert beispielsweise das *Liederbuch* die Komik eines Kollektivaffekts, der sich laut *Kladderadatsch* auch auf die Mittel des Geldverkehrs erstreckt.[182] Nach die-

---

180 Kladderadatsch 37, 19, 27. April 1884, S. 74.
181 Dr. Neidhart, Neue Bacterien. In: Korb, Liederbuch, S. 491–497, 492.
182 Die zeittypische Bazillophobie ist natürlich nicht nur Gegenstand von Satire und Wortkomik, sondern wird auch von Wissenschaftlern unterschiedlichster Couleur als Anschauungsmaterial genutzt. Theodor Reik etwa beschreibt einen Fall von zwangsneurotischer Bazillophobie aus seiner Praxis, um das Verhältnis von Zweifel und wechselseitigem Geständnis in Arthur Schnitzlers Dramen zu illustrieren: „Wir kehren zu dem Motive des gegenseitigen Geständnisses, das wir als einen Damm gegen den Zweifel erklärt haben, zurück [...]. Ich gebe hier ein Beispiel aus der Praxis, um diesen Prozeß zu veranschaulichen. Ein Zwangsneurotiker, Dr. juris, sehr intelligent, 24 Jahre alt, leidet an Bakterienfurcht. Er wäscht sich den ganzen Tag, gebraucht täglich zehn Paar Handschuhe etc. Es kommt ihm der Einfall, einen berühmten Bakteriologen persönlich über die Möglichkeit der Infektion zu befragen. Die Antwort befriedigt ihn indessen nur ein paar Stunden, dann hat er das peinliche Gefühl, er könnte sie nicht im Gedächtnisse behalten. Er bittet mich um Bücher über Bakteriologie, um sich dadurch, daß er diese Aufklärungen schwarz auf weiß habe, zu beruhigen. Doch die Auskünfte, welche die Bücher ihm geben, und welche denen des Bakteriologen gleichkommen, scheinen ihm einer-

sem vergleichsweise realitätsnahen Einstieg nimmt die Glosse eine Wendung in die absurde Wortkomik, und zwar durch disparate Bakterienkomposita:

> Dr. Reinsch hat nun auch die Namen der Parasiten des Geldes ermittelt. Dieselben heißen Bacterium coronarum (der Goldpilz), Bacillus nicoli (der Nickelpilz), und Micrococcus cupri (der Kupferpilz). Durch Waschen der Münzen mit Aetzkalilauge befreit man sie von diesen gefährlichen Wucherungen.[183]

Solche Komposita, deren komisches Prinzip im kalkulierten, überraschenden Kategorienfehler liegt, kennzeichnen in den folgenden Jahrzehnten mehr und mehr den Bazillenhumor, der insofern eine deutliche Affinität zur selbstreflexiven Literaturkommunikation der Moderne aufweist. Nicht von ungefähr zirkulieren der ‚Nickelpilz des Dr. Reinsch', der jesuitische „Bacillus convertens" Georg Hirths, der „Bacillus imbecilllus" Franz Bleis[184], *Die Eurokokke* (1927, s. Kap. II.4.4.) und *Der Goldbazillus* (1927) Ivan Golls[185] in einer Epoche, die mit dem Nonsens, dem dadaistischen Wortspiel und dem Lautgedicht neue Formen autopoietischer ‚Hochkomik' ausdifferenziert.[186] Golls *Goldbazillus*-Roman, dessen satirischer Impuls gegen einen epidemisch expandierenden Kapitalismus gerichtet ist, erinnert dabei augenfällig an den ‚Goldpilz' der vorliegenden Glosse. Und auch dieser Text erweist sich in den folgenden Abschnitten als ein Hybrid aus Wissenschaftsnonsens und Kapitalismussatire:

> Im ‚Intelligenzblatt' sucht ein junger Gelehrter, welcher Züchtungsversuche mit Goldpilzen anstellen will, 25–30 schon gebrauchte alte 20-Mark-Stücke. Auch Zusendungen mittels Postanweisungen werden angenommen.

---

seits nicht ausreichend, andererseits unpräzise. Er konstruiert Eventualfälle der Ansteckung und beschließt, einen andern Professor zu konsultieren. Und so mit Grazie in infinitum. Das Gebäude der Schutzmaßregeln steht auf unsicheren Füßen. Es wird uns nicht überraschen, daß der Zweifel auch den Vertrag des gegenseitigen Geständnisses – auf eine Formel gebracht: ‚Zwischen uns sei Wahrheit' – ergreift und zerstört" (Theodor Reik, Arthur Schnitzler als Psycholog, Minden 1913, S. 95 f.).
183 Kladderadatsch 37, 19, 27. April 1884, S. 74.
184 Franz Blei, Das große Bestiarium der modernen Literatur. Frankfurt a. M. 1982 [1922], S. 8.
185 Yvan Goll, Der Goldbazillus, übers. von Georg Goyert. In: Goll, Dichtungen. Lyrik, Prosa, Drama, hg. von Claire Goll, Darmstadt 1960, S. 253–317.
186 Dieser Begriff stammt aus dem poetologisch-theoretischen Œuvre von Robert Gernhardt (beispielsweise Robert Gernhardt, Zehn Thesen zum komischen Gedicht. In: Gernhardt, Texte zur Poetik, hg. von Lutz Hagestedt und Johannes Möller. Frankfurt a. M. 2010, S. 503–507) und wird von den Mitgliedern der Neuen Frankfurter Schule zur Selbstkennzeichnung verwendet; vgl. Tobias Eilers, Robert Gernhardt. Theorie und Lyrik. Erfolgreiche komische Literatur in ihrem gesellschaftlichen und medialen Kontext, Münster 2011, S. 469. Vgl. dazu auch Kerstin Hoffmann-Monderkamp, Komik und Nonsens im lyrischen Werk Robert Gernhardts. Annäherungen an eine Theorie der literarischen Hochkomik, Hamburg 2001.

> *
> Ein gewisser Schultze in Berlin entdeckt ein Mittel gegen die Parasiten des Geldes, welches noch einfacher und schneller ist als Aetzkali. Es besteht darin, dass man das Geld flüssig macht. Chemische Kenntnisse sind dazu nicht erforderlich.
> *
> Ein bedeutender Naturforscher stellt die Ansicht auf, dass das Geld eine Absonderung gewisser Pilze sei. Nach langwierigen Versuchen soll es ihm gelungen sein, durch fortgesetzte Pilz-Zucht ein allerdings nur sehr kleines und verkrüppeltes goldenes Fünf-Markstück hervorzubringen.
> * [...]
> Der Pilz des Papiergeldes wird entdeckt. Die Bestürzung ist groß. Niemand will mehr Geld annehmen. Handel und Wandel hören fast gänzlich auf, bis endlich durch Reichtagsbeschluss das afrikanische Muschelgeld eingeführt wird.[187]

Wenn von Mikroben nicht entschieden werden kann, ob sie real oder imaginär sind, aber jedermann über sie spricht, dann eignet sich ihr Begriff ebenso gut für alogische wie für ideologische Übertragungen aller Arten – für den Pilz des Papiergeldes, die bakteriologische Züchtung von Fünfmarkstücken wie für rassistische Hetze. Eine ähnliche Glosse aus dem *Kladderadatsch* trägt den sinnfälligen Titel „Bacill ist alles" und berichtet unter anderem vom „sogenannten Rechts-Links-Bazillus", der „Schlaflosigkeit und beim Gewinner kalte Füße [erregt]", und vom „Kegelbacillus", der „kugelförmig [ist] und plötzliches Umfallen [bewirkt]"; wieder eine andere Glosse trägt den Titel „Paragraphen-Bacillen".[188] Man sieht, dass die Sinnproduktion solcher Texte dem Prinzip des Nonsens-Humors folgt: Das Sprachmaterial wird auf *widersinnige* Weise neu kombiniert, und das wiederum hat eine lange Tradition. Es müsse, so heißt es in der *Kritik der Urteilskraft*,

> in allem, was ein lebhaftes erschütterndes Lachen erregen soll, etwas Widersinniges sein (woran also der Verstand an sich kein Wohlgefallen finden kann). Das Lachen ist ein Affekt aus der plötzlichen Verwandlung einer gespannten Erwartung in nichts.[189]

Nun wird aber gerade die *Widersinnigkeit* von kritischen Popularisierern als Aspekt des unscharfen Mikrobenwissens um 1890 namhaft gemacht: Es sei leicht zu verstehen, so Brass, dass über Bakterien „selbstverständlich die allerwidersinnigsten Meinungen, ja die unklarsten Begriffe Platz greifen", da „alle Schichten der Bevölkerung, wenigstens der civilisierten Bevölkerung [anfangen], sich

---

187 Kladderadatsch 37, 19, 27. April 1884.
188 Anonym: Bacill ist alles, in: Erstes Beiblatt zum Kladderadatsch 37, 48, 19. Oktober 1884, S. 2. Anonym: Die Paragraphen-Bacillen, in: Kladderadatsch 37, 46, 5. Oktober 1884, S. 183.
189 Immanuel Kant, Kritik der Urteilskraft und Schriften zur Naturphilosophie, hg. von Wilhelm Weischedel, Frankfurt a. M. 1957, § 53 (Anmerkung), S. 437.

für diese Fragen zu interessieren".[190] Moderne Widersinnigkeit ist demnach Voraussetzung und Merkmal von absurder Bazillenkomik gleichermaßen, dieses Gegen-den-Sinn-Streben ermöglicht die ‚Verwandlung einer gespannten Erwartung in nichts' und betrifft die Alltagskultur ebenso wie die Kunstliteratur. Gemeinsam ist einem Großteil der Bazillenkomik, von den Massenzeitschriften *Kladderadatsch* und *Jugend* bis zu Ehrenstein und Paul Scheerbart (s. Kap. II.4.3.), dass bakteriologische Kollektivsymbolik auf ausgesprochen distante und disparate Gegenstände bezogen wird, auf politische Gegner, den Kulturkampf, literarische Prätexte, Märchenfiguren, Kasernenalltag und schließlich auf den Literaturbetrieb der Moderne selbst. Solche harten Brüche stellen sich als jene „systematisch betriebene Sinnverweigerung" dar, die für Robert Gernhardt das Wesen des Nonsens ausmacht und die – wenn man so will – kognitive Konflikte erzeugt.[191] Auf jeden Fall verblüfft sie durch logische und kulturelle Inadäquatheit.

Doch die Bakteriologie liefert noch mehr: Jenseits der Widersinnigkeit kommen im Labor ja die skizzierten Probleme der Verwechslung, des Irrtums und des Fehlschlusses hinzu, und das ist der Ausgangspunkt für klassische Figurenkomik.[192] Wenn das Objekt möglicherweise gar nicht existiert, dann macht sich genauso derjenige lächerlich, der es umsonst sucht oder verwechselt:

> Dann färbst Du mit Rubin und Blau, / Was sorgsam Du gefischt, / Doch machst Du es nicht ganz genau, / dann färbst Du meistens nischt. / [...] / Und ohne diese Reinkultur / Wird's ein Geschmier und Graus, / Man lacht Dich endlich weit und breit / als Mischmasch-Wütherich aus [...].[193]

So lauten zwei Strophen aus dem Gedicht „Bacterien-Lied" des ärztlichen *Liederbuches*. Der Text mit dem sinnfälligen Untertitel „Beim Kartoffelputzen zu singen" gibt ein Beispiel für jene satirische ‚Komik der Herabsetzung', die auf die moraldidaktische Komödientradition des achtzehnten Jahrhunderts zurück-

---

190 Brass, Die niedrigsten Lebewesen, S. 30.
191 Robert Gernhardt, Alles falsch. In: Gernhardt, Was gibt's denn da zu lachen? Kritik der Komiker, Kritik der Kritiker, Kritik der Komik, Frankfurt a. M. 2008, S. 267–269. Vgl. auch Robert Vellusig, ‚Unser aller Weg führt übern Bodensee'. Robert Gernhardts Nonsens-Poesie. In: LiThes. Zeitschrift für Literatur- und Theatersoziologie, 8, Februar 2013, Das Lachen und das Komische II, S. 27–53, 36, http://lithes.uni-graz.at/lithes/beitraege13_08/robert_vellusig_gernhardts_nonsens-poesie.pdf [zuletzt aufgerufen am 15.07.2020].
192 Anders als die Wortkomik, die ein Charakteristikum der selbstbezüglichen Moderne ist, gehörten Fehlschluss, Missverständnis und Normenkonflikt schon immer zum Fundus komischer Traditionen, vor allem zur Komödientradition seit der Antike, vgl. Wolfgang Trautwein, Komödientheorien und Komödie. Ein Ordnungsversuch. In: Schiller-Jahrbuch, 27, 1983, S. 86–123.
193 Dr. Wernich-Köslin/Dr. Schubert, Bacterien-Lied. In: Korb, Liederbuch, S. 486–489, 486.

geht.¹⁹⁴ Der Mikrobendiskurs vereint beide – ein absurdes Sprachobjekt und den lächerlichen *mad scientist* beziehungsweise „Mischmasch-Wüthrich", der hier für den komischen Affekt verantwortlich ist. Letzterer speist sich aus der Destruktion wissenschaftlicher Heldenstereotypen, aus der Inkongruenz zwischen Fremdperspektive und Selbstverständnis, aus dem Koch-Mythos und der ärztlichen Wirklichkeit.

Schlussendlich ist die Komikaffinität des Mikrobendiskurses neben Wort- und Figurenkomik auch der „komischen Fallhöhe von Groß und Klein"¹⁹⁵ oder von Erhabenheit und Niedrigkeit zuzuschreiben, die mitunter das ideell Kleine und das räumlich Kleine vermengt. „So vernimmt man ein Trauergetute [...] dass der Kommabazillus im Lande sei", liest man in einem Spottgedicht des *Simplicissimus* über die Einschleppung der Cholera nach dem russisch-japanischen Krieg, weiter heißt es „aus Rußland hab er den Weg genommen / und sei die Weichsel herabgeschwommen / und Preußen quittierte, indem es erblich / mit einem erschröcklichen Dünnerich".¹⁹⁶ Der zu anthropomorpher Größe und Tätigkeit erhobene winzige Bazillus, der dann überraschenderweise keine erhabene Apokalypse, sondern nur einen erniedrigenden ‚Dünnerich' bringt, entspricht ziemlich genau der berühmten Wendung vom ‚Umgekehrt-Erhabenen', mit der Jean Paul Humor definiert:

> Humor ist das umgekehrt Erhabene. Er erniedrigt das Große, um ihm das Kleine, und erhöht das Kleine, um ihm das Große an die Seite zu setzen und so beide zu vernichten, weil vor der Unendlichkeit alles gleich und nichts ist.¹⁹⁷

Bazillenkomik, das lässt sich festhalten, erhöht das Kleine, um die Größe dann mit einem Erwartungsbruch zu vernichten; wohl auch, um den Schrecken realer Epidemien abzufedern. Jean Pauls Humortheorie lässt zwar offen, ob nur ideelle

---

194 Vgl. Bernhard Greiner, Die Komödie. Eine theatralische Sendung. Grundlagen und Interpretationen, 2. Aufl., Tübingen 2006, S. 88–104; vgl. auch Hans Robert Jauß, Über den Grund des Vergnügens am komischen Helden. In: Das Komische, hg. von Wolfgang Preisendanz und Rainer Warning, München 1976 (Poetik und Hermeneutik 7), S. 103–132, dort besonders das Beispiel der Virgiltravestien des siebzehnten und achtzehnten Jahrhunderts, S. 100–117. In der Terminologie Helmut Bachmaiers erscheint solche „Komik der Limitation" als Gegensatz zu einer „Komik der Transgression", die auf die Sphäre des Grotesken, des Bachtinschen Karnevals abzielt (Helmut Bachmaier, Nachwort. In: Bachmaier, Texte zur Theorie der Komik, Stuttgart 2005, S. 121–125).
195 Müller-Kampel, Komik und das Komische, S. 15.
196 Ratatöskr, Teleologie. In: Simplicissimus, 10, 26, 26, September 1905, S. 310.
197 Jean Paul, Vorschule der Ästhetik. In: Jean Paul, Werke in 12 Bänden, hg. von Norbert Miller, Bd. 9, München 1975, S. 125.

Nichtigkeit oder auch physische Kleinheit als Kehrseite des Erhabenen gelten; und Friedrich Theodor Vischer, ein weiterer wichtiger Komiktheoretiker des neunzehnten Jahrhunderts, stellt sogar grundsätzlich in Frage, ob das zur Größe entstellte Kleine, beispielsweise ein sich aufblähender Frosch, überhaupt komische Effekte erzeugen könne oder ob dies nur umgekehrt vom Großen zum Kleinen möglich sei.[198] Als das Thema ‚Komik' jedoch in der Epoche des Bazillenentertainments mit Emil Kraepelin und Freud von der philosophischen Ästhetik in die Psychologie abwandert,[199] macht Theodor Lipps in seiner Schrift *Komik und Humor* (1898) mit Nachdruck deutlich, dass auch das räumlich Kleine in komischen Kontrast zum Großen treten könne.[200] Dass dem so ist, dass man zumindest der ins Extreme gesteigerten Fallhöhe von Groß zu Winzig zuverlässige komische Wirkungen zutraut, davon zeugt nun der abundante Bazillen-Klamauk der Epoche. Zu humaner Größe aufgeblähte Bazillen in sprachlicher und bildlicher Form ersetzen den leistungsschwachen Frosch Vischers und liefern eine neuartige Welt des Winzig-Monströsen, die E. T. A. Hoffmanns Mikroskopikermärchen *Meister Floh* bereits präludiert hatte.[201] Das Gedicht „Bacillen-Sang" aus dem ärztlichen *Liederbuch* beispielsweise dehnt den Topos des menschenartigen Bakteriums denkbar weit aus und entwirft einen regelrechten spätbürgerlichen Sozialkosmos:

---

198 Friedrich Theodor Vischer, Ästhetik oder die Wissenschaft des Schönen, Teil 1: Die Metaphysik des Schönen, Reutlingen/Leipzig 1846, S. 350 f., § 150.
199 Emil Kraepelin, Zur Psychologie des Komischen. In: Kraepelin, Philosophische Studien, Bd. 2, Leipzig 1885, S. 128–160, 327–361; Sigmund Freud, Der Witz und seine Beziehung zum Unbewussten [1905]. In: Freud, Gesammelte Werke, Bd. 6, hg. von Anna Freud et al., Frankfurt a. M. 1999 [1940].
200 Lipps kritisiert an Vischer, dass er das Komische auf die Persönlichkeit, auf Widersprüche des Selbstbewusstseins beschränke und räumliche Kleinheit ausnehme: „Der Kontrast zwischen dem Erhabenen und Kleinen der Ausdehnung" werde von Vischer „sogar ausdrücklich aus der Reihe der komischen Kontraste gestrichen" (Theodor Lipps, Komik und Humor. Eine psychologisch-ästhetische Untersuchung, Hamburg/Leipzig 1898, S. 51). Mit Blick auf Kraepelin macht Lipps selbst das räumlich Kleine als Komik-Kandidaten stark: „Wir finden uns, um zunächst ein Beispiel zu erwähnen, das uns bei Kraepelin nicht begegnet, das aber von uns bereits oben angeführt wurde, komisch angemutet, wenn wir neben einem mächtigen Palast ein kleines Häuschen, wohl gar ein solches, das in seiner Form den Palast nachahmt, stehen sehen. Die komische Wirkung tritt noch sicherer ein, wenn das kleine Häuschen eine ganze Reihe mächtiger Bauten unterbricht" (Lipps, Komik und Humor, S. 40 f.).
201 Zur Theorie des Komischen als Kippphänomen vgl. Wolfgang Iser, Das Komische. Ein Kipp-Phänomen. In: Das Komische, hg. von Wolfgang Preisendanz und Rainer Warning, München 1976, S. 398–402. Zum technikhistorischen Kontext von *Meister Floh* vgl. FN 1541.

Im Nasenloch bewundert still	Wir sind ein Communistenschwarm
Das Landschaftsbild der Heubacill	Es gilt uns gleich, ob reich ob arm
Auf der Aorte Wellen dort	Heut kehren wir beim Pfaffen ein
Treibt man vergnügten Rudersport	Und morgen Nacht beim Mägdelein
Und gar in der Cavernenhall	Wir nahen uns mit gleicher Lust
Ist jeden Dienstag Maskenball	Dem Säugling wie der Vaterbrust.[202]

Hier wird der Dimensionenkontrast von Groß und Klein zum Dimensionenexzess: Allgemein bekannt ist doch, dass die Kugeln und Stäbchen der Bakteriologen selbst auf Kochs Mikrophotographien immer noch winzig sind und zudem einander völlig gleichen. Die unerhörte anthropomorphe Größe, Individualisierung und Gesellschaftsfähigkeit des ‚Communistenschwarms' bricht demnach auf exzessive Weise mit Lesererwartungen und sorgt für einen verblüffenden Konflikt – zumal tödliche Krankheitserreger mit Rudersport, Maskenball und Dünnerich in die Alltagswelt bürgerlicher Konventionen eingehegt werden. Solche Aufhebung von Bazillenschrecken dürfte auf den Affekt des befreienden, entlastenden Lachens zielen, wie ihn psychologische Humortheorien seit der Jahrhundertwende namhaft machen und insofern eine wichtige soziokulturelle Funktion von populärer Mikrobenkomik ausmachen.[203]

Dementsprechend präsent sind auch die beiden Pole dieses Diminutivhumors, der karnevaleske Exzess und seine bürgerliche Domestizierung, im neuartigen Bildtypus der Mikrobenkarikatur; dabei handelt es sich um ein Parallelphänomen zum komischen Bazillengedicht. Bakterien erscheinen etwa im *Kladderadatsch* anlässlich von Kochs Tuberkulinpräsentation im November 1890 als Strichmännlein mit insektenartig dünnen Körpern und Extremitäten sowie Hüten und Gehstöcken.[204] Überschrieben ist dies bürgerliche Szenario mit dem signifikanten Titel ‚Aus der Welt der unendlich Kleinen' (Abb. 4).

Eine ähnliche Version dieses Bazillenanthropomorphismus findet sich auf dem Titelblatt des ersten Hefts der satirischen Feldzeitschrift *Bazillus Verus* des Seuchenlazaretts Logelbach bei Colmar (Abb. 5).

---

202 Anonym, Bacillen-Sang (aus der Festzeitung ‚Pilz', 1884). In: Korb, Liederbuch, S. 451 f., 452.
203 Freud spricht in seiner kathartischen Humortheorie vom „explosionsartige[n] Lachen […] durch welches sich ein guter Witz bezeugt" (Sigmund Freud, Der Witz und seine Beziehung zum Unbewussten. In: Freud, Gesammelte Werke, Bd. 6, hg. von Anna Freud et al., Frankfurt a. M. 1999 [1940], S. 88). Vgl. auch Peter Berger, Erlösendes Lachen. Das Komische in der menschlichen Erfahrung, übers. von Joachim Kalka, 2. Aufl., Berlin/Boston 2014.
204 Abbildung auch bei Gradmann, Unsichtbare Feinde, S. 341.

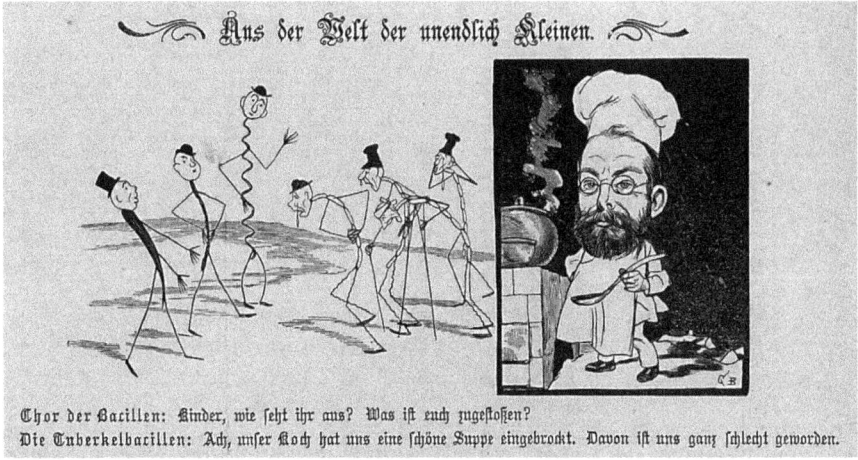

Abb. 4: „Aus der Welt der unendlich Kleinen". In: Zweites Beiblatt zum Kladderadatsch 43, 49, 23. November 1890, S. 1. (Abb. gemeinfrei).

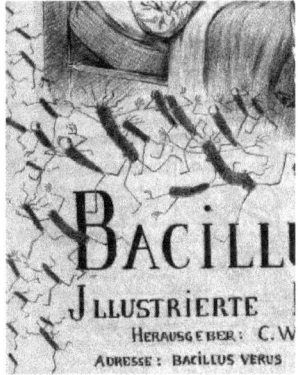

Abb. 5: Bacillus Verus. In: Lazarett-Feldzeitschrift, 1, 1, 1916, hg. von C. Wessgang und R. Schaeffer, Seuchenlazarett Logelbach (Bildausschnitt, Abb. gemeinfrei).

Strichmännleinartige Stäbchenbakterien flüchten in Panik vor einem angetrunkenen Feldwebel, der, so erfährt der Leser, neu das Kommando des Lazaretts übernommen und durchaus nicht zu einer Verbesserung der hygienischen Situation beigetragen hat.

Des Weiteren gibt es den Bildtypus des ‚kleinen Monsters', der verschiedene Spielarten von grotesker Hybridität durchdekliniert. Das Spektrum ist breit; im ärztlichen *Liederbuch* etwa sind seltsame Gehirnkokken als Alkohol-erbrechende langbärtige Trinkerköpfe im mikroskopischen Blendenausschnitt dargestellt (Abb. 6).

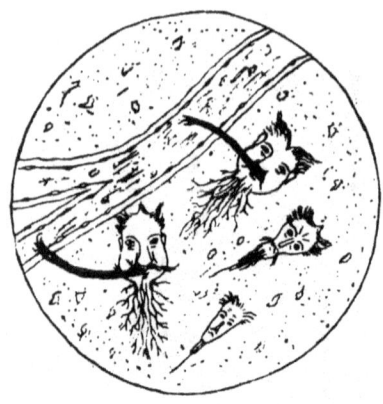

Abb. 6: Illustration zum Gedicht „Die bacilläre Psychiatrie" von Dr. H. L. In: Korb, Liederbuch, S. 427–434, 429 (Fotografie Clemens Weber).

Die Plakatwerbung der französischen Desinfektionsmittelfirma *Anios* hingegen bietet vergnügliche Phantasiewesen, die an Brueghel'sche Monster erinnern und dennoch jeglichen Schrecken tilgen (Abb. 7).

Der letztere Abbildungstypus des mikroskopischen Phantasiewesens mit anthropomorpher Mimik ruht seinerseits auf ikonischen Traditionen aus der vorbakteriologischen Ära des neunzehnten Jahrhunderts auf, als man Bakterien zwar kennt, sich aber kaum vorstellen kann, dass sie Seuchen verursachen. So kommt in britischen Karikaturen zur industriellen Themse-Verschmutzung unter anderem der Antikontagionismus der Sozialhygieniker selbst zum Ausdruck. Denn die radikalliberalen Reformer der *Public-Health*-Bewegung wie Edwin Chadwick oder Thomas Southwood-Smith machen die üblen Gerüche des Wassers, die mit der Vermehrung von mikroskopischen Tierchen einhergehen, für die Cholera verantwortlich – nicht aber diese grotesken ‚Animalcula' selbst.

Solche komischen Kreaturen, mit denen sich schon Antoni van Leeuwenhoek vor der British Academy lächerlich gemacht hat – so der Subtext dieser deutlich karnevalesken Bilder –, mögen ekelerregend scheinen. Gleichwohl gehören sie in den Bereich des Aberglaubens, der Damenunterhaltung mit dilettantischen Mikroskopen oder der öffentlichen Projektionsmikroskop-Schauen und können unmöglich tödliche Seuchen hervorrufen (s. Kap. III.3.2., S. 494f.).[205] Die verharmlosende Bakterienikonographie der Jahrhundertwende kann hier

---

205 Vgl. dazu Alexandra Böhm/Monika Sproll, Ein ‚Schlag ans Herz' des Empire. William Heaths Karikatur ‚Monster Soup'. In: Fremde Figuren. Alterisierungen in Kunst, Wissenschaft und Anthropologie um 1800, hg. von Alexandra Böhm und Monika Sproll, Würzburg 2008, S. 27–38. Die Verfasserinnen interpretieren die Karikatur ebenfalls unter dem Gesichtspunkt des Bachtin'schen Grotesken und weisen auf den wichtigen Kontext der Kartographietraditionen seit dem siebzehnten Jahrhundert und der Darstellung monströser Tiefseefauna in diesem Zusammenhang hin (Böhm/Sproll, Ein ‚Schlag ans Herz', S. 37). Allerdings geht es hier weniger

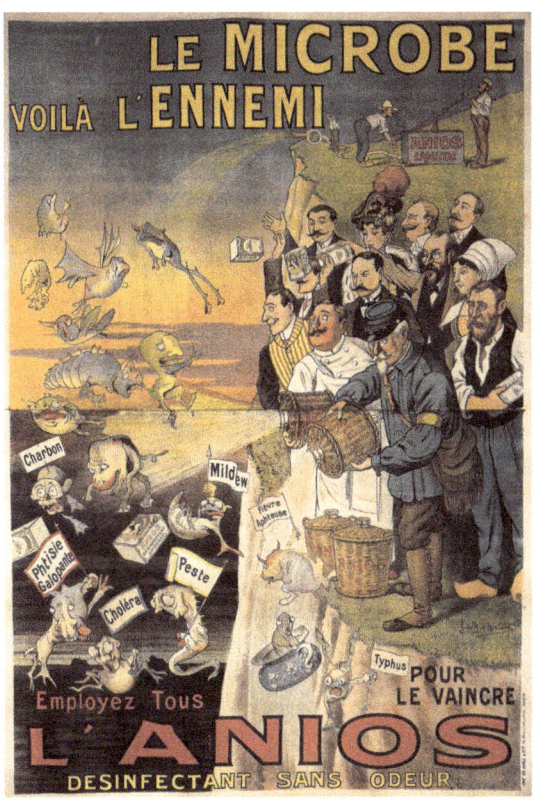

Abb. 7: Le Microbe voilà l'Ennemi. Employez tous pour le vaincre. L'Anios. Desinfectant sans odeur. Werbeplakat der 1898 gegründeten Firma „Laboratoires Anios" in Lille, kolorierte Lithographie von G. Trye-Maison, verm. Paris, Imp. Ch. Wall &Cie., um 1910 (Wellcome collection, Abb. gemeinfrei).

um Infektionsängste und Seuchenparanoia (Böhm/Sproll, Ein ‚Schlag ans Herz', S. 37 f.) als um den Ekel vor verschmutztem Wasser. Frühestens mit der grundlegenden Publikation von Arthur Hill Hassall, Microscopical Examination of the Water Supplied to the Inhabitants of London and the Suburban Districts, London 1850, steht eine unmittelbare Schädlichkeit der Mikroorganismen zur Debatte, und erst nach John Snow und William Budd, also etwa ab den 1860er Jahren wird sich der Ekel vor den Mikroorganismen mit konkreten Infektionsängsten verbinden. Bis dahin bringt man den üblen Gestank und gerade nicht die grotesken Animalcula mit Seuchenentstehung in Verbindung. Vgl. hierzu Christopher Hamlin, A Science of Impurity. Water Analysis in Nineteenth Century Britain, Berkeley/Los Angeles/Oxford 1990, S. 104–117, bes. S. 109: „The propriety of relying on waters populated with invisible creatures had been a minor issue in 1828, and not so much a medical question of whether such creatures might harm health as a question of sensibility. Witnesses had reported ‚shrimp-like creatures', fish, periwinkles, and ‚little round black things' in their water; microscopic life had been regarded as disgusting and improper in a public water supply".

problemlos anknüpfen; obwohl oder gerade weil die tödlichen Effekte der kleinen Monster mittlerweile bewiesen sind.

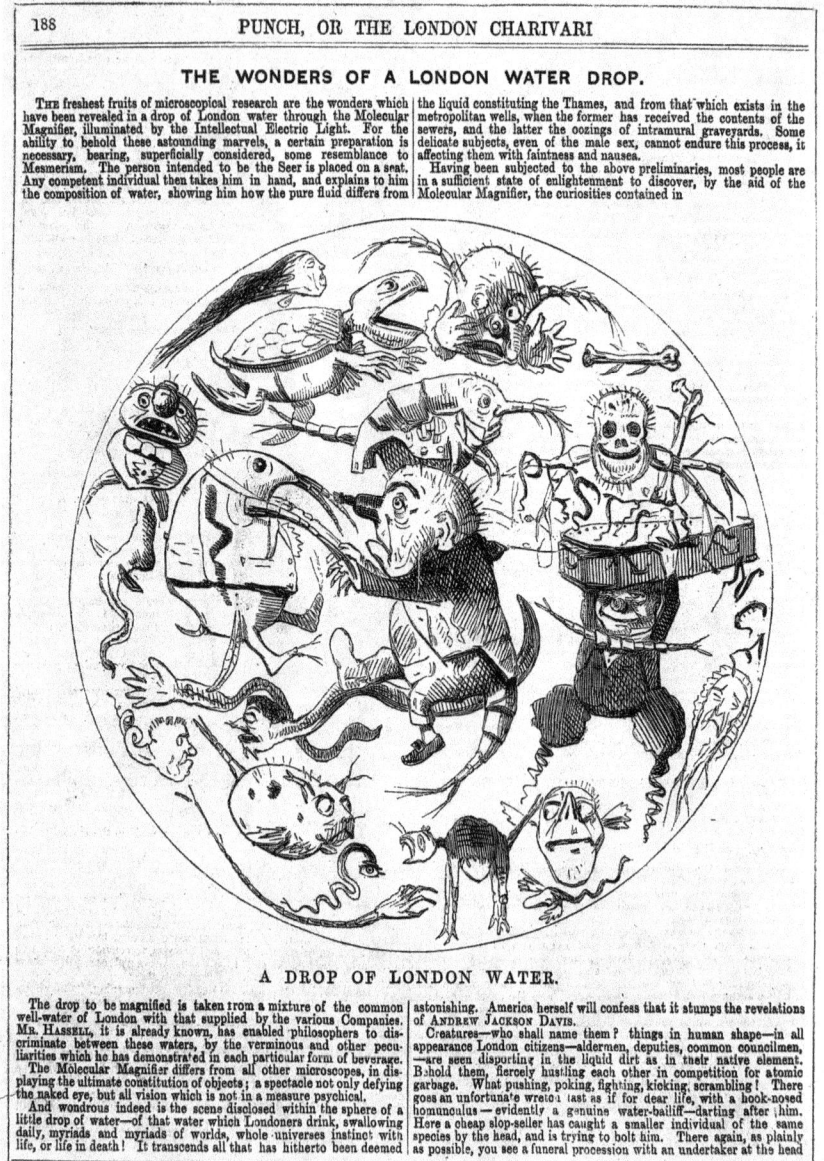

Abb. 8: Punch, A drop of London water. In: Punch, 18, 1850, S. 188 (Wellcome Collection, Abb. gemeinfrei).

1 Entstehung eines Kollektivsymbols — 107

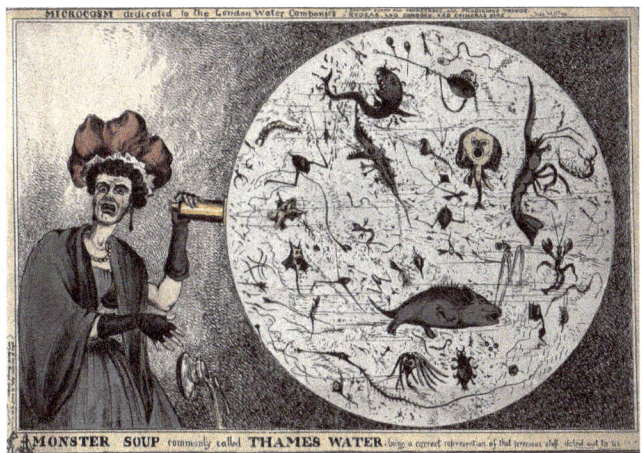

Abb. 9: William Heath, Monster Soup, commonly called Thames Water. Kolorierter Kupferstich, T. McLean, London [1828? sic] (Wellcome Collection, Abb. gemeinfrei).

Grundsätzlich zeichnet sich eine emblematische Praxis von Schrift-Bild-Verbindungen ab, die das Objekt in der Alltagskultur konstituiert, auf den Affekt des entlastenden Lachens zielt und langfristig traditionsbildend wirkt – bis hin zum Kinderbuchklassiker *Karius und Baktus* von 1949 und zu den Bakteriencomics der Gegenwart.

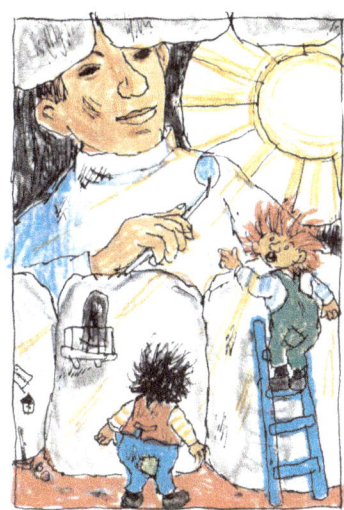

Abb. 10: Thorbjörn Hegner, Karius und Baktus, 31. Aufl., München 1996 [Norwegen 1949], S. 31 (Zeichnung aus *Karius und Bactus* von Thorbjörn Egner, mit freundlicher Erlaubnis von Bjørn Egner).

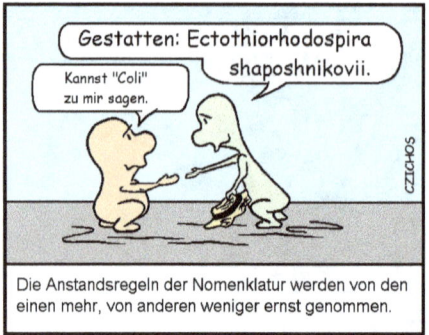

Abb. 11: Joachim Czichos, Nomenklatur (mit Dank an Joachim Czichos, s. www.Joachim-Czichos.de [zuletzt aufgerufen am 20.01.2021]).

Dass Mikroben immer wieder Schrift-Bild-Arrangements und graphisches Erzählen hervorbringen, muss eigentlich nicht Wunder nehmen; schließlich wird das epistemische Objekt ‚Bakterium' schon im Labor als Zusammenhang von Text und Bild entworfen. Bereits die Abbildungen ‚nach der Natur' bedürfen der schriftlichen Erklärung, die wiederum zur Versinnlichung auf Sprachbilder, auf Metaphern angewiesen ist. So geht aus der primären, epistemisch-konstitutiven Intermedialität des Gegenstandes gleichermaßen eine Affinität zur Komik wie zur Phantastik hervor. Sprachliche oder ikonische Bilder, die um 1900 im gesamtkulturellen Raum zirkulieren und die seltsamen, photographierten Punkte und Striche aus dem Labor dem humanen Vorstellungsvermögen eingemeinden – Feinde, Schwimmer, Ruderer, Strichmännlein, kleine Monster –, haben nicht selten karnevaleske Züge. Dabei schließt die ikonische Komik wiederum an eine ältere Tradition der vorbakteriologischen, satirischen Animalcula-Darstellung an, die gegen den vermeintlichen Mikrobenaberglauben gerichtet ist. Mit einem solchem Geflecht an wechselseitigen Verweisungen von Schrift und Bild enthüllt sich der sensationelle Mikrokosmos des Fin de Siècle als genuin intermediales Konstrukt und kommt insofern der ästhetischen Moderne, die Ikonizität und Intermedialität zum Programm erhebt, entschieden entgegen.[206] Es sind vor allem die Bildimaginationen der Unterhaltungspresse, die insektenhaften Strichmännchen und anthropomorphen Monster, die das Unsichtbare, Unvorstellbare gleichzeitig näherücken und durch offensichtliche Phantastik wieder entfernen.

---

[206] Vgl. Konstanze Fliedl/Marina Rauchenbacher/Joanna Wolf, Einleitung. In: Handbuch der Kunstzitate. Malerei, Skulptur, Fotografie in der deutschsprachigen Literatur der Moderne, hg. von Konstanze Fliedl, Marina Rauchenbacher und Joanna Wolf, Bd. 1, Berlin 2011, S. IX–XIV, XI; vgl. auch Sabine Schneider, Verheißung der Bilder. Das andere Medium in der Literatur um 1900, Tübingen 2006; Poetik der Evidenz. Die Herausforderung der Bilder um 1900, hg. von Sabine Schneider, Helmut Pfotenhauer und Wolfgang Riedel, Würzburg 2005.

Zusammenfassend zeigt sich, dass die Bazillenkomik der Jahrhundertwende eine zentrale Rolle bei der Transformation von Laborwissen in Alltagskultur spielt. Dabei lassen sich drei verschiedene Komiktypen differenzieren, die freilich oftmals ineinander übergehen: erstens die Figurenkomik des lächerlichen Bakteriologen, die moraldidaktisch funktioniert und sich gegen den Szientismus des Labors richtet; zweitens die Komik des Widersinns und des Sprachspiels – beziehungsweise in der Terminologie Gernhardts die sogenannte selbstreflexive Hochkomik –, die für die Moderne und ihre Sprachverabsolutierung charakteristisch ist; und drittens die Komik der karnevalesken verkehrten Welt, die eine hohe Affinität zum Ikonischen, insbesondere zum Comic aufweist. Dieser alltagskulturelle Differenzierungsprozess ist insofern festzuhalten, als er sich in der Kunstliteratur der Epoche weiter entfaltet: die Komik des lächerlichen Bakteriologen etwa in H. G. Wells' Satire *The Stolen Bacillus* (s. Kap. II.3.4.), die Komik des Karnevalesken in Ehrensteins groteskem ‚Zaubermärchen' *Ein krasser Fall von Soldatenmisshandlung* und in Manns *Doktor Faustus* (s. Kap. II.4.2., II.2.6.), die Komik des Sprachspiels schließlich in Tolstois vergessener Komödie *Die Früchte der Bildung* (s. Kap. III.3.2.) sowie in dadaistischen Montagetexten (s. Kap. II.4.3.).

1.2.3 Bakterienkunst

Nach den Sinnsphären ‚Politik' und ‚Komik' gehört auch der Bereich des Schönen, der Kunst, vor allem der Kunstschönheit zur semantischen Vielfalt des Mikrobensymbols. Es sind in erster Linie die botanischen Bilder des dekorativen, zoomorphen Schwimmens und Tanzens, die in der Alltagskultur nahtlos in den Schönheitskult des Fin de Siècle übergehen. Deutlich wird das etwa in dem Laienratgeber *Die Bakteriologie des täglichen Lebens*,[207] verfasst von einem pensionierten Generaloberarzt namens Heinrich Jäger (aus diesem Buch stammt auch der Bazillenstaubsauger *Atom*, vgl. Abb. 2). Jäger spricht vom „beherrschenden Einfluss" der neuen Wissenschaft „auf unser gesamtes Kulturleben"; so beherrschend, „dass der Gebildete heutzutage gar nicht mehr anders kann, er muss sich mit den Lebensäußerungen dieser Kleinwesen vertraut machen".[208] Für diese Verkaufsstrategie ist nun der Titel des Büchleins Programm: Es geht um das Eingemeinden etwaiger Labormysterien ins tägliche Leben, anders gesagt in den bildungsbürgerlichen Alltag, der um 1900 auch ein Alltag des Kunstgebrauchs und der Gebrauchskunst ist. So bewundert der Verfasser neben „eine

---

[207] Heinrich Jäger, Die Bakteriologie des täglichen Lebens, Hamburg/Leipzig 1909.
[208] Jäger, Bakteriologie, S. 2.

[m] tanzenden Mückenschwarm"[209] von harmlosen Knöllchenbakterien noch jenes Phänomen, das die „auffallendste und schönste" aller mikrobiologischen Erscheinungen darstellt, die Farbstoffbildung durch weitere harmlose Bakterienarten. Künstliche Farben würden schon „im ersten Moment entfernt nicht gleichermaßen befriedigen", wie die herrlichen Farbstoffe des produktiven Mikrokosmos. Schließlich konnte

> die intensive, goldspielende Leuchtkraft, das geradezu venetianische, an Tizian erinnernde Kolorit, in welchem sich die Bakterienkulturen gefallen, [...] nur mit den Bakterienfarbstoffen selbst wiedergegeben werden.[210]

Mit der Herstellung barocker Farbenschönheit bestätigen Mikroorganismen das, was Ernst Haeckels Gesamtwerk von der Radiolarien-Monographie[211] (1862) bis zu *Die Natur als Künstlerin* (1913)[212] immer wieder beschwört: Die Natur ist als erste und vollkommene Kunstschaffende dem artistischen Menschen ebenbürtig, wenn nicht gar überlegen,[213] und besondere Bedeutung kommt dabei den einfachen Protisten zu. Die kreative Tätigkeit dieser Einzeller, zu denen Haeckel an anderer Stelle übrigens auch Bakterien zählt, kann mühelos aus dem weltanschaulichen Programm des psychophysischen Parallelismus abgeleitet werden: „Die Theorie von der Zellseele" sei, so Haeckel, „allein imstande, uns auch ihre plastische Tätigkeit, ihren ‚Kunsttrieb' verständlich zu machen".[214] Für das Projekt einer diskursiven Integration von Natur und Kunst unter Federführung des Unsichtbaren scheint nun der bazilläre Mikrokosmos besonders geeignet, geeigneter noch als Haeckels Radiolarien und Amöben. Auch wenn Haeckel selbst „die kieselhaltigen Radiolarien unzweifelhaft [als] die größten Künstler unter den Protisten" preist,[215] macht Heinrich Jäger mit seinen Tizian-gleichen Farbbakterien immerhin die Speerspitze der zeitgenössischen Naturwissenschaft für

---

209 Jäger, Bakteriologie, S. 79.
210 Jäger, Bakteriologie, S. 72.
211 Ernst Haeckel, Die Radiolarien (‚Rhizopoda radiaria'). Eine Monographie, Berlin 1862.
212 Ernst Haeckel, Die Natur als Künstlerin, Berlin 1913.
213 Vgl. dazu nochmals Haeckel, Natur als Künstlerin, S. 16: „Die wunderbaren Kunstwerke der Zelle, wie wir sie jetzt in unzähligen Naturprodukten einzelliger Protisten kennen [...], sind einer ästhetischen Kunstbetrachtung ebenso würdig, wie die verschiedenen Kunstwerke, die das menschliche Gehirn mit Hilfe unserer Sinnesorgane konzipiert und durch das technische Geschick unserer Hand ausgeführt hat".
214 Haeckel, Natur als Künstlerin, S. 10.
215 Haeckel, Natur als Künstlerin, S. 12; Bernhard Kleeberg zufolge seien die Radiolarien für Haeckel „naturästhetische Musterorganismen par excellence" (Bernhard Kleeberg, Evolutionäre Ästhetik. Naturanschauung und Naturerkenntnis im Monismus Ernst Haeckels. In: Text und Wissen. Technologische und anthropologische Aspekte, hg. von Renate Lachmann und Stefan Rieger, Tübingen 2003, S. 153–179, 167).

das monistische Kunstevangelium verfügbar: das bakteriologische Labor und seine seltsamen Doppelwesen aus Schönheit und Zerstörungskraft; daher auch die affektive Emphase, mit der die *Bakteriologie des täglichen Lebens* technisches Wissen als natürliche Artistik feiert:

> Sie sehen, die Schönheit, die Farbenpracht der Natur grüßt uns nicht nur in der hochentwickelten Blume, dem Kolorit des Schmetterlings oder des südländischen Kolibri, sondern schon auf dieser untersten Stufe pflanzlicher Entwicklungsformen, und hier sind uns vielleicht interessante Einblicke in Zukunft noch in die Farbenlehre der Natur vorbehalten.[216]

Es ist kein Zufall, dass sich der Autor mit seiner bazillären ‚Farbenlehre der Natur' in literarische Traditionen einschreibt und als neuer Faust erscheint, der dem Kosmos mit Reinkultur und Mikroskop das Geheimnis der Kunst abtrotzt. Denn ‚Farbe' – das ist ein Epochenthema, das in ästhetischen Debatten Indexcharakter für das Moderne an der Moderne hat, für Formbezogenheit und Abstraktionsimpulse. Vor diesem Hintergrund erhellt gleichwohl, dass die Ästhetik des Mikrobiellen zunächst eine des bildungsbürgerlichen Kanons und des Klassischen ist, nicht der eigentlichen Moderne. Denn von deren sprachkritisch motivierter Wendung zu einer Ästhetik und Epistemologie der Farbe, formuliert in Hofmannsthals *Briefen des Zurückgekehrten* (1907) oder Rilkes *Briefen über Cézanne* (1907/1908), ist in der *Bakteriologie des täglichen Lebens* bei aller Begeisterung für die „goldspielende Leuchtkraft" und das „silberflutende Mondlicht" pigmentbildender Kleinstkünstler nichts zu spüren[217]; noch weniger von der nahezu zeitgleich entstehenden Farbmetaphysik Kandinskys.[218] Obwohl sich Jäger in vergleichbarer Weise wie die Theoretiker der Moderne für den Spektralkatalog interessiert, für „scharlachrote, karmoisinrote, orange-gelbe, grüne, zitronengelbe, violette Kulturen",[219] fungiert gleichwohl mit Tizian ein Klassiker des

---

216 Jäger, Bakteriologie, S. 72 f.
217 Jäger, Bakteriologie, S. 72, 76.
218 Kandinsky, Über das Geistige in der Kunst, S. 70–118. Übrigens setzte sich auch Hofmannsthal mit Goethes Farbenlehre auseinander, und zwar über einen längeren Zeitraum in verschiedenen Schriften (vgl. Schneider, Verheißung der Bilder, S. 213 f.). Doch natürlich ist das kein einfaches Einschreiben in Traditionen, sondern eine Aktualisierung der Goethe'schen Lehre unter Bedingungen „der sprachtheoretischen und wahrnehmungsphysiologischen Diskussion der Zeit" (Schneider, Verheißung der Bilder, S. 214).
219 Jäger, Bakteriologie, S. 73. Auch Ferdinand Cohn attestiert chromogenen Bakterien in der zweiten Auflage seines monistischen Monumentalwerks *Die Pflanze* ein ähnliches Kunstvermögen: „In anderen Versuchen traten Bakterien gewissermaßen als Fabrikanten von saft- oder spangrünen, gelben oder rothen Färbungen auf, die sie aus farblosen chemischen Lösungen herzustellen verstehen. Es gibt kaum eine Farbnuance der modernen Technik, die nicht auch von chromogenen Bakterien erzeugt wird" (Ferdinand Cohn, Die Pflanze. Vorträge aus dem Gebiete der Botanik, 2., umgearb. und verm. Aufl., Bd. 2, Breslau 1897, S. 479).

bildkünstlerischen Kanons als Sinnbild für die ‚Farbenpracht' des Mikrokosmos – und nicht Cézanne oder van Gogh, die zeitgleich die Farbreflexionen der literarisch Modernen anstoßen.[220]

Das ist insofern symptomatisch, als die Kunstnähe des Mikrobiellen mehrheitlich von Vertretern des zivilisatorischen Fortschritts, von Ärzten, Naturwissenschaftlern oder Autodidakten beschworen wird, deren Affinität zu den Formexperimenten der ästhetischen Moderne gering ist. Sie alle sind mit dem wachsendem Auseinanderdriften der beiden Kulturen von Rollenunsicherheiten zwischen klassischem Hochschulgelehrten und modernem Wissenschaftsexperten betroffen und müssen ihren Gebildetenstatus in dem Moment zur Schau stellen, in dem er endgültig an naturwissenschaftliches Spezialistentum verloren zu gehen droht.[221] Dabei lässt sich eventuellen Prestigeverlusten im Kampf um akademische Deutungshoheit vermutlich besser entgegenwirken, wenn man klassisches Kulturwissen demonstriert und nicht Formzertrümmerung betreibt; und so teilen die Propagatoren der Mikrobenwelt mit anderen Popularisierern denselben ästhetischen Konservatismus. Dementsprechend ist die Artistik des Mikrobiellen in den Unterhaltungsmedien eine des Kanons und der Epigonalität. Heinrich Jäger beispielsweise sinniert in seiner *Bakteriologie des täglichen Lebens* darüber, dass „einst in Babylon, im fernen Orient, der Heimat der Magier [...] das ‚mene mene tekel upharsin' auch mittelst Leuchtbakterien geschrieben wurde". Dabei schlägt er den kühnen Bogen vom Labor zum allfälligen (und inkorrekten) Klassikerzitat: Unheimlich müsse es, so heißt es in Anspielung auf Heine, „Belsazar gewesen sein, als das Ereignis eintrat, wie es der Dichter schildert: ‚Und schrieb und schrieb mit weißer Hand / Goldene Flammen an die Wand'".[222]

Dieselbe Strategie, mikrobiologische Laborwissenschaft mit dem Klassikerkanon – sei er bildkünstlerisch oder poetisch – aufzuwerten, wird auch im ärztlichen *Liederbuch* verfolgt. Das Gedicht Nr. 184, „Stoßseufzer des Bacillchens", stammt aus der Feder des Literaten Julius Stettenheim und zitiert mit dem Un-

---

220 Sabine Schneider, ‚Farbe. Farbe. Mir ist das Wort jetzt armselig'. Eine mediale Reflexionsfigur bei Hofmannsthal. In: Poetik der Evidenz. Die Herausforderung der Bilder in der Literatur um 1900, hg. von Helmut Pfotenhauer, Wolfgang Riedel und Sabine Schneider, Würzburg 2005, S. 77–102; vgl. auch Schneider, Verheißung der Bilder, S. 202–290; ferner Antje Büssgen, Dissoziationserfahrung und Totalitätssehnsucht. ‚Farbe' als Vokabel im ‚Diskurs des Eigentlichen' der klassischen Moderne. Zu Hugo von Hofmannsthals ‚Briefen des Zurückgekehrten' und Gottfried Benns ‚Der Garten von Arles'. In: Zeitschrift für Deutsche Philologie, 124, 2005, S. 520–555.
221 Natürlich sind diese Befangenheiten und Konkurrenzempfindungen wechselseitig, vgl. dazu Silke Jakobs, Selbst wenn ich Schiller sein könnte, S. 47–50.
222 Jäger, Bakteriologie, S. 76.

tertitel ‚Am Spinnrade allein' und dem Kehrvers „Meine Ruh ist hin, / mein Dasein schwer, / es plagen die Menschen / mich immermehr" den deutschen Literaturmythos schlechthin.²²³ Damit fügt es sich in jene gelehrte Goethe-Nachfolge ein, die als Facette des wilhelminischen Goethe-Kults unter Wissenschaftlern und Wissenschaftspopularisierern besonders gängig ist.²²⁴ Haeckels und Bölsches kosmische Entwicklungslehren etwa entstehen in enger Anlehnung an die pantheistische Naturphilosophie Goethes, der zum Begründer des evolutionären Monismus stilisiert wird.²²⁵ Gleichwohl dürften die zahlreichen Goethe-Mottos, Goethe-Zitationen und Zueignungsadressen Haeckels und Bölsches nicht nur in der Affinität des Monismus zur Naturphilosophie Goethes gründen, sondern ebenso in der gruppenspezifischen Praxis des *self-fashioning* durch Klassikerhabitus.²²⁶ So demonstriert Bölsche seine Goethe-Kompetenz mit der hagiographischen Schrift *Goethe im 20. Jahrhundert* (1901), und Haeckel inszeniert sich und sein Werk konsequent als Endpunkt einer teleologischen Reihe von Kulturmonumenten: Goethe, Darwin, Lamarck, Haeckel.²²⁷ Wenn Goethe-

---

223 Julius Stettenheim, Stoßseufzer des Bacillchens (aus der Humoristischen Festzeitung der 62. Versammlung der deutschen Ärzte und Naturforscher, Heidelberg 1889). In: Korb, Liederbuch, S. 459 f.
224 Natürlich geht die Goethe-Idolatrie des Fin de Siècle weit über das Segment der Naturwissenschaftler hinaus, am prononciertesten im George-Kreis. Gleichwohl sind die legitimatorischen Bezugnahmen vieler Naturwissenschaftler auf Goethe als besonders auffällige Facette dieser „Form des ästhetischen Fundamentalismus" zu werten (Stefan Breuer, Goethekult – eine Form des ästhetischen Fundamentalismus? In: Goethe in Gesellschaft. Zur Geschichte einer literarischen Vereinigung vom Kaiserreich bis zum geteilten Deutschland, hg. von Jochen Goltz und Justus H. Ulbricht, Köln/Weimar/Wien 2005, S. 63–80).
225 Vgl. Daum, Wissenschaftspopularisierung, S. 311.
226 Vgl. dazu Safia Azzouni, die auf das neue Selbstbewusstsein der Popularisierer hinweist; unter Rückgriff auf den Erhabenheitstopos würden sie die Humanisierung der Naturwissenschaften vorantreiben (Safia Azzouni, Der Topos des Erhabenen als Schlüssel zur Methode populärwissenschaftlichen Schreibens um 1900. In: Sachbuch und populäres Wissen im 20. Jahrhundert, hg. von Andy Hahnemann und David Oels, Frankfurt a. M. 2008, S. 211–220). Wie weit Kunstaffinität und Selbstinszenierung als Künstler, häufig in Goethe-Nachfolge, zum Selbstverständnis der Wissenschaftsakteure um 1900 gehört, wird bei Silke Jakobs deutlich (Jakobs, Selbst wenn ich Schiller sein könnte, S. 135–158, 193–207).
227 Dem zweiten Band der *Generellen Morphologie der Organismen*, der *Allgemeinen Entwicklungsgeschichte der Organismen* (Berlin: Reimer 1866) ist folgende Zueignung vorangestellt: „Den Begründern der Descendenz-Theorie, den denkenden Naturforschern: Charles Darwin, Wolfgang Goethe, Jean Lamarck widmet diese Grundzüge der allgemeinen Entwicklungsgeschichte in vorzüglicher Verehrung der Verfasser". Demnach wird diese Selbstgenealogie als Untertitel oder Motto zum roten Faden des Gesamtwerks, vgl. Ernst Haeckel, Die Naturanschauung von Darwin, Goethe und Lamarck. Vortrag in der ersten öffentlichen Sitzung der fünfundfünfzigsten „Versammlung Deutscher Naturforscher und Aerzte zu Eisenach" am 18. September 1882, Jena 1882; Ernst Haeckel, Anthropogenie oder Entwicklungsgeschichte des

Identifikation und Goethe-Nachfolge also *common sense* unter Wissenschaftspopularisierern sind, so dokumentiert das Gedicht *Stoßseufzer* nunmehr auch die Goethe-Tauglichkeit der Laborbakteriologie: Wer über Mikroben und Gretchen Bescheid weiß, mehr noch, wer Mikroben als Gretchen auftreten lässt, der ist in der avanciertesten Naturforschung ebenso sattelfest wie im bildungsbürgerlichen Kunstkanon.

Zu Letzterem gehört neben Goethe natürlich auch die gründerzeitliche Lyrik der Epoche, auf die die zeittypische Bakterienballade ebenfalls Bezug nimmt. Das Gedicht „Der Microben Rache" aus dem ärztlichen *Liederbuch* beispielsweise zitiert Formkonzept und Erzählschema von Freiligraths Kunstballade „Der Blumen Rache" (1838) und transponiert dessen Pflanzenpersonifikationen – gepflückte Blumen rächen sich des Nachts an ihrer jungfräulichen Pflückerin – in den Raum des unsichtbar Winzigen. So rächen sich in Gläsern konservierte, anthropomorphe Mikroben in einem nächtlichen Feldzug an ihrem medizinischen Beherrscher:

> Also mengen sich im Angriff / Mörderisch die Parasiten / Mit hyänenhaften Schaaren / leichendurst'ger Saprophyten // Epithelentblößte Stellen / Suchen sie sich zu erringen / um ins säftereiche Stroma / seines Körpers einzudringen.[228]

So lautet die letzte Strophe der Ballade, in kunstfertiger Verschränkung von Medizinerlatein und durchbrochenem Kreuzreim. Was die ärztlichen Verfasser demnach immer wieder zur Schau stellen, ist perfekte Balance auf dem Grat zwischen den beiden Kulturen, Kanonfertigkeit, stilistische Souveränität und wissenschaftliche Expertise gleichermaßen. Kochs Labor und der lyrische Hausschatz liegen näher beieinander, als man auf den ersten Blick vermutet, wobei sich dieser alltagskulturelle Lyrismus weder auf die feiernde Ärztezunft noch auf den deutschsprachigen Raum beschränkt. Ein programmatisches Gedicht aus dem *Punch* von 1888 etwa versammelt sämtliche Subscriptio-Bereiche des Mikrobensymbols – Politik, epistemologische Fragwürdigkeit und Poetizität – und führt dabei diese weit auseinanderliegenden diskursiven Bereiche auf exemplarische Weise zusammen.

Menschen, Leipzig 1874, dort Goethes Prometheus (S. XVII); Ernst Haeckel, Die Welträthsel. Gemeinverständliche Studien über monistische Philosophie, Bonn 1899, dort Goethes Gedicht „Parabase", S. 1, schließlich die Goethe-Adresse in Ernst Haeckel, Der Monismus als Band zwischen Religion und Wissenschaft. Glaubensbekenntnisse eines Naturforschers, vorgetragen am 9. Oktober 1892, 8. Verb. Aufl., Bonn 1899, S. 10.
228 Dr. Michael Harder, Der Microben Rache. In: Korb, Liederbuch, S. 463–467, 466.

Bacillus our Bane

Oh bogey-like, baleful Bacillus,
untouched by our potions and pills,
You enter to conquer and kill us,
The taint that brings terrible ills.
You lurk in the air and the water,
The pressage of peril and pain,
You stride on serene to our slaughter,
Bacillus our bane.

'De minimis non curat lex' is
A motto we've all heard before,
The tiny bacillus that vexes,
No medical man can ignore.
The smallest of things in creation
An eminence high may attain,
You pull down the head of a Nation,
Bacillus our bane.

While knowledge is power, recognition
Of such horrid atoms as these
Each like a malefic magician,
Can scarce be expected to please.
Although we've endeavoured to quiz it,
It smiles vibrionic disdain;
But don't bother us with a visit
Bacillus our bane.[229]

You must have existed for ages
But ne'er in the past you appear,
In mystical medical pages;
When suddenly lo! You are here.
Though climates be Arctic or Tropic,
You come with disease in your train,
Seen surely on slide microscopic,
Bacillus our bane.

Though some folks deny your existence,
Though fierce physiologists fight,
With painful unpleasant persistence,
Professors bring new ones to light.
Each boasts of the one he detected,
Its beauties will gladly explain;
Is our admiration expected?-
Bacillus our bane.

Reimerei über das Unsichtbare im führenden Satiremedium Großbritanniens: Zunächst sieht man an diesem und den bisher zitierten Gedichten aus der *Jugend* und dem *Kladderadatsch*, dass das Bazillengedicht nicht nur als okkasioneller Texttyp innerhalb der Ärzteschaft, sondern als eigenes Genre in der europäischen Medienlandschaft zirkuliert. Die Affinität des Mikrobendiskurses zur Gebrauchskunst der Epoche, zu intermedialen und populärliterarischen Formen scheint tatsächlich groß. Vor allem macht dieser Summentext deutlich, wie das komplexe Sinnbild ‚Mikrobe' *multiple* Diskurse reintegriert, die um 1900 jäh auseinanderdriften: Bazillen erscheinen erstens als bedrohliche Invasoren und Schlächter des Einzel- und Kollektivkörpers, ihre Existenz wird zweitens zwischen Physiologie und Medizin kontrovers verhandelt. Sie sind drittens Inbegriff des technischen Fortschritts („Seen surely on slide microscopic"), den sie viertens als Münchhausiaden aufschneiderischer Professoren gleichermaßen lä-

---

[229] Anonym, Bacillus our Bane. In: Punch, or the London Charivari, 94, 10. März 1888, S. 111.

cherlich machen („Each boasts of the one he detected"). Fünftens verdient ihre Schönheit unsere Aufmerksamkeit, und die organisierte Sprache, mit der man von ihnen spricht, suggeriert sechstens jene Nähe zwischen Poesie und Mikroskop, die für den unvoreingenommenen Leser zunächst kaum vorstellbar ist („Its beauties will gladly explain; Is our admiration expected?"). Vermittelt werden demnach die Sinnsphären ‚Politik', ‚Seuchenhygiene', ‚Labortechnik', ‚Erkenntniszweifel', ‚satirischer Humor' und ‚Kunst' – und zwar im Kommunikationsmodus ‚Literatur', zu dem der Text zweifelsohne zählt. Schon der Einsatz „Oh bogey-like baleful Bacillus, / Untouched by our potions and pills" gibt den stilistischen Kurs vor: Es ist einer der Selbstbezüglichkeit, die in den repetitiven Assonanzen und Konsonanzen, ganz allgemein im insistenten Volksliedton des Textes zum Ausdruck kommt. Dabei ist mit der zeitlichen und räumlichen Universalität des Arktischen und Tropischen sowie der Äonen, in denen Mikroben immer schon existierten („You must have existed for ages"), ein integratives Moment gegeben: Beschworen wird die Utopie der bazillär integrierten Weltgesellschaft, denn in der gemeinsamen Bazillenfurcht und Bazillenfaszination sind sich alle Menschen gleich, in der kollektiven Bannformel „Bacillus our bane" ist die Atomisierung der modernen Klassengesellschaft aufgehoben. Dass diese Vision der bazillär vereinten Weltgesellschaft in der globalisierten Gegenwart durchaus eine gewisse Realitätsdimension erlangt hat, zeigt uns die Pandemie mit dem Coronavirus Sars-CoV-2. Deren nicht mehr überschaubare ‚infektiöse' Dynamik in den digitalen und sozialen Medien des World Wide Web scheint uns zur viral integrierten Mediengesellschaft zusammenzubinden.

Um 1900 wird bakteriologisches Wissen allerdings nicht nur in den Massenmedien zum Kunstobjekt transformiert, sondern umgekehrt auch in den Kunst- und Kulturzeitschriften der Epoche als Wissensgegenstand verhandelt. Die Behauptung des Popularisierers Jäger, die Bakteriologie habe „auf unser gesamtes Kulturleben einen [...] so beherrschenden Einfluss gewonnen, dass der Gebildete heutzutage gar nicht mehr anders" könne, als sich mit ihr vertraut zu machen,[230] trifft besonders auf die Gebildeten unter den Gebildeten zu: auf die Intellektuellen und tendenziell fortschrittskritischen Vertreter der ästhetischen Moderne.

1.2.4 Bakterienkultur

Akteure wie Karl Kraus, Maximilian Harden und Oskar Bie öffnen die von ihnen herausgegebenen Kulturzeitschriften der neuen Wissenschaft und schalten sich

---

[230] Jäger, Bakteriologie, S. 2.

selbst, freilich unter Bewahrung tendenziell skeptischer Positionen, in die brisanten Diskussionen um das Unsichtbare und seine krankmachenden Folgen ein. Bemerkenswert ist hier vor allem Kraus, der in der *Fackel* eine Vielzahl einschlägiger Themen aufs Korn nimmt und dabei seine eigene Beschlagenheit in Sachen Laborwissenschaft ebenso zur Schau stellt, wie die Mediziner ihre Beschlagenheit in Sachen Kunstkanon. Das Spektrum des Wohlinformierten reicht vom Zweifel an Behrings Diphtherieserum[231] bis zur Kritik an irrationaler Bazillenphobie, die dem Bau eines privaten Tuberkuloseheims auf dem Semmering im Wege steht: „Nicht nur der Anblick" des geplanten Tuberkuloseheims sei wohl für die Ortsansässigen „ansteckend, sondern wahrscheinlich auch eine Übertragung der Bazillen durch das Fernrohr möglich".[232]

In erster Linie nutzt aber Kraus skandalträchtige bakteriologische Themen als Ausgangspunkt für die Auseinandersetzung mit seinen intellektuellen Gegnern und mit der *Neuen Freien Presse* (NFP). Als Hermann Bahr während der venezianischen Choleraepidemie 1911 die Vertuschungsstrategie der Behörden unterstützt[233] und in einem Telegramm an die *NFP* beteuert, dass er „nach zuverlässigen Erkundigungen fest überzeugt" sei, „dass in Venedig überhaupt kein Cholerafall vorgekommen ist",[234] lässt Kraus eine geharnischte Artikelserie folgen. Sie geißelt wieder und wieder die Seuchenignoranz des ‚vielseitigen Herrn Bahr' und skandalisiert den Konkurrenten ebenso wie die Choleraaffäre. Bahrs venezianisches Dementi gilt Kraus als Beleg für dessen Korruptheit, da die *NFP* am selben Tag in der Abendausgabe Sterbeziffern und eine Mahnung der venezianischen Ärztekammer gegen jegliches Verschweigen veröffentlicht habe:

---

231 „Wie soll man nun am ersten Tage erkennen, ob es sich wirklich um Diphteritis oder bloß um eine unschuldige Angina handelt, und wer vermag am zweiten Tage zu entscheiden, ob das Serum oder die Natur geholfen hat?" (Karl Kraus, Scharlach-Serum. In: Die Fackel, 4, 119, 28. Oktober 1902, S. 4–9, 5).
232 Karl Kraus, Typhus und Tuberkulose. In: Die Fackel, 8, 331/332, 30. September 1911, S. 28 f.
233 Gemäß der von Thomas Rütten minutiös rekonstruierten Chronologie der Epidemie bricht die Cholera am 23. Mai aus und hat bis zum 28. Mai eine Inzidenz von sechs Fällen pro Tag erreicht. Das Tauziehen zwischen venezianischen Behörden, die die Seuche vertuschen, und der venezianischen Ärzteschaft, die für Offenlegung kämpft, dürfte seinen Höhepunkt zusammen mit dem der Epidemie zum Zeitpunkt von Bahrs Telegramm erreicht haben, vgl. Thomas Rütten, Die Cholera und Thomas Manns ‚Der Tod in Venedig'. In: Liebe und Tod – in Venedig und anderswo. Die Davoser Literaturtage 2004, hg. von Thomas Sprecher, Frankfurt a. M. 2005, S. 125–170, 143 f.
234 In: Neue Freie Presse, 16806, 7. Juni 1911, S. 11.

Herr Bahr meints ja gut, aber er ist zu vielseitig. Da kann es ihm denn wirklich passieren, daß er, weil er eben nicht überall zugleich sein kann, ein paar Cholerafälle übersieht. [...] Er kann sich, halb Wotan und halb Gesslers Altvater, im Badekostüm erst sehen lassen, wenn er Juden an den Lido lockt. Die Freunde haben besorgt angefragt, und er ist fest überzeugt. Aber es gehört zum Wesen der Cholera, daß sie sich gegen alle bessere Überzeugung durchsetzt, ja sogar den Dementis oft ihre Publizität verdankt.[235]

Ähnliche Korruptheit und ähnlichen jüdischen Nepotismus in bakteriologischen Themen identifiziert Kraus bei einem weiteren journalistischen Gegner, Max Nordau, der 1903 als Pariser *NFP*-Korrespondent tätig ist. Als der Bakteriologe und Pasteur-Mitarbeiter Alexander Marmorek (1865–1923) – zionistischer Mitstreiter Nordaus an der Seite Herzls – 1903 in der Tradition von Kochs Tuberkulin ein vergleichbar wirkungsloses und vergleichbar gefährliches Tuberkuloseserum vorstellt[236] und Nordau in der *NFP* für das Medikament Propaganda

---

235 Karl Kraus, Ein Gschaftlhuber. In: Die Fackel, 8, 326/327/328, 8. Juli 1911, S. 75 f., 76. Der nächste Artikel der Serie geißelt eine von den venezianischen Hoteliers und den Stadtbehörden finanzierte Desinformationskampagne (vgl. Rütten, Cholera, S. 150), wobei Bahr erneut zur Zielscheibe wird: „Und es ward Sommer und in Venedig gab es viele, viele Cholerafälle. Da nahmen sie einen großen Haufen Geldes, die Hoteliers und verteilten ihn unter die Aufgeklärten. Und es erschienen ganzseitige Annoncen, in denen erzählt ward, daß Venedig die Königin der Adria, die von Poeten, von Musikern und von Malern begeisterte gepriesene Schönheitskönigin der Adria, Venedig, dieser zahllose Kunstschätze bergende Schatz der Natur, Venedig, der historische Liebling der Kulturwelt, Venedig, der Wallfahrtsort der schönheitsdurstigen Menschheit hat zu seinen vielen lockenden Reizen in den letzten Jahren einen neuen gewonnen, den Lido, vornehmsten, schönsten, beliebtesten, schwoll der Strom der Fremden an, Gestade der blauen Adria, Licht, Sonne und Wasser, paradiesisch, Allheilmittel der gütigen Natur, Hermann Bahr, Lügengewebe, Mildenburg, eingehendste Erhebungen, berückend, blühend, erlogene Alarmgerüchte, verleumderische Tatarennachrichten, Gesundheitszustand der glänzendste, Stelldichein pester Gesellschaft, zahlreiche fürstliche Persönlichkeiten, Festprogramm, in ähnlicher Reichhaltigkeit, feenhaft, auf nach Venedig, auf zum Lido!" (Karl Kraus, Riedau und Lido. In: Die Fackel, 8, 131/132, 30. September 1911, S. 27 f.). Selbst ein Jahr später noch bringt Kraus anlässlich von Bahrs Ferienaufenthalt am Lido dessen Cholera-Ignoranz in Erinnerung: „Zum Zauber der wogenumspülten Stadt hat er sich sowieso bekehrt, und die Hoteliers vom Lido wissen, an wen sie sich zu wenden haben, wenn die Ärztekammer von Venedig das Vorhandensein der Cholera behaupten sollte" (Karl Kraus, Spiel der Wellen. In: Die Fackel, 14, 354/355/356, August/September 1912, S. 53–55, 55).
236 Alexander Marmorek, Antituberculose-Serum und Vaccin. Vortrag in der Académie de Médicine in Paris. In: Berliner Klinische Wochenschrift, 48, 1903 [Sonderabdruck], S. 1–17 (franz.: Sérum et vaccin antituberculeux. In: Archives générales de Médecine, 17, 1903; engl.: The Lancet vom 12.12.1903); Alexander Marmorek, Klinische Resultate des Antituberkulose-Serums und seine Anwendung. In: Medizinische Klinik, 3, 1906, S. 58–62); vgl. H. Weitling, Das Marmoreksche Antituberkuloseserum und seine Anwendung, Diss., Berlin 1910.

macht, reagiert Kraus ebenfalls mit einer polemischen Artikelserie.[237] Der „in Pariser Briefen ordinierende Arzt Nordau" habe das Serum „den Lesern der *Neuen Freien Presse* verschrieben", es wirke aber nur „auf Nicht-Tuberkulöse", sei hingegen für Erkrankte fatal. Die *NFP* habe zur Verbreitung des unwirksamen und gefährlichen Tuberkulosemedikaments „23 Reklameartikel versucht" und durch „Herrn Nordau, den Auswurf der Journalistik", sei

> die Wirksamkeit des Marmorek-Serums bewiesen worden. Natürlich machte auch dieses Bild ‚unwillkürlich den Eindruck', als ob die *Neue Freie Presse*, statt die Wirkung der Korruptionskeime zu hemmen, ‚ihrem spezifischen Zerstörungsprozess eher Vorschub geleistet hätte'.[238]

Wie acht Jahre später im Falle Bahrs dient auch hier ein bakteriologisches Skandalon – schädliche Menschenexperimente und ärztliches Profitstreben – dazu, deren Beschöniger Nordau und den von ihm verkörperten zionistischen Nepotismus gleich mit zu skandalisieren.[239] Für Kraus stellt völlige Assimilation des Judentums die einzig gangbare Alternative zum Zionismus Herzls und Nordaus dar,[240] und für diese politisch-publizistische Kontroverse kommt die Medienaufregung um den Bakteriologen Marmorek wie gerufen. Man könnte hier in Weiterentwicklung des Aufmerksamkeitskapitals, das als Weiterentwicklung der Kapitaltheorie Bourdieus formuliert wurde, von ‚Skandalkapital' sprechen: Die Bakteriologie ist offensichtlich ein wesentlicher Generator medienträchtiger Un-

---

237 Zunächst hatte Marmorek ein Scharlachserum entwickelt, das bereits zum Angriffspunkt für Kraus wird, vgl. den bereits zitierten Artikel Karl Kraus, Scharlach-Serum. In: Die Fackel, 4, 119, 1902, S. 4–9. Im Jahr 1903 folgt dann das Tuberkuloseserum, vgl. Karl Kraus, Glosse. In: Die Fackel, 5, 147, 21. November 1903, S. 14 f.; Karl Kraus, Glosse ‚Noch ein Nachruf'. In: Die Fackel, 6, 160, 23. April 1904, S. 11 f.; Karl Kraus, Antworten des Herausgebers. In: Die Fackel, 8, 212, 23. November 1906, S. 14–17.
238 Kraus, Antworten des Herausgebers, S. 15, 17.
239 In der Glosse von 1903 gegen Marmoreks Tuberkuloseserum und dessen Befürwortung in der *NFP* heißt es: „‚Marmorek ist kein Unbekannter', versichert die ‚Neue Freie Presse'; und es ist Tatsache, daß sie seit Jahr und Tag Herrn Marmorek auch jenen, die ihn nicht längst als einen hervorragenden Zionisten kannten, immer wieder als hervorragenden Forscher vorgestellt hat. Es scheint fast, als hätte ihr Drängen, daß Herr Marmorek doch endlich für den Vorschuß an Zeitungslob etwas leisten solle, die Veröffentlichung seiner Tuberkuloseforschungen beschleunigt" (Kraus, Glosse 1903, S. 15); vgl. Clemens Peck, ‚Unsichtbare Feinde'. Theodor Herzl und die zionistische Bakteriologie. In: Bulletin der Schweizerischen Gesellschaft für Judaistik, 20, 2011, S. 3–17, 10 f., http://www.sagw.ch/judaistik/Publikationen.html [zuletzt aufgerufen am 10.11.2020].
240 Vgl. Dietmar Goltschnigg, Traditionszusammenhänge der österreichischen Moderne (am Beispiel der Heine- und Büchner-Rezeption). In: Literarische Moderne. Begriff und Phänomen, unter Mitarbeit von Robert Krause, hg. von Sabina Becker und Helmuth Kiesel, Berlin 2007, S. 169–181, 178 f.

geheuerlichkeiten, also der kostbaren Ressource ‚Skandal'.[241] In diesem Sinn nützt Karl Kraus die neue Wissenschaft zu ‚moralischen Exekutionen' von Figuren beziehungsweise Geschehnissen, entlang derer sich seine mediale Identität überhaupt erst konstituiert – und platziert damit gleichzeitig den Mikrobendiskurs im Zentrum der Intellektuellenszene.

Der glücklose Serumforscher Marmorek hatte übrigens, bevor er in der *Fackel* zum Medienskandal wurde, in Herzls zionistischem Propagandaroman *Altneuland* (1902) das Vorbild für den „Bakteriologe[n] Professor Steineck" abgegeben.[242] In einem utopisch aufgerüsteten Labor betreibt dieser Spezialist für Bakterien- und Menschenkolonien erfolgreich die „Herstellung von Serum" für bakteriologische Signalkrankheiten wie „Pest, Cholera, Diphtheritis, Tuberkulose, Kindbettfieber, Hundswut, Malaria...", die realiter um 1902 bis auf Diphtherie unheilbar sind. Herzls hygienisch-zionistische Phantasien laufen auf eine weitere Utopie hinaus, auf die endgültige Beherrschung der Malaria und damit auf einen kolonialen Expansionismus, der in Analogie zur „Rückkehr der Juden" die „Rückkehr der Neger" in ein seuchenfreies Afrika zum Ziel hat.[243] Was Kraus von solch zionistischen Verstiegenheiten unter dem Deckmantel des wissenschaftlichen Fortschritts gehalten haben mag, kann man sich unschwer denken; und so sind seine Invektiven gegen Marmorek gleichzeitig Invektiven gegen das biopolitische Potenzial der Bakteriologie, das immer wieder die verschiedensten Ideologien befördert.

Grundsätzlich scheint Kraus die Affinität des Mikrokosmos zur politischen Semantik höchst bewusst zu sein, denn mit oder ohne skandalöse Konnotatio-

---

241 Zum literarischen Skandal und zur Selbstskandalisierung von Autoren im transhistorischen Aufriss vgl. Andrea Bartl/Martin Kraus, Skandalautoren. Zu repräsentativen Mustern literarischer Provokation und Aufsehen erregender Autorinszenierung, Würzburg 2014 sowie unter funktionaler Perspektive vgl. Literatur als Skandal. Fälle, Funktionen, Folgen, hg. von Stefan Neuhaus und Johann Holzner, Göttingen 2007. Zu einer empirisch begründeten, sozialwissenschaftlichen Skandaltheorie vgl. Hans Mathias Kepplinger, Die Kunst der Skandalierung und die Illusion der Wahrheit, München 2001; Hans Mathias Kepplinger, Wie Journalisten Skandale machen. In: Die Medien-Macher. Programme, Produzenten und Medienpolitik in Deutschland, hg. von Thorsten Lorenz, Wolfgang Steinig und Willi Wölfing, Weinheim 2001, S. 178–195; Hans Mathias Kepplinger, Handle the Scandal. Some General Aspects of Scandals and some Specific Remarks on the Treatment of Helmut Kohl. In: Studies in Communication Sciences. Studi di scienze della comunicazione, 1, 2, 2001, S. 117–136.
242 Theodor Herzl, Altneuland, Berlin/Wien o. J. [Leipzig 1902], S. 184.
243 Herzl, Altneuland, S. 185, 193. Zur zionistischen Vereinnahmung des bakteriologischen Diskurses bei Herzl und zur Rolle Marmoreks, der sich selbst mit Malariaforschungen befasst und dabei gegen Koch opponiert, vgl. Clemens Peck, Im Labor der Utopie. Theodor Herzl und das ‚Altneuland'-Projekt, Berlin 2012, Kap. 4: „„Mikroben wollen Sie sehen?' – Zionismus, Kolonialismus und Bakteriologie", S. 454–477.

nen entwickelt er eine regelrechte Obsession für bakteriologische Metaphern. Als Sinnbilder der ansteckenden Amoralität, der Korruption und des Verfalls durchziehen sie sein Gesamtwerk und prägen vor allem die Auseinandersetzung mit Krieg und Kriegsfolgen in der *Fackel* und den *Letzten Tagen der Menschheit*: „Die wesenlose Konsistenz" der korrupten Wiener Nachkriegsgesellschaft etwa erscheint als „Nährboden einer Gerüchtehaftigkeit, deren Bazillen mit Händen zu greifen sind und die hier den eigentlichen Ersatz für die Verantwortung bilden";[244] der Krieg selbst wirke „aus den Verfallsbedingungen der Zeit, mit ihren Bazillen sind seine Bomben gefüllt".[245] Was von Aschoff bis Hitler der Legitimation kriegerischer Aggression dient, das infektiöse Böse und Fremde, verortet Kraus inmitten des gesellschaftlich Eigenen und befördert so einen insistenten Pazifismus. Die Vorstellung, dass dieses Böse nicht von außen in den politischen Körper eindringt, sondern ihn als konstitutiver Aspekt des Humanen von innen aushöhlt, reicht bis zum Phantasma des kriegerischen Bioterrorismus:

> Aber es wird in jenem Ratschluss des Teufels, der in Laboratorien erforschlich ist, noch weiter kommen. Tanks und Gase werden [...] den Bakterien das Feld räumen und man wird dem erlösenden Gedanken nicht mehr wehren, die Seuchen statt wie bisher nur als Folgeerscheinungen des Kriegs gleich als Kriegsmittel zu verwenden [...]. [S]o wird der Befehlshaber, dessen Pläne der Bakteriologe ins Werk setzt wie heute der Chemiker, noch immer eine Uniform tragen.[246]

Kraus' moralisierender Vorausblick auf biologische Kampfstoffe ist nicht ganz so prophetisch, wie es den Anschein hat, das enthüllt der literatur- und alltagsgeschichtliche Kontext. Zunächst ist es gar kein Vorausblick: Schon im Ersten Weltkrieg ist die deutsche Armee führend in der Produktion von Biowaffen, etwa mit Rotz- und Milzbrandbakterien, die im Rahmen eines geheimdienstlichen Sabotageprogramms gegen kriegswichtige Nutz- und Lasttiere eingesetzt werden.[247] Gleichwohl ist kaum anzunehmen, dass zivilisationskritische Intellektuelle wie Kraus in die Kenntnis solcher Staatsgeheimnisse gelangen konn-

---

244 Karl Kraus, Nachruf. In: Die Fackel, 10, 501–507, 25. Januar 1919, S. 42.
245 Karl Kraus, Die letzten Tage der Menschheit. Tragödie in fünf Akten mit Vorspiel und Epilog, Neuausgabe, Frankfurt a. M. 1986 [1926], S. 193. Gleichwohl beschränkt sich die Multifunktionalität des Mikrobensymbols bei Kraus nicht auf pazifistische Polemik, sondern durchdringt die Bereiche des Gesellschaftlichen. So erscheint etwa der perhorreszierte Umgang mit demokratischen Intellektuellen als „Pest, die sich des Daseins freut und ihrem eigenen Bazillus nicht auf der Spur ist" (Karl Kraus, Sehnsucht nach aristokratischem Umgang. In: Die Fackel, 16, 400–403, 10. Juli 1914, S. 90–96, 95).
246 Kraus, Die letzten Tage, S. 352.
247 Vgl. Erhard Geißler, Krieg mit Pest und Milzbrand. Die Geschichte der biologischen Waffen und das Versagen der Geheimdienste, Berlin 2002. Vor allem nach Rumänien, Spanien, Norwegen wurden Biowaffen durch Agenten eingeschmuggelt, in Rumänien kam es 1916 zu

ten. Als literarisches Phantasma jedoch kursiert die Figur des ‚Teufels aus dem Labor', genauer gesagt der Bakterienkriminalität schon seit den 1890er Jahren in der englischen Belletristik, bei H. G. Wells und Conan Doyle.[248] Und einen realhistorischen Beleg für Bazillenterrorismus gibt es spätestens seit 1914 – in diesem Jahr gerät das Phänomen auch in die Massenpresse, und natürlich ist Kraus dabei involviert.

Im Januar dieses Jahres findet in Frankfurt der Sensationsprozess gegen einen Serienmörder, Karl Hopf, statt, der mehrere Ehefrauen und weitere Familienangehörige mit Arsen und Bakterienkulturen ermordet hatte, um vorher abgeschlossene Lebensversicherungen zu kassieren.[249] Hopf schreibt damit nicht nur Forensik- und Strafprozessgeschichte,[250] sondern zeichnet auch der Kulturgeschichte der Bakteriologie eine neue kriminelle Dimension ein; sie steht im engen Zusammenhang mit der explosionsartigen Popularisierung mikrobiologischen Wissens. Beim renommierten *Král'schen Bacteriologischen Museum* in Wien, wo lebende Reinkulturen und Bakteriensammlungen kommerziell vertrieben wurden, hatte Hopf brieflich Cholera-, Typhus-, Milzbrand- und Rotzbazillen angefordert und wissenschaftliche Tierversuche als Begründung angegeben. Ein selbsthergestellter Briefkopf mit dem Stempelaufdruck ‚Bakteriologisches Labor' hatte genügt, um Professionalität vorzutäuschen. Bei der Festnahme fand man in Hopfs Keller ein regelrechtes Kampfstofflabor, neben Giften wie Zyankali und Arsen zahlreiche Kulturfläschchen, etikettiert mit den jeweiligen Bakterienbezeichnungen. Hopf hatte zudem um möglichst virulente Kulturen

---

Anschlägen gegen Pferde und Rinder mit Rotzbazillen. Das deutsche Sabotageprogramm wurde 1917 eingestellt.
248 H. G. Wells, The Stolen Bacillus (1895), s. Kap. II.3.4.; Conan Doyle, The Adventure of the Dying Detective (1913), s. Kap. III.2.1.
249 Zur Affäre Hopf ausführlich die anonym verfassten Prozessberichte in der *NFP*: Anonym, Aus dem Gerichtssaale. In: Neue Freie Presse, 17738, 12. Januar 1914, S. 10 sowie Anonym, Der Giftmörder Hopf vor Gericht. In: Neue Freie Presse, 17743, 17. Januar 1914, S. 12. Vgl. auch Gerhard Raiss, Karl Hopf, ein Massenmörder aus Niederhöchstadt. In: Zwischen Main und Taunus. Jahrbuch des Main-Taunus-Kreises 1994, S. 55–59 sowie Elisabeth Lücke, Frankfurts dunkle Seite. Spektakuläre Kriminalfälle, Erfurt 2014, S. 60–65. Der gefeierte Florettfechter und Varietékünstler Hopf hatte ursprünglich eine Lehre als Drogist absolviert und dabei bakteriologische Grundkenntnisse erworben; vgl. Lücke, Frankfurts dunkle Seite, S. 60.
250 Der sachverständige Chemiker Georg Popp entwickelt hier erstmalig ein Verfahren zum Nachweis von Arsen in Leichen, auch finden im Umfeld des Prozesses Tierversuche zum Arsennachweis in der Asche verbrannter Kadaver statt; vgl. F. W. Sieber, Georg Popp zum 70. Geburtstag, zugleich ein Beitrag zur Entwicklung der gerichtlichen Chemie und naturwissenschaftlichen Kriminalistik. In: Zeitschrift für angewandte Chemie, 44, 31, 1. August 1931, S. 637–660; Th. Lochte/E. Danziger, Über den Nachweis von Giften in der Asche verbrannter Leichen. In: Deutsche Zeitschrift für die gesamte gerichtliche Medizin, 1, 1922, S. 727–729.

angesucht.²⁵¹ Was heute wie eine schwarzhumorige Farce und schwer nachvollziehbare Sorglosigkeit erscheint – privatwirtschaftlicher Handel mit Seuchenerregern –, ist nur im Kontext der szientistischen Unterhaltungskultur des Fin de Siècle verständlich. Die enorme Nachfrage nach Bazillen und Bazillenunterhaltung produziert einen entsprechenden Markt, zu dem dann nicht nur Wachsmodelle, Hausfrauenratgeber, Kosmos-Büchlein und Hygieneausstellungen zählen, sondern eben auch Reinkulturen als Handelsware. Wie war es dazu gekommen?

1889 hatte der Prager Mikroskopiertechniker Franz Král (1846–1911) elaborierte Verfahren für den Vertrieb von lebenden Kulturen und Ausstrichpräparaten entwickelt und ein blühendes Unternehmen gegründet. Zu didaktischen und wissenschaftlichen Zwecken konnte man hier alles versandfertig erwerben, was zum Faszinosum des Unsichtbaren gehörte und dessen Vieldeutigkeit begründete: Mikroorganismen aus Human- und Veterinärpathologie, Gärungsbakterien für Bier- und Weinproduktion, Leuchtbakterien, insektizide Mikroorganismen, exotische Mikroben aus der Südpolarregion; das alles wahlweise auf festen Nährböden oder in Eprouvetten, dazu Diapositive, Mikrophotogramme und Wandtafeln.²⁵² Nach Králs Tod 1911 wurde das Unternehmen vom *Staatlichen Serotherapeutischen Institut* in Wien übernommen und von dessen Leitern kommerziell weiterbetrieben, die dann auch dem Serienmörder Hopf seine Tatwaffen lieferten. Im Zuge der Prozessvorbereitungen ereifert sich die internationale Presse darüber, dass man in Wien für Spottpreise – 3 Shilling, 6 Pennys etwa – Cholerakulturen erwerben könne, die eine ganz Stadt zu vernichten imstande seien. Erst unter diesem medialen Druck beschließt man im *Serotherapeutischen Institut*, exaktere Identitätsnachweise von Käufern lebender Kulturen

---

251 Vgl. Anonym, Der Frankfurter Blaubart. In: Neuigkeits-Welt-Blatt (Wien), 13, 17. Januar 1914, S. 5f.; Anonym, Wholesale Murder. Karl Hopf on Trial. How Bacilli were Obtained. In: Evening News (Sydney), Wednesday, January 14, 1914, S. 10; Anonym, Wholesale Poisoning. Murderer Executed. In: The West Australian (Perth), 25. März 1914, S. 7; vgl. ferner Prozessbericht *NFP*, S. 12 sowie Lücke, Frankfurts dunkle Seite, S. 64.
252 Der Nachlass Králs in Form von Ausstrichkulturen liegt im Naturhistorischen Museum Wien, http://www.nhm-wien.ac.at/forschung/archiv_fur_wissenschaftsgeschichte/sammlungen/ubersicht_nachlasse/franz_kral [zuletzt aufgerufen am 10.11.2020]; vgl. auch Wolfgang Regal/Michael Nanut, Vitrinen voller Bakterien. In: Ärztewoche. Die österreichische Zeitung für Medizin, Politik und Praxis, 124, 50, 13. Dezember 2007, S. 31. Král selbst war Honorardozent für Bakterioskopie und bakteriologische Technik an der k. u. k. deutschen technischen Hochschule zu Prag. Vgl. Franz Král, Weitere Vorschläge und Anleitungen zur Anlegung von bacteriologischen Museen. In: Zeitschrift für Hygiene, 5, 1, 1889, S. 497–505; vgl. auch die fortlaufende jährliche Publikation des Unternehmens, die über dessen jeweilige Bestände Auskunft gibt: Král's Bacteriologisches Laboratorium, Prag 1901–1911.

zu verlangen.²⁵³ Das Phänomen Hopf verdankt sich damit letztlich einer einzigartigen kulturellen Gemengelage, in der „die Leute schier verrückt [waren] vor Lust, Mikroben zu entdecken"²⁵⁴ und gleichzeitig eine Mentalität ohne Gefahrenbewusstsein herrschte. An die Stelle des Gefahrenbewusstseins treten ökonomische Interessen auf Seiten derer, die den Mikrokosmos vermarkten und Sensationsgier auf Seiten derer, die unterhalten werden wollen. Selbst als sich Hopf während seiner Tötungsdelikte brieflich beim *Král'schen Institut* über die unzureichende Wirksamkeit der Kulturen beim Menschen beschwert, dominiert eine schier unfassliche Sorglosigkeit; offensichtlich liest man in Wien bereitwillig ‚Meerschwein' statt ‚Mensch'.²⁵⁵

Karl Kraus hat auch diesen bakteriologischen Skandal aufmerksam verfolgt, und auch hier dient der Skandal der sprachkritischen Abfertigung eines Konkurrenten im literarischen Feld: des einflussreichen sozialdemokratischen Journalisten und Volksbühnengründers Stefan Großmann. Vernetzt mit Akteuren wie Berthold Viertel, Alfred Polgar, Peter Altenberg und tätig für Zeitschriftenredakteure wie Bahr, Gustav Landauer und Harden, ist Großmann 1914 zum Wien-Korrespondenten und zum Feuilletonchef der *Vossischen Zeitung* aufgestiegen.²⁵⁶ Unter anderem in der *NFP* berichtet er über jenen Prozess, den nahezu alle europäischen Massenmedien gierig verfolgen und vermarkten. Kraus, der bei aller Wissenschaftsskepsis doch ein faszinierter Kenner der bakteriologischen Szene ist, identifiziert nun in Großmanns Berichterstattung eine empörende doppelte Gleichgültigkeit: erstens dem Umstand gegenüber, dass Hopf seine Opfer nicht nur mit Arsen, sondern mit einer ganz neuen Technologie tötete, der gezielten Cholera- und Typhusinfektion, und zweitens jener Sprachpräzision gegenüber, die der journalistische Umgang mit dem Mikrokosmos erfordert. Großmann habe geschrieben, so Kraus, dass es unwesentlich sei, „ob ich einer ahnungslosen Frau die Hirnschale jählings einschlage oder ob ich ihr Cholerabazillen ins gehackte Fleisch tue". Doch für den *Fackel*-Moralisten ist es durchaus wesentlich, denn hier gilt es Modernitätsblindheit und Sprachblindheit gleichermaßen aufzudecken, genauer gesagt, „einen Stilisten von einem Reporter" zu unterscheiden:

---

253 Anonym, Cheap Death. Bottled Bacilli. In: The Daily News (Perth), 27. Mai 1913, S. 7.
254 Paul de Kruif, Mikrobenjäger, 4. Aufl., Zürich/Leipzig 1935, S. 202.
255 Vgl. Raiss, Ein Massenmörder, S. 57.
256 Zu Großmann vgl. Bernhard Fetz, Tagebuch einer Beziehung: Wien oder Berlin? Der Feuilletonist Stefan Grossmann. In: Wien–Berlin, hg. von Bernhard Fetz und Hermann Schlösser, Profile. Magazin des österreichischen Literaturarchivs, 4, 7, 2001, S. 185–200; Katharina Zucker, Die Bedeutung von Stefan Großmann für das Wiener Geistes- und Kulturleben in der Zeit von 1900 bis 1914, Wien 2007.

Denn wenn er [d. h. Hopf] einer ahnungslosen Frau, der er eventuell die Hirnschale jählings einschlagen kann, Cholerabazillen ins gehackte Fleisch tut, so ist es eine überflüssige Grausamkeit. Wenn ihr Fleisch schon gehackt ist, können ihr die Cholerabazillen auch nicht mehr schaden. Dagegen würde Herr Großmann vollauf seinen mörderischen Zweck erreichen, wenn er sie ihr ins ‚Hackfleisch' täte und aus diesem kein Stilschnitzerl machte.[257]

Mit solcher Didaxe bringt der Sprachreiniger Kraus in bewährter Art auch jene Wissens- und Darstellungsfallen zur Anschauung, die sich beim Umgang mit den neuen, mikrobiologischen Dimensionen häuslicher Gewalt auftun.[258] In der Summe hat das spektakuläre Wissen aus dem Labor bei Kraus jedenfalls verschiedene Funktionen: Bakterienmetaphern bezeichnen gesellschaftliche und kulturelle Desintegrationsprozesse; bakteriologische Skandale und deren skandalöse Berichterstattung dienen als Vehikel der Sprachkritik. Diese Multifunktionalität gilt es festzuhalten, insbesondere die sich hier abzeichnende Verbindungen zwischen Mikrobendiskurs und Sprachskepsis. Denn Letztere wird uns im Zusammenhang mit dem erkenntnistheoretischen Zweifel, der sich an das Objekt heftet, noch weiter beschäftigen.

Mag nun die Instrumentalisierung bakteriologischer Skandale weitgehend Sache des *Fackel*-Herausgebers sein, so ist Kraus grundsätzlich mit seinem kritischen Engagement alles andere als allein. Weitere führende Kulturmedien setzen sich mit der neuen Wissensformation auseinander, und man sieht, dass sich die Ambivalenz der kulturellen Moderne zwischen Wissenschaftskritik und Fortschrittseuphorie besonders gerne am bakteriologischen Labor entzündet. Während etwa die *Neue Deutsche Rundschau* der Skepsis eine Stimme verleiht,[259] hat die Auseinandersetzung mit dem Unsichtbaren in der *Zukunft* fast

---

257 Karl Kraus, Eine gute Akquisition. In: Die Fackel, 15, 393/394, 7. März 1914, S. 24–26, 26.
258 Vgl. zur sprachkritischen Didaxe von Karl Kraus: Michael Thalken, Ein bewegliches Heer von Metaphern. Sprachkritisches Sprechen bei Friedrich Nietzsche, Gustav Gerber, Fritz Mauthner und Karl Kraus, Frankfurt a. M. 1999; ferner Martina King, Sprachkrise. In: Handbuch Literatur und Philosophie, hg. von Hans Feger, Stuttgart 2012, S. 159–175, 166 f.
259 1894 erscheint nach einem probakteriologischen Artikel im 8. Heft, der die Leistungen des ‚Bacillenvaters Koch' feiert (Anonym, Medizinisch-Hygienische Rundschau. In: Neue Deutsche Rundschau, 8, 1894, S. 840–844, 840), im 11. Heft eine Polemik des Chirurgen, Schriftstellers und Strindberg-Freundes Carl Ludwig Schleich gegen Behrings Immunitätsforschung. Schleich verwirft Behrings ausgesprochen erfolgreiches Verfahren, auf nicht darstellbare molekulare Objekte – Bakterientoxine und körpereigene Antitoxine – aus streng empirischen Daten zu schließen, als spekulativ. Das Diphtherieantitoxin sei, so der Verfasser, ein „durchaus hypothetischer Körper, dessen Darstellung nicht gelungen oder nicht versucht, dessen objektive Existenz daher nicht demonstrierbar ist" (Carl Ludwig Schleich, Gegen den Serum-Rausch. In: Neue Deutsche Rundschau, 11, 1894, S. 1133 f., 1133). Diese Tendenz zur Bakteriologiekritik fügt sich gut in den langsamen Profilwandel der Zeitschrift: Die *Neue Deutsche Rundschau* hat

durchweg affirmativen Charakter. Mit unvergleichlich hohen Auflagenzahlen zwischen 6.000 und 23.000 zählt sie zu den „renommiertesten Blättern Europas" und ist meinungsbildend auf dem Gebiet der literarischen, gesellschaftlichen und politischen Publizistik.[260] Harden, der mit Kraus die antikorruptionistische Einstellung teilt und ihn bei der *Fackel*-Gründung 1889 berät, geht es vor allem in den Anfangsjahren der *Zukunft* darum, „zahlreichen aufstrebenden [...] Schriftstellern des In- und Auslandes ein literarisches Forum" oder auch finanzielle Hilfe zu bieten; unter anderem Heinrich Mann, Frank Wedekind, Arthur Schnitzler, August Strindberg, Henrik Ibsen, Carl Sternheim, Arno Holz, Johannes Schlaf.[261] Gleichwohl lässt der rührige Literaturförderer auch immer wieder Vertreter der modernsten Naturwissenschaften, insbesondere Experten der bakteriologischen Serumforschung auf eine Weise zu Wort kommen, die den Verständnishorizont seines gebildeten Publikums weidlich strapaziert haben dürfte.[262]

Das betrifft insbesondere jenen führenden Bakteriologen der zweiten Generation, dem man vice versa ein besonderes Kultur- und Öffentlichkeitsbewusstsein unterstellen kann: Emil von Behring. Er steht nicht nur mit Fritz Mauthner, sondern auch mit Harden in längerfristigem Kontakt[263] und kann dessen Wissenschaftsaffinität 1894 gezielt nutzen: In diesem Jahr bringt Behring sein Diphtherietherapeutikum bei der Firma Hoechst auf den Markt und ge-

---

den Anspruch, führendes Kulturmedium zu sein, sie versteht sich kulturell als absolut wertsetzend und prestigebildend. Obwohl ursprünglich Programmorgan des Naturalismus und mit Bölsche als Chefredakteur für zwei Jahre ausgesprochen naturwissenschaftlich ausgerichtet, ist die Zeitschrift in den späten 1890er Jahren zunehmend antinaturalistisch eingestellt; vgl. Monika Dimpfl, Die Zeitschriften ‚Der Kunstwart', ‚Freie Bühne', ‚Neue Deutsche Rundschau' und ‚Blätter für die Kunst'. Organisation literarischer Öffentlichkeit um 1900. In: Zur Sozialgeschichte der deutschen Literatur im 19. Jahrhundert. Einzelstudien, Teil 2, hg. von M. D. und Georg Jäger, Tübingen 1990, S. 116–197.
260 Helga Neumann/Manfred Neumann, Maximilian Harden (1861–1927). Ein unerschrockener deutsch-jüdischer Kritiker und Publizist, Würzburg 2003, S. 9, 36. B. Uwe Weller, Maximilian Harden und die ‚Zukunft', Bremen 1970.
261 Neumann, Maximilian Harden, S. 9.
262 Vgl. den Aufsatz des Biochemikers und Wissenschaftspopularisierers Dr. Carl Oppenheimer, Bakteriengifte und Immunität. In: Die Zukunft, 37, 1901, S. 224–235. Der Aufsatz feiert zunächst im üblichen populäranschaulichen Duktus die Entdeckung der „allerkleinsten Zwerge der Lebewelt" beziehungsweise der „winzigen Massenmörder" (S. 224) durch Koch, bietet dann allerdings ein fachsprachliches Referat jener neuesten und hochkomplexen Errungenschaften, die die klassische Verursachungsbakteriologie beerben: Ehrlichs Seitenkettentheorie, Behrings Toxinforschungen, Metchnikoffs Phagozytosetheorie.
263 Vgl. den digitalisierten Behring-Nachlass, abrufbar unter http://www.uni-marburg.de/fb20/evbb/behring-digital: Briefe vom 9. September 1898, 28. Februar 1902, 1. März 1902, 10. November 1905; zu Mauthner s. Kap. II.3.2.

rät in einen dramatischen Konkurrenzkampf. Das pharmazeutische Unternehmen Schering in Berlin bietet nämlich ein ähnliches Diphtherieserum an, entwickelt von Paul Ehrlichs ehemaligem Assistenten Aronson, das vermeintlich ebenfalls zur Impfung *und* zur Akuttherapie tauglich ist; das Alleinstellungsmerkmal von Behrings Therapeutikum wäre damit gefährdet.[264] Und damit nicht genug: Anhand eines Zeitungsinterviews gewinnt Behring fälschlicherweise den Eindruck, dass Rudolf Virchow, der Aronson während dessen erster Experimentserie beaufsichtigt hatte, nun auch die intellektuelle Urheberschaft des Konkurrenzartikels für sich in Anspruch nimmt.[265]

Hier kommt nun das neue Kulturmedium, das sich die Förderung des Zukünftigen auf die Fahnen geschrieben hat, wie gerufen. Die *Zukunft*-Leser werden im Oktoberheft von 1894 mit einer wild-modernen Mischung konfrontiert: mit Brandes' Reflexionen zu „Shakespeares düsterer Periode",[266] mit Bismarck-Korrespondenzen, mit Sozialdemokratie-Schelte – und schließlich mit einer hochwissenschaftlichen Attacke Behrings gegen den Imperator der deutschen

---

264 Vgl. die schriftlich geführte Auseinandersetzung zwischen Behring und Aronson, die unter dem Titel *Zur Diphtherieheilungsfrage* als Sonderdruck erscheint, Sonderabdruck aus der Deutschen Medizinischen Wochenschrift, 15–17, Berlin 1894. Vgl. auch Derek S. Linton, Emil von Behring. Infectious Disease, Immunology, Serum Therapy, Philadelphia 2005, S. 175 f. Das Prinzip der Serumgabe funktioniert immer gleich, ob es sich nun um eine präventive Immunisierung oder um eine Akuttherapie bei bereits ausgebrochener Erkrankung handelt: Man verabreicht konzentriertes Serum eines Tieres, das vorher mit Diphtheriebakterien inokuliert wurde und in der Folge spezifische, gegen das Diphtherietoxin gerichtete Antikörper ausgebildet hat, wobei zur Akuttherapie wesentlich höhere Dosen von Antikörpern notwendig sind. Genau diese hohe Konzentriertheit konnten nur Behring und Ehrlich in gemeinsamen Versuchsreihen erzielen, während sich das Schering-Präparat bei unabhängiger, chemischer Prüfung als wesentlich niedriger konzentriert und insofern nur zur Immunisierung geeignet erwies. Um den Unklarheiten ein definitives Ende zu setzen, erwog der einflussreiche Oberregierungsrat Friedrich Althoff, ‚heimlicher Kultusminister Preußens', 1896 die Etablierung eines eigenen Instituts für Ehrlich. Es nahm dann als „Institut für Serumforschung und Serumprüfung" (Berlin/Steglitz) Gestalt an und wurde 1899 als „Institut für experimentelle Therapie" nach Frankfurt verlegt; vgl. Ragnhild Münch, Robert Koch und sein Nachlass in Berlin, Berlin 2003, S. 71.
265 Virchow konzediert schließlich trotz gewisser Bedenken gegen den humoralen Therapieansatz der Immunologen, dass die Wirksamkeit des Mittels empirisch erwiesen und seine konsequente Anwendung ethisch geboten sei. Das Aronson-Serum weist bei exakter Prüfung eine sehr viel schwächere Konzentriertheit auf als vom Hersteller behauptet, so dass Behring und sein Produkt schließlich vollumfänglich rehabilitiert sind. Gleichwohl hat Behrings Reputation in Fachkreisen durch die polemische Schärfe, mit der er Virchow angreift, erheblich gelitten; vgl. Linton, Emil von Behring, S. 177 f.
266 Georg Brandes, Shakespeares düstere Periode. In: Die Zukunft, 9, 1884, S. 25–30 und 83–88; Paul Graf von Hoensbroech, Die Sozialdemokratie und der Reichstag. In: Die Zukunft, 9, 1884, S. 70–82; Briefwechsel zwischen Bismarck und Gortschakow. In: Die Zukunft, 9, 1884, S. 11–15.

Ärzteschaft.[267] Seit langem gilt Virchow den Bakteriologen als Opponent ihrer ätiologischen Krankheitslehre, ja als stereotypes Feindbild.[268] Behrings Aufsatz argumentiert auf höchstem naturwissenschaftlichem, medizinhistorischem und wissenschaftsphilosophischem Niveau: Der Verfasser reflektiert epistemologische Grundsatzprobleme und kontrastiert die „modernen Lehren",[269] gemeint ist das ontologische Krankheitskonzept der Bakteriologen, mit dem konventionellen, phänomenologischen Krankheitsverständnis Virchows. Letzterer vertrete, so erfährt der Leser, eine antiontologische, physiologische Krankheitslehre, die Krankheiten allgemein als „Leben unter ungewöhnlicher Form"[270] versteht und sie lediglich phänomenologisch an bestimmte Organe bindet. Da es in Virchows deskriptivem Modell keine spezifischen Krankheitsentitäten gibt, sondern nur pathologische Zustände, sind auch nur unspezifische, symptomatische Therapien denkbar.[271] Im Gegensatz zu diesem unhaltbaren Dogma, dessen Nichtbefolgung Virchow wie „die Bannsprüche der Kirchenfürsten"[272] geahndet habe, bringt die Ätiologielehre der Mikrobenforscher endlich Spezifität, und zwar der Krankheiten und der Therapien – idealtypisch realisiert ist das natürlich im Diphtherie-Antitoxin. Behrings Einlassungen sind derartig anspruchsvoll und voraussetzungsreich,[273] dass sich Fragen nach der intendierten Leser-

---

[267] Emil von Behring, Das neue Diphtheriemittel I–III. In: Die Zukunft, 9, 1894, S. 97–109.
[268] In dieser Funktion, die historisch mittlerweile korrigiert worden ist (vgl. Gradmann, Krankheit im Labor, S. 68 f., 122, 153), wird Virchow immer wieder zur publizistischen Zielscheibe Behrings; vgl. Behrings Monographie *Die Geschichte der Diphtherie. Mit besonderer Berücksichtigung der Immunitätslehre* (Leipzig 1893, bes. S. 34 f., 44 f.), ferner seine Artikelserie *Die ätiologisch-therapeutischen Bestrebungen der Gegenwart*, die im Juni/Juli 1893 in der *Deutschen Medizinischen Wochenschrift* erscheint, vgl. Linton, Emil von Behring, S. 156–169. Dabei ist die medizinhistorische und wissenschaftstheoretische Argumentation ganz ähnlich wie im *Zukunft*-Artikel, so dass Letzterer in gewisser Weise die wissenschaftliche Summe von Behrings Auseinandersetzung mit Virchow darstellt. Zur Oppositionsstellung zwischen Pathologischer Anatomie und Bakteriologie grundsätzlich und zu Orths Versuchen, nach Virchows Tod zu einer Synthese zu gelangen, vgl. Cay-Rüdiger Prüll, Medizin am Toten oder am Lebenden. Pathologie in Berlin und in London 1900–1945, Basel 2003, bes. S. 177–180.
[269] Behring, Diphtheriemittel I–III, S. 108.
[270] Behring, Diphtheriemittel I–III, S. 105.
[271] Virchows „neue Objekte der Behandlung" erforderten etwa „bei [...] der Pneumonie mindestens acht verschiedene Mittel; wir haben zuerst ein fieberwidriges Mittel nothwendig, dann ein Mittel welches die ‚Gefäßverstopfung' aufhebt, eines, welches auf die Blutcirculation und das Herz wirkt; eines oder mehrere, welche die Athmungsstörung beeinflussen; dann bleibt noch das Exsudat und die Blutveränderungen übrig, und, last not least, das Nervensystem" (Behring, Diphtheriemittel I, S. 104).
[272] Behring, Diphtheriemittel I–III, S. 107.
[273] Für seinen aktuellen Biographen, Derek Linton, ist Behring „the most philosophically sophisticated among the early German bacteriologists" (Linton, Emil von Behring, S. 156). Vergegenwärtigt man sich die Luzidität, mit der Behring anhand treffend gewählter Virchow-Zitate

schaft beziehungsweise nach dem Selbstverständnis der Zeitschrift stellen. Denn die *Zukunft*-Leser werden hier offensichtlich nicht nur über eine brisante Kontroverse und den neuesten Stand der Forschung informiert.[274] Sie werden gleichermaßen ausgezeichnet als naturwissenschaftlich, erkenntnistheoretisch und kulturell geschulte Bildungselite, der das Verstehen solcher Gegenstände überhaupt zuzutrauen ist – ebenso, wie man ihr ein sachkundiges Urteil über die zeitgenössische Theaterpraxis,[275] die „staatszerstörenden Ideen" der Sozialdemokratie[276] oder den letzten Börsenkrach zutrauen kann.[277]

Ziel des Laborforschers Behring ist es dabei, „den absoluten Antagonismus zwischen Virchows Lehre und meiner eigenen experimentell begründeten Arbeit auch weiteren Kreisen zugänglich zu machen";[278] also zu begründen, warum Virchow aus forschungslogischen Gründen unmöglich der Erfinder eines Diphtherietherapeutikums sein kann. Hinter dem Deckmantel der wissenschaftlichen Aufklärung verbergen sich handfeste kommerzielle Interessen. Der erwartete immense Reingewinn des Serums wäre durch ein Konkurrenzpräparat verloren, das sich als Impfung und Akutmedikament einsetzen ließe. Dass Behring immer wieder versucht, seine finanziellen Pfründe durch die scheinbar völlig unkommerziellen Motive der Wahrheitssuche, der zuverlässigen wissenschaftlichen Standardisierung und des Patientenwohls zu sichern – das ist von der Wissenschaftshistoriographie gut dokumentiert; allerdings nur mit Blick auf die medizinische Fachpresse.[279] Dass Behring dafür zusätzlich die gebildete Öffentlichkeit der *Zukunft*-Leser, genauer gesagt die kulturell ‚Modernen', als Multiplikatoren in Anspruch nimmt, ist ebenso bemerkenswert wie bisher unberücksichtigt. Bemerkenswert ist das vor allem insofern, als es – über Einzelak-

---

genau jene fundamentalen epistemologischen Differenzen zwischen der kausalistischen Ätiologielehre der Bakteriologen und dem deskriptiven, pathologisch-anatomischen Krankheitssystem Virchows reflektiert, die die gegenwärtige Wissenschaftshistoriographie anhaltend beschäftigen, so ist dem nur beizupflichten.
274 Behring lässt im nächsten Heft eine noch elaboriertere Verteidigung seiner Techniken der Serumherstellung folgen (Emil von Behring, Das neue Diphtheriemittel IV–VII. In: Die Zukunft, 9, 1894, S. 249–264).
275 Maximilian Harden, Theater. In: Die Zukunft, 9, 1894, S. 42–47.
276 Graf von Hoensbroech, Die Sozialdemokratie und der Reichstag, S. 70–82, 74.
277 Vgl. Pluto, Die unterbrochene Hausse. In: Die Zukunft, 9, 1894, S. 141–144.
278 Behring, Das neue Diphtheriemittel I–III, S. 109.
279 Vgl. Linton, Emil von Behring, S. 169–189; vgl. Axel C. Hüntelmann, Diphtheria Serum and Serotherapy. Development, Production and Regulation in Fin de Siècle Germany. In: Dynamis, 27, 2007, S. 107–131, 113–116. Vgl. Jonathan Simon/Axel C. Hüntelmann, Two Models for Production and Regulation. The Diphtheria Serum in Germany and France. In: Perspectives on Twentieth-century Pharmaceuticals, hg. von Viviane Quirke und Judy Slinn, Bern 2010, S. 37–63, 38–42.

teure hinausgehend – die systematische Verzahnung von literarischer und wissenschaftlicher Kommunikation zeigt.

Denn die Interaktion zwischen Behring und Harden, zwischen Laborforschung und Kulturmedium folgt dem Prinzip des Warentausches. Behring nutzt das Prestige eines führenden kulturpolitischen Rundschau-Organs für einen binnenwissenschaftlichen Konkurrenzkampf, in dem es um ökonomische und symbolische Kapitalien geht: um einen hohen Reingewinn aus der frühen Pharmaindustrie einerseits, um die Monopolisierung des Labors gegenüber dem Seziersaal andererseits. Schließlich soll die tierexperimentelle Immunforschung gegen den absoluten Machtanspruch der pathologischen Anatomie durchgesetzt werden. Der ‚Medienmacher' Harden wiederum nutzt das Prestige, das sich an die Figur des Hallenser Hygieneprofessors und an seine Kontroverse mit dem Medizinpapst Virchow knüpft, für die Nobilitierung der *Zukunft* und ihres Publikums. Ziel ist offensichtlich die Ausweitung des publizistischen Hoheitsgebietes der Zeitschrift von der Kultur- und Gesellschaftspolitik zur naturwissenschaftlichen Spitzenforschung und deren stilbildenden Kontroversen; Ziel ist mit anderen Worten eine Monopolstellung im Segment der Rundschau-Organe. Für solche ehrgeizigen Positionskämpfe bedient man sich um 1900 auch im anspruchsvollen Kulturbetrieb besonders gerne beim bakteriologischen Labor, da dessen Sensationen, Geheimnisse, Unterhaltungsartikel und wissenschaftliche Heilsversprechen durch die Massenpresse bereits zum Allgemeingut geworden sind. Über die Kontakt- und Scharnierzone der Presse ergibt sich die hohe Affinität der ästhetischen Moderne zum Mikroben- und Ansteckungsdiskurs, die bei engagierten Publizisten wie Kraus und Harden beginnt und bis zur Nachkriegsavantgarde und ihren Sprachexperimenten reicht.

Zusammenfassend ist Folgendes festzuhalten: Akteure einer zunehmend kompetitiven Medienlandschaft nützen um 1900 das hohe Aufmerksamkeitspotenzial von bakteriologischem Wissen – unabhängig davon, ob Letzteres nun gefeiert oder verworfen wird – für verschiedenste publizistische Interessen: für didaktisch-moralisierende Metaphern, für die Abfertigung von intellektuellen Konkurrenten, für die Auszeichnung der intendierten Leserschicht und für die Ausweitung der eigenen publizistischen Machtposition. Dabei ist von reziproker Nützlichkeit auszugehen: Die Sensationsdisziplin ‚Bakteriologie' dient ebenso dem Konkurrenzkampf im überlaufenen Zeitschriftenmarkt des Kaiserreichs und der Weltkriegsphase, wie die Medienszene den binnenwissenschaftlichen Konkurrenzkämpfen zwischen bakteriologischem Labor, Seziersaal und Krankenbettmedizin dient.

1.2.5 Die Mikrobe im Zentrum der Aufmerksamkeit

Die zeitgenössische Intuition, dass „alle Welt von Bakterien" spreche,[280] wird also durch ein Spektrum ganz unterschiedlicher Kulturakteure bestätigt: Karl Kraus, Maximilian Harden, Georg Hirth, Ludwig Aschoff, hinzu kommen Wilhelm Bölsche, Ludwig Klages, Max Verworn, Arthur Schnitzler, August Strindberg, Thomas Mann und viele andere. Sie wird bestätigt durch postalisch bestellbare Cholerakulturen, durch sechshundert kunstgewerbliche Odol-Unikate, durch Wachsmodelle, Mikroskopierfibeln und 5,2 Millionen Besucher auf der Hygieneausstellung in Dresden 1911.[281] Tatsächlich sind es die Mikroorganismen selbst, auf die sich das wissenschaftliche und vor allem das öffentliche Interesse langfristig konzentriert. In all den oben besprochenen Kunstformen des Bazillären, von den Strichmännchenkarikaturen bis zur Mikrobenballade, die ausschließlich mikroskopischen Akteuren und ihren Handlungen gewidmet sind, spielen der infizierte Mensch und seine individuelle Krankheitserfahrung kaum eine Rolle. Auch bei der Darstellung von metaphorischen Ansteckungsvorgängen dienen nicht Infektionskrankheiten, sondern ihre unsichtbaren Verursacher als Signifikanten des Bösen – der bösen Fremdheit, des bösen Fremdenhasses, der bösen jesuitischen Mission, des schlechten Journalismus, des gesellschaftlichen Verfalls. Die Ursachen dieses eigentümlichen Mikrobenzentrismus lassen sich aus Kochs Forschungsprogramm und seinen Reduktionismen ableiten; die jüngere Wissenschaftsgeschichte hat das genau rekonstruiert. Kochs Pionierleistung liegt nicht so sehr in der Entdeckung einzelner pathogener Spezies, wie von der verklärenden Biographik bis in die späten 1980er Jahre hinein behauptet wurde;[282] Bakterien als solche sind schon lange bekannt, auch als Ursache von spezifischen Infektionskrankheiten beschrieben.[283] Innovativ ist vielmehr,

---

[280] Jäger, Bakteriologie, S. 2.
[281] Vgl. Claudia Stein, Organising the History of Hygiene at the Internationale Hygiene-Ausstellung in Dresden in 1911. In: Zeitschrift für Geschichte der Wissenschaften, Technik und Medizin, 21, 4, Dezember 2013, S. 355–387, 355; vgl. ferner Schrön, Lehrbuch der Hygiene.
[282] Vgl. die bislang letzte Biographie von Thomas D. Brock, Robert Koch. A Life in Medicine and Bacteriology. Neuaufl., Washington 1999 [1988], dort besonders die Abschnitte „World Fame: The Discovery of the Tubercle Bacillus" und „The World Traveler: To Egypt and India in Search of Cholera", S. 117–169; vgl. dazu auch Gradmann, Krankheit im Labor, S. 105.
[283] Zu Präsenz und Umfang bakteriologischen Wissens in der vermeintlich vorbakteriologischen Ära, die sich lediglich durch einen Mangel an standardisierten Beweisverfahren, nicht aber einschlägiger empirischer Beobachtungen und zutreffender Schlüsse auf die Pathogenität von Mikroorganismen auszeichnet, vgl. Gradmann, Krankheit im Labor, S. 31–67. Neben dem von Christoph Gradmann diskutierten Jakob Henle, der spezifische Krankheitsverursachung durch spezifische Mikroben hypothetisch deduziert und eine erste Version der sogenannten Koch'schen Postulate vorlegt, sind als weitere wichtige Beispiele die britischen Epidemiologen

dass Koch Bakterienforschung als experimentelle Laborforschung konzipiert, auf der Basis eines hochentwickelten, technischen Ensembles aus Reinkultur, Tierversuch, Mikrophotographie. In diesem körperfernen Modell, das den Bazillus als notwendige und hinreiche Ursache ins Zentrum stellt und damit ein neues Kausalitätsdenken in der Medizin einläutet,[284] haben nun weder die Empirie am Krankenbett noch die pathologische Anatomie viel Platz; der Hoheitsanspruch Letzterer war bis dahin uneingeschränkt. Nun resultiert ein „gerichtetes Gestaltsehen"[285] von Mikroben ohne Menschen: Spezifische Bakterien sind „logische[r] Interventionspunkt" der Seuchenkontrolle,[286] die einzelnen Arten definieren die jeweiligen Infektionskrankheiten und werden mit ihnen identisch gesetzt. Sie funktionieren als Metonymie von Krankheit, und dabei wird – so Virchows berechtigte Fundamentalkritik – das pathologische Verlaufsmodell weitgehend verabschiedet. Krankheit ist nun nicht mehr ein variabler und detaillierter organischer Prozess, sondern ganz einfach der immer gleiche Befall mit Bakterien. Was sich in den Flüssigkeiten, Organen und auf den Schleimhäuten des Körpers während einer Infektion abspielt und inter- sowie intraindividuell durchaus variieren kann, ist für die Laborforscher zunächst epistemologisch irrelevant.

Dem kranken Menschen kommt in dieser Konfiguration nur eine untergeordnete Funktion als Container für Mikroben zu, der den standardisierten Kulturmedien und Versuchstieren des Labors gleicht. Die Bakteriologie sei eine Wissenschaft, so ein namhafter Kritiker, „die den kranken Menschen als quantité negligeable betrachtet und ihn in seinen Reactionsverhältnissen einem todten Nährboden gleichsetzt".[287] Und dennoch: Infektionskrankheit ist ein Vorgang in der Zeit, durch materiale Veränderungen im Körper gekennzeichnet, und so sind Aktivitäten irgendwelcher Art erforderlich, wenn man diesen Vorgang plausibel erklären will. Die deutschen Bakteriologen suchen sie jedoch zunächst ausschließlich in der Mikrobe, nicht im Wirtsorganismus: Ihr epistemologisches Programm ist auf jene Qualitäten fixiert, die Bakterien zu Handelnden machen, auf Selbstbewegung, Reproduktion, Toxinerzeugung. Dementspre-

---

John Snow (1813–1858) und William Budd (1811–1880) zu nennen, die jeweils für Cholera und Typhus zutreffende Schlüsse aus empirischer Beobachtung konkreter Einzelepidemien gezogen haben.
284 Vgl. Thomas Schlich, Die Konstruktion der notwendigen Krankheitsursache. Wie die Medizin Krankheit beherrschen will. In: Anatomien medizinischen Wissens, hg. von Cornelius Borck, Frankfurt a. M. 1996 (Philosophie der Gegenwart, Fischer Taschenbücher Wissenschaft), S. 201–229.
285 Berger, Bakterien in Krieg und Frieden, S. 186.
286 Gradmann, Krankheit im Labor, S. 15.
287 Ottomar Rosenbach, Arzt c/a Bakteriologe, Berlin/Wien 1903, S. 122.

chend konstruiert man Mikroorganismen als aktive Aggressoren, die selbsttätig in den Körper einwandern und selbsttätig Gewebe zerstören;[288] Ludwik Fleck macht „solche primitive[n] Kampfbilder" schon 1935 als epistemologische Fiktion namhaft.[289] Doch die Metaphernkritik reicht noch weiter zurück, bereits 1895 hatte der Praktiker Adolf Windrath bemerkt, dass die

> Bacterien als streitbare Feinde des Menschen [...] Phantasiegebilde und ohne Verwandtschaft mit wirklichen Bacterien [sind]. Sie sind Menschen im Kleinen, können Invasionen machen. Die wirklichen Bacterien gelangen nur dorthin, wo eine fremde Kraft sie hinträgt.[290]

Tatsächlich muss die Vorstellung der ‚Menschen im Kleinen' später als unhaltbar revidiert werden, da die wesentlichen Aktivitäten auf der Seite des Wirtsorganismus liegen; darauf konzentrieren sich immunologische Forschungen des frühen zwanzigsten Jahrhunderts. Wie wirkmächtig jedoch die Wissenschaftsfiktion vom handelnden Mikroorganismus und vom ‚Nährmedium Körper' für Symbolisierungen und literarische Transformationen ist, zeigt ein erneuter Blick in die oben zitierte Bazillenballade „Der Microben Rache". Wir erinnern uns, dass von „epithelentblößten Stellen", also von Hautdefekten des schlafenden Forschers die Rede war, in die „mörderische Parasiten" einzudringen suchen. Dieses Erzählprogramm der intentional handelnden Bakterien setzt sich in den letzten Strophen fort:

> Mund und Nase für den Eintritt / Wählen sie, und Aug und Ohren, / Selbst die Öffnung der Urethra / Und der Anus ward erkoren. / [...] / Den Microben, die er mühsam / Sich zurecht gezüchtet hatte / Ward der Arme nun aus Rache / Zum gemeinen Nährsubstrate.[291]

Abgesehen von den Stammtisch-Anzüglichkeiten literarisiert der Text also genau diejenige epistemische Konstellation als Schlusspointe, die Kochs Forschungsprogramm kennzeichnet – aktive Bazillen und passives ‚Kulturmedium Körper'.

---

288 Diese Konzeption der Mikrobe als aggressivem Einwanderer führt in den Choleraschriften Kochs zu einer einseitigen Akzentuierung von Schleimhautschäden, die sich im Sektionsgut allenfalls akzidentell finden, s. Kap. III.1.1.; vgl. auch King, Bild oder Erzählung, bes. S. 175–179.
289 Ludwik Fleck, Entstehung und Entwicklung einer wissenschaftlichen Tatsache. Einführung in die Lehre vom Denkstil und Denkkollektiv, hg. und mit einer Einleitung von Lothar Schäfer und Thomas Schnelle, Frankfurt a. M. 1980 [1935], S. 79.
290 Adolf Windrath, Die Medicin unter der Herrschaft des bacteriologischen Systems, Bonn 1895, S. 93; zu Windrath vgl. Berger, Bakterien in Krieg und Frieden, S. 95 f.
291 Harder, Der Microben Rache, S. 466 f.

Mag diese vereinfachende Invasionsfiktion auch als epistemologische Schwachstelle des Koch'schen Ansatzes gelten, so ist ihr literarisches Potenzial indes offensichtlich, das illustriert „Der Microben Rache". Den unsichtbaren Akteuren ist der kranke Mensch als ‚gemeines Nährsubstrat' zugeordnet, und diese Angriffsfiktion kann sich dann in zahlreichen populären Darstellungen zu einem zweigliedrigen Aktantenschema entfalten – mit anderen Worten zu einer einfachen Erzählung (beispielsweise in der fröhlichen ‚Kriegsreportage' Hermann Dekkers). Dabei hat der Protagonist ‚Mikrobe' zwei potenzielle Gegenspieler: entweder menschenartige Zellen und Zellenstaat oder aber den heldenhaften Wissenschaftler, wobei in letzterer Konstellation der kranke Leib zur Gänze verschwindet. Es stehen sich Mikrobenjäger und anthropomorphe Mikroben als gleichberechtigte Akteure, quasi auf freiem Feld, im Kampf gegenüber – eine Wissenschaftsfiktion mit zahlreichen logischen und ontologischen Schwachstellen (vgl. III.1.1.). Die „Leistung der Bakteriologie, die Krankheit unabhängig vom Kranken im Labor zu betrachten", schreibt Christoph Gradmann,

> findet eine Entsprechung in einem dritten wichtigen Merkmal popularisierter Bakteriologie: Dem Verschwinden des kranken Menschen zugunsten eines Bildes, in dem Ärzte und Bakterien die alleinigen Akteure sind. Krankheit erscheint so als Duell von Medizinern und Mikroben. Patienten kommen höchstens als Überträger solcher Krankheiten oder in ihrer biologischen Abstraktion als Organismen vor.[292]

Der zweite Teil meiner Arbeit wird sich dieser alltagskulturellen Erzählung, ihren narratologischen und epistemologischen Dimensionen sowie den vielfältigen kunstliterarischen Aneignungen widmen. Im vorliegenden Abschnitt dient der bakteriologische Reduktionismus als Erklärung für eine im weitesten Sinn ikonische Konstellation um 1900, die leicht aus dem Blick gerät, wenn sich kulturgeschichtliche Forschung lediglich auf das Ansteckungsparadigma konzentriert: das unsichtbare Leben. Bakterien werden um 1900 als nahezu allmächtige Agenten konstruiert, die aktiv in den Körper eindringen und ihn aktiv zerstören, die produktive Lebensvorgänge in Boden, Luft und Nahrungsmitteln in Gang setzen, die Ausdruck eines immanenten Kunsttriebs der Natur sind und das Schöne hervorbringen – schöne Farbe, schöne Leuchteffekte, ornamentale Bewegung. Und das gilt übrigens nicht nur für die deutschsprachige Alltagskultur, sondern ebenso für Frankreich. Ein flächendeckender Pasteurismus, vom *Institut Pasteur* und der Zeitschrift *Revue scientifique* in Gang gesetzt, erklärt

---

[292] Vgl. Christoph Gradmann, Die kleinsten aber gefährlichsten Feinde der Menschheit. Bakteriologie, Sprache und Politik im deutschen Kaiserreich. In: Inszenierte Wissenschaft. Zur Popularisierung von Wissen im 19. Jahrhundert, hg. von Stefanie Samida, Bielefeld 2011, S. 61–83, 68.

ebenfalls die Mikrobe zur neuen Schaltstelle nahezu aller Kultur: „La société ne peut exister, elle ne peut vivre et subsister que grace à l'intervention constante des microbes, grands pourvoyeurs de la mort, mais aussi dispensateurs de matières, et ainsi tous-puissants pourvoyeurs de la vie", schreibt der Anthropologe Louis Capitan 1894.[293] Reduziert man also die Kulturgeschichte der Bakteriologie auf Parasitismus und Ansteckung, wie in der ohnehin spärlichen literaturwissenschaftlichen Forschung üblich,[294] so geht die Literarizität eines Wissenschaftsdiskurses verloren, dem mit dem Schönen, dem Komischen und dem Ekelerregenden wichtige ästhetische Kategorien der Moderne eingeschrieben sind.

Im Wissenschaftsraum kann sich der Mikrobenzentrismus als stabiler, hegemonialer Denkstil etablieren, gleichwohl kommt es schon in den 1890er Jahren zu Arosionen: Mit Behrings Immunitätsforschung verschiebt sich die Perspektive ansatzweise auf den Körper, auf die Reaktionen des Blutes beziehungsweise auf diejenigen der Immunorgane. Zudem zeigen erste Dissidenzen, etwa die Dispositionslehre Ferdinand Hueppes, dass die individuelle Physis als dynamische Kategorie im Infektionsgeschehen mitgedacht und für Kontingenzen verantwortlich gemacht werden muss.[295] Schließlich verlaufen Tuberkulose- und Diphtherieinfektionen beim Menschen ja doch wesentlich variabler als beim Meerschweinchen, das immer zum erwarteten Zeitpunkt tot ist. Nach der Jahrhundertwende gilt es unter Laborwissenschaftlern dann als Konsens, dass spezifische Bakterien zwar die notwendige, nicht aber die hinreichende Ursache spezifischer Krankheiten sind, dass man ihre Aktivität möglicherweise über-

---

[293] L. Capitan, Le role des microbes dans la société. In: Revue scientifique, 10, 10. März 1894, S. 289–294, 294, zit. nach Bruno Latour, Les microbes. Guerre et Paix, suivi de Irréductions, Paris 1984, S. 44. Latour fasst die Mikrobe im Anschluss an Michel Serres' Parasitenkonzept als das Dritte, als den unsichtbaren Kontingenzfaktor, das nahezu alle sozialen Relationen kontaminiert und dazu zwingt, sie neu auszuhandeln: Die Mikrobe ernährt sich parasitär vom Kreislauf kultureller und sozialer Beziehungen zwischen unterschiedlichsten Aktanten. Dabei wird allerdings nie ganz klar, ob Latour seinen Gegenstand nur semiotisch oder auch naturalistisch denkt.
[294] Gemeinsam ist den eingangs zitierten literatur- und kulturwissenschaftlichen Arbeiten, die das Thema der klassischen Bakteriologie berühren, die Beschränkung der Perspektive auf Aspekte des Kontagiösen und auf seine biopolitischen Implikationen. In der Regel wird vom Bezugsfeld der Medizin ausgegangen und nicht von der Botanik oder Mikrobiologie, obwohl Koch hier seinen Ausgang nimmt. Diese Beschränkung, die mit Blick auf die öffentliche Wahrnehmung Kochs und auf sein Selbstverständnis als medizinischer Bakteriologe und Seuchenbekämpfer (sowie analog für den Pasteurismus) naheliegend ist, trifft für die Arbeiten von Strowick (Sprechende Körper), Gestrich (Von Überträgern) und Seitz (Wimmeln und Wabern) zu.
[295] Vgl. Berger, Bakterien in Krieg und Frieden, S. 91–143; s. Kap. III.3.

schätzt und die individuelle Disposition des Wirts unterschätzt hat. Als Indiz gilt das Auftauchen der Kategorie ‚Disposition' im offiziellen Thesaurus bakteriologischen Wissens, im *Handbuch der pathogenen Mikroorganismen* von 1903.[296] Mit dieser Interessenverschiebung von den Bazillenqualitäten zum Blutserum und zur ererbten Anlage[297] verliert die Mikrobenkampf-Fiktion an Bedeutung; zunächst liefert sie keine wissenschaftliche Erkenntnis mehr, steht der Erkenntnis sogar mehr und mehr im Weg, wie Gradmann an der Geschichte des Tuberkulinskandals aufgezeigt hat.[298]

Für den vorliegenden Abschnitt ist jedoch wichtig, dass Forscher und Öffentlichkeit trotz aller frühen Häresien und Einwände längerfristig auf Mikroben fixiert bleiben, auf das nahezu magische ‚Icon' der Epoche. Innerhalb des Wissenschaftsraumes kann man dies mit Silvia Berger und Ludwik Fleck als außerordentliche „Beharrungstendenz" eines Denkstils bezeichnen,[299] der erst nach der Jahrhundertwende brüchig wird. So hat Koch beispielsweise aus der Entdeckung gesunder Bazillenträger während der Hamburger Cholera nicht die Konsequenz gezogen, Bakterien als hinreichende Ursache anzuzweifeln, sondern das neue Phänomen „stilgemäß umgedeutet":[300] Gesunde Überträger erschienen ihm als ‚erweiterte Kranke' und galten als gefährliche Bakteriencontainer. Der Blick blieb auf jenes Objekt geheftet, mit dem sich auch bisher so zuverlässige Erfolge feiern ließen.

Übersetzt in die Alltags- und ästhetische Kultur, ließe sich statt von Beharrungstendenz von der Persistenz des Phantasmas vom handelnden Mikrokosmos sprechen. Diese Langlebigkeit einer kollektiven Fiktion baut zwar auf der Fleck'schen ‚Beharrungstendenz des wissenschaftlichen Meinungssystems' auf, reicht aber diachron weiter und folgt einer eigenen Logik: derjenigen des Elementar-Literarischen, Symbolischen und Erzählerischen. Die Fiktion von den invisiblen, schier allmächtigen Akteuren, die Spiegel des Humanen und sein Anderes gleichermaßen sind – diese Fiktion hat offensichtlich einen so einzigartigen Spannungs- und Unterhaltungswert, kann auf so neuartige Weise Sinn stiften und Disparates integrieren, dass Popularisierer, Medienakteure, Kunst-

---

296 Handbuch der pathogenen Mikroorganismen, hg. von Wilhelm Kolle und August Wassermann, 8 Bde., Jena 1902–1909; vgl. dazu Berger, Bakterien in Krieg und Frieden, S. 119 f.
297 Dies sind für Wassermann 1903 genau die beiden Kategorien, die fürs Individuelle zuständig sind: Die immunologische Reaktion im Blut kann intraindividuell verschieden ablaufen und die ererbte Disposition sorgt für interindividuelle Unterschiede; vgl. Berger, Bakterien in Krieg und Frieden, S. 119.
298 Gradmann, Krankheit im Labor, S. 179–229.
299 Berger, Bakterien in Krieg und Frieden, S. 105.
300 Berger, Bakterien in Krieg und Frieden, S. 111, vgl. auch Fleck, Entstehung und Entwicklung, S. 44 f.

schriftsteller und Populärphilosophen eisern daran festhalten, auch über das epistemologische Verfallsdatum hinaus. Man sieht das an den zitierten Aneignungen des Unsichtbaren zwischen 1900 und 1920 bei Müller, Dekker, Aschoff, Hirth, Kraus, beim Populärbakteriologen Heinrich Jäger und in den zeittypischen Graphiken: Sie alle leben von der imaginierten Handlungsfähigkeit der Mikroben.

Man sieht die Nachhaltigkeit dieses alltagskulturellen Phänomens nicht zuletzt in jenem Szenario, in dem sich Unterhaltung, Selbstinszenierung der Wissenschaften und Volksbelehrung verschränken: in den Hygieneausstellungen.[301] Der Repräsentationstypus ‚Hygieneausstellung' ist deshalb so wichtig, weil dort das neue Wissen demonstriert, seine Autorität installiert und gleichzeitig die Mikrobenunterhaltung wirklich unterhaltend wird, im Sinne des Theatralen. In Karl August Lingners legendärer Ausstellung *Volkskrankheiten und ihre Bekämpfung* (Dresden 1903), von der bereits die Rede war, durchschreitet der Besucher die „wundervolle Welt der Bakterien",[302] ist aktiv an ihr beteiligt und erfährt sie buchstäblich mit allen Sinnen:[303] Er darf Mikroben in Reinkulturen durchs Mikroskop betrachten, vergrößerte Modelle betasten und dazu die entsprechenden Legenden lesen; das steigert die Erzählungen der Popularisierer zum performativen Bakterientheater für alle Sinne. Dabei inszeniert Lingners räumliche Dramaturgie nochmals die Hierarchien eines Forschungsprogramms, das nach 1900 eigentlich überholt ist. Im Zentrum des sinnlichen Erlebens stehen domestizierte Krankheitserreger, der infizierte Körper ist buchstäblich marginalisiert: Am Eingang des vierhundert Quadratmeter großen Ausstellungspavillons erwarten den Besucher zunächst Wachsmodelle verschiedener Bakterienspezies in Millimetergröße, dargeboten wie die Tier- oder Pflanzenarten eines naturhistorischen Museums in Glasvitrinen. In der zentralen Halle laden dann etwa siebzig Mikroskope unter Glasstürzen dazu ein, jene Kreaturen authentisch und gefahrlos zu besichtigen, von denen man doch gehört hat, dass sie „Menschen [...] wie gelbes Korn [dahinmähen]".[304] Am Ausgang, hinter einer monumentalen Herkules-Statue mit Hydra, werden dann

---

301 Zur Geschichte und Vorgeschichte der Ausstellungen im medizinhistorischen Kontext der Sozialhygiene vgl. Weindling, Health, Race and German Politics, S. 226–230.
302 So der wissenschaftliche Direktor der Ausstellung, Ludwig Lange 1903, S. 277, zit. nach Brecht/Nikolow, Displaying the Invisible, S. 525.
303 Vgl. Brecht/Nikolow, Displaying the Invisible, S. 516; vgl. auch Brecht, Das Publikum belehren. Zu den Strategien des Hygienevermarkters Lingner, zu Vorgeschichte und Konzept der Ausstellung vgl. Eike Reichardt, Health, Race and Empire. Popular Scientific Spectacles and National Identity in Imperial Germany 1871–1914, New York 2006, S. 128–131.
304 Wilhelm Bölsche, Das Liebesleben in der Natur. Eine Entwickelungsgeschichte der Liebe, Bd. 1, 24.–26. Tausend, Jena 1906 [1899], S. 142.

nochmals lebende Mikroben geboten; zur Beglaubigung des Gesehenen nun in der dritten Version der Visibilität – als Reinkulturen in Glasgefäßen.

Pathologische Vorgänge im Körper hingegen sind in kleinen Alkoven seitlich der Zentralhalle ausgestellt, die einen Um- oder Abweg von der Durchquerungsachse erfordern. Anhand von farbigen Wachsmoulagen und Alkoholpräparaten befallener Organe erschließen sich dem Betrachter dort schrittweise jene Krankheiten, die das zentrale Objekt ‚Mikrobe' jeweils definiert: Tuberkulose, Malaria, Pocken, Kinderkrankheiten, Geschlechtskrankheiten, Cholera und Typhus, Letzterer in Form eines Darmpräparates, das „mit Geschwüren bedeckt ist";[305] hinzu kommen Krankheitsstatistiken und Desinfektionspraktiken.[306] Räumlich und epistemologisch vorgängig ist demnach die Mikrobe. Ihre schockartigen Wirkungen in den Därmen, Lungen, Genitalien und auf der Haut sind nachgeordnet, werden vor allem stets als Bakterienhandlungen, nicht als kontingente Eigendynamiken des Körpers ausgewiesen. In „anschaulicher Weise" sollten dem Laien

> die Erreger der Krankheiten, die Art ihrer Vermehrung, ihre Entwicklung, ihr Eindringen in den menschlichen Körper, ihre Lebenstätigkeit und ihre Wirkung auf die einzelnen Teile des Organismus, ihr Zerstörungswerk vorgeführt werden.[307]

So beschreibt Lingner selbst den Kristallisationspunkt seines Hygienespektakels, das innerhalb von vier Monaten etwa 220.000 Besucher anzieht,[308] und zwar im gleichen Jahr, als die Kategorie der individuellen Disposition im thesaurierten Wissen auftaucht. Während die Ausstellung also ‚Evidenz fürs Volk' herstellt, ist sie gleichermaßen Interpretation, Selektion, Narration, vor allem anachronistische Narration. Lingner selbst bezeichnet seine Ausstellung bemerkenswerterweise als „Buch, in Form einer großen Halle", das „in drei Hauptkapitel" zerfalle:

> Erstes Kapitel: Darstellung der Krankheitserreger [...]; zweites Kapitel: Darstellung der Krankheitserscheinungen [...]; drittes Kapitel: Darstellung der Bekämpfungsmittel (Desinfektion usw.).[309]

---

305 Karl August Lingner, Einige Leitgedanken zu der Sonderausstellung. Volkskrankheiten und ihre Bekämpfung. In: Die deutschen Städte. Geschildert nach den Ergebnissen der ersten deutschen Stadtausstellung zu Dresden 1903, Bd. 1, hg. von R. Wuttke, Leipzig 1904, S. 531–547, 546.
306 Zur spatialen Anordnung der Ausstellung vgl. Brecht/Nikolow, Displaying the Invisible, S. 519–525.
307 Lingner, Einige Leitgedanken, S. 539 f.
308 Reichardt, Health, Race and Empire, S. 128; zur Strategie des Hygienevermarkters Lingner, zur Vorgeschichte und zum Konzept der Ausstellung vgl. S. 127–138.
309 Lingner, Einige Leitgedanken, S. 540.

1 Entstehung eines Kollektivsymbols —— **139**

Die räumliche Dramaturgie von Haupthalle und Nebenräumen degradiert den Körper zum ‚zweiten Kapitel', genauer gesagt zur Rahmenhandlung. Als Haupthandlung wird die Geschichte vom „Kampf um die Erdherrschaft"[310] zwischen zwei gleichberechtigten Akteuren, Bakterium und Forscher-Heroen erzählt, das zeigt die historische Photographie eindrücklich.

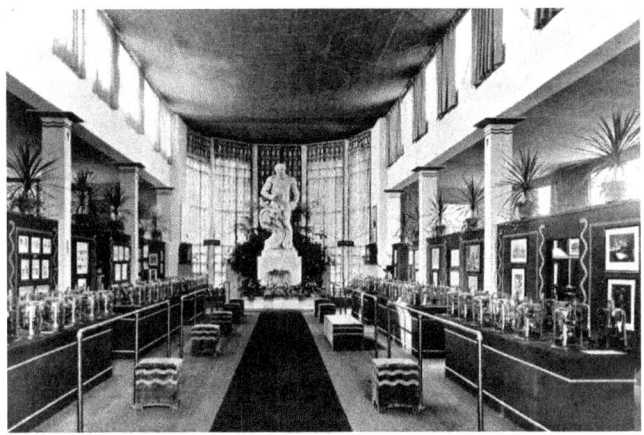

Abb. 12: Zentralraum mit Herkulesstatue und Mikroskopen mit Bakterienkulturen, Volkskrankheiten und ihre Bekämpfung, 1903. In: Die deutschen Städte. Geschildert nach den Ergebnissen der ersten deutschen Stadtausstellung zu Dresden 1903, Bd. 2, hg. von R. Wuttke, Leipzig 1904, S. 318, Nr. 545 (Abb. gemeinfrei).

Der Wissenschaftsheld, verkörpert in der Herkules-Statue, begegnet hier auf doppelte Weise seinem Gegenspieler ‚Mikrobe': buchstäblich in den Mikroskopen unter Glasstürzen, unter denen die Bösewichter bereits szientisch gebannt sind, und allegorisch in Form der vielköpfigen Hydra. Diese Allegorie kann nun beim zeitgenössischen Publikum bereits vorausgesetzt werden: 1884 hatte die *Gartenlaube* im Zusammenhang mit dem Cholerabazillus schon von der „furchtbaren Hydra" gesprochen (s. Kap. II.1.2.1.), und 1890 war in der *Vossischen Zeitung* eine Illustration von Robert Koch als „neuer Ritter St. Georg" im Kampf mit der „Hydra Tubercul. Bacil." erschienen.[311] Bezeichnenderweise findet Lingner

---
310 Wilhelm Bölsche, Bazillus-Gedanken. In: Bölsche, Vom Bazillus zum Affenmenschen. Naturwissenschaftliche Plaudereien, 2. Aufl., Leipzig 1903, S. 3–43, 42.
311 Die Graphik im Ulk, Beiblatt zur *Vossischen Zeitung* vom 18. November 1890 zeigt Robert Koch als „Der neue Ritter St. Georg", in der Hand das Mikroskop haltend und unter den Hufen des Pferdes die „Hydra tuberculosis", abgebildet bei Karl-Heinz Leven, Die Geschichte der Infektionskrankheiten. Von der Antike bis ins 20. Jahrhundert, Landsberg/L. 1997, S. 122. Mikrobenmassen zur Hydra zu singularisieren ist zwar neu, knüpft aber an die gängige Mythologi-

selbst an seiner Ausstellung besonders hervorhebenswert, dass hier erstmalig „dem Laien lebende Bakterien in *Bewegung* [vorgeführt werden]".[312] Solch öffentliche Inszenierung von ‚Mikroben ohne Menschen' hält zu einem Zeitpunkt, als man die Monokausalität wissenschaftlich bereits anzweifelt, jenen Glauben an einen aktiven Mikrokosmos aufrecht, der dann in weltanschaulichen und kunstliterarischen Reflexionen produktiv wird.[313]

Mit diesem abschließenden Blick auf die Funktion von Kulturzeitschriften und Hygieneausstellung(en) bei der Verfestigung eines epochalen Wissenssymbols sind die ersten beiden Etappen des Wegs von der Laboraufzeichnung zur Kunstliteratur bewältigt. Ziel dieses Abschnittes war es, die Entstehung und interdiskursive Funktion des Mikrobensymbols in Wissenschaft und Alltagskultur zu rekonstruieren. Dazu wurde in einem ersten Schritt die botanische und medizinische Fachliteratur in den Blick genommen, wobei es zu den Eigentümlichkeiten der Epoche zählt, dass populäre Formen und strenge Wissenschaftlichkeit nicht systematisch voneinander zu trennen sind. Schon Koch, Cohn und de Bary bedienen sich streckenweise eines Stils, der sich mit affektiven, persuasiven und bildlichen Komponenten kaum von populärwissenschaftlichen Texten unterscheidet und umso deutlicher in die Richtung weist, die die vorliegende Arbeit dann weiterverfolgt: Wissensgeschichte zu schreiben als Geschichte seiner Darstellungsformen, seiner elementaren Literarizität und seiner Transformationen. Dies wurde im zweiten Schritt deutlicher, der dem ‚Bakterienhype' in der Alltagskultur gewidmet war. Das Kollektivsymbol ‚Mikrobe' konstituiert sich in jenem Gewimmel von Medien, Genres und Kommunikationstypen, die der Kunstliteratur logisch vorgeschaltet sind: im kultur- und gesellschaftspolitischen Journalismus, in der Populärwissenschaft, in Gebrauchsliteratur und Feuilleton. Und hier, in diesem diffusen protoliterarischen Raum, generalisiert das Bakterium zum Epochensymbol mit „kollektivem Produzenten und Träger."[314] Hier hat sich das Wissen, das schon im Moment seiner Produktion von

---

sierung der Cholera im neunzehnten Jahrhundert zur asiatischen Hydra an; vgl. Briese, Angst in den Zeiten der Cholera, S. 383–385.
312 Lingner, Einige Leitgedanken, S. 542.
313 Das ist freilich keine absichtliche Strategie einzelner Bakterienunterhalter, sondern verdankt sich eher einem überindividuellen Geflecht von Marktdynamiken und gesellschaftlichen Rahmenbedingungen; vgl. dazu Lingners abweichende Selbstdeutung der räumlichen Hierarchie: „In der Befürchtung, dass [...] empfindliche Personen durch den Anblick der Krankheitsdarstellungen mehr wie erwünscht, erregt werden könnten, waren die einzelnen Kapitel (Kojen) so eingerichtet, dass man von jeder Koje sofort in die Mittelhalle treten konnte [...]. Hier konnte man sich auf schwellenden Fauteuils und Diwans niederlassen, sich von dem Gesehenen erholen und zur Beschauung der weiteren Krankheitsbilder wieder neues Vermögen [...] sammeln" (Lingner, Einige Leitgedanken, S. 541).
314 Link, Einfluss des Fliegens, S. 151.

der Spannung zwischen Wahrheitsanspruch und Unschärfe gekennzeichnet war, in eine komplexe Sinnstruktur verwandelt. Offen für eine Vielzahl von diskursiven Anschlüssen liegt sie in einer Vielzahl von elementarliterarischen Formaten vor – als Karikatur, als Gelegenheitsgedicht, als Satire, als Aufklärungs- und Ratgeberschrift, als gesellschaftspolitische Polemik, nicht zuletzt als öffentliches Bakterientheater, wo sich Experten- und Populärdiskurs überschneiden.[315]

In den nun folgenden Abschnitten sollen die Wanderungen des Kollektivsymbols von diesen vorgeschalteten Kommunikationsformen in die benachbarten Räume der Weltanschauungs- und der Kunstliteratur im engeren Sinn weiterverfolgt werden. Ausgangspunkt sind dabei Fragen nach Interdiskursivität, ästhetischer Sinnstiftung, Integration des Disparaten – also nach den Dynamiken der Moderne.

---

315 Etliche namhafte Bakteriologen und Hygieniker der Jahrhundertwende sind an der Konzeption von Lingners ‚Buch' über die Allmacht der Mikroben beteiligt: Fränkel aus Halle, Gaffky aus Gießen, Löffler aus Greifswald, Pfeiffer aus Königsberg, schließlich Kochs Nachfolger Rubner aus Berlin. Sie alle und noch weitere bedeutende Mediziner gehören, so erfährt man von Lingner, zu einem „Ehrenkomitee", ohne das „die ganze Ausstellung nicht durchführbar gewesen" wäre (Lingner, Einige Leitgedanken, S. 544).

2 Die Modernisierung des Monismus – das Kollektivsymbol im Weltanschauungsdiskurs

2.1 Paradoxien bei Wilhelm Bölsche

Alle Welt spricht von Mikroben – das gilt für die Alltagskultur, und es gilt noch prononcierter für jenen schlecht abgrenzbaren Zwischenbereich, wo die zwei Kulturen ästhetisch-literarisch miteinander vermittelt werden: in der Weltanschauungsliteratur und neuen Naturphilosophie. Getragen von heterogenen Diskursen wie etwa Monismus, Spiritualismus, Tiefenpsychologie, Lebensphilosophie, Charakterologie verbindet sich der Weltanschauungsbegriff mit einer Vielzahl von Akteuren, Bölsche und Haeckel, Otto Weininger, Eduard von Hartmann, C. G. Jung, Wilhelm Dilthey und vielen anderen.[1] Im Folgenden soll der Schwerpunkt auf den Texten einer biologistisch fundierten Weltanschauung liegen, wobei nicht nur Darwinisten, sondern ebenso Physiologen, Astronomen und Philosophen daran arbeiten, den Mikrokosmos für eine neue Kunst- und Naturmetaphysik verfügbar zu machen.

Zunächst ist nochmals bei Lingners Bakterientheater anzusetzen. In der zentralen Herkules-Allegorie, die die Verbindung zu den Ursprungsmythen der europäischen Kultur herstellt, wird einmal mehr die Affinität des Mikrobendiskurses zur symbolischen Form deutlich. Er habe „im Mittelpunkt der Halle eine riesige Statue (Herkules die Hydra bekämpfend) aufgestellt", so Lingner, „um sozusagen mit brutaler Gewalt dem Ausstellungsbesucher den Respekt vor dem Gezeigten beizubringen".[2] Hinter der mythologischen Gewalttat verbirgt sich nun eine ganz spezielle intertextuelle Pointe, die weiter in die Richtung von Kunstgebrauch, Gebrauchskunst und Weltanschauung weist. Denn das allegorische Ensemble, das den Wissenschaftler im Kampf gegen sich stets erneuernde Bazillenmassen symbolisiert, wurde drei Jahre früher schon vorformuliert. „Auf der Wende zum zwanzigsten Jahrhundert erleben wir ein gigantisches Schauspiel", so schreibt der große Literat der Biologie, Wilhelm Bölsche,

> [m]an müsste eigentlich auf einem fremden Planeten sitzen, um es gleichsam ästhetisch als ungeheures, in seiner Furchtbarkeit doch erhabenes Schauspiel genießen zu können. Denken wir uns [...] die Perspektive eines Sterns, wo man die Dinge symbolisch im Sinne von Platons Ideen zusammengefasst sähe. Statt einer Menschheit erschiene ein einziger

---

1 Vgl. Horst Thomé, Weltanschauungsliteratur. Vorüberlegungen zu Funktion und Texttyp. In: Wissen in Literatur im 19. Jahrhundert, hg. von Lutz Danneberg und Friedrich Vollhardt, Tübingen 2002, S. 338–381.
2 Lingner, Einige Leitgedanken, S. 541.

ungeheurer Mensch. Und dieser Mensch jetzt, ein Herkules, ringend mit einer Hydra [...]. Das Ungeheuer, das ich meine, reißt durch eine Art Vermehrungsakt dem Kämpfer unter den Händen in Milliarden neuer Scheusale einfach auseinander.³

Das Zitat, das bakteriologische Forschung als Gründungsmythos aller Kultur ausweist, stammt aus einem darwinistischen Essayband mit dem sinnfälligen Titel *Vom Bazillus zum Affenmenschen* (1900). In seiner über Lingners Statuenkitsch weit hinausgehenden Kühnheit ist es ebenso symptomatisch für die Verweltanschaulichung des Mikrobendiskurses wie für das Profil Bölsches. Wie kein Zweiter repräsentiert der Friedrichshagener Grenzgänger die Schnittstelle von Literaturbetrieb, Populärwissenschaft und Naturmystik; seine darwinistischen Texte sind seit längerer Zeit Gegenstand einer integrativen Moderneforschung, die nach Merkmalen des Wissenschaftsessays ebenso fragt wie nach Bölsches Schlüsselstellung für die Bewusstseins- und Literaturgeschichte der Epoche.⁴ Dabei scheint sich als Konsens herauszubilden, dass Bölsches essayistisches Werk gattungstheoretisch schwer einzuordnen ist, dass er mit seiner Schreibweise des Subjektiven, Emotionalen, Dramatisierten ein Hybrid zwischen Biologie, Naturreligion und literarischer Fiktion vorlegt, das „Indikator der Ausdifferenzierung und gleichzeitig Antwort auf diese ist".⁵ Schließlich macht Bölsches eigener Weg vom Redakteur der *Freien Bühne*⁶ und vom programmatischen Naturalismus des *Friedrichshagener Dichterkreises* in den 1890er Jahren zum Monismus beziehungsweise zur Naturmystik der *Neuen*

---

3 Bölsche, Bazillus-Gedanken, S. 3 f.
4 Aus der mittlerweile ausgedehnten Bölsche-Forschung vgl. exemplarisch zum *Liebesleben* unter ideengeschichtlicher Perspektive Fick, Sinnenwelt und Weltseele; Riedel, Homo Natura und ganz aktuell Olav Krämer, Zwischen Wissenschaft und Religion. Zur Selbstpositionierung von Wilhelm Bölsches Weltanschauungsschrift ‚Das Liebesleben in der Natur'. In: Weltanschauung und Textproduktion. Beiträge zu einem Verhältnis in der Moderne, hg. von Anna S. Brasch und Christian Meierhofer, Berlin u. a. 2020 (Berliner Beiträge zur Wissens- und Wissenschaftsgeschichte 18), S. 63–92. Zu Gattungsfragen und Strategien der Populärwissenschaft Braungart/Jakobs, Naturwissenschaftliche Essayistik; Safia Azzouni, Wilhelm Bölsches populärwissenschaftliche Strategie der ‚Humanisierung'. Dilettantismus als Orientierungswissen. In: Dilettantismus als Beruf, hg. von Safia Azzouni und Uwe Wirth, Berlin 2010, S. 83–94; Safia Azzouni, Populärwissenschaft als fachwissenschaftliche Autorität. Wilhelm Bölsches ‚Das Liebesleben in der Natur' und die Anfänge der Sexualwissenschaft. In: Jahrbuch Literatur und Medizin, 3, 2009, S. 13–38; Safia Azzouni, Wissenschaftspopularisierung um 1900 als exemplarisch-literarische Rekonstruktion bei Wilhelm Bölsche. In: Das Beispiel. Epistemologie des Exemplarischen, hg. von Nicolas Pethes, Jens Ruchatz und Stefan Willer, Berlin 2007, S. 279–293; vgl. auch folgenden Band: ‚Was wir im Verstande ausjäten, kommt im Traume wieder'. Wilhelm Bölsche 1861–1939, hg. von Gerd Susen und Edith Wack, Würzburg 2012, S. 287–319.
5 Braungart/Jakobs, Naturwissenschaftliche Essayistik, S. 60.
6 Redakteur der *Freien Bühne für den Entwicklungskampf der Zeit* zwischen 1892 und 1893.

Friedrichshagener Gemeinschaft und des *Giordano-Bruno-Bundes* diesen Differenzierungsprozess exemplarisch sichtbar. Es verdichten sich hier zeittypische Entwicklungslinien, die vom literarischen Fortschrittsoptimismus Zola'scher Prägung wegführen zu Irrationalismus und Neoidealismus, zur „Natur der Naturphilosophie, [zur] nachromantischen ‚Metaphysik der Natur' von Schopenhauer bis Gustav Theodor Fechner und Haeckel".[7]

Für das Projekt einer neuen, auf Darwin und Haeckel gegründeten evolutionistischen Weltanschauung scheint nun nicht nur die Gattung ‚Essay' geeignet, sondern ebenso, auf der Inhaltsebene, der geheimnisvolle Mikrokosmos. Schließlich eignen dem Mikrobendiskurs, mit dessen fester Verankerung im kollektiven Bewusstsein Bölsche rechnen kann, ja schon alltagskulturell genau jene integrativen und spekulativen Elemente, die sowohl den Essayismus der frühen Moderne als auch das weltanschauliche Denken prägen. Als wissenschaftlicher Gegenstand von höchster Aktualität geben Bakterien gleichermaßen Anlass zu Fortschrittsglauben und epistemologischem Zweifel, und als Symbol integrieren sie Bedeutungssphären wie Politik, Kunst und Unterhaltung. Das Mögliche als Alternative zum Wirklichen ist demnach nicht nur klassische Domäne eines modernen Essayismus, der seine Themen eher tentativ, assoziativ und spekulativ-synthetisch als kausallogisch und argumentativ erfasst. Es ist auch, trotz aller Objektivitätsbehauptungen von fachwissenschaftlicher Seite, ein ganz fundamentales Kennzeichen der Rede über den Mikrokosmos, so dass Gattung und Gegenstand nachgerade füreinander bestimmt scheinen. Vor diesem Hintergrund muss es nicht Wunder nehmen, dass sich der Wissenschaftsessayist mit unvergleichbarer Breitenrezeption auf eine ebenso unvergleichliche Weise des Unsichtbaren annimmt: Die Schriften *Vom Bazillus zum Affenmenschen* (1900), *Das Liebesleben in der Natur* (1898–1903), *Von Sonnen und Sonnenstäubchen* (1903) und *Stirb und Werde!* (1913) enthalten sämtlich längere Reflexionen zur Wunderwelt des bazillären Mikrokosmos; hinzu kommen kursorische Bezugnahmen in anderen Schriften. Bölsche wird quasi zur Drehscheibe der Bakterienpopularisierung und baut dabei diejenigen Qualitäten aus, die seinem Projekt einer biologistisch-ästhetischen Weltschau entgegenkommen: Aufmerksamkeitspotenzial, Literarizität und Spiritualität des Mikrobiellen.

Dabei verbindet Bölsche konsequent Mikroben- und Evolutionslehre, also die beiden naturwissenschaftlichen *grand récits* der Epoche, die Wirklichkeit

---

[7] Riedel, Homo natura, S. 92. Zu den Entwicklungslinien vom *Friedrichshagener Dichterkreis* zur *Neuen Gemeinschaft*, zu den beteiligten Akteuren und zur weltanschaulichen Prägung vgl. Rolf Kauffeldt/Gertrude Cepl-Kaufmann, Berlin-Friedrichshagen. Literaturhauptstadt um die Jahrhundertwende. Der Friedrichshagener Dichterkreis, München 1994, bes. S. 92–101.

strukturieren und soziale Ordnung herstellen. Per se ist das zwar noch nichts Außergewöhnliches. Insbesondere politisch motivierte Popularisierer verknüpfen aggressivere Varianten der Entwicklungslehre, eugenische Züchtung und sozialdarwinistische Selektion mit der gleichermaßen aggressiven Rhetorik der Hygiene, da beide Jargons über Ausgrenzungsstereotypen funktionieren. Aschoffs und Dekkers imperialistische Mikrobenschlachten im Körper illustrieren diese Praxis, die von der deutschen Laborbakteriologie zwar kaum geteilt wird – bis auf den Botaniker Cohn und später den eugenischen Hygieniker Hueppe meiden die deutschen Bakteriologen jegliche Auseinandersetzung mit dem Darwinismus[8] (s. u.) –, die aber unter Popularisierern gang und gäbe ist.[9] Was nun allerdings Bölsche von anderen Wissenschaftserzählern unterscheidet, die sich die Spannung des schreckenerregenden Daseinskampfes *und* des schreckenerregenden Mikrokosmos zunutze machen, ist Folgendes: Er verknüpft Mikrobenwissen nicht nur mit dem Modell der aggressiven Selektion, wie es in bakteriologischer Kriegspropaganda auftaucht, sondern ferner mit dem ‚metaphysischen Darwinismus' der Monisten;[10] also mit den beiden, weitgehend kontrastiven ‚Darwinismen', die die deutsche Rezeption der Entwicklungslehre um 1900 prägen.[11] So zielt der metaphysische Darwinismus weniger auf Daseinskampf und Zufall als auf ein harmonisches, ‚heimlich-teleologisches' Entwicklungskontinuum, das den Allzusammenhang in der Natur verbürgt.[12] Die zwei Versionen der Evolutionslehre weichen in ihren politischen und weltan-

---

8 Vgl. dazu Briese, Angst in den Zeiten der Cholera, S. 336; Gradmann, Unsichtbare Feinde, S. 348. Die Entwicklung im englischsprachigen Wissenschaftsraum verläuft anders, insofern hier viele frühe Vertreter der *germ theory* Darwinisten sind und sich die semantischen Felder schon in den 1880er Jahren zu überlagern beginnen; vgl. Tomes, Gospel of Germs, S. 43f. Gleiches gilt auch für die französische Bakteriologie, die sich mit dem Eintritt Elie Metchnikoffs ins Institut Pasteur 1888 dem Darwinismus öffnet. Der überzeugte Darwinianer Metchnikoff konzipiert die Auseinandersetzung von verschiedenen körpereigenen Zelltypen als kompetitiven Daseinskampf wie auch die Auseinandersetzung von körpereigenen Abwehrzellen – ‚Phagozyten' – und Bakterien als Abwehrkrieg; vgl. Alfred I. Tauber/Leon Chernyak, Metchnikoff and the Origins of Immunology. From Metaphor to Theory, New York/Oxford 1991. Zur Überschneidung von eugenischem Darwinismus und Bakteriologie in der deutschen Laborwissenschaft vgl. Ferdinand Hueppe, Zur Rassen- und Sozialhygiene der Griechen im Alterthum und in der Gegenwart, Wiesbaden 1897.
9 Vgl. etwa Brass, Die niedrigsten Lebewesen, S. 2.
10 Vgl. Peter Sprengel, ‚Vom Ursprung der Arten' zum ‚Liebesleben in der Natur'. Metaphysischer Darwinismus in der Literatur des frühen 20. Jahrhunderts. In: ‚Scientia poetica. Literatur und Naturwissenschaft', hg. von Norbert Elsner und Werner Frick, Göttingen 2004, S. 293–315.
11 Zum dichotomen Modell des literarischen Darwinismus vgl. auch Peter Sprengel, Darwinismus und Literatur. Germanistische Desiderate. In: Scientia Poetica, 1, 1997, S. 140–183.
12 Vgl. Daum, Wissenschaftspopularisierung, S. 310. Vgl. auch die Kategorien ‚Kampf ums Dasein' beziehungsweise ‚Alleinheit und heimliche Teleologie' bei Peter Sprengel, Darwin in

schaulichen Implikationen so stark voreinander ab, dass Bölsche in verschiedenen Schriften letztlich zwei verschiedene Geschichten vom sensationsträchtigen Bazillus erzählt: die Fabel von der bösen und diejenige von der guten Mikrobe. Sie werden zum Ausgangspunkt zweier kontrastiver anthropologischer Modelle: eines der Differenzen und eines der Harmonie und Alleinheit.[13]

Zunächst zum feindlichen Mikrokosmos, der sich einem selektionistischen Ausgrenzungsdenken verdankt und dieses gleichzeitig mit hervorbringt: Der Essay „Bazillus-Gedanken" in *Vom Bazillus zum Affenmenschen* ist geprägt von jener Politisierung des Biologischen und Biologisierung des Politischen, die seit den Radikalliberalen Vogt und Virchow unter Popularisierern gängige Münze ist; mit der Bakteriologie nimmt sie eine Wendung zum Elitären und Autoritären. Auch Bölsche erzählt, ebenso wie später Dekker, Aschoff und viele andere, die Fabel von der feindlichen, aktiv eindringenden Mikrobe gleichzeitig als Fabel moralisch unreiner, fremder und genetisch minderwertiger Elemente, die die Integrität des Kollektivkörpers bedrohen. Allerdings verfährt er dabei im Unterschied zu okkasionellen Popularisierern aus der akademischen Medizin dezidiert essayistisch, insofern er die Andersartigkeit des Bazillären auf zwei Achsen, einer synchronen und einer diachronen ansiedelt. Zunächst erscheinen Mikroben synchron als das feindliche Andere des Zellenstaates und des politischen Staates, der als sozialistisches Ideal gedacht ist:

> [Bakterien] drängten sich an oder in einen solchen Vielzeller-Organismus als absolute Individualisten, die den großen Sozialverband lediglich ausnutzten, aber nicht selbstthätig in seiner Sozialarbeit unterstützten [...]. Ein solcher Vielzeller, der von den Einzellern angegriffen wird: der Mensch.[14]

Zivilisatorischer Fortschritt und Integrität des sozialistischen Staates sind durch den unsichtbaren Akteur, einen „extremen Individualisten" und „Anarchisten" gleichermaßen bedroht, da er „außerhalb jeder Mithilfe eines Sozial-, eines Staatsverbandes [dasteht]".[15] Gegen einen solchen unbelehrbaren „konsequenten Staatsfeind" und „schauerlichsten lebendigen Gegner" – nahezu wörtliche Koch-Zitate – helfen dann auch nur jene Militarismen, die die medizinische Bakteriologie seit den 1890er Jahren sprachlich eingeübt hat. So ist immer wie-

---

der Poesie. Spuren der Evolutionslehre in der deutschsprachigen Literatur des 19. und 20. Jahrhunderts, Würzburg 1998, S. 15–31.
13 Vgl. Martina King, Staatsfeind und Schönheitsgöttin. Bakteriologisches Wissen in Wilhelm Bölsches populärdarwinistischen Schriften. In: ‚Was wir im Verstande ausjäten, kommt im Träume wieder'. William Bölsche 1861–1939, hg. von Gerd Susen und Edith Wack, Würzburg 2012, S. 287–319.
14 Bölsche, Bazillus-Gedanken, S. 37.
15 Bölsche, Bazillus-Gedanken, S. 5.

der die Rede vom ‚Bazillen-Angriff', vom „Riesenangriff im verwegensten Sinne" oder vom „Entscheidungskampf", wo „ein gewisser Typus der Gewebezellen [...] Mann gegen Mann im Handgemenge mit dem Bazillus [steht]".[16] Schließlich seien, so der phantasievolle Erzähler Bölsche, die neu aufgerufenen „Hilfstruppen" der Gehirnzellen zu Hilfe gekommen, hätten „eine ‚Wissenschaft' produziert" und hätten „mit ihrer ganzen Riesenmacht [...] mit ihrem Gedächtnis, ihrem lesenden Auge" den Umschwung im bislang blinden Bakterienkampf eingeleitet.[17] Bis auf den kühnen Kategorienfehler, Gehirnzellen mit denkenden Forschern zu identifizieren – er präludiert den mereologischen Fehlschluss des zwanzigsten Jahrhunderts –, werden sich solche stereotypen Analogien zwischen Mikro- und Makrokosmos auch bei den Kriegspropagandisten Aschoff und Dekker wiederholen.

Doch im Unterschied zu Letzteren dehnt Bölsche seine Analogien zwischen bazillären und humanen Akteuren in die Ferne der paläontologischen Tiefenzeit aus. Der Kampf zwischen Mensch und Mikrobe ist nicht nur ein (unfreiwillig komisches) Handgemenge von Gehirnzellen und Bazillen, sondern eine Evolutionskonkurrenz zweier Spezies, an deren triumphalem Ende „als Krone der Entwicklung der Kulturmensch im vollsten Lichtsinne des neunzehnten Jahrhunderts" steht. Bakterien hingegen sind auch auf dieser diachronen Achse das absolute Andere des Menschen, nämlich Evolutionsverweigerer, für die es „so gut wie gar keine eigene Entwicklung gegeben hat". Als „unentwickelter Urrest" sind sie offensichtlich ebenso wenig dem Selektionsdruck ausgesetzt gewesen wie „die nackten Wilden", auf die „der Kulturspanier von 1492 in Mittelamerika stieß" oder „der Bakairi-Indianer Zentralbrasiliens, [der] heute noch in der Steinzeit [lebt]".[18]

Für Bölsche erlaubt die Selektionstheorie demnach Analogien zwischen entwicklungsresistenten Kolonialvölkern und entwicklungsresistenten Bakterien, und da Bakterien ohnehin als humanoid gedacht werden, ergibt sich die Abwertung der Kolonialvölker zu bösen Invasoren und Krankheitserregern wie von selbst. Was auf diese Weise befördert wird, ist ein doppelt normatives Programm der bakteriologischen Sozialhygiene und des bakteriologischen Kolonialismus – fünf Jahre vor der Gründung der *Deutschen Gesellschaft für Rassenhygiene*, zu deren Gründungsmitgliedern Bölsche zählt. Dabei weicht seine eigentümliche Engführung von utopischem Sozialismus und eugenischen Elitevorstellungen zwar vom Kurs der orthodoxen Laborbakteriologie ab, der sich an Bismarcks Hoheitspolitik orientiert, gleichwohl ist diese Verbindung

---

16 Bölsche, Bazillus-Gedanken, S. 24, 31, 40.
17 Bölsche, Bazillus-Gedanken, S. 41.
18 Bölsche, Bazillus-Gedanken, S. 9, 11.

von Elitarismus und Sozialismus unter frühen Rassenhygienikern wie Alfred Ploetz oder Wilhelm Schallmayer, die von sozialistischen Züchtungsgemeinschaften träumen, nichts Ungewöhnliches.[19]

In der Summe rückt Bölsches literarisierend-persuasives Verfahren den Text weit ab von jenen argumentativen, deskriptiven Darstellungsformen, die für wissenschaftliche Schriften, auch für die meisten bakteriologischen Texte, verbindlich sind. Der im Vergleich zu Kochs Publikationen massierte Einsatz von Anthropomorphismen, der unsystematische Wechsel zwischen synchroner und diachroner Erzählachse, schließlich die kalkulierten Kategorienfehler – umstandslos werden Gehirnzellen und Personen, infizierte Subjekte und forschende Subjekte, zelluläre Existenz und personale Existenz, Daseinskampf und Mikrobenkampf gleichgesetzt –; all diese Inkonsistenzen markieren den Text weit eher als literarische Fiktion denn als positives Wissen. Zudem bringen kühne Zoomorphismen, wie sie bislang im Sprachschatz der Popularisierer kaum vorkamen, eine neue ästhetische Qualität: den Ekel.

Er grenzt den Text auch von alltagskulturellen Darstellungen des bösen Mikrokosmos ab und rückt ihn in die Nähe moderner Literaturprogrammatik: „So bricht auch hier das Gift aus dem eigensten Inneren", heißt es über bakterielle Krankheiten, „[der Körper] hat die Giftzeuger in sich aufgenommen. Und sie zeugen und zeugen Gift. Beissen wie verschluckte Kreuzottern von innen heraus".[20]

Unsichtbare Vergifter des Leiblichen: Das Phantasma parasitärer Zersetzung scheint für die ästhetisch-literarische Wende zu Morbidität und Verfall so brauchbar, dass verschiedene Autoren auf ekelerregende Mikroben und Mikrobenkrankheiten setzen. So ist auch Liliencrons vielzitiertes Gedicht „Die Pest" von 1892, das die Hamburger Cholera zur Pestallegorie und zum Kaleidoskop des Ästhetizismus umschreibt, zweifelsohne mikrobiologisch inspiriert. Publiziert vom Bakteriologie-affinen Maximilian Harden im ersten Heft seiner neuen Zeitschrift,[21] fungiert auch in diesem Gedicht das Winzige und Massenhafte als Träger des Widerwärtigen. Und auch hier sind es ausdrucksstarke Zoomorphismen, die an die Stelle der abstrakten Einzeller treten:

---

19 Vgl. Weindling, Health, Race and German Politics, S. 94–104.
20 Bölsche, Bazillus-Gedanken, S. 38.
21 Gesandt im September 1892 an Harden zur Veröffentlichung in der *Zukunft*, vgl. Postkarte von Harden an Detlev von Liliencron, Berlin, 17. September 1892, aufbewahrt in der Staats- und Universitätsbibliothek Hamburg, http://allegro.sub.uni-hamburg.de, Signatur LN [zuletzt aufgerufen am 10.11.2020]; erschienen in: Die Zukunft, 1, 1. Oktober 1892, S. 29–32.

In einer asiatischen Riesenstadt
Bin ich auf meinen Reisen einst gewesen,
Und während meines Aufenthaltes dort
Schritt finster durch die Plätze, Höfe, Straßen
Ein schwarzer Engel viele Wochen lang.

Dem Urgrund eines breiten braunen Stromes
Aus Schlamm und Schlick war hämisch er enttaucht,
Und seine schweren Schwingen tropften Moder.
Die Rechte hielt, wie ein gezogen Schwert,
Wie Genien goldne Palmenzweige tragen,
Ein giftig Kraut, das schlug er an die Pforten,
Und tausend, abertausend winzige Käfer
Entstoben dann dem giftigen Kraut und fielen
Auf alle Menschen, alle übersäend,
Und wem sie zierlich durch die Lippen krochen,
Der mußte ohne Gnade in den Tod.

Abertausend winzige Käfer, die die Menschen übersäen und ihnen in den Mund kriechen: Mit dieser albtraumartigen Vision endet die erste Strophe des episch breit angelegten Textes, der die unsichtbaren Angreifer der Populärkultur für die Formenwelt der Décadence, für ihre Krankheits- und Todesverfallenheit verfügbar macht.[22] Zusammen mit Bölsches parasitären Kreuzottern, die wiederum an das Hydra-Mythologem anknüpfen, werfen Liliencrons Kontagien ein Schlaglicht auf die nahezu unbegrenzte Transformierbarkeit bakteriologischen Wissens. Im experimentierfreudigen Friedrichshagener Literaturmilieu, dem neben Bölsche phasenweise auch Liliencron angehört,[23] wandelt sich die mikrobiologische *Zoomorphie* – Cohns vitalistische Mücken und Fischlein – zur symbolistischen *Zoomorbidität* giftspritzender Schlangen und ekelerregender Todeskäfer.

---

22 Dass Liliencrons „abertausend winzige Käfer" auf die Cholerabazillen anspielen, liegt im Angesicht der ausführlichen Mediendebatte um Kochs Anwesenheit in Hamburg, um seine Kritik am hygienischen Schlendrian der Hamburger und vor allem um die permanente Diskussion über „ungeheure Mengen von Infectionskeimen" (Ferdinand Hueppe, Die Cholera-Epidemie in Hamburg 1892. Beobachtungen und Versuche über Ursachen, Bekämpfung und Behandlung der Asiatischen Cholera, Berlin 1893, S. 39), über Bazillen im Trinkwasser, Bazillen in gesunden oder kranken Übertragern, im Essen etc. mehr als nahe; vgl. auch die einschlägigen Cartoons bei Richard Evans, Death in Hamburg. Society and Politics in the Cholera Years 1830–1910, London 1987, S. 326 f.
23 Liliencrons Affinität zu Friedrichshagen ist hinreichend belegt durch seine sozialen Netzwerke: Während der Cholera flieht er aus Hamburg und quartiert sich für den Sommer 1892 bei seinem Freund und Förderer Dehmel ein, der ihn wiederum zu den Treffen der Berliner Bohème und nach Friedrichshagen mitnimmt (vgl. Cepl/Kauffeldt, Berlin-Friedrichshagen, S. 288).

So gestaltet sich Bölsches Vermittlung von Seuchenhygiene, Selektionstheorie, evolutionärer Prähistorie und Hässlichkeitsästhetik in *Vom Bazillus zum Affenmenschen* schließlich wesentlich tentativer, spekulativer und subjektiver, mit einem Wort essayistischer als die bisher behandelten Darstellungen des bösen Mikrokosmos. Und damit sind die vielfältigen Möglichkeiten des Kollektivsymbols noch nicht ausgeschöpft. Mikroben erscheinen bei Bölsche nicht nur als das Andere, Fremde und Primitive, vergleichbar den primitiven Bakairi-Indianern, fremden nackten Wilden und feindlichen Anarchisten. Sie bündeln nicht nur jene ideologischen Konservatismen, die als Antimoderne in der Moderne vielfach beschrieben wurden, sondern überhaupt jene fundamentale Ambivalenz, die Robert Musil dann als Definition der Moderne fassen wird.

Robert Kochs Staatsfeinde erscheinen nämlich in anderen Schriften des Friedrichshageners, vor allem in der panerotischen Einheitsschau *Das Liebesleben in der Natur* (1898/1900), als ihr genaues Gegenteil: als unser Ureigenstes, als Repräsentanten der Alleinheit und der kosmischen Harmonie, als das Leben schlechthin. Bakterien sind als kleinste und einfachste Kreaturen die idealen Kandidaten für dessen Ursprung und füllen die letzte verbliebene Lücke in der Deszendenztheorie: Die noch heute existierenden Arten gelten Bölsche als „die offenbar wenig oder gar nicht veränderten Abbilder unserer ältesten Ahnen auf Erden".[24] Als einzellige Vorfahren des Menschen garantieren Bakterien die „nie zerrissene Lebensfolge", nicht nur giftige Zersetzung. Was andernorts der soziopolitischen Hierarchiebildung diente – eine entwicklungsunfähige bakterielle Parallelwelt –, begründet im *Liebesleben* den Allzusammenhang im Bereich des Lebendigen, ja denjenigen zwischen anorganischer und organischer Natur, auf dem die Glaubenslehre des metaphysischen Darwinismus aufruht. Der Bazillus, so heißt es unter anderem, hätte

> niemals Mensch [...] werden können, wenn er nicht etwas innerlich diesem Menschen Verwandtes, etwas auf diesen Menschen Hinleitendes schon in sich trüge.[25]

Die unveränderte Fortexistenz dieser bakteriellen Parallelwelt, von der wir abstammen, begründet demnach Bölsches säkulare Präformationslehre: Alles ist immer schon dagewesen, man sieht das an den Bakterien. An die Stelle des aggressiven Selektionsprinzips tritt eine teleologische Kosmologie, der Entwicklungsprozess wird vereinheitlicht und enthistorisiert,[26] letztlich stammen wir von unseren ärgsten Feinden ab. Tatsächlich beschwört Bölsche wiederholt die evolutionäre Einheit des Bazillären und des Humanen, nicht nur einen scho-

---

24 Bölsche, Liebesleben, S. 143.
25 Bölsche, Liebesleben, S. 109.
26 Vgl. ohne die bakteriologische Akzentsetzung Daum, Wissenschaftspopularisierung, S. 315.

penhauerischen Kreislauf alles Lebendigen. „Wenn Darwin recht hat", so heißt es in der Schrift *Von Sonnen und Sonnenstäubchen* mit dem programmatischen Untertitel *Kosmische Wanderungen*, dann „lag die höchste irdische Menschenintelligenz der Anlage nach schon im ersten Bazillus".[27] Das Mikrobensymbol funktioniert demnach als paradoxes Zeichen – für das Fremde und das Eigene – und steht in verschiedenen Texten ebenso für Differenzierung, Gliederung, soziale Ordnung wie für das genaue Gegenteil, Entdifferenzierung, Regress in die utopische Ungeschiedenheit allen Seins. Damit erweist es sich als Reflexionsmedium der Moderne schlechthin: Die Ambivalenz des Sinnbilds sowie deren kulturelle Funktion, die Integration unvereinbarer Diskursbereiche, könnten kaum markanter hervortreten.

2.2 Das Phantasma der Urzeugung

Wichtig ist dabei, dass darwinistische Naturmystiker die Identität des Humanen mit den Urformen des Lebens, die alle Härten des biologistischen Weltmodells wegretuschiert, zunächst nicht nur auf prekäre Bazillen, sondern auf sämtliche Einzeller beziehen; Bölsche dehnt das gelegentlich sogar auf komplexere prähistorische Formen aus.[28] Zugrunde liegt die Denkfigur der Urzeugung, *generatio spontanea*, ein zentraler naturphilosophischer Wiedergänger des neunzehnten Jahrhunderts; er markiert die anhaltenden Terrainkämpfe zwischen positivistischer und spekulativer Biologie. Wenn nämlich einzelliges Leben aus unbelebter Materie spontan entsteht oder zumindest in prähistorischer Zeit daraus entstanden ist,[29] dann lässt sich das harmonische Kontinuum zwischen ‚primitivem Urrest' und ‚Krone der Menschheit' auch über die Lebensgrenze hinaus fortführen – in den Bereich der chemischen Materie, der Moleküle und Atome, die ja für Haeckel ebenso über Seelenleben verfügen wie die Einzeller.[30] Ur-

---

27 Wilhelm Bölsche, Von Sonnen und Sonnenstäubchen. Kosmische Wanderungen, 2., unv. Aufl., Berlin 1903, S. 273.
28 Neben christlichen Präformationsvorstellungen hat die Forschung in derartigen Identitätsfiguren, die Bölsche etwa auch für Mensch und Urfisch formuliert und die mit Darwins zeitlichem Entwicklungsbegriff konfligieren, Parallelen zur Metamorphose-Lehre Goethes ausgemacht (Wolfram Hamacher, Literatur und Sinnfindung im 19. Jahrhundert. Studien zu Wilhelm Bölsche, Würzburg 1993, S. 193 f.).
29 Begrifflich wäre hier zwischen Urzeugung und Spontanzeugung, zwischen Archigonie und Autogonie in der Terminologie Haeckels, zu unterscheiden, wobei das allerdings in der historischen Praxis nicht immer deutlich gemacht wird.
30 Während Monika Fick vor allem Fechners psychophysischen Parallelismus als Subtext stark macht, ist Wolfgang Riedel der Meinung, dass Haeckel das entscheidende wissenschaftliche Paradigma eher von Wundt (Vorlesungen über die Menschen- und Thierseele, Leipzig

sprünglich ein wesentlicher Baustein der Lamarck'schen Entwicklungslehre,[31] wird sowohl die Ur- als auch die Spontanzeugungsfigur seit den 1850er Jahren verstärkt gegen materialistische Positionen in Frontstellung gebracht. War die spontane Generation primitiver Infusorien für Lamarck noch Ausgangspunkt eines eigentlich mechanistischen Kontinuums der Höherentwicklung, so taucht die Urzeugung auch später, nachdem Schwann, Schleiden und Virchow die Zelle als Lebensprinzip namhaft gemacht haben, im oppositionellen Lager der Naturphilosophen immer wieder auf; in ihr verbinden sich vitalistische *und* mechanistische Vorstellungen.

So wird etwa nach der Jahrhundertmitte aus der zweckmäßigen schöpferischen Seelentätigkeit der Natur, wie sie noch Reil und Carus entwerfen,[32] ein abstrakter Form- beziehungsweise Bildungstrieb, der nunmehr für die spontane Entstehung von Einzelzellen verantwortlich ist. Dieser Bildungstrieb der Natur kann in einer ‚organischen Mutterlauge' mit „physikalisch-chemischen Bedingungen zu Gestaltung in sich" – in Analogie zur Anorganik – situiert sein, etwa bei dem Mediziner Hermann Klencke oder aber in der zellulären Materie selbst.[33] Haeckel konzipiert dafür die vitale Ursubstanz ‚Plasson' und arbeitet ebenfalls mit Analogien zur anorganischen Kristallbildung aus ‚Mutterlauge', besonders in der *Generellen Morphologie*, wo er zunächst die Denkfigur der bildnerischen Ursubstanz einführt.[34] Erst in der siebten Auflage der *Natürlichen Schöpfungsgeschichte* von 1879 kommt zur Denkfigur ihr Begriff, ‚Plasson', hin-

---

1863) und von George John Romanes (Animal Intelligence, 1882) bezog; vgl. Riedel, Homo natura, S. 236, Anm. 130. Vgl. Ernst Haeckel, Zellseelen und Seelenzellen. In: Deutsche Rundschau, 16, 1878, S. 40–60. Zum molekularen Psychismus der Brüder Hart vgl. Riedel, Homo natura, S. 94.

31 Vgl. Wolfgang Lefèvre, Die Entstehung der biologischen Evolutionstheorie [1984], Frankfurt a. M. 2009, S. 41.

32 Vgl. Fick, Sinnenwelt und Weltseele, S. 113–118, mit Blick auf Reils *Entwurf einer allgemeinen Pathologie* (posthum 1816) und auf Carus' *Psyche. Zur Entwicklungsgeschichte der Seele* (1846).

33 „Auch die Entstehung der Urzelle ist nur eine Zeugung, keine Schöpfung, denn die vorhandene Mutterlauge der anorganischen, und die ebenfalls vorhandene Bildungsflüssigkeit der organischen Natur besitzen schon die physikalisch-chemischen Bedingungen zur Gestaltung in sich, die in ihrer mathematischen Form einem gedankenhaften Vorbilde folgt, welches über allen Stoffverbindungen schwebt und jeder chemischen Bewegung der Atome die Formbildung abzwingt" (Klencke, Mikroskopische Bilder, S. 176).

34 Ernst Haeckel, Generelle Morphologie der Organismen. Allgemeine Grundzüge der organischen Formen-Wissenschaft. Mechanisch begründet durch die von Charles Darwin reformirte Descendenz-Theorie, Bd. 1: Allgemeine Anatomie der Organismen, Berlin 1866, bes. S. 140–166.

zu.³⁵ Dabei handelt es sich um eine darwinistisch fundierte Gewebelehre, die vitalistische Ideen mit der mechanistischen Vorstellung des lebendigen Kontinuums in der Natur zusammenbringt.³⁶ Haeckel hat zwar explizit gegen den Neovitalismus Stellung bezogen,³⁷ dem widerspricht allerdings nicht, dass sein Konzept des lebensfähigen Eiweißes letztlich selbst auf Lebenskraft-Ideen aufruht. So sind die „eiweißartigen Verbindungen oder Albuminkörper (Proteinstoffe)" der organischen Chemie als potenziell lebensfähige, bildnerische Materie gedacht, aus der spontan ‚Moneren' entstehen:

> Der ganze Körper dieser einfachsten von allen Organismen, ein festflüssiges, formloses und structurloses Eiweißklümpchen, besteht in der That nur aus einer einzigen chemischen Verbindung, und ist ebenso vollkommen einfach in seiner Structur wie jeder Krystall [...].³⁸

Entscheidend für Haeckels Argumentation ist demnach erstens die behauptete absolute Strukturlosigkeit der einfachsten, nur aus homogenem Eiweiß bestehenden Moneren, die nicht einmal über einen Zellkern verfügen,³⁹ und zweitens die vitale Potenz des „eiweißartigen Bildungsstoffes", der in der unsystematischen Privatnomenklatur des Zoologen wahlweise als „Plasma oder Protoplasma",⁴⁰ „Zellschleim oder Protoplasma",⁴¹ schließlich als „lebensfähiges Plasson"⁴² benannt wird. Denn auch die

---

35 Vgl. Ernst Haeckel, Natürliche Schöpfungsgeschichte. Gemeinverständliche wissenschaftliche Vorträge über die Entwickelungslehre im Allgemeinen und diejenige von Darwin, Goethe, und Lamarck im Besonderen, 7., umgearb. und verm. Aufl., Berlin 1879, S. 295.
36 Vgl. Peter Bowler, für den die „confusion between materialism and vitalism" den Kern jenes Monismus ausmacht, der in den *Welträtseln* entfaltet ist (Peter Bowler, The Eclipse of Darwinism. Anti-Darwinian Evolutionary Theories in the Decades around 1900, Baltimore 1992 [1983], S. 69).
37 Vgl. Haeckels polemische Ausfälle gegen seinen ehemaligen Schüler Hans Driesch, als dieser gegen Jahrhundertende einen prononcierten Neovitalismus zum Ausdruck bringt, vgl. Robert J. Richards, The Tragic Sense of Life. Ernst Haeckel and the Struggle over Evolutionary Thought, Chicago 2008, S. 192–195; zu Haeckels Stellung dem klassischen Vitalismus gegenüber vgl. Ernst Haeckel, Die Welträtsel. Gemeinverständliche Studien über monistische Philosophie. Taschenausgabe, Leipzig 1909 [1899], S. 26 f.
38 Ernst Haeckel, Natürliche Schöpfungsgeschichte, 1. Aufl., Berlin 1868, S. 272, 274.
39 In der Biologie nach der Jahrhundertwende hat sich der Wissensstand bereits grundlegend verändert: „Und was die Moneren betrifft, so sind sie nicht so einfach beschaffen, als Haeckel glaubte annehmen zu müssen; denn in den meisten der niedersten Organismen, die man früher für einfach und kernlos hielt, sind jetzt kleine Kerne [...] in größerer Anzahl nachgewiesen worden" (Oscar Hertwig, Allgemeine Biologie, 5. Aufl., Jena 1920, S. 264).
40 Haeckel, Natürliche Schöpfungsgeschichte, 1. Aufl. [1868], S. 272, 265.
41 Haeckel, Natürliche Schöpfungsgeschichte, 7. Aufl. [1879], S. 294.
42 Haeckel, Natürliche Schöpfungsgeschichte, 9. Aufl. [1898], S. 365.

entwickelten Formen und Lebenserscheinungen [des republikanischen Zellenstaates] werden lediglich durch die Thätigkeit jener eiweißartigen Körperchen zustande gebracht.[43]

Zwar bleibt auch für Haeckel letztlich offen, ob die Urzeugung immer noch stattfindet, ob also von Archigonie oder Autogonie die Rede ist.[44] Gleichwohl lässt sich die Evolutionslehre auch auf andere Weise enthistorisieren, und zwar mithilfe des biogenetischen Grundgesetzes beziehungsweise der Rekapitulationstheorie. So wiederholt jedes komplexe Individuum das Entwicklungskontinuum vom unbelebten Plassonstückchen über die strukturlose Monere zum Vielzeller in seiner Privatembryogenese:

> Aber auch die meisten übrigen Organismen sind zu einer gewissen Zeit ihrer Existenz [...] im Wesentlichen weiter nichts als einfache, meist kugelige Klümpchen eines solchen eiweißartigen Bildungsstoffes, des Plasma oder Protoplasma.[45]

Mit diesen drei (freilich spekulativen) Wissenselementen – evolutionäre Gleichzeitigkeit, potenziell lebensfähige chemische Materie und Ungegliedertheit der Einzeller – stellen sich dann die spontane Entstehung der Einzeller und ihre Annäherung an das Humane lediglich als permanente gleitende Übergänge zwischen unbelebter und belebter, einfacher und komplexer Natur dar, zwischen Potenzialität und Aktualität. Da das Zufallsprinzip der Selektion konsequent ausgeblendet bleibt, entsteht das Phantasma eines bruchlosen, teleologischen Kontinuums zwischen unbelebter Materie und sämtlichen Lebensformen, letztlich eine einheitliche Genealogie aller Natur und Kultur. Für das wissensliterarische Projekt des ‚Zusammenhangs aller Dinge' (Walter Gebhard) ist dieses Kontinuum so attraktiv, dass unterschiedlichste Interpreten der Moderne, biologische Erzähler, erzählende Philosophen, szientistische Literaten und philosophische Naturmystiker immer wieder darauf zurückkommen. Bei Raoul

---

43 Haeckel, Natürliche Schöpfungsgeschichte, 1. Aufl. [1868], S. 272.
44 Aufwind erfährt die vitalistische Spekulation im Umfeld Haeckels in dem Moment, als der englische Wissenschaftler Thomas Henry Huxley Gipsausfällungen am Meeresgrund irrtümlich für den vielbeschworenen eiweißhaltigen Urschleim hält, aus dem alles Leben hervorgegangen ist, vgl. dazu Svante Arrhenius: „Großes Aufsehen erregte es, als der große englische Physiologe Huxley in vom Meeresboden heraufgeholtem Schlamm einen eiweißartigen Körper zu finden glaubte, den er ‚Bathybius Haeckelii' nannte, zu Ehren des eifrigen deutschen Darwinisten Häckel. In diesem ‚Bathybius' (Tiefen-Organismus) glaubte man eine Zeitlang den aus unorganischer Materie entstandenen ‚Urschleim' gefunden zu haben, aus dem alle Organismen sich entwickelt haben konnten, und von dem Oken geträumt hatte. Aber nähere Untersuchungen des Chemikers Buchanan haben dargetan, daß der Eiweißkörper in diesem ‚Urschleim' aus durch Alkoholzusatz gefällten Gipsflocken bestand" (Svante Arrhenius, Das Werden der Welten, aus dem Schwedischen übers. von L. Bamberger, Leipzig 1908 [1906], S. 194).
45 Haeckel, Natürliche Schöpfungsgeschichte, 1. Aufl., S. 272.

Francé firmieren einzellige Infusorien als unsere „Urahnen";[46] Eduard von Hartmann erscheint Haeckels Protoplasma als „jenes Urwunder, welches alle Functionen der Sinneswahrnehmung, Bewegungsfähigkeit [...] usw. in sich vereinigt"[47] und in Gerhart Hauptmanns Hexameterepos Till Eulenspiegel ist ein „Tröpfelein klebrigen Schleims [...] das Haus meines Vaters! / [...] [d]enn er lebte mit sechs Millionen von leiblichen Brüdern, / dem genauesten Hinblick verborgen, im winzigen Tröpflein".[48] Diese Anthropologie des Regresses taucht noch im Felix Krull wieder auf: Auch hier hat die Natur das „glasig-schleimige Klümpchen des Urwesens" nicht alleingelassen, sondern „aus Abermillionen" von ihnen Menschen entstehen lassen.[49] Vom frühen Gottfried Benn schließlich stammt der vielzitierte, auf Haeckels ‚Zellschleim' und ‚Plasson-Klümpchen' verweisende Vers:

> Oh dass wir unsere Ururahnen wären. / Ein Klümpchen Schleim in einem warmen Moor. / Leben und Tod, Befruchten und Gebären / glitte aus unseren stummen Säften vor.[50]

Das Kontinuum vom Plasson zum Menschen ermöglicht hier nicht nur einen ontologischen, sondern auch jenen epistemologischen Regress, auf den das bewusstseinskritische Projekt der Moderne letztlich abzielt. Denn Beseelung des Mikrokosmos, das bedeutet ja nicht minder Physiologisierung des Geistigen, das nun von der denkenden Substanz in die Zellen und urzeitlichen Eiweiße verlagert ist. Diese Ambivalenz zwischen materialistischer Reduktion des Seelenbegriffs – Monika Fick spricht vom „Bankrott des Seelenbegriffs"[51] – und monistischer Integration von Leib und Seele zieht sich bekanntlich durch die Ideengeschichte der Moderne, von Fechner und Nietzsche bis zu Haeckel, von

---

46 Raoul Francé, Streifzüge im Wassertropfen, Stuttgart 1907, S. 72.
47 Eduard von Hartmann, Das Unbewusste vom Standpunct der Physiologie und Descendenztheorie, 2. Aufl., Berlin 1877, S. 42.
48 Gerhart Hauptmann, Des großen Kampffliegers, Landfahrers, Gauklers und Magiers Till Eulenspiegel Abenteuer, Streiche, Gaukeleien, Gesichte und Träume (Hexameter-Epos in 18 Abenteuern, Fischer 1928). In: Hauptmann, Sämtliche Werke. Centenar-Ausgabe, hg. von Hans-Egon Hass et al., Bd. 1–11., Bd. 4: Lyrik und Versepik, Frankfurt a. M./Berlin 1996, S. 886 f.
49 Thomas Mann, Bekenntnisse des Hochstaplers Felix Krull. Der Memoiren erster Teil, Bd. 12,1, hg. von Thomas Sprecher und Monica Bussmann. In: Große kommentierte Frankfurter Ausgabe. Werke – Briefe – Tagebücher, hg. von Andreas Blödorn, Heinrich Detering, Eckhard Heftrich, Hermann Kurzke, Friedhelm Marx, Katrin Max, Terence J. Reed, Thomas Sprecher, Hans R. Vaget, Ruprecht Wimmer, Frankfurt a. M. 2012, S. 309.
50 Gottfried Benn, Gesänge I. In: Benn, Sämtliche Werke. Stuttgarter Ausgabe, hg. von Holger Hof und Gerhard Schuster in Verbindung mit Ilse Benn, Bd. 1: Gedichte 1, Stuttgart 2013 [1986], S. 23.
51 Fick, Sinnenwelt und Weltseele, S. 260.

Stanislaus Przybyszewski bis zu Richard Dehmel.[52] Wenn das ‚Ich' demnach nur ein spontan belebtes, willenloses Schleimklümpchen ist, kann an die Stelle rationaler, naturwissenschaftlicher Erkenntnis der „Erkenntnismodus der stammesgeschichtlich zurückliegenden mystischen Partizipation" am Ganzen treten,[53] also jene entgrenzende, prärationale Seinsschau, die Benns überbordende parataktische Rede der ‚Flimmerhaare' und vegetativen ‚Rauschwerte' in seinen autobiographischen Prosatexten immer wieder evoziert.[54] Ein entsprechend regressiver Zustand etwa wird im bereits zitierten Dialogtext *Gespräch* dem fiktiven Niels Lyhne Jens Peter Jacobsens zugeschrieben, wenn er müde von körperlicher, nicht von kreativer Arbeit nach Hause komme:

> Das Hirntier [...], nun wird es zurückgezogen zum Vegetativen [...]. Nun sitzt es da, wie nie aufgestört aus der Seligkeit gehirnloser Urahnen.[55]

Dass Haeckels weltanschauliche Biologie letztlich für ein Autorschaftsmodell in Dienst genommen wird, das die Überlegenheit der dichterischen Vision über naturwissenschaftliche Rationalität vorführt, ist eine charakteristische Pointe in der Wissensgeschichte des Mikrokosmos zwischen Szientismus, Naturphilosophie und Ästhetik um 1900.

Bölsche ist nun derjenige, der der weitverbreiteten Regressvorstellung vom Menschen als kognitionsloser Zelle und Urschleim einen bemerkenswerten neuen Akzent hinzufügt. Wir sind nämlich nicht mit irgendeinem Klümpchen belebten Plasmas identisch, sondern mit unseren größten Widersachern, unserem Anderen schlechthin. Denn auch und besonders „der Bazillus [...], ein einziges jener Klümpchen lebendigen Stoffs",[56] ist vor Urzeiten spontan aus beseelter Materie entstanden und leitet nahtlos über in die Sphäre des Menschlichen, des Intellekts und der Kunst:

---

52 Vgl. Fick, Sinnenwelt und Weltseele, S. 49–74; zu Dehmel 150 f., dort auch der Hinweis auf einen Brief Dehmels an Hedwig Lachmann, der Sexualität als blindes Wollen des zellulären Ichs dem Geist als verlorener Kontrollinstanz konfrontiert.
53 Ansel, Die Naturwissenschaften im Werk Gottfried Benns, S. 273.
54 Zu Benns Haeckel-Rezeption und zum monistischen Impuls von *Gespräch* vgl. ausführlich Hahn, Gottfried Benn und das Wissen der Moderne. Hahn macht darauf aufmerksam, dass „rekapitulationistische Vorstellungen" in Benns Texten ubiquitär seien (Hahn, Gottfried Benn und das Wissen der Moderne, S. 41), und zählt in diesem Zusammenhang das zitierte Gedicht aus den *Gesängen* zu den sogenannten Recycling-Texten in Benns Werk; es stelle textgeschichtlich eine „lyrische Weiterverarbeitung der vegetativen Ergriffenheit aus Niels Lyhne dar" (Hahn, Gottfried Benn und das Wissen der Moderne, S. 85 f.).
55 Benn, Gespräch, S. 169.
56 Bölsche, Liebesleben, S. 98.

Das Anorganische konnte Bazillus werden. Es musste also die Bedingungen dazu schon in sich tragen, genau so, wie der Bazillus niemals hätte Mensch werden können, wenn er nicht etwas innerlich diesem Menschen Verwandtes, etwas auf diesen Menschen Hinleitendes schon in sich trüge.[57]

Mit dieser kühnen Volte vom Staatsfeind zum Urahnen, die Bölsche scheinbar widerspruchslos aus Haeckels Theorie der Moneren-Urzeugung ableitet, lassen sich nicht nur die Härten des darwinistischen Weltmodells im Allgemeinen, sondern ganz konkret diejenigen des herkuleischen Bakterienkampfes wegretuschieren.

Tatsächlich hatte die wissenschaftliche Debatte um die *generatio equivoca* gerade mit dem Siegeszug der Bakteriologie in den 1880er und 1890er Jahren erneut Fahrt aufgenommen, allerdings zunächst zu Ungunsten der von Bölsche so geschätzten bakteriellen Urzeugung. In der professionellen Bakterienforschung waren nach 1870 zwei Fronten aufeinandergestoßen, die über die Frage der mikrobiellen Spezifität beziehungsweise Artkonstanz stritten: Urzeugungsvertreter beziehungsweise Unitarier auf der einen Seite, Pluralisten auf der anderen Seite. Ausgangspunkt waren die Klassifikationsbemühungen Ferdinand Cohns, der zwischen 1872 und 1876 seine Systematik der Bakterienstämme und -gattungen in Linné'scher Tradition nach morphologischen Kriterien vorgelegt hatte und der für Arztspezifität und Artkonstanz steht.[58] Widerspruch erfährt Cohn von Carl von Nägeli, dem führenden Botaniker der zweiten Jahrhunderthälfte, der die Natur als psychophysisches Kontinuum begreift und Unterschiede lediglich für graduell, niemals absolut denkbar hält; für Nägeli haftet Cohns Unternehmung der *au goût* der alten, deduktiven Naturgeschichte und ihrer künstlichen Taxonomien an.[59] Sämtliche Bakterientypen hält er für evolutionär miteinander verbundene Modifikationen einer spontan entstandenen Urform.[60]

---

57 Bölsche, Liebesleben, S. 109.
58 Vgl. Berger, Bakterien in Krieg und Frieden, S. 34; ferner Pauline Mazumdar, Species and Specifity. An Interpretation of the History of Immunology, Cambridge 1995, S. 49–58. Vgl. Ferdinand Cohn, Untersuchungen über Bacterien I und II. In: Beiträge zur Biologie der Pflanzen, 1, 2, 1875, S. 127–222 und Nr. 3, S. 141–207.
59 Vgl. Carl von Nägeli, Die niederen Pilze in ihren Beziehungen zu den Infectionskrankheiten und der Gesundheitspflege, München 1877, S. 62 f.: „Dem nüchternen physiologischen Bewusstsein kommt die Theorie der spezifischen Krankheitspilze nahezu phantastisch-naiv vor; sie erinnert an die Personifikationen, mit denen ursprüngliche Völker große Erscheinungen in der Natur und im Völkerleben sich zum Verständnis brachten. [...] Die Krankheiten sind keine Spezies im naturgeschichtlichen Sinn. Sie sind in ihren typischen Formen zwar sehr charakteristisch ausgeprägt; aber sie nehmen ganz allmählich einen anderen Charakter an und gehen in andere Formen über" (vgl. Gradmann, Krankheit im Labor, S. 48 f.; Mazumdar, Species and Specifity, S. 25–58).
60 Vgl. Mazumdar, Species and Specifity, S. 42–45. Zu aktualistischen Version des Urzeugungstheorems bei Nägeli vgl. Thomas Junker, Der Darwinismus-Streit in der deutschen Bota-

Unitarismus und bakterielle Urzeugung sind demnach miteinander assoziiert, und die letztere Vorstellung hält sich unter Biologen bis in die 1880er Jahre, sogar in ihrer aktualistischen Variante als Spontanzeugung aus Aufgüssen:

> Übergießen wir irgendeine thierische oder pflanzliche Substanz mit Wasser und lassen sie unter Zutritt der Luft ruhig stehen, so zeigt sich schon nach wenigen Tagen eine wolkige Trübung darin [...]. Bald darauf gewahrt man zwischen den Körnchen kleine stabförmige oder spiralig gedrehte Körperchen [...]. Viele dieser früher ‚Infusionsthierchen' genannten Organismen: Bacterien, Vibrionen, Spirillen [...] haben bekanntlich in neuester Zeit ganz besonders die Aufmerksamkeit der Mikroskopiker in Anspruch genommen.[61]

Tatsächlich gehört den Vibrionen und Spirillen, von denen dieser populärbiologische Text spricht, nicht nur die ganze Aufmerksamkeit der ‚neueren', sondern auch der älteren Mikroskopiker. Gemeint sind mit den Neuen nämlich vor allem die medizinischen Laborbakteriologen, und die stellen eigentlich die gegnerische Front im Kampf um dasjenige Theorem dar, das hier in aller Unbekümmertheit beschworen wird: *generatio equivoca* und Formenwandel der ‚Spaltpilze'.[62] Als entschiedene Pluralisten votieren Koch und seine Schüler für Elternzeugung sowie für unabänderliche Arten und Eigenschaften ihres

---

nik. Evolution, Wissenschaftstheorie und Weltanschauung im 19. Jahrhundert, 2. Aufl., Norderstedt 2011, S. 211.

61 Bruno Eyferth, Die einfachsten Lebensformen des Thier- und Pflanzenreiches. Naturgeschichte der mikroskopischen Süsswasserbewohner, 2., verm. und umgearb. Aufl., Braunschweig 1885, S. 2 f. Worauf sich der Verfasser hier bezieht, ist die aus dem achtzehnten Jahrhundert tradierte mikroskopische Praxis der Heuaufgüsse, die von Transformisten noch bis ins ausgehende neunzehnte Jahrhundert weitergeführt wird; etwa der Nägeli-Schüler Hans Buchner, der, gegen Koch gewendet, den wechselseitigen Übergang von Heu- in Milzbrandbazillen demonstriert zu haben glaubt; vgl. Werner Sohn, Mikroskop, Mikrobe, Kontext. Kleinste Lebewesen als strittige Wissenschaftsobjekte um 1880. In: Instrument – Experiment. Historische Studien, hg. von Christoph Meinel, Berlin 2000, S. 250–260. Bei Löffler findet sich der Hinweis „auf die tausendmal widerlegte Anschauung [...], dass die Bacterien aus den eiweißhaltigen Säften der [...] absterbenden Thier- und Pflanzenzellen, und zwar aus den körnchengleichen Zellsaftbläschen im Protoplasma entständen". Zahlreiche Naturforscher „von wissenschaftlichem Ernst und wissenschaftlicher Bedeutung" seien „bis in die neueste Zeit für dieselben eingetreten", Löffler listet inclusive bibliographischer Angaben die Namen „Karsten, Wiegand, Estor, Winternitz" (Vorlesungen über die geschichtliche Entwicklung, S. 130). Unitaristische Positionen vertreten in der Bakterienforschung Nägeli, Billroth, Buchner, Max von Gruber, Karl Landsteiner (vgl. Briese, Angst in den Zeiten der Cholera, S. 334).

62 Vgl. Kochs kritische Invektive gegen Nägeli und Buchner (Robert Koch, Die Nägelische Theorie der Infektionskrankheiten (1878). In: Koch, Gesammelte Werke, unter Mitwirkung von G. Gaffky und E. Pfuhl, hg. von Julius Schwalbe, Bd. 1, Leipzig 1912, S. 51–56). Hinzu kommt die anhaltende Debatte, ob Bakterien dem Pflanzen- oder Tierreich zuzuordnen seien oder keinem von beiden; sie überschneidet sich an mancher Stelle mit Fragen der Spezifität beziehungsweise Klassifikation.

Arbeitsobjekts, das sich epistemologisch vom unfesten ‚Spaltpilz' zum spezifischen ‚Bakterium' gewandelt hat. Schließlich haben Pasteurs Versuche aus den 1860er Jahren bewiesen, dass ein Gefäß mit Milch oder Urin dann steril bleibt, wenn die Lösungen vorher abgekocht wurden und ein schwanenartiger Hals das Hineinfallen von Bakterien aus der Luft verhindert; es findet offensichtlich keine bazilläre Spontanzeugung statt.[63] Kochs experimentelle Darstellung eines gesamten Lebenszyklus, diejenige des Milzbrandbazillus mitsamt seinen Sporen, liefert dann das schlagende Argument für die Unveränderlichkeit distinkter bakterieller Spezies. Folglich können sie auch nicht spontan entstehen – aus welchen Laugen auch immer. Bakterien, so Kochs ätiologische Argumentation, kommen nur dann als Ursache spezifischer Erkrankungen in Frage, wenn sie selbst distinkte Spezies mit invarianten Eigenschaften darstellen. „Offenbar denkt sich Nägeli", so schreibt er 1877 an Cohn,

> Mikrokokken, welche zusammenkommen, um heute eine Spirochaete, morgen einen Bacillus und übermorgen ein Spirillium vorzustellen und später einmal wieder auseinander zu spaziren und als harmlose Mikrokokken in alle Winde zu verduften [...].[64]

In der Geschlossenheit, mit der die Laborforscher um Koch gegen Unitarismus, Variabilitätslehre und Spontanzeugung argumentieren, zeichnet sich die Bildung eines hegemonialen bakteriologischen Denkstils beziehungsweise eines Paradigmas im Kuhn'schen Sinn ab, das die bisherige Vielfalt von Meinungen und Forschungskonzepten ablöst.[65] Hueppe veröffentlicht 1886 eine materialreiche Zusammenfassung der Kontroverse zwischen Cohn und Nägeli, die sich als klare Abfertigung des Letzteren entpuppt,[66] und Friedrich Löffler erklärt 1887 unter Berufung auf Pasteur die Spontanzeugung zum historischen Irrtum:

---

63 Louis Pasteur, Mémoire sur les corpuscules organisés qui existent dans l'atmosphère. Examen de la doctrine des générations spontanées. In: Pasteur, Œuvres de Pasteur, Bd. 2: Fermentations et générations dites spontanées, hg. von Maurice Vallery-Radot, Paris 1922, S. 210–294. Vgl. John Farley, The Spontaneous Generation Controversy from Descartes to Oparin, Baltimore/London 1977.
64 Robert Koch an Ferdinand Cohn, 24.11.1877, zit. nach Bruno Heymann, Robert Koch, Teil 1: 1843–1882, Leipzig 1932, S. 219. Urzeugungsvertreter und Transformisten sind nicht notwendig identisch, wie sich an einem wichtigen Opponenten Kochs, Theodor Billroth zeigt. Krankheiten gelten ihm als Epiphänomene von Wundinfektionen und als pleomorph, dennoch entstehen Bakterien seiner Meinung nach nicht durch Urzeugung; vgl. Gradmann, Krankheit im Labor, S. 70.
65 Vgl. Silvia Berger, Bakterien in Krieg und Frieden, Kap. „Konfiguration des bakteriologischen Denkstils", S. 54–77.
66 Vgl. Ferdinand Hueppe, Die Formen der Bakterien und ihre Beziehungen zu den Gattungen und Arten, Wiesbaden 1886.

> In den einmal keimfrei gemachten Substraten kommen, wofern nur die äußeren Keime durch einen dichten Wattepropfen abgeschlossen sind, neue Keime durch Urzeugung niemals zur Entwickelung, wie tausendfache [...] Erfahrung lehrt [...]. Die Generatio aequivoca ist somit endgiltig abgethan, der alte HARVEY'sche Satz: omne vivum ex ovo oder wie die spätere Fassung lautet: omne vivum ex vivo, besteht auch hinsichtlich der allerniedersten Wesen zu Recht.[67]

Einig ist man sich in puncto Artkonstanz und Elternzeugung sogar mit dem ansonsten bakteriologiekritischen Virchow,[68] für den das Leben an zelluläre Teilung gebunden ist und keinesfalls autopoetische Selbstreproduktion, *creatio ex nihilo*, sein kann. Schon 1877 war Virchow auf der *GDNÄ* als vehementer Gegner Haeckels aufgetreten, an dessen Auslegung des Darwinismus ihn vor allem Urzeugung, Abstammung des Menschen von den Tierklassen, Beseelung unbelebter Partikel und Rekapitulationismus – die zeitraffende Wiederholung der Artentwicklung durch die Individualentwicklung – provoziert hatten.[69] Mit Pasteurs Experimenten erhält nun auch der medizinische Meinungsführer des ausgehenden neunzehnten Jahrhunderts neuen argumentativen Zündstoff gegen das alte Theorem. 1888 geißelt Virchow die *generatio equivoca* mit dem schlimmsten und gängigsten aller möglichen Verdikte – sie sei naturphilosophische Spekulation:

> Noch nie ist auch nur ein versteinerter Rest entdeckt worden, an dem die Möglichkeit hervorgetreten wäre, dass er einem ersten oder durch Urzeugung entstandenen Wesen ange-

---

67 Friedrich Löffler, Vorlesungen über die geschichtliche Entwicklung der Lehre von den Bacterien, Leipzig 1887, S. 29.
68 Virchows Widerstand gegen die monokausale Ätiologielehre der Bakteriologen setzt schon vor der vielzitierten Polemik gegen Koch *Vom Kampf der Zellen gegen die Bakterien* ein, und zwar in der Auseinandersetzung mit dem eigenen Schüler Edwin Klebs, einem frühen Bakteriologen, vgl. Virchows Rede „Über die Freiheit der Wissenschaft im modernen Staatsleben" (*GDNÄ* 1877), abgedruckt als Rede von ‚Prof. Dr. Virchow'. In: Amtlicher Bericht der 50. Versammlung Deutscher Naturforscher und Ärzte, München 1877, S. 65–78. Dort ist auf Seite 70 davon die Rede, dass man doch noch nicht sagen dürfe, „es müssen nun alle contagiösen oder sogar alle infectiösen Krankheiten durch lebendige Ursachen bedingt sein". Vgl. dagegen die Erwiderung von Edwin Klebs, Über die Umgestaltung der medicinischen Anschauungen in den letzten drei Jahrzehnten. In: Amtlicher Bericht der 50. Versammlung Deutscher Naturforscher und Ärzte, München 1877, S. 41–55.
69 Vgl. Daum, Wissenschaftspopularisierung, S. 66. Haeckel hatte auch Probleme mit Darwins Zurückhaltung gegenüber dem Urzeugungsparadigma, ebd. 303; zur Haeckel-Virchow-Kontroverse vgl. auch Jutta Kolkenbrock-Netz, Wissenschaft als nationaler Mythos. Anmerkungen zur Haeckel-Virchow-Kontroverse auf der 50. Jahresversammlung deutscher Naturforscher und Ärzte in München (1877). In: Nationale Mythen und Symbole in der zweiten Hälfte des 19. Jahrhunderts. Strukturen und Funktionen nationaler Identität, hg. von Jürgen Link und Wulf Wülfing, Stuttgart 1991, S. 212–236.

hört habe [...]. [J]a noch in unseren Tagen erhebt sich immer wieder die Frage, ob nicht gewisse niederste Wesen, namentlich solche, welche der Familie der Spaltpilze angehören, wenigstens aus organischer Substanz [...] neu aufgebaut werden. Durch neuere Forschungen sind alle diese Möglichkeiten zerstört [...]. Seit Pasteur's entscheidenden Entdeckungen über die Geschichte der niedersten Pilzformen hat selbst die Praxis der Aerzte und Landwirte sich auf die Erblichkeit dieser kleinsten Gebilde der organischen Welt eingerichtet. Auch die Asyle, welche die Urzeugung in der Pathologie gefunden hatten, sind geschlossen worden, seitdem die plastischen Exsudate und die Rohblasteme aufgehört haben, als Mutterlaugen für die vorausgesetzte organische Krystallisation zu gelten, seitdem insbesondere die Lehre von der Erbfolge der Zellen, zusammengedrängt in der Formel: omnis cellula e cellula, Allgemeingut der medizinischen Anschauung geworden ist. Die Generatio aequivoca erscheint nur noch gelegentlich als die Krönung des Gebäudes der Descendenzlehre, nicht als eine Frage der praktischen Naturforschung, sondern als ein Postulat der Naturphilosophie.[70]

Virchows Summenpolemik macht nochmals Reichweite und Relevanz einer Debatte sichtbar, die mit dem Objekt ‚Mikrobe' zu ihrem positivistischen Ende gekommen scheint. Denn Pasteurs Experimente, die die Spontangeneration von Spaltpilzen doch zweifelsfrei widerlegt haben, dienen hier der akribischen Abfertigung aller weiteren Gebiete, in denen sich die Urzeugungsfigur hartnäckig hält – der Pathologie der ‚Mutterlaugen' und schließlich der Deszendenzlehre eines Haeckel, die ohnehin nichts anderes ist als darwinistische Spekulation. Dem wird der Satz *omnis cellula e cellula* als unhintergehbares Dogma entgegengestellt. Bei aller Bakteriologieskepsis teilt Virchow mit den Bakteriologen also den Widerstand gegen einen Ursprungsdiskurs, dessen naturphilosophische Herkunft zu offensichtlich ist.

Umso attraktiver ist die Urzeugung gleichwohl für die Sinnsucher im Lager des monistischen Essayismus. Dabei kennzeichnet es die Verweltanschaulichung der Biologie, dass weder Haeckel noch Bölsche an der Kontroverse um Ontologie/Pluralismus beziehungsweise Phänomenologie/Unitarismus der Bakterien interessiert sind. Schließlich folgt die monistische Sinnsuche einem anderen, tendenziell assoziativen Prinzip und nimmt selektiv bestimmte, gegebenenfalls anachronistische Wissenspartikel in Dienst, wenn sie sich nur in die gewünschte Einheitskosmologie fügen. Mit einem Wort: Es geht ausschließlich um die Urzeugung, nicht um bakterielle Arztspezifität. Die Frage nach mikrobiologischen Arten und ihren eventuellen Umwandlungen ist für Haeckel und Bölsche ebenso wenig relevant wie wissenschaftliche Aktualität. Die *generatio equivoca*, die Virchow und Löffler schon in den 1880er Jahren so einheitlich erledigt hatten, dient etwa Bölsche noch zwanzig Jahre später umstandslos als

---

70 Rudolf Virchow, Über den Transformismus. In: Biologisches Zentralblatt, 7, 18, 15. November 1887, S. 545–562, 554.

persuasives Instrument, um Naturteleologie und Allbeseelung glaubhaft zu machen:

> Urzeugung – Entstehung des ersten Lebens [...] einfach aus dem unbelebten, aber Kraft seiner Gesetze entwicklungsschwangeren anorganischen Rohstoff heraus. [...] Der Bazillus hat sich aus dem Anorganischen, das noch nicht Bazillus war, ‚entwickelt'.[71]

Mit diesen kleinsten und stammesgeschichtlich ältesten aller mikroskopischen Kreaturen stehen endlich geeignete Kandidaten für die prähistorische, möglicherweise auch die anhaltende Lebensentstehung aus ‚dem Anorganischen', genauer gesagt aus Haeckels entwicklungsschwangerem Plasson zur Verfügung. Morphologische oder klassifikatorische Fragen kommen dabei überhaupt nicht in den Blick, noch weniger der Umstand, dass es eine Kontroverse um Transformismus und Spontangeneration gegeben hat und wie das gegenwärtige Meinungsmonopol aussieht. Für Haeckel sind Bakterien ebenso strukturlos, allerdings wesentlich kleiner als alle bekannten Moneren und mit diesem Alleinstellungsmerkmal näher am Bereich der beseelten Moleküle und Atome als alles bisher Dagewesene: „Die meisten Bacterien", so heißt es 1889 in der achten Auflage der *Natürlichen Schöpfungsgeschichte*,

> sind von so winziger Größe, dass man sie erst mit Hilfe der stärksten Vergrößerung sieht [...]. Ein einziges Wassertröpfchen aus einer faulen Flüssigkeit kann Milliarden derselben enthalten [...]. Der ganze winzige Körper der Bacterien besteht aus einem homogenen Plasma-Stückchen, wie bei allen Moneren.[72]

Diese Eingemeindung der neuen Kreaturen in die alte Monerentheorie könnte kaum weiter entfernt vom bakteriologischen Paradigma der festen Arten und Eigenschaften sein. Innerhalb des spekulativen Haeckel'schen Systems bedeutet die Rede vom ‚faulen Wassertröpfchen' und vom „homogenen Plasma-Stückchen" nämlich, dass auch Bakterien durch *generatio equivoca* entstehen – und damit Kandidaten für den psychophysischen Parallelismus sind.[73] Dafür spricht

---

71 Bölsche, Liebesleben, S. 108 f.
72 Haeckel, Natürliche Schöpfungsgeschichte, 8. Aufl., Berlin 1889, S. 432. Erstmalig ist schon 1879 von Bakterien die Rede: „Wahrscheinlich gehören zu den Moneren auch die berühmten Bacterien oder Vibrionen, äusserst kleine, lebhaft bewegliche, kernlose Protisten, welche als die Ursache vieler ansteckender Krankheiten (z. B. Milzbrand) betrachtet und meist zu den Pilzen gerechnet werden" (Haeckel, Natürliche Schöpfungsgeschichte, S. 379). Schon hier hebt Haeckel diejenigen Kriterien hervor, die seine Version des *microbe entertainment* ausmachen werden: Winzigkeit, Strukturlosigkeit, Krankheitserzeugung, Selbstbewegung.
73 Was die von Haeckel behauptete Kernlosigkeit angeht, hat für Hertwig 1911 „die Annahme, welche die Mikroorganismen ganz oder vorzugsweise aus Kernsubstanz bestehen lässt, wenigstens ebenso viel, wenn nicht mehr, für sich [...], als die Annahme, sie seien nur kleinste, ein-

nicht zuletzt, dass Haeckel sich genau in dieser Auflage, in der ausführlich von Bakterien die Rede ist, wiederholt auf Nägeli beruft: „Die Urzeugung leugnen heißt das Wunder verkünden", so zitiert Haeckel etwa jene berühmte Aussage Nägelis von 1884, die sich gegen den Geltungsverlust der gesetzmäßigen, philosophischen Deduktion richtet.[74]

Nun zeigt aber die vorliegende Rekonstruktion, dass um 1900, als Haeckel im Gefolge Nägelis von Urzeugung träumt und Bölsche im Gefolge Haeckels urgezeugte Bakterien zu menschlichen Vorfahren erklärt, der Urzeugungsglaube selbst das eigentliche Wunder ist. Zumindest ist er ein drastischer Anachronismus, mit dem sich Haeckel und Bölsche in klare Opposition zum führenden bakteriologischen Denkstil begeben. Dies wirft erneut die Frage nach der Gattung, dem epistemologischen Status und der kulturellen Funktion von Bölsches Texten, insbesondere vom *Liebesleben in der Natur* auf, da sich der Verfasser offensichtlich kaum um wissenschaftliche Aktualität, Konsensbildungen oder eigene Rechtfertigung kümmert. Stattdessen fügt Bölsche – das enthüllt sein Umgang mit der Leitdisziplin Bakteriologie – auf eklektische Weise gültiges und nicht mehr gültiges Wissen zu gestalthaften Sinnstrukturen zusammen, die in der Summe ganzheitliche Wissenschaftserzählungen oder sogar Wissenschaftsmärchen ergeben und zum Ausgangspunkt weltanschaulicher Reflexio-

---

fache Protoplasmaklümpchen. Denn für die erste Annahme fällt ihre ausserordentliche Neigung, Farbstoffe in sich aufzunehmen, sehr in die Waagschale, sowie der Umstand, dass man bei der chemischen Analyse von Bakterien viel Nuklein enthält" (Hertwig, Allgemeine Biologie, S. 49).

74 Haeckel, Natürliche Schöpfungsgeschichte, 8. Aufl., 1889, S. 368, vgl. auch 428. Haeckel bezieht sich auf Carl Nägelis *Mechanisch-physiologische Theorie der Abstammungslehre* (München/Leipzig 1884): „Die Entstehung des Organischen aus dem Unorganischen ist in erster Linie nicht eine Frage der Erfahrung und des Experiments, sondern eine aus dem Gesetze der Erhaltung von Kraft und Stoff folgende Tatsache. Wenn in der materiellen Welt alles in ursächlichem Zusammenhange steht, [...] so müssen auch die Organismen, die aus den nämlichen Stoffen sich aufbauen [...], in ihren Uranfängen aus unorganischen Verbindungen entspringen. Die Urzeugung leugnen heißt das Wunder verkünden" (Carl von Nägeli, Mechanischphysiologische Theorie der Abstammungslehre, München/Leipzig 1884, S. 83). Haeckel beruft sich begeistert auf Nägeli, obwohl dieser in der von Haeckel referierten Schrift kritisch auf frühere Auflagen der *Natürlichen Schöpfungsgeschichte* Bezug genommen hat. Nägeli wendet sich gegen Haeckels teleologische Vorstellung von der kurzen Wegstrecke zwischen „Bildung des Eiweißmoleküls" und Moner; der „Abstand in qualitativer Hinsicht sei eher größer als der zwischen Moner und Säugetier". Die fehlende Zwischenposition nehmen die von ihm beschriebenen primitiven ‚Probien' ein; vgl. Nägeli, Mechanisch-physiologische Theorie der Abstammungslehre, S. 90 f.

nen werden.⁷⁵ Für den Bazillenerzähler Bölsche trifft in eindrucksvoller Weise zu, was Wolfgang Riedel für den gesamten Weltanschauungsdiskurs beobachtet hat: dass „Naturwissenschaft poetisch [...] erst auf einer Ebene rezipiert wird, die den Übergang zu Sinnkonstruktionen erlaubt und an die mehr oder weniger metaphysische Ganzheitsaussagen angeschlossen werden können".⁷⁶ Dieser Übergang von der populären Wissenschaftsunterhaltung zur metaphysischen Ganzheitsaussage zeigt sich exemplarisch in Bölsches *Liebesleben*, das immer und überall den unsichtbaren Einzellern auf der Spur ist.

2.3 Bazilläre Metaphysik (Bölsche, Przybyszewski, Arrhenius)

Bölsches Naturmetaphysik ist demnach, das gilt es als Novum festzuhalten, vorrangig eine Metaphysik des Mikrobiellen. Dabei ergänzen sich Texttypus und Gegenstand bestens mit Blick auf Interdiskursivität: Zur Hybridität des naturwissenschaftlichen Essays, der zwischen Epistemologie und Ästhetik und zwischen Spezialdiskursen vermittelt,⁷⁷ gesellt sich das unfeste Objekt der Mikrobiologen, das ohnehin zur Diskursintegration tendiert. Es setzt sich aus divergenten Bedeutungsschichten, historischen und aktuellen, gruppenspezifischen und alltagskulturellen zusammen und stellt insofern einen nahezu ‚flüssigen' Sinnträger der Möglichkeiten und Aktualitäten dar.

Bölsches metaphysisches Verfahren besteht nun konkret darin, auf der bereits anachronistischen Urzeugung zu beharren und insofern das Mögliche, Hypothetische des Bakteriendiskurses dem aktuell Wirklichen und Gültigen vorzuordnen. Damit gerät das Ding aus dem Labor, das die technische, rationale Moderne schlechthin verkörpert, gleichermaßen zum Träger jenes Regresses, den viele erkenntniskritische Literaten – etwa Holz, Benn, Dehmel, Przybyszewski – mit ihren Urschleimtröpfchen und Zellklümpchen ansteuern. Wenn nämlich

---

75 Eine ähnliche kulturelle Funktion haben Maximilian Bergengruen, Klaus Müller-Wille und Caroline Pross für „wissenschaftliche und parawissenschaftliche Theorien der Neurasthenie" um 1900 beschrieben, die von der europäischen Literatur aufgegriffen, „in die Struktur ihrer Texte transformiert und zum Ausgangspunkt poetologischer Reflexionen" gemacht würden. Vielfach stieße die Neurasthenie „innovative Formbildungen an" und gebe „Anlass zur Erprobung neuartiger Vertextungsstrategien" (Maximilian Bergengruen/Klaus Müller-Wille und Caroline Pross, Nerven – Zur literarischen Produktivität eines Modeworts. In: Neurasthenie. Die Krankheit der Moderne und die Moderne Literatur, hg. von Maximilian Bergengruen, Klaus Müller-Wille und Caroline Pross, Freiburg i.Br. 2010, S. 9–23, 12).
76 Riedel, Homo natura, S. 93.
77 Vgl. Rolf Parr, ‚Sowohl als auch' und ‚weder noch'. Zum interdiskursiven Status des Essays. In: Essayismus um 1900, hg. von Wolfgang Braungart und Kai Kauffmann, Heidelberg 2006, S. 1–14.

das Symbol von Machbarkeit und Fortschritt gleichwohl dem Urmeer des blinden, ungeschiedenen Lebenswillens entstiegen ist, dann schließen sich die Risse in der szientifischen Welt, dann ist die Kluft zwischen zergliederndem Bewusstsein und Lebenstotalität überwunden und die Entfremdung des Menschen von sich selbst geheilt. Mit der Lebensentstehung aus unserem Anderen *und* Ureigensten, aus dem bösen und guten Bazillus, ferner mit der Identität des Einfachen und der komplexesten Kultur stellt Bölsche die wirklich große, literarische Synthese her – und die ist zugleich eine mythologische und religiöse.

Mit der bakteriellen Urzeugung lässt sich nämlich das Wunderbare, Irrationale, Spirituelle ganz explizit in die positiven Wissenschaften eintragen. So greift Bölsche nicht nur Haeckels Figur der bakteriellen Strukturlosigkeit auf – Bakterien sind auch für ihn „bloß ein einziges, anscheinend ziemlich gleichartiges Klümpchen lebenden Stoffes"[78] – sowie die Nägeli-Referenz,[79] sondern entfaltet das Urzeugungsphantasma zu einer immanenten Theologie des Bazillären. Der „erste Bazillus, an der Grenze von Wasser, Luft und Erde, also am Meeresstrande", sei „aus ‚totem' Stoff, irgendeiner anorganischen Mischung, plötzlich erwachsen", und

> warum es strenggenommen nur ein einziger Bazillus zu sein brauchte, und wie er durch den merkwürdigen Prozess der sogenannten Selbstteilung sich selber seine Eva schaffen konnte, davon erzähle ich dir gleich noch mehr. Auf alle Fälle: dieser erste Bazillus war Adam des Lebens zugleich – und Aphrodite.[80]

Abgesehen von der Aphrodite-Mythologie, auf die ich später zu sprechen komme, werden Krankheitserreger hier umstandslos zu Gründungsinstanzen aus der Genesis umgeschrieben. Man sieht an dieser Allegorisierung, die die Tradition des Bakterienanthropomorphismus fortsetzt und sprengt, wie die bakterielle Urzeugung gleich mehrere zentrale Probleme einer nachmetaphysisch entgötterten Welt löst. Erstens bildet alles, was ist, ein sinnhaftes Ganzes, Menschen und Mikroben, Gutes und Böses, Seele und Physis, Prähistorie und Gegenwart, Offenbarung und Objektträger. Zweitens entstammt das Leben, wenn schon nicht mehr einem unsichtbaren, phantastischen Gott, dann zumindest einem unsichtbaren, phantastischen Mikroorganismus; zumindest entstammt es einer *natura naturans*, die diesen höchst ambivalenten Organismus hervorgebracht hat. „Im Anfang war der Bazillus",[81] predigt Bölsche einige Seiten vorher und

---

78 Wilhelm Bölsche, Entwicklung der Erde und des Kosmos, der Pflanzen und der wirbellosen Tiere, Berlin 1905, S. 153.
79 Bölsche, Entwicklung der Erde, S. 152 f.; vgl. auch die Bezugnahme auf einen weiteren überzeugten Unitarier, Hans Buchner, S. 154.
80 Bölsche, Liebesleben, S. 106.
81 Bölsche, Liebesleben, S. 100.

liefert damit eine Variante jener zeittypischen Kontrafakturen des Johannes-Evangeliums, die sich sämtlich als säkularisierte Offenbarungslehren darstellen. Das beginnt mit der Offenbarung der Chemie, Carus Sternes vieldiskutierter Wendung „Im Anfang war der Kohlenstoff",[82] die 1877 eine öffentliche Debatte wegen Blasphemieverdachts auslöst. Darauf folgt 1893 als erste monistische Version aus dem Friedrichshagener Milieu die Offenbarung der Sexualität: Przybyszweskis „Am Anfang war das Geschlecht", das die *Totenmesse* einleitet.[83] Beendet wird die Reihe von Bölsche mit seinem bazillären ‚Adam des Lebens', der am Anfang war und insofern das mit Gott identisch gedachte Ursprungswort *und* den Schöpfungsbericht der Genesis gleichermaßen beerbt. Mit Blick auf die Kühnheit dieser Offenbarungslehre aus dem Labor ist man geneigt, Heinrich Hart zu widersprechen, wenn er Bölsche „nichts vom Prediger" bescheinigt, „eher vom Lehrer und Professor". Bruno Wille sei von beiden der Theologe, bei ihm überwiege das Deduktive, bei Bölsche hingegen das Induktive.[84] So klar, wie Hart das darstellt, sind die Rollen wohl nicht verteilt; vielmehr scheinen Sakralisierung der Natur und Naturalisierung des Sakralen zu den Konstanten naturphilosophischen Erzählens um 1900 und zum Habitus seiner Akteure zu gehören, ob sie nun Fiktion oder Essayistik, Allseherei oder mikroskopische Evangelien herstellen.

Andersherum wirft Bölsches bazilläre Theologie ein Schlaglicht auf die bemerkenswerte Plastizität des Mikrobensymbols, das selbst innerhalb des Subscriptio-Bereiches ‚Religion' die Austauschbarkeit seiner Glieder erlaubt: Wenn Bakterien gleichermaßen als Metaphern für böse Jesuiten (Hirth) und Bibelfiguren als Metaphern für gute Bakterien (Bölsche) fungieren, dann scheint die zugrunde liegende Sinnstruktur soweit kollektiv eingeübt, dass Sach- und Bildsphäre ohne Verständnisprobleme umkehrbar sind.

---

82 Der vollständige Wortlaut des Zitats lautet: „Am Anfang war der Kohlenstoff mit seinen merkwürdigen inneren Kräften! Nur wo Kohlenstoff in einer geeigneten Form und in hinreichender Menge auf einem Weltkörper vorhanden war, konnte ein organisches Leben, wie wir es kennen, beginnen" (Carus Sterne [Ernst Krause], Werden und Vergehen. Eine Entwicklungsgeschichte des Naturganzen in gemeinverständlicher Fassung, Berlin 1876, S. 49). Bölsches Notat bezieht sich laut Daum auf Sterne (Daum, Wissenschaftspopularisierung, S. 73); und er wird dann 1910 dessen Schrift selbst neu herausgeben und im Vorwort darauf hinweisen, wie unberechtigt und lächerlich der Vorgang gewesen sei (vgl. Bölsche, Vorwort zu Carus Sterne. In: Werden und Vergehen. Eine Entwicklungsgeschichte des Naturganzen in gemeinverständlicher Fassung, hg. von Wilhelm Bölsche, Bd. 1, 8. Aufl., Berlin 1910, S. VII–XVII, XII). Eine solche späte Apologie ist kaum verwunderlich, wenn man den Stellenwert des Zitats bei Bölsche selbst in Rechnung stellt.
83 Stanisław Przybyszewski, Totenmesse, 2. Aufl., Berlin 1900, S. 5; vgl. dazu Riedel, Homo natura, S. 123 f.
84 Heinrich Hart, Literarische Erinnerungen. In: Hart, Werke, Bd. 3, Berlin 1907, S. 64 f.

Des Weiteren gleiten aber auch die Bedeutungen; man sieht das an der eben erwähnten *Totenmesse* von Bölsches Friedrichshagener Mitstreiter Przybyszewski. Der Text stellt ein pansexualistisches Credo dar, das zu den Kerndokumenten des evolutionären Regresses gehört und sich ideengeschichtlich mit Bölsches *Liebesleben* in manchen Punkten überschneidet – abgesehen von Przybyszewskis angestrengt dekadenter Stillage und dem Texttypus der „lyrischen-rhapsodischen" Reflexionsprosa.[85] Denn auch in der *Totenmesse* verdichtet sich der blinde Lebenswille, aus dem alles hervorgeht, zum Geschlechtstrieb als universellem Kreationsprinzip. Und auch hier ist die Narration, wenn man Przybyszewskis ekstatisches Sprachpathos so nennen mag, über jene Dichotomien organisiert, die die Friedrichshagener Alleinheitsmystik eigentlich aufheben will: Lebenstrieb und Ratio, Materie und Geist, Physis und Psyche, „Fangarme, Trichter, Röhren, Gefäße, [...] Protoplasmaleib" und „Gehirn".[86] Schließlich tauchen auch hier wieder die ubiquitären Metaphern aus dem Mikrokosmos auf – allerdings mit einer erstaunlichen Wendung, die ebenso eigenwillig ist wie die assoziative Darstellungstechnik. Die Mikrobe fungiert gerade nicht als Ursprungs-, Lebens- oder Schöpfungsmetapher, sondern genau umgekehrt, als das lebensfeindliche Prinzip ‚Seele', das mit dem Bewusstsein identifiziert und dem Sexus entgegengesetzt wird. Der Geschlechtstrieb, in Przybyszewskis medikalem Bilderrepertoire als ‚Leukozyt' (weiße Blutzelle) bezeichnet, habe die Seelenbakterie zwar hervorgebracht, doch Letztere habe sich verselbstständigt, insbesondere in den „Formen", „Farben", „Tönen" und „Ekstasen" der Kunst,[87] und schließlich den Ursprungsleukozyten im Kampf besiegt:

> Die kleine Bakterie fraß den Leukozyten auf. Vergebens ließ er alle seine Lebenssäfte auf den Punkt zusammenströmen, wo die Bakterie saß und um sich fraß, vergebens warf er seinen Kern in seine satanische Braut, sie mit seiner Lebensachse zu zerstören; der Kern zerbirst, reißt auseinander, er zerfällt in seine Granula, und die höchste Lebensfunktion, die Allmutter alles Seienden, die Erschafferin der Lebewesen, der Vatersame jeglicher Entwicklung, ist tot.
> Der Leukozyt stirbt.
> Huh! Das war die Brautnacht, die blutschänderische Brautnacht des Geschlechtes mit der Seele, das Hohe Lied von der siegenden Bakterie.[88]

---

85 Sprengel, Geschichte, S. 405.
86 Przybyszewski, Totenmesse, S. 7.
87 Przybyszewski, Totenmesse, S. 9, 10, 11.
88 Przybyszewski, Totenmesse, S. 7, 8 f. Zu den vielfältigen und teilweise skurrilen Anthropomorphismen, die im Umfeld der pansexualistisch-biologischen Weltanschauung auftauchen, zählt die Figur des Zelleninzests. Zur spekulativen Hypothese wird sie ausgebaut von einem weiteren Vertreter der Friedrichshagener Bohème – dem Chirurgen, Populärwissenschaftler

Die leukozytäre Urmutter wird von der teuflischen Rationalitätsbakterie verschlungen: In Anbetracht der Konsequenz, mit der man später in Friedrichshagen Mikroben zum biblischen Urvater, zur Urmutter und zum ‚göttlichen Weizenkorn der Eleusis' mythologisiert (s. u.), erscheint Przybyszewskis gegenläufige Poetisierung eigenwillig und bemerkenswert. Schließlich ist die Bösartigkeit der ‚fressenden satanischen Braut' weder durch das Infektions- und Seuchenparadigma motiviert, noch entspricht sie dem zeittypischen Kenntnisstand über die immunologische Interaktion zwischen Leukozyten und Bakterien; Leukozyten bringen Bakterien weder hervor, noch werden sie von ihnen aufgefressen, es verhält sich genau umgekehrt.[89] So dürfte Przybyszewskis Umschrift vom schöpferischen Ursprungs- zum zerstörerischen Zivilisationsmythos eher darin gründen, dass das Mikrobensymbol um 1900 zur beliebig besetzbaren Epochenmetapher avanciert und verstörende Leerstellen produzieren kann. Es fügt sich ausgezeichnet in die symbolistische Poetologie des Erzbohemiens, der seinen Zeitgenossen als „der mystisch-ekstatische Slave, der allerdifferenzierteste Nervenmensch und tiefsinnigtolle Alkoholiker" gilt.[90] Schließlich verknüpft Przybyszewski auf kühne Weise Laborsprache und alttestamentarisches Hohelied und stellt mit diesem jähen Bild- und Sinnbruch hohe Erwartungen an seine Leser.[91] Die Bakterienmetapher des ehemaligen Medizinstudenten entspricht in wesentlichen Punkten dem symbolistischen Symbolbegriff, dem Przybyszewski

---

und Autor Carl Ludwig Schleich. Als ‚Zwillingsbruder Strindbergs' – so ein Gedicht von Else Lasker-Schüler – steht Schleich auch in engem Kontakt zu Przybyszewski, so dass die ‚Blutschande' auf zellulärer Ebene auch durch Schleichs Zelleninzest-Theorie angeregt worden sein könnte. Strindberg zumindest war offensichtlich sehr angetan von jenem „anarchischen Inzest verschwisterter Zellen", der Schleich zufolge Ursache des Krebses sei; er habe geantwortet: „aber dann sind wir selbst ja Produkte einer Infektion. Dann ist ja Zeugung eine Ansteckung und ein Inbrandsetzen des Muttereis" (Carl Ludwig Schleich, Besonnte Vergangenheit. Lebenserinnerungen eines Arztes, Berlin 1920, S. 282); vgl. dazu Martina King, Luftbad, Zelleninzest und Absinthin. Esoterische Medizin um 1900 und ästhetische Moderne. In: Aussteigen um 1900. Imaginationen in der Literatur der Moderne, hg. von Barbara Mahlmann-Bauer und Paul Michael Lützeler, Göttingen 2021, S. 169–207, 185–195.

89 Der Text entsteht 1893, das ist zu Beginn von Przybyszewskis Medizinstudium. Nach Aussagen von Carl Ludwig Schleich hat sich Przybyszewski sehr ernsthaft mit Neuroanatomie und Histologie beschäftigt, in seinen Kollegienheften hätten sich „prachtvolle Details von Ganglienstrukturen" gefunden (Schleich, Besonnte Vergangenheit, S. 253).

90 Julius Bab, Die Berliner Bohème, Kapitel „Die neuromantische Bohème (Dehmel und Przybyszewski)" [1905], zit. nach Berliner Moderne 1885–1914, hg. von Jürgen Schutte und Peter Sprengel, Stuttgart 1987, S. 630 f.

91 Für Wolfgang Iser ist der Unbestimmtheitsgrad eines Textes korreliert mit der „graduellen Beteiligung des Lesers am Vollzug der Textintention" und nimmt im Prozess der Modernisierung immer weiter zu (Wolfgang Iser, Die Appellstruktur der Texte. In: Rezeptionsästhetik, hg. von Rainer Warning, 4. Aufl., München 1994, S. 228–252, 243 f.).

letztlich ebenso verpflichtet ist wie der wissenschaftsfeindliche Ästhetizist Stefan George: Explikationsverzicht, Assoziativität, suggestive Sprachmagie, Säkularisierung des Sakralen, Evokation innerpsychischer Erfahrungen. Friedrichshagener Bazillen sind also durchaus vielgestaltig: Im Kontrast zu Bölsche, der seine bazilläre Theologie in rational geordneter, didaktischer Sprache präsentiert, zielt die Bakterienintertextualität des Décadents Przybyszewski aus dem gleichen Binnenmilieu auf Rationalitätsabwehr, Ich-Entgrenzung, Rausch und Rauschkunst.[92]

Demnach zeigt das Kollektivsymbol die ganze Bandbreite von Jürgen Links Funktionenkatalog allein für den Sinnbereich ‚Religion'. Mikroben fungieren erstens als integrative Elemente in der Massenpresse, denn stabförmige Jesuitenbakterien sind lächerlich, transportieren eine klare, kritische Botschaft und verweisen auf den naturwissenschaftlichen Leitdiskurs der Epoche. Zweitens haben Mikroben in philosophisch-weltanschaulichen Milieus integrativen *und* explikativen Status, denn Bazillen-Adam und bazilläres Johannes-Wort lassen bei aller Poetisierung doch keinen Zweifel daran, wie wir uns eine entgötterte Schöpfung vorzustellen haben. Drittens fungieren sie im Kontext einer symbolistischen Kunstkonzeption genau andersherum als Chiffren, die Erklärungen verweigern und Leerstellen erzeugen. Wenn also dieses ungeregelte Gleiten der Bedeutungen, der Normen und der semiotischen Relationen offensichtlich keine Verständnisprobleme auslöst, dann muss, so das einfache Fazit aus Hirths Jesuitenbakterien, Bölsches Bakterien-Adam und Przybyszewskis alttestamentarischer Seelenbakterie, die Rede vom unsichtbaren Kleinstlebewesen ganz fundamental zum Bildbestand der Epoche gehören. In Anbetracht der Tatsache, dass die bisherige Forschung zu Metaphern der Bakteriologie sich vor allem auf Ansteckung und Biopolitik konzentrierte, ist das ein bemerkenswerter Befund.

Tatsächlich dringen bakteriologische Metaphern in alle Lebensbereiche ein, von der Bohème-Kunst des *Schwarzen Ferkels* und der Kosmologie Friedrichshagens bis zu deren satirischer Verzerrung. Denn die Verstiegenheiten des Bazillenmonismus entgehen den Zeitgenossen nicht und werden ebenso Gegenstand der alltagskulturellen Mikrobenunterhaltung wie das Unsichtbare selbst. Da man schon lange wisse, heißt es in einer *Kladderadatsch*-Glosse von 1884 mit dem anspielungsreichen Titel „Bacill ist Alles", dass „der Zusammenhang des

---

92 Die *Totenmesse* ist ein epochentypischer Text der Ich-Auflösung; dementsprechend setzt sich Przybyszewski während seines Medizinstudiums nicht nur mit Zellen, Bakterien und Neuronen auseinander, sondern unter anderem auch mit Wundts physiologischer Psychologie. Aus der Wundt-Lektüre bezieht er Vorstellungen vom ‚vegetativen' Ich als Summe chemischer und biophysikalischer Prozesse; vgl. George Klim, Stanisław Przybyszewski. Leben, Werk und Weltanschauung im Rahmen der deutschen Literatur der Jahrhundertwende. Biographie, Paderborn 1992, S. 33–43.

Körpers mit der Seele ein so inniger ist, dass für jede seelische Regung im Körper eine stoffliche Veränderung nachgewiesen werden kann", hätten sich „viele Gelehrte damit beschäftigt, den Seelen-Bacill zu finden".[93] Gegen das „Haeckelyrium" oder das „Mährchen aus Urschlammzeiten" wendet sich dann ein Spottgedicht aus dem ärztlichen *Liederbuch* und parodiert – acht Jahre vor Bölsches *Liebesleben* – jene Urahnensemantik, die die Intellektuellen für ihre Flucht aus der zivilisatorischen Moderne so gern in Anspruch nehmen:

> Oh Pfui, wie wenig aseptisch / Wär dieser Ursprung doch / ich bin zwar gar nicht sceptisch / doch – Schlamm – das fehlte grad noch! / Ahnfrau, – Microconcubine? / Ahnmann – Bacillululein? / Urtante von mir Gregarine? – / nein, nein, nein, nein, nein, nein![94]

Trotz aller unfreiwilligen Komik fügt sich die bazilläre Schöpfungsmetaphysik der Monisten gleichwohl bestens in jene kollektive Fluchtbewegung aus der Moderne, die von Friedrichshagen bis zum George-Kreis reicht – man sieht das an einer weiteren hochspekulativen Denkfigur, der sogenannten Panspermiehypothese; gemeint ist die interplanetare Befruchtung durch hitze- und kälteresistente Bakteriensporen. „Unsere Erde selbst könnte", so spekuliert Bölsche 1903 in *Von Sonnen und Sonnenstäubchen*,

> einst von irgendeinem unbekannten Stern aus befruchtet worden sein. Wie das göttliche Weizenkorn von Eleusis einst im Mythus des Altertums symbolisch die ganze Formenfülle der zeugenden Natur umschloss, so wäre ein erstes, unsichtbar kleines Keimstäubchen eines Bazillus Urmutter alles Lebendigen bei uns gewesen.[95]

Auch hier der Regress: Die ‚Feinde des Menschengeschlechts', Symbol des Fortschritts und der modernen Differenzierung, sind ebenso Urmutter und Urvater, und zwar in unendlicher zeitlicher und räumlicher Ausdehnung. Als Erdbefruchter garantieren sie über die Einheit des Lebendigen hinaus die Einheit des Kosmos. Plausibel wird diese spekulative Volte durch die physikalische Beständigkeit von Bakterien, die ein Urleben im Weltall unter extremen atmosphärischen Bedingungen möglich erscheinen lässt. Bezeichnenderweise ist es der „böse Milzbrandbazillus", der „nicht umzubringen [sei] mit einer Glut von über hundert Grad",[96] an den Bölsche weitere Überlegungen knüpft, so dass sich hier harmonisierender Regress und differenzierender Progress ein Stück weit überschneiden. Leitgedanke bleibt allerdings der Rückweg in die Ungeschiedenheit eines pantheistisch durchglühten, spatial ungegliederten, bewusstlosen

---

93 Anonym, Bacill ist alles.
94 Dr. Max Breitung, Apage Schlammtheorie. In: Korb, Liederbuch, S. 436.
95 Bölsche, Sonnen- und Sonnenstäubchen, S. 270.
96 Bölsche, Sonnen- und Sonnenstäubchen, S. 267.

Lebens – doch ist dies nur mit bewusstem, philologischem Kalkül zu haben. Denn die matriarchale Fortsetzung der patriarchalen Offenbarungssequenz aus dem *Liebesleben* ist ebenso kompilatorisch; der Erzähler Bölsche verknüpft erneut literarische Phantasie und ernsthafte Wissenschaft. Schließlich verdankt sich sein ‚kosmischer Keim der Eleusis' einer Debatte, die nach 1900 von Wissenschaftlern wie Kelvin, Helmholtz, Pasteur und Svante Arrhenius mit großem Ernst geführt wurde. Da niemand mehr so recht an die Urzeugung glauben mag, diskutiert man die Panspermie als deren plausible Alternative.

Das Leben, so die Argumentation, ist nicht durch spontane Generation entstanden, sondern ewig. In Form von unsichtbaren Keimlingen, die entweder in Meteoriten eingeschlossen (Lithopanspermie) oder einzeln durchs All geschleudert werden, gelangte es in unvordenklicher Zeit zur Erde.[97] Zunächst vermutet man solche Lebenssamen vage im Pflanzenreich, doch erst als der Physiker und Chemiker Svante Arrhenius neuestes Wissen aus Physik und bakteriologischer Laborforschung kombiniert, scheint der interplanetare Transport wissenschaftlich belegbar: Es ist der Lichtdruck Maxwells, der als Strahlungsdruck der Gestirne die Partikelreise im Weltraum ermöglicht, und es sind Bakteriensporen, die transportiert werden – nur sie sind klein genug für den Strahlungsdruck und resistent genug, um längerfristigem Sonnenlicht standzuhalten.[98] Arrhenius formuliert seine kosmische Genesis, die die Frage des Ursprungs letztlich auf diejenige des Transfers verschiebt, 1906 in seiner konsequent mathematisierten Monographie *Das Werden der Welten*.[99]

Drei Dinge sind dabei bemerkenswert. Erstens greift Bölsche Arrhenius' bakterielle Panspermie nicht nur auf – in *Stirb und Werde* (1913) ist von „Arrhenius' Idee" die Rede, „dass der Strahlungsdruck lebendige Bakteriensporen von Planet zu Planet vertreiben könne", dies sei wissenschaftlich „fester Boden",[100] sondern er formuliert sie in *Sonnenstäubchen* bereits tentativ vor; freilich als ‚eleusisches Mysterium' und nicht als Zahlenkolonne von Strahlungsdrücken. Die sinnstiftende literarische Gründungserzählung geht in diesem Fall der szientifischen Wissensproduktion voraus: Bölsche formuliert drei Jahre vor Arrhenius' Publikation ein unsicheres, hypothetisches Wissen, das dann bei Arrheni-

---

97 Vgl. Horst Rauchfuss, Chemische Evolution und der Ursprung des Lebens, Heidelberg 2005, S. 363.
98 Eine zeitgenössisch-kritische Auseinandersetzung mit Arrhenius, die der Wissenschaftlichkeit des Ansatzes Rechnung trägt und dennoch weltanschauliche Hintergrundfragen mit diskutiert, findet sich bei Bernhard Bavink, Ergebnisse und Probleme der Naturwissenschaft. Eine Einführung in die moderne Naturphilosophie, 2. Aufl., Leipzig 1921 [1914], S. 296–300.
99 Arrhenius, Werden der Welten, bes. S. 191–208.
100 Wilhelm Bölsche, Stirb und Werde! Naturwissenschaftliche und kulturelle Plaudereien, Leipzig 1913, Kap. „Der Strahlungsdruck und das Rätsel des Lebens", S. 72–100, 90.

us als Axiom wiederauftaucht und sich schließlich als ‚Radiopanspermie' im Wissensbestand der Astrophysik halten kann.

Zweitens denken beide, der essayistische Vorläufer Bölsche und der wissenschaftliche Diskursbegründer Arrhenius, die bedrohliche Dimension des Mikrobiellen mit. Neben Bölsches ‚bösem Milzbrandbazillus' bezieht Arrhenius sogar gefürchtete Seuchen, „das gelbe Fieber beim Menschen, die Wasserscheu beim Hund, die Maul- und Klauenseuche beim Rindvieh" in den Lebenstransport mit ein, weil deren unbekannte Erreger die Kleinheits- und Resistenzkriterien möglicherweise noch besser erfüllen als bekannte Keime.[101] Es sind hier Konvergenzen zwischen Wissenschaftsmythologie und Astrophysik festzuhalten, die auf eine holistische Umschrift des Mikrobendiskurses hinauslaufen. Die feindliche Invasion wandelt sich bei Bölsche und Arrhenius zur lebenspendenden Befruchtung und die Mikrobe zur Totalitätsvokabel einer immanenten Kosmogonie – auch wenn die öffentliche Wahrnehmung der Bakterienkunde ab 1884 auf tödliche Einschleppung fokussiert ist. Für Bölsche und Arrhenius hingegen wird auch die Erde mit Bakterien ‚angesteckt'; mit Milzbrand, Gelbfieber, harmlosen Heubazillen und einem ebenfalls harmlosen „Tyrothrix scaber, der in der Milch vorkommt".[102] Offensichtlich ist diese Arrhenius'sche Liste indifferent bezüglich Pathogenität, da nur Kleinheit und physikalische Resistenz als Relevanzkriterien zählen. Dementsprechend bringen die Invasoren aus dem All auch nicht vornehmlich Krankheit in den Kollektivkörper, die ja allgemein zum Differenzbegriff der Moderne schlechthin avanciert;[103] Arzt/Patient, Wissen/Nichtwissen, Intaktheit/Zersetzung, Sauberkeit/Schmutz, eigen/fremd wären etwa einschlägige Leitunterscheidungen, die sich mit ‚Krankheit' als Antonym von ‚Gesundheit' verbinden. Doch Arrhenius und Bölsche denken ganzheitlich: Angesteckt wird die Erde mit etwas, das aller Differenzierung in ‚krank' oder ‚gesund' und allen Ordnungssystemen vorgängig ist; mit dem Leben als solchen, das Böses und Gutes, überhaupt alles Unterschiedene einschließt. Damit verschiebt sich die Dimension der Zerstörung, die Bölsche in *Vom Bazillus zum Affenmenschen* noch ausführlich durchdekliniert, tendenziell in ihr Gegenteil. Allerdings ist das Zerstörerische nicht gänzlich ausgetrieben, sondern aufgehoben, und zwar in einer emphatischen Befruchtungsvorstellung, zu der dann

---

101 Arrhenius, Werden der Welten, S. 199.
102 Arrhenius, Werden der Welten, S. 201.
103 Dabei ist die Dichotomie von krank und gesund um 1900 noch relativ neu, da ‚Gesundheit' erst im neunzehnten Jahrhundert als individuelles und kollektives Desiderat formuliert wird und sich Folgebewegungen ausdifferenzieren wie Hygiene, Präventivmedizin, Volksfürsorge, Impfbewegung; vgl. Eberhart Wolff, Einschneidende Maßnahmen. Pockenschutzimpfung und traditionale Gesellschaft im Württemberg des frühen 19. Jahrhunderts, Stuttgart 1998, S. 13–17, 94–100.

eben auch die Befruchtung mit Gelbfieber und Milzbrand gehört. So dient die Panspermie ebenso wie die Urzeugung jener Respiritualisierung von Natur und Naturwissenschaft, der sich *Giordano-Bruno-Bund* und *Neue Friedrichshagener Gemeinschaft* verschrieben haben. Sie dient der zivilisationskritischen Lebensfeier, letztlich der Modernitätsabwehr einer großstadtflüchtigen Gemeinde, der der Swedenborgianer Arrhenius näherstehen dürfte, als Chemie-Nobelpreis und seriöse Astrophysik auf den ersten Blick vermuten lassen.[104]

Der dritte bemerkenswerte Aspekt des Panspermiemythos ist folgender: Bölsches interplanetarische Urmutter stellt kein Argument gegen, sondern eine *Alternative* zur Urzeugung dar – hier befindet er sich klarer Opposition zu Arrhenius –, und sie erlaubt die kosmische Ausdehnung von Panpsychismus und Allzusammenhang. Bazilläres Leben, so die Argumentation, war immer schon überall und ist auch überall entstanden, wir sind dadurch zum einen mit der belebten und unbelebten Materie verbunden, zum anderen mit dem Ganzen des Kosmos. Unter Umständen sind wir auf diese Weise sogar mit anderen und besseren Genealogien verbunden, die ebenfalls die Entwicklung vom Bazillären zum Hochstehenden durchliefen, etwa diejenige der Marsianer.[105] Im Fall des Erzählers Bölsche kann also nicht von jener Verschiebung der Urzeugungsproblematik die Rede sein, die etwa Bernhard Bavink dem Wissenschaftler Arrhenius vorwirft,[106] sondern vielmehr von Verdoppelung. Beide Ursprungserzählungen stehen ganz einfach unverbunden nebeneinander, in verschiedenen Texten: im *Liebesleben* die bazilläre Urzeugung, im *Sonnenstäubchen* die bazilläre Panspermie, als Möglichkeiten anstelle von Wirklichkeiten, als hypothetisches Spiel anstelle von epistemologischen Gewissheiten – moderner Essayismus in reinster Form. Nicht minder unverbunden stehen in Bölsches Werk ja überhaupt die beiden kontrastiven Fabeln vom guten und vom bösen Bazillus nebeneinander, die eigentlich alternative evolutionäre Kulturtheorien darstel-

---

104 Arrhenius gehört dem Komitee zur Erforschung und Publikation der Schriften Swedenborgs an, das die Königliche Akademie der Wissenschaften zu Stockholm im Jahr 1902 gegründet hatte, vgl. Friedemann Stengel, Aufklärung bis zum Himmel. Emanuel Swedenborg im Kontext der Theologie und Philosophie des 18. Jahrhunderts, Tübingen 2011, S. 58. Arrhenius korrespondiert ferner mit Haeckel und ist wie Letzterer Mitglied einer nationalen Gesellschaft für Rassenhygiene, nämlich der schwedischen; vgl. Christian Grimm, Netzwerke der Forschung. Die historische Eugenikbewegung und die moderne Humangenomik im Vergleich, Berlin 2012, S. 131.
105 „Wenn Darwin Recht hat, lag die höchste irdische Menschenintelligenz der Anlage nach schon im ersten Bazillus. Sie ist eine Grundanlage des Lebens. Auf dem Mars konnte sie als Blüte der Anlage so gut entwachsen wie bei uns, und sie bleibt dort so gut Intelligenz wie bei uns. Auf Millionen Sternen mag sie genauso aus der Knospe brechen wie bei uns, und sie bleibt dort so gut Intelligenz wie bei uns" (Bölsche, Sonnen und Sonnenstäubchen, S. 273).
106 Vgl. Bavink, Ergebnisse und Probleme der Naturwissenschaft, S. 296–300.

len: in *Vom Bazillus zum Affenmenschen* das Modell der soziokulturellen Differenzierung, das zwischen dem europäischen Kulturmenschen und dem primitiven bazillären Kolonialraum eine scharfe Trennlinie zieht; im *Liebesleben* dann das entdifferenzierende Modell des Allzusammenhangs, das im bazillären Schöpfungsmythos gründet. Diese beiden mikrobiellen Kulturtheorien stellen alternative, sinnstiftende Totalerklärungen dar, so dass an die Stelle des unbedingten Wahrheitsanspruchs der Wissenschaften jener Möglichkeitssinn des Essays tritt, der die Literarizität und ästhetische Modernität der Textsorte ausmacht.[107]

Man sieht an den skizzierten Diskurslinien, dass sich das Unsichtbare offensichtlich mit verschiedenen Ursprungsmythen und beliebigen aktuellen Theorien zur ‚Biopoesie' verknüpfen lässt, wobei allerdings eine Sinndimension des Mikrobensymbols konsequent ausgespart bleibt: der Nicht-Sinn. Es ist kennzeichnend für die monistische Verweltanschaulichung der Bakteriologie, dass nichts von jener ontologischen Fragwürdigkeit zu spüren ist, die mit der primären Unschärfe des Objekts zusammenhängt und sowohl in der Unterhaltungskultur wie in der botanischen und medizinischen Forschung immer wieder anklingt. Stattdessen ist die evolutionäre Mikrobenmetaphysik von einem ungebrochenen Erkenntnisoptimismus getragen, der die Gegebenheit des Objekts nie in Zweifel zieht. Die dem Kollektivsymbol eigenen Dimensionen der Fragwürdigkeit und der Selbstnegation, des Witzes und der Ironie fehlen; das Komische des Kosmischen bleibt aus den Predigten der neuen Naturreligion ausgespart.

2.4 Vom schönen Leben: mikrobiologischer Jugendstil

Was allerdings nicht fehlt im Weltanschauungsdiskurs ist die dritte wesentliche Dimension des Kollektivsymbols: das Schöne. In Bölsches Bestseller begründet das Symbol nicht nur eine naturalisierte Schöpfungsgeschichte, sondern ebenso eine naturalisierte Kunstreligion. Der erste Bazillus sei „Adam des Lebens zugleich – und Aphrodite" gewesen, so die bereits zitierte Passage aus dem *Liebesleben*, und zwar „Aphrodite, die unter der Gunst einer heiligen Stunde in ihrer nackten Menschenschöne dem Schaum entsteigt". Es sei zwar ein gewisser Weg „vom rohen Klümpchen bis herauf zu einem vollendet herrlichen nackten weiblichen Menschenkörper" gewesen.[108] Gleichwohl steht das Ziel dieser Entwicklungslinie von vornherein fest – es ist die absolute Kunstschönheit –, und

---

107 In diesem Sinne auch Braungart/Jakobs, Naturwissenschaftliche Essayistik, S. 58.
108 Bölsche, Liebesleben, S. 106.

der allwaltende Sexus erlaubt es, die Distanzen des Geschichtlichen bis auf Ausgangs- und Endpunkt zu tilgen. So zeichnet sich in der kühnen Allegorisierung von Krankheitserregern zur Schönheits- und Liebesgöttin[109] jene ‚Deszendenz des Schönen' (Kurt Bayertz) aus dem Kunsttrieb einer schaffenden Natur ab, die Kernpunkt des Friedrichshagener Projekts ist.

Dabei legt Bölsches etwas angestrengte Synthese von Antike, Nacktheitsfeier und Schleimklümpchen den Blick frei auf ein wesentliches Kennzeichen der Epoche: Nie waren die beiden Kommunikationssysteme ‚Wissenschaft' und ‚Literatur' so scharf getrennt, und nie sind die Bemühungen um Integration größer. Buchtitel wie *Naturwissenschaftliche und kulturelle Plaudereien*, *Gedanken zu Natur und Kunst*,[110] die Bekenntnissentenz „meine Natur ist einig mit meiner Kunst"[111] – sie zeigen ebenso deutlich wie Haeckels legendärer Bilderbogen des Jugendstils, dass sich im Kontext der Entwicklungserzählung eine umfassende Ästhetisierung der Natur und Naturalisierung des Ästhetischen vollzieht. Ihren Ausgang nimmt diese Deszendenz des Schönen, das gilt es an dieser Stelle hervorzuheben, in der Schönheit der einfachen, mikroskopischen Formen. Sie zeigen den immanenten Kunsttrieb der Natur an seiner Wurzel:[112]

> Schimmelpilze unter dem Mikroskop? Der köstlichste Tropenwald kommt nicht gegen diese verwegene Naturschönheit auf. Ja, das Mikroskop. Ich denke daran, wie es die Herrlichkeit der Dinge ins schier Unendliche uns in den letzten Jahren erweitert hat.[113]

Betrachtet man die verwegene Naturschönheit der Unsichtbaren genauer, so finden sich zwei ästhetisch-ikonische Formprinzipien, die zusammengenommen das weidlich überstrapazierte Bildprogramm von Haeckels *Kunstformen* ausmachen: Symmetrie und Ornament.[114] Ist die Symmetrie vor allem eine Sache der Radiolarien und Kieselalgen und unverzichtbar für die Analogiebildung zur anorganischen Sphäre der Kristalle, geht das Ornament aus der schönen

---

109 Zur Bedeutung des Aphrodite- beziehungsweise Venusmotivs für die Gesamtkonzeption des Textes als platonisierende Liebesmetaphysik sowie zur Ideengeschichte des Topos ‚Venus Natura' vgl. ausführlich Riedel, Homo natura, S. 255–263.
110 Wilhelm Bölsche, Weltblick. Gedanken zur Natur und Kunst, Dresden 1904.
111 Wilhelm Bölsche, Hinter der Weltstadt. Friedrichshagener Gedanken zur ästhetischen Kultur, 4. und 5. Tausend, Leipzig/Jena 1904, S. 188.
112 Vgl. dazu auch Andreas Daum (Wissenschaftspopularisierung, S. 319) der darauf hinweist, dass Haeckel, einen „Kunsttrieb der Protisten" (*Die Natur*, 1913) behauptet.
113 Bölsche, Hinter der Weltstadt, S. 180.
114 Grundlegend zum ästhetischen Mikrokosmos Haeckels Christoph Kockerbeck, Ernst Haeckels Kunstformen der Natur und ihr Einfluss auf die deutsche bildende Kunst der Jahrhundertwende. Studien zum Verhältnis von Kunst und Naturwissenschaften im Wilhelminischen Zeitalter, Frankfurt a. M./Bern/New York 1986.

Selbstbewegung einzelliger Kreaturen hervor. So schlängeln sich in der ‚wunderbaren Welt des Wassertropfens'

> rotäugige Hüpferlinge mit unendlich langen Bärten, die aber eigentlich Ruderarme sind [...] und mitten in diesem ewig bewegten Schwarm [...] tanzen tausend und abertausend Infusorien, als Wirbelbäumchen oder Volvoxkugel vereinigt zu Gesellschaften, als Änderling rastlos schlängelnd [...].[115]

Die schöne Selbstbewegung im Kontext von Wasser und Welle[116] schlägt jene Brücke zwischen Ästhetik und Lebenskult, die grundlegend für den biologischen Jugendstil ist. Sie enthüllt den Kunsttrieb der Natur als spontane, flüchtige Ornamentalität eines schöpferischen Mikrokosmos. Dahinter steckt der Paradigmenwechsel, der – so Bernhard Kleeberg – die Ästhetik zu einer Subdisziplin der Physiologie erklärt. Für Haeckel etwa ist „Schönheit [...] das Telos eines naturimmanenten Kunsttriebs, der graduell von den niedersten Organismen bis zum Menschen am Werk ist".[117] Eine solche physiologistische Ästhetik wird nun ebensosehr ‚Symmetrie' und Geometrie wie ‚Ornament' geltend machen – anders gesagt wird sie neben der „Materie gewordenen mathematischen Idee"[118] der durchweg symmetrischen Kieselalgen, ‚Strahlinge', Kalkschwämme und Schalentiere jene ephemeren Akteure des Mikrokosmos aufsuchen, die sich wellen-, schlangen- oder rankenartig bewegen; dies gilt es vorläufig festzuhalten.

An Bölsches Aphrodite ist in diesem Zusammenhang bemerkenswert, dass das Bazilläre zum Ursprung der Kunst wird; also nicht die harmlosen Amöben, schönen Radiolarien oder schängelnden Infusorien im wunderbaren Wassertropfen, sondern das paradoxe Sinnbild von Feindlichkeit und Alleinheit. So erzeuge „der Bazillus [...] zahllose Nachkommen [...] bis [...] aus dem formlosen Urwesen eine Aphrodite, das heißt ein ideal schönes nacktes Menschenweib geworden" sei.[119] Tatsächlich erlaubt der bazilläre Mikrokosmos nicht nur die Deszendenz des Schönen aus den einfachen Formen. Er erlaubt darüber hinaus

---

115 Raoul Francé, Streifzüge im Wassertropfen, Stuttgart 1907, S. 35.
116 Susanne Scharnowski führt die um 1900 ubiquitäre Wellenmetapher direkt auf Fechners Psychophysik zurück, „der die von ihm angenommene, ununterbrochene psychophysische Tätigkeit im Menschen als Welle beschrieb, deren Kamm zuweilen oberhalb, zumeist jedoch unterhalb der Bewusstseinsschwelle läge" (Susanne Scharnowski, Wahrnehmungsschwellen. Krise des Sehens und Grenzen des Ich bei Eduard von Keyserling. In: Schwellen. Germanistische Erkundungen einer Metapher, hg. von Nicholas Saul, Daniel Steuer, Frank Möbus und Birgit Illner, Würzburg 1999, S. 46–61, 49). Vgl. auch grundlegend Wolfdietrich Rasch, Fläche, Welle, Ornament. Zur Deutung der nachimpressionistischen Malerei und des Jugendstils. In: Rasch, Zur deutschen Literatur seit der Jahrhundertwende, Stuttgart 1967, S. 186–220.
117 Kleeberg, Zwischen Funktion und Telos, S. 137.
118 Kleeberg, Zwischen Funktion und Telos, S. 134.
119 Bölsche, Liebesleben, S. 106.

eine integrative Deszendenzerzählung, die im Mikrobensymbol alle Gegensätze aufhebt und doch Disharmonie mitdenken lässt. Zur schönen Aphrodite gehört ja spätestens seit der Panspermiefigur immer auch der hässliche Milzbrand, und der geht – je nach Betrachterperspektive – im Schönen auf oder führt es ad absurdum. Über diese Ambivalenz dringt die Moderne in ein Projekt ein, das als modernitätsflüchtiger, glättender Holismus angelegt ist: Bölsches Bakterienmonismus ruht auf einem Wissenschaftsdiskurs auf, der seit seinen Anfängen das Ästhetische und das Grauenvolle zusammendenkt.

Zur Erinnerung: Um 1880 inszenieren der Botaniker Cohn und der Seuchenmediziner Koch jeweils die arabeskenartige Selbstbewegung von Bakterien; im ersten Kapitel war davon bereits die Rede. Diese Kreaturen „ziehen in Bogenlinien dahin", zucken „meteorartig hin und her", „schrauben sich langsam durch das Wasser", oder „[schwimmen] perlschnurartig zu langen Ketten gereiht in der Flüssigkeit", so heißt es bei Cohn über harmlose Gärungsbakterien.[120] Ganz ähnlich lässt sich für Koch der Anblick tödlicher Milzbranderreger „mit demjenigen höchst zierlicher, künstlich angeordneter Perlschnüre vergleichen" oder „mit einem Haufen Glasfäden, welche nach Art von Schlingpflanzen sich [...] zu äußerst zierlichen, spiralförmig gedrehten Bündeln vereinigen"; von Sepsisbakterien heißt es, sie bewegten sich „mit schlangenartigen Windungen lebhaft und schnell".[121] Offensichtlich entsteht in botanischer und medizinischer Bakteriologie früh eine diskursübergreifende Bildsprache, die mit Schlingpflanze, Schlange, Wellenlinie die Affinität von Mikrobiologie und Jugendstil vorformuliert.

Daran können dann spätere weltanschauliche Schriften anknüpfen, die Bakterien als flüchtige Eleganz im Wassertropfen *und* in der Milzbrandkultur entwerfen und insofern eine Kippfigur zwischen Allheit und Differenz, zwischen Schönheitsevangelium und den Abgründen der Moderne herstellen. Bei dem Popularisierer Brass beispielsweise erscheint bakterielle Selbstbewegung als „sanftes Vorwärtsgleiten oder [...] ein Schlängeln, oder auch ein mehr spiraliges Drehen" von Kreaturen, die als unheimliche Schädlinge und „Wohlthäter der Menschen" gleichermaßen benannt sind.[122] In Raoul Francés *Streifzügen im Wassertopfen* „ziehen Bakterien in dichten Schwärmen den Kieselalgenschiff-

---

120 Cohn, Über Bakterien, S. 6, 22.
121 Robert Koch, Die Ätiologie der Milzbrand-Krankheit, begründet auf die Entwicklungsgeschichte des Bacillus Anthracis [1876]. In: Koch, Gesammelte Werke, unter Mitwirkung von G. Gaffky und E. Pfuhl, hg. von Julius Schwalbe, Bd. 1, Leipzig 1912, S. 5–26, 9 f. Zur Untersuchung von pathogenen Organismen ebd., S. 119.
122 Brass, Die niedrigsten Lebewesen, S. 33, 31. Das erste Kapitel von Brass' populärbakteriologischer Schrift, aus dem diese Zitate stammen, handelt zunächst von Krankheitserregern und wendet sich dann der schönen Bewegung von Gärungsmikroben zu.

chen nach, wie Haifische einem Paketboot",[123] und Bölsche erzählt von Urbazillen am „kambrischen Strand" und vom „Urwasser, in dem sie sich schlängelten".[124] Die dekorative Schlängelei der schönen Menschheitsfeinde hat ihr Äquivalent in einer entsprechenden Ikonographie, die den Vignetten-Jugendstil Wilhelm Müller-Schönefelds und Heinrich Vogelers in den Bereich des Mikrobiellen überträgt (Abb. 13–15).

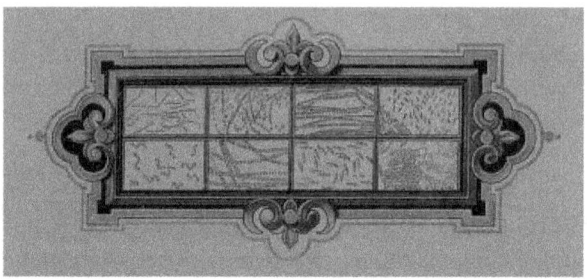

Abb. 13: Titelvignette für Kapitelüberschrift ‚Die Bakterien'. In: Ferdinand Cohn, Die Pflanze. Vorträge aus dem Gebiete der Botanik, Bd. 2, 2. Aufl., 1897, S. 445 (Abb. gemeinfrei).

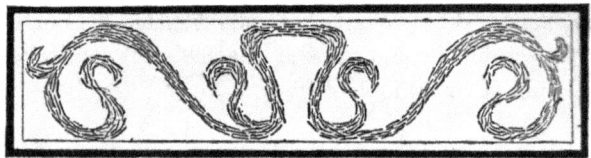

Abb. 14: Vignette. In: Jäger, Bakteriologie des täglichen Lebens, S. 303 (Fotografie Clemens Weber).

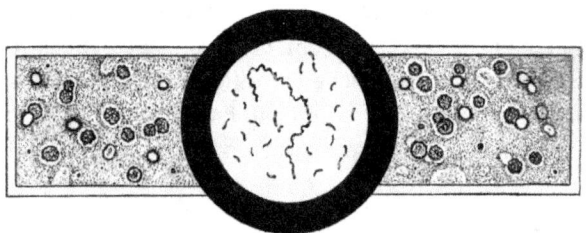

Abb. 15: Vignette. In: Jäger, Bakteriologie des täglichen Lebens, S. 255 (Fotografie Clemens Weber). Man sieht, dass alle drei Vignetten die Prinzipien von Symmetrie und Ornament kombinieren, wobei das Ornamentale vor allem in Abb. 14 dominiert.

---

123 Francé, Streifzüge im Wassertropfen, S. 50.
124 Bölsche, Liebesleben, S. 97, 99.

Welle und Wasser, Arabeske und ornamentale Selbstbewegung: Einheitsvorstellungen von Naturschönheit, Kunstschönheit und blinder Seelentätigkeit verdichten sich im schlängelnden Bazillus. Sie verdichten sich indes ebenso im naturhaft bewegten, schlangenartigen Frauenkörper, etwa im freien Tanz Loïe Fullers und Isadora Duncans, der für Haeckel ‚evolutionäre Naturwahrheit' und ‚Ausdruck des Monismus' gleichermaßen darstellt.[125] Bemerkenswerterweise konvergiert dieser ästhetische „Primitivismus des Weibes",[126] den das Fin de Siècle von Loos, Klimt und Hofmannsthal[127] bis zu Weininger feiert, mit der Idee des anthropomorphen Mikrokosmos. Der weibliche Körper wird im Jugendstil biologistisch reduziert zum floralen Ornament, zu Seerose, Lilie, Liane,[128] zu Wasserweib und gleitender Linie – beispielhaft in Klimts Ölbildern *Bewegtes Wasser* (1898) und *Wasserschlangen I und II* (1904–1907)[129] oder in Loïe Fullers ornamentalen „Pflanzen- und Serpentinenformen".[130] Der schön-schreckliche Bazillus hingegen erfährt eine zeitraffende Humanisierung zur nackten Aphrodite und zur ephemeren Wassertänzerin (s. Kap. II.2.5.). Zum Bildinventar der populären Mikrobiologie gehört nämlich neben Gleiten, Drehen, Schwimmen, neben Arabeske und Schlingpflanze ganz explizit der Tanz, und zwar die Expressivität jener Bewegungskünstlerinnen, die die klassische Form verabschieden. Fäulnisbakterien, so der Popularisierer Brass,

> bewegen sich [...] scheinbar willkürlich in ganz bestimmter Richtung; es ist nicht jener bekannte Tanz, den kleine Körperchen [...] in Flüssigkeit ausführen, sondern es ist ein

---

125 Mit diesen Worten überliefert es zumindest Isadora Duncan in ihrer Autobiographie: „Haeckel commented on my dance, linkening it to all the universal truths of nature and said that it was an expression of monism, in that it came from one source and had one direction of evolution". Während einer Begegnung in Bayreuth 1904 habe sie mit Haeckel gefeiert und für ihn getanzt (Isadora Duncan, My Life. Restored Edition, with a New Introduction by Joan Acocella, New York 2013 [1927], S. 133). Vgl. auch Gabriele Brandstetter, Tanz-Lektüren. Körperbilder und Raumfiguren der Avantgarde, Frankfurt a. M. 1995, S. 82–98.
126 Monika Wagner, Wiener Frauenbilder. Ornament als Verbrechen? In: Die Wiener Jahrhundertwende. Einflüsse, Umwelt, Wirkungen, hg. von Jürgen Nautz und Richard Vahrenkamp, 2. Aufl., Wien/Köln/Graz 1996, S. 543–558, 543.
127 Vgl. Sabine Schneider, Tödliche Präsenz. Primitivismus in Hofmannsthals Elektra. In: Literarischer Primitivismus, hg. von Nicola Gess, Berlin/Boston 2013, S. 191–211.
128 An Pflanzenspezies stehen „Seerosen, Efeu, Schwertlilien, Lianen, Heckenrosen, Orchideen, Narzissen und Mohn" im Vordergrund (Beate Otto, Unterwasser-Literatur. Von Wasserfrauen und Wassermännern, Würzburg 2001, S. 131).
129 Vgl. Wagner, Wiener Frauenbilder, S. 545–549.
130 Brygida Ochaim: „In Loie Fullers im Bewegungsornament sich herausbildenden und wieder sich verwandelnden Pflanzen- und Serpentinenformen verkörpert sich das Hauptmerkmal von Art Nouveau, Jugendstil, Sezessionsstil [...]". In: Gabriele Brandstetter und Brygida Ochaim, Loïe Fuller. Tanz, Licht-Spiel, Art Nouveau, Freiburg i.Br. 1989, S. 109.

Durcheinanderwimmeln, ein Hin- und Herbewegen, ein Vorwärts- und Rückwärtsschieben, ein Halten u. s. w.[131]

Vorwärts- und Rückwärtsschieben, Hin- und Herbewegen, ruckartiges Halten: Solche animalische Bewegung gilt für moderne Tänzerinnen wie für Mikroben gleichermaßen. Und der einheitliche Zeichenvorrat, den sich Ausdruckstanz, Populärbiologie und künstlerischer Symbolismus offensichtlich teilen, zeigt, worum es geht: um das Leben schlechthin. Isadora Duncan deutet ihren organisch bewegten Leib ebenso als Pflanze[132] wie der Protagonist Paul aus *Der Tod Georgs* denjenigen seiner sterbenden Frau.[133] Loïe Fuller, performative Verkörperung des Jugendstils,[134] inszeniert sich als Schlange, und auch dem Kunsttheoretiker Ludwig Hevesi stellt sich die fließende Linie in Klimts Bildern als „das Bewegungsprinzip der Schlange" dar.[135] Populärer Vignettenschmuck wiederum lässt Bazillen, die Bölsche als nackte Menschenschönheit feiert, wie schlangenartige Arabesken aussehen. Und gemeinverständliche Abhandlungen imaginieren sie als Tänzerinnen, die sich wie Loïe Fuller spiralig um die eigene Achse drehen. Mit Blick auf Wolfdietrich Raschs klassische Ideengeschichte des Symbolismus lassen sich all diese Beobachtungen auf einen gemeinsamen Nenner bringen: Das Ornament ist Chiffre des Lebens.[136] Als Einheit von Bedeutung und Form verselbstständigt es sich um 1900 zum literarischen und bildkünstlerischen Programm, ja zur allumfassenden Weltsicht, die die Hierarchie der Kausalitäten durch das zweidimensionale Gewebe eines Teppichs der Allverbundenheit ersetzt:[137] „Er erkannte in den Ornamenten, die sich verschlingen, ein

---

131 Brass, Die niedrigsten Lebewesen, S. 33. Bemerkenswerterweise verwendet Koch schon 1877 die Tanzmetapher im Zusammenhang mit technischen Schwierigkeiten, die sich beim Färben und Abbilden von Bakterien ergäben: „Bald tanzt das winzige Stäbchen oder Kügelchen zur Seite und verschwindet in dem dichten Haufen der übrigen Bakterien; bald erhebt es sich über die Einstellungsebene oder taucht unter dieselbe hinab" (Robert Koch, Verfahren zur Untersuchung, zum Konservieren und Photographieren der Bakterien, S. 28).
132 „I had developed this movement in a series of different variations on several themes – such as the first movement of fear [...] from which would flow [...] a love movement, from the unfolding of which, like the petals of a flower, the dancer would stream like a perfume" (Duncan, My Life, S. 62).
133 Richard Beer-Hoffmann, Der Tod Georgs. In: Grosse Richard-Beer-Hoffmann-Ausgabe in sechs Bänden, Bd. 3, hg. und mit einem Nachwort versehen von Allo Allkemper, Paderborn 1994, S. 59.
134 Vgl. Jo-Anne Birnie Danzker, Loïe Fuller. Getanzter Jugendstil, München 1995.
135 Ludwig Hevesi, Gustav Klimt und die Malmosaike. In: Hevesi, Alte und Neue Kunst, Wien 1894–1908, Reprint. Klagenfurt 1986, S. 210.
136 Vgl. Rasch, Fläche, Welle, Ornament, S. 217–219.
137 Dazu Hans-Günther Schwarz, Orient, Okzident. Der orientalische Teppich in der westlichen Literatur, Ästhetik und Kunst, München 1990.

verzaubertes Bild der verschlungenen Wunder der Welt", heißt es im *Märchen der 672. Nacht*, und

> fand die Formen der Tiere und die Formen der Blumen und das Übergehen der Blumen in die Tiere; die Delphine, die Löwen und die Tulpen, die Perlen und den Akanthus; [...] er fand die Seligkeit der Bewegung und die Erhabenheit der Ruhe, das Tanzen und das Totsein; [...].[138]

Delphine, Löwen, Tulpen und beseligende Bewegung: Das Ornament verlebendigt und abstrahiert gleichermaßen und dient insofern der Entindividualisierung und Entdifferenzierung aller Seinsformen, der Auflösung aller Unterschiede, erzeugt eine schier unbegrenzte Identitäts- und Totalitätsfiktion.[139] Allerdings nicht ganz.

Denn gerade mit dem Mikrobendiskurs nimmt das bisweilen monotone Repertorium des Schönen, Harmonischen und Identischen, das in den endlosen Verschlingungen der Arabeske zum Ausdruck kommt, ein Moment der Spannung und Differenz auf. So zieren die oben abgebildeten dekorativen Bakterienornamente etwa Buchkapitel, die ansonsten der „Besieg[ung] des Typhus und der Cholera" oder den „Verhütungsmaßregeln gegen Verschleppung von Krankheitskeimen" gewidmet sind.[140] Und Bölsches Deszendenz von Kunst und Eros aus dem Bazillären denkt den Schrecken ebenfalls mit: Wenige Seiten vor der Aphrodite-Allegorie ist im *Liebesleben* „vom Cholerabazillus" die Rede, „der die Cholera erzeugt oder doch immer gleichzeitig mit dieser grausamen Krankheit sich zeigt".[141]

In der Weltanschauungsliteratur kommen also zeittypischer Schönheitskult und zeittypische Mikrobiologie auf eine Weise zusammen, die Allverbundenheit, Naturästhetik und Ich-Entgrenzung mit völlig disparaten Subtexten verknüpft: mit dem faszinierenden Schrecken der tausendköpfigen Hydra und mit dem Rationalismus der Laborwissenschaften. Bakterien als Jugendstilobjekte fügen dem harmonischen Kontinuum der „milden Farben und verschwiegen schönen Formen [...], der wallenden Linien [...] und dem Glanze der Wässer"[142] ein Element der Disruption hinzu. Sie tragen das eigentlich Moderne, das Brüchige und Ambivalente in den regressiven Raum der Alleinheit hinein, so dass man von einer bakteriologischen ‚Modernisierung des Monismus' sprechen könnte. Nun

---
138 Hugo von Hofmannsthal, Das Märchen der 672. Nacht. In: Hofmannsthal, Sämtliche Werke, Bd. XXVIII, Erzählungen 1, hg. von Ellen Ritter, Frankfurt a. M. 1975, S. 15–31, S. 15.
139 Der Zusammenhang von Lebensfeier, Bewusstseinskritik und den Grundfiguren des biologischen Jugenstils – Wasser, Welle und gleitender Linie – wird besonders deutlich in Keyserlings Roman *Wellen*, vgl. Scharnowski, Wahrnehmungsschwellen, S. 52–61.
140 Jäger, Bakteriologie, S. 255, 303.
141 Bölsche, Liebesleben, S. 97.
142 Francé, Streifzüge im Wassertropfen, S. 21.

mag die Vermutung naheliegen, dass es sich beim ästhetischen Bazillus der Weltanschauungsbewegung um ein Randphänomen handelt, das kurzfristig aufleuchtet und aus den Denkmilieus der Mediziner und Popularisierer rasch wieder verschwindet. Doch die Modernisierung des Monismus wirkt nachhaltig, unsichtbare Krankheitserreger erscheinen bis in unsere Gegenwart als Inbegriff des Natur- *und* Kunstschönen. Das zeigen etwa die hochgradig ästhetisierten, elektronenmikroskopischen Abbildungen des Coronavirus, die seit 2020 die Medienberichterstattung über den neuen Erreger begleiten und das alte Prinzip der Symmetrie aktualisieren: Sars-CoV-2 zirkuliert, ungeachtet seiner katastrophalen globalen Wirkungen, als attraktive, bekränzte Kugel in leuchtenden Komplementärfarben durch das World Wide Web.[143] Das zeigt ebenso ein prächtiger Bildband aus dem Jahr 2003 mit dem vielsagenden Titel *Schönheit und Mikrobiologie. Ein Bilderbuch ästhetischer Betrachtungen zur Koloniemorphologie*; er stammt aus der Feder des „Mikrobiologen und ästhetischen Amateurs" Gero Beckmann.[144] Photos von schönen Bakterienkulturen werden von Begleittexten flankiert, die gefährliche Krankheitserreger, *Pseudomonas Aeruginosa*, „de[n] Erreger des blaugrünen Eiters und eine[n] der wohlriechendsten Vertreter unter den Bakterien",[145] Klebsiellen oder andere Enterobakterien als ‚nutzlose Schönheit' in Kant'scher Tradition präsentieren. Dabei bemüht der Verfasser ähnliche Ahnenreihen wie die mikrobiellen Entertainer der Jahrhundertwende: Aristoteles, Eichendorff, Kant, Schopenhauer und Leibniz sind die Autoritäten in dieser bunten Mischung aus Elektronenmikroskopie und populärer Hochglanzästhetik. Letztlich zielt sie auf genau die gleiche harmonisierende Identität von Kunst und Natur, von Ekel und Schönheit, Leben und Tod wie der Weltanschauungsmarkt um 1900. Man solle „die Aufnahmen von verschiedenen Enterobakterienkoloni-

---

143 Vgl. die folgenden Websites (sämtlich eingesehen am 25.04.2021), die trotz völlig unterschiedlicher Ziele und publizistischer Hintergründe stets dasselbe ikonische Prinzip – schöne, dreidimensionale Symmetrie – aktualisieren: Schweizerisches Rotes Kreuz, Portal für gesundheitliche Chancengleichheit miges.plus: https://www.migesmedia.ch/de/kampagne-so-schuetzen-wir-uns; Britisches Online-Magazin ‚The Independent', 28.01.2020, https://www.independent.co.uk/life-style/gadgets-and-tech/features/bitcoin-price-coronavirus-outbreak-china-cryptocurrency-trump-impeachment-a9304696.html; Website der Universität Basel, Rubrik ‚Aktuell', https://www.unibas.ch/de/Aktuell/Coronavirus.html; WHO, Rubrik ‚Global research and innovation forum to mobilize international action in response to the novel coronavirus (2019-nCoV) emergency', https://www.who.int/news-room/events/detail/2020/02/11/default-calendar/global-research-and-innovation-forum-to-mobilize-international-action-in-response-to-the-novel-coronavirus-(2019-ncov)-emergency; BBB News: Covid: Why is coronavirus such a threat? (James Gallagher, 22.10.2020), https://www.bbc.com/news/health-54648684.
144 Gero Theo Beckmann, Schönheit und Mikrobiologie. Ein Bilderbuch ästhetischer Betrachtungen zur Koloniemorphologie, Hannover 2003, S. 29.
145 Beckmann, Schönheit und Mikrobiologie, S. 27.

en in enger Umschlingung und Umspülung betrachten", schreibt Beckmann, denn dann sei „der assoziative Weg zu den Bildern großer Impressionisten wie Monet und Manet nicht weit", man sehe „Bilder von Wiesen, seerosenbedeckten Teichen etc."[146] Hier wie auch bei der aktuellen Coronavirus-Ikonographie wird der Leser zu synkretistischen Bildlektüren ermuntert, die so neu, wie es die elektronenmikroskopischen Superlative suggerieren, eben doch nicht sind.

2.5 Die Geißel als Ornament des Ornaments (Haeckel, Bahr, Klages)

Um 1900 ist nun für solche Interdiskursivität ein bestimmtes Wissenselement besonders maßgeblich: die Geißel. Grundsätzlich erfordert die tänzerische Drehung einzelliger Kreaturen, in der sich Naturkunst und Lebenswille verdichten, ein ebenso ästhetisches wie lebendiges Bewegungsorgan. Gefunden scheint es im Peitschenanhang zahlreicher Mikroorganismen, den Popularisierer immer wieder namhaft machen. Der „Scheinfuß" gewisser Amöben, so etwa Francé, ist „nicht nur peitschendünn, sondern schlenkert auch wie eine Peitsche, und tänzelnd verläßt die zum Geißeltierchen gewordene Amöbe der Urväter Lebensart".[147] Wortgeschichtlich ist die ‚Geißel' als Bewegungsorgan winziger Lebewesen ein relativ spätes Phänomen: Das *Grimmsche Wörterbuch* verzeichnet nur das Bedeutungsfeld der ‚Peitsche' und des ‚Züchtigens' beziehungsweise ihre vielen Komposita.[148] Und Christian Gottfried Ehrenberg, Pionier der Mikrobiologie, schreibt noch 1838 vom „fadenartigen kurzen Rüssel", den er beim „Bacterium triloculare" beobachtet habe.[149] Erst mit dem Aufstieg des Mikroskopierdiskurses wird dieser ‚Rüssel' begrifflich zur Geißelpeitsche vereinheitlicht, und das Instrument des Schlagens erhält eine biologische Zweitbedeutung. So ist etwa 1858 in einer frühen Infusoriensystematik, die sich noch weitgehend auf die ‚Wimpern' und ‚Rüssel' Ehrenbergs bezieht, von einer „langen Geissel" die Rede, deren Vorkommen allerdings auf die „niederen, monadenähnlichen Infusorien beschränkt" ist.[150]

---

146 Beckmann, Schönheit und Mikrobiologie, S. 29.
147 Francé, Streifzüge im Wassertropfen, S. 40.
148 Vgl. Lemma ‚Geisel, f. flagellum' sowie zahlreiche abgeleitete Begriffe und Komposita. In: Deutsches Wörterbuch von Jacob Grimm und Wilhelm Grimm, Bd. 4, Erste Abtheilung, Teil 2: Gefoppe-Getreibs, bearb. von Rudolf Hildebrand und Hermann Wunderlich, Nachdruck, München 1999 [Leipzig 1887], Sp. 2615–2622.
149 Christian Gottfried Ehrenberg, Die Infusionsthierchen als vollkommene Organismen. Ein Blick in das tiefere organische Leben der Natur, Leipzig 1838, S. 76, 75.
150 Friedrich Stein, Der Organismus der Infusionsthiere. Nach eigenen Forschungen in systematischer Reihenfolge bearbeitet, 1. Abtheilung, Leipzig 1859, S. 70; vgl. auch den Abschnitt „Geisseltragende Infusorien", S. 72.

Das ändert sich maßgeblich mit Haeckels *Kunstformen*, jetzt kommt der Geißel eine zunehmend weltanschauliche Bedeutung zu. In dieser biologistischen Kunst, die die „zur Arabeske geformte gewellte Linie"[151] zur Chiffre des Lebens erhebt, liefert die Geißel nämlich die schlechthin mögliche Steigerung der Arabeske. Erstens ist der peitschenartige Anhang, den Haeckel verschiedenen einzelligen Spezies zuschreibt, ein von der schöpferischen Natur gebildetes Ornament – man kann das an den Anhängen der Spezies ‚Geißelhütchen' und ‚Flagellata' sehen:

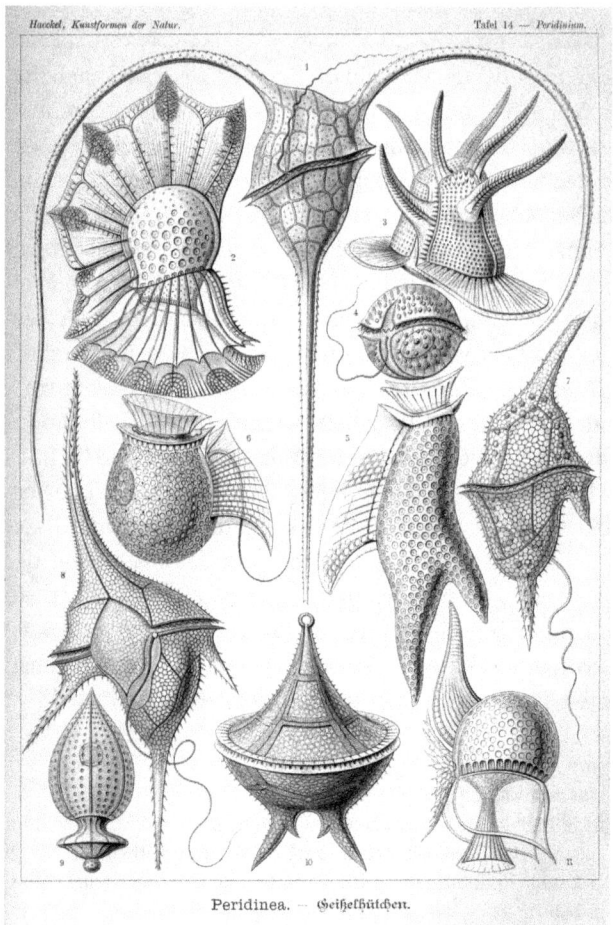

Abb. 16: Peridinea (Geißelhütchen). In: Ernst Haeckel, Kunstformen der Natur. Bd. 2, 2, Leipzig/Wien 1899, Taf. 14 (Abb. gemeinfrei, Quelle: www.biolib.de).

---

151 Rasch, Fläche, Welle, Ornament, S. 213.

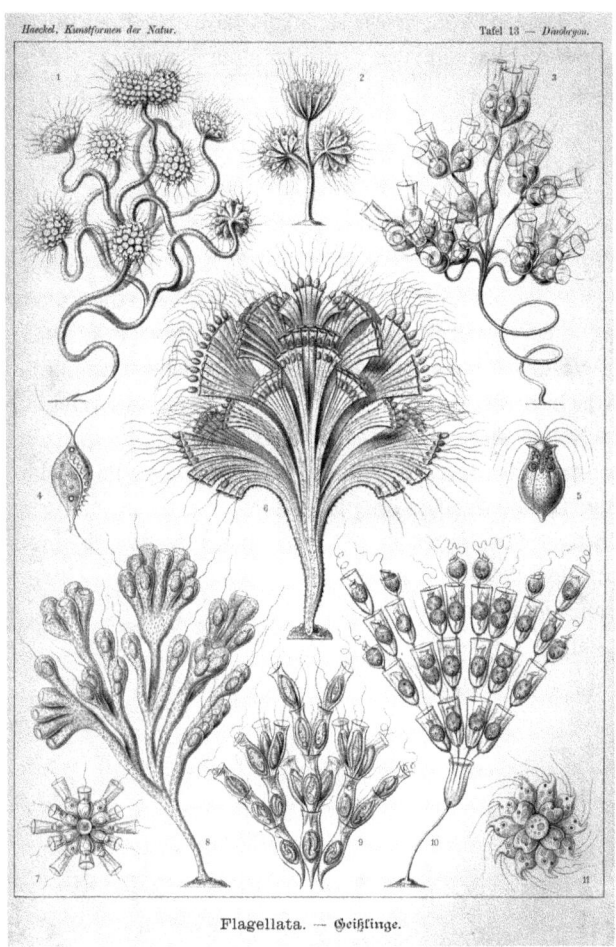

Abb. 17: Flagellata (Geißlinge). In: Ernst Haeckel, Kunstformen der Natur. Bd. 2, 2, Leipzig/Wien 1899, Taf. 13 (Abb. gemeinfrei, Quelle: www.biolib.de)

Zweitens erzeugt die Geißel selbst eine arabeskenartige Bewegung, stellt also ein Ornament des Ornaments dar. Die dekorativen „Geißelhütchen", eine Spezies „einzelliger Urpflanzen", bewegen sich

> schwimmend mittels zweier dünnen Geißeln umher [...]. Die längere Geißel schwingt in langen Wellen, peitschenartig, und ist bei der Bewegung meist nach hinten gerichtet. Die kürzere Geißel [...] schwingt in zahlreichen kurzen Wellen.[152]

---

[152] Haeckel, Kunstformen, Tafel 14, Peridinium, o. S.

Schwingen in langen und kurzen Wellen: An Haeckels Ikonographie und Beschreibungssprache zeigt sich deutlich, wie weit das Meta-Ornament ‚Geißel' der schönen Lebensalleinheit entgegenkommt. So weit, dass sich im Kontext evolutionärer Ästhetik ein eigenständiger Geißeldiskurs ausbildet, der parallel zur Durchsetzung der Bakteriologie läuft, aber auch unabhängig von ihr. Am prominentesten zeigt sich das in den *Kunstformen der Natur* selbst, die von begeißelten Wesen regelrecht wimmeln: Neben den mikroskopischen Geißelhütchen, Flagellaten und Ciliaten heben letztlich all die Quallen, Kraken, Medusen und Polypen in Haeckels Bilderbogen nichts anderes als die symbolische Bedeutung des Peitschenanhangs hervor. Die Arabeske der Arabeske wird dem Betrachter als jenes Prinzip vorgeführt, das Einheit zwischen Einzellern und höher organisiertem Leben, zwischen Mikro- und Makrokosmos stiftet, das schließlich jeglichen Unterschied zwischen Kunst und Leben aufhebt. Darüber hinaus zeigt sich die Bedeutung des Geißeldiskurses in auffälligen sprachlichen Redundanzen in Haeckels Gesamtwerk, die das Ornamentale in Form und Bewegung regelrecht ritualisieren. In *Das Protistenreich* (1878) ist, auch hier in emblematischer Konfiguration, von Flagellaten die Rede, die „im Wasser umher[schwimmen] mittelst eines feinen fadenförmigen Fortsatzes, der wie eine Geißel oder Peitsche hin und her geschwungen wird".[153]

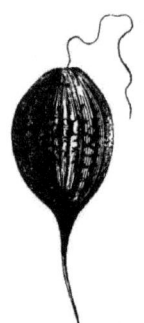

Fig. 8. **Phacus** (longicauda). Ein Geisselschwärmer mit einer langen schwingenden Geissel am vorderen, einem fadenförmigen Anhang am hinteren Ende; hinter ersterem ein rother Augenfleck.

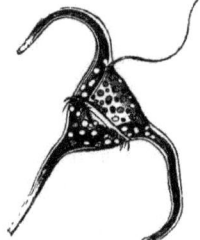

Fig. 9. **Peridinium** (tripus). Ein Wimpergeissler, dessen dreihörnige Kieselschale aus zwei Hälften zusammengesetzt ist.

Abb. 18: Phacus und Peridinium. In: Ernst Haeckel, Das Protistenreich. Eine populäre Übersicht über das Formengebiet der niedersten Lebewesen, mit einem wissenschaftlichen Anhange: System der Protisten, Leipzig 1878, S. 24 (Abb. Gemeinfrei).

---

153 Ernst Haeckel, Das Protistenreich. Eine populäre Uebersicht [!] über das Formengebiet der niedersten Lebewesen. Mit einem wissenschaftlichen Anhange: System der Protisten, Leipzig 1878, S. 24.

In den *Malayischen Reisebriefen* (1901) schreibt Haeckel erneut von Peridinea, diese „Urpflänzchen [...] bewegen sich mittelst einer schwingenden Geißel",[154] und in den *Welträtseln* (1899) fast gleichlautend von den „sehr kleinen Samenkörperchen oder Spermien"; sie seien

> Geißelzellen und bewegen sich mittelst ihrer schwingenden Geißel ebenso lebhaft schwimmend im Sperma umher wie die gewöhnlichen Geißel-Infusorien.[155]

Diese Selbstzitationen enthüllen die Geißel als dasjenige Wissenselement, das Flagellaten, Urpflänzchen und Spermien überhaupt nennenswert macht. In ihr überschneiden sich wesentliche Diskurslinien des Fin de Siècle: Mikrokosmos, Lebenssymbolik, Allverschlungenheit und Assoziativität. Die Geißel ist gewissermaßen mikrobiologischer Ausdruck jener ‚ornamentalen Weltsicht', die in der Wiener Moderne literarische Texte, Kunsthandwerk und Malerei gleichermaßen prägt[156] – von Klimts Wassergemälden bis zum zyklischen Kompositionsprinzip des *Reigen* und zum assoziativen Kompositionsprinzip von *Der Tod Georgs* (s. u.).

Vor allem verdichtet sich in den zarten Bewegungen der Geißel jenes Transitorische, das die Kunstwende um 1900 kennzeichnet. Denn die Welt der unsichtbaren Kreaturen, die sich mit Geißeln, Zilien oder Wimpernkränzen fortbewegen, ist flüchtiger und auratischer als jeder noch so ephemere Schleiertanz der Bewegungskünstler. Sie erscheint und verschwindet, sobald man auch nur kleinste Änderungen der medialen Anordnung vornimmt, die Blende des Mikroskops vergrößert oder den Objektträger verschiebt: „Schon wieder tritt Neues auf den Plan", heißt es bei Francé,

> das rädernde Urthier strömt langsam dahin; wir folgen ihm durch eine geschickte Bewegung des Glasplättchens, auf dem der Wassertropfen ausgebreitet ist, in dem wir streifen. [...] Wir durchmessen einen Algenwald; da zerflattert auch schon alles in Bewegung.[157]

Was aber der Wahrnehmung so leicht entflattert wie die Radiolarien oder Geißeltierchen im Lichtkegel des Mikroskops, das entspricht entschieden der impressionistischen Poetik des Flüchtigen – all den ‚vorbeisendeten Rots, Grüns

---

154 Ernst Haeckel, Aus Insulinde. Malayische Reisebriefe, 3. Aufl., Leipzig 1923 [1901], S. 12.
155 Ernst Haeckel, Die Welträthsel. Gemeinverständliche Studien über monistische Philosophie, 8., unver. Aufl., Bonn 1902, S. 159.
156 Vgl. Dagmar Lorenz, Wiener Moderne, Stuttgart 2007, S. 141.
157 Francé, Streifzüge im Wassertropfen, S. 25.

und Graus' einer unfest gewordenen Wahrnehmungswelt; das ist andersherum besonders geeignet, Aufmerksamkeit zu fokussieren.[158]

So ist es wohl kaum ein Zufall, dass sich auch Hermann Bahr, Theoretiker des unfesten Ichs und der arabeskenartigen Erzählformen, ferner Spezialist für die Erzeugung medialer Aufmerksamkeit, den Geißeltierchen zuwendet. In seiner Version der evolutionistischen Kulturgeschichte erscheinen ausgerechnet die ephemeren Ornamentkünstler – und nicht Schleimklümpchen oder Schwertlilien – als unsere Vorväter:

> In keinem Plutarch steht, was uns jedes winzige Geißeltier im Mikroskop zeigt: wie wir sind und werden [...]. Erst Bölsche und Meyer und Francé schlugen wieder diesen Goethischen Ton an: Das bist ja du, hier sieh dich selbst, da kommst du her, da gehörst du hin, erkenne dich hier! Das ist der Unterschied: Früher war's eine Naturgeschichte, jetzt ist's unsere Familiengeschichte; da hören wir doch ganz anders zu.[159]

Gerade im rationalen *gnoti seauton* des bewusstlosen Geißeltierchens scheint jene „Einheitlichkeit des Gesamtlebens" auf, „die die Grunderfahrung der Epoche ist".[160]

Nimmt man nun diese kulturelle Zirkulation der Kollektividee ‚Geißeltierchen' ernst – von Haeckels Wasserkunst bis zu Bahrs Familiengeschichte –, so darf es kaum erstaunen, dass auch den faszinierendsten Bewohnern des Mikrokosmos, den Bakterien, mit großem Aufwand Geißeln zugeschrieben werden. Die Aufmerksamkeit von Bazillenforschern und Bazillenpopularisierern richtet sich sogar ganz gezielt auf diese Fortbewegungsorgane, die Aktivität und Alleinheit im Schönen garantieren, obwohl aus heutiger Sicht nur wenige Bakterienarten mit solchen ausgestattet sind.[161] Koch selbst setzt sich schon 1877 inten-

---

[158] Überlegungen zu einer Medientheorie des Ephemeren, das besonders geeignet sei, Aufmerksamkeit zu fokussieren, finden sich bei Ralf Schnell/Georg Stanitzek, Einleitung. In: Ephemeres. Mediale Innovationen 1900/2000, hg. von Ralf Schnell und Georg Stanitzek, Bielefeld 2005, S. 1–6, 4. Zur Flüchtigkeit der Erscheinungswelt in der Lyrik am Beispiel des Mathematikers Hausdorff vgl. Friedrich Vollhardt, Pierrot Lunaire. Form und Flüchtigkeit des Schönen in der europäischen Literatur, Kunst und Wissenschaft um 1900 (Giraud, Hartleben, Hausdorff). In: Europäische Jahrhundertwende. Literatur, Künste, Wissenschaften um 1900 in grenzüberschreitender Wahrnehmung, Erstes Kolloquium, hg. von Werner Frick und Ulrich Mölk, Göttingen 2003, S. 89–113.
[159] Hermann Bahr, Natur. In: Bahr, Kritische Schriften in Einzelausgaben, Bd. 12: Essays, hg. von Gottfried Schödl, Weimar 2011 [1909], S. 102–111, 107 f.
[160] Rasch, Fläche, Welle, Ornament, S. 218.
[161] Schon seit den 1830er Jahren wurden akzidentell Peitschenanhänge beziehungsweise ‚Rüssel' bei Bakterien beobachtet und zeichnerisch festgehalten, doch noch ohne systematisches Interesse oder technische Präzision; vgl. Ehrenberg, Infusionsthierchen, S. 76; vgl. auch Ferdinand Cohn, Untersuchungen über Bacterien I. In: Beiträge zur Biologie der Pflanzen,

siv mit dem mikroskopischen, färberischen und photographischen Nachweis jenes Objektes auseinander, das noch ephemerer ist als die Bakterien selbst, „ein so ungemein zartes und blasses Gebilde". Färbe man die Bakterien speziell, so lasse in bestimmten Präparaten „fast jeder einzelne Bazillus sehr schöne, braun gefärbte Geißelfäden erkennen". Kennzeichnend auch hier wieder die ornamentale Gestalt: Die Geißel erscheint als „langer, leicht bogenförmig geschwungener, kräftiger, aber nach dem Ende zu sich verjüngender Faden", als „feine, regelmäßig gestaltete Wellenlinie"; oder aber als Gebilde, „welches sehr fein ist und einem langgestreckten ‚S' gleicht".[162] Kochs Interesse gilt ja den Mikroben als handelnden Aggressoren, insofern muss ihm besonders am Vermögen der Selbstbewegung gelegen sein – mit anderen Worten an der Begeißelung: Da „nun schon bei einer nicht geringen Anzahl von Bakterien Geißelfäden als Bewegungsorgane aufgefunden" seien, so müsse man annehmen, „daß alle mit selbständiger Bewegung versehenen Bakterien Geißelfäden besitzen".[163]

Soweit Kochs morphologische Interessen um 1880, die letztlich dem bakteriologischen Monokausalismus geschuldet sind: Mikroben gelten immer und unter allen Umständen als Aktanten mit weitreichender Autonomie. Als dann gegen Jahrhundertende Bildkünstler und Literaturproduzenten die Arabeske zum ästhetischen Prinzip erheben und ihre weltanschauliche Symbolkraft zunimmt, entwickelt die Geißel allerdings ein ästhetisches Eigenleben. Bakteriologen stellen die Suche nach ihr rückblickend ins Zentrum der Aufmerksamkeit: Erst Koch sei es durch sein besonderes Färbe- und Photographierverfahren gelungen, schreibt Löffler 1897, „die von allen Beobachtern, so namentlich von Billroth vergebens angestrebte Färbung der Bewegungsapparate beweglicher Bacterien – die Färbung der Geißeln zu erzielen".[164] Und Haeckel dehnt seine

---

Bd. 1, 2, hg. von Ferdinand Cohn, Breslau 1872, S. 127–222, wo etwa unter Bezugnahme auf Ehrenbergs „feinen Rüssel" von dem Geißelpaar die Rede ist, das eine Spezies namens „Spirillium volutans" trage (S. 183).
162 Koch, Verfahren zur Untersuchung, S. 39, 40, 38, 39, 40.
163 Das Zitat geht folgendermaßen weiter: „Mir erscheint es auch durchaus nicht zweifelhaft, daß mit Hilfe von starken Objektiven, schräger Beleuchtung und Färbung mit Extr. campech. oder anderen, vielleicht noch wirksameren Farbstoffen die Geißeln bei den kleinsten Bakterien nachzuweisen und zu photographieren sind" (Koch, Verfahren zur Untersuchung, zum Konservieren und Photographieren der Bakterien S. 41).
164 Löffler, Vorlesungen, S. 219 f. Vgl. dazu auch das *Lehrbuch der Mikrophotographie* von Richard Neuhauss, das den Schwierigkeiten und Umständen des Geißelnachweises – gefärbt oder ungefärbt, mikrophotographisch oder mikroskopisch – breite Aufmerksamkeit schenkt (Richard Neuhauss, Lehrbuch der Mikrophotographie, Braunschweig 1890, S. 244 f. und 242, 252, 258 f.). Bemerkenswert ist auch hier für den Verfasser die „Feinheit, mit welcher die zartesten Gebilde, vor allem die Geißeln wiedergegeben wurden" (Neuhauss, Lehrbuch der Mikrophotographie, S. 252).

Geißel-Selbstzitate auf die mittlerweile hochprominenten Bakterien aus: Die kleinsten von allen Moneren, so heißt es in der vierten Auflage der *Anthropogenie*,

> sind die berühmten Bacterien. (Bacillus, vibrio u. s. w.), die gefürchteten Erreger von vielen der gefährlichsten Krankheiten. Diese winzigen kugeligen oder stäbchenförmigen Moneren bewegen sich rotirend (wahrscheinlich mittelst einer schwingenden Geißel) und vermehren sich sehr rasch durch Quertheilung.[165]

Auch Ferdinand Cohn schließt sich der Geißelbegeisterung an, und zwar mit einem unmarkierten Haeckel-Zitat. In der Zweitauflage seines monistischen Klassikers *Die Pflanze* ist von „den meisten schwärmenden Bakterien" die Rede; es seien „besondere Bewegungsorgane in Gestalt lebhaft schwingender Geißeln entdeckt" worden, derart bewehrte Bazillen würden „in lustigem Gewimmel durcheinanderschwärmen".[166] Zu lesen sind solche mikrobiologischen Schwärmereien in einem Werk, das dezidiert neovitalistische Töne anschlägt, das die Einheit von Natur und Kunst beschwört und als Kronzeugen dafür Aristoteles, Theophrast und Goethe anruft.[167] Definiert ist das Leben durch Reizbarkeit, „von der kleinsten Bakterie bis hinauf zum Menschen", doch sind mechanistische Erklärungen dafür niemals hinreichend. „Die Reizbewegungen des Lebens", so heißt es weiter, seien „nicht unmittelbare Arbeitsleistungen der Kräfte, von denen sie hervorgerufen werden; vielmehr sind es innere Kräfte, die im Organismus selbst als Spannkräfte ruhen [...]".[168] Dieses verkappte Lebenskraftmodell gilt für die Instinktbewegungen begeißelter Einzeller ebenso wie für die Willkürmotorik höher organisierter Tiere – Lebewesen sind keine gesetzmäßig erfassbaren Automaten.

Das schöne Bewegungsorgan macht den Mikrobendiskurs also doppelt anschlussfähig: Erstens gewinnt man die bösen Invasoren einer autoritären Biopolitik, die mit Geißeln noch besser in den Körper eindringen können, zweitens

---

165 Ernst Haeckel, Stammesgeschichte des Menschen. Wissenschaftliche Vorträge über die Grundzüge der menschlichen Phylogenie, Teil 2 der Anthropogenie, 4., umgearb. und verm. Aufl., Leipzig 1891, S. 483.
166 Cohn, Die Pflanze, S. 454, 453.
167 Cohn, Die Pflanze, bes. S. 1–45, 77–155.
168 Cohn, Die Pflanze, S. 51. Aristoteles, der „Tiefe spekulativer Ideen, Schärfe logischer Deduktion mit einem Reichthum naturwissenschaftlicher Spezialkenntnisse vereinigte wie kein zweiter vor und wenige nach ihm", habe „als Prinzip des Lebens die Seele [bezeichnet]". Danach habe die „Lebensfrage" für nahezu zweitausend Jahre als beantwortet gegolten (Cohn, Die Pflanze, S. 42). Allgemein zum Verhältnis von „Naturphilosophie und exakter Naturforschung bei Cohn" vgl. Klemm, Ferdinand Julius Cohn, S. 101–105.

die dekorativen Geißelwesen einer unsichtbaren Parallelwelt, die Lebensfeier, Allzusammenhang und Entwirklichung verkörpern. Deutlich wird das erneut in populärer Graphik, etwa in Heinrich Jägers *Bakteriologie des täglichen Lebens*. In einer seiner Vignetten wiederholt ein Geißelbakterium die Linien und Umrisse des schwimmenden Frauenkörpers, was sich als weiterer Hinweis auf die heimliche Identität des Humanen und Mikrobiellen lesen lässt. Offensichtlich sind hier die gleichen Kräfte wirksam, das zeigen etwa die Parallelen zu Klimts *Wasserschlangen II* (Abb. 19, 20).

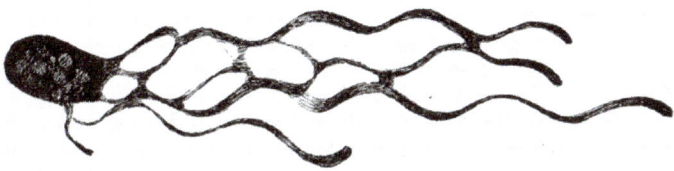

Abb. 19: Bakterienvignette. In: Heinrich Jäger, Die Bakteriologie des täglichen Lebens, S. 254 (Fotografie Clemens Weber).

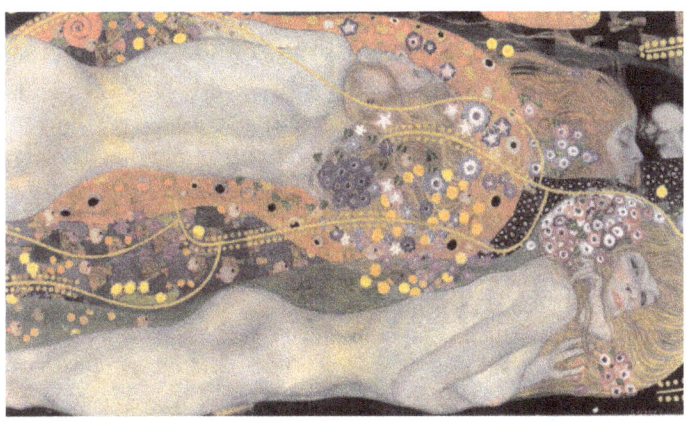

Abb. 20: Gustav Klimt, Wasserschlangen II (1904). Quelle: Wikimedia https://commons.wikimedia.org/wiki/File:Klimt_-_Wasserschlangen_II_(Freundinnen)_-_1904.jpeg [zuletzt aufgerufen am 20.02.2021].

Der Bildvergleich macht deutlich, dass eine solch ornamentale Geißelbazille der Formenwelt des Symbolismus wesentlich nähersteht als der Naturwahrheit. Schließlich zirkulieren zeitgleich bereits Mikrophotogramme von begeißelten Bakterien in einschlägigen Atlanten, und die haben mit den feminisierten Mikroben Jägers absolut nichts gemeinsam.[169] Letztere erweisen sich als ebenso stilisiert wie Klimts Wasserfrauen, das heißt in zweidimensionale Wellenlinien übersetzt, zum Ornament reduziert. Um eine Wendung Wolfdietrich Raschs zu gebrauchen, sind beide, Bakterium und Wasserfrau, Ausdruck „dekorativer Deformation";[170] Manifestationen eines Lebens, das in seinen winzigen und größeren Erscheinungsformen identisch und stets ephemer ist.

Jägers Geißelarabeske gehört demnach eher in den protoliterarischen Bereich als in den des positiven Wissens, und sie dimensioniert den Teppich des Lebens nochmals neu: Wenn die primitive, mikroskopische Parallelwelt das Leben ebenso sehr verkörpert wie das gewellte Haar des schwimmenden Frauenkörpers, wie Pflanzenstängel, Schwanenhals und Schlangenleib, dann ist wirklich alles mit allem verbunden: bazilläre Aphrodite und enthumanisierte Weiblichkeit, naturhafte Sexualität und latente Gefahr, Einzeller und Kunstwerk. Die Geißel ist die biologistische Version jener Vorstellung vom bewusstlosen „Leben als Arabeske",[171] die um 1900 als ästhetisches Programm Kunstwerke und ‚dekompositive' Erzähltexte, Naturreligion und Weltanschauung organisiert und gleichermaßen deren Leitvorstellung abgibt.[172]

Eine Generation später ist das Ornament zwar längst zum Verbrechen geworden, doch die Mikrobenwelt mit ihren Geißeln dient immer noch der Bewusstseinskritik; allerdings nicht mehr im Kontext jener Allverbundenheit und Urzeitlichkeit, die die Historie zugunsten einer großen Simultaneitätsfiktion ausblendet. An die Stelle von Hermann Bahrs geschichtsferner Familiengeschichte tritt die Lebensphilosophie, an die Stelle monistischer Einheitsfeier tritt die Kritik am Geist.[173] 1922 schreibt ein promovierter Chemiker unter der

---

169 Vgl. beispielsweise die Abbildung Choleravibrio. Agrarcultur, 20 Stunden alt. Geißeltragende Zellen. Ausstrichpräparat, gefärbt nach der Löffler'schen Methode. In: Carl Fraenkel/ Richard Pfeiffer, Mikrophotographischer Atlas der Bakterienkunde, Berlin 1892, Taf. 47, Fig. 96 (o. S.).
170 Vgl. Rasch, Fläche, Welle, Ornament, S. 206.
171 Rainer Hank, Mortifikation und Beschwörung, Frankfurt a. M. 1984, S. 227.
172 Vgl. folgendes Zitat aus Der Tod Georgs: „Die gewundenen labyrinthischen Wege des Lebens fügte[n] sich in weise entworfene vielverschlungene Formen, wie die künstlich erdachten, goldgewirkten Arabesken auf der weißen Seide der Gebetvorhänge" (Richard Beer-Hofmann, Der Tod Georgs. In: Beer-Hofmann, Die Große Richard-Beer-Hofmann-Ausgabe in sechs Bänden, Bd. 3, hg. von Günter Helmers, Paderborn 1994, S. 18 f.); vgl. dazu Hank, Mortifikation, S. 227–228.
173 Noch der monistische Materialist Nägeli hatte für niedere, gleichwohl empfindungsfähige Lebewesen einen allwaltenden Geist in der Natur als Mittler zwischen Ursache und Wirkung angesehen; vgl. Hans-Jörg Rheinberger, Der Ignorabimus-Streit in seiner Rezeption durch Carl Wilhelm von Nägeli. In: Weltanschauung, Philosophie und Naturwissenschaft im 19. Jahrhun-

vielsagenden Überschrift „Eigenbewegung und Widerstandserlebnis" Folgendes:

> Prallt ein bewegtes Bakterium gegen ein Hindernis, so erfolgt Umkehr der Bewegungsrichtung und zwar schlechterdings seitens solcher Bakterien, die an beiden Enden Geißeln tragen, seitens derer dagegen mit nur einer einzigen Geißel kurze Rückwärtsbewegung und darauf wieder Vorwärtsbewegung, jedoch in veränderter Richtung.[174]

Was wie eine populärbiologische Textpassage klingt, ist alles andere, nämlich Bestandteil eines weit ausgreifenden phänomenologischen Projekts. Das Zitat stammt von Ludwig Klages, aus seinem Hauptwerk *Der Geist als Widersacher der Seele* (1929–1932), und erneut sieht man, wie die beiden frisch getrennten Kulturen in der Moderne wieder zusammenrücken – nämlich nicht nur als monistische Ästhetisierung der Naturwissenschaften, sondern ebenso als Naturalisierung der Geisteswissenschaften; Letztere wird bis in unsere Gegenwart immer weiter an Bedeutung gewinnen. Der Philosoph Klages besichtigt über viele Seiten hinweg die „Erlebnisinhalte" von Amöben, Bakterien, Infusorien, und Wimperntierchen,[175] und zwar mit Blick auf eine antirationalistische Phänomenologie des Lebens. Im Empfinden, Vorstellen und Reagieren dieser Kreaturen verkörpern sich das ‚Erleben der Seele' und der Rhythmus des Lebens, nicht der mathematisierende, lebensfeindliche Takt des Geistes.

Für solches Philosophieren am Leitfaden der Physiologie setzt auch Klages bei den Mikroorganismen an, genauer gesagt bei ihrer möglichen Reizempfänglichkeit; sie wird von Nerven- und Sinnesphysiologen um 1900 zunehmend diskutiert. Der Physiologe und spätere Erkenntnistheoretiker Max Verworn hatte schon 1889 die Reizbarkeit von Lebewesen ohne Nervensystem postuliert – offensichtlich noch ganz im Banne der Haeckel'schen Psychophysik, denn das Unternehmen mündet in die üblichen Kurzschlüsse zwischen Mensch und Mikrobe: „Die psychischen Processe im Protistenreich verglichen mit denen des Menschen", so lautet eine Kapitelüberschrift in Verworns Schrift zur Protistenpsychologie.[176] Vice versa ist die Vorstellung, dass Einzeller individuell empfin-

---

dert, Bd. 3: Der Ignorabimus-Streit, hg. von Kurt Bayertz, Myriam Gerhard und Walter Jaeschke, Hamburg 2007, S. 89–98, S. 94 f.
174 Ludwig Klages, Der Geist als Widersacher der Seele, Fünftes Buch. In: Klages, Sämtliche Werke, hg. von Ernst Frauchinger et al., Bd. 2, Philosophie II. 3., unver. Neuaufl., Bonn 2000, Kap. 58, „Das Hier und Jetzt", S. 934.
175 Klages, Der Geist als Widersacher, S. 951.
176 Max Verworn, Die psychischen Processe im Protistenreich verglichen mit denen des Menschen. In: Verworn, Psycho-physiologische Protisten-Studien. Experimentelle Untersuchungen, Jena 1889, S. 131–155. Verworn vertritt ein konditionalistisches Naturkonzept, das vielfältige Bedingungen anstelle von Monokausalität annimmt: Alle Vorgänge in der Natur sind

den und auf Irritationen reagieren, Öl ins Feuer der monistischen Allbeseelungslehre und findet sich dementsprechend auch bei weltanschaulichen Popularisierern wie Francé oder dem späten Cohn. Bei Letzterem zeichnet sich, wie bereits erwähnt, ein latentes Lebenskraftmodell ab, das immanente ‚Spannkräfte' für Bewegungen von Bakterien und höher organisierten Tiere gleichermaßen verantwortlich macht.

Nach der Jahrhundertwende führt dann der amerikanische Bakteriologe, Zoologe und Eugeniker Herbert Spencer Jennings (1868–1947), ein Schüler Verworns, anspruchsvolle Experimente zur Chemotaxis und zum Heliotropismus durch und systematisiert Beobachtungen, wie Bakterien oder Amöben auf chemische, optische und mechanische Reize mit Bewegungsantworten reagieren.[177] Auf ihn bezieht sich nun Klages umfänglich, und man kann auch hier noch sehen, wie weit Haeckels Vorstellung vom belebten Urstoff ‚Plasson' nachhallt: „Alle Arten von Reizen, die auf das Nervensystem und die Sinnesorgane einwirken, können ebenso gut auch das Protoplasma ohne diese Organe beeinflussen", so zitiert Klages den Amerikaner Jennings.[178] Gleichwohl ist der Geltungsverlust von Haeckels monistischer Einheitswissenschaft unübersehbar. Schon Jennings, der Vorlesungen Haeckels 1897 in Jena hört, findet den Zoologen „too popular and commonplace", um sich mit ihm weiter auseinanderzusetzen.[179] Und Ludwig Klages, der Geißelbakterien und belebtes Protoplasma ins Feld führt, hat dabei keine Ursprungs- und Identitätsvorstellungen mehr im Sinn. Es geht nun vielmehr darum, dem traditionell anthropozentrischen ein dezidiert biozentrisches Weltbild entgegenzusetzen. So interessiert an der Geißel auch nicht mehr das Ornamentale beziehungsweise die Deszendenz des Schönen aus den einfachen Formen, sondern beispielsweise die „Umkehr der Bewegungsrichtung" durch einen Außenreiz. Dahinter steckt nichts Geringeres als eine neuartige Definition des Lebens: der Zusammenhang von Sinnesempfindung,

---

durch zahlreiche Einflussfaktoren bedingt. Verworn zählt zu denen, die gegen die monokausale Ätiologielehre der Bakteriologen Einwände erheben und auch für Infektionskrankheiten Multifaktorialität geltend machen; vgl. Max Verworn, Kausale und konditionale Weltanschauung, 3. Aufl., Jena 1928 [1912], S. 29.

177 Herbert Spencer Jennings, Contributions to the Study of the Behavior of Lower Organism, Washington 1904, S. 94–107; vgl. auch die deutsche Übersetzung: Herbert Spencer Jennings, Die Niederen Organismen. Ihre Reizphysiologie und Psychologie, autorisierte deutsche Übersetzung von Ernst Mangold, Leipzig/Berlin 1914. Zu Jennings vgl. Sharon Kingsland, A Man out of Place. Herbert Spencer Jennings at John Hopkins University, 1906–1938. In: American Zoologist, 27, 1987, S. 235–256.

178 Klages, Der Geist als Widersacher, S. 942.

179 Zit. nach T. M. Sonneborn, Herbert Spencer Jennings, April 8, 1868 – April 14, 1947. In: Biographical Memoirs, National Academy of Sciences of the United States of America, Bd. 47, Washington 1975, S. 143–225, 163.

Reizantwort und Selbstbewegung. Dementsprechend verschieben sich auch die Akzente für jene Farbstoffbakterien, die noch das Fin de Siècle als Verkörperung einer schöpferischen Natur gefeiert hatte. An die Stelle von Naturkunst und Tizian-Vergleichen treten bei Klages lebensphilosophische Grundfiguren wie Lebensgefühl und Erlebnis:

> Bringt man Purpurbakterien [...] in das Farbenband eines Spektrums, so sammeln sie sich im Ultrarot und Orangegelb (unter Vermeidung der übrigen Farben), ungeachtet sie in der Natur dergleichen Unterschiede niemals zuvor erproben konnten. Jedesmal hat hier das Lebensgefühl eine Entscheidung getroffen, deren Veranlassungsgrund in seiner nicht mehr bloß gradabschätzenden, sondern artempfänglichen Komponente gesucht werden muß.[180]

Zusammengenommen fungieren Farbenvielfalt und Selbstbewegung nicht mehr als Ausweis einer ästhetischen Natur, sondern erlauben den Schluss auf einfache Perzeptionsakte – hier trifft das reine Lebensgefühl seine ‚Entscheidungen'. In einer solchen mikrobiologischen Parallelwelt sind Seele und Rhythmus, sinnliches Gesamterleben und permanentes Werden in nuce verkörpert, ohne die lebensfeindlichen Substantialisierungen, die der Geist vornimmt. Dementsprechend zieht Klages umfängliche Analogien zwischen der „augen- und ohrenlosen Empfindlichkeit" primitiver Einzeller, die sie befähige „mit stärkeverschiedenen Fortbewegungen [...] grundsätzlich alle Reize zu beantworten" und der Sensibilität von Lebewesen mit zentralem Nervensystem.[181] Nur in derart einfachen Sinneserlebnissen fallen Anschauung und Angeschautes phänomenologisch zusammen. Der Geist hingegen erzeugt Entfremdungen und lässt das denkende Ding aus dem vitalen raumzeitlichen Kontinuum herausfallen, dem Bakterien, Amöben und Wirbeltiere doch gleichermaßen angehören. Das Leben ist demnach durch Sensitivität definiert – dies steht ganz in der Tradition der aristotelischen Biologie – und nicht durch rationale Tätigkeit. Insofern liefert der Mikrokosmos der Bakterien, Infusorien und Paramecien für Klages genau jenen idealen, geistfreien Zustand, wo Leib und Seele „eine Polarität bilden und im leibseelischen Vollzug ihre ursprüngliche Natur- und Lebensgemeinschaft bekunden".[182]

So muss es nicht verwundern, dass Klages verschiedenste einzellige Species als Beispiele bemüht, Paramecien, Amöben, Ciliaten – aber besonders die Bak-

---
180 Klages, Der Geist als Widersacher der Seele, S. 944.
181 Klages, Der Geist als Widersacher der Seele, S. 942.
182 Thomas Rolf, Der Charakter des Geistes. Zur Phänomenologie der Widersacherthese von Ludwig Klages. In: Hestia. Jahrbuch der Klages-Gesellschaft, 23, 2008/2009, S. 19–31, 22.

terien. Gerade sie sind nicht nur imstande, auf ein „Widerstandserlebnis"[183] doppelt, das heißt mit Eigenbewegung und mit Farbstoffbildung zu reagieren. Sie sind auch in der intendierten Leserschicht, der Bildungselite des frühen zwanzigsten Jahrhunderts, ausgesprochen populär. Wer nun mit solchem Expertenwissen gegen den Geist argumentiert, der entgeht zwar nicht dem unausweichlichen Selbstwiderspruch zwischen Beobachtung und Beobachtetem – schließlich soll das Rationalitätsideal der Naturwissenschaften mit naturwissenschaftlicher Rationalität zu Fall gebracht werden.[184] Der entgeht diesem Widerspruch vielleicht noch weniger als Andere, die vor der Ratio in die bewusstlose Welt der Einzeller flüchten und sie, wie Bölsche, erzählerisch transformieren. Er kann allerdings mit einer gut eingeübten Leserschaft und mit angemessener Aufmerksamkeit für sein Projekt rechnen – wenn er denn eine wesentliche Dimension des Mikrobiellen ausblendet, und das tut Klages sehr nachdrücklich: die Biopolitik. Die Dimensionen der Vernichtung, der Seuchenmedizin, der Verursachungsbakteriologie sind verschwunden, was nur konsequent ist. Schließlich ließe sich mit dem medizinischen Bakterienkonzept der ungeschiedene Lebensstrom kaum transportieren, denn Kochs Postulate bringen ja all die Unterscheidungen, Substantialisierungen und mechanistischen Ursache-Wirkungs-Beziehungen mit sich, die Sache des verhassten Logozentrismus sind: krank und gesund, fremd und eigen, Infektion und Erreger, Klassifikationen statt Ungeschiedenheit. Vor diesem Hintergrund fungiert nun ausschließlich das Leben – und nicht die übliche Antithese von Leben und Tod – als Bezugsfeld für Klages' Bakterienphilosophie.

Das allerdings ist 1922, vier Jahre nach der Influenzapandemie, die die ganze Welt in einen Taumel komplexer, bakteriologischer Ansteckungstheorien gestürzt hatte, doch sehr bemerkenswert.[185] Man sieht dabei, wie eine einzelne

---

183 Mit Widerstandserlebnissen sind physikalische oder chemische Veränderungen der Umwelt gemeint, vgl. die Abschnitte „Eigenbewegung und Widerstandserlebnis" sowie „Widerstandserlebnis und Intensitätserlebnis" bei Klages, Der Geist als Widersacher der Seele, Kap. 58, S. 933, 935.

184 Dies ist in der Forschung wiederholt als Einwand gegen das monumentale Werk vorgebracht worden; vgl. Michael Pauen, Dithyrambiker des Untergangs. Gnostizismus in Ästhetik und Philosophie der Moderne, Berlin 1994, S. 186.

185 Bemerkenswert ist Klages' lebensphilosophische Retusche der Bakteriologie und sein Verzicht auf Infektions- und Invasionsfiguren auch insofern, als der Verfasser gleichwohl zu den führenden Rassentheoretikern der Epoche zählt und mehr oder weniger zeitgleich die bakteriologische Ausgrenzungsrhetorik in Hitlers *Mein Kampf* zu einem traurigen Höhepunkt kommt. Klages selbst verwendet in der Widersacher-Schrift mehrfach den Begriff des ‚Schmarotzers' oder ‚Parasiten', um den Geist abzufertigen: „Die nachgeschichtliche Menschheit, die nach unserm Dafürhalten nahe vor der Tür steht, wird wiederum eine bewusstlose Menschheit sein, von der ungeschichtlichen Vorzeit jedoch dadurch unterschieden, dass es nunmehr der

Denkfigur aus dem Bildbestand der Bakteriologie, die ‚Lebensmikrobe', durch unterschiedlichste Diskurse hindurch mäandert: Hervorgegangen aus der kunstaffinen Semantik der Botanik, taucht sie in monistischen Familiengeschichten und Schönheitsgebeten auf, festigt das diffuse ‚Band zwischen Religion und Wissenschaft' und reicht bis zum Élan vital, zum Rhythmus und zur lebendigen Bewegung, die den Gegenpol zum mechanistischen Weltbild der Naturwissenschaften darstellt.[186] Hier überschneiden sich die diskursiven Linien mit dem anspruchsvollen Neovitalismus eines Hans Driesch oder Jacob von Uexküll. Der Mikrobendiskurs – oder besser Mikroben-Interdiskurs – reicht demnach in seiner Gesamtheit von der weltanschaulichen Populärbiologie zur Philosophie, vom unterhaltenden Essay bis zum tausendseitigen Traktat, und dabei wird zunehmend die Dimension des Todes zugunsten derjenigen des Lebens wegretuschiert.

Eine Kultur- und Literaturgeschichtsschreibung des Mikrobiellen in der Moderne hat es also immer wieder mit zwei verschiedenen Diskurstraditionen zu tun – derjenigen der Botanik und derjenigen der Koch'schen Seuchenmedizin. Beide verhandeln zwar an der Oberfläche der Selbstaussagen den gleichen Gegenstand und überkreuzen sich vielfach. Gleichwohl stellt sich in Anbetracht der extrem divergenten kulturellen Funktionen erneut die Frage nach der Objektgleichheit und der Stabilität des zugrunde liegenden Wissens: Die botanische Diskurslinie steht im Zusammenhang mit Lebenssymbolik, Naturästhetik, Rationalismuskritik und Entdifferenzierung, die medizinische steht im Dienst von Logozentrismus und Differenzierung; in ihr formieren sich Biopolitik, Herrschaftsdenken, soziale Ordnung. Während Letztere auf den Tod hinausläuft – auf dessen Beobachtung, Erklärung, Kontrolle, Vermeidung –, ist Erstere vom Leben her organisiert. Insofern scheint im bakteriologischen Interdiskurs die vielleicht größte Aporie der Epoche exemplarisch zum Ausdruck zu kommen.

Zusammenfassend wurden im letzten Abschnitt diese beiden Diskurslinien zwischen Naturwissenschaft und dem Raum der Weltanschauung rekonstruiert,

---

Schmarotzer mit Namen Geist ist, der den Körper seines Trägers ebenso sicher und ohne Bemühung des Denkens gängelt, wie es ehedem das Lebenszentrum, die Seele, tat" (Ludwig Klages, Der Geist als Widersacher der Seele, 1.–4. Buch. In: Klages, Sämtliche Werke, Bd. 1: Philosophie I, Abschnitt „Tat und Wirklichkeit" in Kap. 53, S. 767). Vgl. dazu Thomas Rolf, Lebendigkeit. Ludwig Klages und die Biowissenschaften. In: Hestia. Jahrbuch der Klages-Gesellschaft, 22, 2004–2007, S. 25–41, 32.

186 Zu Klages' Konzept der ‚lebendigen Bewegung', die durchaus auch internalisiert sein kann, aber niemals mechanistisch, sondern durchweg organizistisch beziehungsweise vitalistisch gedacht ist und sich in zeitgenössischen Debatten des Gymnastik- und Rhythmusdiskurses widerspiegelt, vgl. Olivier Hanse, ‚Mechanische'/‚automatische Bewegung' vs. ‚lebendige Bewegung'. In: Hestia. Jahrbuch der Klages-Gesellschaft, 21, 2002/2003, S. 145–161, 150–153.

an dem Literatur, (Populär-)Wissenschaft und Philosophie gleichermaßen teilhaben. Dabei zeigt sich, dass Wissenschaft, Weltanschauung und Literatur mit ihren diversifizierten Medien weder streng voneinander abzugrenzen sind, noch dass alles identisch ist. Die Metamorphosen einer unscharfen Wissensfigur in den Darstellungsformen ‚populärwissenschaftliches Sachbuch', ‚Essay', ‚Gedicht', ‚Kurzprosa', ‚Jugendstilvignette', ‚philosophische Abhandlung' beleuchten die multiplen Bedeutungen und kulturellen Funktionen dieser Figur: Unsichtbare Mikroben sollen von der Deszendenz des Humanen und des Schönen aus einer schöpferischen Natur überzeugen, sie dienen einer naturalistischen Theologie, sie erlauben die lebensphilosophische Reduktion auf Grundlinien des geistfreien Lebens, gleichermaßen die autoritätsstaatliche Hierarchiebildung und Ausgrenzung des Fremden; sie dienen letztlich der Wissenschaftsfeier und der Wissenschaftskritik. So integriert das Mikrobensymbol neben all diesen Spezialdiskursen einer irreversibel ausdifferenzierten Kultur auch kritische und emphatische Positionen und schließlich die große Paradoxie: Leben – in all seinen Filiationen, Lebenskult, Jugendstil, Vitalismus, Lebensphilosophie – und Tod, verstanden als Vernichtungskrieg gegen Feinde im Körper oder Feinde des politischen Körpers.

Wissenschaftskritik latenter oder manifester Art gehört also durchaus zur Verweltanschaulichung des Mikrobensymbols, nicht allerdings jene fundamentale Skepsis, die das Objekt selbst in Frage stellt. Ontologischer Zweifel fehlt weitgehend, exemplarisch sieht man das an der Rationalitätskritik Klages', die unter anderem in bakteriologischer Fachsprache und ohne jeden Zweifel an der Gegebenheit des Objekts formuliert wird. Damit fällt, das wurde schon im Zusammenhang mit Bölsches Bazillenpredigten erwähnt, jenes komische oder komödiantische Potenzial weg, das dem epistemischen Zweifel, der Verneinung, dem Irrtum inhärent ist. Zwar taucht es in den protoliterarischen Formen der Massenkultur auf; allerdings als Bazillensatire, die vom Gelegenheitsgedicht bis zur *Kladderadatsch*-Glosse reicht, kaum je in Verbindung mit weltanschaulichen Glaubensartikeln. Diese beiden Funktionsbereiche des Mikrobensymbols, weltanschauliche Sinnstiftung und Komik, scheinen einander bisher auszuschließen.

2.6 Die lieben Gäste des Adrian Leverkühn

Bisher – denn die Trennung des Kosmischen und des Komischen ist aufgehoben in einem Text des sogenannten kunstliterarischen Höhenkamms: in Thomas Manns *Doktor Faustus* beziehungsweise im Teufelsgespräch, das als Romanzentrum gilt. Zwar sprengt der 1947 erschienene *Faustus* den zeitlichen Rahmen der vorliegenden Untersuchung; gleichwohl gehen die ersten Entwürfe, die Mann im Frühjahr 1943 in Pacific Palisades wieder aufgreift, auf das Jahr 1904 zurück[187] – auf die Epoche der großen Bakterienunterhaltung und -forschung. Es scheint also legitim, den Roman beziehungsweise bestimmte Romanpassagen *auch* im Lichte dieses bisher wenig berücksichtigten Kontexts zu lesen; stellt sich doch der Teufelsdialog unter anderem als ein raffiniertes Spiel mit zahlreichen Facetten des Mikrobendiskurses dar.[188]

Das hat die Forschung bisher nicht ausdrücklich im Blick gehabt, da man die legendäre Binnenerzählung von ‚den lieben Kleinen' eher als Literarisierung der Syphilis gelesen hat, mit anderen Worten als infektionsmedizinische Aktualisierung des Genie-und-Wahnsinn-Diskurses.[189] Dabei standen jene Prätexte im Vordergrund, die aus Manns Selbstaussagen bekannt beziehungsweise im Nachlass erhalten sind: Wilhelm Gennerichs *Die Syphilis des Zentralnervensystems*[190] und die Syphilis-Schriften des expressionistischen Dichter-Arztes Martin

---

187 Der sogenannte Neun-Zeilen-Plan entsteht – ebenso wie der vorangehende Drei-Zeilen-Plan – 1904 in München, vgl. Thomas Mann, Notizbücher, hg. von Hans Wysling und Yvonne Schmidlin, Bd. 2, Frankfurt a. M. 1992, S. 122. Vgl. auch Ruprecht Wimmer, Kommentarband zum Doktor Faustus, unter Mitarbeit von Stephan Stachorski, Bd. 10,2, Frankfurt a. M. 2007, S. 13. In: Mann, Große kommentierte Frankfurter Ausgabe. Werke, Briefe, Tagebücher, hg. von Andreas Blödorn, Heinrich Detering, Eckhard Heftrich, Hermann Kurzke, Friedhelm Marx, Katrin Max, Terence J. Reed, Thomas Sprecher, Hans R. Vaget, Ruprecht Wimmer.
188 Thomas Mann, Doktor Faustus. Das Leben des deutschen Tonsetzers Adrian Leverkühn, erzählt von einem Freunde, Bd. 10,1, hg. von Ruprecht Wimmer. In: Mann, Große kommentierte Frankfurter Ausgabe. Werke – Briefe – Tagebücher, hg. von Andreas Blödorn, Heinrich Detering, Eckhard Heftrich, Hermann Kurzke, Friedhelm Marx, Katrin Max, Terence J. Reed, Thomas Sprecher, Hans R. Vaget, Ruprecht Wimmer, Frankfurt a. M. 2007.
189 Vgl. Reinhard Steinberg, Genie und Wahnsinn. Spuren des Kreativitätsmythos im ‚Doktor Faustus'. In: Lebenszauber und Todesmusik. Zum Spätwerk Thomas Manns. Die Davoser Literaturtage 2002, hg. von Thomas Sprecher, Frankfurt a. M. 2004, S. 105–132; Renate Böschenstein, ‚Doktor Faustus' und die Krankheit als Inspiration. In: Vom ‚Zauberberg' zum ‚Doktor Faustus'. Die Davoser Literaturtage 1998, hg. von Thomas Sprecher, Frankfurt a. M. 2000, S. 129–157; Thomas Rütten, Zu Thomas Manns medizinischem Bildungsgang im Spiegel seines Spätwerkes. In: Vom ‚Zauberberg' zum ‚Doktor Faustus'. Die Davoser Literaturtage 1998, hg. von Thomas Sprecher, Frankfurt a. M. 2000, S. 237–268; Thomas Rütten, Krankheit und Genie. Annäherungen an Frühformen einer Mannschen Denkfigur. In: Literatur und Krankheit im Fin-de-siècle (1890–1914). Thomas Mann im europäischen Kontext. Die Davoser Literaturtage 2000, hg. von Thomas Sprecher, Frankfurt a. M. 2002, S. 131–170; Schonlau, Syphilis in der Literatur, S. 449–468; Christian Baier, Zwischen höllischem Feuer und doppeltem Segen. Geniekonzepte in Thomas Manns Romanen *Lotte in Weimar*, *Joseph und seine Brüder* und *Doktor Faustus*, Göttingen 2011, S. 238–276, 191–313.
190 Wilhelm Gennerich, Die Syphilis des Zentralnervensystems. Ihre Ursachen und Behandlung, 2., durchges. und erg. Aufl., Berlin 1922.

Gumpert.[191] Letzterer, ursprünglich Dermatologe aus Berlin, gehörte zum engen Freundeskreis der Familie Mann in der amerikanischen Emigration[192] und hat neben etlichen Aufsätzen auch eine fünfseitige Liste von Syphilissymptomen zum Roman beigesteuert.[193] In den erwähnten Forschungsbeiträgen, die sich ausführlich dem Zusammenhang von Syphilismedizin, Syphiliskulturgeschichte, Melancholietradition und Inspirationsmythen widmen, wurden dann auch die Mikrobenpassagen im vielzitierten syphilitischen ‚Schwips' Leverkühns und Nietzsches aufgelöst. So ertragreich eine solche Orientierung an Manns Selbstzeugnissen und an einer ideengeschichtlichen Spur im Text ist, wird dabei doch die Dimension des *microbe entertainment* versäumt, das zur Entstehungszeit der ersten Romanentwürfe allgegenwärtig ist. Mit anderen Worten: Die ‚lieben Kleinen' fungieren im Roman nicht allein als Medien genialisierender Krankheit, sondern als Akteure, sie sind dem Krankheitsmotiv nicht nachgeordnet. Eher ließe sich das von den Tuberkelbazillen und ihren vielzitierten ‚löslichen Giften' des Rausches und der Entbürgerlichung im *Zauberberg* sagen.[194] Die Syphilismi-

---

191 Martin Gumpert, Die Syphilis der Kinder. In: Geschlechtskrankheiten bei Kindern. Ein ärztlicher und sozialer Leitfaden für alle Zweige der Jugendpflege, hg. von August Busch und Martin Gumpert, Berlin 1926, S. 1–22; Martin Gumpert, Zum Streit über den Ursprung der Syphilis. In: Zentralblatt für Haut- und Geschlechtskrankheiten sowie deren Grenzgebiete, 11, 1–2, Berlin u. a. 1931, S. 1–8. Zu Manns Quellen ausführlich Rütten, Zu Thomas Manns medizinischem Bildungsgang, S. 256–268; Rütten weist darauf hin, dass Mann diese beiden Aufsätze mit Anstreichungen versehen habe (Signatur tma Mat. 6/104), dass Gumpert ferner eine Sammlung von Sonderdrucken zur Syphilis besorgt habe, die im TMA erhalten ist (Signatur tma 4981) (S. 259). Quellenphilologisch grundlegend sind ferner die Arbeiten von Lieselotte Voss (Die Entstehung von Thomas Manns Roman ‚Doktor Faustus', dargestellt anhand von unveröffentlichten Vorarbeiten, Berlin 1975) und Gunilla Bergsten (Thomas Manns ‚Doktor Faustus'. Untersuchungen zu den Quellen und zur Struktur des Romans, Tübingen 1974). Vgl. auch Wimmer, Kommentarband, S. 430 f. Zu Manns Quellenlektüre gehörten neben Gumperts Schriften und Gennerichs Buch noch Johann W. Oelze, Die Geschlechtskrankheiten und ihre Bekämpfung (1924), Felix Plaut, Paralysestudien bei Negern und Indianern (1926) sowie Jean Astruc, Abhandlung aller Venuskrankheiten (1764).
192 Zu Gumpert allgemein vgl. Jutta Ittner, Augenzeuge im Dienste der Wahrheit, Bielefeld 1998.
193 Vgl. Rütten, Zu Thomas Manns medizinischem Bildungsgang, S. 261 (Signatur tma Mat. 6/104). Offensichtlich war der neueste Wissensstand in der Syphilismedizin für Thomas Mann nicht von leitendem Interesse, sondern vielmehr historisches Wissen, das der Situierung des Romans in naher Vergangenheit entspricht; Details aus der Kulturgeschichte der Krankheit entnimmt Mann unter anderem der Arbeit Wilhelm Waetzoldts *Dürer und seine Zeit* (1935). Vgl. Schonlau, Syphilis in der Literatur, S. 457 f.; vgl. auch Voss, Entstehung, S. 182.
194 Vgl. Martina King, Inspiration und Infektion. Zur literarischen und medizinischen Wissensgeschichte von ‚auszeichnender Krankheit' um 1900. In: Internationales Archiv für Sozialgeschichte der Literatur, 35, 2, 2010, S. 61–97, 77–85; Martina King, Vom heiligen Schwips. Medizinisches Wissen und kunstreligiöse Tradition in den Inspirationsszenarien von ‚Zauber-

kroben Leverkühns hingegen stellen im Gefüge des Teufelsdialoges einen eigenständigen Erzählgegenstand dar. Dafür spricht nicht zuletzt ihre durchgehende Anthropomorphisierung und Narrativierung, die von den „zarten Kleinen, [dem] Volk der Lebeschräubchen, [den] lieben Gästen aus Westindien", die 1498 ins deutsche Land ‚einwandern' bis zur Venusallegorie und zur verschwiegenen Wasserreise reicht:

> Eng und klein und fein umschrieben ist heute [...] das Plätzchen da oben bei dir – aber es ist vorhanden –, der Herd, das Arbeitsstübchen der Kleinen, die auf dem Liquorwege, dem Wasserwege sozusagen, dorthin gelangt, die Stelle der inzipienten Illuminierung.[195]

Was dem Leser hier vorgeführt wird, sind nicht Vehikel der Inspiration, sondern handelnde Figuren und zwar menschenähnliche Akteure im menschlichen Körper, wie sie die mikrobielle Unterhaltungs- und Weltanschauungskultur der Jahrhundertwende tausendfältig entworfen hat. Ganz in diesem Sinn begründet der Text die Handlungen der Kleinen mit ihren menschenähnlichen Fähigkeiten, mit subjektiven Perzeptionen und Seelenzuständen. Bei Spengler, so erzählt der Teufel, hätten sich „unsere Kleinen [...] ums Edle, Obere nicht [gekümmert]". Doch in puncto Leverkühn müsse man annehmen, dass

> gewisse von den Kleinen eine Passion fürs Obere, eine besondere Vorliebe für die Kopfregion [...] [hätten] und [...] vom Augenblick der ersten Allgemeindurchseuchung leidenschaftlich dorthin schwärmten.[196]

Schließlich sei es, so der Versucher weiter, „das Gehirn, das nach ihrem Besuche lüstern ist und ihm erwartungsvoll entgegensieht, wie du dem meinen; das sie zu sich einlädt, sie an sich zieht, als ob es sie gar nicht erwarten könne".[197] Das Denkorgan zieht also die Spirochäten an; bei den Bakterien setzt das Reizempfänglichkeit und jene ‚Erlebnisqualitäten' von Einzellern voraus, die der von Mann heftig kritisierte Ludwig Klages[198] als Argument gegen den abendländischen Logozentrismus vorgebracht hatte. Die Binnenerzählung von den lei-

---

berg' und ‚Doktor Faustus'. In: Zwischen Himmel und Hölle. Thomas Mann und die Religion. Die Davoser Literaturtage 2010, hg. von Thomas Sprecher, Frankfurt a. M. 2012, S. 53–85, 63–74.
195 Mann, Doktor Faustus, S. 338, 342; vgl. Wilhelm Gennerichs Einlassungen zur erhöhten Liquordiffusion bei syphilitischer Meningitis (Gennerich, Syphilis des Zentralnervensystems, S. 17–22).
196 Mann, Doktor Faustus, S. 339 f.
197 Mann, Doktor Faustus, S. 341.
198 Vgl. Stefan Breuer, Das Unbewusste in Kilchberg. Thomas Mann und Ludwig Klages, mit einem Anhang über Klages und C. G. Jung. In: Das Unbewusste in Zürich. Literatur und Tiefenpsychologie um 1900, hg. von Thomas Sprecher, Zürich 2000, S. 53–72.

denschaftlichen Schwärmern lässt sich demnach weder ausschließlich im Geniemythos noch in Manns medizinischen Quellen auflösen. Zu augenfällig korreliert sie mit der Mikrokosmos-Mode aus der Entstehungszeit des Drei- und Neun-Zeilen-Plans, die wissenschaftliche, alltagskulturelle, weltanschauliche Texte und Ikonographien durchsetzt.

Vor diesem Hintergrund stellt sich die Frage, ob bestimmte Abschnitte des Romans nicht auch als elaborierter Interdiskurs im Sinne Jürgen Links verstanden und aus dieser transsubjektiven Perspektive neu ‚zum Sprechen' gebracht werden können. Da die Unterscheidung zwischen elaborierter und elementarer Interdiskursivität in Jürgen Links Augen nicht systematisierbar, sondern immer nur im Einzelfall beschreibbar ist,[199] sollen Thomas Manns Spirochätenerzählungen im Folgenden als ein solcher Einzelfall beschrieben werden: als komponiertes Artefakt einerseits, als diskursives Konglomerat andererseits, das quasi hinter dem Rücken des Autors entsteht; und zwar aus der elementaren Interdiskursivität des Mikrobiellen, die von Bazillenwitzen bis zu Haeckels strukturlosen Urahnen und Ludwig Klages' Einzeller-Erlebnissen reicht. Folgende Hypothese ist dabei leitend: Die elaborierte Interdiskursivität des Teufelsdialoges unterscheidet sich von der elementaren Interdiskursivität in der Alltagskultur – nicht kategorisch, sondern graduell – auf zweierlei Weisen: Zum einen erlaubt es die fiktionale Sprechsituation, vielerlei Wissensbestände (gegebenenfalls auch konkurrierende), politische Ideologeme, weltanschauliche Glaubensartikel und Satire miteinander zu kombinieren und zur literarischen Summe zu bündeln; und dies ohne Rücksicht auf Wahrheitsansprüche, Geltungsbereiche, Handlungsnormen. Zum anderen ermöglicht das fiktionale Spiel ohne Wahrheitsbindung, vollkommen disparates semantisches Material zu integrieren. Zwar ist die Synthese vom Heterogenem, wie man bei Bölsche gesehen hat, bis zu einem gewissen Grad auch in der populären weltanschaulichen Essayistik möglich. Gleichwohl läuft diese dann letztlich auf Harmonisierungen, auf ganzheitliche Welterklärungen, auf die Retusche von Brüchen hinaus, während elaborierte Interdiskursivität die Brüchigkeit der modernen Welt unmittelbar vor Augen führen kann – ganz ohne Verkürzungen oder klare Deutungsanleitungen.

Diese charakteristische Kombination von Summenhaftigkeit und Disparatheit beginnt im *Faustus* mit dem Invasionsparadigma der klassischen Bakteriologie, das von zentraler Bedeutung ist. Wenn der Teufel von der Pestilenz spricht, die die unsichtbaren Eindringlinge aus der Fremde, aus ‚Westindien' gegenwärtig nicht mehr verursachten, dann hebt gerade ihre Abrede diese bösartigen Qualitäten besonders hervor:

---

[199] S. Einleitung, Kap. I.3; vgl. ferner Link, Literaturanalyse, S. 284 f.

> Sie sind übrigens recht gesittet und domestiziert schon längst und machen in alten Landen, wo sie so viele Jahrhunderte zuhause sind, nicht mehr so grobe Büffelpossen wie ehedem, mit offener Beul und Pestilentz und abgefallenen Nasen.[200]

Da die „Beul und Pestilentz" kolumbianischen Seefahrern geschuldet ist, die die Syphilismikrobe „ehedem", mit anderen Worten im Jahr 1495 vermeintlich nach Europa einschleppten, scheint hier die klassische Analogie von individuellem und politischem Körper auf, mit der die Bakteriologie zur staatstragenden Wissenschaft wurde. Lässt sich demnach eine intratextuelle Verbindungslinie vom mikroskopischen Bösen in Adrians Hirn zum politischen Bösen in grenzenlosem Ausmaß ziehen; also zu jenem „Heulen, Stöhnen, Brüllen, Gurgeln" in den Folterkellern der Gestapo[201], das der Teufel so beredt zum Ausdruck bringt? Ja und nein. Denn natürlich fungiert die Bakterieninvasion auch bei Thomas Mann als jene naturalistische Theorie des Bösen, die ihren kollektiven Ausgang bei Kochs Staatsfeindrhetorik und den nachfolgenden kolonialistischen Chauvinismen – ‚Kulturmenschen fliehen vor verseuchten Indern' – genommen hatte. Allerdings mit einem gewichtigen Unterschied. Schließlich wird die Analogie zwischen krankem Individualkörper und krankem Kollektivkörper hier nicht von biopolitischen Saubermännern wie den Medizinern Aschoff oder Dekker hergestellt, sondern vom Urheber alles Bösen. Und der meint mit seiner Apokalypse den Machtstaat selbst – in seiner historisch bösartigsten Version – und legt die Analogie zur Bazilleninfektion des Protagonisten lediglich suggestiv nahe, die Unschärfe der Anspielungen gehört bekanntlich zu Thomas Manns Schreibprogramm.[202] Damit allerdings findet eine Bedeutungs- und Normenumkehr statt: Üblicherweise bezeichnen Krankheitsbakterien in biopolitischen Zusammenhängen ja ein Böses, das als Feind des Machtstaates von dessen guter, vernünftiger Hoheitspolitik erledigt wird. Ob nun Koch selbst mit Bismarck'-'scher Unterstützung in unzivilisierten Kolonialräumen nach Bakterien fahndet oder ob medizinische Rassenhygieniker den Krieg gegen Mikroben zum Krieg gegen fremde Völker metaphorisieren – die rationale Staatsmacht erledigt den bedrohlichen Bazillus. Dieser kulturell tief internalisierte Antagonismus von gutem Staat und böser Mikrobe, von reiner Majorität und schmutziger Minorität wird im *Faustus* vollkommen verdreht: Die Mikrobeninfektion bezeichnet zwar das Böse schlechthin, aber dieses Böse wird nicht vom Staat niedergerungen, sondern weist auf ihn hin. Zumindest stellt der teuflische Binnenerzähler die

---

200 Mann, Doktor Faustus, S. 338 f.
201 Mann, Doktor Faustus, S. 358.
202 Vgl. Helmut Koopmann, Doktor Faustus. In: Thomas-Mann-Handbuch, hg. von Helmut Koopmann, 3., aktualisierte Aufl., Frankfurt a. M. 2005, S. 475–498, 490.

Bakterienvergiftung in unmittelbare textuelle Nachbarschaft zur „fascistische[n] Völker-Intoxikation",[203] die alles kontaminiert und korrumpiert. Diese Verwandlung einer klassischen Opposition, böse Mikrobe und guter Staat, in eine Äquivalenzbeziehung, böse Mikrobe und böser Staat, ist in der Kulturgeschichte des Mikrobiellen überraschend, unerwartet und neu. Das bekommt insbesondere dann Relevanz, wenn man die Selbstdeutung der Nationalsozialisten als Säuberungsorgan gegen menschlichen Bakterienschmutz im Auge behält, die in *Mein Kampf* beginnt und in den vermeintlichen Desinfektionskammern von Treblinka endet.[204] Präsentiert der Roman also den Machtstaat selbst als höllisch-irrationale Intoxikation, so schreibt er sich damit ebenso in die Diskursgeschichte der Mikro-Biopolitik ein – von Kochs Staatsfeinden und Bölsches Bakairi-Indianern zu Hitlers Bazillen-Juden – als er sie radikal umschreibt: Im Kontext der Bakteriologiegeschichte liest sich das Teufelsgespräch nicht nur als literarische Reflexion auf den Faschismus, sondern als literarische Reflexion auf die problematischen Beziehungen zwischen faschistischem und medizinischem Denken und auf die Fatalität bakteriologischer Metaphern.

Dieser irreduzible „Überschuss an Signifikanz"[205] gegenüber der diskursgeschichtlichen Tradition nimmt weiter zu, wenn man die zusätzlichen Bedeutungsdimensionen des Mikrobensymbols berücksichtigt, die im Roman präsent sind; nicht kohärent allerdings, sondern eher disparat, distant, montagehaft. Adrians Syphilisbakterien aktualisieren nicht nur das Bedeutungsfeld des Bösen, der Invasion und des Todes, sondern lassen ebenso die andere Seite, den Lebenskult der Jahrhundertwende mit all seinen Filiationen aufscheinen. Schließlich zählt die weltanschauliche Biologie, der Jonathan Leverkühn im ersten Romandrittel anhängt, zu den Prägungen des jungen Adrian und hier werden semantische Spuren zur Bakteriologie des Teufelsdialoges gelegt. Das beginnt mit den pflanzenartigen Wucherungen, die aus Jonathans Experimenten mit Kupfersulfatlösung hervorgehen: Diese „ganze fragwürdige Sippschaft, Pilze, phallische Polypenstengel, Bäumchen und Alpengräser" teilt, obwohl nur scheinlebendig, mit dem Mikrokosmos der monistischen Biologen einiges; zunächst die offensichtlich ornamentalen Formen, ferner eine zentrale Qualität:

---

[203] Thomas Mann an Enzo Paci, 08.08.50, zit. nach Thomas Mann, Selbstkommentare. ‚Doktor Faustus' und ‚Die Entstehung des Doktor Faustus', hg. von Hans Wysling, Frankfurt a. M. 1992, S. 306.
[204] Zu den Zusammenhängen von Fleckfieber als vermeintlich ‚jüdischer Krankheit', Desinfektionskampagnen im Ersten Weltkrieg und Genozid vgl. Paul Weindling, Epidemics and Genocide in Eastern Europe 1890–1945, Oxford 2000.
[205] Dirk Oschmann, Die Sprachlichkeit der Literatur. In: Der Begriff der Literatur, hg. von Jan Urbich und Alexander Löck, Berlin/New York 2010, S. 409–426, 425.

Es seien, so Zeitblom, „diese kummervolle Imitatoren des Lebens ‚lichtbegierig', ‚heliotropisch' [...], wie die Wissenschaft vom Leben es nennt".²⁰⁶

Heliotropie gehört nun aber ebenso wie Chemotropismus zu jenen Eigenschaften von Mikroorganismen, für die sich die Vertreter der ‚Wissenschaft vom Leben', namentlich der komplexen Umwelt- und Reizbiologie, besonders interessieren; wir haben das im Zusammenhang mit Ludwig Klages gehört. Neben Max Verworn und Herbert Spencer Jennings zählt zu dieser Fraktion auch der populäre Biologe Paul Kammerer aus Wien. In seinem *Lehrbuch der Biologie*, das Großkapitel wie „Reizbarkeit" und „Bewegbarkeit" enthält, spielen saprophytäre Bakterien, Infusorien und Kieselalgen eine zentrale Rolle, da sich elementare Lebensvorgänge wie Bewegung, Reproduktion, Metabolismus, Umweltbezug an ihnen besonders gut studieren lassen; letztlich hofft man, das Leben hier an seiner Wurzel zu packen. Bei Kammerer werden beispielsweise „Heliotropismus", „Phototropismus", „Chemotaxis" und eine Reihe weiterer Reizantworten von Ein- und Mehrzellern behandelt.²⁰⁷ Es kommt der „Geißelbesatz" als Bewegungsorgan der Bakterien zur Sprache, ferner die Energiegewinnung von „Purpurbakterien", „Schwefelbakterien", „Eisenbakterien", „Knöllchenbakterien" usw.²⁰⁸ Schließlich postuliert auch Kammerer jenes Haeckel'sche Kontinuum zwischen Bakterien und anorganischen Kristallen, das die Einheit aller Seinsformen verbürgt: „Chromaceen (sog. Spaltalgen) und Bakterien (sog. Spaltpilze)" seien die ursprünglichsten und homogensten aller Kreaturen und insofern „als Zwischenglieder annehmbar", die die „Reihe von den einfachsten Lebewesen zu den flüssigen Kristallen nach unten fortsetzten".²⁰⁹ Dieses Lehrbuch, das eine nach 1900 weit verbreitete vitalistische Bakterienkunde sowie Haeckels psychophysisches Kontinuum propagiert,²¹⁰ ist nun – neben Goethes Versuchen mit *Liquor Silicium*²¹¹– nachweislicher Prätext für die Kristallpsychophysik Jonathan Leverkühns.

Das populäre Werk diente Thomas Mann, darauf hat die Forschung nachdrücklich hingewiesen, als Lieferant von biologischem Wissen und als Quelle für das Kompositionsprinzip des ‚höheren Abschreibens'.²¹² Neben den Experi-

---
206 Mann, Doktor Faustus, S. 35.
207 Paul Kammerer, Allgemeine Biologie [Das Weltbild der Gegenwart. Ein Überblick über das Schaffen und Wissen unserer Zeit in Einzeldarstellungen], mit 4 farbigen Tafeln und 85 Abb., Stuttgart 1915, S. V, 67–70.
208 Kammerer, Allgemeine Biologie, S. 73, 93 f.
209 Kammerer, Allgemeine Biologie, S. 34.
210 Vgl. Kap. II.2.2.2.
211 Beschrieben in *Dichtung und Wahrheit*; vgl. Herwig, Bildungsbürger auf Abwegen, S. 156 f.
212 Vgl. Herwig, Bildungsbürger auf Abwegen, S. 159–163, vor allem die synoptischen Darstellungen und entsprechenden Textanalysen (S. 159 f.). Kammerer bezieht sich übrigens bi-

menten mit flüssigen Kristallen, die er teilweise fast wörtlich von Kammerer übernahm, rezipierte Mann zahlreiche weitere Themen aus Kammerers Lehrbuch, von der Symmetrie der Seelilie bis zu Haeckels Gasträa-Hypothese und zum biogenetischem Grundgesetz.[213] Dabei ist ihm auch der Bakterienmonismus der Biologen nicht entgangen, der Robert Kochs Staatsfeinde in ganz andere Sinnbezirke überführt: In Manns Handexemplar ist unter anderem ein Passus unterstrichen, der die „überwältigende Schönheit" der Kristalle mit „kriechenden Amöben, Bakterien und Kieselalgen, rollenden Infusorien und rudernden, durch Geißelschläge ihres Schwanzes fortbewegten Samentierchen" vergleicht. Sogar „der geübte Mikroskopiker" könne die vermeintlichen Kristallbewegungen zunächst für „das Protistengewimmel eines Sumpfwassertropfens" halten.[214] Auch bei Paul Kammerer, den Mann so ausführlich studierte, treffen sich demnach Kieselalgen, Infusorien und Bakterien zur Generationsgemeinschaft in jenem Ur-Sumpfwasser, auf das Vertreter der kulturellen Moderne, Benn, Hauptmann, Bölsche, Arno Holz, bevorzugt ihren Blick richten. So ist es nur folgerichtig, dass sich im Roman intratextuelle Spuren von der Kristallographie des Vaters zur Spirochätenerzählung des Teufels ziehen, mit anderen Worten von Haeckel zu Koch. Das erste Stichwort ist ,Osmose', ein biophysikalischer Diffusionsvorgang: „Aber ins Innere", räsoniert der Teufel, „könnten unsere Kleinen gar nicht gelangen",

> [...] – ohne die Liquordiffusion, die Osmose mit dem Zellsaft der Pia, die ihn verwässert, das Gewebe auflöst und den Geißlern den Weg in Innere bahnt. Es kommt alles von der Osmose, mein Freund, an deren neckischen Erzeugnissen du dich so früh ergötztest.[215]

Osmose dient demnach als Bewegungsprinzip beseelter Syphilisbazillen, denen es die Wanderung ins Oberstübchen ermöglicht – aber genauso als Bewegungsprinzip neckischer Kristalle in Jonathans Kupfersulfatlösung, denen es die Lebensnähe garantiert. Die „bemitleidenswerte Zucht" sei, so Zeitblom im dritten Kapitel, „Werk eines physikalischen Vorgangs, den man als ,osmotischen Druck' bezeichnet".[216] Die „konfuse Vegetation blauer, grüner und brauner Sprießereien"[217], auf die dann später der Teufel anspielen wird, verdankt sich

---

bliographisch auf zahlreiche Autoren, die für die Kultur- und Ideengeschichte des Mikrobiellen zentral sind, u. a. Haeckel, Driesch, Uexküll, Arrhenius, Pasteur, Francé, Jennings, Verworn, ferner Mach (Kammerer, Allgemeine Biologie, S. 13, 29, 71).
213 Vgl. Herwig, Bildungsbürger auf Abwegen, S. 159 f., 231 f., 309, Anm. 370; vgl. Manns Anstreichung in Kammerer, Allgemeine Biologie, S. 154.
214 Kammerer, Allgemeine Biologie, S. 28; vgl. Herwig, Bildungsbürger auf Abwegen, S. 163.
215 Mann, Doktor Faustus, S. 343.
216 Mann, Doktor Faustus, S. 35.
217 Mann, Doktor Faustus, S. 35.

also dem gleichen elementaren Prinzip wie Adrians zerebrale Illumination. Das Wissenselement ‚Osmose' verknüpft bakteriologische Zerstörungslehre und mikrobiologische Lebenslehre, Staatsfeind und Wassertropfen, und diese biologistischen Untertöne setzen sich im weiteren Räsonnieren des Teufels fort:

> Was heißt denn ‚tot', wenn die Flora doch so bunt und vielgestaltig wuchert und sprießet, und wenn sie sogar heliotropisch ist? Was ‚tot', wenn der Tropfen doch solchen gesunden Appetit bekundet? [...] Was auf dem Todes-, dem Krankheitswege entstanden, danach hat das Leben schon manches Mal mit Freuden gegriffen und sich davon höher und weiter führen lassen.[218]

Diese Einlassungen sind insofern bemerkenswert, als sie zwei Dinge quasi selbstverständlich miteinander identifizieren, die diskursiv eigentlich streng getrennt sind: Die Entstehung von Leben und Kunst aus dem Toten *und aus dem Kranken*. Dass das Leben und die Schönheit aus dem Nicht-Lebendigen hervorgehen, ist ein monistischer Topos, der sich aus der weltanschaulichen (Mikro-) Biologie um 1900 kaum wegdenken lässt: Deren urgezeugte, arabeske Lebensformen und lebensschwangere Eiweißlaugen beschwören diese gleitenden Übergänge immer wieder aufs Neue. Der Übergang vom Kranken zum Schönen hingegen – gemeint ist Nietzsche, dessen Inspirationsbeschreibungen der Teufel im Folgenden genüsslich zitiert – ist eigentlich genau das, was die dekadenzfeindlichen Ideologen der Lebensfeier kategorisch ausschließen. Bölsche etwa lässt aus „der großen Daseinswelle, in der wir leben" das Programm einer neoidealistischen Gesundheitsdichtung hervorgehen, die in „Richtung auf das Harmonische, nach allen Seiten Festgefügte, in seiner Existenz Glückliche und Normale" zielt und das Kranke allenfalls als ihr Negativ mitführt.[219] Dass also Krankheit lebendige Kunst hervorbringen soll, erweist sich gerade im Zusammenhang mit dem Wassertropfen, in dem das Leben nicht erst seit Haeckel wimmelt und dessen Klopstock'sche Variante Adrian vertonen wird, eigentlich als Zertrümmerung aller diskursiven Zusammenhänge, als artistische Komposition von Disparatem. Im Gegensatz zu den klaren Unterscheidungen, die die darwinistische Essayistik Bölsches vornahm, kann die kunstliterarische Fiktion alles zusammendenken und vermischen: morbide Inspiration und harmonischen Allzusammenhang, abgefallene Nasen und neckische Ornamente, Progress und Regress. Mit anderen Worten bringt die elaborierte Interdiskursivität

---

218 Mann, Doktor Faustus, S. 344.
219 Wilhelm Bölsche, Die naturwissenschaftlichen Grundlagen der Poesie. Prolegomena einer realistischen Ästhetik (1887), hg. von Johannes Braakenburg, Tübingen 1976, S. 49 f. Zur Gesundheitsideologie Bölsches vgl. ferner Walter Müller-Seidel, Wissenschaftskritik. Zur Entstehung der literarischen Moderne und zur Trennung der Kulturen um 1900. In: Grundlinien der Vernunftkritik, hg. von Christoph Jamme, Frankfurt a. M. 1997, S. 355–420, 365–368.

des Romans jene fundamentale Ambivalenz zur Anschauung, die die Kulturgeschichte des Mikrobiellen in der Moderne schlechthin auszeichnet.

So taucht das schöne Leben als Kehrseite der bösen Bazilleninvasion im Romanganzen immer wieder auf, eingebunden in das Geflecht von Verweisen, das Thomas Manns vielzitierte Leitmotivtechnik ausmacht. Unmittelbar nach dem Teufelsgespräch vertieft sich Adrian in naturwissenschaftliche Lektüren und unternimmt imaginierte Reisen in Weltall und Tiefsee, die sich – trotz aller von Zeitblom bestaunten Wissenschaftlichkeit – letztlich als Reisen in den Weltanschauungsdiskurs erweisen. Sie knüpfen an die spekulative Lebenskunde des Vaters Jonathan an, das ist längst bekannt. Weniger bekannt ist allerdings, dass es wiederum die Mikroben des Mikrobenhypes um 1900 sind, die zwischen Adrians ‚Stürzen in das Unermeßliche' des Kosmos[220] und der Seuchenmedizin des Teufels vermitteln. So bringt Adrian von seiner Planetenreise ausgerechnet jene spekulative Vorstellung mit, die den Lebensursprung in Weltraumbakterien verankert: die Panspermiehypothese. Man würde heute debattieren, so der Enthusiasmierte,

> ob nicht Keime, Bakterien, Organismen, die, sagen wir, eine Influenza-Epidemie auf Erden erregen, von anderen Planeten, Mars Jupiter oder Venus stammen. Ansteckende Krankheiten, Seuchen wie die Pest, der Schwarze Tod, seien wahrscheinlich nicht von diesem Stern, zumal, da fast gewiss das Leben selbst und überhaupt seinen Ursprung nicht auf Erden habe, sondern von außen eingewandert sei. Er habe es aus bester Quelle, dass es von Nachbarsternen stamme, die in eine ihm ungleich günstigere, viel Ammoniak und Methan enthaltende Atmosphäre gehüllt seien, wie Jupiter, Mars und Venus.[221]

Thomas Mann lässt also die Erde von den gleichen unsichtbaren Kreaturen befruchten, die für die tödliche Infektion des Protagonisten und im übertragenen Sinn für diejenige der Nation verantwortlich sind. Und genau wie in den Panspermiedebatten um 1900 läuft auch Adrians Reflexion darauf hinaus, dass die Bakterieninfektion der Erde Gutes und Böses einschließt, Schwarzen Tod und organisches Leben; sie ist allen Differenzierungen vorgängig, hebt sie auf. Mag Thomas Mann – neben einem *Times*-Artikel mit dem Titel „Flu from Venus" – auch hier wieder aus Kammerers *Allgemeiner Biologie* ‚abgeschrieben' haben,[222] muss man gleichwohl die komplexen Bedeutungsschichten mitberücksichtigen,

---

[220] „Er stürzte sich allerdings in das Unermeßliche, das die astrophysische Wissenschaft zu messen sucht, nur um dabei zu Maßen, Zahlen, Größenordnungen zu gelangen, zu denen der Menschengeist gar kein Verhältnis mehr hat [...]" (Mann, Doktor Faustus, S. 387).
[221] Mann, Doktor Faustus, S. 399.
[222] Anonym, Flu from Venus? In: TIME, 21. Februar 1944; vgl. Wimmer, Kommentarband, S. 1150–1152; Kammerer, Allgemeine Biologie, S. 18 f.; vgl. auch Herwig, Bildungsbürger auf Abwegen, S. 197–202.

die bereits diesem Buch zugrunde liegen. Auch Kammerer bezieht sich für sein Referat der „Weltinfektion oder Planetenimpfung" auf Arrhenius, auf den Maxwell'schen Strahlungsdruck, auf Verworn, auf die Urzeugungsbefürworter und auf diejenigen, die sie in den Weltraumtransport verschieben.[223] All diese heterogenen Stimmen, kulturellen Wissensbestände und populären Bakterienerzählungen sind als Kontexte der Romanpassage mitzudenken, deren Bedeutung für das Textganze dann auch viel weiter reicht, als lediglich auf Adrians Syphilisinfektion zu verweisen.[224] Stattdessen wird, wie bei Bölsche, eine Mikrobenkosmogonie formuliert, die sich im Dialog zwischen Zeitblom und Leverkühn auf den Menschen ausdehnt: „Mein humanistischer Homo Dei", so Zeitblom,

> diese Krone des Lebens, sei also mitsamt seiner Verpflichtung aufs Geistige mutmaßlich das Produkt der Sumpfgas-Fertilität eines Nachbargestirns... ‚Die Blüte des Bösen', wiederholte ich kopfnickend. „Und blühend in Bösheit zumeist", setzte er hinzu.[225]

Der Mensch als monistische Sumpfgasinfektion und als böse Blume aus dem Bildervorrat der Décadence: Überträgt man die moralische Indifferenz der Urbazillen auf deren intelligible Erben, so erweitert sich die mikrobielle Kosmogonie der Jahrhundertwende zur umfassenden mikrobiellen Kulturtheorie. Entscheidend ist: Diese Kulturtheorie enthält auch im *Faustus* nicht nur die Dimension der Moral – genau genommen das ‚Jenseits' der Moral –, sondern auch diejenige der Ästhetik. Die intratextuelle Spur verdankt sich diesmal Adrians zweiter imaginierter Wissenschaftsreise, denn diese führt in die Tiefsee und damit in einen ephemeren Jugendstilkosmos, wie ihn Francé und Haeckel nicht besser hätten ersinnen können. Es sei unbeschreiblich gewesen, so Adrian,

> was da in verwirrtem Flitzen an tollen Geheimfratzen des Organischen [...], Kiel- und Flossenfüßern, bis zwei Meter lang, vor den Fenstern der Gondel vorüberhuschte. Selbst die willenlos in der Flut schwebenden, fangarmigen Ungeheuer aus Schleim, die Staatsquallen, Polypen und Skyphomedusen, schienen von krampfig zappelnder Erregung ergriffen gewesen zu sein.[226]

Mit Blick auf die populäre Mikrobiologie der Jahrhundertwende erinnert das Aufscheinen und Verschwinden verwirrter Flitzer im Lichtkegel des Unterseebootes an das Aufscheinen und Verschwinden ephemerer Einzeller im Blendenausschnitt des Mikroskops; die Semantiken ähneln sich auffallend. Und dies umso mehr, als gerade ‚Staatsquallen, Polypen und Medusen' in Haeckels Bil-

---
223 Vgl. Kammerer, Allgemeine Biologie, S. 18 f.
224 Vgl. Herwig, Bildungsbürger auf Abwegen, S. 198.
225 Mann, Doktor Faustus, S. 399.
226 Mann, Doktor Faustus, S. 391.

derwelt die makroskopische Version jenes mikroskopischen ‚Lebens als Arabeske' liefern, das sich vor allem in der Einzellergeißel manifestiert; konkret: in der tänzerischen Fortbewegung begeißelter Bakterien.

Nimmt man diese kontextuellen Zusammenhänge ernst, dann führt der Weg direkt zu Adrians Syphilisbazillen – insistiert doch der Teufel mit auffälliger Redundanz auf deren Begeißelung. Da ist die Rede von den „Geißelschwärmern", die laut Albrecht Dürers berühmtem Flugblatt des Ulsenius[227] dann auftauchten, „als die rechten Planeten im Zeichen des Skorpions zusammentraten"; ferner „von den untersichtig Winzigen [...], die Geißeln haben", von „unseren Schwärmern", von den „Kleinen", die leidenschaftlich ins Gehirn „schwärmten", und schließlich von den „Geißlern", denen osmotisch der „Weg ins Innere gebahnt" wird.[228] Dem Teufel ist es also um jenes diskursive Element zu tun, das zur Zeit der ersten Romanentwürfe in naturphilosophischen Kontexten als natürliches Ornament und Chiffre des Lebens fungiert.

Das ist nun insofern bemerkenswert, als die Syphilisspirochäte – obwohl spiralig geformt – gar keine Geißeln besitzt[229] und man das schon in der historischen Wissenschaftslandschaft kontrovers diskutierte;[230] Thomas Manns medi-

---

227 Vgl. Philip Portwich, Das Flugblatt des Nürnberger Arztes Theodoricus Ulsenius von 1496. In: Berichte zur Wissenschaftsgeschichte, 21, 2-3, 1998, S. 175–183.
228 Mann, Doktor Faustus, S. 338, 340, 343.
229 Aus heutiger Sicht bewegt sich *Treponema pallidum* rotierend um die Längsachse und verfügt nicht über jene vom Bakterienkörper abgewandten, mikroskopisch sichtbaren Exoflagellen, die die frühe Mikrobiologie als Geißeln beschrieb. Die Rotation des Bakteriums ist sogenannten Endoflagellen geschuldet, um die der Körper gewunden ist und die von einer äußeren Hülle umgeben sind; vgl. Hans-Joachim Selbitz, Bakterielle Krankheiten der Tiere. In: Medizinische Mikrobiologie, Infektions- und Seuchenlehre, hg. von Michael Rolle und Anton Mayr, 8., überarb. Aufl., Stuttgart 2007, S. 393–558, 393 f.
230 Die lebhafte Debatte, ob *Spirochaeta pallida* nun an beiden Polen in zwei ‚Cilien' auslaufe oder lediglich über eine ‚undulierende Membran' verfüge, referiert der Pasteurianer Metchnikoff: „The study of the organs of locomotion of these organisms presents a second point which is the subject of much discussion", heißt es in dem Kapitel „Microbiology of Syphilis", das dem verstorbenen Fritz Schaudinn gewidmet ist und einen systematischen Abriss zum Forschungsstand der Syphilis von 1914 liefert. Schaudinn selbst habe, so Metchnikoff, anfangs Geißelbesatz verneint, später aber seine Meinung revidiert und die Pasteurianer folgten ihm darin. Der deutsche Bakteriologe Migula hingegen beschreibe die Spirochäten als sehr lange Spirillenunterart „with more ore less numerous and regular undulations and without cilia" (Elie Metchnikoff, The Microbiology of Syphilis. In: A System of Syphilis in Five Volumes, Bd. 1, hg. von M. B. D'Arcy Power und J. Keogh Murphy, 2. Aufl., London 1914 [1908], S. 41–102, 82, 78). Eine zeittypische Stellungnahme der Mediziner findet sich in Aschoffs ‚Pathologischer Anatomie'. Dort heißt es, „dass die Spirochaeta pallida an beiden Enden zugespitzt ausläuft, was auf dem Vorhandensein einer Geißel an jedem Ende, manchmal selbst mehrerer beruht" (Max Askanazy, Äußere Krankheitsursachen. In: Pathologische Anatomie. Ein Lehrbuch für Studirende und Ärzte, hg. von Ludwig Aschoff, Bd. 1, Jena 1909, S. 30–233, 165 f.).

zinische Quellen erwähnen die Frage der Begeißelung noch nicht einmal. Gennerich und Gumpert sind Kliniker, ihr Fokus liegt ganz auf jenen pathophysiologischen Fragen, die aus den neuen ‚post-bakteriologischen' Fächern in die klinische Medizin eindringen. Man fahndet etwa nach Modi der Übertragung, körperlichen Symptomatiken, serologischen Abwehrreaktionen, nach der Histologie des syphilitischen Hirns, kaum hingegen nach den lieben Kleinen.[231] Gennerichs Arbeit ist zu entnehmen, dass der Spirochäten-Nachweis im Gehirn in den Schriften zur Neurolues (einem späten, sog. Tertiärstadium) der 1920er Jahre keine Rolle mehr spielt – unter anderem in der von Mann rezipierten Paralysestudie Felix Plauts.[232] Im Gegensatz zum vermeintlichen Mikrobenzentrismus, den der Roman dem nichtmedizinischen Leser suggeriert, hat sich in der erzählten Zeitperiode schon längst die serologische Wassermann-Reaktion für den Nachweis einer zentralnervösen Syphilis etabliert.

Was bedeuten diese diskursiven Umschriften für das Symbolsystem des Romans? Das Mikrobielle scheint nicht nur ein bisher unterschätzter, zentraler Bedeutungsträger zu sein. Es ist konkret Träger jener modernetypischen Gegensätze – Schönheit und Ekel, Gut und Böse, Ursprung und Verfall –, die sich nicht auflösen lassen und die der Roman als Zeitproblem zur Anschauung bringt, gewissermaßen im kulturellen Bewusstsein hält. Will man also der Geißelbegeis-

---

[231] Lediglich Gumpert liefert eine – denkbar knappe – Gestaltbeschreibung: Der Erreger sei „ein zarter, in engen Windungen spiralig gekrümmter Mikroorganismus" (Gumpert, Die Syphilis der Kinder, S. 4). Bezeichnenderweise konzipiert Gennerich die Bakterien tendenziell passiv, von der „vermehrten Spirochaetenaussaat nach der Kopfregion" ist hier etwa die Rede. Die Idee eines neurotropen Erregersubtypus oder *virus nerveux* wird kontrovers diskutiert und spielt für die weiteren Überlegungen zur Pathogenese der Neurolues nur eine untergeordnete Rolle (vgl. Gennerich, Die Syphilis des zentralen Nervensystems, S. 5, 6, 3, 15, 4). Für die Mikrobeninszenierungen des Teufels hingegen ist das *virus nerveux* zentral: „Item, einige doctores wollen wahrhaben und schwören Stein und Bein, es müsse Hirnspezialisten unter den Kleinen geben, Liebhaber der zerebralen Sphäre, kurz, ein virus nerveux" (Mann, Doktor Faustus, S. 341). Zu Manns Gennerich-Lektüren und seinem Verfahren der Anstreichungen nach Relevanz, die besonders die Virus-Nerveux-These hervorheben vgl. Thomas Rütten, Genius and Degenerate? Thomas Mann's Doktor Faustus and a Medical Discourse on Syphilis. In: Contagionism and Contagious Diseases. Medicine and Literature 1880–1933, hg. von Thomas Rütten und Martina King, Berlin 2013, S. 147–167, 157 f.

[232] Vgl. Gennerich, Die Syphilis des zentralen Nervensystems, S. 96–116. Selbst in der zentralen Osmosepassage Gennerichs, die Thomas Mann weitgehend übernimmt, finden die Erreger – ganz anders als im Roman – noch nicht einmal Erwähnung: „Die anscheinende Vermehrung der Kapillaren bei der Paralyse wird wahrscheinlich gleichfalls zum Teil durch die auslaugende Wirkung des ständigen Liquordiffusionsstromes hervorgerufen, weil nämlich der Zellsaft durch die Osmose mit dem Liquor immer mehr verwässert wird, wodurch die Zellen selbst allmählich durchsichtiger werden" (Gennerich, Die Syphilis des zentralen Nervensystems, S. 49).

terung des Teufels diskursgeschichtlich gerecht werden, so muss sich der Blick historisch zurückwenden, zum bakteriologisch ‚modernisierten' Monismus, wie er in Kapitel II.2. rekonstruiert wurde. Tatsächlich dürften Luzifers Geißeln eher mit der Arabeske der schönen Lebensalleinheit zusammenhängen als mit der Syphilismedizin, die vom schönen, aktiven Mikrokosmos nichts weiß. Sie dürften in Verbindung stehen mit den schaumgeborenen Schwärmern an Bölsches kambrischem Urstrand, den genealogischen Geißeltierchen Hermann Bahrs, den erlebnisfähigen Geißelbakterien der Lebensphilosophie sowie – hier fügt Mann dem Interdiskurs weitere Bedeutungen hinzu – mit den ansteckenden Geißlerbewegungen des Spätmittelalters. Vor allem aber legt die eklektische Mikrobenerzählung des Teufels eine Spur zu Haeckel, dem Nestor des Geißelornaments in Wort und Bild. Historisiert man nämlich das zentrale Kompositum ‚Geißelschwärmer', um das die Sprachspiele des Teufels kreisen, dann stellt sich heraus, dass es sich dabei um einen reinen Neologismus Haeckels handelt. Der Geißelschwärmer ist weder als Fachbegriff etabliert, noch hat er irgendetwas mit Syphilis zu tun.

Soweit ich sehe, prägt Haeckel das Wort in der ersten Auflage der *Natürlichen Schöpfungsgeschichte* von 1868, lange bevor die Syphilismedizin ihren spezifischen Bazillus erhält.[233] Gleichzeitig verwendet er den neuen Terminus aber bereits unscharf, einerseits als Klassen-, andererseits als biologischen Funktionsbegriff. Zunächst werden „Geisselschwärmer (Flagellata) [...]" als eine dritte Klasse des Protistenreichs betrachte[t]", also als Taxon, unter das dann zwei Ordnungen fallen: der „bewimperte Geisselschwärmer (Cilioflagellata)" und der „unbewimperte Geisselschwärmer (Nudoflagellata)".[234] Wenig später heißt es,

---

233 Der Helminthologe Karl Moritz Diesing hatte 1866 das zoologische Taxon der Geißelwesen unter dem Begriff *Mastigophora* eingeführt, motiviert durch die „Notwendigkeit, die Ordnung der Prothelminthen einer Revision zu unterwerfen, in Folge welcher [...] dasselbe in zwei große Gruppen, die der Geißelführenden und der Geißellosen zerfällt" (Karl Moritz Diesing, Revision der Prothelminthen. Abteilung Mastigophoren. In: Sitzungsberichte der mathematisch-naturwissenschaftlichen Klasse der Kaiserlichen Akademie der Wissenschaften, Bd. 52, 1. Abteilung, Wien 1866, S. 287–402, 290). Die weitgehend auf Lateinisch verfasste Abhandlung offeriert allerdings kein weiteres deutsches Synonym für die ‚Geißelführenden'. In der bis dahin verbindlichen Systematik Ehrenbergs von 1838, die die Klasse der „Infusionsthierchen" etabliert hatte, ist allenfalls von „fußartigen Wimpern und Haken" oder von „Rüsseln am Munde" die Rede (Christian Gottfried Ehrenberg, Die Infusionsthierchen als vollkommene Organismen. Ein Blick in das tiefere organische Leben der Natur, Leipzig 1838, S. 3.). Das Gleiche gilt für die Naturgeschichten des Mikrokosmos der 1840er Jahre, die im Anschluss an Ehrenberg von „Wimpern", „Schwänzen" oder „fadenförmigen Rüsseln" sprechen (z. B. S. Kutorga, Naturgeschichte der Infusionsthiere, vorzüglich nach Ehrenbergschen Beobachtungen, Karlsruhe 1841, unter „System der Infusorien-Gattungen", S. 1 f.).
234 Haeckel, Natürliche Schöpfungsgeschichte, 1. Aufl. [1868], S. 272, S. 332 f.

die Sporen der „vierten Protistenklasse", der sogenannten „Schleimpilze (Myxomyceten)" hätten anfangs die „Form von Geisselschwärmern".[235] Hier bezeichnet der Begriff einen unspezifischen biologischen Seinsmodus, die Spore, die sich als juvenile Vermehrungsform bei verschiedenen Arten und Klassen findet. Diese erhebliche Unschärfe des vermeintlichen Fachterminus wird durch die Mehrdeutigkeit der beteiligten Wörter noch gesteigert: Zur verwickelten Etymologie der ‚Geißel' zwischen Strafdiskurs und Naturkunde (s. Kap. II.2.5.) kommt nun die ebenfalls irisierende Begriffsgeschichte des Schwärmens hinzu; sie umfasst elegante Einzeller ebenso wie den religiösen und poetischen Enthusiasmus der Aufklärung.[236] Übrigens denkt man sich seit Shaftesbury die gesteigerte Einbildungskraft des Schwärmers, sei er von Geisterfurcht, Aberglaube, von pietistischem Fanatismus oder poetischem Enthusiasmus erfüllt, generell als ansteckend im Sinne eines sozialen Kontagions.[237]

Mit Blick auf diese komplexe historische Semantik wird verständlich, dass sich Haeckels ‚Geißelschwärmer' wie viele Neubildungen aus der erratischen Begriffswelt des Zoologen fachbiologisch nicht etablieren konnte, zumindest nicht als Taxon[238] – im Gegensatz zu seinen lexikalisch erfolgreicheren Konkur-

---

235 Haeckel, Natürliche Schöpfungsgeschichte, 1. Aufl. [1868], S. 333.
236 Zur Begriffsgeschichte des Schwärmers vgl. Manfred Engel, Das ‚Wahre', das ‚Gute' und die ‚Zauberlaterne der begeisterten Phantasie'. Legitimationsprobleme der Vernunft in der Spätaufklärerischen Schwärmerdebatte. In: German Life and Letters, 62, 1. Januar 2009, S. 53–66.
237 „No wonder if the Blaze rises so of a sudden; when innumerable Eyes glow with the Passion, and heaving Breasts are labouring with Inspiration; when not the aspect only, but the very Breath and Exhalations of Men are infectious, and the inspiring Disease imparts itself by insensible Transpiration" (Shaftesbury, A Letter Concerning Enthusiasm, S. 45; s. auch hier, Kap. II.1.2.1). Shaftesbury verwendet ‚infektiös' noch synonym mit ‚kontagiös'; erst in der bakteriologischen Ära wird man die beiden Begriffe unterscheiden. Vgl. ferner Johann Heinrich Campe, Wörterbuch zur Erklärung und Verdeutschung der unserer Sprache aufgedrungenen fremden Ausdrücke, neue, stark verm. und durchgängig verb. Ausgabe, Braunschweig 1813, wo auf S. 311, Spalte 2 das Lemma ‚Fanatisiren' folgendermaßen definiert ist: „schwärmen und schwärmerisch machen, mit Schwärmerei anstecken, zur Schwärmerei verführen".
238 In einschlägigen Enzyklopädien, etwa im *Handwörterbuch der Zoologie* von 1887 oder im *Wörterbuch der Biologie* von 1912, taucht das anschauliche Kompositum nicht auf (vgl. Handwörterbuch der Zoologie, hg. von Friedrich Knauer, Stuttgart 1887; Wörterbuch der Biologie, hg. von Heinrich Schmidt, Leipzig 1912). Das *Handwörterbuch der Zoologie* verzeichnet auf S. 300 als deutsches Synonym für ‚Flagellata' lediglich „Geisselthierchen". Auf S. 189 im *Wörterbuch der Biologie* wird der Alternativbegriff „Geisselinfusorien" eingeführt. Der ‚Geißelschwärmer' wird vereinzelt als Funktionsbegriff verwendet, man spricht vom ‚Geißelschwärmer-Zustand'. Im *Handbuch der Morphologie der wirbellosen Tiere* wird ganz klar zwischen dem Taxon, nämlich Flagellata, und dem Funktionsbegriff ‚Geißelschwärmer' unterschieden: „Als Vielteilung oder multiple Teilung bezeichnen wir die Fortpflanzung der Protozoen [...]. Sehr häufig besitzen dieselben 1 oder 2 Geißeln, nicht nur bei Flagellaten, sondern auch bei Sarco-

renten ‚Geißeltierchen' oder ‚Geißelinfusorien'. Das Kompositum ist eher Metapher als Begriff, und es ist keinesfalls klar, ob es eine Klasse oder eine unspezifische Lebensform bezeichnet; oder ob gar die wechselvolle Bedeutungsgeschichte des Strafens, der überschießenden Einbildungskraft[239] und des amöboiden Schwärmens auf jene einzelligen Kreaturen übertragen wird, die für Haeckel den Allzusammenhang des Lebendigen sichern. Eine ähnliche Unschärfe gilt für die bildliche Darstellung des Geißelschwärmers, die in der siebten Auflage der *Natürlichen Schöpfungsgeschichte* 1879 hinzukommt. Das stark stilisierte Objekt, das intuitiv an Zeichnungen Paul Klees erinnert – der seinerseits mit der graphischen Serie *Dynamoradiolaren* (1926) auf Haeckel Bezug nehmen wird (s. Kap. II.4.1.) –, scheint sich kaum auf irgendeinen bekannten Mikroorganismus zu beziehen. Es scheint eher den ästhetischen und weltanschaulichen Ornamentalismus des Fin de Siècle vorwegzunehmen.

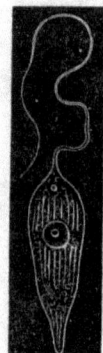

Abb. 21: „Ein einzelner Geisselschwärmer (Euglena striata) stark vergrössert. Oben ist die fadenförmige schwingende Geißel sichtbar, in der Mitte der runde Zellenkern mit seinem Kernkörperchen." In: Ernst Haeckel, Natürliche Schöpfungsgeschichte, 7. Aufl., Berlin 1879, S. 384. (Fotografie Clemens Weber).

Weder die Zeichnung noch ihr Begriff gehören demnach zum gesicherten biologischen Wissen des ausgehenden neunzehnten und frühen zwanzigsten Jahr-

---

dinen und Sporozoen [...]. Man spricht dann von Flagellosporen oder Geißelschwärmern" (Handbuch der Morphologie der wirbellosen Tiere, hg. von Arnold Lang, Bd. 1: Protozoa, 2. Aufl., Jena 1913, S. 364.

239 Jutta Heinz situiert den Schwärmerbegriff am Kreuzungspunkt philosophischer, theologischer, medizinischer und ästhetisch-poetischer Debatten des ausgehenden achtzehnten Jahrhunderts (Jutta Heinz, Wissen vom Menschen und Erzählen vom Einzelfall. Untersuchungen zum anthropologischen Roman der Spätaufklärung, Berlin/New York 1996, S. 166–186).

hunderts. Der Geißelschwärmer ist offensichtlich selbst schon interdiskursives Sprachspiel; ein typisches Kunstprodukt aus dem ästhetischen Sprach- und Bildkosmos des Grenzgängers Haeckel, dem zeitgenössische Kritiker einen überschießenden „Wörterbildungstrieb" beziehungsweise eine „Fremdwörterfabrik" vorwerfen.[240] Insofern wissen auch Thomas Manns biologische Quellen, Paul Kammerer und Oscar Hertwig, nichts vom schönen Geißelschwärmer. Sie interessieren sich zum einen kaum für pathogene Bakterien und unterscheiden zum anderen wie die meisten Biologen ihrer Zeit zwischen dem Begriff des Schwärmens und demjenigen der Begeißelung, also zwischen Vermehrungsform und Selbstbewegung.[241] Kurz gesagt: Geißelschwärmer und Syphilisbazillen haben nichts miteinander zu tun, weder begriffs-, noch disziplinengeschichtlich; dies gilt es mit Blick auf den Roman festzuhalten.

Wer den Geißelschwärmer hingegen sehr wohl kennt, ist die ‚andere Kultur' der Literaten und Intellektuellen. Deren Vertreter, die sich der Tendenz nach eher auf den Weltanschauungsdichter Haeckel als auf fachwissenschaftliche Schriften beziehen, instrumentalisieren das beziehungsreiche Kunstwort schon um 1900 für verschiedene Projekte. Da ist zunächst Friedrich Engels, dessen *Dialektik der Natur* (1873–1882), ein unvollendeter Versuch, den dialektischen Materialismus auf die Naturwissenschaften zu übertragen, unter anderem Notizen zur Biologie primitiver Urwesen enthält:

> Die heutigen Moneren [sind] sicher sehr verschieden von den ursprünglichen, da sie großenteils von organischer Materie leben, Diatomaceen und Infusorien verschlucken, also Körper, die höher als sie selbst und erst später entstanden und wie Taf. I bei Häckel [zeigt,] eine Entwicklungsgeschichte haben und durch die Form zellenloser Geißelschwärmer hindurch gehn. – Schon hier der Formtrieb der allen Eiweißkörpern eigen.[242]

---

240 Friedrich Paulsen, Philosophia militans, Berlin 1901; Eberhard Dennert, Die Wahrheit über Ernst Haeckel und seine ‚Welträtsel', Halle 1904; beide zit. nach Katharina Grätz, Wissenschaft als Weltanschauung. Ernst Haeckels gelöste Welträtsel und ihr Text. In: Wissen in Literatur im 19. Jahrhundert, hg. von Lutz Danneberg und Friedrich Vollhardt, in Zusammenarbeit mit Hartmut Böhme und Jörg Schönert, Tübingen 2002, S. 240–255, 251.
241 Kammerer spricht einerseits von „Geißelträgern (Flagellaten)" und vom „Geißelbesatz", welcher das Fortbewegungsmittel „der Flagellaten, auch der Bakterien" sei, andererseits von den „Schwärmern bestimmter Algen" oder von der ungeschlechtlichen Vermehrung durch „Schwärmsporen" (Kammerer, Allgemeine Biologie, S. 73 f.). Hertwig nennt „Schwärmzellen" und „Schwärmsporen" als Funktionsbegriffe (Hertwig, Allgemeine Biologie, S. 131–133). Die Flüchtigkeit eines ephemeren Kunstwortes für ein ephemeres Lebewesen gilt sogar für Haeckel selbst, der den Geißelschwärmer als Taxon bereits in den Kunstformen von 1899 wieder getilgt und durch „Geisselinfusorien oder ‚Geisslinge'" ersetzt hat (Haeckel, Kunstformen der Natur, Bd. 2, 2, Tafel, S. 13), die er jetzt synonym für Flagellata verwendet.
242 Friedrich Engels, Dialektik der Natur 1873–1882. In: Karl Marx/Friedrich Engels, Gesamtausgabe: MEGA, hg. von Anneliese Griese, Friederun Fesse und Hella Hahn, Abt. 1: Werke,

Der Geißelschwärmer – hier als Funktionsbegriff verstanden – liefert das Argument für eine natürliche Teleologie: Der vermeintlich ‚zellenlose' Organismus, nichts mehr als ein formloses Haeckel'sches „Eiweißklümpchen", markiert jenes Prinzip der permanenten Höherentwicklung, das sich dann analog auch in der Gesellschaft auffinden lässt. Da ist ferner Fritz Mauthner, der selbst dem Milieu einer intensiven Haeckel-Rezeption entstammt. Er übernimmt den Geißelschwärmer unkritisch als Speziesbegriff und wendet sich damit 1912 im zweiten Band seiner *Sprachkritik* gegen die Idee von der Verwandtschaft der Sprachen:

> Die ganz unklare Vorstellung, dass die Sprachen [...] in ähnlicher Weise auseinander hervorgehen wie etwa die Protozoen durch Teilung, Sprossung usw., [...] muß fallen gelassen werden. Denn auch bei den Protozoen liegt ausgesprochene Zeugung vor, eine Vererbung, gegen welche die verändernde Anpassung nur eine bescheidene Rolle spielt. Es ist mir wenigstens nichts davon bekannt, dass man Geißelschwärmer, Labyrinthläufer und Radiolarien bloß miteinander zu vermischen brauche, um neue Tierarten zu gewinnen, wie doch ohne Frage Sprachen entstanden sind (Englisch, Neupersisch) und wie ganz gewiß jeden Tag neue Sprachen entstehen können und entstehen.[243]

Das metaphorische Gebilde Haeckels dient hier ausgerechnet einem Unternehmen der Metaphernkritik: So wie Geißelschwärmer und Radiolarien distinkte evolutionäre Entitäten darstellen, muss das Gleiche auch für Sprachen gelten, auch sie verdanken sich den Prinzipien von Zeugung und Vererbung. Mag diese Analogie auch noch so schlecht funktionieren, bleibt jedenfalls festzuhalten, dass der Geißelschwärmer schon um 1900 durch verschiedenste weltanschauliche Projekte schwärmt; von der biologistisch fundierten Geschichtsteleologie bis zur monumentalen Sprachkritik gehört er ganz einfach zum Metaphernbestand der Kulturszene.[244]

Insofern müssen all die bisher rekonstruierten Aspekte, der Evolutionismus der Flagellaten, das ‚Weltbild der Arabeske', die ansteckende Einbildungskraft des Enthusiasten, das Schwärmen der Fortpflanzung und die genuine Irrationalität von Sprache als vorhandene Bedeutungsschichten mitgedacht werden,

---

Artikel, Entwürfe, Bd. 26,1: Dialektik der Natur (1873–1882). Berlin 1985, S. 28. Aus dem Manuskript wurde zu Lebzeiten Engels nichts veröffentlicht, Erstdruck des Manuskripts in: Marx-Engels-Archiv, Bd. 2, Moskau/Leningrad 1925.

243 Fritz Mauthner, Beiträge zu einer Kritik der Sprache, Bd. 2: Zur Sprachwissenschaft, Frankfurt a. M./Berlin/Wien 1982 [1901–1902], S. 113.

244 Auch Eduard von Hartmann kommt in der naturphilosophischen Schrift *Darwinismus und Thierproduktion* auf Haeckels Unterteilung des Protistenreiches und auf die dritte Klasse der „Geisselschwärmer oder Flagellaten" zu sprechen – wenn auch mit kritischen Untertönen gegen den unkritischen Darwinismus Haeckels (Eduard von Hartmann, Darwinismus und Thierproduktion, München 1876, S. 86).

wenn Haeckels Kunstwort im *Doktor Faustus* schlussendlich auf den Mikroben- und Syphilisdiskurs übertragen wird:

> Da traten die rechten Planeten im Zeichen des Skorpions zusammen, wie Meister Dürer es gar wohlbelehrt gezeichnet hat im medizinischen Flugblatt, da kamen die zarten Kleinen, das Volk der Lebeschräubchen, die lieben Gäste aus Westindien ins deutsche Land, die Geißelschwärmer, – gelt, da horchst Du auf?[245]

Geißelschwärmer, Lebeschräubchen und Dürers legendärer *Syphilitiker* von 1496: Der Roman vom Künstler und seiner unheiligen Ansteckung schreibt hier an der Geschichte eines Kunstwortes mit, das bereits ausgesprochen schillernd, ephemer, vielstellig ist – nur eins bisher noch nicht: medizinisch. Er schreibt an dieser Geschichte mit, und er schreibt sie fundamental um, da Haeckels überfrachtetes Kompositum nun mit dem normativen Ballast der Bakterienmedizin weiter aufgeladen wird. Letztlich läuft diese Vermischung aus Ästhetik, Sexualität und Biopolitik auf eine zutiefst antithetische Grundstruktur hinaus, die Manns Mikrobennarrationen grundsätzlich prägt: Der Tod wird mit dem Leben konfrontiert. Beide sind in der Verknüpfung von faschistischer Kollektivinfektion, Naturschönheit und Lebensursprung vielfach und wechselseitig aufeinander bezogen. Dementsprechend hat das Mikrobensymbol im Romanganzen eine antithetische Struktur: Auf der einen Seite ist da die individuelle Infektion Adrians, dann – als ihr Spiegel – die Meningitis Echos, die ebenfalls von bösen Bakterien im Hirn hervorgerufen wird, sowie die Kollektivinfektion des politischen Körpers. Ihr stehen auf der anderen Seite die interplanetare Lebensinfektion mit Bakterien und die Geißelfigurationen gegenüber, in denen sich alle Verzweigungen des Lebenskultes, Alleinheit, Schönheit, Ursprung verdichten. Dieser Modus der dialektischen Konfrontation von Gegensätzen kennzeichnet die Biologismen des Romans, die zwischen Makro- und Mikrobiologismen changieren; man könnte das als ‚progressive Biopoesie' bezeichnen. Denn gewisse Paradoxien tauchen zwar schon bei Bölsche auf, doch in der kunstliterarischen Fiktion werden sie – im Unterschied zur Weltanschauungsessayistik – nicht aufgelöst, geglättet, harmonisiert, sondern in ständiger Spannung zur Schau gestellt: überraschend, quasi ‚hart gefügt',[246] deutungsoffen. Manns (Mikro)-Biopoesie erklärt nicht, sortiert nicht und liefert keine einsinnigen Deutungsschemata. Sie bietet stattdessen Reflexionsanreize für einen mündigen Leser, dem die Wider-

---

245 Mann, Doktor Faustus, S. 338.
246 Vgl. Jürgen Link/Ursula Link-Heer, Hoher Ton und ‚pessimistische' Gnome bei Leopardi und Platen. In: August Graf von Platen im Horizont seiner Wirkungsgeschichte. Ein deutsch-italienisches Kolloquium, hg. von Gunnar Och und Klaus Kempf, Berlin/Boston 2012, S. 41–61, 50.

sprüche der modernen Welt- und Selbsterfahrung als Zeitproblem vor Augen geführt und im Bewusstsein gehalten werden.[247]

Dieses Stilprinzip der harten Fügung, das distante Sinnsphären semantisch verdichtet,[248] reicht bis zur Figur des Teufels selbst. Wie der Geißelschwärmer ist auch dessen höllischer Berichterstatter eine Kreatur der Metamorphosen oder gar eine reine Metafiktion, da er nur von Adrian erzählt wird und man dessen Wahrnehmung nicht trauen kann. So wandelt sich der Teufel bekanntlich vom italienischen Zuhälter zur Adorno-Karikatur, tritt als moderner Mikrobiologe, Neuroanatom, reformatorischer Prediger und Musiktheoretiker auf und ist in all diesen unvereinbaren Rollen vielleicht doch nur dem Fieberwahn Adrians geschuldet. Insgesamt erscheint der Versucher weniger als Akteur denn als Reflexionsinstanz – über die Situation der Kunst, über Zwölftontheorie, über Kreativitätsfragen, nicht zuletzt über die Möglichkeitsbedingungen der literarischen Fiktion. Jedenfalls hat die ontologische Zweifelhaftigkeit Luzifers in der fiktionalen Welt ihr Pendant in der Bakteriologiegeschichte: Es ist die Mikrobenkomik des Absurden, des Widersinns, des Nicht-Sinns; sie ging aus der ontologischen Zweifelhaftigkeit des Laborgegenstandes hervor und musste von der Weltanschauungsliteratur konsequent ausgespart werden. Erinnert sei an dieser Stelle an die vielfältigen Dimensionen der Mikrobenkomik um 1900, die von der Verharmlosung und Infantilisierung des Schreckens, von den lustigen kleinen Männlein im Körper bis eben zum Bazillennonsens und zum Wortwitz reichen – zu den ‚Recht-Links-Bazillen', ‚Paragraphen-Bazillen' und ‚Nickel-Pilzen' der Zeitschriftenkultur. Im Teufelsdialog ist nun, wie eingangs erwähnt, das gesamte Spektrum mikrobieller Komik präsent und poetologisch relevant: Der Teufel spielt nicht nur auf der Klaviatur der Verharmlosungskomik, indem er die lieben Kleinen auf dem Wasserweg ins zerebrale Arbeitsstübchen schwärmen lässt – das ist nah an der Sprache der populären Mikrobenunterhaltung um 1900 –, er liefert ebenso die Dimension des Subversiven, Zweifelhaften, Reflexiven[249] mit seinem vielzitierten Wortspiel:

---

247 Zum problemgeschichtlichen Ansatz vgl. als *locus classicus* Karl Eibl, Die Entstehung der Poesie, Frankfurt a. M./Leipzig 1995, insbesondere S. 35–61. Welche Rolle Wissenschaftsmetaphern für einen problemgeschichtlichen Zugriff haben können, zeigt überzeugend Benjamin Specht, Problemgeschichte in Metaphern. Am Beispiel der Elektrizitätslehre um 1800. In: Metaphorik.de, 26, 2016, S. 15–37.
248 Jürgen Link spricht von einer „mehrfachen hermeneutischen Integration" (Link, Literaturanalyse, S. 287).
249 Vgl. hierzu Bernd Auerochs, der „Ironie, Komik und Metaphorik" als die „offensichtlichen reflexiven Sprachgesten der Literatur" zusammenfasst (Auerochs, Literatur und Reflexion, S. 286).

> Als ob ich von der ziehenden Büßerzunft, den Flagellanten redete, die sich für ihre und
> aller Sünden den Rücken walkten. Ich meine aber die Flagellaten, die untersichtig Winzi-
> gen von der Sorte, die Geißeln haben, wie unsere bleiche Venus, die spirochaeta pallida,
> das ist die rechte Sorte. Hast aber recht, es klingt so traulich nach hohem Mittelalter und
> nach dem Flagellum haereticorum fascinariorum. O ja, als fascinarii mögen sie sich wohl
> erweisen, unsere Schwärmer, in besseren Fällen wie dem deinen.[250]

Natürlich sind doch beide gemeint, Flagellanten und Flagellaten, Büßer und Bakterien, Geißelpeitsche und Geißelschwärmer, nicht zu vergessen der behexte Mystiker Heinz Klöpfgeißel;[251] der Roman verbindet den ansteckenden religiösen Massenwahn der vorreformatorischen Geißlerbewegungen mit der Ansteckung durch die ‚schönen Schrauben' Haeckels.[252] Dabei kann der Teufel so gut völlig disparate Wörter und disparate Sachen vertauschen, weil die Wirklichkeit der Bakteriengeißeln historisch ohnehin lange Zeit in Frage stand. Es sei ein Leichtes, so liest man in Neuhauss' *Lehrbuch der Mikrophotographie*, „vorhandene Geißelfäden zur Darstellung oder nicht zur Darstellung zu bringen", da sie Farbstoff weniger intensiv aufnähmen als die Bakterienkörper. Andersherum habe es der Mikrophotograph „in der Gewalt, [Geißelfäden] im negativen und positiven Bilde durch nachfolgende Verstärkung weit deutlicher sichtbar zu machen, als sie in Wirklichkeit sind".[253] Die Geißel ist demnach zur Zeit der ersten Romanentwürfe nicht nur Inbegriff des Naturschönen. Sie ist ebenso Inbegriff des Fraglichen; ein kontingentes Medienerzeugnis, abhängig von Farbstoffzufuhr und Bildretusche.[254] Was also schon unter dem Mikroskop möglicherweise nur ein Phantasiegebilde und jedenfalls so ephemer ist, dass

---

250 Mann, Doktor Faustus, S. 338.
251 Der Stoff entstammt dem spätmittelalterlichen Hexenhammer, vgl. Wimmer, Kommentarband, S. 65.
252 Thomas Mann folgt mit seiner Kritik an den schwülen religiösen Massenbewegungen des Spätmittelalters (Wer sich selbst geißelt, ist vom Teufel dazu verführt!) Paul Tillich, der die Reformation aus diesen Verirrungen des Irrationalismus ableitet; vgl. Brief Paul Tillich an Thomas Mann, 23. Mai 1943. In: Blätter der Thomas-Mann-Gesellschaft, 5, 1965, S. 48–52; vgl. Wimmer, Kommentarband, S. 337. Für Mann ist religiöser Fanatismus jener kontagiöse Massenaffekt, der dann auch die historische Katastrophe des Nationalsozialismus hervorbringt; zwischen den Bedingungen der Reformation und den Voraussetzungen der NS-Herrschaft gibt es für ihn denkgeschichtliche Parallelen. Zum „Verhältnis des alten wie des neuen Faustus zu Luther und zur Reformation" vgl. Jan-Dirk Müller, Faust. Ein Missverständnis wird zur Symbolfigur. In: Thomas Mann, Doktor Faustus, 1947–1997, Publikationen zur Zeitschrift für Germanistik, Bd. 3, hg. von Werner Röcke, Bern 2001, S. 167–186, 167.
253 Neuhauss, Lehrbuch der Mikrophotographie, S. 242, 245.
254 In Bezug auf die Syphilisspirochäte heißt es in Schaudinns Erstbeschreibung von 1905 gar, dass nur gelegentlich „die Andeutung einer undulierenden Membran wahrzunehmen" sei, „von Geißeln hingegen nichts" (Fritz Schaudinn, Vorläufiger Bericht über das Vorkommen von Spirochaeten in syphilitischen Krankheitsprodukten. In: Fritz Schaudinns Arbeiten, hg.

man es leicht verwechseln kann – das lässt sich begrifflich noch viel leichter verwechseln; vor allem wenn dabei nur ein zusätzlicher Konsonant im Spiel ist. Thomas Manns vielzitierte Paronomasie um verderbliche Bußpraktiken und verderbliche Einzeller wirft ein Schlaglicht auf das Thema des nächsten Kapitels: auf das literarische Potenzial des fälschungsanfälligen, mikroskopischen Objekts. Wenn winzige Gegenstände, etwa Geißeln, ontologisch und epistemologisch zweifelhaft sind,[255] dann fragt sich, ob ihre Begriffe überhaupt auf Wirkliches referieren oder lediglich als Material für selbstbezügliche Sprachspiele taugen. Diese Unschärfen und Ungewissheiten, die in sprachspielerischer Mikrobenkomik zum Ausdruck kommen und von Referenz auf Reflexivität umstellen, wiederholen sich im Teufelskapitel dann auch auf der Ebene des *discours*. Eigentlich ist damit sogar das gesamte poetologische Programm des Kapitels umrissen – denn die Spirochätengeschichte des Teufels erweist sich bei genauer Betrachtung als vierfach unzuverlässig.

Erstens hat Luzifer als metadiegetischer Erzähler kein logisches Privileg über die Gültigkeit seiner Behauptungen, zweitens ist dieser metadiegetische Erzähler kein ontologisch gesicherter Bewohner der fiktionalen Welt, sondern möglicherweise von seinem intradiegetischen Erzähler Adrian nur fingiert. Drittens ist seine Erzählung durch Ironiesignale als unzuverlässig markiert, und die implizite Botschaft widerspricht der expliziten: Bakterien sind Kreaturen der Zerstörung und nicht lustige kleine Männlein im Gehirn. Und viertens enthüllt der wissenschaftsgeschichtliche Kontext auch die erzählten Gegenstände – Geißeln und Geißelschwärmer – als ontologisch unsichere Objekte oder erfundene Kunstworte. Erzählebene, Figurenstatus, Erzählstil und Wissenskontext summieren sich also zu einer gesteigerten Form der ‚offenen Unzuverlässigkeit', die den Leser im Unklaren lässt, was genau in der erzählten Welt der Fall ist und was nicht.[256] Damit ist die Geschichte von den lieben Kleinen jedem unmittelbaren Nachvollzug und jeder unkomplizierten Bedeutungszuweisung entzogen, in die Distanz des Reflexiven. Der Text stellt offene Fragen, und zwar nicht nur zu Infektion und Kreativität. Vielmehr stellt er Fragen zum Erzählen unter Bedingungen moderner Wissenschaftskommunikation, zu Status und Funktion von Wissen in fingierten Welten, zum Fingieren von Figuren, die etwas wissen, und zum Erzählen unterschiedlicher Wissenskulturen, die miteinander kollidieren.

---

mit Unterstützung der Hamburgischen wissenschaftlichen Stiftung, HamburgLeipzig, 1911 [1905, mit Erich Hoffmann], S. 587–594, 589).
255 Vgl. dazu Neuhauss: Erst Löfflers neue Färbungsmethode habe diese „feinsten Gebilde, wo solche überhaupt vorhanden, zur Anschauung bringen können" (Neuhauss, Lehrbuch der Mikrophotographie, S. 252).
256 Vgl. dazu den Abschnitt „Das offen unzuverlässige Erzählen" in Tilmann Köppe/Tom Kindt, Erzähltheorie. Eine Einführung, Stuttgart 2014, S. 245–250.

Mit Blick auf die Kulturgeschichte des Mikrobiellen in der Moderne zeigt sich, dass der *Faustus* als vergleichsweise später, nachträglicher Text, zudem aus dem literarischen Höhenkamm, eine gewisse Sonderstellung einnimmt. Er integriert sämtliche Bedeutungsbereiche des Kollektivsymbols, Politik, Ästhetik und Komik; und er tut dies nicht glättend, harmonisierend, teleologisch, wie das in der Weltanschauungsliteratur der Fall war, sondern eher montagehaft, deutungsoffen, inkongruent. Neue überraschende Wertungen und semantische Verschiebungen tauchen auf: So ist etwa die politische Ideologiekritik, die das Böse und das Mikrobielle zusammendenkt, von rechts nach links verlagert. Ferner sind die inkompatiblen Sphären von Morbidität und monistischem Allzusammenhang ineinander geblendet, und schließlich wird naturwissenschaftliche Deutungshoheit gleichzeitig installiert und spielerisch unterlaufen. Natürlich ist das nur eine kleine Facette des Textganzen und seines immensen Bedeutungsgeflechts. Gleichwohl könnte man sagen, dass Manns Künstlerroman neben vielem anderen eine nachträgliche und höchst profunde Reflexion jener Anthropologie des Unsichtbaren liefert, die um 1900 in verschiedensten Kommunikationsformen entstand und deren tiefe Widersprüche und Probleme – ethischer, epistemologischer und repräsentationaler Art – im Eifer der Mikrobenbegeisterung zunächst untergingen.

3 Kulturen des Zweifels

3.1 Fragwürdige Mikroben

An das *Faustus*-Beispiel lassen sich Überlegungen anknüpfen, was denn überhaupt literarische Transformationen von naturwissenschaftlichem Wissen unter den Bedingungen einer ausdifferenzierten Zwei-Kulturen-Situation stimuliert. Die Konkurrenz- oder Korrekturthese ist sicherlich eine wichtige, allerdings nicht hinreichende Erklärung: Freilich kann man davon ausgehen, dass Literatur in der Moderne auf naturwissenschaftliche Entwicklungen reagiert, gegebenenfalls alternative Modelle der Weltdeutung vorlegt und dabei das Weltbild der Naturwissenschaften, das als zu reduktiv, mechanistisch, kausalistisch etc. empfunden wird, zu korrigieren versucht. Vielversprechender als dieses unidirektionale Reiz-Reaktionsmodell ist allerdings die Annahme, dass man es mit zwei autopoietisch abgeschlossenen Kommunikationssystemen zu tun hat, die jeweils nach eigener Reproduktionslogik funktionieren und strukturell gekoppelt sind.[1] Damit verschiebt sich die Frageperspektive vom ‚Was' der Korrektur auf das ‚Wie' der strukturellen Kopplung; mit anderen Worten von der Unidirektionalität auf Wechselwirkungen, ferner von den Ideen und Themen auf Materialität und (parallele) Strukturen. Der formbezogenen Eigenlogik des Literarischen lässt sich auf diese Weise besser Rechnung tragen. Wenn Literatur also mehr ist als ein bloßer Rezeptions- und Reaktionscontainer für die Naturwissenschaften, wenn sie Wissensbestände nach formalästhetischen Kriterien anverwandelt, welche Wissensbestände sind dann besonders attraktiv? Die flächendeckende Verarbeitung von psychiatrischem, tiefenpsychologischem und evolutionsbiologischem Wissen in der Literatur der Moderne legt nahe, dass weiche, primär erzähl- oder zumindest textförmige Wissensdiskurse privilegiert für Aneignungsprozesse in Frage kommen, auch für epistemologische Wechselwirkungen (s. Kap. I. und II.1.). Doch was tut Literatur, wenn die wissenschaftlichen Gegenstände immer abstrakter, spezifischer, mathematisch-physikalischer werden, wenn die Praktiken, die sie erzeugen, zunehmend technischer und nicht mehr narrativ sind, wenn man sich immer weniger auf formale und mediale Ähnlichkeiten berufen kann?

---

1 Für diese beiden, um 1900 autopoietisch abgeschlossenen Subsysteme, die sich hierarchiefrei gegenseitig beobachten, bietet sich der Begriff der strukturellen Kopplung im Sinne Maturanas beziehungsweise Luhmanns an: Zwar können beide Subsysteme Informationen des anderen Systems einbauen, allerdings nur nach Maßgabe ihrer je eigenen Funktionslogik, so dass es zu strukturellen Homologien kommt.

Ein mögliches Stimulans, so die Hypothese der folgenden Abschnitte, ist Fragwürdigkeit. Wenn Zweifel Bestandteil der Wissensproduktion ist, wenn das Wissen zumindest partiell unsicher bleibt und immer wieder die Dynamik von Verifikation und Falsifikation in Gang setzt, dann kommt bei aller Mathematisierung und Abstraktion erneut Sprache ins Spiel. Trotz der Hinwendung zu Experiment und Technologie – etwa zu Mikroskop und Mikrophotographie – lässt sich der Zweifel am Wirklichkeitsstatus eines epistemischen Dings doch nur mit Aussagen, Begriffen und Argumenten verhandeln. Ein Beispiel soll diese Form der Brückenbildung zur literarischen Kommunikation illustrieren: Im Mai 1885 äußert der Münchner Hygieniker Max von Pettenkofer auf der ‚Zweiten Cholerakonferenz' fundamentale Zweifel an der Artkonstanz des Choleraerregers und insofern an der ontologischen Beschaffenheit eines Objekts, mit dem Koch zeitgleich größte Erfolge feiert, das für ihn also existent sein *muss*. Kochs Entdeckung des Kommabazillus in Choleradärmen sei, so Pettenkofer, zwar eine große Bereicherung, doch keinesfalls hinreichend als ätiologischer Beweis. Es lasse sich ebenso gut annehmen, dass die Cholerabazillen „aus den im normalen Intestinaltraktus enthaltenen Spirillen und Vibrionen hervorgehen und infolge des Choleraprozesses nur ihre günstigsten Existenz- und Entwicklungsbedingungen finden".[2] Diese Zweifel am Spezifitätsmodell münden in eine legendäre, mit allen rhetorischen Mitteln ausgefochtene Kontroverse, die in Form von Dialog- und Gesprächspassagen in die entsprechende Publikation Kochs eingegangen ist.[3] Anders gesagt, bedurfte die Kontroverse um Sicherheit und Unsicherheit des Wissens ganz offensichtlich literarischer Darstellungsverfahren bis hin zur typographischen Imitation des dramatischen Modus (Abb. 22).

Abgebildet ist die Seite 94 aus Kochs Publikation „Zweite Konferenz zur Erörterung der Cholerafrage", die die Inszenierung von direkter Rede zeigt: Zwei Ich-Instanzen, Pettenkofer (mit Namensangabe in gesperrten Lettern am Zeilenbeginn) und Koch (ohne Namensangabe) verhandeln den strittigen Gegenstand – mit Exklamationen, Fragesätzen und performativen Gesten. Im unteren Seitendrittel bringt Pettenkofer transformistische Beobachtungen ins Spiel.

---

[2] Robert Koch, Zweite Konferenz zur Erörterung der Cholerafrage, S. 69–166, 86.
[3] Die Dialogpassagen mit Einwänden Pettenkofers und weiterer Sprecher wurden von den Herausgebern Georg Gaffky und Eduard Pfuhl eingeschaltet, vgl. Robert Koch, Zweite Konferenz zur Erörterung der Cholerafrage, S. 86–91, 94–100, 117, 121–127, ferner 158–166.

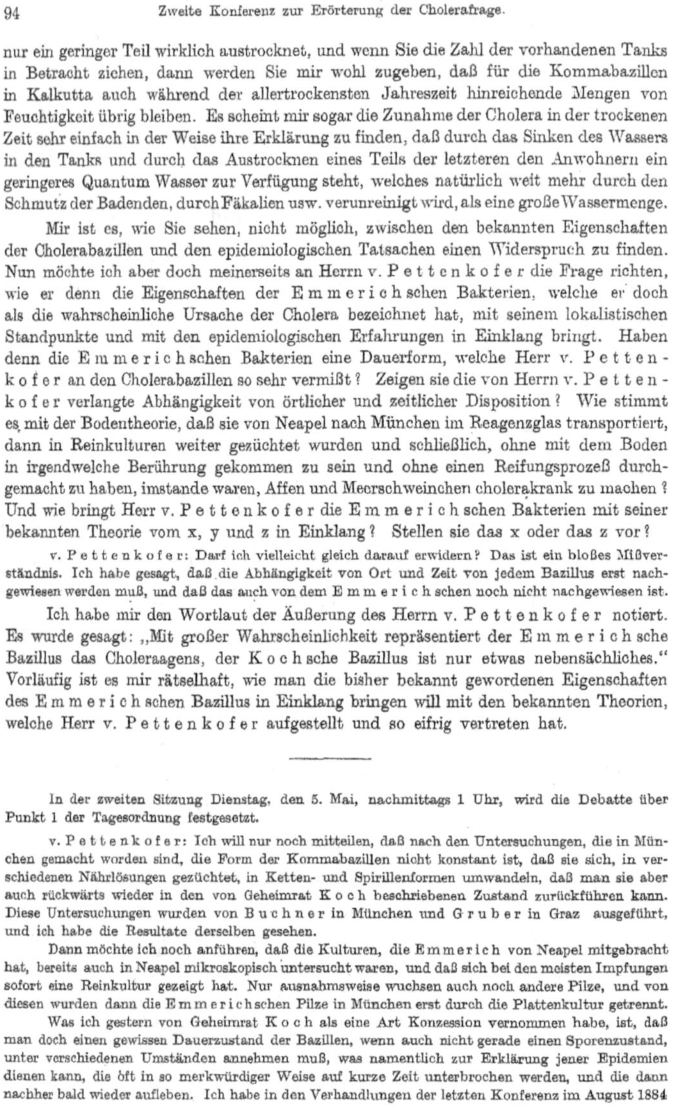

> 94 Zweite Konferenz zur Erörterung der Cholerafrage.
>
> nur ein geringer Teil wirklich austrocknet, und wenn Sie die Zahl der vorhandenen Tanks in Betracht ziehen, dann werden Sie mir wohl zugeben, daß für die Kommabazillen in Kalkutta auch während der allertrockensten Jahreszeit hinreichende Mengen von Feuchtigkeit übrig bleiben. Es scheint mir sogar die Zunahme der Cholera in der trockenen Zeit sehr einfach in der Weise ihre Erklärung zu finden, daß durch das Sinken des Wassers in den Tanks und durch das Austrocknen eines Teils der letzteren den Anwohnern ein geringeres Quantum Wasser zur Verfügung steht, welches natürlich weit mehr durch den Schmutz der Badenden, durch Fäkalien usw. verunreinigt wird, als eine große Wassermenge.
>
> Mir ist es, wie Sie sehen, nicht möglich, zwischen den bekannten Eigenschaften der Cholerabazillen und den epidemiologischen Tatsachen einen Widerspruch zu finden. Nun möchte ich aber doch meinerseits an Herrn v. Pettenkofer die Frage richten, wie er denn die Eigenschaften der Emmerichschen Bakterien, welche er doch als die wahrscheinliche Ursache der Cholera bezeichnet hat, mit seinem lokalistischen Standpunkte und mit den epidemiologischen Erfahrungen in Einklang bringt. Haben denn die Emmerichschen Bakterien eine Dauerform, welche Herr v. Pettenkofer an den Cholerabazillen so sehr vermißt? Zeigen sie die von Herrn v. Pettenkofer verlangte Abhängigkeit von örtlicher und zeitlicher Disposition? Wie stimmt es mit der Bodentheorie, daß sie von Neapel nach München im Reagenzglas transportiert, dann in Reinkulturen weiter gezüchtet wurden und schließlich, ohne mit dem Boden in irgendwelche Berührung gekommen zu sein und ohne einen Reifungsprozeß durchgemacht zu haben, imstande waren, Affen und Meerschweinchen cholerakrank zu machen? Und wie bringt Herr v. Pettenkofer die Emmerichschen Bakterien mit seiner bekannten Theorie vom x, y und z in Einklang? Stellen sie das x oder das z vor?
>
> v. Pettenkofer: Darf ich vielleicht gleich darauf erwidern? Das ist ein bloßes Mißverständnis. Ich habe gesagt, daß die Abhängigkeit von Ort und Zeit von jedem Bazillus erst nachgewiesen werden muß, und daß das auch von dem Emmerichschen noch nicht nachgewiesen ist.
>
> Ich habe mir den Wortlaut der Äußerung des Herrn v. Pettenkofer notiert. Es wurde gesagt: „Mit großer Wahrscheinlichkeit repräsentiert der Emmerichsche Bazillus das Choleraagens, der Kochsche Bazillus ist nur etwas nebensächliches." Vorläufig ist es mir rätselhaft, wie man die bisher bekannt gewordenen Eigenschaften des Emmerichschen Bazillus in Einklang bringen will mit den bekannten Theorien, welche Herr v. Pettenkofer aufgestellt und so eifrig vertreten hat.
>
> ---
>
> In der zweiten Sitzung Dienstag, den 5. Mai, nachmittags 1 Uhr, wird die Debatte über Punkt 1 der Tagesordnung festgesetzt.
>
> v. Pettenkofer: Ich will nur noch mitteilen, daß nach den Untersuchungen, die in München gemacht worden sind, die Form der Kommabazillen nicht konstant ist, daß sie sich, in verschiedenen Nährlösungen gezüchtet, in Ketten- und Spirillenformen umwandeln, daß man sie aber auch rückwärts wieder in den von Geheimrat Koch beschriebenen Zustand zurückführen kann. Diese Untersuchungen wurden von Buchner in München und Gruber in Graz ausgeführt, und ich habe die Resultate derselben gesehen.
>
> Dann möchte ich noch anführen, daß die Kulturen, die Emmerich von Neapel mitgebracht hat, bereits auch in Neapel mikroskopisch untersucht waren, und daß sich bei den meisten Impfungen sofort eine Reinkultur gezeigt hat. Nur ausnahmsweise wuchsen auch noch andere Pilze, und von diesen wurden dann die Emmerichschen Pilze in München erst durch die Plattenkultur getrennt.
>
> Was ich gestern von Geheimrat Koch als eine Art Konzession vernommen habe, ist, daß man doch einen gewissen Dauerzustand der Bazillen, wenn auch nicht gerade einen Sporenzustand, unter verschiedenen Umständen annehmen muß, was namentlich zur Erklärung jener Epidemien dienen kann, die oft in so merkwürdiger Weise auf kurze Zeit unterbrochen werden, und die dann nachher bald wieder aufleben. Ich habe in den Verhandlungen der letzten Konferenz im August 1884

Abb. 22: Robert Koch, Zweite Konferenz zur Erörterung der Cholerafrage, S. 94 (Fotografie Clemens Weber).

So wie die Gesamtstruktur des Textabschnitts auf literarisch-dramatische Sprachlichkeit hin angelegt ist, so werden auch die Inhalte mit rhetorischen Mitteln und spitzfindigen Schlussfolgerungen verhandelt: Pettenkofers Hypothese von der Umwandlung harmloser Speichelbewohner in pathogene Choleravibrionen widerspräche den „bakteriologischen Erfahrungen", wendet Koch ein, Bakterien seien „nun einmal sehr beständig in ihren Eigenschaften" und würden nicht plötzlich „in eine neue Spezies verwandelt". Dann fügt er dem empirischen noch das umgekehrte, logische Argument hinzu:

> Dann wäre es doch auch wunderbar, dass, wenn die Speichel- oder Darmbakterien plötzlich in Bakterien der asiatischen Cholera verwandelt würden, sie von da ab, trotz aller Einflüsse, denen man sie später unterwirft, ihre neuen Eigenschaften stets behalten.[4]

Man sieht, dass im Kampf gegen Pettenkofers skeptischen Transformismus, der das bakteriologische Verursachungskonzept in Zweifel zieht,[5] keine Zahlenkolonnen und Mikrophotographien weiterhelfen, sondern nur ausgeklügelte sprachliche Strategien; dass diese Strategien ferner zur Durchsetzung des Wissens in Textualität mit explizit literarischem Charakter übersetzt werden. Das Beispiel zeigt, wie ein Metadiskurs über zweifelhafte epistemische Dinge entsteht, wie das entsprechende Wissensfeld reflexiv wird, das heißt, sich der Selbstreflexion widmet,[6] und inwiefern daraus strukturelle Korrelate zur Literatur erwachsen. Fällt die Korrelation hier mit der Dramatisierung der Wissensgenese sehr markant aus, so ist Reflexivität, verstanden als Qualität der sprachlichen Selbstbezüglichkeit, grundsätzlich immer wieder im Gespräch als eines der zentralen Bestimmungsmomente von Literatur. Die Schnittstelle zur Wissenschaftskommunikation liegt dann in deren zunehmendem Bedarf an Selbstreflexion, an kritisch-analytischer Besinnung auf die eigenen Erkenntnisbedingungen und -prozeduren. Wie sehr epistemologische Reflexivität, ästhetisch-literarischer Formbezug und Metaphernbildung im Wissenschaftsraum

---

4 Koch, Zweite Konferenz zur Erörterung der Cholerafrage, S. 90.
5 Für Pettenkofer spielen Mikroben durchaus eine Rolle im Infektionsgeschehen, aber eher im Sinne eines Epiphänomens. Verantwortlich für Seuchenausbrüche ist eine Konstellation von Faktoren, zu denen ein undefinierbarer Bodenfaktor ebenso gehört wie die Mikrobe. Pettenkofers Lokalismus ist eine Spielart jenes holistischen Ansatzes in der Seuchenmedizin, der eine Vielzahl von Faktoren einbezieht, Bakterien als notwendige und hinreichende Ursache nicht akzeptieren kann und insofern Affinitäten zur Sozialhygiene hat. In der klassischen Verursachungsbakteriologie hingegen stehen autoritäre, seuchenpolitische Maßnahmen an erster Stelle der Seuchenbekämpfung. Charles Rosenberg hat für diese beiden Positionen, die irgendwann nach der Hamburger Cholera zu einer Synthese finden, das Begriffspaar ‚configuration model' und ‚contamination model' geprägt (Charles Rosenberg, Explaining Epidemics. In: Rosenberg, Explaining Epidemics and Other Studies in the History of Medicine, Cambridge 1992, S. 293–304).
6 Zur begrifflichen Differenzierung von Reflexivität, verstanden als Zustand, und Reflexion, verstanden als Vorgang oder Tätigkeit, vgl. Michael Scheffel, Formen selbstreflexiven Erzählens. Eine Typologie und sechs exemplarische Analysen, Berlin 1997, S. 47.

zusammenhängen, hat man an der Debatte um die Existenz von Geißeln und an der elementaren Poetizität des Kompositums ‚Geißelschwärmer' gesehen.

Was sich nun am *Faustus*-Beispiel mit den Darstellungstypen ‚Bakterienkomik' und ‚Wortspiel' lediglich kursorisch andeuten lässt, das hat sich die Literatur seit dem Nachnaturalismus systematisch zunutze gemacht: die Kontingenzen der mikrobiologischen Wissensproduktion im Labor, die Arbitrarität der Begriffsbildung und die daraus resultierenden Möglichkeiten des Spiels mit Bedeutungen. 1884 schreibt der junge Medizinstudent Arthur Schnitzler über diese Kontingenzen an seinen Vater:

> Jeden Vormittag von der Entdeckung neuer Bacillen zu hören und gleich dazu von einem Mittel, das sie bereits in hunderttausendperzentiger Lösung vertilgt, (aber nur bei Kaninchen nützt) – wie erhebend muß das sein; und ein wie viel erhebenderes, gleich den Abend darauf bei einem Glas Champagner über die Zuversicht und das – Selbstbewußtsein jener Forscher lächeln zu können, die bei all ihrem Eifer jeden Moment an irgend etwas unüberwindliches [!] anrennen.[7]

Der medizinkritische Jungmediziner zieht bekanntlich rasch die Konsequenzen, wendet sich vom leeren Positivismus des Labors und vom therapeutischen Nihilismus der zweiten Wiener Schule ab – und einer literarischen Anthropologie des ganzen Menschen zu.[8] In der *Traumnovelle* wird dann genau diese Fraglichkeit unsichtbarer Gegenstände, die jeden Vormittag neu entdeckt werden, aber doch nur epistemologische Hindernisse darstellen, zur Gelenkstelle einer irritierend perspektivischen Erzählkonzeption. Im Gegensatz zum Fortschrittseifer im Friedrichshagener Milieu melden also Vertreter der ästhetischen Moderne, zunächst der Wiener Moderne, dann auch des Münchner und Berliner Fin de Siècle, ernsthafte Zweifel am wissenschaftlichen Weltverständnis an, und das betrifft besonders die Welt unsichtbarer Mikroorganismen. Kennzeichnend für diese neue Kultur des Zweifels ist etwa eine Graphik Olaf Gulbranssons im *Simplicissimus*, die das Wissen der Bakteriologen – in diesem Fall Behrings vermeintliches Tuberkulose-Heilverfahren[9] – in den Bereich des Wunderglaubens verlegt.

---

7 Arthur Schnitzler, Briefe 1875–1912, hg. von Therese Nickl und Heinrich Schnitzler, Frankfurt a. M. 1981, S. 5 f.
8 Vgl. Horst Thomé, Vorwort zu Arthur Schnitzler, Medizinische Schriften, hg. von Horst Thomé, Wien/Darmstadt 1988, S. 11–63.
9 Vorgestellt hatte Behring das Verfahren, das auf seinen Vakzinen gegen Rindertuberkulose beruht, auf dem internationalen Tuberkulosekongress in Paris im Oktober 1905: Discours de M. le Professeur von Behring. In: Congrès international de la tuberculose, tenu à Paris du 2 au 7 octobre 1905, tome premier, hg. von Hippolyte Hérard et al., Paris 1906, S. 66–71. Die dabei entfachte heftige Diskussion um Wirksamkeit und Fragen der Anwendung wird von der inter-

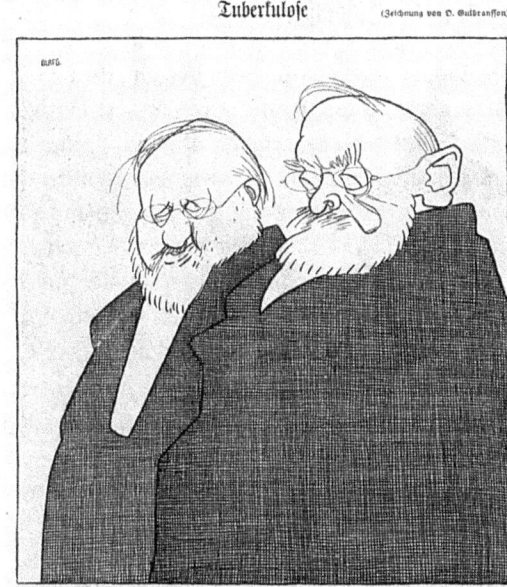

Abb. 23: Zeichnung Olaf Gulbransson; Bildunterschrift: „Eigentlich müßte man Behring zum Ehrendoktor der Theologie machen. Sind je Glauben und Wissen so wundervoll miteinander ‚versöhnt' worden? Oder haben Sie etwa bemerkt, wo der eine anfängt?" – „Vielleicht nicht; aber wo das andere aufhört". In: Simplicissimus, 10, 32, 7. November 1905, S. 376 (© 2017, ProLitteris, Zürich).

Der Spott um Wissen und Glauben, das heißt um die Enttarnung von wissenschaftlichen Setzungen, ist symptomatisch: Kritik am bakteriologischen Labor, an seinen epistemologischen Verfahren, auch an der politischen Dimension dieser Verfahren stellt um und nach 1900 in vielen intellektuellen Binnenmilieus die Kehrseite der Mikrobenbegeisterung dar.

Angestoßen wird der Wissenschaftszweifel allgemein, nicht nur mit Bezug auf den Mikrokosmos, unter anderem von den Naturwissenschaften selbst – exemplarisch von Ernst Mach. Sein sensualistischer Positivismus zieht bekanntlich die Modernen in Wien magnetisch an und leitet einen Schub der Entwirklichung ein, den man auf die ohnehin unwirkliche Welt des Winzigen extrapolie-

---

nationalen Tagespresse reflektiert. Vgl. etwa folgende Zusammenfassung: Anonym, Professor Behring's Tuberculosis Researches. In: The Singapore Free Press and Mercantile Advertiser (1884–1942), 6. November 1905, S. 5, http://eresources.nlb.gov.sg/newspapers/Digitised/Article/singfreepressb19051106-1.2.32.aspx [zuletzt aufgerufen am 10.11.2020].

ren kann (was Mach nicht explizit getan hat): Wenn die Dinge in der Welt nichts anderes sind als visuelle Projektionen – Mach exerziert diese Identität von Physikalischem und Physiologischem immer wieder am Gesichtssinn durch –,[10] dann muss dieser Projektionscharakter umso mehr für die Dinge der winzigen Welt zutreffen, die sich ausschließlich einem technisch vermittelten, mikroskopischen Sehen verdanken. Anders gesagt: Wie kann man Dingen Wirklichkeit zuschreiben, die noch nicht einmal Mach'sche Empfindungskomplexe aus Farben, Drücken und Tönen abgeben, da sie die natürliche Wahrnehmungsschwelle unterschreiten? Das Denkmilieu der Entwirklichung unter Intellektuellen konvergiert eindrücklich mit Selbstreflexion und Selbstzweifel im mikrobiologischen Diskurs, dessen Gegenstände sich allzu schnell als unwirklich erweisen. In einer populären Mikroskopieranleitung von 1875 wird etwa der unerfahrene Mikrokopierer vor Irrtümern gewarnt, es könne ihm geschehen, dass eine Zelle „glänzend blau oder roth durch das Gesichtsfeld" ziehe, die ein Kundiger als Fiktion, nämlich als „zufällig auf den Objectträger gefallene Wollen- oder Baumwollfaser" enttarne.[11]

Mach selbst zieht übrigens nicht die entsprechenden skeptischen Konsequenzen aus seinem Empirismus, sondern referiert ganz im Gegenteil in *Erkenntnis und Irrtum* (1905) zutiefst positivistisch die Möglichkeiten des Mikroskops *und* die Erkenntnisse der Bakteriologie. Das Auge könne „zwei Striche von 1/40 mm Abstand in 10 cm Entfernung eben noch unterscheiden", mit dem Mikroskop gelinge „aber die Auflösung noch bei 1/7000 mm Abstand".[12] Dass dieses fabelhafte Auflösungsvermögen, eine Verbeugung des Physikers Mach vor dem Physiker Abbe, nicht einfach eine Verlängerung des Visus im Sinne des Lupensehens darstellt, sondern mit einem Verlust des stereoskopischen Sehens und mit Interferenzen durch unregelmäßige Lichtstreuung einhergeht – dass also das Mikroskop keine Abbildungen von etwas liefert, sondern stets ‚nur' methodenspezifische Bilder hervorbringt,[13] – das erwähnt Mach nicht.

---

10 Vgl. etwa Ernst Mach, Die Analyse der Empfindungen und das Verhältnis des Physischen zum Psychischen, Neudruck der 6. Aufl. von 1911, mit einem Vorwort von Gereon Wolters, Darmstadt 1985, S. 15 f., 35 f.
11 Merkel, Das Mikroskop und seine Anwendung, S. 227.
12 Ernst Mach, Erkenntnis und Irrtum. Skizzen zur Psychologie der Forschung, Leipzig 1905, S. 145.
13 All diese physiologischen und physikalischen Probleme werden in den zahlreichen, zwischen Jahrhundertmitte und den 1880er Jahren erscheinenden Lehrbüchern für botanische, medizinische und allgemeine Mikroskopie ausführlich reflektiert. Dabei betonen die Verfasser immer wieder die Unterschiede zum natürlichen Sehen, die Fehlerquellen und die Interpretationsbedürftigkeit der mikroskopischen Daten, der nur ein erfahrener Untersucher gerecht werde. Vgl. exemplarisch Leopold Dippel, Das Mikroskop und seine Anwendung, 2. Aufl., Bd. 1., Braunschweig 1882, Abschnitt „Eigenthümlichkeit der mikroskopischen Wahrnehmung und

Was die Bakterienkunde betrifft, so schlägt er sich sogar auf die Seite der Panspermiebefürworter: „Sollten auch organische Keime durch die Meteoritentrümmer anderer Weltkörper auf die Erde übertragen worden sein, so können wir an eine *lebende* Übertragung nur bei den *niedersten* Organismen denken".[14] Jene Befruchtungsspekulation, die naturphilosophische Gemüter von Arrhenius bis Kammerer in den Bann zieht, scheint auch den Antimetaphysiker Mach zu fesseln, und man gewinnt den Eindruck, dass er trotz Entwirklichung der Welt keineswegs am Vorhandensein einer Welt im Kleinen zweifelt.

Vertreter des von ihm geprägten skeptischen Milieus tun dies allerdings umso mehr. „Wenn schon etwas geglaubt werden soll, was man nicht sieht, so würde ich immerhin die Wunder den Bazillen vorziehen", schreibt Karl Kraus 1911 in der *Fackel*; und hier wandert das Unsichtbare tatsächlich in die Fiktion ab.[15] Denn Wunder und Bakterien, das suggeriert das Notat des Sprachreinigers, sind gleichermaßen eines: erfundene Gegenstände, poetische Gebilde. Bakterien „stossen sich nicht im Gedränge der Dinge im Raum", notiert der ärztliche Kritiker Windrath 1895, „sie sind erhaben über den Zwang der Thatsachen", stattdessen „luftige Kinder der Phantasie".[16] Zählt das Wunder schon immer zu den klassischen Domänen des Literarischen, dann gehören die luftigen Kinder der Phantasie von nun an auch dazu. Schließlich lassen sich mit dem Mikrobenbegriff und seiner semantischen Umgebung nicht nur Märchen erzählen, sondern Spiele treiben, die die Sprachlichkeit von Literatur und die wissenschaftliche Erkenntniskritik gleichermaßen exponieren. Dabei profitiert die literarische Selbstbetrachtung vom Aufmerksamkeitspotenzial des sensationellen Mikrokosmos und der sensationellen Krankheiten.[17]

3.2 Retardierendes Moment: Sprachzweifel und Wissenschaftsglaube (Mauthner, Behring)

Zunächst ist allerdings ein kleiner Einschub erforderlich. Die begriffs- und erkenntniskritischen Positionen, die die intellektuellen Milieus des Fin de Siècle kennzeichnen, führen nicht immer zur radikalen Wissenschaftskritik. Sie füh-

---

Deutung des Gesehenen", S. 753–760. Im Angesicht dieser Reflexionstiefe mutet Machs Lobpreis der mikroskopischen Distanzenauflösung fast naiv an, noch dazu in einer Schrift mit dem Titel *Erkenntnis und Irrtum*.
14 Mach, Erkenntnis und Irrtum, S. 296 f.
15 Karl Kraus, Pro domo et mundo. In: Die Fackel, 13, 333, 16. Oktober 1911, S. 1–14, 7.
16 Windrath, Die Medicin unter der Herrschaft, S. 41.
17 Michael Scheffel untergliedert literarische Selbstreflexion in Phänomene der Betrachtung und solche der Spiegelung (Scheffel, Formen selbstreflexiven Erzählens, S. 55).

ren folglich auch nicht notwendigerweise zur Entsemantisierung des wissenschaftlichen Vokabulars, zur Wortkomik und zur Selbstreflexivität der Avantgarde – also zu Marinettis *parole in libertà*. Man hat das schon am Mikroskopier- und Bakterienenthusiasmus Ernst Machs gesehen, und man sieht es erneut bei Fritz Mauthner. Mauthner, der eigentlich Erkenntnisskepsis und Literaturproduktion in persona vereint und selbst eine gewisse Affinität zum Friedrichshagener Milieu hat, bezieht den Mikrokosmos der Mikrobiologen zwar immer wieder argumentativ in seine kritischen Überlegungen ein; doch zweifelt er weder an den Gegenständen noch an der Tauglichkeit ihrer Begriffe:

> Wenn aber die Sonnenblume sich gegen die Sonne wendet, wenn das Bacterium chlorinum im Wassertropfen in sehr kurzer Zeit auf ein beleuchtetes Teilstreckchen zuströmt, als fiele es in eine Falle, so ist die Bezeichnung Heliotropismus doch offenbar zu weit.[18]

Mauthners skeptischer Perspektivismus, von dem schon die Rede war, arbeitet sich hier vor allem an den Anthropomorphismen der Reizphysiologen ab. Es sei ein epistemologisch unhaltbares Unterfangen, wenn Verworn bestimmten Bakterien Heliotropismus zuschreibe, denn von der vermeintlichen Wirkursache der Reizbewegung, der Sonne, wüssten die Bakterien nichts, nur die Menschen, die sich solcher Begriffe bedienten:

> Von der Sonne weiß weder die Sonnenblume etwas, noch das Bacterium chlorinum. Aber das Individuum Sonne ist auch nicht die Ursache der Bewegung, sondern die Ursache ist eine von den Wirkungen, welche von der Sonne kommen.[19]

Begriffe wie ‚Heliotropismus', ‚Chemotaxis' oder ‚Wärmereiz' verfehlen in Mauthners Augen die Wirklichkeit der Mikroorganismen, da sie reine Projektionen sind; es liegen ihnen unbegründete Analogieschlüsse zwischen humanen und mikrobiellen Perzeptionen zugrunde. Diese Überlegungen knüpfen zwar in gewisser Weise an Nietzsches *Über Wahrheit und Lüge* an, da sie die Beschränkungen unserer anthropomorphen Sprache von der unerreichbaren Wahrnehmungsperspektive eines Vogels auf die noch unerreichbarere Wahrnehmungsperspektive eines Bakteriums ausdehnen.[20] Dass diesem Bakterium allerdings

---
18 Mauthner, Beiträge, Bd. 1, S. 353 f.
19 Mauthner, Beiträge, Bd. 1, S. 354.
20 Vgl. Friedrich Nietzsche, Über Wahrheit und Lüge im außermoralischen Sinn [1873]. In: Nietzsche, Kritische Studienausgabe, hg. von Giorgio Colli und Mazzino Montinari, Bd. 1: Die Geburt der Tragödie, Unzeitgemäße Betrachtungen I–IV, Nachgelassene Schriften 1870–1873, 2. Aufl., München 1988, S. 875–890, 885: „[...] hätten wir noch, jeder für sich eine verschiedenartige Sinnesempfindung, könnten wir selbst nur bald als Vogel, bald als Wurm, bald als Pflanze percipiren [...], so würde niemand von einer solchen Gesetzmäßigkeit der Natur reden, sondern sie nur als höchst subjectives Gebilde begreifen".

Wirklichkeit zukommt und man sogar über seine Wahrnehmungsperspektive sinnvoll streiten kann, das steht für Mauthner seltsamerweise außer Frage. Hier klaffen Erkenntniskritik und Wissenschaftsrealismus weit auseinander: Wie können wir, muss man sich fragen, über ein Objekt Gewissheit haben, dass unseren Zufallssinnen unzugänglich ist, und mit welchem Recht bedienen wir uns dann klassifikatorischer Namen, die nie etwas anderes sind als reine Willkürbezeichnungen? Mit Blick auf Mauthners Hierarchie der Wortarten, in der allenfalls sensualistischen Adjektiven, nicht aber abstrakten Nomina Wirklichkeitsreferenz zukommt, ist es nicht schlüssig, die unsinnliche Qualität ‚Heliotropismus' als Fiktion abzufertigen und die unsinnliche Entität ‚bacterium chlorinum' als ontologisches Faktum zu akzeptieren. Ähnliche Selbstwidersprüche finden sich bei Klages und übrigens auch bei Nietzsche selbst, der besonders in den nachgelassenen Schriften „obsessiv jene wissenschaftliche Rationalität und Logik [verwendet], deren Fragwürdigkeit er andererseits unermüdlich aufzeigt".[21]

Mauthner hat sich indes nicht nur an der reizphysiologischen Bakterienkunde abgearbeitet, sondern ein ausgeprägtes Interesse für die medizinische Bakteriologe entwickelt – wie so viele Intellektuelle seiner Zeit, Harden, Kraus, Herzl, Thomas Mann und andere. Wie eng die Verbindung zwischen beiden Sphären war, wie groß das wechselseitige Interesse, das kommt exemplarisch in einem bemerkenswerten Briefwechsel Mauthners aus dem Jahr 1904 zum Ausdruck: in der Korrespondenz mit Emil von Behring, einem der führenden Bakteriologen der zweiten Generation. Wir haben gehört, dass Behring seinerseits in der *Zukunft* tiefgründige medizinphilosophische Reflexionen publiziert und sogar vom *Simplicissimus* Beachtung erhält – wenn auch nur als Gegenstand des Spotts. Mauthner lässt sich nun im Gegensatz zu Gulbransson, der Behring die Vermischung von Glauben und Wissen unterstellt, von den Arbeiten des Bakteriologen begeistern und tauscht mit ihm im Frühjahr 1904 Schriften aus:[22] Er liest Behrings aktuelle Arbeiten zu Tetanus und Tuberkulose,[23] Behring wiederum liest den ersten Band der *Beiträge* sowie Mauthners Aufsatz

---

21 Klaus Spiekermann, Naturwissenschaft als subjektlose Macht? Nietzsches Kritik physikalischer Grundkonzepte, Berlin 1992, S. 19.
22 Vgl. Briefe von Fritz Mauthner an Gustav Landauer, 27. Mai 1904 sowie von Emil v. Behring an Fritz Mauthner, 4. April 1904. In: Gustav Landauer – Fritz Mauthner. Briefwechsel 1890–1919, bearb. von Hanna Delf, München 1994, S. 96 und Anm., 402.
23 Heft 7 „Aetiologie und aetiologische Therapie des Tetanus" und Heft 8 „Tuberculoseentstehung, Tuberculosebekämpfung und Säuglingsernährung" von Behrings Reihe: Beiträge zur experimentellen Therapie, Berlin 1904. Vgl. Mauthner an Behring, 10. April und 18. April 1904. In: Behring-Nachlass digital der Universität Marburg, Signatur EvB/B100/1 und B 100/2, https://evb.online.uni-marburg.de/cgi-bin/evb [zuletzt aufgerufen am 10.02.2021].

"Zweck und Organismus".[24] Dabei geht es den Briefpartnern um Sprachkritik und Erkenntnistheorie: Er vermisse "oft und bitter ein Verständnis für den erkenntnistheoretischen Wert" seines Buches, schreibt Mauthner an Behring, und er erlebe nun glücklich solche Wirkung auf einen Mann, den er "seit Jahren als einen der wenigen, wirklich schöpferischen Geister unserer alexandrinischen Zeit verehre".[25] Gustav Landauer teilt er mit, dass "Behrings Vorrede zu seiner neuesten Schrift über Tuberkulosebekämpfung [...] sehr gute sprachkritische Zitate aus Claude Bernard [bringt]. Eigentlich positivistisch".[26]

‚Eigentlich positivistisch' – da stellt sich nun doch die Frage, welche Form die gemeinsame Erkenntnis- und Begriffskritik annimmt: die absolute, skeptische Sprachkritik, die in Erkenntnispessimismus mündet, unsinnige Begriffe als leere Abstraktionen ablehnt und, konsequent weitergedacht, das semantische Material für einen poetischen *linguistic turn* liefern würde; oder aber jene praktische Sprachkritik, die unter Kulturkritikern der Jahrhundertwende gängige Münze ist und der es um Korrektur und Präzisierung des Sprachgebrauchs geht, um Aufdeckung leerer Stereotypien?[27] Beide sind in Mauthners *Beiträgen* als Denkfiguren vertreten, doch im Austausch mit dem Mikrobenforscher gewinnt bei Mauthner jene praktische Sprachkritik die Oberhand, die eine Passung von Sachen und Wörtern grundsätzlich einräumt. Er sei dankbar für den Hinweis auf Claude Bernards sprachkritische Einlassungen, schreibt Mauthner am 10. April 1904 an Behring, da er ein "stofflich erschrecklich ausgedehntes Werk über Geschichte der philosophischen Begriffe" plane und "die Grundbegriffe der Naturwissenschaften erst recht philosophisch" für ihn seien. Dabei komme ihm "die Gruppe der physiologischen und medizinischen Begriffe, Ihre Anregung, wie eine Freundlichkeit des Schicksals" vor.[28] Behrings freundliche Anregungen finden ihren Niederschlag dann in im *Wörterbuch der Philosophie*,

---

24 Fritz Mauthner, Zweck und Organismus. Ein Beitrag zur Sprachkritik. In: Nord und Süd, 109, 326, Mai 1904, S. 206–217; vgl. Mauthner an Behring, 10. April 1904, Signatur EvB/B100/1 und Behring an Mauthner, 16. April 1904 (Behring-Nachlass digital), der letzte Brief wird erwähnt von Hanna Delf, Anmerkungen zum Briefwechsel Mauthner/Landauer. In: Gustav Landauer – Fritz Mauthner. Briefwechsel, S. 402 (der Brief liegt nach Angabe von Delf ebenso wie derjenige vom 4. April 1904 im Leo-Baeck-Institute, New York).
25 Mauthner an Emil von Behring, 10. April 1904, Behring-Nachlass digital, Signatur EvB/B100/1, https://evb.online.uni-marburg.de/cgi-bin/evb [zuletzt aufgerufen am 10.11.2020].
26 Mauthner an Landauer, 27. Mai 1904, Briefwechsel, S. 96. Es geht dabei um das Gründungsdokument der Zola'schen Literaturkonzeption, Bernards *Introduction a l'etude de la medicine experimentale* (Paris 1865), aus der Behring in der Vorrede zu seiner Tuberkuloseschrift zehn Seiten lang zitiert (Behring, Vorrede zu Tuberculoseentstehung, S. 1–19, 8–19).
27 Vgl. King, Sprachkrise.
28 Mauthner an Behring, 10. April 1904, Behring-Nachlass digital, Signatur EvB/B100/1, S. 1 https://evb.online.uni-marburg.de/cgi-bin/evb [zuletzt aufgerufen am 10.02.2021].

etwa wenn Mauthner über den Instinktbegriff der Tierpsychologie, über die Differenzierung von ‚krank' und ‚Krankheit' oder die Namensvielfalt der Syphilis reflektiert.²⁹

Wirft man umgekehrt einen Blick auf die Geistesverwandtschaft, die Behring Mauthner gegenüber empfindet – er schreibt von „verwandte[n] sprachkritische[n] Analysen" –,³⁰ so enthüllt sich die Begriffskritik beider als Arbeit am Begrifflichen, nicht als Ablehnung von Wirklichkeitsbezug. In der Schrift *Tuberculoseentstehung*, die Behring an Mauthner schickt, zitiert er eingangs über zehn Seiten aus Bernards legendärer *Introduction à l'étude de la médicine expérimentale* und gibt damit den sprachkritischen Kurs vor: Von der Illusion der Mediziner ist etwa in einem Zitat die Rede, die Krankheiten zu kennen glaubten, nur weil sie sie benannt und klassifiziert hätten, „de meme que ce serait une illusion du zoologiste ou du botaniste que de croire qu'ils conaissent des animaux et les végétaux, parce qu'ils les ont dénommés, catalogués, disséqués".³¹ Ganz im Sinn dieses kritischen Impulses, der bei Bernard übrigens auch Abstrakta wie ‚Leben', ‚Gesundheit' und ‚Krankheit' umfasst,³² ringt Behring um Klärung seiner eigenen wissenschaftlichen Kernkonzepte: ‚Immunität' und ‚Disposition'. Dabei bemüht er sich, ähnlich wie Mauthner, um Historisierung:

> Immunität und Überempfänglichkeit sind Begriffe, die der Beobachtung eines auffallenden (anomalen, abnormen) Verhaltens eines Individuums oder einer Gruppe von Individuen gegenüber entsprungen sind. Für die Römer waren beispielsweise die Angehörigen einiger afrikanischer Völkerschaften schlangengiftimmun. Das Normale war die Schlangengiftempfänglichkeit, das Abnorme die Schlangengift-Immunität vom Standpuncte der Römer aus. [...] A priori ist ja nicht recht einzusehn, warum wir alle Thierarten als syphilisimmun und als malariaimmun bezeichnen, aber kaum Veranlassung dazu empfinden, das Menschengeschlecht als schweinerothlaufimmun, schweinepestimmun usw. zu nennen. Da kommt eben unser nicht sehr logischer, anthropocentrischer Standpunkt zur Geltung!³³

---

29 Fritz Mauthner, Wörterbuch der Philosophie. Neue Beiträge zu einer Kritik der Sprache, Bd. 1, München/Leipzig 1910, S. 553–584; Bd. 2, München/Leipzig 1910, S. 29–34, insbesondere 32 f.
30 Im Brief an Mauthner vom 4. April 1904, zit. nach Delf, Anmerkungen zum Briefwechsel Landauer/Mauthner, S. 402. Die zehnseitigen Bernard-Zitationen in der Vorrede zur Tuberkuloseschrift sollen den naturwissenschaftlichen Rezipienten zur Reflexion seiner eigenen Prämissen und Verfahrensweisen motivieren.
31 Behring, Tuberculoseentstehung, S. 15 f. Behring zitiert nach der Ausgabe der Librairie Ch. Delegrave (Paris 1898), S. 2.
32 „Il n'y a aucune réalité objective dans les mots vie, mort, santé, maladie. Ce sont des expressions littéraires dont nous nous servons parce qu'elles représentent à notre esprit l'apparence de certains phénomènes" (Claude Bernard, Introduction à l'étude de la médicine expérimentale, Paris 1865, S. 115).
33 Behring, Tuberculoseentstehung, S. 48 f.

Behrings Einwände gegen den Anthropozentrismus und Perspektivismus unserer Sprache, der auch vor der Wissenschaftssprache nicht Halt macht, sind ganz offensichtlich der Mauthner'schen Fundamentalkritik entlehnt; diese wiederum ruht auf Nietzsches Erkenntnispessimismus auf. Gleichwohl resultiert auch für Behring daraus verständlicherweise nie jener Wirklichkeitsverzicht, den Mauthner eigentlich nahelegt, sondern immer nur die unermüdliche Arbeit am eigenen begrifflichen Inventar und seinen logischen Implikationen.[34] In den Folgejahren wird sich der philosophische Bakteriologe in Notizbüchern und Kladden immer wieder auf Mauthner beziehen, etwa im März 1910: Unter der Überschrift „Fr. Mauthner" erkundet er die semantischen Felder der Begriffe ‚Übung', ‚Erziehung', ‚Zähmung', indem er Antonyme und Synonyme auflistet, etwa „gewohnt, ungewohnt – geübt, ungeübt – abgefärbt, gewöhnlich (gemein), ungewöhnlich (ungemein)";[35] auch das sind also eher linguistische als skeptische Exerzitien. Behring wird gewissermaßen zum ‚Karl Kraus der Laborwissenschaften', und man sieht, dass die zeittypischen Impulse der Sprachreflexion, Sprachreinigung und praktischen Spracherneuerung keineswegs auf die ästhetische, kulturkritische Moderne beschränkt sind, sondern sich ebenso in die naturwissenschaftliche Moderne ausdehnen.[36]

---

[34] Zwar teilt Behring bis zu einem gewissen Punkt die zeittypischen Probleme einer unfest gewordenen Wirklichkeitswelt, vor allem die Frage, wie Subjekt, Wahrnehmung und Wirklichkeit zusammenhängen. Doch mündet die Mauthner-Lektüre gerade in die Überzeugung, dass begriffliche Abstraktionen, die über die trügerische sinnliche Wahrnehmung hinausgehen, unseren Weg zum Erkennen darstellen. Damit argumentiert Behring letztlich genau umgekehrt wie Nietzsche und Mauthner, nämlich antisensualistisch: „Was wir als gut begrenzte dreidimensionale Körper sehen [Wort unterstrichen], das sind todte Räume, das sind gewissermaßen nur Löcher in der Wirklichkeitswelt und Ausfallsphänomene in unserem Schmerzen./Die Wirklichkeitswelt ist für uns nur durch Abstraktion begrifflich erfaßbar. Die Wirklichkeitswelt ist [...] invisibel, imperzeptibel" (Emil von Behring, Handschriftliche Notizen vom Ostersonntag, 03.04.1904, Behring-Nachlass digital, Signatur EvB L / 262, S. 1 https://evb.online.uni-marburg.de/cgi-bin/evb [zuletzt aufgerufen am 10.03.2021]).
[35] Emil von Behring, Kladde, [München], 28.05.1908–26.06.1910, Signatur EvB W74, Eintrag vom 4. März 1910, S. 16, 17, Behring-Nachlass digital, https://evb.online.uni-marburg.de/cgi-bin/evb [zuletzt aufgerufen am 01.03.2021].
[36] In diesem Zusammenhang ist auch der Berliner Dermatologie-Ordinarius, Naturheilkundler und bedeutende Medizinkritiker des späten Kaiserreiches, Ernst Schweninger, zu erwähnen. Der Freund Maximilian Hardens publiziert zahlreiche Artikel in der *Zukunft* und nimmt in seinem Erfolgsbuch *Der Arzt* von 1906 den Krankheitsbegriff kritisch in den Blick. Diese Übung in praktischer Sprachkritik wird wiederum von Mauthner im *Wörterbuch der Philosophie* zitiert: Krankheit sei „eine Abstraktion, eine Sprachvorstellung, die nur in der Welt der Gedanken eine Berechtigung auf Vorhandensein" habe und die nur durch empirisch unbegründete Nominalisierung einer adjektivischen, beobachtbaren Qualität zustande käme (vgl. Wörterbuch der Philosophie 1911, Bd. 2, S. 31). Zu Schweninger vgl. Wolfgang U. Eckart, Die wachsende Nervosität unserer Zeit. Medizin und Kultur um 1900 am Beispiel einer Modekrankheit. In: Kultur

Mauthner und Behring fühlen sich also wechselseitig im Affekt der Sprachreinigung und Begriffsgeschichte bestätigt;[37] und so sagt die eigentümliche Reziprozität von bakteriologischer Sprachkritik und sprachkritischer Bakteriologie auch weniger über Mauthners Sprachzertrümmerung als über seinen Positivismus aus. Vor allem sagt sie etwas aus über die Dynamik symbolischer Tauschgeschäfte zwischen den beiden Kulturen, die erst auf der gemeinsamen positivistischen Basis möglich werden: Mit dem Marburger Hygiene-Ordinarius, ersten medizinischen Nobelpreisträger (1901) und ‚Retter der Kinder' zu korrespondieren, dürfte für Mauthner nicht nur eine ‚Freundlichkeit des Schicksals', sondern ein ganz handfester Prestigegewinn gewesen sein. Schließlich muss er sich in einer akademischen Elite durchsetzen, die den 1901 erschienenen *Beiträgen* zunächst ablehnend gegenübersteht[38] und der er selbst qua fehlendem Bildungstitel nicht angehört. Andersherum nutzt der Naturwissenschaftler Behring ganz offensichtlich habituell das traditionsreichere Prestige der Geisteswissenschaften und des intellektuellen Feldes, um sich gegen Konkurrenten und Gegenargumente durchzusetzen; man hat das schon im Zusammenhang mit seiner Publikationstätigkeit in der *Zukunft* gesehen. Behring gilt als ausgesprochen konfliktfreudig, und die Assoziation mit renommierten Kulturträgern scheint dabei strategisch zum Einsatz zu kommen; sei es in der Interaktion mit Maximilian Harden, um sich gegen Virchow durchzusetzen oder im Austausch mit dem populären Philosophen Mauthner, um seine Dispositionstheorie zu verteidigen und eine ganze Reihe von Kontrahenten zu erledigen.[39]

Jedenfalls wird im bakteriologischen Realismus Mauthners ein klassischer Kritikpunkt seiner Philosophie besonders virulent: Wer Sprachkritik mit Fachbegriffen betreibt, die keine Deixis zulassen und insofern als abstrakte Setzun-

---

und Kulturwissenschaften um 1900, Bd. 2: Idealismus und Positivismus, hg. von Gangolf Hübinger, Rüdiger vom Bruch und Friedrich Wilhelm Graf, Stuttgart 1997, S. 208–226, 225 f., dort auch weitere bibliographische Angaben zu Schweninger.
37 Obwohl überzeugter Nominalist, der Begriffe prinzipiell für leere ‚Wortfetische' hält, wünscht Mauthner die Überlegungen Behrings zum Dispositionsbegriff, „wie andere Ihrer Begriffsanalysen in den begriffsgeschichtlichen Studien wiederholen zu dürfen, die mich jetzt beschäftigen"; gemeint sind damit wiederum die Arbeiten am *Wörterbuch der Philosophie*; vgl. Mauthner an Behring, 18. April 1904, Behring-Nachlass digital, Signatur EvB/B 100/2, S. 2 https://evb.online.uni-marburg.de/cgi-bin/evb [zuletzt aufgerufen am 01.03.2021].
38 Zum Außenseiterstatus Mauthners und zur kritischen Rezeption durch die akademische Elite vgl. Walter Eschenbacher, Fritz Mauthner und die deutsche Literatur um 1900. Eine Untersuchung zur Sprachkrise der Jahrhundertwende, Frankfurt a. M. 1977, S. 119–123.
39 Vgl. Behring, Tuberculoseenstehung, Kap. „Auseinandersetzung mit einigen von meinen Kritikern (Flügge, Benda, Schütz)", S. 20–53. Spezifikationen des Immunitätsbegriffs zwischen „experimenteller" und „epidemiologischer" Immunität finden insbesondere Anwendung in Behrings Auseinandersetzung mit dem Berliner Geheimrat Schütz, S. 48–52.

gen zu verstehen sind, der wird den postulierten sensualistischen Nominalismus verfehlen. Mit Blick auf das Thema dieses Kapitels, die Brückenbildung zur Literatur aus dem Geist des wissenschaftlichen Zweifels, bedeutet das Folgendes: Fachbegriffe wie etwa ‚Bakterium' fungieren, solange die Wirklichkeit des Signifikats außer Frage steht, zwar als Zeichen, als Metapher, als Symbol für etwas Bestimmtes beziehungsweise vielerlei Bestimmtes; nicht aber als Spielmaterial für die areferenzielle Kunst der Avantgarde. Man sieht das exemplarisch an Marinetti, dessen Befreiung der Wörter zumindest den Mikrobenbegriff nicht mit befreit hat:

> Die Kunst bedeutet das Bedürfnis, sich zu zerstören und zu zerstreuen, indem sie, eine riesige Gießkanne, das Land mit Heldentum überschwemmt. Die Mikroben, vergesst es nicht, sind notwendig für das Blut und für die Kunst, für die Verlängerung des Waldes unserer Adern, der sich außerhalb unseres Körpers ins Unendliche des Raumes und der Zeit ausdehnt,[40]

so heißt es 1912 im *Technischen Manifest,* einem Klassiker der Sprach- und Kulturkritik. Und auch hier wird dem Unsichtbaren selbstverständliche Wirklichkeit zugeschrieben, und zwar diejenige der Seuchenmedizin; denn die sucht und findet Mikroben, die ‚sich zerstreuen', im Blut. Dieser Objektglaube entspricht weitgehend der Fortschrittsemphase des italienischen Technokraten, für den die glitzernden Gerätschaften der Bakteriologen den gleichen mythischen Rang gehabt haben dürften wie die Schwingen des Aeroplans. Man sieht aber auch, was das für die ekstatisch geforderte Sprachzertrümmerung und Spracherneuerung bedeutet: Technikbegeisterung und autoritative Traditionssprache verunmöglichen die formale Innovation. Jene Selbstzerstörung und radikale Erneuerung von Kunst und kreativem Ich, die im Bild der ‚Mikroben in Blut und Kunst' eigentlich beschworen wird, kann auf formaler Ebene gar nicht stattfinden. Die Mikrobe ist wieder nur Symbol für etwas Bestimmtes – nämlich für die unendliche Entgrenzung des künstlerischen Bewusstseins – und das Unternehmen bleibt im leeren symbolistischen Pathos stecken.[41]

---

40 F. T. Marinetti, Die futuristische Literatur. Technisches Manifest. In: Der Sturm, 3, 133, Oktober 1912, S. 194 f., 195.
41 Was bei Marinetti als Widerspruch zwischen Sprachzertrümmerung und Wissenschaftsglauben bestehen bleibt und nicht selten in ein epigonales Sprachpathos mündet, gelingt bekanntlich seinem Kontrahenten im *Sturm,* Alfred Döblin: Das gemeinsame Ziel einer neuen Dichtungssprache, die das auktoriale Erzählsubjekt depotenziert und die Objektivität des *showing* an die Stelle einfühlender, interpretierender Subjektivität treten lässt, ist hier tatsächlich dem medizinischen Diskurs abgerungen, allerdings der Psychiatrie und nicht der Seuchenmedizin. Mit Blick auf Mauthner übersetzt Döblin die Eigentümlichkeiten eines klinischen Darstellungsformats, der zeitgenössischen psychiatrischen Kasuistik, sowohl in ein ästhetisch-

3.3 Romantisches Brouillon – Strindbergs *Blaubuch*

Was die literarische Transformation von Mikrobenwissen angeht, ist also der Weg vom Motiv zur Form – zur Materialität der Sprache, zu den *parole in libertà* und zur literarischen Selbstreflexivität – erst geebnet, wenn Machs Entwirklichung der Welt beim Mikrokosmos angekommen ist; wenn das problematische Sehen der Mikrobiologen in ontologische Fragwürdigkeit mündet. Das entsprechende wissenschaftskritische Denkklima breitet sich parallel zum Szientismus in der Wiener und etwas weniger prononciert auch in der Berliner Moderne aus. Neben der manifesten Skepsis von Karl Kraus und Gulbransson, die beide das Wissen in den Bereich des Wunderglaubens verlegen, zeichnet sich auch bei Schnitzler schon früh in unterschiedlichsten Äußerungen eine ambivalente Position ab. In einer Rezension aus dem Jahr 1891 ist von einer Bildersequenz zu Kehlkopfkrankheiten die Rede, die „mit Recht [...] an die Übergänge im Bild von Syphilis, Tuberkulose, Papillom, Pachydermie, ja Karzinom" erinnere.[42] Hinter dieser scheinbar beiläufigen Bemerkung verbirgt sich eine ausgesprochen heterodoxe, vom bakteriologischen Denkstil abweichende Meinung: Nicht nur Syphilis und Tuberkulose können für Schnitzler ineinander übergehen, sondern sogar bakterielle und nichtbakterielle, genauer gesagt infektiöse und neoplastische Erkrankungen. Das widerspricht dem längst etablierten Spezifitätsdenken und greift Virchows transformistisches Krankheitsmodell auf, das durch die Bakteriologen ins Abseits geraten war. Bazillenforschung ist aber nicht nur epistemologisch, sondern auch ethisch fragwürdig: „Wir zweifeln keinen Augenblick, dass man auch im nächsten Jahre neue Bazillen und neue Medikamente entdecken wird", schreibt Schnitzler in den vielzitierten „Silvesterbetrachtungen" von 1888, man werde „in den Laboratorien und auf den Kliniken rüstig weiterarbeiten" und auch „im nächsten Jahr viele große Ärzte [...] haben, aber [...] nur wenige große Menschen".[43] Die bakteriologische Laborforschung begründet also ein inhumanes, mechanistisches Weltbild und hat zudem eine

---

poetologisches Programm (*An Romanautoren und ihre Kritiker*, 1913) als auch in narrative Formexperimente, vor allem in den Erzähltexten *Der schwarze Vorhang* (1912) und *Die Ermordung einer Butterblume* (1912). Vgl. dazu Georg Reuchlein, ‚Man lerne von der Psychiatrie'. Literatur, Psychologie und Psychopathologie in Alfred Döblins ‚Berliner Programm' und ‚Die Ermordung einer Butterblume'. In: Jahrbuch für Internationale Germanistik, 23, 1, 1991, S. 10–68; Wübben, Tatsachenphantasien; Schäffner, Ordnung des Wahns, S. 179–186.

42 Arthur Schnitzler, Rez. über ‚Atlas der Kehlkopfkrankheiten, nach der Natur gemalt, gezeichnet und erläutert von Dr. Robert Krieg. Stuttgart 1892'. In: Schnitzler, Medizinische Schriften [ursprünglich: Internationale Klinische Rundschau, 6, 1892], S. 290 f., 291.

43 Arthur Schnitzler, Silvesterbetrachtungen. In: Schnitzler, Medizinische Schriften [ursprünglich: Internationale Klinische Rundschau, 3, 1889], S. 173–176, 176.

gewisse Affinität zu Macht- und Elitedenken; Mikrobenskepsis und unethische Mikrobiopolitik liegen für Schnitzler nah beieinander.

Die moralischen und politischen Probleme der schönen neuen Sauberkeit literarisiert dann der Roman *Der Weg ins Freie* (1908). Schnitzler erzählt hier die Bakteriologie und ihre Repräsentanten schon nicht mehr als Erfolgs-, sondern bereits als Problemgeschichte. Erstens ist der Bakteriologe, ein junger jüdischer Arzt namens Berthold Stauber, Neben- und nicht mehr Hauptfigur wie in den szientistischen Romanen des Berliner Naturalismus, auf die noch einzugehen sein wird. Zweitens ist diese Nebenfigur ethisch fragwürdig, denn der Pasteurianer und Sozialhygieniker Stauber vereint Fortschrittsbakteriologie mit eugenischen Säuberungsvorstellungen: Nach einem Forschungsjahr in Pasteurs Labor wolle er sich ausschließlich „der öffentlichen Gesundheitspflege" widmen, wobei „die ehrlichste und konsequenteste Sozialhygiene direkt darauf ausgehen müsste, kranke Menschen zu vernichten oder sie wenigstens von jedem Lebensgenuss auszuschließen". Staubers ‚philosophisches Programm' läuft tendenziell auf „den Mord der Schädlichen und Überflüssigen" hinaus,[44] also auf jene metonymische Gleichsetzung von bazillären und humanen Parasiten, die medizinische Eugeniker aus Kochs Krankheitslehre ableiten. Damit wird zwar eine Überzeugung literarisch formuliert, die um 1900 bereits anschlussfähig ist, die unter anderem der einflussreiche Prager Hygieniker Ferdinand Hueppe vertritt.[45] Allerdings distanziert sich die Erzählung von diesem Denken und macht die Normen, die in der fiktionalen Welt gelten, deutlich: Aus der Perspektive verschiedener Reflektorfiguren erscheint der Bakteriologe als verstiegener Fanatiker, außerdem taucht er in der *histoire* nur kursorisch auf und ist für den Handlungsverlauf irrelevant. Das ist in seiner doppelten, kompositorischen und ethischen Schlagkraft – die Bakteriologie wird zum narrativen Nebendetail und zum moralischen Skandalon – ungewöhnlich und beinah provokant, bedenkt man den anhaltenden gesellschaftlichen Siegeszug der neuen Disziplin. Gleichermaßen ist aber Schnitzlers literarische Ideologiekritik auch symptomatisch für die Kehrseite dieses Siegeszuges, die aus der Kulturgeschichte der Bakteriologie nicht wegzudenken ist und verschiedenste Facetten annimmt: ethische Einwände, epistemologische Widersprüche, Skepsis.

So wird schließlich im kritischen Milieu der Wiener und Berliner Moderne um 1900 etwas zum Epochengestus, das sich bereits in der Alltagskultur abgezeichnet hatte: Wer ins Mikroskop blickt, blickt auf Zweifelhaftes – oder gar auf das Nichts. „Wenn Einer was / Entdecken will / und nichts entdeckt: / Ist's ein

---

[44] Arthur Schnitzler, Der Weg ins Freie. Roman, 43.–45. Aufl., Berlin 1924, S. 388 f.
[45] Vgl. Ferdinand Hueppe, Handbuch der Hygiene, Berlin 1899, insbesondere S. 644–654, s. auch Kap. III.2.2.

Bacill [...]. Nach mir schaut er / In's Microscop, / Und wenn er nichts findet, / Nennt er's Microb", so heißt es in der bereits zitierten *Faust*-Persiflage aus dem ärztlichen *Liederbuch*.⁴⁶ Während also fortschrittsbegeisterte Monisten, Populärphilosophen und Romanschriftsteller das, was im Mikroskop zu sehen ist, als Spiegelwelt des Menschlichen verstehen, inszenieren wissenschaftskritische Intellektuelle etwas ganz anderes: die Praxis des Beobachtens als solche, den Blick durchs Mikroskop auf Fragwürdiges und das Benennen als arbiträren Akt, als Setzung. Das bedeutet aber auch, dass die Beobachtung wichtiger wird als das Beobachtete. Es bedeutet eine Distanzierung von den Objekten und eine reflexive Wendung zu den visuellen und sprachlichen Praktiken ihrer Hervorbringung, kurz gesagt vom Inhalt zur Form.

Auch diese reflexive Wende hat einen wissenschaftsgeschichtlichen Kontext: die ausgedehnte, erkenntnis- und methodenkritische Reflexion innerhalb des Mikroskopierdiskurses, die sich vom frühen neunzehnten Jahrhundert bis in die 1890er Jahre zieht und von der in Kapitel II.1.1. die Rede war.⁴⁷ Zwar reflektieren Bakteriologen das Mikroskopieren nach 1900, als die neuartigen Zeiss'schen Ölimmersionsobjektive und der Abbe-Kondensor breite Anwendung finden, kaum mehr als Problemquelle. Gleichwohl sind dieser Praxis langfristig Täuschungsmöglichkeiten eingeschrieben, die sich kaum beseitigen lassen; sie verdanken sich optischen Systemfehlern (chromatischer und sphärischer Aberration), fehlender Stereoskopie, optischen Illusionen und manipulierten Objekten: „Durch die massenhaften Täuschungen, welche dem Beobachter feiner Structurverhältnisse drohen", heißt es 1875 in der populären Mikroskopieranleitung Merkels, „wird eine fortwährende Revision der schon durchforschten Gebiete notwendig".⁴⁸

Zu den literarischen Autoren, die sich für genau das, für mikroskopische Trugbilder und fehlerhafte Beobachtungen interessieren, zählt unter anderem eine Zentralfigur der Berliner Bohème – August Strindberg. Besonders krankmachende Mikroben sind für Strindberg reine Fiktionen:

---

46 Stettenheim, Stossseufzer. In: Korb, Liederbuch, S. 459.
47 Jutta Schickore hat diese vielschichtige Problemreflexion der Mikroskopiker umfassend aufgearbeitet und dabei auch auf die mechanistischen Analogiebildungen zwischen der Physiologie des Auges und der Physik des Mikroskops hingewiesen (Jutta Schickore, The Microscope and the Eye. A History of Reflections 1740–1870, Chicago/London 2007, S. 106–132); vgl. dazu die Fülle der Mikroskopier-Standardwerke: Friedrich Merkel, Das Mikroskop und seine Anwendung, München 1875; Zimmermann, Das Mikroskop; Leopold Dippel, Das Mikroskop und seine Anwendung, 2 Teile. 1. Aufl., Braunschweig 1869/1872; 2. Aufl., Braunschweig 1882 sowie die anhaltende Diskussion in der ab 1884 erscheinenden, ebenfalls von Dippel (und anderen) herausgegebenen *Zeitschrift für wissenschaftliche Mikroskopie und mikroskopische Technik* (Braunschweig, Schwetschke & Sohn) [1884–1923], s. Kap. II.1.1.
48 Merkel, Das Mikroskop und seine Anwendung, S. 264.

> Im Jahr 1892 traf ich einen alten Atheistenarzt, der in seinem größten Mikroskop nicht eine einzige Bakterie finden konnte, obwohl er ein Lazarett voll Kranke hatte. Es gibt keine Bakterien, sagte er; es ist nur Humbug! Fünf Jahre später, als er befördert werden wollte, hatte er das Ungeziefer [...]. [Ihre] Bewegungen [sollten] nach seiner Erklärung von der Flüssigkeit zwischen Deckglas und Objektglas kommen,

so heißt es in einer Glosse aus dem ersten Band des *Blaubuches* unter der Überschrift „Wissenschaftliche Schurkenstreiche".[49] Die Vorstellung vom Arzt, der im größten Mikroskop keine Bakterien sehen kann und sie dann zu Karrierezwecken problemlos fingiert, unterscheidet sich maßgeblich von einer zeitgleichen Mikroskopierkritik Mauthners; denn die fällt erwartungsgemäß positivistisch aus. Im Mittelalter sei „das Mikroskop [...] ja noch nicht erfunden [gewesen]. Die Gruppe der Protisten hatte also vorher noch nicht beobachtet werden können", notiert Mauthner 1910 im *Wörterbuch* unter dem Lemma ‚Leben'.[50] Während Kleinstlebewesen für Mauthner also fraglos existieren, zweifelt Strindberg genau daran. Um 1900 habe man begonnen, „überall Bakterien zu sehen", heißt es im *Blaubuch*, dabei seien nur altbekannte, unbedeutende Pilze „umgetauft" worden;[51] trügerische Wahrnehmung und arbiträrer Sprachgebrauch greifen hier ineinander. Strindberg macht nun Bakteriologie- und Mikroskopierkritik für ein höchst idiosynkratisches Projekt fruchtbar – für die naturphilosophisch-poetische ‚Synthese' seines Lebens, so der Untertitel des vierbändigen Werkes *Ein Blaubuch*, das zwischen 1907 und (posthum) 1912 erscheint.[52] Der aufsässige Bohemien hatte sich bereits im Zeitraum von 1892 bis 1897, beeinflusst von Monismus, Theosophie, Okkultismus, Mesmerismus und naturwissenschaftlicher Chemie, fast vollständig von der Literatur ab- und den Naturwissenschaften zugewandt. In Berlin und dann später in Pariser Laboratorien und Hotelzimmern hatte Strindberg sich in chemischer beziehungsweise alche-

---

49 Strindberg, Blaubuch, Bd. 1, S. 392. Den Hinweis auf die bakteriologiekritischen Einlassungen im *Blaubuch* verdanke ich Udo Roth (München).
50 Fritz Mauthner, Wörterbuch der Philosophie, Bd. 2, München/Leipzig 1910, S. 53 f.
51 Strindberg, Blaubuch, Bd. 1, S. 393.
52 Zitiert wird hier nach der folgenden, unveränderten Ausgabe: August Strindberg, Ein Blaubuch. Die Synthese meines Lebens, Erster Bd., verdeutscht von Emil Schering, 12.–16. Tausend, München 1920. Die Bände 1 bis 3 des 1.500 Seiten starken Werks erscheinen zu Lebzeiten Strindbergs, 1907–1908, Bd. 4 posthum 1912. Die deutsche Ausgabe wird von Emil Schering bei Georg Müller (München und Leipzig) besorgt, die ersten beiden Bände 1908, die letzten 1921. Vgl. Thomas Fechner-Smarsly, Die Alchemie des Zufalls. August Strindbergs Versuche zwischen Literatur, Kunst und Naturwissenschaft. In: Kultur im Experiment, hg. von Sven Dierig, Peter Geimer und Henning Schmidgen, Berlin 2004, S. 147–170, Anm. 13, S. 392.

mistischer Experimentierkunst versucht,[53] unter anderem im Goldmachen,[54] und über dreißig Aufsätze publiziert; teilweise in der Massenpresse, teilweise in okkultistischen und alchemistischen Zentralorganen.[55] Mit Blick auf die Chemie ging es ihm darum, die anerkannte Elementenlehre zu untergraben.[56] Zehn Jahre später münden Strindbergs naturwissenschaftliche Häresien, die von der Öffentlichkeit als unwissenschaftlich abgelehnt werden,[57] in das *Blaubuch*, genauer gesagt in ‚die Blaubücher'. Es handelt sich dabei um eine vierbändige Sammlung von naturphilosophischen Essays, die sich als großangelegter Versuch einer enzyklopädischen Synthese aller Wissenschaften und Künste liest – als neues Brouillon in romantischer Tradition.

Der romantische Rekurs zeigt sich bereits in der bemerkenswerten Hybridität des Werks, das allerlei Gattungen und Darstellungsformen vermischt. Im ersten Band fügen sich rund 400 knappe, mit Überschriften versehene Einzeltexte – meist etwa eine Seite lang – zu einer assoziativen, alogischen und offen angelegten Summe: platonisierende Lehrdialoge mit den Sprechinstanzen ‚Leh-

---

[53] Vgl. Fechner-Smarsly, Alchemie des Zufalls, S. 154 f. Zu den Gegenständen von Strindbergs Versuchen im Detail, etwa Indigoblau und Schwefel sowie zum ‚Goldmachen' im Pariser Alchemistenmilieu vgl. Elisabeth Vaupel, Strindberg als ‚Naturwissenschaftler'. In: Chemie in unserer Zeit, 18, 5, 1984, S. 156–167. Als Alchemiker liegt Strindberg durchaus im naturphilosophischen Trend der Jahrhundertwende, vgl. dazu Christine Maillard, ‚Die mythologisch apperzipierende Wissenschaft'. Alchemie in Theorie und Literatur (1890–1935). Das sonderbar anhaltende Fortleben einer ‚unzeitgemäßen' Wissensform. In: Literatur und Wissen(schaften) 1890–1930, hg. von Christine Maillard und Michael Titzmann, Stuttgart 2002, S. 165–191.
[54] Zu Strindbergs Versuchen, Kupfer in Gold zu überführen, vgl. ausführlich Schleich, Besonnte Vergangenheit, S. 273–275: Das Ergebnis seien „feine Metallblättchen" gewesen, auf die der Chemiker Landolt angeblich mit den Worten reagierte, „solch Zeugs noch nie in der Hand gehabt" zu haben (S. 274). Zu den Transmutationsversuchen vgl. auch den zeitgenössischen Biographen Hermann Esswein, August Strindberg im Lichte seines Lebens und seiner Werke, München 1919, S. 141–143; ferner Vaupel, August Strindberg, S. 164–166, dort mit Abbildung eines chemischen ‚Rezepts' zur Goldherstellung, das Strindberg an seine dritte Frau sandte.
[55] Publikationen aus den 1890er Jahren sind: *Antibarbarus* (1894), *Introduction a une Chimie unitaire* (Paris 1895) und *Typen und Prototypen der Mineralchemie* (Stockholm 1898; Festschrift zur Berzeliusfeier) sowie *Sylva Sylvarum* (1896). Vgl. Vaupel, August Strindberg, S. 156; ferner Ursula Renner, Tiere als ‚Photographen' der Dinge. August Strindbergs ‚Der Totenkopfschwärmer. Versuch in rationalem Mystizismus' (1896). In: Die Dinge und die Zeichen. Dimensionen des Realistischen in der Erzählliteratur des 19. Jahrhunderts. Für Helmut Pfotenhauer, hg. von Sabine Schneider und Barbara Hunfeld, Würzburg 2008, S. 213–236, 213 f.
[56] Zu Strindbergs Unvereinbarkeit mit der wissenschaftlichen Chemie der Jahrhundertwende, die das 1860 formulierte Periodensystem Mendelejews bereits fest etabliert hat, vgl. Fechner-Smarsly, Alchemie des Zufalls, S. 148 f. und 156 f.
[57] Vgl. Vaupel, August Strindberg, S. 161–164.

rer' und ‚Schüler',[58] fiktionalisierte Geschichtserzählungen, Blockzitate von Swedenborg, polemische Glossen, erfundene Experimentbeschreibungen,[59] erfundene Tabellen und Formeln,[60] archäologische Stiche,[61] Grafiken von Zellen-, Muskel- und Pflanzenquerschnitten.[62] Dieses neue Brouillon synthetisiert Korrespondenzenlehre und organische Chemie, Transmutation und Mikroskopierkunde, Pyramidenbau und Nervenphysiologie, Swedenborg und Haeckel zu einer Enzyklopädie des allverwandten Wissens, die die Weltformel gleich mitliefert: „Alles [ist] in allem [...], und alles [ist] Wasserstoff". Dieses Urelement garantiert die Einheit der Materie, denn alles geht aus dem Wasserstoff hervor, unter anderem auch die Urmaterie „Andronia[,] [...] ein Urstoff, der in allen Stoffen vorhanden war".[63] Tatsächlich ist hier die progressive Universal-Biopoesie der Moderne viel plakativer verwirklicht als bei Thomas Mann, denn Strindberg schreibt sich mit der Selbsternennung zum „Poetchemiker"[64] ganz explizit in symphilosophische Traditionen ein; Carl Ludwig Schleich attestiert ihm nicht nur umfassenden Skeptizismus, sondern einen „geradezu Goetheschen Naturtrieb", eine „Universalität der Neigungen".[65]

Für Strindbergs epistemologischen und ästhetischen Regress in die Romantik bietet sich nun die Bakteriologie als eine ideale Projektionsfläche an. Schließlich verkörpert die neue Laborwissenschaft zunächst einmal all das, was dem alten Romantisieren entgegensteht: disziplinäre Ausdifferenzierung, epistemologische Gesetzmäßigkeiten, Kausalität, und Spezialisierung der Gattungen – Aufsatz, Handbuch, Lehrbuch, photographischer Atlas. Gleichzeitig ist der Bakteriologie allerdings die kritische Reflexion auf ihre eigene Geordnetheit, auf ihre Praktiken und epistemischen Dinge zunehmend konstitutiv: In

---

58 Auf die Konjunktur dieses Texttypus in der Moderne hat Dieter Burdorf hingewiesen (Dieter Burdorf, Gespräche über Kunst. Zur Konjunktur einer literarischen Form um 1900. In: Jugendstil und Kulturkritik. Zur Literatur und Kunst um 1900, hg. von Andreas Beyer und Dieter Burdorf, Heidelberg 1999, S. 29–50).
59 Strindberg, Blaubuch, Bd. 1, S. 402–422.
60 Vgl. eine solche Tabelle in Strindberg, Blaubuch, Bd. 1, S. 324. Strindbergs erfundene Formeln und molekulare Verbindungen (bspw. S. 319–329) kommen zur Gänze ohne die Regeln der Massenzahl beziehungsweise der Elementarlehre aus und sind weniger einem gesetzmäßigen als einem rein assoziativen Vorgehen geschuldet. Behauptungen wie „Safranin riecht nach Jod, und in der Formel C21H20N4 kann C21 = 252 das Jodmolekül 252 in labilem Stadium sein" (S. 408) sind auch im Wissensbestand der Chemie um 1900 kaum referenzialisierbar.
61 Strindberg, Blaubuch, Bd. 1, S. 367–369.
62 Strindberg, Blaubuch, Bd. 1, S. 373–387;zum romantisch-naturphilosophischen Konzept des *Blaubuchs* vgl. auch King, Luftbad, S. 195–202.
63 Strindberg, Blaubuch, Bd. 1, S. 408, 403.
64 Zit. nach Vaupel, August Strindberg, S. 156.
65 Schleich, Besonnte Vergangenheit, S. 272.

den 1890er Jahren entdeckt man gesunde Bazillenträger und verabschiedet schrittweise das allzu einfache Monokausalitätsparadigma zugunsten neuer, komplexer Dispositionsvorstellungen (s. Kap. II.3.5.). Dementsprechend widmet Strindberg einen längeren Abschnitt von etwa dreißig Seiten im ersten Band ganz der neuen Wissenschaft.[66] Dabei geht es vor allem um deren reflexive Kehrseite, um Zweifel, Selbstzweifel, Unsicherheit des Wissens, aus der Strindberg stets eigenwillige, ‚poetchemische' Schlussfolgerungen ableitet: Bei den „großen Fiebern" sei die Todesursache in der Regel „Gift, virus, ohne Bakterien [...]. Die Lehre von den Giften wird wahrscheinlich die Bakteriologie ablösen". So firmiert „Selbstvergiftung" mit körpereigenen Stoffen als entscheidendes Prinzip, „das schlägt die Bakterie".[67] Und wenn Letztere doch existiert, dann allenfalls als unspezifische und wandelbare Begleiterscheinung von Krankheiten: Von Pilzen seien Mikroorganismen ununterscheidbar, und man wisse seit dem neunzehnten Jahrhundert, dass sie lediglich „gewisse Krankheiten begleiten [...]. Im Harn des Kranken fand man Leptomites urophilus, im Typhus [...] einen anderen Leptomites".[68] Mikroben sind also nicht Wirkursachen, sondern natürliche Zeichen einer primär motivierten, allegoretischen Natur, sie indizieren lediglich Krankheiten.

Ferner dienen sie Strindberg als weiterer Beleg für das allwaltende Prinzip der alchemistischen Transmutation, denn so wie Metalle und überhaupt alle Stoffe sich ineinander verwandeln, gilt das analog auch für die ‚Spaltpilze'. „O4 oder 4x16=64 kann auch 2S sein", und wie Sauerstoff auch Schwefel sein kann, scheinen auch „die Bazillen [...] auf gewissen Stadien unendlich gleich zu sein. Der unschuldige B. Coli im Dickdarm [...] ist ganz dem Typhusbazillus gleich und einem Stadium des Starrkrampfbazillus".[69] Alles ist mit allem verwandt: Mikroben und Metalle garantieren gleichermaßen die Weltordnung der Ähnlichkeiten, wobei nicht nur Strindbergs partiell veraltete Taxa, sondern auch die Begründung für solche Bakterienalchemie im Setzkasten mikrobiologischer Anachronismen zu finden ist. In Kapitel II.2.2. war davon die Rede, dass der Botaniker Nägeli in den 1870er Jahren Bakterien für pleomorphe Lebensformen hielt, die ständig ineinander übergehen, und dass Cohn und Koch das Konzept der Artkonstanz dagegen in Frontstellung brachten; um 1907 ist Nägelis Transformismus längst aus dem Wissenssystem der Bakteriologen verschwunden. Literarische Naturphilosophen oder naturphilosophische Literaten scheinen sich

---

66 17 Kurztexte sind umfänglich oder partiell der kritischen Auseinandersetzung mit Bakterienkunde, Ansteckungstheorien und Seuchenhygiene gewidmet (Strindberg, Blaubuch, Bd. 1, S. 390–420).
67 Strindberg, Blaubuch, Bd. 1, S. 401.
68 Strindberg, Blaubuch, Bd. 1, S. 393.
69 Strindberg, Blaubuch, Bd. 1, S. 407, 394.

hingegen solcher Anachronismen bevorzugt für ihre literarischen ‚Mikrobiopoesien' zu bedienen, das gilt für Bölsches *Liebesleben* ebenso wie für Strindbergs *Blaubuch*.

Während allerdings Bölsches Biopoesie zeitgleich ganz ohne Selbstreflexion auskommt, stattdessen von Realismus durchdrungen ist, sieht man beim ehemaligen Friedrichshagener Weggefährten Strindberg einen bemerkenswerten Zusammenhang zwischen naturphilosophischer Reflexion, Erkenntniskritik und literarischer Selbstreflexivität: Seine „Autorschaft jenseits der Demarkationslinie von Dichtung und Wissenschaft"[70] mündet in ein wohlkomponiertes Gattungschaos, das verbindliche Genrekonventionen für Literatur und Wissenschaft in einem ‚Montageroman des Wissens' auflöst. Dieser Montagetext, der die Unabschließbarkeit von Weltwissen und Weltreflexion zum Ausdruck bringen will, erzählt keine Allegorien von Aphrodite-Mikroben oder Menschheitskiller-Mikroben. Er weist stattdessen auf sich selbst hin, auf seine höchst elaborierte Form: Stilisierte mikro- und makroskopische Zeichnungen, traditionelle Gattungen, polemische Gegenwartsberichte und anachronistische Mikrobiologiezitate fügen sich zu einer Collage aus Wissensschnipseln, die in der Summe Autorschaft und Werkautonomie ebenso reflektiert wie eine neue Produktionsästhetik der Avantgarde. In der Rückwendung zur romantischen Wissenschaft wird die Souveränität der Poesie noch einmal in ihrer maximal übersteigerten Form beschworen und gleichzeitig im Montageverfahren vernichtet.

Was die Kulturgeschichte des Mikrobiellen betrifft, so zeichnet sich in Strindbergs Inszenierung des trügerischen Sehens und Benennens bereits jene Wendung von den Gegenständen zur literarischen Form ab, die Gegenstand des nächsten Kapitels sein wird: Die vermutete Lügenhaftigkeit des Bazillenwissens provoziert nicht nur eine Wendung zur Naturmystik, sondern auch wilde Textcollagen jenseits der Ordnungen der Artikel und Atlanten. Für den *Odol*-Fabrikanten Karl August Lingner ist der bakteriologische Zweifel übrigens ein absolutes Skandalon, er eifert sich gegen die „heute noch weitverbreitete[] und von Kurpfuschern geflissentlich genährte[] Ansicht, dass es überhaupt keine Bakterien gäbe".[71] Während Dissidenten wie Strindberg ihre Wissenschaftskritik gerade an der Künstlichkeit des ‚prothetischen Schauens' festmachen, hängt Lingners Prestige davon ab, dass er in seinen Hygieneausstellungen den *sicher gelingenden mikroskopischen Blick* auf Seuchenerreger als Massenvergnügen feilbietet:

---

70 Renner, Tiere als Photographen, S. 218.
71 Lingner, Einige Leitgedanken, S. 542.

Diese Schwierigkeit, an der die Vorführung der Mikroskope beinahe gescheitert wäre, führte mich zur Konstruktion einer an jedem Mikroskop anzubringenden einfachen Vorrichtung [...]. Durch diese Vorrichtung ist es zum überhaupt ersten Male möglich gewesen, dem Laienpublikum, das mit der Handhabung von Mikroskopen nicht vertraut ist, lebende Bakterien vorzuführen. Diese Abteilung fand denn auch das größte Interesse beim Publikum.[72]

‚Größtes Publikumsinteresse' einerseits, ‚wissenschaftliche Schurkenstreiche' andererseits: Gerade anhand solcher Frontenbildungen wird eine Spannung zwischen Evidenz und Skepsis deutlich, die den Umgang mit dem Unsichtbaren um und nach 1900 grundsätzlich kennzeichnet. Sie dient dann auch als Ausgangspunkt für literarische Experimente mit narrativer Unzuverlässigkeit.

3.4 Unzuverlässige Mikroskopiergeschichten (Wells, Schnitzler)

Strindbergs Text liefert bei aller Hybridität keinen geschlossenen fiktionalen Kosmos: Mikroskopische Irrtümer und erlogene Bazillen auf der Inhaltsebene korrelieren mit einem parataktischen, eher ‚antinarrativen' Montageverfahren, das sequenzielle Kohärenz gerade verweigert und sich in diesem Punkt auch vom stets konsistenten, essayistischen Erzählen Bölsches unterscheidet. Andere bakteriologiekritische Literaten hingegen inszenieren den Blick durchs Mikroskop als Handlungsgenerator oder Gelenkstelle in fiktionalen Welten, welche sich dann als zutiefst ambivalent erweisen – mit anderen Worten als uneindeutig bezüglich dessen, was in ihnen der Fall ist.

Hier lässt sich eine Parallele zwischen ästhetischer Gestaltung und realhistorischem Kontext ziehen, im Sinne einer ‚Kontextualisierung der literarischen Form', die über den üblichen Kontextualismus der Themen und Motive hinausgeht;[73] schließlich ist Ambivalenz auch dem Mikroskopierdiskurs, der sich um 1900 im Wesentlichen um Bakterien dreht, fundamental eingeschrieben. Gilt den einen der Blick durchs Mikroskop als großartige Verbesserung der visuellen Wahrnehmung und als Generator von objektivem Wissen, so beklagen ihn die anderen als fehleranfällige epistemische Praxis, die lediglich Irrtümer hervorbringt und zur epistemologischen Reflexion zwingt. Von der ‚Unstetigkeit' und den ‚massenhaften Täuschungen' war schon die Rede, die ein populäres Handbuch der gesamten mikroskopischen Forschung 1875 attestiert. Sie verdanken sich verschiedensten Systemfehlern, der fehlenden Stereoskopie, den Proble-

---

72 Lingner, Einige Leitgedanken, S. 542.
73 Vgl. King, Historische Narratologie.

men der Lichtbrechung, Achsenabweichung, Beleuchtung, den „optischen Täuschungen" und vor allem den „mikroskopischen Irrthümern", die den Gegenständen selbst anhaften.[74] Letztere sind auch vom Abbe'schen Kondensor und den Ölimmersionssystemen nicht zu beseitigen und langfristig aus dem Mikroskopierdiskurs ganz einfach nicht wegzudenken, das gilt besonders für das Mikroskopieren von Bakterien.

Die problematische Praxis des Bakterienbeobachtens kann demnach unzuverlässiges Erzählen befördern, insofern sie der erzählten Welt Züge des Unwirklichen verleiht. Tragen „Wahrnehmungen von Textfiguren [...] wesentlich zur Ausgestaltung der mimetisch beziehungsweise diegetisch konstituierten Welt und ihres Figurenarsenals bei",[75] so nehmen hier Textfiguren erstens ein Objekt wahr, das in der textexternen Realität vielfach als ontologisch zweifelhaft gilt, das vielleicht nur reine Projektion ist; zweitens ist die Beobachtungstechnik selbst in mancher Hinsicht täuschungsanfällig. Der Kontext liefert also das, was sich als Unsicherheits- oder Ambivalenzangebot bezeichnen ließe:[76] Die täuschungsanfällige Technik kann in der fiktionalen Welt zu narrativen Täuschungsmanövern oder zu jener mimetischen Unentscheidbarkeit beitragen, die für die Prosa der Moderne von großer Bedeutung ist.[77]

Besonders zwei Erzähltexte der europäischen Moderne nutzen das unsichere Mikroskopieren unsicherer Bakterien als Generator uneindeutiger Welten: Die Kurzgeschichte *The Stolen Bacillus* aus dem gleichnamigen Erzählzyklus des Science-Fiction-Autors H. G. Wells[78] und Schnitzlers *Traumnovelle*.[79] Beide Verfasser zählen zu den Autoren mit naturwissenschaftlicher Ausbildung,[80]

---

74 Dippel, Mikroskop, Bd. 1, 2. Aufl., 1882, S. 816.
75 Klausnitzer, Observationen und Relationen, S. 80.
76 Abel, Blödorn und Scheffel zufolge gewinnen besonders ambivalente Narrationen „ihren ‚Sinn' erst aus vielfältigen Formen epistemischer Referenzialisierung auf textexterne Texte und Kontexte" (Julia Abel/Andreas Blödorn/Michael Scheffel, Narrative Sinnbildung im Spannungsfeld von Ambivalenz und Kohärenz. Einführung. In: Ambivalenz und Kohärenz. Untersuchungen zur narrativen Sinnbildung, hg. von Julia Abel, Andreas Blödorn und Michael Scheffel, Trier 2009, S. 1–11, 3). Unter ‚Ambivalenz' fällt für die Verfasser sowohl die Gesamtbedeutung der Narration als auch die narrative Detailstruktur, das heißt Inkohärenzen bei der Verknüpfung der Geschehenspartikel (S. 5).
77 Vgl. Matías Martínez/Michael Scheffel, Einführung in die Erzähltheorie, München 1999, S. 103.
78 Erstpublikation *The Pall Mall Budget* (21. Juni 1894), als Buchausgabe *The Stolen Bacillus and Other Incidents* bei Methuen, London 1895; vgl. dazu (ohne Berücksichtigung des satirischen Affekts) Türk, Immunität der Literatur, S. 186 f.
79 Erstpublikation in Folgen in *Die Dame* (1925).
80 Wells ist sogar der erste englische Romanautor mit formaler naturwissenschaftlicher Ausbildung, er studiert in den 1880er Jahren an der *South Kensington Normal School of Science*

und in beiden Texten ist eine ‚wissenschaftliche Urszene' Ausgangspunkt für erzählerische Unzuverlässigkeit: *Zwei Figuren mikroskopieren miteinander.* Das ist noch prekärer als das Mikroskopieren selbst, denn der Wahrnehmungsvorgang kann aus den oben genannten Gründen kaum je intersubjektiv gemacht werden. Vor der Erfindung des Doppelmikroskops im zwanzigsten Jahrhundert bleibt es immer unklar, ob der eine das Gleiche sieht wie der andere – die gleiche Schnittebene, den gleichen Blendenausschnitt, das gleiche Objekt innerhalb des Ausschnitts – und ob er das Gesehene gleich oder anders deutet. Zwar existieren für die gemeinsame Betrachtung mikroskopischer Gegenstände seit dem achtzehnten Jahrhundert sogenannte Projektionsmikroskope, die zunächst mit Sonnenlicht, im frühen neunzehnten Jahrhundert bereits mit Eigenlichtquellen aus Knallgas und Branntkalk (‚Drummond'sches Kalklicht') mikroskopische Bilder auf die Wand oder Leinwand eines verdunkelten Raumes projizieren. Allerdings kommt diese Projektionsmikroskopie vornehmlich bei populären Veranstaltungen für ein sensationshungriges Laienpublikum zum Einsatz, vereinzelt gegen Jahrhundertende auch im akademischen Unterricht, kaum jedoch für Forschungszwecke (s. Kap. III.3.2.).[81] An der Kontingenzproblematik des wissenschaftlichen Mikroskopierens ändert sie nichts, und die betrifft besonders die Bakteriologen: „Gebe ich Jemandem ein mikroskopisches Präparat in die Hand", schreibt Koch 1881,

> in der Absicht, dass ganz bestimmte Teile desselben, z. B. bakterienführende Lymphgefäße, in Augenschein genommen werden sollen, so habe ich nicht die Sicherheit, dass nun auch wirklich die richtige Stelle gefunden und, wenn dies der Fall sein sollte, die richtige Einstellung, Belichtung u. s. w. gewählt wird.[82]

(später *Imperial College*) bei T. H. Huxley Biologie (vgl. Roslynn Doris Haynes, From Faust to Strangelove. Representations of the Scientist in Western Literature, Baltimore 1994, S. 150).
81 Vgl. Peter Heering, Vom Sehen zum Verstehen. Aspekte der visuellen Kultur mikroskopischer Demonstrationen des 18. Jahrhunderts. In: Konstruieren, Kommunizieren, Präsentieren. Bilder von Wissenschaft und Technik, hg. von Alexander Gall, Göttingen 2007, S. 25–53; Wolfgang Gloede, Vom Lesestein zum Elektronenmikroskop, Berlin 1986, S. 86–88; Meegan Kennedy, ‚Throes and Struggles ... witnessed with Painful Distinctness'. The Oxy-Hydrogen Microscope, Performing Science, and the Projection of the Moving Image. In: Victorian Studies, 62, 1, Herbst 2019, S. 85–118. Zur Verwendung im akademischen Unterricht um 1900 vgl. Dr. A. Köhler, Projektion. Die Entwickelung der Projektionsapparate. In: Ausstellung ärztlicher Lehrmittel, Berlin 1902, veranstaltet von dem Zentral-Komitee für das ärztliche Fortbildungswesen in Preussen in den Räumen der Kgl. Akademieen der Künste und Wissenschaften, Berlin NW, Unter der Linden 38, S. 100–105, bes. S. 102 f. [Ausstellungskatalog, Berlin 1902]. Zur Projektionsmikroskopie als Publikumsspektakel s. auch Kap. III.3.2., S. 494–496
82 Koch, Untersuchung von pathogenen Organismen, S. 123.

Deshalb entwickelt Koch zur Objektivierung des Subjektiven die Mikrophotographie, löst damit alte epistemische Probleme und erzeugt neue, da sich die Mikrophotographie auch wieder nur als selektiver Ausschnitt einer manipulierten Wirklichkeit erweist.

So groß also die Probleme für die Wissenschaftler, so groß die Produktivität für das Erzählen von instabilen fiktionalen Welten. In den Texten von Wells und Schnitzler resultieren aus dem prekären gemeinsamen Mikroskopieren von prekären Mikroorganismen genau jene zwei Typen mimetischer Unzuverlässigkeit, die Tilmann Köppe und Tom Kindt mit dem Begriffspaar „täuschend unzuverlässiges" und „offen unzuverlässiges Erzählen" kennzeichnen:[83] erstens das satirische Erzählen von *The Stolen Bacillus*, das auf inkorrekten Erzähleraussagen bezüglich der fiktionalen Welt beruht, den Leser vorübergehend zu „falschen Annahmen über fiktive Tatsachen"[84] veranlasst und in der Auflösung der Täuschung pointenhafte ‚Aha-Effekte' – in diesem Fall komischer Art – erzielt; zweitens das radikal perspektivische, mimetisch unentscheidbare Erzählen der *Traumnovelle*, das durch unzureichende Erzählerinformationen bezüglich der erzählten Welt charakterisiert ist. In beiden Fällen wissen die Erzähler weniger über Mikroben als die von ihnen erzählten Figuren. Allerdings ist das Informationsdefizit von Erzähler und Leser in Wells finalisierter Erzählung, die auf die Pointe humoristischer Kurzprosa hinausläuft, nur vorübergehend, mit einer abschließenden Korrektur der Täuschung, während es in der offen komponierten *Traumnovelle* unaufgelöst bleibt; es bleibt unentscheidbar, was in der fiktionalen Welt der Fall ist.[85] Mögen Begrifflichkeit und Taxonomien unzuverlässigen Erzählens seit Booth auch notorisch unscharf sein und zudem die vorgeschlagenen Kategorien in der Praxis nicht immer klar voneinander abgrenzbar,[86] so stellen bemerkenswerterweise gerade die bakteriologischen Mikroskopierfiktio-

---

83 Köppe/Kindt, Erzähltheorie, S. 237–250.
84 Köppe/Kindt, Erzähltheorie, S. 239.
85 Vgl. auch Tom Kindt, Unzuverlässiges Erzählen und literarische Moderne. Eine Untersuchung der Romane von Ernst Weiß, Tübingen 2008, S. 46–52.
86 Etabliert seit Wayne C. Booths *Rhethoric of Fiction* (1961), ist der Begriff ‚unreliable narrator' in der Narratologie vage und unterdeterminiert geblieben, er bezeichnet in aktuellen Kontexten weniger die ursprünglich gemeinte Unzuverlässigkeit der Bewertung als eine Unangemessenheit der Darstellung, vgl. Tilmann Köppe/ Tom Kindt: Unreliable Narration with a Narrator and Without. In: Special Issue ‚Unreliable Narration', hg. von Tom Kindt und Tilmann Köppe, Journal of Literary Theory, 5, 1, 2011, S. 81–94, 81 f. Zur Geschichte des Unzuverlässigkeitskonzepts im Detail und zu den verschiedenen Verwendungsweisen vgl. Kindt, Unzuverlässiges Erzählen, S. 28–41. Die verwirrende Vielfalt der Begriffe und Taxonomien geht auch aus dem Forschungsüberblick von Shen hervor: Dan Shen, Art. ‚Unreliability'. In: The Living Handbook of Narratology, http://www.lhn.uni-hamburg.de/article/unreliability [zuletzt aufgerufen am 10.03.2021], bes. Abschnitt 3, „History of the Concept and its Study".

nen von Wells und Schnitzler diese beiden Formen mimetischer Unzuverlässigkeit in nuce dar.[87]

Wells' Kurzgeschichte handelt – im Gegensatz zur *Traumnovelle* – ausschließlich von einem wissenschaftsgeschichtlichen Thema: von der zeittypischen Bazillenhysterie und von den weitverbreiteten politischen Stereotypien über die feindliche Invasion des Staatskörpers. Mikrobenunterhaltung, Wissenschaftlerkult und Biopolitik werden hier im Verbund erledigt, wobei der Beobachtungsvorgang eine zentrale Rolle spielt. Er steht am Anfang der Erzählung und bringt die Handlung in Gang:

> 'This again', said the Bacteriologist, slipping a glass slide under the microscope, 'is a preparation of the celebrated Bacillus of cholera – the cholera germ'. The pale-faced man peered down the microscope. He was evidently not accustomed to that kind of thing, and held a limp white hand over his disengaged eye. 'I see very little', he said. 'Touch this screw', said the Bacteriologist; 'perhaps the microscope is out of focus for you. Eyes vary so much. Just the fraction of a turn this way or that.' 'Ah! now I see', said the visitor. 'Not so very much to see after all. Little streaks and shreds of pink. And yet those little particles, those mere atomies, might multiply and devastate a city! Wonderful!' He stood up, and releasing the glass slip from the microscope, held it in his hand towards the window. 'Scarcely visible', he said, scrutinizing the preparation. He hesitated. 'Are these – alive? Are they dangerous now?'[88]

So lautet der berühmte Auftakt der wohl ersten fiktionalen Bakteriologiesatire, der minutiös das mikroskopische Beobachten inszeniert und dabei alle Kontingenzen dieser Praxis vorführt: Man sieht wenig, nichts oder Beliebiges, denn ob der Gegenstand vorhanden ist oder nicht, hängt von der technischen Justierung ab. Es hängt ab vom Drehen der Mikrometerschraube, von gelungener oder misslungener Rosafärbung und schließlich von der niemals verallgemeinerbaren Individualität des Beobachtungsvorganges. „Scarcely visible" sind die Objekte und sollen doch so gefährlich sein – man glaubt es kaum, denn eigentlich liegt schon hier jene Kippfigur von Winzigkeit und Monstrosität vor, die den ko-

---

87 Eine Definition, die beide Formen, Täuschung und mimetische Unentscheidbarkeit, umfasst, findet sich bei Kindt, Unzuverlässiges Erzählen in der Moderne, S. 50 f. und in Köppe/Kindt, Unreliable Narration, S. 83. Beide sind wiederum von der ursprünglichen Begriffsverwendung bei Booth, der axiologischen Unzuverlässigkeit eines Erzählers, der die Normen der von ihm erzählten Welt falsch einschätzt, zu unterscheiden. Dem entspricht in der englischsprachigen Narratologie die Unterscheidung zwischen ‚factual unreliability' und ‚normative unreliability', vgl. Ansgar Nünning, Lemma ‚Reliability'. In: Routledge Encyclopedia of Narrative Theory, hg. von David Herman, Manfred Jahn und Marie-Laure Ryan, London/New York 2005, S. 495–497.
88 H. G. Wells, The Stolen Bacillus. In: Wells, The Stolen Bacillus and other Incidents, London 1904 [1895], S. 1–17, 1 f.

mischen Effekt der Mikrobenkomik ausmacht; von den ärztlichen Trinkliedern bis zu Leverkühns kleinen Männlein im Oberstübchen.

Aus dem seltsamen Beobachtungsvorgang resultiert dann auch kein sinnvolles Geschehen, sondern eine chaotische Sequenz von scheinbar zufälligen Ereignissen. Sie ist multiperspektivisch und szenisch dargestellt und hat Züge der filmischen Slapstickmontage mit raschen Kameraschwenks: Der Besucher im bakteriologischen Labor, ein Anarchist, entwendet in bioterroristischer Absicht eine Phiole mit Cholera-Reinkulturen und entflieht in einer Droschke, um die Kulturen in die Wasserleitung Londons zu gießen. Der Bakteriologe läuft in Morgenmantel und Hausschuhen hinterher und verliert dabei Letztere; ihm folgt seine Ehefrau in einer Kutsche, um dem „bloomin loonatic" Mantel und Straßenschuhe zu bringen. Schließlich nimmt auch der Bakteriologe in Strumpfsocken eine Droschke, und die wilde Verfolgungsjagd von Anarchist, Wissenschaftler und Wissenschaftler-Ehefrau erscheint in der Perspektive einer Gruppe von Kutschern als irrwitziges Treiben: „If all the kebs in Hampstead ain't gone mad this morning".[89] Während dieser chaotischen Verfolgung zerbricht der Anarchist in seiner Kutsche zufällig das Glasröhrchen mit den Reinkulturen und schluckt – einer ebenso zufälligen Eingebung folgend – den Rest: wenn schon nicht Massenmord, dann wenigstens politisches Märtyrertum, so lautet die Zufallslogik der Figur.

Dieses ungeordnete Nacheinander von Zufällen in der *histoire* korrespondiert nun mit dem unzuverlässigen Erzählvorgang selbst, und für dessen Analyse ist erneut bei der Inszenierung des Sehvorganges anzusetzen. Dass die vielgeschmähte und vielgerühmte Beobachtungspraxis der Bakteriologen derart detailliert zur Sprache kommt, lässt den zeitgenössischen Leser bereits ahnen, dass hier etwas nicht stimmt. Das beginnt mit dem Drehen der Mikrometerschraube, „[t]ouch this screw", die das Bild scharf stellen soll, aber besonders den Ungeübten mit ganz eigenen Problemen konfrontiert. „Man erinnere sich nur", hatte Koch 1881 festgestellt,

> dass beim Mikroskopiren nicht zwei Beobachter zu gleicher Zeit dasselbe Object ins Auge fassen und sich darüber verständigen können, sondern daß der eine nach dem anderen den fraglichen Gegenstand zu Gesicht bekommt und, wie jeder Mikroskopiker weiß, schon die geringste Verschiebung der Mikrometerschraube zur Folge hat, dass so kleine Objecte, wie Bacterien, entweder ganz aus dem Gesichtsfelde verschwinden oder mit ganz anderen Umrissen und Schatten erscheinen.[90]

---

[89] Wells, Stolen Bacillus, S. 9 f.
[90] Koch, Untersuchung von pathogenen Organismen, S. 122.

Wells' fiktionale Figuren haben also mit genau jenen Problemen zu kämpfen, die Koch beschreibt. Und hat man die richtige Schnittebene endlich gefunden, so hängt der Konsens in der wissenschaftlichen Realität und in der Geschichte weiterhin davon ab, dass man gefärbte Mikroorganismen, winzige „streaks and shreds of pink", von Farbartefakten unterscheiden kann; schließlich divergiert die visuelle Perzeption interindividuell stark, „[e]yes vary so much". Konsens ist demnach beim gemeinsamen Bazillenbeobachten eigentlich kaum zu erwarten, viel eher jenes Aneinander-Vorbeisehen, -Vorbeireden und Missinterpretieren, das zum Problemfeld des Mikroskopierens ebenso gehört wie zu den Prinzipien jeder Komödienpoetik. Hier zeichnet sich eine Möglichkeit ab, formalästhetische Eigenheiten des Textes im Kontext zu verankern:[91] Schließlich ruht auch die Wahrnehmung der Textfiguren in *The Stolen Bacillus* auf jenem Spiel der Verwechslungen, Vertauschungen und Erwartungsbrüche auf, das Koch am gemeinsamen Mikroskopieren so stört und das gleichermaßen die Geschichte der komischen Literatur prägt; bei Wells sehen und wissen Protagonist und Antagonist Unterschiedliches, der Protagonist das Richtige, der Antagonist das Falsche. Die winzigen rosafarbenen Strichlein und Schnipsel, die man schon im Mikroskop kaum erkennen konnte, sind nämlich nicht dieselben Lebewesen wie diejenigen in der gestohlenen Kultur; und da dieser Irrtum nicht eine Bühnen-, sondern eine Erzählhandlung in Gang setzt, dehnt er sich auf den Erzähler aus. Er ist in das Spiel von Verwechslung und Vertauschung einbezogen und bleibt zunächst auf der Stufe des falschen Anarchistenwissens stehen – dass nun gefährliche Choleraerreger in Umlauf geraten. Das trifft aber nicht zu, die gestohlenen Bakterien sind harm- und sinnlose Züchtungen eines *mad scientist* zwischen Frankenstein und Doktor Strangelove.[92] Sie verursachen lediglich blaue Punkte auf der Haut, was der Leser allerdings erst am Ende der Geschichte erfährt. Dementsprechend sind die Äußerungen des Erzählers bezüglich der erzählten Welt inkorrekt, das betrifft etwa die Gedankenwelt des Anarchisten:

---

91 Ein ganz ähnliches Anliegen verfolgt Ulrich Stadlers Studie, und zwar in einem wesentlich größeren diskurs- und mediengeschichtlichen Rahmen, der neben dem Mikroskop auch Teleskop und Fernrohr einbezieht: „Dabei wird sich freilich zeigen, dass bestimmte inhaltliche Beweggründe nicht nur die Protagonisten, sondern auch den Erzähler, ja den Autor gleichsam bestimmen, so daß der Blick durch das Fernrohr formkonstitutiv wird für Stifters Erzählen überhaupt" (Ulrich Stadler, Der technisierte Blick. Optische Instrumente und der Status von Literatur. Ein kulturhistorisches Museum, Würzburg 2003, S. 267).
92 In der von Roslynn Haynes vorgeschlagenen Typologie literarischer *mad scientists* entspricht Wells' namenloser Bakteriologe am ehesten dem Stereotyp des unzuverlässigen und unsinnigen Experimentators beziehungsweise ‚foolish virtuoso', der in der Literatur des siebzehnten Jahrhunderts auftaucht und sein Pendant im geistesabwesenden Professor des Kinos im zwanzigsten Jahrhundert findet (Haynes, From Faust to Strangelove, S. 3, 35–49).

> The man in the foremost cab sat crouched in the corner [...] and the little tube that contained such vast possibilities of destruction gripped in his hand. His mood was a singular mixture of fear and exultation [...]. He had only to make sure of the water supply, and break the little tube into a water reservoir [...]. Death, death, death![93]

Dies alles ist unzutreffend. Weder enthält das Glasgefäß ausgedehnte Zerstörungsmöglichkeiten, noch wird es zum Massensterben kommen; und auch die bazilläre Apokalypse, die der Bakteriologe eingangs in Aussicht stellt, wird nicht stattfinden:

> He held the tube in his hand thoughtfully. "Yes, here is pestilence imprisoned. Only break such a little tube as this into a supply of drinking water, say to these minute particles of life that one must needs stain and examine with the highest powers of the microscope even to see – say to them 'Go forth, increase and multiply, and replenish the cisterns', and death, mysterious, untraceable death [...] – would be released upon this city, and go hither and thither seeking his victims [...]".[94]

Es wird nicht zu solcher Brunnenvergiftung und nicht zum kollektiven Untergang kommen, auch wenn sich in dieser Predigt zeittypische Eschatologie und zeittypische Seuchenparanoia zu einem vergnüglichen Gemisch von Endzeitlichkeitsklischees zusammenfinden. Vielmehr mündet die Lesertäuschung durch einen Erzähler, der vorübergehend falsche Informationen liefert, in eine Verdoppelung der erzählten Geschichte. Sie wird dem Leser zum Schluss in einem Gespräch zwischen Bakteriologen und Ehefrau enthüllt, das die Differenzen zwischen fiktionaler Welt und falschem Erzählerwissen bezüglich der fiktionalen Welt aufhebt. „And I wanted to astonish him", so erzählt der Bakteriologe nach Beendigung der Hetzjagd,

> and took up a cultivation of that new species of Bacterium I was telling you of, that infest, and I think cause, the blue patches upon various monkeys; and, like a fool, I said it was Asiatic cholera.[95]

Man kennt also am Ende zwei Geschichten, die Geschichte von der Menschheitsapokalypse aus dem Labor und diejenige vom Karneval aus dem Labor. Denn mit den harmlosen Bakterien, die nicht Cholera, sondern blaue Flecken verursachen, ist Bachtin buchstäblich in Bakteriologiegeschichte übersetzt: Einige Tropfen der zerbrochenen Phiole sind auf dem Wagenschlag der Kutsche gelandet, bevor der Anarchist die Reinkultur austrinken konnte, und so muss sich der Leser eine karnevaleske Kollektivinfektion der ganzen Stadt vorstellen:

---

93 Wells, Stolen Bacillus, S. 11 f.
94 Wells, Stolen Bacillus, S. 3 f.
95 Wells, Stolen Bacillus, S. 15 f.

> And he ran away with it to poison the water of London and he certainly might have made things look blue for this civilised city. And now he has swallowed it. Of course, I cannot say what will happen, but you know it turned that kitten blue, and the three puppies – in patches, and the sparrow – bright blue.[96]

Als weithin sichtbares, blaugeflecktes Produkt bakteriologischer Experimentierkunst wird der Anarchist selbst zum Zeichen für die Lächerlichkeit der neuen Wissenschaft und ihrer Repräsentanten werden, die ohne Hut und Schuhe in London umherlaufen, anstatt um Leben und Tod zu kämpfen. Zeichenhaft ist der Anarchist freilich schon vorher: Die Figur des sinistren Fremden mit „a pale face" und „lank black hair and deep grey eyes, [...] haggard expression and nervous manner"[97] liest sich – mit Blick auf die zeittypischen, sorglosen Gleichsetzungen von fremdartigen Bazillen und fremdartigen Bazillenträgern – als Klischee aus dem rhetorischen Setzkasten der populären Hygiene. Es macht auf die Gefahren dieser Rhetorik aufmerksam, die vom bakteriellen „Microgesindel" in kolonialer Ferne (ärztliches *Liederbuch*)[98] bis zum Bazillus „als extremer Individualist, als Anarchist" des Zellenstaates (Bölsche) reichen;[99] Wells' Geschichte leuchtet derartige Kurzschlüsse von Fremdheit und Infektion auf ihre (un-)ethischen Implikationen hin aus.[100]

In der komödienhaften Auflösung überkreuzt sich indes die aufklärerische Hygienesatire mit anderen Formen des Bakterienhumors, wie sie in Kapitel II.1.2.2. vorgestellt wurden, vor allem mit dem Nonsenspotenzial des bakteriologischen Zweifels; das wiederum macht den Text zu einem bemerkenswerten Beispiel von Bakterienkomik und viktorianischer Erzählkunst gleichermaßen.[101] Da ist erstens die Komik der Verwechslung, die aus den vielen möglichen Täuschungen des Mikroskopierens hervorgeht und die Bakteriologenzunft herabsetzt: „Dann färbst Du mit Rubin und Blau/Was sorgsam Du gefischt/Doch machst Du es nicht ganz genau/dann färbst Du meistens nischt", hieß es im ärztlichen *Liederbuch*.[102] Zweitens ist da die Komik der Widersinnigkeit, beide vermischen sich in *The Stolen Bacillus*: Aus den unzuverlässigen Praktiken des

---

96 Wells, Stolen Bacillus, S. 16.
97 Wells, Stolen Bacillus, S. 3.
98 Anonym, Der letzte Bacillus (Klinische Festzeitung, Leipzig 1887). In: Korb, Liederbuch, S. 479–481, 480.
99 Bölsche, Vom Bazillus zum Affenmenschen, S. 5.
100 Zur biopolitischen Dimension der Erzählung vgl. auch Yorimitsu Hashimoto, Victorian Biological Terror. A Study of ‚The Stolen Bacillus'. In: The Undying Fire, hg. Von Eric Cash. The Journal of the H. G. Wells Society, 2, (2003), S. 3–27.
101 Zu Wells und den Naturwissenschaften grundlegend Roslynn D. Haynes, H. G. Wells. Discoverer of the Future. The Influence of Science on his Thought, Macmillan 1980.
102 Dr. Schubert, Bacterien-Lied. In: Korb, Liederbuch, S. 486–489, 486.

Bakterienbeobachtens und des Bakterienfärbens, die für kritische Geister doch immer nur zu Verwechslungen führen, ist ein gefärbter und färbender Spaßbazillus geworden, der zunächst mit dem Cholerabazillus verwechselt wird und dann seinerseits die zivilisierte Welt farbig macht. Von dieser Kippfigur zwischen Sinn und Unsinn ist es nur mehr ein kleiner Schritt zum bunt gestreiften Nonsensbazillus in der Dichtung Hilaire Bellocs (s. Kap. II.4.2.). Was die Unzuverlässigkeit des Erzählens anbelangt, so ist mit der abschließenden Korrektur des Erzählerwissens von ‚falsch' zu ‚richtig' auch die Täuschung des Lesers und damit die Uneindeutigkeit der erzählten Welt aufgehoben; die Geschichte mündet in die Pointe der komischen Textsorte und insofern in mimetische Entscheidbarkeit. In diesem Punkt, dem analytischen Erzählverlauf, ähnelt *The Stolen Bacillus* jenen Detektivgeschichten, die die Inkongruenzen zwischen *narrational actual world* und *textual actual world* am Ende aufheben,[103] wobei auf Leserseite der Affekt des befreienden Lachens an die Stelle der schlagartigen Einsicht tritt.

Das ist in der *Traumnovelle* ganz anders. Hier ist der Wirklichkeitsstatus der erzählten Welt durchgehend unsicher; was die Mikrobeninfektion betrifft, verschiebt sich der Akzent endgültig so weit vom Beobachteten zur Beobachtung, dass der Gegenstand, der manchen in der Realität ohnehin fragwürdig erscheint, zur Gänze verschwindet, zumindest sprachlich. Machs Entwirklichung der Dingwelt und der bakteriologische Zweifel kommen zusammen in einem Beobachtungsvorgang ohne Benennung, der den Inkohärenzen der Erzählung eine weitere hinzufügt. Dies geschieht gegen Ende der Handlung, als der Protagonist Fridolin nach einer Kette von dunklen erotischen Abenteuern in der Prosektur auf seinen ärztlichen Kollegen Adler trifft. Nachdem sie gemeinsam die Leiche einer Frau besichtigt haben, die für Fridolin vermutlich in den Tod gegangen ist, mikroskopieren auch diese beiden Figuren gemeinsam. Sie besichtigen ein Gewebepräparat aus der Leiche:

> Indes schien Doktor Adler ohne weiteres seine unterbrochene Arbeit wieder aufnehmen zu wollen. Er hatte die entsprechende Lichtvorrichtung neu eingeschaltet, drehte die Mi-

---

103 Vgl. Frank Zipfel, der Ambrose Bierces *An Occurrence at Owl Creek Bridge* und Agatha Christies *The Murder of Roger Ackroyd* als Beispiele für eine Form unzuverlässigen Erzählens anführt, die über eine zeitlich begrenzte Kluft zwischen NAW und TAW organisiert ist. Entscheidend ist, dass bestimmte Fakten der fiktionalen Welt nicht zu jenem Zeitpunkt mitgeteilt beziehungsweise zu jenem Zeitpunkt falsch mitgeteilt werden, an dem sie für das richtige Verständnis der fiktionalen Welt erforderlich wären, sondern vielmehr erst am Ende der Erzählung: „In both texts the fact that NAW does not correspond to what is fictionally true can only be recognized at the end of the narration" (Frank Zipfel, Unreliable Narration and Fictional Truth. In: Special Issue ‚Unreliable Narration', hg. von Tom Kindt und Tilmann Köppe, Journal of Literary Theory. Vol. 5. Nr. 1 (2011), S. 109–130, 126).

krometerschraube, und blickte ins Mikroskop [...]. ‚Willst du dir das Präparat einmal anschauen?' fragte er. ‚Warum?' fragte Fridolin abwesend. ‚Nun, zur Beruhigung deines Gewissens', erwiderte Doktor Adler – als nähme er doch an, dass Fridolins Besuch nur einen medizinisch-wissenschaftlichen Zweck gehabt hätte. ‚Findest du dich zurecht?' fragte er, während Fridolin ins Mikroskop schaute. ‚Es ist nämlich eine ziemlich neue Färbungsmethode.' Fridolin nickte, ohne das Auge vom Glas zu entfernen. ‚Geradezu ideal', bemerkte er, ‚ein farbenprächtiges Bild, könnte man sagen'. Und er erkundigte sich nach verschiedenen Einzelheiten der neuen Technik.[104]

Auch hier ist das Mikroskopieren zweier Figuren ein prekäres Unternehmen. Doch anders als bei Wells verknüpfen sich die Probleme aus dem Kontext nicht mit dem komischen Prinzip der Verwechslung und Täuschung, sondern mit dem Prinzip der Ambivalenz.[105] Zwar scheint Fridolin das Gleiche wie Adler zu sehen; gleichwohl wird dieser Wahrnehmungskonsens durch eine unzuverlässige, anfangs vermeintlich souveräne, später zunehmend „figural perspektivierte" Erzählinstanz mitgeteilt:[106] Die scheinbare Auktorialität nimmt im Verlauf der Narration immer mehr ab und wird von Fridolins subjektiver, unzuverlässiger Innenperspektive überlagert.[107] So kann der Erzähler auch in der zentralen Mikroskopierpassage keine Objektivität herstellen, da er „nicht Herr in seinem Hause ist"[108] und grundsätzlich „weniger sagt, als die Figuren wissen".[109] Worin sich Fridolin zurechtfindet, erfährt man nicht. Und so scheint es weniger um Beobachtung *von etwas* zu gehen als um eine literarische Reflexion auf den Perspektivismus jeglicher Wahrnehmung.

Dementsprechend minutiös ist auch hier das mikroskopische Schauen als solches inszeniert: Zunächst erfolgt die Einstellung der Lichtquelle, wobei mit

---

104 Arthur Schnitzler, Traumnovelle, hg. von Michael Scheffel, Stuttgart 2006, S. 93.
105 Gemeint sind mit Abel, Blödorn und Scheffel „Vagheit (Unbestimmtheit), Ambiguität (Mehrdeutigkeit) und Brüche[]" im Hinblick auf „die narrative Detailstruktur" sowie auf „die Gesamtbedeutung der Narration" (Abel/Blödorn/Scheffel, Narrative Sinnbildung, S. 5).
106 Achim Aurnhammer, Arthur Schnitzlers intertextuelles Erzählen, Berlin/Boston 2013 (Language and Literature 22), S. 224.
107 Bei Aurnhammer findet sich eine genaue Beschreibung dieses graduellen Übergangs von einer vermeintlich auktorialen zur rein intern fokalisierten Erzählsituation, in der die subjektive Perspektive Fridolins dominiert (Aurnhammer, Intertextuelles Erzählen, S. 235–239). Scheffel vermerkt, dass Fridolin – im Gegensatz zu Albertine – vor allem als Reflektorfigur in Erscheinung tritt und dass im Rahmen einer personalen Erzählsituation zwischen zweitem und siebtem Kapitel „sprachlich gestaltet" sei, „was Fridolin sich selbst noch gar nicht bewusst gemacht" habe (Michael Scheffel, ‚Ich will dir alles erzählen'. Von der ‚Märchenhaftigkeit des Alltäglichen' in Arthur Schnitzlers ‚Traumnovelle'. In: Arthur Schnitzler. Text + Kritik-Doppelheft, 138/139, IV, hg. von Michael Scheffel, München 1998, S. 122–137, 129).
108 Joseph Kiermeier-Debré, Nachwort. In: Arthur Schnitzler, Traumnovelle, 4. Aufl., München 2012, S. 149.
109 Aurnhammer, Intertextuelles Erzählen, S. 235.

der ‚entsprechenden Lichtvorrichtung' auf jene technische Innovation angespielt ist, die das mikroskopische Beobachten von Bakterien überhaupt erst möglich gemacht hat: der Abbe'sche Kondensor. Es folgt das Drehen der Mikrometerschraube, die Frage der Färbung und vor allem die Frage nach der Intersubjektivität: „Findest Du dich zurecht?" Kochs Problem des gemeinsamen Schauens – dass nie „zwei Beobachter zu gleicher Zeit dasselbe Objekt ins Auge fassen und sich darüber verständigen können"[110] – ist in dieser bedeutungsvollen Frage ebenso mitgemeint wie in Wells' „Eyes vary so much". Gleichwohl weist alles darauf hin, dass die Beobachtung hier erstaunlicherweise kein Problem darstellt: Adlers ‚histologisches Kabinett' ist vom Licht der elektrischen Lampe, des Abbe'schen Kondensors und der wissenschaftlichen Aufklärung „geradezu festlich erhellt [...]",[111] und Fridolin sieht offensichtlich das Richtige. Und dennoch: Um den Gegenstand bleibt es dunkel und mit ihm auch in der erzählten Welt. Das Problem der Subjektivität, der unsicheren Perzeption und der unsicheren Wirklichkeitserfassung hat sich lediglich von der Figurenebene auf diejenige des Erzählers verlagert, der den Gegenstand ganz einfach nicht benennt. Was Fridolin im Mikroskop sieht, bleibt namen- und konturlos, so, wie die ganze Erzählung konturlos ist; eine narrative Ellipse, so, wie die ganze Erzählung elliptisch gefügt ist. An die Stelle der Verwechslung tritt das Verschweigen.

Dass es sich dabei möglicherweise um den Syphilisbazillus handelt, der im Gewebepräparat so farbenprächtig erscheint, kann allerdings aus Anspielungen der Figuren, aus leitmotivischen Verkettungen und aus dem medizinischen Kontext geschlossen werden. So soll das im Mikroskop Gesehene offensichtlich der ‚Beruhigung des Gewissens' dienen: Die Tote war – das legt ihr gefälschter Name im Hotel nahe – gar keine Baronin, sondern möglicherweise eine Prostituierte. Und Prostituierte, so legt das Geschehen um die Figur Mizzi nahe, landen im Spital. Deutliche kontextuelle Hinweise auf die Syphilis liefert ferner der Zusammenhang vom Mikroskopieren eines Leichenpräparates und einer ‚ziemlich neuen Färbungsmethode', die Adler und Fridolin so nachhaltig beschäftigt. Diese Anspielung dürfte sich aus mehreren Gründen auf die Syphilismikrobe beziehen: Im frühen zwanzigsten Jahrhundert ist der Spirochätennachweis im Gewebe für die frühen Stadien der Syphilis (im Gegensatz zur späten Neurosyphilis) diagnostischer Standard, da die Erreger in peripheren Geweben, in Organen und im genitalen Primäraffekt, massenhaft vorhanden sind.[112] Sehen kann

---

110 Koch, Zur Untersuchung von pathogenen Organismen, S. 122.
111 Schnitzler, Traumnovelle, S. 89.
112 Schaudinns und Hoffmanns Keimnachweis „was rapidly confirmed throughout the world", schreibt Noguchi, „and the presence of this organism in any lesion is accepted as

man den zarten, fast farblosen Mikroorganismus – ‚unsere bleiche Venus', wie es im *Doktor Faustus* heißt – allerdings nur im Dunkelfeld, weshalb sich unter Mikrobiologen eine lebhafte Debatte um Farbstoffe und Färbetechniken entspinnt.[113] Schon in den Jahren vor Schaudinns Erstbeschreibung der ‚bleichen Spirochäte' fahndet man intensiv nach dem Syphiliserreger, und es wird manch falscher Kandidat vorgeschlagen, etwa von Sigmund Lustgarten 1885.[114] Insofern steht auch die Diskussion um Färbetechniken schon früh im Mittelpunkt, und es beteiligt sich an ihr unter anderem der Rezensent der *Internationalen Klinischen Rundschau* – Dr. Arthur Schnitzler. Der Verfasser eines „vorzüglichen Buches" über die Syphilis, so heißt es in einer Rezension aus dem Jahr 1887, sei zu Recht der Meinung, „dass wir die Mehrzahl der in luetischen Produkten enthaltenen Mikroben noch nicht mit Sicherheit zu färben vermögen".[115] Etwas später rezensiert Schnitzler eine Dissertation, die unter anderem von der Bazillenfärbung „nach den verschiednen Färbemethoden" berichtet, deren am häufigsten angewendete „Thymol-Methylviolett" sei.[116]

Wer also wie Adler und Fridolin ein Leichenpräparat besichtigt, das das Gewissen beruhigen soll und dabei eine innovative Färbungsmethode zur Sprache bringt, der kann nur eine syphilitische Leiche meinen; das gilt vor und umso

---

the definite proof of syphilitic nature". Betont wird „the enormous numbers of *Treponema pallidum* in aquired as well as congenital syphilitic lesions and organs" (Hideyo Noguchi, The Establishment of Treponema Pallidum as the Causative Agent of Syphilis, and the Cultural Differentiation between this Organism and Certain Morphologically allied Spirochaetae. In: Canadian Medical Association Journal, 2, 4 [2. April 1912], S. 269–276, 270.) Zur Syphilisdiagnose durch Keimnachweis vgl. auch das englischsprachige Standardwerk von Thompson aus dem Jahr 1920: „[...] no one could make a positive diagnosis of syphilis without the finding of the infecting organism" (Loyd Oscar Thompson, Syphilis. 2., überarb. Aufl., Philadelphia/New York 1920, S. 142).

113 „The number of methods desribed for staining the syphilis parasite is legion", heißt es bei Thompson (Thompson, Syphilis, S. 147). Abgesehen von der Technik der Dunkelfeldmikroskopie listet Thompson für Gewebepräparate Raymond Cajals und Levaditis Verfahren der Silbernitratfärbung und Van-Ermenghems Methode der Zilien-Färbung, für Ausstrichpräparate ‚India-Ink', ‚Collargol', die favorisierte Giemsa-Färbung Schaudinns und ‚Goldhorn's stain'. Giemsa lässt die Spirochäten rosa erscheinen, Goldhorn lila, Silbernitrat schwarz und für letztere Technik wird empfohlen, das umliegende Gewebe gegenzufärben – für die von Fridolin gelobte Farbenpracht ist also weidlich Grund gegeben (Thompson, Syphilis, S. 146–149).

114 Sigmund Lustgarten, Die Syphilisbacillen. In: Wiener Medizinische Wochenschrift Nr.17/ Jg.35 (1885), S. 517–521.

115 Arthur Schnitzler, Rez. über ‚Die syphilitischen Erkrankungen des Nervensystems' von Dr. Theodor Rumpf, Wiesbaden 1887. In: Schnitzler, Medizinische Schriften (Rezensionen aus Internationale Klinische Rundschau, 1, 1887, S. 121–127, 122.

116 Arthur Schnitzler, Rez. über ‚Über Mikroorganismen bei Syphilis' von Dr. Heinrich Fülles, Bonn 1887. In: Schnitzler, Medizinische Schriften, S. 138–140, 140.

mehr nach der Jahrhundertwende. Er wird mit dem ‚farbenprächtigen Bild' auch kaum das kranke Gewebe als solches meinen, sondern die Mikroben, die hier massenhaft zu erwarten sind; so massenhaft und farbenprächtig, dass Fridolin am nächsten Tag sogar wiederkommen will, „um sich weitere Aufschlüsse zu holen".[117] Denn nur die Mikroorganismen können die Diagnose sichern und etwaige Schuldgefühle tilgen: Die betroffene Frau wäre dann ohnehin physisch und sittlich verloren, und Fridolins ausgeprägtes Bedürfnis nach Selbstrechtfertigung wäre erfüllt.[118] Wie die von Fridolin gelobte Farbenpracht aussehen könnte, lässt sich etwa den innovativen Abbildungen Elie Metchnikoffs aus dem monumentalen fünfbändigen Thesaurus *A System of Syphilis* entnehmen, der zur Entstehungszeit der Traumnovelle erscheint.

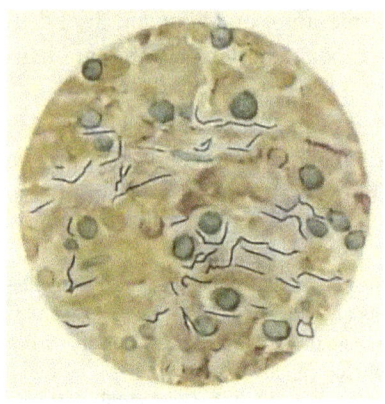

Abb. 24: Bildunterschrift zu Tafel XVI: „Spirochaete pallida from the macerated spleen of a syphilitic infant, stained by Levaditi's method and counterstainded with polychrome methylene blue. X1000". In: Elie Metchnikoff, The Microbiology of Syphilis. In: D'Arcy Power, A System of Syphilis in five Volumes, Bd. 1, 2. Aufl., London 1914, S. 108–110, unnummerierter Abbildungsteil (Fotografie Clemens Weber).

Neben die medizinischen Kontexte tritt der intertextuelle Bezug der Maskenballszene zu einem anderen fiktionalen Maskenball, der wiederum den erotischen Tanz an den Infektions- und Seuchendiskurs bindet. Die Rede ist von Edgar Allan Poes Erzählung *Masque of the Red Death* (1842), die für die phantastische Literatur der klassischen Moderne eine wichtige Rolle spielt.[119] Ob Cholera oder Pest, das sind Poes seuchengeschichtliche Subtexte,[120] oder ob Syphilis bei

---

117 Schnitzler, Traumnovelle, S. 93.
118 Vgl. Christian Ruschel, Vom Innen und Außen der Blicke. Aus Arthur Schnitzlers ‚Traumnovelle' wird Stanley Kubricks ‚Eyes Wide Shut', Mainz 2002, https://openscience.ub.uni-mainz.de/bitstream/20.500.12030/3975/1/383.pdf, S. 22 [zuletzt aufgerufen am 10.03.2021]; vgl. Aurnhammer, Intertextuelles Erzählen, S. 237 f.
119 Laut Aurnhammer ist Poe in Schnitzlers Lektüreliste aufgeführt (Aurnhammer, Intertextuelles Erzählen, S. 243).
120 Der rotgekleidete Tod und die auffällige Ikonizität der Darstellung bei Poe suggeriert zunächst die Pest, die zu diesem Zeitpunkt eine entsprechend lange ikonographische Tradition

Schnitzler: Das Tanzvergnügen einer verdorbenen Décadence wird damit jedenfalls einerseits mit ‚Krankheit als Strafe' verknüpft, andererseits mit der allegorischen Tradition des *danse macabre*.[121]

Doch wie bereits gesagt, kann der Leser all das nur anhand der skizzierten Kette von Anspielungen und Leitmotiven und aus dem Kontext heraus erschließen. Die Erzählinstanz liefert keine hinreichenden Informationen zur Passage, und der Leser bleibt von einem Konsens ausgeschlossen, der doch für den Kausalzusammenhang der erzählten Ereignisse zentral wäre. Damit hat sich das Unsicherheitsangebot des Mikroben- und Mikroskopierdiskurses vom falschen Figuren- und Erzählerwissen bei Wells zum defizienten Erzählerwissen hin verschoben.[122] Ferner hat es sich vom Anfang einer final erzählten Geschichte, deren Movens es war, auf die Schlussepisode einer offenen Narration verlagert, die in eine *mise en abyme* mündet und insofern den Erzählvorgang ebenso thematisiert wie den Zusammenhang von Sexualität und Schuld.[123] Joseph Kiermeier-Debré hat von der „verdeckten Laufrichtung der Geschichte" gesprochen, die sich gegen den vordergründig linearen Lesefluss von hinten nach vorn bewege,

---

aufweist und über Jahrhunderte als Todesallegorie fungierte. Gleichwohl legen der Entstehungszeitraum von Poes Erzählung, ihr sozialgeschichtlicher Kontext und weitere Intertexte auch die Cholera nahe; vor allem Heines Schilderung des plötzlichen Choleraausbruchs beim Pariser Karneval 1832 (Heinrich Heine, Französische Zustände, Hamburg 1833, Artikel VI, S. 139–175, insbesondere 152 f. [zuerst erschienen in Augsburger Allgemeine Zeitung, April 1832]), auf die wiederum Alfred Rethels Zeichnung *Der Tod als Würger* (1850) Bezug nehmen wird. Auch Heine und Rethel folgen der Topik des *danse macabre*.
121 Vgl. Mixed Metaphors. The Danse Macabre in Medieval and Early Modern England, hg. von Stefanie A. Knöll und Sophie Oosterwijk, Newcastle upon Tyne 2011.
122 Anders die Interpretation von Jan Lazardzig und Silke Nowak. Die Verfasser argumentieren, dass die „wahre Identität [...] des Erregers" sich „dem Blick des Arztes" Fridolin entziehe und „sich ‚in einem farbenprächtigen Bild' aufzulösen" drohe (Jan Lazardzig/Silke Nowak, Theatrum syphilidis. Irritation und Infektion bei Arthur Schnitzler. In: Ansteckung. Zur Körperlichkeit eines ästhetischen Prinzips, hg. von Mirjam Schaub, Nicola Suthor und Erika Fischer-Lichte, München 2005, S. 72–100, 91). Für diese These fehlen meiner Meinung nach konkrete Textsignale, denn die Kenntnis des Objekts entzieht sich ja gerade nicht der beobachtenden Figur Fridolin, die das Bild als ‚ideal' kommentiert, sondern dem Leser, dem der Erzähler die nötigen Informationen vorenthält. Ansonsten liefert der Aufsatz ausführliche Hinweise zum sozialmedizinischen und kulturellen Kontext, vor allem aber zum Zusammenhang von Prostitution, Sexualität, Syphilis und Geschlechterstereotypen um und nach 1900.
123 Fridolins performativer Gestus am Ende der Geschichte – „ich will Dir alles erzählen" –, der den Vorgang des Märchenerzählens am Anfang spiegelt, kommt einer *mise en abyme* gleich; vgl. Stefanie Kreuzer, ‚Märchenhafte Metatexte'. Metanarrative Formen und Funktionen von Märchenelementen in der Literatur. In: Metaisierung in Literatur und anderen Medien. Theoretische Grundlagen – Historische Perspektiven – Metagattungen – Funktionen, hg. von Janine Hauthal et al., Berlin 2007, S. 282–302, 292 f.

die Narration beginne eigentlich im Schlusskapitel.[124] Tatsächlich ist der Befund einer rückwärtigen Laufrichtung auch schon von der Gelenkstelle der Mikroskopierszene aus zu plausibilisieren.

Die Syphilismikrobe könnte nämlich die Geschichte aufrollen, zumindest manches unklare Geschehenspartikel motivieren – würde sie denn benannt. Stehen Mikroben doch grundsätzlich und fast emblematisch für das, was der Erzählung am meisten abgeht: Kausalität. So weiß im frühen zwanzigsten Jahrhundert jeder, dass die bleiche Spirochäte notwendig und ausschließlich Syphilis verursacht. Jedermann weiß auch, dass sie das bevorzugt in den Kreisen der Wüstlinge und Prostituierten tut und insofern Gut und Böse klar voneinander scheidet: *Treponema pallidum* markiert für die Zeitgenossen diejenigen verwerflichen Individuen, die vom Gewissen nicht weiter berücksichtigt werden müssen, weil sie zum Beispiel neben ihrem „sozusagen bürgerliche[n] Leben" noch ein weiteres „führten, das eben ein Dirnenleben war" – mit anderen Worten die schöne Unbekannte.[125] Damit wäre Fridolins Problem der ethischen Selbstunsicherheit aus der Welt geschafft und sogar das unverständliche Selbstopfer der Unbekannten erzählerisch motiviert. Durch die Syphilisinfektion zum physischen und moralischen Tod verurteilt, könnte die verschleierte Tänzerin auf die Idee gekommen sein, auf diese Weise ihrem verlorenen Leben letzten Sinn abzuringen. Die unerhörte Begebenheit hätte ihren klärenden Schlusspunkt gefunden und der Ereignisfolge wäre jene Nicht-Zufälligkeit eingefügt, die für viele das Erzählen schlechthin ausmacht.[126]

---

124 Kiermeier-Debré, Nachwort, S. 154.
125 Schnitzler, Traumnovelle, S. 54. Dass die Erkrankung bakteriell verursacht ist, vermutet man schon seit den Anfängen der medizinischen Bakteriologie, 25 Jahre vor Schaudinns Entdeckung; der Kausalzusammenhang zwischen lasterhafter Erkrankung und lasterhaftem Leben zählt ohnehin zum festen Moralinventar der bürgerlichen Bildungsschicht. Vgl. Jan Lazardzig, Erreger. Evidenz und Imagination der Syphilis um 1900. In: Deixis und Evidenz, hg. von Horst Wenzel und Ludwig Jäger, Freiburg i.Br./Berlin/Wien 2008, S. 153–169; vgl. auch Arthur Schnitzler, Jugend in Wien. Zweites Buch, Mai 1875 bis Juli 1879, Wien/München/Zürich 1968, S. 86: „Zum Beschluß nahm mich der Vater mit sich ins Ordinationszimmer und gab mir die drei großen gelben Kaposischen Atlanten der Syphilis und der Hautkrankheiten zu durchblättern, um hier die möglichen Folgen eines lasterhaften Wandels in abschreckenden Bildern kennenzulernen. Dieser Anblick wirkte lange in mir nach". Die hyperrealistischen Abbildungen von syphilitischen Affekten an Genitalien und im Gesicht, die Schnitzler so erschreckten, sind abgedruckt bei Lazardzig/Nowak, Theatrum syphilidis. Schnitzler war übrigens 1887 vorübergehend auf der Abteilung für Hautkrankheiten und Syphilis unter Prof. Isidor Neumann ärztlich tätig, und in dieser – in punkto Syphilis vorbakteriologischen – Zeit vor allem mit den „luetischen Erkrankungen des Rachens und des Kehlkopfes" beschäftigt (Schnitzler, Jugend in Wien, S. 267).
126 Vgl. etwa Karl Eibl, Animal poeta. Bausteine der biologischen Literatur- und Kulturtheorie, Paderborn 2004, S. 255. Abel, Blödorn und Scheffel machen allerdings darauf aufmerksam,

Doch diese Klärung bleibt uns der Erzähler schuldig. Achim Aurnhammer hat auf die „moderne Technik der nachträglichen Plausibilisierung" aufmerksam gemacht, die Schnitzler verwende und gleichzeitig konterkariere,[127] und dieser Befund gilt in hohem Maß für die Mikroskopierszene; denn auch hier lösen Fridolins Nachforschungen am nächsten Tag nicht Rätsel, sondern schaffen neue. Der Passus in der Prosektur bleibt vage, mehrdeutig, und auch das korreliert mit dem wissenschaftsgeschichtlichen Kontext: Unsichtbare Mikroorganismen verkörpern ja nicht nur Kausalität, sondern ebenso den Zweifel an der Kausalität, zunehmend nach der Jahrhundertwende. Die reflexive Kehrseite des Mikrobendiskurses reicht von Fragen der Disposition und des Konditionalismus[128] bis zur skeptischen Infragestellung des gesamten Unternehmens ‚Bakterienkunde'. Zwar zweifeln Kliniker zur Entstehungszeit der *Traumnovelle* kaum mehr an krankmachenden Mikroben und Bakteriologen kaum mehr am Mikroskop, denn die praktische Evidenz beider hat sich mittlerweile erwiesen. Doch der Zweifel als solcher und mit ihm das bakteriologische Unsicherheitsangebot sind von Dauer. Es wandert lediglich in andere intellektuelle Milieus ab, zu den Häretikern und Anhängern einer neuen Naturphilosophie: zum Alchemisten Strindberg etwa oder zu dem Mediziner Georg Groddeck, der die Psychosomatik begründet und eine weitere Mittlerfigur zwischen ästhetisch-philosophischer und wissenschaftlicher Kultur darstellt; möglicherweise auch das Modell für Dr. Krokowski im *Zauberberg*.[129] Für den streitbaren Naturheilkundler, der unter anderem mit Hans Vaihinger, Hermann Keyserling und Lou Salomé in Kontakt steht,[130] sind die Fragen der bazillären Krankheitsverursachung jedenfalls

---

dass die gängige anthropologische oder kulturwissenschaftliche Bestimmung von Narration als „Darstellung einer nicht-zufälligen Ereignisfolge" den vielfältigen Formen modernen Erzählens, Kausalität zu vermeiden, nicht gerecht werde (Abel/Blödorn/Scheffel, Narrative Sinnbildung, S. 1–3).
127 Aurnhammer, Intertextuelles Erzählen, S. 240.
128 Vgl. Dietrich von Engelhardt, Kausalität und Konditionalität in der modernen Medizin. In: Pathogenese. Grundzüge und Perspektiven einer theoretischen Pathologie, hg. von Heinrich Schipperges, Berlin 1985, S. 32–58. Schnitzler selbst vertritt 1887 die Meinung, dass „erst die nächsten Jahre oder Jahrzehnte [...] uns vielleicht lehren [werden], die Grenzen eines Gebietes abzustecken, in welchen die Worte ‚infizierendes Agens' und ‚Disposition' hin und her schwirren wie Irrlichter" (Arthur Schnitzler, Rez. über ‚Ätiologisches und Anatomisches über Lungenschwindsucht' von Dr. Johannes Orth, Professor der allgemeinen Pathologie und pathologischen Anatomie in Göttingen. In: Schnitzler, Medizinische Schriften, S. 130–132, 131).
129 Vgl. Thomas Anz/Wolfgang Martynkewicz, Thomas Manns Psychoanalytiker Dr. Krokowski und Georg Groddeck. Dokumentation eines Mailwechsels und eine Einladung zur Spurensuche. In: Literaturkritik.de 2005, http://www.literaturkritik.de/public/rezension.php?rez_id=8416&ausgabe=200508 [zuletzt aufgerufen am 18.03.2021].
130 Zu Groddecks Sanatoriumsgästen zählen neben Keyserling und Lou Andreas-Salomé Italo Svevo, Ernst Simmel und Sandor Ferenczi. Mit Hans Vaihinger, einem Hauptvertreter der er-

„nicht gelöst"; es gebe „Menschen, die überhaupt die Bazillen leugnen".[131] Diese Fragwürdigkeit betrifft besonders die Syphilis. In populären Vorträgen (1916/1917) zweifelt Groddeck die Existenz der Krankheit an, nur die kollektive „Syphilisphantasie" mache die Menschen krank:

> Es ist das allgemeine Gefühl der Angst, das den Menschen aufzehrt und ruiniert und das deshalb so grosse Dimensionen angenommen hat, weil fast jeder Doktor auf den Gedanken kommt, es könnte Syphilis sein. Es gibt Menschen, die keine Klinke oder Bilder anfassen oder vom fremden Teller [...] essen können.[132]

Mit dem Zweifel an der Entität ‚Syphilis' wird auch der Erreger, der die Krankheit verursachen soll, zur Fiktion.[133] Mikrobiologische Kausalität und ihre Kehrseite, die Skepsis, gehören offensichtlich im frühen zwanzigsten Jahrhundert gleichermaßen zum allgemeinen kulturellen Wissen: Gibt es Bakterien, oder sind sie doch nichts anderes als „tausend Namen"?[134] Erlaubt die schreckliche Syphilisinfektion den Selbstmord Betroffener, oder ist es nur die schreckliche Syphilisangst, die einer von sich selbst entfremdeten Gesellschaft ausgetrieben werden muss?[135]

Natürlich ist letztere Meinung weder mehrheitsfähig, noch wird sie von Schnitzler geteilt. Gleichwohl zeigt sich im Licht der kontextuellen Ambivalenzen, dass die Mikroskopierszene in der *Traumnovelle* trotz Oberflächenrealismus keineswegs einen Bruch mit dem Erzählprinzip der Dunkelheit und Un-

---

kenntnistheoretischen Skepsis, korrespondiert Groddeck; vgl. Galina Hristeva, Georg Groddeck. Präsentationsformen psychoanalytischen Wissens, Würzburg 2008, S. 26–31.
131 Georg Groddeck, Vorträge, Bd. 1: 1916–1917, hg. von Frieder Kern und Beate Schuh. In: Groddeck, Werke, hg. im Auftrag der Georg Groddeck-Gesellschaft, Basel 1987, S. 96 f.
132 Groddeck, Vorträge, S. 77 f. Groddeck hielt diese Serie von Vorträgen 1916 und 1917 für seine großbürgerlich-intellektuelle Patientenklientel im Sanatorium Marienhöhe bei Baden-Baden. Dabei setzte er dem vermeintlich simplen Kausalismus der Infektionsmediziner – der mit und nach Behring längst komplexeren Modellen der wechselseitigen Interaktion gewichen ist – das Korrespondenzdenken der Naturheilkunde entgegen: Man werde gelehrt, „dass Tuberkulose durch Bazillen entsteht", doch dass wir Bazillen „einmal vertragen und dann nicht, muss uns [...] überzeugen, dass noch etwas vorhanden sein muss als nur Bazillen" (S. 96 f.).
133 Vgl. Groddeck, Vorträge, S. 117, 134 f. Zu Groddecks prinzipieller Abwehr jeglicher Krankheitsontologie, insbesondere des bakteriologischen Verursachungsmodells, vgl. Hristeva, Präsentationsformen, S. 64–69.
134 Dr. Schubert, „O weh, wir armen Bacteriologen / wie schändlich hat man uns betrogen! / Statt einst zu werden kluge Leute / sind wir nunmehr des Stumpfsinns Beute: / *Tausend Begriffe und tausend Namen* / ich weiß nicht woher sie alle kamen / Die wühlen mir im Kopf herum, / einst war ich klug, jetzt bin ich dumm" (Schubert, Des jungen Bacteriologen Klage. In: Korb, Liederbuch, S. 483–486, 483 f.).
135 Zur Syphilidophobie als Zeitphänomen, die auch Schnitzler erfasst und von Psychoanalytikern thematisiert wird, vgl. Lazardzig/Nowak, Theatrum syphilidis.

wirklichkeit darstellt; sie entspricht vielmehr genau dieser Hermetik. So, wie der Bazillus Leerstelle bleibt, gilt das auch für die vielen anderen Leerstellen einer vorangegangenen Sequenz von Erlebnissen mit unsicherem Wirklichkeitsstatus. Und so, wie das Mikroskopieren unvollständig bleibt, weil auf das vermeintlich intersubjektive Schauen doch kein Benennen folgt, so bleiben alle anderen Erlebnisse Fridolins unvollendet. Mikroskopieren ist schließlich ein ambivalentes Unternehmen, für viele trügerisch, für Schnitzler sogar nah an der Spekulation: „Mikroskop und Spekulation [haben] noch nicht alles erkundet", heißt es schon 1887 in einer Rezension zur ererbten Syphilis.[136] Vor allem kann derjenige, der mikroskopiert, nie wissen, ob er das Gleiche sieht wie die anderen – und dies ist eigentlich das Erzählprogramm der gesamten Traumnovelle.

Denn sie ist eine Geschichte vom subjektiven, isolativen Schauen und vom Spekulieren, vom angestrengten Voyeurismus,[137] der doch immer nur trügerische Ergebnisse liefert:

> Fridolins Augen irrten durstig von üppigen zu schlanken, von zarten zu prangend erblühten Gestalten; – und dass jede dieser Unverhüllten doch ein Geheimnis blieb und aus den schwarzen Masken als unlöslichste Rätsel grosse Augen zu ihm herüberstrahlten, das wandelte ihm die unsägliche Lust des Schauens in eine fast unerträgliche Qual des Verlangens.[138]

Nicht Erkenntnis und nicht Intersubjektivität bringt das Schauen, sondern nur erneutes Zurückgeworfensein des Blicks aus ‚großen Augen', unendliche Vervielfältigungen des Sehens, keine gesehenen Wahrheiten. Wer mikroskopiert, riskiert Vereinzelung und Sinnestäuschung und bleibt im Wahrnehmungsvorgang wie in einer perzeptiven *mise en abyme* hängen. Und so ist im Rückblick von der Mikroskopierszene auf die bereits erzählte Zeit nichts, wie es Fridolin bei erster Beobachtung erschienen war. Die Ereignisse der vergangenen Nacht sind nicht die „Komödie", die Fridolin hier „selbstverständlich" am Werk sah, sondern mörderischer und selbstmörderischer Ernst. Die Frau „um deren Schicksal er gebangt hatte", befindet sich keineswegs „noch am Leben", wie Fridolin anhand des Warnbriefes zu wissen glaubte, sondern ist zum Zeitpunkt der Brieflektüre bereits tot oder zumindest schwer vergiftet.[139] Die Tochter des

---

136 Schnitzler, Rez. über ‚Die syphilitischen Erkrankungen des Nervensystems', S. 126.
137 Dem voyeuristischen Schauen als poetologischem Prinzip des Textes geht Julia Freytag nach; vgl. Julia Freytag, Verhüllte Schaulust. Die Maske in Schnitzlers ‚Traumnovelle' und in Kubricks ‚Eyes Wide Shut', Bielefeld 2007, S. 33–79.
138 Schnitzler, Traumnovelle, S. 45.
139 Schnitzler, Traumnovelle, S. 73, 76. Die Zeitangaben des Erzählers erlauben rückwirkend diese genaue Rekonstruktion: Vormittags um elf haben die beiden dubiosen Herren nach der Baronin D. gefragt und da musste man bereits die Tür aufsprengen und fand die Frau bewusst-

Kostümverleihers Gibiser harrt nicht seiner ärztlichen Unterstützung, sondern arbeitet als Prostituierte, und die Prostituierte Mizzi wartet nicht auf Fridolin, als er ihr ein Päckchen mit Essbarem vorbeibringt. Statt eine „vernünftige, vielleicht sogar lobenswerte Handlung zu begehen",[140] handelt Fridolin auch hier sinnlos, denn Mizzi ist nicht zuhause, sondern im Syphilisspital. Jede Interpretation des Gesehenen und Erlebten erweist sich als unzutreffend, stimmt nicht mit dem Sehen und Erleben anderer Textfiguren überein und wirft die Reflektorfigur immer wieder nur auf sich selbst zurück. Der Erzähler liefert keine innerfiktionale Wahrheit, an der Fridolins Interpretationen bemessen werden könnten, und greift auch nie korrigierend ein. Seine Darstellung bleibt stets von derjenigen des schauenden und spekulierenden Fridolins überlagert; „Erzählertext" und „Figurentext" sind konsequent verschränkt.[141]

Wer mikroskopiert, so das Fazit, erkennt nicht die Wirklichkeit, denn sie ist von Täuschung nicht zu unterscheiden, er erreicht auch nie die Perspektive des anderen. Er erkennt aber möglicherweise sich selbst, oder zumindest die Bedingungen der eigenen Selbstwahrnehmung. Das trifft am Ende der Irrfahrt auf Fridolin zu, denn sie ist (auch) eine Irrfahrt durch das eigene Innere und mündet in eine neue Stufe der Selbsterkenntnis, darüber herrscht weitgehender Forschungskonsens.[142] Das trifft aber auch auf den 17-jährigen Hofmannsthal des Jahres 1891 zu, der eine Bakteriologie der Seele gründen wollte: Die ‚Zeit unterm Mikroskop zu betrachten', sollte dem eigenen sensualistischen Erkenntnisapparat auf die Sprünge helfen und die Lügen des Begrifflichen entlarven. Auf eigentümliche Weise überschneiden sich die Perspektivismen der Moderne mit der Sprache mikroskopierender Bakteriologen. Authentisch ist nicht die Wirklichkeit, sondern nur die Wahrnehmung, vor allem die gesteigerte, hochgradig aufmerksame Beobachtung im Mikroskop. Mehr als das, was man sieht, zählt die visuelle Perzeption selbst, denn als projektives Verfahren der Weltherstellung wohnt ihr eine genuin schöpferische Komponente inne;[143] das ist eines der gro-

---

los im Bett (S. 86). Als Fridolin sich nach der Brieflektüre sicher ist, die Frau sei noch am Leben, ist es bei ihm zuhause schon nach der Mittagessenszeit (S. 76).
140 Schnitzler, Traumnovelle, S. 82.
141 Aurnhammer, Intertextuelles Erzählen, S. 236 f.
142 Vgl. exemplarisch Scheffel, Formen selbstreflexiven Erzählens, S. 192; ferner Scheffel, ‚Ich will dir alles erzählen', S. 130, 133.
143 Den Zusammenhang zwischen der Sinnesphysiologie des neunzehnten Jahrhunderts, der Neukonzeption des menschlichen Visus als projektivem, wirklichkeitsgenerierendem Vermögen und der Entstehung abstrakter Kunst hat Jutta Müller-Tamm rekonstruiert. Dabei zeigt sich, in welchem Ausmaß die Beschäftigung mit dem (eigenen) Sehen Literaten der Moderne zur Frage nach den Grenzen des Ichs bringt (Jutta Müller-Tamm, Abstraktion als Einfühlung. Zur Denkfigur der Projektion in Psychophysiologie, Kulturtheorie, Ästhetik und Literatur der frühen Moderne, Freiburg i.Br. 2004, hier S. 146).

ßen Themen der Epoche und verbindet noch den späten Schnitzler mit den ihn prägenden Subtexten des *Jungen Wien*.

Zusammenfassend ist die Traumnovelle ebenso eine Geschichte vom Erzählen des Erzählens wie vom Erzählen des Schauens – eingeleitet vom Kindermärchen, das den intertextuellen Bezug zu den *Erzählungen aus den tausendundeinen Nächten* herstellt,[144] und beschlossen vom Blick ins Mikroskop, der den Bezug zu einem ambivalenten Wissenskontext herstellt. Diese beiden Schlüsselszenen geben den poetologischen Rahmen eines Textes ab, der in unabschließbaren Spiegelungen Erzählen, Beobachten und Selbstbeobachtung aufeinander bezieht.[145] So verweist das angestrengte Mikroskopieren rückwärts auf das angestrengte Beobachten der Maskenszene und vorwärts auf Fridolins Erzählen der Maskenszene. Das Erzählen der märchenhaften Maskenszene verweist auf das Erzählen des Kindermärchens zu Beginn; das Kindermärchen verweist auf Albertines märchenhafte Traumerzählung, in der jegliches Geschehen von den beiden Partnern voyeuristisch erschaut wird, obwohl sie räumlich entfernt sind, auch die „unendliche Flut von Nacktheit",[146] die Albertine umgibt. Dieser Voyeurismus, der gleichzeitig Albertines Selbstbeobachtung ist, verweist wiederum auf den Voyeurismus der Maskenszene – [147] und der wiederum auf das nachfolgende mikroskopische Schauen, das Fridolins abschließende Erzählung vom Voyeurismus stimuliert, und so weiter. So stellt sich die metanarrative Kreisbewegung der *Traumnovelle* nicht nur als Reflexion auf die „Bindung von Mann und Frau" dar.[148] Sie stellt sich im Licht eines neuen Kontexts noch als etwas ganz anderes dar – als eine wissenschaftlich *und* wissenschaftskritisch inspirierte Reflexion auf den Problemzusammenhang von Wahrnehmen, Erzählen, Selbstgewissheit und Intersubjektivität. Eine solche Reflexion, die die Rückbezüglichkeit des Wahrnehmens *zeigt*, anstatt darüber zu referieren, kann nur fiktionale Literatur leisten – und nicht die positivistische Erkenntniskritik eines Mach oder Mauthner.

---

144 Vgl. Michael Scheffel, Nachwort. In: Schnitzler, Traumnovelle, S. 107–123, 119. Scheffel deutet die Erzählung insgesamt vor dem Hintergrund der Poetik des Märchens, wobei das erzählte Erzählen der Figuren die Funktion habe, ihre eigenen unbewussten Obsessionen und Begierden zu bewältigen (Scheffel, Formen selbstreflexiven Erzählens, S. 180–190; Scheffel, ‚Ich will dir alles erzählen', S. 126–129). Zu den Märchenbezügen vgl. auch Aurnhammer, Intertextuelles Erzählen, S. 230–235.
145 Vgl. Scheffel, ‚Ich will dir alles erzählen', S. 128 f.
146 Schnitzler, Traumnovelle, S. 64.
147 Die Parallelen zwischen Albertines Traum und Fridolins zentralem Erlebnis sind von der Forschung immer wieder beschrieben worden; vgl. exemplarisch Scheffel, Formen selbstreflexiven Erzählens, S. 189.
148 Scheffel, Formen selbstreflexiven Erzählens, S. 122.

Hier schließt sich der Kreis zu all jenen, die der Literatur letztlich mehr unhintergehbare Wahrheit zutrauen als den positiven Wissenschaften und für die der Blick ins Mikroskop der Projektion des eigenen Ichs dient: zu Hermann Bahr, dem der Blick auf ein Geißeltierchen eigentlich nur enthüllt, „was wir selbst sind und sein werden", und zu Gottfried Benn, der den mikroskopierenden Niels Lyhne imaginiert. Denn auch da beugt sich ein Dichter, ‚eines der subtilsten Exemplare des Lebens', über „ein anderes Leben: dumpf, triebhaft, feucht, alles eng beieinander, und doch [gehören] beide zusammen [...]".[149] Wer sich übers Mikroskop beugt, erkennt demnach erstens den Allzusammenhang der Dinge und zweitens sich selbst. Nicht von ungefähr hat sich Benn, der Spezialist für Syphilisbazillen und für literarische Erkundungen des Ichs, lebenslang besonders gern selbst als ‚subtiles Exemplar' am Mikroskop inszeniert.

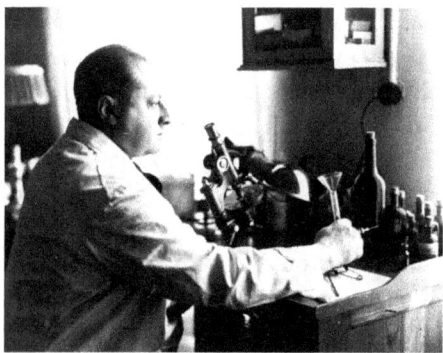
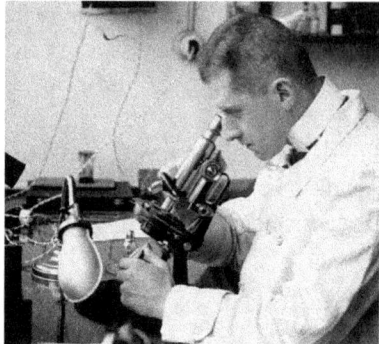

Abb. 25: Gottfried Benn am Mikroskop, Bundesarchiv, Bild 183-R97432, Photograph: o.Ang. (mit freundlicher Genehmigung Bundesarchiv)

Abb. 26: Gottfried Benn in Brüssel 1916, Deutsches Literaturarchiv Marbach (mit freundlicher Genehmigung DLA)

Und nicht von ungefähr liefern die Bilder des mikroskopierenden Benns weder Hinweise auf die Gegenstände des Schauens, noch bilden sie andere Personen ab. Gleichwohl oder gerade damit hat Benn dafür gesorgt, dass der solitäre Dichter als solitärer Mikroskopiker ikonisch wird,[150] was die Literaturkritik bestätigt: Wir, die Leser der Gegenwart, so Joachim Dyck 2008 in der Süddeut-

---

149 Benn, Gespräch, S. 168.
150 Vgl. Hans-Christian von Herrmann, Voir venir les choses. Literatur und Wissenschaft in Gottfried Benns Gedichtzyklus ‚Morgue'. In: Text-Körper. Anfänge – Spuren – Überschreitungen, hg. von Lydia Bauer und Antje Wittstock, Berlin 2014, S. 59–72, 61.

schen Zeitung, würden „vor unserem inneren Auge das Bild des Arztes im weißen Kittel behalten, der in allen Lebenslagen in ein Mikroskop schaut".[151] Ob man das nun als nachhaltige Selbststilisierung betrachtet oder sich über die „leere Monumentalität des ins Mikroskop schauenden Dichters" ereifert,[152] ist Benns ‚Doppel-Ich' jedenfalls genau in dieser Pose ins kulturelle Gedächtnis eingegangen; die Biographien und Forschungsschriften, die diese Photographien reproduzieren, lassen sich kaum mehr zählen.[153] Und genau diese Pose fungiert dann auch in einer der einflussreichsten Poetiken des zwanzigsten Jahrhunderts als Metapher für dichterisches Kalkül:

> Irgend etwas in Ihnen schleudert ein paar Verse heraus oder tastet sich mit ein paar Versen hervor, irgend etwas anderes in Ihnen nimmt diese Verse sofort in die Hand, legt sie in eine Art Beobachtungsapparat, ein Mikroskop, prüft sie, färbt sie, sucht nach pathologischen Stellen. Ist das erste vielleicht naiv, ist das zweite ganz etwas anderes: raffiniert und skeptisch. Ist das erste vielleicht subjektiv, bringt das zweite die objektive Welt heran, es ist das formale, das geistige Prinzip.[154]

Voraussetzung für eine solche Transformation ist der Doppelstatus einer Pose, die für die wissenschaftlich gebildeten Intellektuellen des frühen zwanzigsten Jahrhunderts gleichzeitig epistemisch und skeptisch, produktiv und reflexiv ist. Daraus resultiert die von Benn und vielen anderen beschworene Dominanz von Kunst über die Erkenntnisfunktion der Wissenschaften, wobei das Verhältnis des Schaffenden zum Geschaffenen ebenso ‚raffiniert und skeptisch' zu sein hat wie sein Blick auf die Wissenschaften.

Summa summarum wurde anhand von Wells, Schnitzler und Benns poetologischer Mikroskopie eine Möglichkeit deutlich, wie sich harte Naturwissenschaften und Literatur aufeinander beziehen lassen, ohne bei der Frage hängen zu bleiben, auf welche Weise wissenschaftliche Motive in literarische Texte hineingeraten und welche Bedeutung sie dort haben. Vielmehr ging es um die Kontextualisierung der literarischen Form, in diesem Fall der narrativen Form, deren strukturelle Parallelen zu den entsprechenden Wissenschaftstexten eine neue interpretative Dimension eröffneten. Ausgangspunkt für das Zusammen-

---

151 Joachim Dyck, Muss dieser Mann immer durch ein Mikroskop schauen. In: Süddeutsche Zeitung, 24. Januar 2008, S. 14.
152 Dyck, Muss dieser Mann, S. 14.
153 Vgl. Benn, Sein Leben in Bildern und Texten, hg. von Holger Hof, Stuttgart 2007.
154 Gottfried Benn, Probleme der Lyrik. In: Benn, Sämtliche Werke. Stuttgarter Ausgabe, hg. von Holger Hof und Gerhard Schuster in Verbindung mit Ilse Benn, Bd. 6: Prosa 4, 1951–1956, Stuttgart 2001 [1951], S. 9–45, 21.

spiel „von Rekonstruktion und Interpretation"[155] waren Unschärfen in den Naturwissenschaften und an ihren Rändern, vor allem jener Moment, wo ein Wissenschaftsdiskurs zur Selbstrevision tendiert. In der Terminologie Flecks ist das der Moment, wo ein verfestigter Denkstil durch Beobachtungen, die sich nicht mehr stilgerecht integrieren lassen, Erweiterung und Umwandlung erfährt,[156] in der Terminologie Kuhns derjenige, wo ein Paradigma ins Wanken gerät. Die einsetzende Selbstreflexion ist gleichzeitig jener Moment, der gegebenenfalls formale Anschlussstellen für Literatur eröffnet, konkret für solche Verfahren, die traditionell als selbstbezüglich qualifiziert werden: Komik, Ironie, Montage, Wortspiel, täuschend unzuverlässiges oder offen unzuverlässiges Erzählen. Stehen die besprochenen – ironischen, täuschenden, mimetisch unentscheidbaren – Literarisierungen unter dem Signum der Ambiguität, so korreliert diese Ambiguität mit einer fundamentalen Ambivalenz im Kontext. Eigentlich haftet sie dem Mikrobenwissen mit der schwierigen Epistemologie des Mikroskops ja schon seit den Anfängen an: Die vielschichtige Täuschungsproblematik, die Mikroskopiertechniker und Physiker seit der Jahrhundertmitte umgetrieben hatte, reflektieren auch Bakteriologen der ersten Stunde wie Koch oder Löffler, erklären sie allerdings auch mit triumphalen Gesten für überwunden. Anders der Blickwinkel einer feuchtfröhlichen ärztlichen Stammtischkultur: Da wird im bakteriologischen Labor „meistens nischt" gefärbt oder so wenig gesehen, dass das ganze Unternehmen doch immer wieder in die Komik abzugleiten droht. Die Täuschungsprobleme scheinen dem Mikroskop trotz gegenteiliger Triumphgesten langfristig anzuhaften – ablesbar an der fast manischen Entwicklung immer neuer Färbeverfahren für den schwierigen Syphilisbazillus – so dass sie besonders dann, als man die Bakteriologie von außen und innen zu hinterfragen beginnt, kunstliterarisch fruchtbar werden.

3.5 Epistemologie und Poetik des ‚prothetischen Schauens'

Was bedeutet nun aber Hinterfragen von außen und innen genau? Was bedeutet es, dass die wissenschaftliche Bakteriologie, wie bereits mehrfach angedeutet, ab einem gewissen Zeitpunkt zur Selbstrevision und Selbstreflexion tendiert? Das bedarf der Klärung, denn bisher wurde nur jene produktive Wissen-

---

155 Andrea Albrecht, ‚Man muss dicht am Stier kämpfen'. Gottfried Benns Wissenspolitik. Rez. über Marcus Hahn, Gottfried Benn und das Wissen der Moderne. 1905–1932, 2 Bde., Göttingen 2011. In: IASLonline, http://www.iaslonline.lmu.de/index.php?vorgang_id=3807 [zuletzt aufgerufen am 10.03.2021].
156 Fleck, Entstehung und Entwicklung, S. 122f.

schaftskritik und Wissenschaftsreflexion ausführlicher besprochen, die um 1900 im künstlerisch-intellektuellen Milieu entsteht und Kehrseite der öffentlichen Mikrobenbegeisterung ist. Zwar teilen auch solche heterodoxen Mediziner diese Haltung, denen der Bakterienzentrismus und das Monokausalitätsdenken der Laborforscher zu weit gehen, zu abstrakt und zu wirklichkeitsfern sind. Gleichwohl ist damit noch nicht die Frage beantwortet, wann und inwiefern der Zweifel die Orthodoxie selbst erreicht und zum Selbstzweifel wird; anders gesagt: welche epistemologischen Dynamiken zur Erweiterung des bakteriologischen Denkstils führen. Dies ist nämlich nicht wesentlich dem Mikroskop, dem Färben und Photographieren geschuldet: Obwohl die diskutierten technischen Probleme das Mikroskopieren langfristig begleiten, dominieren innerhalb der Orthodoxie Gesten ihrer triumphalen Überwindung. Die Erweiterung des Denkstils verdankt sich vielmehr einem komplexen Zusammenspiel von konzeptuellen und praxeologischen Revisionen, in deren Verlauf der ausschließlich mikroskopische Beweis an Bedeutung verliert.

Was sich mit mikroskopischen Bildern nämlich kaum erfassen lässt, sind zelluläre Vorgänge im Wirtskörper. Zu solchen Vorgängen verlagert sich das wissenschaftliche Interesse mit einem neuen Phänomen, das nach 1890 einen ebenso neuen, epistemologischen und ethischen Problemhorizont eröffnet: der stille Träger. Spätestens seit einer großangelegten Typhuskampagne in der preußischen Zivilbevölkerung 1903 setzt sich eine Erkenntnis durch, die Koch schon während der Hamburger Choleraepidemie 1892/1893 ansatzweise gewinnen konnte: Es gibt klinisch gesunde Personen, die dauerhaft mit gefährlichen Krankheitserregern besiedelt sind und andere infizieren.[157] Daraus folgt für die Bakteriologen, dass eine Kontamination des Organismus mit Mikroben nicht notwendig dessen Erkrankung und Tod bedeutet, wie die Meerschweinchen in Kochs artifiziellem Tiermodell nahegelegt hatten. Vielmehr entscheiden offensichtlich multiple Wirtsfaktoren, vor allem die allgemeine Konstitution und das Immunsystem darüber, ob Krankheitserreger als Symbionten im Organismus parasitieren oder ob es zur Erkrankung kommt, ob es ferner zur leichten oder schweren Erkrankung kommt. Ikonisch wird diese Erweiterung des bakteriologischen Denkstils in der Figur der ‚Typhoid Mary', einer klinisch gesunden Typhusträgerin, die als Köchin in Long Island nach 1900 arbeitet. Mary Mallon infiziert zwischen 1906 und 1915 zahlreiche Personen mit *salmonella typhi*, verursacht sogar lokale epidemische Ausbrüche und löst eine weltweite epidemiologische, rechtsmedizinische und ethische Debatte um den Status des stillen Trägers aus.[158]

---

157 Vgl. Berger, Bakterien in Krieg und Frieden, S. 110–115, 151–155.
158 Vgl. die Publikation des Sanitätstechnikers George A. Soper, The Work of a Chronic Typhoid Germ Distributor. In: Journal of the American Medical Association, 48, 15. Juni 1907,

Solche unglücklichen Figuren tauchen nun überall auf und werden zu einem gesellschaftlichen Problem oder zur Provokation für diejenigen, die infektiologischen ‚Problemzonen' auf der Spur sind: Neun gesunde Familienmitglieder eines griechischen Choleraträgers, wettert Karl Kraus 1913, würden derzeit in der „Isolierbaracke der Sanitätsstation in Favoriten" überwacht, obwohl „sie sich vollständig wohl" befänden. Im finsteren Mittelalter sei „der Titel und Charakter eines Bazillenträgers so unbekannt gewesen wie der eines kaiserlichen Rats", erst dem Fortschritt habe man „es zu danken, daß die Dejekte nicht nur ständig untersucht werden, sondern dass es einem auch täglich bis zum Erbrechen erzählt wird".[159] Dass artspezifische Bakterien zwar die notwendige, aber nicht die *notwendige und hinreichende* Ursache spezifischer Krankheiten sind und dass es gesunde Träger gibt, weiß man zwar schon lange vor der Medienhysterie um solche Figuren, die Kraus zu seinen Ausfällen provoziert. Welche Konsequenzen allerdings daraus zu ziehen sind, scheint alles andere als eindeutig; das zeigt die Entrüstung des Epochenkritikers: Sind stille Träger zu internieren, als seien sie Kranke und bedürften der seuchenpolizeilichen Kontrolle, sind sie als latente Gefährdung hinzunehmen, oder steht gar eine grundsätzliche Revision des epidemiologischen Modells an? Tatsächlich zeichnet sich Letztere ab, doch wird sie nur unter schweren Grabenkämpfen zwischen orthodoxen Bakteriologen und neuen ‚Holisten' ausgefochten.

Erstens, so die wachsende Kritik an Kochs Labormodell, lässt sich die Dynamik natürlicher Epidemien nicht im Tierversuch und nicht im Mikroskop beobachten. Fragen nach Ansteckungswegen, nach kollektiver Empfänglichkeit oder nach Gleichgewichtsverhältnissen zwischen Erreger und Wirtskollektiv verlangen epidemiologische Feldforschung, Statistiken, Populationsbiologie. Zweitens ist Kochs künstliches Modell nicht prinzipiell auf den menschlichen Wirt übertragbar. Es sieht hohe Erregerdosen für die Versuchstiere vor, die direkt in Blutbahn oder vordere Augenkammer gespritzt werden. Daraus resultieren septische Infektionen, die zum sofortigen Tod des Tieres führen und keineswegs den natürlichen Infektionsvorgängen entsprechen, weder den Ausbreitungswegen der Erreger im menschlichen Körper noch den weitgehend variablen Krank-

---

S. 2019–2022. Vgl. auch Judith Walzer Leavitt, ‚Typhoid Mary' Strikes Back. Bacteriological Theory and Practice in Early Twentieth-Century Public Health. In: Isis, 83, 1992, S. 608–629; J. Andrew Mendelsohn, ‚Typhoid Mary' Strikes Again. The Social and the Scientific in the Making of Modern Public Health. In: Isis, 86, 1995, S. 268–277; Marouf A. Hasian, Macht, medizinisches Wissen und die rhetorische Erfindung der ‚Typhoid Mary'. In: Bakteriologie und Moderne. Studien zur Biopolitik des Unsichtbaren 1870–1920, hg. von Philipp Sarasin et al., Frankfurt a. M. 2007, S. 496–522.

159 Karl Kraus, Begleiterscheinungen der Cholera. In: Die Fackel 15, 381/382/383, September 1913, S. 5 f.

heitsverläufen. So wirft der stille Träger auch die Frage nach möglichen Dispositionen des Einzelindividuums auf. Sie wird unter anderem von Kochs ehemaligem Schüler, dem Prager Hygieniker und Rassenanthropologen Hueppe gestellt und führt nach der Jahrhundertwende schrittweise zur Verdrängung der Monokausalitätslehre durch einen neuen Multikonditionalismus.[160] Diese ‚Wendung von der Mikrobe zum Wirt' (s. Kap. II.4.4. und III.3.1. bis III.3.3.) fällt zusammen mit der Immunitätsforschung Behrings und Ehrlichs. Letztere hatte zwar schon in den 1890er Jahren auf dem Boden des Monokausalitätsparadigmas eingesetzt,[161] trägt aber letztlich auch dazu bei, den wissenschaftlichen Blick umzulenken – von der Mikrobe im Mikroskop zum menschlichen Körper, zum individuellen Krankheitsverlauf und zur Interaktion zwischen Bakterium und Mensch.[162] Die vollzieht sich im Gewebe und im Blut: Als natürlicher molekularbiologischer Prozess zwischen Immunzellen, löslichen Antikörpern und Bakterien entzieht sie sich weitgehend dem mikroskopischen Blick, der auf künstlich zugerichtete (fixierte oder reinkultivierte) Bakterien angewiesen ist.[163] So kommen zum alten Mikroskopieren neue Techniken und Theorien hinzu – serologischer und zytologischer Art –, die diesen „Kampf der niederen Zellkomplexe mit den Bazillen"[164] indirekt beobachten und in seiner Dynamik erfassen: etwa die serologische Wassermann-Reaktion zum Nachweis von Syphilis-Antikörpern, Ausgangspunkt von Flecks späterer Wissenschaftstheorie; ferner Jules Bordets Alexin-Forschungen, Elie Metchnikoffs Phagozytose-Theorie, Paul Ehrlichs Seitenketten-Theorie, schließlich auch Kochs Tuberkulintest auf der Haut.[165]

---

160 Vgl. Berger, Bakterien in Krieg und Frieden, S. 121–126, 291–375.
161 Vgl. Berger, Bakterien in Krieg und Frieden, S. 43.
162 Vgl. Silvia Berger, Abschied vom Krieg? Latente Infektionen und neue biologische Modelle der Wirt-Parasit-Interaktionen in der Bakteriologie der Weimarer Republik. In: Infektion und Institution. Zur Wissenschaftsgeschichte des Robert Koch-Instituts im Nationalsozialismus, hg. von Anja Laukötter und Marion Hulverscheidt, Göttingen 2009, S. 17–41, 20.
163 Natürlich kann man Mikroben als solche im tierischen oder menschlichen Blut beziehungsweise Gewebe nachweisen, Ehrlich widmet sich diesem Nachweis mit akribischen Färbungsexperimenten (z. B. zu Methylenblau); vgl. Axel C. Hüntelmann, ‚Ehrlich färbt am längsten'. Sichtbarmachung bei Paul Ehrlich. In: Berichte zur Wissenschaftsgeschichte. Special Issue: Bildtatsachen, 36, 4, Dezember 2013, S. 354–380, 364–367. Gleichwohl sagt die Anwesenheit von Mikroben nichts über die Dynamik des Entzündungsprozesses aus, denn der läuft erstens über zellständige Rezeptoren, biogene Amine und Immunglobuline, also über Strukturen, die erst dem Elektronenmikroskop zugänglich sein werden. Zweitens ist er nicht als Momentaufnahme im Mikroskop zu erfassen, sondern nur als Vorgang in der Zeit.
164 Bölsche, Bazillus-Gedanken, S. 40.
165 Jules Bordet, Sur le mode d'action des antitoxines sur les toxines. In: Annales de l'Institut Pasteur, 17, 1903, S. 161; August von Wassermann/Albert Neisser/Carl Bruck, Eine serodiagnostische Reaktion bei Syphilis. In: Deutsche Medizinische Wochenschrift, 48, 1906, S. 745 f.; Paul

Zwar hatte Koch selbst ursprünglich versucht, das Problem des stillen Trägers durch Eingemeindung in den alten Denkstil zu lösen. Gesunde Bakterienträger während der Hamburger Epidemie wurden kurzerhand als ‚allerleichteste, nur noch bakteriologisch nachweisbare Krankheitsfälle' stilgerecht umgedeutet, und zwar zu Erkrankten, die alle Konsequenzen der Isolation, bakteriologischen Überwachung und Quarantäne zu tragen hätten.[166] Gleichwohl zeigt die wütende Kritik, die solcher Reduktionismus unter Klinikern und kritischen Intellektuellen – etwa Karl Kraus – hervorruft, dass der orthodoxe Denkstil seinen Zenit überschritten hat: „Hätte irgendein Arzt der früheren Periode wagen dürfen", heißt es in der vielzitierten programmatischen Polemik *Arzt c/a Bakteriologe* von 1903 „Fälle als Diphtherie zu bezeichnen, wo der Hals gesund, das Allgemeinbefinden ungetrübt war? Und doch thut man es jetzt".[167] Schon 1892 war in der *Zukunft* ein anonymer Aufsatz Hardens erschienen, der ein „Colloquium" bei seinem Freund Ernst Schweninger, dem Alternativmediziner und Leibarzt Bismarcks referiert und anhand der Hamburger Cholera ganz ähnliche Kritik am Mikrobenzentrismus übt: Der Bazillus tue es nicht allein, es müsse „auch noch der Mensch dazukommen, sonst giebts keine Cholera".[168] Was Schweninger erst vorsichtig andenkt, spricht der Verfasser von *Arzt c/a Bakteriologe*, der ehemalige Kliniker und forschende Privatgelehrte Ottomar Rosenbach aus: Die

---

Ehrlich, Die Wertbemessung des Diphterieheilserums und deren theoretische Grundlagen. In: Klinisches Jahrbuch, 6, 1897, S. 299–326.
166 Vgl. Robert Koch, Die Cholera in Deutschland während des Winters 1892 bis 1893. In: Koch, Gesammelte Werke, unter Mitwirkung von G. Gaffky und E. Pfuhl, hg. von Julius Schwalbe, Bd. 2.1, Leipzig 1912, S. 207–261, 215: „Auf jeden Fall steht jetzt die Tatsache fest, daß unter einer Anzahl von Menschen, welche der Cholerainfektion ausgesetzt gewesen sind, die daraus resultierenden Erkrankungen qualitativ die ganze Stufenleiter von den schwersten, schnell tödlichen, bis zu den allerleichtesten, nur noch bakteriologisch nachweisbaren Fällen aufweisen können". Vgl. auch Berger, Bakterien in Krieg und Frieden, S. 110–115.
167 Ottomar Rosenbach, Arzt c/a Bakteriologe, Berlin/Wien 1903, S. 178. Es handelt sich bei der Schrift Rosenbachs um eine Sammlung von Aufsätzen, die der Verfasser zwischen 1891 und 1902 publiziert hatte.
168 Anonym [Maximilian Harden], Zukunftsseuchen, Seuchenzukunft. Aus einem Colloquium beim Professor Schweninger. In: Die Zukunft, 1, 1892, S. 58–64, 63. Harden berichtet regelmäßig in seiner Zeitschrift über die Kolloquien Schweningers, die in dessen Berliner Wohnung stattfinden und sich gegen verschiedenste Aspekte der wissenschaftlichen Medizin richten. Schweninger praktiziert zwischen 1900 und 1906 am Kreiskrankenhaus im Berliner Villenvorort Lichterfelde und macht sich einen Namen als häretischer Naturheilkundler, der Hufelands Lehren der modernen Labormedizin vorzieht; vgl. King, Luftbad, Zelleninzest und Absinthin, S. 180–185. Vgl. zu Harden ferner Neumann/Neumann, Maximilian Harden, S. 58, 95. Laut Silvia Berger gehört Schweninger zur ersten, heterogenen Generation an Medizinern, „die gegenüber dem Wissenssystem der Bakteriologen eine Reihe von Kritikpunkten formulierten" (Berger, Bakterien in Krieg und Frieden, S. 92).

Bakteriologie ist eine Laborwissenschaft ohne kranke Menschen, Kochs Tierversuche sind nicht auf den humanen Körper übertragbar. „Beim Experimente", klagt Rosenbach, falle

> das Incubationsstadium, d. h. die Möglichkeit, vielgestaltige Formen der Reaction einzuleiten, wegen der Heftigkeit der Einwirkung so gut wie völlig fort [...]. Daher die total differenten Resultate der Forscher im Laboratorium und der Beobachter am Krankenbett.[169]

Das Fazit: Der Mensch ist keine Reinkultur, sondern ein unberechenbar komplexes System; die orthodoxe Bakteriologie wird ihre Heilsversprechen, Seuchen auszumerzen, nicht einlösen können, das Ende der Glücksutopien aus dem Labor scheint erreicht.

Und so zielt die bakteriologische Selbstreflexion weniger auf die epistemische Problematik des Mikroskopierens als auf eine Revision einfacher Kausalitätsvorstellungen. Das Denksystem bewegt sich von der simplen Tod-oder-Leben-Fiktion zu komplexen Symbiose- und Gleichgewichtsfragen, vom Hamsterkäfig zum Antikörper und zur epidemiologischen Statistik. Dieser Umstellungsprozess bedeutet Komplexitätszuwachs und Ausdifferenzierung, und zwar in die bakteriologischen Folgedisziplinen Immunologie, Epidemiologie, Populationsökologie. Nach dem Krieg wird er noch beschleunigt durch die Weltkatastrophe der Influenzapandemie, die sich mit dem Ätiologiemodell der Bakteriologen schon gar nicht mehr erklären lässt.[170] Jedenfalls kann man all das nicht ausschließlich anhand von fixierten oder lebenden Reinkulturen im Mikroskop beobachten, und so verschwindet die Reflexion auf die Fehleranfälligkeit des

---

169 Rosenbach, Arzt c/a Bakteriologe, S. 180 f. Rosenbach war von 1887 bis 1893 Chefarzt des Breslauer Allerheiligen-Hospitals, zog sich jedoch 1896 von jeglicher klinischen Tätigkeit zurück und widmete sich Forschungen zur Pathophysiologie von Herzerkrankungen. Seine Perspektive auf den humanen Organismus ist demnach eine ausgesprochen funktionelle, konditionalistische und so steht er der bakteriologischen Ätiologielehre – vor allem dem Tiermodell – äußerst skeptisch gegenüber. Diagnostik ist seiner Meinung nach am Menschen zu vollziehen, im Zusammenwirken von laborchemischen, beobachtenden und physiologisch-apparativen Diagnoseverfahren und nicht mit Analogiebildungen zwischen Tierversuch und Mensch. Vgl. Peter Voswinckel, Art. ‚Rosenbach'. In: Neue deutsche Biographie, 22: Rohmer – Schinkel, Berlin 2005, S. 56; vgl. auch Berger, Bakterien in Krieg und Frieden, S. 96–98.

170 Vgl. J. Andrew Mendelsohn, Von der Ausrottung zum Gleichgewicht. Wie Epidemien nach dem Ersten Weltkrieg komplex wurden. In: Bakteriologie und Moderne. Studien zur Biopolitik des Unsichtbaren 1870–1920, hg. von Philipp Sarasin et al., Frankfurt a. M. 2007, S. 239–285. Vgl. zu den verschiedenen – biochemischen, parasitologischen, epidemiologischen – Ansätzen, den Infektionsvorgang neu und mit Fokussierung auf Wirt und Wirtskollektive zu konzeptualisieren Berger, Bakterien in Krieg und Frieden, S. 311–360 sowie Berger, Abschied vom Krieg, S. 23–36.

‚prothetischen Schauens' mehr und mehr aus den sich weiter entwickelnden bakteriologischen Teildisziplinen.

Dass die epistemische Reflexion auf das Mikroskopieren langsam verstummt, gründet aber auch darin, dass die langjährige Methodenkritik der Mikroskopierer nach 1900 einer nahezu bedingungslosen Technikgläubigkeit weicht, die von einer extremen Pluralisierung der „gesammten Mikrotechnik"[171] getragen ist. Immer neue Verfahren für das bessere Färben und Fixieren von toten und das Besichtigen von lebenden Mikroorganismen aus infizierten Organismen, Gewässern und Böden werden in die Fachdiskussion eingebracht, ferner Innovationen für die technische Zubereitung von Geweben und botanischen Objekten. Diese ausufernde Diskussion spielt sich in der *Zeitschrift für wissenschaftliche Mikroskopie und mikroskopische Technik*[172] ab und wird neben Pathologen, Botanikern, Physikern auch von Bakteriologen unterhalten, die zum schier explodierenden Markt an Fixierungs-, Färbe-, Schnitt- und Kultivierungspraktiken beitragen. Hinzu kommt die Entwicklung neuer Zeiss-Mikroskope, neuer Linsensysteme, neuer Belichtungsapparaturen,[173] so dass sich der Status des Mikroskopierens grundlegend gewandelt hat: von einem täuschungsanfälligen ‚Verfahren der Unstetigkeit', vor dem angeblich die Ärzte zurückscheuen, zu einer standardisierten Praxis, die ihren festen Platz in der akademischen Ausbildung,[174] in der medizinischen Diagnostik und in den heißen Zonen der Wissensproduktion hat. Kennzeichnend für diesen veränderten epistemischen Status ist die von dem Farbenchemiker und Immunologen Paul Ehrlich mitherausgegebene, rund 1.400 Seiten starke *Enzyklopädie der mikroskopischen Technik* (1903);[175] sie ordnet, thesauriert und historisiert das kaum mehr überschaubare Wissen der Mikroskopierer.

Und dennoch lässt sich die ‚Unstetigkeit' dieser Praxis aus den erwähnten, optisch-physikalischen Gründen und aus Gründen der Objektmanipulation nie völlig tilgen, und so verschwindet – das hat der Abschnitt über die *Traumnovel-*

---

[171] Encyklopädie der Mikroskopischen Technik mit besonderer Berücksichtigung der Färbelehre, Bd. 1, hg. von Paul Ehrlich et al., Berlin/Wien 1903, S. III.
[172] Erschienen 1884 bis 1971, begründet von Wilhelm Julius Behrens (Braunschweig, Verlag Harald Bruhn), später hg. von Ernst Küster (Leipzig, Verlag Hirzel unter Mitwirkung von Dippel und Schiefferdecker).
[173] Vgl. vor allem die voluminösen Jahrgänge der Zeitschrift von etwa 1890 bis in die 1920er Jahre.
[174] Vgl. exemplarisch N. Gaidukov, Die neuen Zeissschen Mikoskope. In: Zeitschrift für wissenschaftliche Mikroskopie und mikroskopische Technik, 23, 1906, S. 59–67. Der Aufsatz rühmt die Qualität einer neuen Generation preisgünstiger Zeiss-Mikroskope für den Studentenunterricht.
[175] Encyklopädie der Mikroskopischen Technik, Bd. 1: A–Lakmoid, Berlin/Wien 1903; Bd. 2: Lamellibranchier – Zusatzflüssigkeiten und Register, mit 83 Abbildungen, Berlin/Wien 1903.

le gezeigt – auch die kritische Reflexion auf das Mikroskop nicht ersatzlos. Sie wandert lediglich aus dem bakteriologischen Expertendiskurs in die Kulturszene ab: zu den wissenschaftlich gebildeten Intellektuellen und Wissenschaftler-Literaten, die selbst am Mikroskop sitzen und gleichzeitig ihre Wissenschaftskritik am Blick durch die Linse aufhängen. Der Mediziner Schnitzler setzt Mikroskopieren mit Spekulation gleich, für den Naturphilosophen Strindberg werden im Mikroskop nur Lügen eines mechanistischen Weltbildes reproduziert und die Erzähler Schnitzler und Wells knüpfen das gemeinsame Mikroskopieren von Bazillen an unzuverlässige Wirklichkeitskonstruktionen. Während das Mikroskop für den wissenschaftsgläubigen Bölsche nicht nur epistemischen, sondern sogar eschatologischen Rang hat – „alle Religion, Philosophie und Kunst" habe sich „an dieser scheußlichsten aller Schicksalsfragen" [d. h. der Seuchenfrage] erschöpft, erst das Mikroskop bringe nun „die Lösung",[176] kommt schließlich die vehementeste Kritik von demjenigen Skeptiker, der sich selbst gleichzeitig als monumentaler Mikroskopiker inszeniert: von Gottfried Benn. In seiner ersten dramatischen Szene *Ithaka* (1914)[177] macht Benn genau die explosionsartige Vervielfältigung der mikroskopischen Techniken, wie sie in der *Zeitschrift für Wissenschaftliches Mikroskopieren* und in Ehrlichs Enzyklopädie dokumentiert ist, zum Ausgangspunkt für nihilistische Erkenntnis- und Rationalitätskritik. Der dramatische Bogen führt in *Ithaka* von der zersetzenden Wirkung des ‚Gehirnlichen' zum evolutionären Regress, zur vegetativen Schleimklümpchenexistenz im Urmeer, das mit dem südlichen Meer des Poesierausches verschmilzt; Haeckel und Dionysos treffen sich in einem „vergleichsweise platten Stück Wissenschaftskritik", so die Einschätzung von Marcus Hahn.[178] Für Benns Attacke auf das böse Bewusstsein, das nur Sinnzusammenhänge zerstören und nicht Sinnfülle schaffen kann, dienen nun die unzähligen Färbungstechniken, Schnittverfahren und Tiermodelle der Mikroskopierer als satirische Projektionsfläche:

> Hier sehen Sie, habe ich die Pyramidenzellen aus dem Ammonshorn der linken Hemisphäre des Großhirns einer vierzehntätigen Ratte aus dem Stamme Katull gefärbt und sie-

---

176 Bölsche, Bazillus-Gedanken, S. 23.
177 Entstanden vor März 1914, Erstpublikation in Gottfried Benn, Ithaca. In: Die weissen Blätter. Eine Monatsschrift, 1, 7, 1913/1914, S. 672–680.
178 Marcus Hahn, Gottfried Benn und das Wissen der Moderne, Bd. 1: 1905–1920, Göttingen 2011, S. 134; vgl. auch Marcus Hahn, Über einen Fall von innerer Einklemmung zwischen Literatur und Wissenschaft. Gottfried Benns *Ithaka*. In: Text + Kritik, 44, 2006, S. 50–57. Vgl. zur Poetik des evolutionären Regresses Ursula Kirchdörfer-Bossmann, ‚Eine Pranke in den Nacken der Erkenntnis'. Zur Beziehung von Dichtung und Naturwissenschaft im Frühwerk Gottfried Benns, St. Ingbert 2003, S. 86–92.

he da, sie sind nicht rot, sondern rosarot mit einem leicht braunvioletten Farbenton, der ins Grünliche spielt, gefärbt. Das ist nämlich hochinteressant.[179]

Derartiges spricht der Professor für Pathologie, und das ist weniger ‚hochinteressant' als schlicht absurd; es motiviert dann auch die studentischen *Ithaka*-Fahrer zur Gewalttat. Schließlich sind die naturwissenschaftlichen Erkenntnisgrenzen – Du Bois-Reymonds ‚Ignorabimus' – Brennpunkt des Streits zwischen Professor und Studenten; und so werden weniger die positiven Möglichkeiten des Mikroskops vorgeführt als der Umstand, dass diese Praktiken nichts als selbstbezügliches Spiel sind, totale Tautologie. Man könne Jahre mit der Frage vergeuden, „ob sich eine bestimmte Fettart mit Osmium oder Nilblau färbt",[180] ereifert sich Rönne, und der Professor selbst weist darauf hin, dass es „über die Färbungen der Rattenhirne die große dreibändige Enzyklopädie von Meyer und Müller" gebe, die sollten die Studenten doch zunächst durcharbeiten.[181] Letztere dürfte nun eine ganz konkrete Anspielung auf Ehrlichs Enzyklopädie sein, jenseits der von Hahn namhaft gemachten direkten Quellen Benns.[182] Schließlich ist sie die einzige Enzyklopädie ihrer Art, wissenschaftshistorisch eingeschätzt als „the most complete work ever written on microtechnique"[183] und mit drei Auflagen zwischen 1903 und 1927 das absolut verbindliche Standardwerk in diesem Zeitraum.[184] Dass der Immunologe und Farbenchemiker Ehrlich als wissen-

---

179 Gottfried Benn, Ithaka. In: Benn, Sämtliche Werke. Stuttgarter Ausgabe, hg. von Holger Hof und Gerhard Schuster in Verbindung mit Ilse Benn, Bd. 7,1: Szenen/Dialoge/‚Das Unaufhörliche'/Gespräche und Interviews/Nachträge/Medizinische Schriften, Stuttgart 2003, S. 7–16, 7.
180 Benn, Ithaka, S. 9. Vgl. die ausführlichen Erläuterungen zur chemischen Reaktion von Nukleinsäuren – den zentralen Komponenten aller Plasmaeiweiße – mit Nilblau im Übersichtsartikel „Färbungen" von einem Doktor Heidenhain aus Tübingen in Ehrlichs Enzyklopädie der Mikroskopischen Technik, Bd. 1, S. 348.
181 Benn, Ithaka, S. 8.
182 Im Nachlass finden sich mehrere Ausgaben von Stöhrs *Lehrbuch der Histologie und der mikroskopischen Anatomie des Menschen* (1906 [1887]) mit ‚unspezifischen Anstreichungen' sowie von Kaldens *Technik der histologischen Untersuchung pathologisch-anatomischer Präparate* (1904 [1890]);, vgl. Hahn, Gottfried Benn und das Wissen, S. 134. Zum Kontext gehören freilich auch die allgemeinen Wissensbestände, die für gut ausgebildete Mediziner nach 1910 vorausgesetzt werden dürfen, unter anderem die bakteriologische Entwicklung mit all ihren Kontroversen (Benn selbst führt Carl Fraenkel und Carl Flügge als seine Lehrer an, zwei wichtige Repräsentanten der orthodoxen Koch'schen Bakteriologie, vgl. Hahn, Gottfried Benn und das Wissen, S. 33), ferner der nahezu monströse Markt mikroskopischer Techniken sowie die Serologie und Farbstoff-Chemotherapie Paul Ehrlichs.
183 Brian Bracegirdle, A History of Microtechnique. The Evolution of the Microtome and the Development of Tissue Preparation, London 1978, S. 46.
184 Vgl. Hüntelmann, Ehrlich färbt am längsten, S. 373 f.

schaftsgeschichtlicher Kontext hier mitzudenken ist, belegt eine weitere Anspielung. Die Studenten sprächen „wegwerfend von Theorien", klagt der Professor, doch sei das jedenfalls unberechtigt „in einem Fach mit so eminent praktischen Tendenzen: Serum und Salvarsan sind doch keine Spekulation"?[185] Serum und Salvarsan sind auf jeden Fall eines: Metonymie für Paul Ehrlich. Er gilt nicht nur als Nestor der histologischen Färbungstheorie, sondern hat den Nobelpreis für immunologische und serologische Forschungen erhalten und mit ‚Salvarsan' das erste spezifisch wirksame Chemotherapeutikum (gegen die Syphilis) entwickelt.[186] Und da der fiktive Professor nun wiederum eine nihilistische Antwort erhält – „kleinen Leuten den Tod bekämpfen, wen's reizt"[187] –, scheint auch die bakteriologische Infektionslehre in die Tautologieschelte miteinbezogen. Das wiederum rückt das unsinnige Mikroskopieren in *Ithaka* in eine gewisse Nähe zum unsinnigen Spiel mit Blaupunktbazillen in Wells' Erzählung.

Natürlich ist Marcus Hahn darin Recht zu geben, dass die Ignorabimuskontroverse zwischen Haeckel und Du Bois-Reymond der zentrale wissenschaftsgeschichtliche Kontext der Szene ist und man Letztere mit gutem Grund als „Dokument einer Enttäuschung, die in symbolische Aggression umgeschlagen ist" lesen kann.[188] Gleichwohl erhellt im Licht des neuen Kontexts ‚Ehrlich' und seiner Mikroskopierenzyklopädie, dass die Szene noch mehr ist: nämlich eindrucksvolles Beispiel für die ambivalente poetologische Funktion des mikroskopischen Blicks bei Benn, sei das Zielobjekt der Syphilisbazillus oder ein Gewebeschnitt in der Prosektur. Dieser Blick legt ebenso den selbstreflexiven Status der Poesie und des Arzt-Poeten fest, des photographisch vervielfältigten Doppel-Ichs und des kontemplierenden Niels Lyhne, als er die Wissenschaften entlarvt. Mikroskopieren ist insofern zwar albern, unsinnige Tätigkeit eines als Weißkittel wiedererstandenen Bühnenhanswursts. ‚Raffiniert und skeptisch' ist es hingegen, die poetische Sprache unters Mikroskop zu legen. Denn Benns Dichtungssprache ist eine, deren Neologismen sich der Wissenschaftssprache

---

185 Benn, Ithaka, S. 11.
186 Ehrlich ist zur Zeit der *Ithaka*-Publikation Direktor des bedeutenden *Instituts für experimentelle Therapie* in Frankfurt am Main, das aus dem Steglitzer *Institut für Serumforschung und Serumprüfung* hervorgegangen ist. 1910 und 1911 hatten die Hoechst-Farbwerke die von Ehrlich und Hata aus Arsenfarbstoffen entwickelten, spezifisch wirksamen Syphilismedikamente ‚Salvarsan' und ‚Neo-Salvarsan' auf den Markt gebracht; sie gelten als Beginn der spezifischen antiinfektiösen Chemotherapie. Vgl. Axel C. Hüntelmann, Paul Ehrlich. Leben, Forschung, Ökonomien, Netzwerke, Göttingen 2011.
187 Benn, Ithaka, S. 11.
188 Vgl. Hahn, Gottfried Benn und das Wissen, S. 140 f. Einen guten Überblick über Inhalte und Ausmaß der Kontroverse, die nur eine Facette des sogenannten Ignorabimus-Streites ist, liefert Haeckel selbst im zehnten Kapitel seiner *Welträtsel* (Ernst Haeckel, Die Welträtsel, 11. Aufl., Hamburg [1918] 2009, S. 229–235).

als Substrat bedienen und sie gleichzeitig überwinden. In diesem Sinne heißt es 1943:

> Es ist ein Laboratorium, ein Laboratorium für Worte, in dem der Lyriker sich bewegt. Hier modelliert, fabriziert er Worte, öffnet sie, sprengt, zertrümmert sie, um sie mit Spannungen zu laden, deren Wesen dann durch einige Jahrzehnte geht.[189]

Das Mikroskopieren der Worte im Laboratorium der Poesie statt des Mikroskopierens von Bakterien im Laboratorium der Hamster erzeugt nicht nur überhistorische und irreduzible Sinnfülle – mit charakteristischen Neologismen wie ‚Flimmerhaare', „Blutdruckschleier", „Psychophysenphosen", „Hirnwindungswiesen".[190] Es ordnet auch das wissenschaftliche Denken endgültig der dichterischen Imagination unter. So vollzieht sich im Medium eigentlicher und metaphorischer Mikroskope letztlich das, was Marcus Hahn „die Geburt des literarischen Autors aus dem Geiste des naturwissenschaftlichen Studiums" genannt hat.[191]

Wendet man nun zusammenfassend den Blick zurück von der Beobachtungspraxis zum Gegenstand des Beobachtens, so ergibt sich aus den vorangegangenen Abschnitten Folgendes: Das mikrobiologische Arbeitsobjekt ‚Bakterium' funktioniert in weltanschaulichen, philosophischen und literarischen Kommunikationszusammenhängen vor und um 1900 erstens als interdiskursive Struktur, die verschiedenste Bedeutungen transportiert und integriert. Zweitens werden im Verlauf der Bakteriologiegeschichte die epistemologischen Praktiken, die das fragwürdige Objekt herstellen, zunehmend Gegenstand *der literarischen und der wissenschaftsinternen* Reflexion, sie mobilisieren Erkenntniskritik und führen in literarische Selbstreflexivität. Drittens kommt nun – ebenfalls im Verlauf der Bakteriologiegeschichte, tendenziell im frühen zwanzigsten Jahrhundert – ein weiteres Moment hinzu, das sich schon ansatzweise in alltagskul-

---

189 Gottfried Benn, Lyrik. In: Benn, Sämtliche Werke. Stuttgarter Ausgabe, hg. von Holger Hof und Gerhard Schuster in Verbindung mit Ilse Benn, Bd. 4: Prosa 2, 1933–1945, Stuttgart 1989 [1943/1944], S. 355–356, 355.
190 Gottfried Benn, Der Sänger. In: Benn, Sämtliche Werke. Stuttgarter Ausgabe, hg. von Holger Hof und Gerhard Schuster in Verbindung mit Ilse Benn, Bd. 1: Gedichte 1, Stuttgart 2013 [1986], S. 55; Gottfried Benn, O Geist. In: Benn, Sämtliche Werke. Stuttgarter Ausgabe, hg. von Holger Hof und Gerhard Schuster in Verbindung mit Ilse Benn, Bd. 1: Gedichte 1, Stuttgart 2013 [1986], S. 43; Gottfried Benn, Etappe. In: Benn, Sämtliche Werke. Stuttgarter Ausgabe, hg. von Holger Hof und Gerhard Schuster in Verbindung mit Ilse Benn, Bd. 7.1: Szenen/Dialoge/‚Das Unaufhörliche'/Gespräche und Interviews/Nachträge/Medizinische Schriften, Stuttgart 2003, S. 17–34, 22.
191 Hahn, Gottfried Benn und das Wissen, S. 37 f.

turellen und fiktionalen Parodien abzeichnete: Die Mikrobe setzt Sprachspiele in Gang und stellt damit Bedeutung überhaupt in Frage.

3.6 Erkenntnisskepsis und Sprachrausch (Sack)

Hatte Wells unzuverlässiges Erzählen aus täuschender mikroskopischer Beobachtung entwickelt und Schnitzler aus der mikroskopischen Beobachtung von etwas, für das es keinen Namen gibt, trifft für einen weiteren Mikrobenerzähler, Gustav Sack, der umgekehrte Fall zu: In seinem expressionistischen Romanfragment *Paralyse* (1913/1914) wird die Benennung eines mikroskopischen Objekts vorgeführt, dem keinerlei Wahrnehmung mehr zugrunde liegt – mithin der Vorgang des Fingierens. Ebenso wie die *Traumnovelle* handelt das *Paralyse*-Fragment von schuldhafter Sexualität und Syphilisinfektion, ist aber vor allem dem ‚befreienden' syphilitischen Wahn gewidmet; Karl Eibl hat dieses Hauptwerk Sacks 1967 zu den bedeutendsten Zeugnissen frühexpressionistischer Romandichtung gerechnet.[192] Wie wird das Syphilisthema in *Paralyse* entfaltet? Ein homodiegetischer Ich-Erzähler und Protagonist erzählt sowohl rückblickend als auch gleichzeitig aus seinem Leben, über weite Strecken in Form eines akausalen Bewusstseinsstroms. Zu den kohärenteren Passagen gehört die Erzählung, wie ihn seine Geliebte, dargestellt als „wild, fiebernd, ein schönes Tier", angesteckt habe:

> An diesem Abend gefiel sie mir und am nächsten infizierte sie mich mit Syphilis. [...] Am 24., in der Nacht, in der sie mich zwischen ihre sehnigen Schenkel nahm, gewitterte es und dann fiel über Strand und See ein ungewöhnlich dicker Nebel.[193]

Im Zusammenhang mit dem verderblichen Infektionsgeschehen kommt der radikal subjektive Ich-Erzähler auch auf den spiralförmigen Syphiliserreger zu sprechen und stellt sich die verderbliche Tätigkeit dessen vor, was man nicht sehen und nicht wissen kann:

> Es ist totenstill und abertausend kleine Korkenzieher, immerfort, sie bohren in mir immerfort, in meinem Blut, in meinem Saft, in meinem Hirn, ah! Dieser rotgescheckte Blumenkohl! Wie schwer er ist, wie Stein; meine Glieder – schwer wie Stein, mir schwindelt.[194]

---

[192] Vgl. Karl Eibl, Zur Entstehung von Gustav Sacks Romanfragment ‚Paralyse'. In: Literaturwissenschaftliches Jahrbuch der Görres-Gesellschaft, NF 8, 1967, S. 201–263, 204.
[193] Gustav Sack, Paralyse. Romanfragment (1913–14). In: Sack, Gesammelte Werke, hg. von Walter Gödden und Steffen Stadthaus, unter Mitarbeit von Nele Bargmann und Christina Grams, Bielefeld 2011, S. 239–291, 265, 275.
[194] Sack, Paralyse, S. 282.

Einer solchen, szenisch ausgestalteten Imagination über das Körperinnere liegt kein wie immer gearteter Beobachtungsvorgang zugrunde. Indes scheint das, was sich so vollkommen der Wahrnehmung entzieht, geeignet für eine phantastische Reise ins Ich und ins Innere der Reflexion. Dementsprechend wird das imaginierte Lauschen auf die Korkenzieher im eigenen Denkapparat einige Abschnitte später wieder aufgegriffen – und dann wirklich ins Phantastische entgrenzt:

> Es ist totenstill – springe auf dich, wir reißen dich durch! Es ist ja nur dein Zimmer, das in die Erde fiel, kein Spuk dringt durch den unendlichen Stein [...], die Wände weiten sich, die Decke steigt, der Boden fällt [...]. Und das – Zimmer fliegt und kreist um die Sonne und fährt in weiten Spiralen brausend durch die Welt.[195]

Immerfort bohrende Korkenzieher im rotgescheckten Blumenkohl und fliegende Zimmer: Offensichtlich befähigt der syphilitische Wahnsinn den Erzähler-Protagonisten zu einem glossolalischen, von allen sprachlichen Regeln befreiten Bewusstseinsstrom, der sich aus Assonanzen, Rhythmisierungen, Wiederholungen, asyndetischen Reihungen, raschen Parataxen und inversen semantischen Bezügen zusammensetzt. Kurz – der Wahnsinn befähigt ihn, den hermetischen Prosalyrismus der frühexpressionistischen Avantgarde hervorzubringen. Demnach wäre der Bewusstseinsstrom des *discours*, der gegen Ende der Erzählung immer sprachgewaltiger wird, einem Faktum der *histoire*, der Syphiliserkrankung, geschuldet. Mit anderen Worten: Die lebhaften Korkenzieher wären für die Beschreibung der lebhaften Korkenzieher verantwortlich. In diesem Zusammenhang sind nun zwei Dinge bemerkenswert, die diese mögliche, zirkuläre Kausalmotivation wieder vollkommen in Frage stellen; es ist nämlich unklar, ob die Syphilismikroben in der erzählten Welt überhaupt existieren, mit anderen Worten, ob sie nicht reine Sprachdinge sind.

Ad eins: Der ehemalige Biologiestudent und begeisterte Nietzsche-Leser Sack hat im Gegensatz zu früheren literarischen Arbeiten für diese „Krone [seiner] Schöpfungen"[196] ausgiebig medizinische Fachliteratur konsultiert und ex-

---

195 Sack, Paralyse, S. 283.
196 Paula Sack, Der verbummelte Student. Gustav Sack – Archivbericht und Werkbiographie, München 1971, S. 166. Dass Sack selbst den *Paralyse*-Text als sein Hauptwerk ansah, geht aus folgendem Progressionsschema hervor, das sich im Nachlass befindet (DLA, Nachlass-Nummer BF000126989, Mappe A III, H. 8, Eintragung vom 10. März 1913) und das eine Werkkonzeption erkennen lässt: „I OLOF – wildes Gefühl II ERWIN – Überwindung des Götterglaubens – III STUDENT – Versuch die Reste dieses Glaubens in der Philosophie zu vernichten (missglückt). IV NAMENLOSER der Götterglaube ist völlig überwunden, um aber im Relativismus und Positivismus bestehen zu können, Stütze und Verbindung mit dem Innersten der Natur durch geschlechtliche Liebe (tragisch) V Im Hochgebirge (Paralyse) – der vollkommene Positivist und

zerpiert. Kenntnisse über die Ich-Dissoziation, den Sprachzerfall und das assoziative Konfabulieren der Paralytiker, das dem künstlerischen Experimentierdrang der Avantgarde so entgegenkommt, bezog er aus den führenden Wissensspeichern der Gehirnmedizin, aus dem umfangreichen *Handbuch der Neurologie* des Berliner Klinikers Max Lewandowsky und aus Kraepelins epochalem Psychiatrielehrbuch.[197] Sacks medizinisch informiertes Erzählexperiment – narrativ zu *zeigen*, was sich die Zeitgenossen über das Zustandekommen von *Ecce homo* möglicherweise *denken* – geht bis zur entgleisenden Handschrift seines Erzähler-Ichs. Die entsprechenden Beobachtungen zur Schrift der Betroffenen, die „zittrig, [...] ausfahrend, unregelmässig" sei,[198] konnte Sack seinen Quellen entnehmen, doch sind hier gleichzeitig die Grenzen der erzählerischen Mimesis erreicht. Schließlich lassen sich einem Romanmanuskript des frühen zwanzigsten Jahrhunderts, das eigentlich zur Publikation vorgesehen ist, schwerlich handschriftliche Passagen einfügen, und so kommt der Text nicht ganz ohne eine Herausgeberfiktion aus. In einer Fußnote wird erzählt, was eigentlich vorzuführen gewesen wäre:

> Hier wird das Manuskript ganz unleserlich[,] [...] die Lettern sind in reißender Progression immer krauser, formloser, immer verworrener geworden [...] – die Tobsucht auf dem Papier.[199]

Ad zwei: In den medizinischen Quellen, die für Sacks ‚Tobsucht auf dem Papier' nach eigenen Aussagen maßgeblich sind, ist die Bedeutung der Mikrobe ganz erheblich geschwunden; genau wie in der von Thomas Mann konsultierten Syphilisliteratur. Zwar äußern sich die entsprechenden Schriften ausgiebig zu ei-

---

freie Mensch", abgedruckt bei Heidemarie Oehm, Subjektivität und Gattungsform im Expressionismus, München 1993, S. 242. Oehm zufolge liege die entwicklungslogische Intention des Schemas in der „zunehmenden Befreiung des autobiographisch gefärbten Protagonisten aus dem metaphysischen Substanzglauben" (S. 242).
197 Vgl. Paula Sacks und Heidemarie Oehms Hinweise zum Nachlass (Paula Sack, Der verbummelte Student, S. 161; Oehm, Subjektivität und Gattungsform, S. 253). In der Mappe JI, H. 6 befinden sich Aufzeichnungen und Exzerpte aus den medizinischen Quellen, die Sack mit „Klinische Studien" überschrieben hat, darin werden unter anderem folgende Seitenzahlen aus dem dritten Band von Lewandowskys Handbuch (Handbuch der Neurologie, Bd. 3: Spezielle Neurologie II, hg. von Max Lewandowsky, Berlin 1912) hervorgehoben: S. 398–436, 492 und 920. Die für Sack relevanten Aufsätze sind demnach: E. Forster, Syphilis des Zentralnervensystems, S. 346–487; E. Forster/F. H. Lewy, Paralysis agitans, S. 920–958; Walther Spielmeyer, Progressive Paralyse, S. 488–546. Als weitere Quelle ist zu nennen Emil Kraepelin, Psychiatrie. Ein Lehrbuch für Studirende und Ärzte, Bd. 2, 6. Aufl., Leipzig 1899, S. 215–306 (Kap. „Die Dementia paralytica").
198 Spielmeyer, Progressive Paralyse, S. 497.
199 Sack, Paralyse, S. 288.

ner der wichtigsten Fachdebatten des frühen zwanzigsten Jahrhunderts – dass die progressive Paralyse und die ‚Bordellkrankheit' Syphilis zusammengehören und keine getrennten Entitäten darstellen, wie lange vermutet. Das sagenumwobene Leiden Nietzsches und anderer frühverstorbener Genies wie Nikolaus Lenau, Guy de Maupassant, Jules Goncourt ist demnach ebenso wie die venerische Krankheit durch die bleiche Spirochäte Schaudinns verursacht.[200]

Dennoch wird gerade ihr, der korkenzieherartigen Spirochäte, kaum mehr Aufmerksamkeit entgegengebracht oder gar Akteursqualität zugeschrieben. Denn auch in der Syphilisforschung vollzieht sich nach der Erstbeschreibung des Bakteriums 1905 quasi im Zeitraffer jener epistemologische und disziplinäre Differenzierungsprozess, der die Bakteriologie schon in den späten 1890er Jahren erfasst hatte und der der Infektionsmedizin nach der Jahrhundertschwelle ein ganz anderes Gesicht verleiht. Kochs Fiktion vom invasiven Bazillus hat weitgehend an Gewicht verloren,[201] da mittlerweile wesentlich komplexere Modelle der Interaktion zwischen Erreger und Wirt zu Verfügung stehen. Das Interesse gilt nicht mehr den bösen Akteuren, sondern den reagierenden Körperflüssigkeiten des Kranken, dem Blutserum und dem Liquor; die Serologie hat sich als Paradigma der infektiologischen Laborforschung durchgesetzt. Noch umfassender verliert die Mikrobe in der klinischen Neurologie an Bedeutung, da die zentralnervösen Spätstadien der Erkrankung durch immunologische Vorgänge und nicht mehr unmittelbar durch die Spirochäte ausgelöst werden. Einzelne Forscher hätten in der Lumbalflüssigkeit von Paralytikern zwar den Parasiten nachweisen können, so konnte Sack in Lewandowskys Handbuch lesen, doch

---

200 Im „Zentralnervensystem [sei] die Spirochaeta durch Ranke, Strasman, Levaditi, Beitzke" nachgewiesen worden, heißt es in Lewandowskys Handbuch bereits 1912 (Forster, Syphilis des Zentralnervensystems, S. 347), obwohl Noguchi das erst im Jahr darauf definitiv beweisen wird (Hideyo Noguchi/J. W. Moore, A Demonstration of Treponema Pallidum in the Brain in Cases of General Paralysis. In: The Journal of Experimental Medicine, 17, 2, 1913, S. 232–238).

201 Lediglich Pathologen und experimentelle Mikrobiologen interessieren sich noch für die Aktivitäten des Syphilisbazillus; etwa der im Thomas-Mann-Kapitel II.2.6. zitierte Schweizer Pathologe Max Askanazy oder der Pathologe Herxheimer, dessen berühmte Syphilisschrift einen voluminösen Abschnitt „Spirochaeta pallida" enthält (Gotthold Herxheimer, Zur Ätiologie und pathologischen Anatomie der Syphilis. In: Ergebnisse der Allgemeinen Pathologie und der Pathologischen Anatomie des Menschen und der Thiere, 11. Jahrgang, 1. Abteilung 1906, Wiesbaden 1907, S. 1–310, 37–106). Auch der Dermatologe Albert Neisser, der sich mit Affenexperimenten langfristig der Mikrobiologie der Syphilis widmet, zählt zu den Propagatoren des ‚aktiven Syphilisbazillus'. Noch 1906 fragt er nach den „Wegen, die die Spirochaeten bei ihren Wanderungen durch den Körper [benützen]" (Albert Neisser, Die experimentelle Syphilisforschung nach ihrem gegenwärtigen Stande, Berlin 1906, S. 5). Vgl. auch die Beiträge zur Pathologie und Therapie der Syphilis, hg. von Albert Neisser, Berlin/Heidelberg 1911, darin besonders S. 120–123, Abschnitt X „Über die Eigenschaften der Spirochaeten".

sei dies „ein sehr seltenes Vorkommnis". Für die Diagnose der zentralnervösen Syphilis sei „bei der Seltenheit dieser Befunde von dieser Methode der Untersuchung nichts zu erwarten".²⁰²

Zwar wird das Paralytikergehirn ausgiebig mikroskopisch besichtigt, dabei beziehen sich die Autoren des von Sack konsultierten Handbuchs – so wie die meisten Syphilisforscher – auf die Habilitationsschrift von Alois Alzheimer.²⁰³ Doch gilt das Interesse hier den vielfältigen feingeweblichen Veränderungen: autonom ablaufenden Entzündungsreaktionen, Durchblutungsproblemen und der syphilitischen Gewebsneubildung, den sogenannten Gummen. Die syphilitische ‚Tobsucht auf dem Papier' und im Leben, die Krankheit Nietzsches und anderer prominenter Paralytiker wurzelt also für die Neurologen in der lokalen Krankheitsaktivität der Gewebe, nicht in der lokalen Tätigkeit eines Bazillus, der gar nicht da ist.²⁰⁴ Die Gewebsprozesse wiederum denkt man sich von individuellen Dispositionen und vom Lebensstil abhängig, etwa von „geistiger

---

202 Forster, Syphilis des Zentralnervensystems, S. 349. Auch in unserer Gegenwart mit ihren ausgefeilten mikrobiologischen Nachweismethoden ist es dabei geblieben, dass der Erreger nicht notwendig im ZNS vorkommt: „Bei 15–40 % der unbehandelten Patienten mit Lues I und Lues II können nach langjährigem Verlauf der Infektion Treponemen im Liquor nachgewiesen werden. Unterschiede ergeben sich nach den betroffenen Abschnitten des ZNS" (Robert-Koch-Institut, RKI-Ratgeber Syphilis http://www.rki.de/DE/Content/Infekt/EpidBull/ Merkblaetter/Ratgeber_Syphilis.html [zuletzt aufgerufen am 10.04.2020]).

203 Vgl. Alois Alzheimer, Histologische Studien zur Diffentialdiagnose der progressiven Paralyse, erschienen als Bd. 1: Histologische und histopathologische Arbeiten über die Grosshirnrinde, hg. von Alois Alzheimer und Franz Nissl, Jena 1904. Sowohl Forster (Forster, Syphilis des Zentralnervensystems, S. 363 f.) als auch der bedeutende Neurologe Hermann Oppenheim (Hermann Oppenheim, Lehrbuch der Nervenkrankheiten für Ärzte und Studierende, Bd. 2, 5. Aufl., Berlin 1908, S. 1117) beziehen sich auf Alzheimers Schrift.

204 Diese Auffassung teilt auch Oppenheim, der in seinem gleichermaßen verbindlichen Lehrbuch der An- oder Abwesenheit des Erregers im Gehirn für zentralnervöse Manifestationen nur noch zweitrangige Bedeutung einräumt: „So gelingt der Nachweis der Spirochaeta durchaus nicht immer und nicht in allen Produkten und Stadien der Syphilis" (Oppenheim, Lehrbuch der Nervenkrankheiten, S. 1100). Auch wenn der Verfasser keinen Zweifel an der bakteriologischen Endursache der „syphilitischen Gehirnkrankheiten" hat, so entstehen Letztere doch „auf dem Boden der konstitutionellen Syphilis" (S. 1099). In der experimentellen Syphilisforschung hat die Wassermann-Reaktion mittlerweile das Monopol. Sie ist Spirochäten-spezifisch, und es reagieren alle Sera auf sie, solche von Paralytikern, wo auch der Liquor reagiert und solche von Syphiliskranken ohne zentralnervöse Beteiligung (vgl. Felix Plaut, Die Wassermannsche Serodiagnostik der Syphilis in ihrer Anwendung auf die Psychiatrie, Jena 1909). Zur kurzlebigen Debatte um das *virus nerveux*, das im *Doktor Faustus* auftaucht, sich aber in der Syphilisforschung nicht etablieren kann, vgl. etwa Friedrich Curtius/Hans Schlotter, Zur Klinik und Erbbiologie der juvenilen Tabes. In: Deutsche Zeitschrift für Nervenheilkunde, 134, 1–2, 23. April 1934, S. 44–72, 44. Vgl. ferner Friedrich Wirz, Zur Frage der ‚Lues nervosa'. In: Dermatologische Zeitschrift, 53, 1928, S. 726–734.

Überanstrengung und gemütlicher Erregung", vor allem von „Exzessen in Venere und Baccho".[205] Man konzentriert sich demnach auf die *causae efficientes*, die der Körper selbst hervorbringt, so dass von bohrenden Korkenziehern, die das Gehirn aufweichen, in Sacks medizinischen Prätexten keine Rede sein kann.[206] Das zentrale Nervensystem überdeckt als ‚epistemisches Ding' der klinischen Forscher bei weitem die Relevanz des Bazillus. In dem Maß, in dem die bakteriologische Akteursfiktion in den Naturwissenschaften allerdings ihren Zenit überschritten hat, scheint ihr Stern in der Erzählliteratur im Steigen. Man hat das bei Thomas Mann gesehen und man sieht das erneut in der ungebremsten Phantastik des Sack'schen Erzählexperiments: Die handelnde, anthropo- oder zoomorphe (Syphilis-)Mikrobe ist offensichtlich von einem Kommunikationsraum in den anderen abgewandert und funktioniert dort als vielstellige Chiffre in unterschiedlichsten Erzählprojekten. Was immer schon mit stark bildhaften Zügen ausgestattet war, der ‚unsichtbare Feind' der Bakteriologen, die ‚tanzende Mücke' der Botaniker, die ‚luftigen Kinder der Phantasie' der Medizinkritiker, ist nun mit Blick auf einen gewandelten wissenschaftlichen Kontext tatsächlich zur literarischen Fiktion geworden.

Vor dem Hintergrund dieser doppelten Fiktionalität – der Erzähler stellt sich ein agierendes Wesen vor, das, wie wir sehen werden, in der fiktionalen Welt vielleicht nicht existiert und das auch in der wissenschaftlichen Realität kaum im Gehirn vorkommt –; vor diesem Hintergrund stellt sich also die Frage, welche Funktion die phantastischen Korkenzieher innerhalb einer Erzählung haben, die selbst kaum zusammenhängende Wirklichkeit erkennen lässt. Es ist offensichtlich, dass die Bakterien nicht oder nicht eindeutig der Kausalmotivation des syphilitischen Rausches dienen. Freilich war es unter anderem Sacks nachweisliche Absicht, eine an Nietzsche orientierte Geschichte vom syphilitischen Wahnsinn und von der Befreiung des Geistes zu schreiben.[207] Spätestens seit Nietzsches Tod zählt der Furor poetico-paralyticus, von ihm selbst brieflich inszeniert und vom Psychiater Paul Julius Möbius in polemischer Absicht post-

---

205 Oppenheim, Lehrbuch der Nervenkrankheiten, S. 1116.
206 „Von weit größerer Bedeutung" als der Erregernachweis sei die „Untersuchung der zelligen Elemente" im Liquor, erfuhr Sack aus seinem Handbuch, da sie für die pathogenen Entzündungs- und Immunreaktionen verantwortlich seien (Forster, Syphilis des Zentralnervensystems, S. 249, 354 f.).
207 Er habe einen Stoff gefunden, der ihn reize, schreibt Sack am 14. Februar 1913 an seine Verlobte und spätere Ehefrau Paula Harbeck: „Ein Dichter-Philosoph (à la Nietzsche): ‚Herr der Welt'... erkrankt mitten auf seiner Höhe an dementia paralytica. Erste Anzeichen! Er erkennt sie – körperlich vollkommen elend, ohne Fähigkeit [...] logischen Denkens fällt er in die wildesten, phantastischen Wahnideen" (zit. nach Sack, Der verbummelte Student, S. 150).

hum zitiert, zum festen Inventar säkularisierter Inspirationsentwürfe.[208] So bedient auch Sack die einschlägigen Klischees der profanierten Ekstase: „Und sollte das Schauerliche doch kommen", räsoniert der Ich-Erzähler,

> so will ich es als eine Laune des Glücks bezeichnen, die Welt auch von der Seite hemmungsloser, alltagsvernunftbefreiter Willkür erleben zu dürfen – oh! Ich habe Mut und mag auf dieses Meer endloser Haschisch- und Opiumräusche schon meine weißen Segel hissen [...]; ich habe von der strahlenden Euphorie, dem jubelnden Optimismus der Paralytiker gehört.[209]

Liest man solche Passagen, so scheint der Kausalzusammenhang von Rausch, Wahnsinn und Mikrobeninvasion zwar plausibel; dementsprechend wurde in der Forschung von der bakteriologischen Fundierung zeittypischer Genie-und-Syphilismythen gesprochen.[210] Gleichwohl zeigt der wissenschaftliche Kontext, wie artistisch, phantastisch, *erfunden* Sacks Korkenzieher sind, und es soll hier

---

[208] Vgl. Nietzsche an Brandes: „Zarathustra 1883 bis 1885 (jeder Teil in ungefähr zehn Tagen). Vollkommener Zustand eines ‚Inspirierten'. Alles unterwegs auf starken Märschen konzipiert: absolute Gewißheit, als ob jeder Satz einem zugerufen wäre. Gleichzeitig mit der Schrift größte körperliche Elasticität und Fülle" (Friedrich Nietzsche an Georg Brandes, 10.04.1888. In: Nietzsche, Gesammelte Briefe, Bd. 3, hg. von Elisabeth Förster-Nietzsche, C. Wachsmuth und Peter Gast, 2. Aufl., Leipzig 1905, S. 298). Vgl. dazu Möbius' Zitation der Briefpassage in: Paul Julius Möbius, Über das Pathologische bei Nietzsche, Wiesbaden 1902, S. 59, 60. Zwar stellt Möbius' Polemik die Kreativität des angeblich syphilitischen Philosophen unter degenerationspsychiatrischen Generalverdacht, doch zirkuliert mit der Zitation des ‚vollkommenen Inspirationszustandes' dieses Selbstbild auch in bildungsbürgerlichen und akademischen Kreisen und einschlägige Aneignungen von Literaturakteuren belegen, wie viel Aufmerksamkeit es zu generieren vermag; vor allem die verschiedenen Varianten inspirierter Autorschaft bei Rilke sind in diesem Zusammenhang erwähnenswert (vgl. Martina King, Pilger und Prophet. Heilige Autorschaft bei Rainer Maria Rilke, Göttingen 2009, S. 304–369).
[209] Sack, Paralyse, S. 267.
[210] Laut Anja Schonlau sei der Roman „nicht nur der erste Text, der die neue mikrobiologische Perspektive der Krankheit poetisch explizit rezipiert, sondern es handelt sich auch um die erste Darstellung des Topos ‚Genie und Wahnsinn' im Zusammenhang mit der progressiven Paralyse" (Schonlau, Syphilis in der Literatur, S. 398). In naturwissenschaftlichen Zusammenhängen finden sich wenig später durchaus Vermischungen von Syphilismikrobiologie und Genie-und-Wahnsinns-Mythen, wie sie dann auch Thomas Mann literarisch fortsetzen wird. So notiert etwa Erich Hoffmann, der Ko-Entdecker der bleichen Spirochäte, im Rückblick auf die Cholera-Fresken Rethels in seiner Autobiographie Folgendes: „Bei dieser Gelegenheit wies ich darauf hin, daß die letzte Freske des an Gehirnerweichung verstorbenen Künstlers eine deutliche Steigerung seines Genies im Stadium der Preparalyse erkennen lasse, wie ja auch bei Nietzsche die Spirochätenreizung im Zarathustra in ähnlicher Weise bemerkbar ist. So hat die Syphilis nicht nur üble Folgen, sondern beschwingt auch zeitweise den Geist" (Erich Hoffmann, Wollen und Schaffen. Lebenserinnerungen aus einer Wendezeit der Heilkunde 1868–1932, Hannover 1948, S. 280). Für den Hinweis danke ich Anja Schonlau, Göttingen.

die These vertreten werden, dass die wildgewordenen Bazillen nicht irgendwelche Erzählzusammenhänge motivieren, sondern Erkenntnisskepsis und Sprachentgrenzung *zeigen*. Zählt Sacks Werk doch zu jener ‚erkenntnistheoretischen Reflexionsprosa', die das „Problem der wissenschaftlichen Erkenntnis von ‚Wirklichkeit'" namhaft macht;[211] und genau hier hat die Syphilismikrobe in meinen Augen ihren poetologischen Ort.

Warum ist sie nun selbst ein fingiertes Partikel? Soweit erkennbar, besteht der Plot aus zwei Teilen: zunächst aus einem soldatischen Marsch des Protagonisten durch Lechfeld und Wendelsteingebirge, später aus seinem Aufenthalt in der Großstadt. Hier erzählt er in zeitlich ungeordneten Rückblicken von seiner Liebesbeziehung mit Marion, dem „schönen Tier", von der Syphilisinfektion, vom Ertrinkungstod Marions; hier verfällt er dann zunehmend dem Wahnsinn, wobei der Leser dabei einiges ergänzen muss.[212] So ist gerade die Syphiliserkrankung durch widersprüchliche Textsignale als fraglich markiert: Einerseits teilt uns der Erzähler mit, dass „ihr Gift in mir leben [blieb], ich kurierte jahrelang an mir, ihr Gift blieb in mir leben". Andererseits reflektiert er über sich selbst, er sei „gewiss krank und warte nur darauf, ganz krank zu sein", oder er sei „gewiss ein Mensch, an dem die Natur das Experiment einer langsamen Zerstörung der Psyche durch Reduktion der Nervengewebe anstellt".[213] Diese Akte der Selbstvergewisserung implizieren, dass hier etwas ungewiss ist, nämlich dass die Krankheit vielleicht vorhanden, vielleicht aber nur eingebildet ist – und das gilt dann konsequenterweise auch für ihren Erreger.[214] Schließlich sind die ‚abertausend bohrenden Korkenzieher' einer möglichen Syphilis nicht der Wahrnehmung des Erzähler-Protagonisten, sondern allein seiner Vorstellungskraft geschuldet; und darüber hinaus einem eingeschalteten Briefzitat: „Ich hab mir sagen lassen, es ist so ein kleines Viech", so zitiert er einen Brief der ertrun-

---

211 Silvio Vietta/Hans-Georg Kemper, Expressionismus, 4., unver. Aufl., München 1990 [1975], S. 146, „Die erkenntnistheoretische Reflexionsprosa des Expressionismus. Kritik der absoluten Vernunft und des Subjekts", S. 153. Vgl. Karl Eibl, Die Sprachskepsis im Werk Gustav Sacks, München 1970.
212 Der geplante dritte Teil sollte „im Hochgebirge spielen": In den eisigen Höhen des von allen Ressentiments befreiten nietzscheanischen Geistes sollte der wahnsinnige Protagonist seine Frau ermorden (vgl. Sack, Der verbummelte Student, S. 150).
213 Sack, Paralyse, S. 278, 282.
214 Der geplante und nicht verwirklichte Schluss des Romanfragments sah eine Auflösung der Unentscheidbarkeit vor: Aus einem von Karl Eibl mitgeteilten Brief Sacks an Hans W. Fischer vom 22. Oktober 1913 geht hervor, dass der entgrenzende Wahnsinn nicht der Syphilis, sondern allein der Syphilidophobie geschuldet sein sollte, aber gleichwohl in den Tod der Figur münden würde (Eibl, Sprachskepsis, S. 133 f.).

kenen Geliebten, „so ein kleines Korkenzieherviech. Sei nicht böse, Liebster, – so ein kleines Viech!"[215]

Haben also die Äußerungen ‚ich bin gewiss krank' und ‚es ist so ein kleines Viech' nur hypothetischen Status innerhalb der erzählten Welt, so fügen sich beide vollkommen in Karl Eibls Charakterisierung von Sacks Gesamtwerk: Ausgeschritten wird immer wieder der Raum der unbegrenzten Möglichkeiten und nicht der der begrenzten Wirklichkeiten, das heißt der Raum des totalen Denkens und Imaginierens.[216] Für Sack, der an Mauthner, Nietzsche und Mach geschult ist,[217] gibt es kein Entrinnen aus der Subjektivität des Bewusstseins und aus dessen Sprachverhaftetheit. Das Ding an sich ist für ihn reiner Mythos:

> Und als ich sah, dass Gott wahrhaftig tot sei [...] und dass das Einzige, was wir können, nur das ist: uns des ewig relativen und sprachbedingten unserer Erkenntnis bewusst zu bleiben und diese Erkenntnis von allem [...] zu reinigen, was wir als fälschende, anthropomorphisierende Zutat früherer Zeitalter erkannt haben, fiel ich heraus aus eurer Welt und wies traurig zynisch [...] auf unsere windbebeutelten Weisheiten hin.[218]

Was bleibt, wenn man die ‚windbebeutelten Weisheiten', also erkennbare Wirklichkeit suspendiert, ist die Vorstellung eines totalen „Denkens [das] sich selber denkt".[219] In diesem Sinn führt der *Paralyse*-Text ein verabsolutiertes Bewusstsein vor, das aus sich heraus die Welt als Sprache erschafft: „Doch die Erde verfliegt und die Farben bleiben keine Farben mehr", klagt der resignierte Protagonist,

---

215 Sack, Paralyse, S. 275 f. In einer von Karl Eibl mitgeteilten Textvariante in der Handschrift B1 ist von „einer kleinen Korkenzieherspirochaete" die Rede (Eibl, Zur Entstehung, S. 243).
216 Vgl. Eibl, Sprachskepsis, S. 109–113.
217 In Sacks Nachlass sind umfangreiche Auszüge aus Mauthners *Wörterbuch der Philosophie* erhalten (vgl. Oehm, Subjektivität und Gattungsform, S. 254). Für den Paralyse-Roman hatte Sack folgenden Einleitungstext vorgesehen, später aber wieder verworfen: „Der Leser dieses Vermächtnisses wird auf einige, nicht nur sachliche Entlehnungen aus Fritz Mauthners ‚Wörterbuch der Philosophie' stoßen. Um die Einheitlichkeit des mir vorliegenden Textes zu bewahren und um die notwendige Illusion nicht zu zerstören, verzichte ich darauf, in jedesmaligen Fußnoten den Nachweis dieser Entlehnungen... zu führen, und schmeichle mir, mit dem Hinweis hierauf zugleich das notwendige Vorwort für den verstehenden Leser geschrieben zu haben" (zit. nach Karl Eibl, Materialien zur Paralyse. In: Gustav Sack, Paralyse. Der Refraktär. Neuausgabe des Romanfragments und des Schauspiels mit einem Anhang von Karl Eibl, München 1971, S. 141; vgl. auch Paula Sack, Der verbummelte Student, S. 165).
218 Sack, Paralyse, S. 260. Eibl spricht von der „geistigen Welt des Fiktionalismus", die auch Sacks „geistige Welt" sei, sowie von Sacks „Bekenntnis zur Fiktionalität der Wortwelt", das vom Früh- bis zum Spätwerk spürbar sei (Eibl, Sprachskepsis, S. 112, 27).
219 Gustav Sack, Handschriftliche Notiz vom 10.03.13, Nachlass: Mappe A III, H. 8 (mitgeteilt von Oehm, Subjektivität und Gattungsform, S. 243).

> – was tue ich mit zitternden [...] Atomen, die wieder nur Bilder und Klänge sind – verfluchter Kreis! Oder mache ich wieder den Desperadosprung: ‚Die Welt bin ich und mein fliegender Gedanke und außer mir ist nichts'?[220]

‚Die Welt bin ich': Das Fragment liest sich über weite Strecken als sprachskeptische Reflexion und als Ausdruck eines erkenntnistheoretischen Fiktionalismus, der Sacks Gesamtwerk prägt; alles was ist, entspringt dem Bewusstsein. Aus diesem Antirealismus ergibt sich konsequenterweise ein poetologisches Programm des Imaginierens und Fingierens, das besonders für die lebhaften Korkenzieher im Gehirn des Paralytikers gilt: Sie erweisen sich als reine Vorstellungs- und Sprachspiele einer personal unkonturierten Ich-Instanz, die vornehmlich aus einem sprachgewaltigen Bewusstseinsstrom besteht. Dass dieser Bewusstseins- und Sprachstrom besonders auf winzige Objekte abhebt, die der sinnlichen Wahrnehmung unzugänglich sind und insofern jegliche Realität und jegliche Erkenntnismöglichkeit besonders überzeugend ad absurdum führen, ist nun kein Zufall.

Auch Sack zählt, wie Schnitzler, Strindberg und Benn, zur Generation der Wissenschaftler-Dichter zwischen den Polen von „Wissenschaftlichkeit und Skepsis";[221] und wie Schnitzler, Strindberg und Benn sitzt Sack ebenso leidenschaftlich am Mikroskop. Auch er verbindet mikrobiologische Kenntnisse mit der Flucht aus der Enge des positivistischen Weltbildes, verfährt dabei allerdings radikaler als seine Zeitgenossen. Um 1910 studiert er ohne Abschluss in München Biologie, hört Vorlesungen in Botanik, Psychologie, Geologie, Zoologie und Physik und mikroskopiert dabei intensiv und kenntnisreich:[222] Algen, „Protozoen, Heliozoen, Radiolarien", also Haeckels Einzellerkosmos.[223] Insofern muss es nicht Wunder nehmen, dass die Erkenntnisskepsis in Sacks Prosa-Erstling, dem autobiographischen Roman *Ein verbummelter Student*, ganz konkret als Mikroskopierskepsis zum Ausdruck kommt; von hier lässt sich eine direkte Verbindungslinie zu den Korkenziehern des *Paralyse*-Fragments ziehen. Der Protagonist Erich in *Ein verbummelter Student* mikroskopiert ebenfalls leidenschaftlich, und zwar Farnsporen, Infusorien, Pflanzenbestandteile; er sinniert

---

220 Sack, Paralyse, S. 243.
221 Gustav Sack, Der Teufelszwirn (Novelle). In: Sack, Gesammelte Werke, S. 474–477, 476.
222 Walter Gödden/Steffen Stadthaus, Gustav Sack. Enfant terrible und Mythos der Moderne. Eine biographische Skizze. In: Gustav Sack, Gesammelte Werke in einem Band, hg. von Walter Gödden und Steffen Stadthaus, unter Mitarbeit von Nele Bargmann und Christina Grams, Bielefeld 2011, S. 603–639, 608.
223 Paula Sack, Der verbummelte Student, S. 22 f.: In der Mappe AII, H. 7 und 8 befände sich „eine grosse Zahl von Daten im Zusammenhang mit Experimenten und mikroskopischen Untersuchungen". H. 6, ein Kollegheft, beinhaltet unter der Überschrift „Zoologie" Vorlesungsmitschriften.

auch fachkundig über die mikroskopische Spezies der ‚Gastrotrichen': Es sei „kein Infusorium, es ist ein Fadenwurm, ganz bestimmt ein Fadenwurm", dieses „Rätsel wollte Erich lösen".[224] Doch der Erkenntniszweifel erlaubt keine positiven Lösungen und so führen die unsinnlichen wissenschaftlichen Begriffe nur in den reinen Selbstbezug der Sprache:

> Es ist doch nur ein Wortspaß – murmelte er [...]. Ja nur ein Wortspaß. Man füllt eine Rubrik, schlingt einen neuen Knoten, freut sich und damit hat die Sache ihr Ende – mit einem Wortspaß; und damit vertreiben Leute ihr Leben, mit einem Wortspaß. Es mag auch ein Augenspaß sein, ein Trost vielleicht, daß auch diese Plasmawürste leben und leiden.[225]

Mikroskopieren, Klassifizieren und Benennen winziger Lebewesen, die wie ‚Plasmawürste' aussehen, ist für Sack nichts als ein ‚Augenspaß und Wortspaß' (immerhin jedoch Spaß und nicht Mordmotiv wie bei Benn). Mögen Mauthner und Mach das Mikroskop auch noch so hochschätzen, schiebt es sich doch als fehleranfälliger Apparat zwischen Gesichtssinn und ‚Erfahrungskomplex' und liefert nur zufällige Daten anstatt zusammenhängender Perzeptionen; kurz gesagt reinen Augenspaß. Insofern erübrigt sich auch die Frage, ob falsch oder richtig, ob Täuschung und Wahrheit, denn das Mikroskopieren ist dieser Dichotomie entzogen in den Bereich des selbstbezüglichen Spiels. Zum spaßigen Schauen gehört schließlich das ‚Ausfüllen von Rubriken', mit anderen Worten das arbiträre Benennen von Objekten, die man beliebig als Infusorium oder Fadenwurm oder Plasmawurst bezeichnen kann und über deren Wirklichkeit das Mikroskop ohnehin nichts aussagt – mithin das Fingieren.

Dieses Fingieren von mikroskopischen Objekten setzt sich dann wesentlich prononcierter im *Paralyse*-Fragment fort mit den bohrenden Korkenziehern eines Ich-Erzählers, der sich diese nur vorstellt. Insofern tritt auch die erkenntnisskeptische Reflexion, die den ‚Studenten'-Roman umfänglich beherrschte, etwas in den Hintergrund zugunsten eines Avantgardephänomens, das die Forschung als „Produktivität der Sprachkrise"[226] bezeichnet hat: Aus der mangelnden Signifikanz und Wirklichkeitstauglichkeit unserer Sprache, besonders der Wissenschaftssprache der Mikroskopierer erwächst eine innovative

---
224 Gustav Sack, Ein verbummelter Student. In: Sack, Gesammelte Werke in einem Band, hg. von Walter Gödden und Steffen Stadthaus, unter Mitarbeit von Nele Bargmann und Christina Grams, Bielefeld 2011, S. 11–131, 47.
225 Gustav Sack, Ein verbummelter Student. In: Sack, Gesammelte Werke in einem Band, hg. von Walter Gödden und Steffen Stadthaus, unter Mitarbeit von Nele Bargmann und Christina Grams, Bielefeld 2011, S. 47.
226 Dirk Göttsche, Die Produktivität der Sprachkrise in der modernen Prosa, Frankfurt a. M. 1987.

Sprachmystik, die das linguistische Material aus allen Bedeutungsbindungen freisetzt; es wird zum Träger von Klang, Rhythmus und kühnen Bildzusammenhängen. Das zeigt sich vor allem in der zentralen Mikrobenpassage, die an dieser Stelle in vollem Umfang wiedergegeben werden soll:

> Es ist totenstill und abertausend kleine Korkenzieher, immerfort, sie bohren in mir immerfort, in meinem Blut, in meinem Saft, in meinem Hirn, ah! Dieser rotgescheckte Blumenkohl! Wie schwer er ist, wie Stein; meine Glieder – schwer wie Stein, mir schwindelt. meine Glieder – schwer wie Stein, mir schwindelt. Meine Füße schmerzen und die schweigsamen Bohrer, immerfort, sie bohren immerfort, sie schicken ihr Gift stoßweis in mein Blut, sie machen meine Knorpel brüchig und meine Knochen morsch. Sie fressen an meinem Mark. Und mein Hirn, mein einst so wackeres Boot und zähes Wüstenreittier, schrumpft zusammen und wiegt leicht wie ein dummes Daunenkissen, ein kleines, wulstiges Tändeldiwanschlummerkissen, das hat eine hortensienrot gefärbte Decke, deren Zeichnung sieht aus wie die eines feinen Achat. Und meine Wirbelsäule wird weich und wuchert wie krankes Kirschenholz, das Gummi schwitzt [...]. In meinem hortensienroten Hirnblumenkohl wachsen tückische Granulationsgeschwüre, die degenerieren fettig und verkäsen und werden schwielig fibrös und erlangen eine harte Konsistenz: verkalkte Gummiknoten wie Taubeneier groß liegen in meinem armen Hirn, gallertige Flächenmassen, grau, graurot, von schleimiger Weichheit, gleich Bleikugeln und fließendem Hydrargium drücken sie sich in den einst so köstlichen Teig und lassen meinen Kopf in meinem dumpfen Schmerz schwimmen [...]. Ich liege in einem Stall unter brünstigen Kühen – fi! Wie das grün und gelb aus ihnen strullt in einem zwirnsfadendünnen Katarakt! Man hat mir meine linke Seite gestohlen und meine rechte ward Stein, meine Gedärme fraß man auf, ich bin innen hohl wie eine Trommel und meine Lunge ist in den Abort gefallen, man hat mich mit einer Packnadel gestochen, da entwich die Luft mit Gestank und ich bin zu einer grünen Tomate geworden, einer grünen Haselnuss, in der sitzt ein Wurm – oh![227]

Schweigsame Bohrer, die am Mark fressen, das zähe Hirn-Wüstenreittier in ein Tändeldiwanschlummerkissen verwandeln und den Knochen morsch machen: Das ist nun keinesfalls die Beschreibung einer mikroskopischen Beobachtung beziehungsweise eines Verursachungsverhältnisses von Mikrobe und Krankheit, und sei sie auch noch so metaphorisch. Auch wenn der Passus allerlei fachterminologische Anleihen enthält, scheint es grundsätzlich in solchen Fällen nur bedingt sinnvoll, nach der Nähe von Text und Kontext zu fahnden und sich dann über die gefundenen Parallelen zu freuen.[228] Denn obwohl Sack manches wörtlich aus seinen Quellen übernimmt, findet doch eine vollständige De-

---

227 Sack, Paralyse, S. 282f.
228 Weder liegt hier „die mikrobiologische Darstellung des Gehirns" noch der „Blick auf die Peripherie einer beginnenden Hirnparalyse" vor (Schonlau, Syphilis in der Literatur, S. 395, 396); ebenso wenig die „genaue Beschreibung der gummösen Granulationsgeschwüre im Hirn" oder die „Verminderung des Nervengewebes" (Oehm, Subjektivität und Gattungsform, S. 253), denn die medizinischen Begriffe sind vollkommen verfremdet und entsemantisiert.

kontextualisierung und Neukombination des Wortmaterials statt und die Sprache verliert ihre gesicherte Abbildungsfunktion. Im Syphilishandbuch ist etwa vom „gummösen Granulationsgewebe" die Rede, das

> sich als eine gallertige Flächenmasse zeigt. Zuweilen findet sich ein graues bis graurotes Gewebe von fast schleimiger Weichheit. Die Grösse der Gummiknoten ist ganz verschieden. Es kommen kleinste Knoten [...] bis walnuss- und taubeneigroße und noch größere Granulationsgeschwülste vor.[229]

Der *Paralyse*-Text hingegen löst gezielt die grammatikalisch organisierten Sinnbezüge der Quelle zu Parataxen auf, die jeden Sinn verweigern: „verkalkte Gummiknoten wie Taubeneier groß liegen in meinem armen Hirn, gallertige Flächenmassen, grau, graurot, von schleimiger Weichheit, gleich Bleikugeln und fließendem Hydrargium". Bemerkenswert sind im Gegensatz zum Handbuch vor allem die mehrfachen Oxymora des Harten und Weichen – verkalkt/gallertig, Bleikugeln/Hydrargium; ferner liegt ein kalkulierter Kategorienfehler vor, wenn Krankheitsmorphe, „gallertige Flächenmassen" und Krankheitstherapie, „fließendes Hydrargium" zusammengedacht werden. Sack verfremdet hier den lateinischen Begriff für Quecksilber, *hydrargyrum*, bekanntlich die klassische Syphilistherapie bis zur Einführung des Salvarsans durch Ehrlich und Sahachiro Hata 1910. Insofern ist der zitierte Passus überhaupt keine Darstellung von etwas, vor allem nicht von etwas, das man mit dem Mikroskop sehen könnte.[230] Er ist vielmehr die „Totalität der Phantasie"[231] und in gewisser Weise die radikale Antwort auf einen nicht ausreichend radikalen Mauthner. Letzterer wollte zwar unsere anthropomorphe Sprache töten, weil wir keinerlei Aussicht auf Erkenntnis haben, hielt aber Protisten für reale Gegenstände und das Mikroskop für einen geeigneten Apparat, um sie zu entdecken. Sack hingegen verwirklicht die poetische Kehrseite des Mauthner'schen ‚Sprachmordes', die Befreiung der wissenschaftlichen Begriffe wie sie dem Futuristen Marinetti vorgeschwebt haben mag. Mikrobiologische und histopathologische Semantik wird in dem zitierten Abschnitt frei für assoziative Spiele mit neuen Bedeutungen und Umdeutungen, mit Lautlichkeit, Rhythmik, Musikalität; daraus geht eine innovative Biomystik hervor, die ihren Sinn in sich selbst hat. So ist die Musikalität der Passage etwa ihrer freirhythmischen Organisation geschuldet bezie-

---

229 Forster, Syphilis des Zentralnervensystems, S. 367.
230 Selbst wenn die ‚in den Abort gefallene Lunge' zu den von Walther Spielmeyer beschriebenen Facetten hypochondrischer Wahnbildungen gehört (Spielmeyer, Progressive Paralyse, S. 492), worauf Oehm hinweist (Oehm, Subjektivität und Gattungsform, S. 253), transformiert Sack das exzerpierte Material doch in ein mehr oder weniger hermetisches sprachmystisches Gebilde, sodass medizinisches Wissen lediglich als semantischer Steinbruch fungiert.
231 Eibl, Spachskepsis, S. 113.

hungsweise Ansätzen eines irregulären, sechshebigen Schemas mit Auftakt und Füllungsfreiheit:

> Meine Fúße schmérzen und die schwéigsamen Bóhrer [...]
> sie schícken ihr Gíft stóßweis in mein Blút,
> sie machen
> meine Knórpel brúchig und meine Knóchen mórsch.
> [...]
> Und mein Hírn, mein eínst so wáckeres Bóot [...].

Zur Verabsolutierung der Sprache trägt ferner ein dichtes Gewebe von Konsonanzen, Assonanzen und lexematischen Redundanzen bei – Bohrer-immerfort-stoßweis-Knorpel-Knochen-morsch, Wirbelsäule-weich-wuchert; krankes-Kirschholz, hortensienrot-hortensienrot; Blumenkohl-Blumenkohl – sowie eine Flut von Farbqualitäten aus dem zeittypischen Repertoire des Ästhetizismus und des Ekels: feines Achat, Flächenmassen in grau und grau-rot, ein grüner und gelber Katarakt aus dem Inneren einer Kuh, grüne Tomate, grüne Haselnuss. Nicht zuletzt verdankt sich der Lyrismus der Passage kühnen Tropen und Bildern, die kaum weiter entfernt von jeglicher medizinischen Wirklichkeit sein könnten: Das Gehirn erscheint wahlweise als gefleckter Blumenkohl, als nietzscheanisches Wüstenreittier und als Tändeldiwanschlummerkissen, in dem phantastische Bohrer mit anthropomorphen Eigenschaften ihr Unwesen treiben. Denn abgesehen vom allgemeinen Bedeutungsverlust der bakteriologischen Akteursfiktion ist die Frage, ob *Treponema pallidum* zu den Toxinbildnern gehört und insofern überhaupt „Gift stoßweis ins Blut schicken" kann, um 1910 bereits äußerst kontrovers diskutiert; schließlich wird sie abschlägig beantwortet. Zwar spricht der Mikrobiologe Albert Neisser 1906 noch von den „als Syphilissymptomen anerkannten Produkten des Syphilisgifts",[232] Sack jedoch konnte in seiner neurologischen Quelle nur von der syphilitischen Gefäßentzündung und der syphilitischen Gummenbildung als gänzlich eigendynamischen Prozessen lesen, von einem etwaigen Bakteriengift war dabei nicht die Rede.

Letztlich ist es also gar nicht der Protagonist, der an Vergiftung, Verfall und Krankheit leidet, sondern die Sprache selbst; vor allem die Sprache des zeitgenössischen Journalismus und eines Kulturbetriebs, der in Sacks Augen mit „dröhnendem Pathos" Billiges vertreibt, „Bohèmeschriftstellerei, deren Zusammenhang mit der Litteratur endlich gestrichen werden sollte".[233] Bohrende Kor-

---

[232] Neisser, Experimentelle Syphilisforschung, S. 5.
[233] Gustav Sack, Aus Schwabing (Essay). In: Sack, Gesammelte Werke in einem Band, hg. von Walter Gödden und Steffen Stadthaus, unter Mitarbeit von Nele Bargmann und Christina Grams, Bielefeld 2011, S. 568–571, 568 f.

kenzieher, Tändeldiwanschlummerkissen und krankes Kirschholzachat stellen in diesem Zusammenhang den Gesundungsprozess dar, denn im *Paralyse*-Fragment sind Mauthners absolute Sprachkritik und seine praktische Kritik am zeitgenössischen Sprachverderb poetisch zusammengedacht. Erstens schafft Sack einen Kosmos der entfesselten, absoluten Sprache und damit eine „Welt des Möglichen, das durch keine außersprachliche empirische Wirklichkeit mehr kontrolliert und eingeschränkt wird".[234] Zweitens ist diese elaborierte Reihe von Chiffren, Neologismen, Vergleichen, Redundanzen und Ellipsen Sacks Antwort auf den Sprachverschleiß, für den er – ebenso wie Karl Kraus – die zeitgenössische Journaille verantwortlich macht. In einer von Karl Eibl mitgeteilten Textvariante B2 der *Paralyse* findet sich ein später gestrichener Passus, der dem Journalismus exakt jenen Katalog an Stilfiguren als prätentiös und abgeschmackt vorwirft, für den Sack dann seine eigene kühne Version findet:

> Aus dieser inneren Unwahrheit ihres Berufes ist ihre Schreibart zu erklären; es kommt nämlich darauf hinaus, dass sie den ihnen vorliegenden Fall [...] als Grundlage benutzen, [...] ihren Vorrat an Tropen, Vergleichen und Metaphern, die wenn sie nicht trivial sind, ihnen zu Katachresen geraten, ihren Vorrat an Gleichnissen und Allegorien und Paraphasen und tollen Allusionen, ihren Vorrat an Hyperbeln, die über sich selbst stolpern, an Oxymoren, deren Glieder aneinander vorbeischiessen [...], ihren Vorrat an [...] ewigen Pleonasmen und Tautologien und Ellipsen und taciteischen Kürzeln und Modewörtern und wahnsinnigen Neologismen und genotzüchtigten Kunst- und Fachausdrücken auszuschleimen [...].[235]

Wahnsinnige Neologismen, genotzüchtigte Kunst- und Fachausdrücke, Oxymoren und Gleichnisse: Genau das ist Sacks Programm der Poetisierung von Medizin und Mikrobiologie, das besonders mit Neologismen (hortensienroter Hirnblumenkohl, Tändeldiwanschlummerkissen), Kunst- und Fachausdrücken (Granulationsgeschwüre, verkalkte Gummiknoten), Oxymora (gallertige Flächenmassen gleich Bleikugeln und fließendem Hydrargium) und Gleichnissen (wuchernde Wirbelsäule wie krankes Kirschholz) nicht gerade sparsam umgeht. Dabei wird erstens gezeigt, wie man es besser machen kann als die korrupte Journaille; zweitens wird uns die Totalität einer Sprache vorgeführt, die sich von allen Bedeutungsbindungen und aller Regelhaftigkeit emanzipiert hat. Zusammenfassend sieht man, wie ausgesprochen produktiv hier zwei Dinge zusammenkommen und experimentelle Dichtung stimulieren: Die unsichtbare, ephemere Dimension der zeittypischen Laborwissenschaft trifft auf die zeittypi-

---

234 Eibl, Sprachskepsis, S. 133.
235 Handschrift B2, zit. nach Eibl, Zur Entstehung, S. 232.

sche Erkenntniskritik. Aus diesem Exemplarfall einer ‚Kooperation ohne Konsens', wie sie von Susan Leigh Star und James Griesemer beschrieben wurde,[236] geht eine areferenzielle Prosalyrik hervor, die ihre eigene Sprachlichkeit zur Schau stellt. Der epistemologische Zweifel und die ontologische Fragwürdigkeit, die das mikrobiologische Wissen immer schon flankiert haben und von Doppelgestalten zwischen Kunst und Naturwissenschaft vorangetrieben werden, dienen als Einfallstor für die absolute Dichtung der Avantgarde. In einem ganz fundamentalen Sinn hat hier die Anverwandlung und Transformation von Wissen nach Maßgabe literarischer Eigenlogik stattgefunden.

---

236 Susan Leigh Star/James Griesemer, Institutional Ecology, ‚Translations' and Boundary Objects. Amateurs and Professionals in Berkeley's Museum of Vertebrate Zoology, 1907–39. In: Social Studies of Science, 19, 3, 1989, S. 387–420. Star und Griesemer heben hervor, dass das Konzept von ‚Kooperation ohne Konsens', also der fundamentalen Heterogenität der Akteure und beteiligten Denksysteme in Prozessen der Wissensherstellung nicht nur innerhalb der Wissenschaften gilt, sondern auch für jegliches andere soziale Handlungsfeld (S. 388). Im vorliegenden Fall wären also die ‚kooperierenden sozialen Welten' der erkenntnistheoretisch interessierte, skeptische Flügel der Intellektuellen und das heterogene Feld der Wissenschaftler, die mikrobiologisches Wissen tief internalisiert haben, sich aber von der reduktiven Monopolstellung der Laborwissenschaft distanzieren.

4 Das Unsichtbare als Katalysator der Avantgarde

Diese Aneignungslogik gilt nun nicht nur für Sack, sie gilt für die Avantgarden allgemein. Grundsätzlich erlebt das Phantasma des Mikrobiellen in den verschiedenen Avantgarde-Bewegungen der 1910er und 1920er Jahre und bei manchen ihrer Vorläufer eine steile Konjunktur. Es zirkuliert nicht mehr nur als elementarer Interdiskurs durch Texte und Texttypen, in dichter oder kursorischer Präsenz, sondern emanzipiert sich zum ästhetischen Programm. Sichtbar ist das zunächst darin, dass zahlreiche programmatische Titel auftauchen: *Die Eurokokke* und *Der Goldbazillus*, surrealistische Erzähltexte von Ivan Goll (beide 1927), *Im Palaste der Mikroben*, eine Romantrilogie des dänischen Expressionisten Aage von Kohl (*Mikrobernes Palads*, 1908, dt. 1908), *Ein Mensch unter Mikroben*, phantastischer Roman von Maurice Renard (*Un homme chez les microbes* 1928, dt. 1928); schließlich, als späte Echos der klassischen Avantgarden, die Bilderzyklen *Sept Microbes* (1953)[1] und *Zweiundzwanzig Mikroben* (1964)[2] des Altsurrealisten und -dadaisten Max Ernst. Bevor Details dieser äußerst diversen Kunstprogrammatik des Mikrobiellen in den Blick genommen werden, ist festzuhalten, dass sie alles andere als selbstverständlich ist. Zwar greifen die heterogenen Kunstrevolten des neuen Jahrhunderts wie Surrealismus und Dada mit ihrer Ästhetik der Montage, der De- und Neukontextualisierung prinzipiell in alle möglichen außerliterarischen Diskurse aus, aber die Naturwissenschaften stehen hier nicht mehr an erster Stelle – sieht man von Einzelfiguren wie dem Arzt André Breton einmal ab.[3]

So erklärt sich die Erfolgskurve des Unsichtbaren in den literarischen und bildkünstlerischen Avantgarden meiner Meinung nach eher aus einer gewissen Eigendynamik, die starke Wissenschaftssymbole offensichtlich diachron entfalten können, wobei dies nicht als Verallgemeinerung gedacht ist. Für das Mikrobensymbol jedenfalls belegt die vorliegende Arbeit, dass diese kollektive Sinnstruktur nach dreißig Jahren ‚Laufzeit' so viele Transformationen innerhalb der Wissenschaften, in der Alltags- und ästhetischen Kultur erfahren hat, durch so

---

[1] Es handelt sich um kolorierte Landschaftsminiaturen, die Ernst anfertigt, nachdem er von einer Amerikareise zurückgekehrt ist: Max Ernst, Sept Microbes. Vus à travers un tempérament, Paris 1953.
[2] Max Ernst, Zweiundzwanzig Mikroben. Mit Texten von Hans Arp und Albrecht Fabri, Offerte 2, Galerie der Spiegel, Köln 1965.
[3] Zur Frage, inwiefern seine neurologische und psychiatrische Tätigkeit Bretons Surrealismuskonzeption beeinflusst habe, vgl. Jost Haan/Peter J. Koehler/Julien Bogousslavsky, Neurology and Surrealism. André Breton and Joseph Babinski. In: Brain 135, 2012, S. 3830–3838.

viele Kommunikationssysteme und Milieus zirkuliert ist, dass man nicht mehr nur einfach von Wissenschaftsmetapher sprechen kann; vielleicht nicht einmal mehr von Kollektivsymbol. Denn schließlich sind mit derartigen Konzepten zwar komplexe Bezeichnungsverhältnisse und Mehrstelligkeit erfasst, nicht aber notwendig die Medialität und Formaffinität, die der Mikrobenfigur zunehmend eignet. Während Eisenbahnen und Ballone – die klassischen Kandidaten für Kollektivsymbole – den Sinnen unmittelbar zugänglich sind und gerade durch diese gesteigerte Sinnlichkeit die Anlagerung von Bedeutungen provozieren, gilt für Mikroben das Gegenteil. Sie sind nur vermittelt oder gar nicht sinnlich verfügbar, sind auf optische Medien, Bilder, Verbildlichungen angewiesen und provozieren insofern immer wieder Vorstellungen und Phantasien; aus wissenschaftssoziologischer Sicht wirkten insbesondere „Bilder der Mikrofotografie, Protozoen, Kieselalgen" tendenziell suggestiv, sie „sprechen die Phantasie ebenso an wie kognitive Fertigkeiten und öffnen so die Möglichkeit einer ästhetischen Bildlektüre".[4] Ferner münden solche Phantasien beziehungsweise ‚ästhetischen Lektüren', da sie doch nie mit Wirklichkeit abgeglichen werden können, nicht selten in Überlegungen über die Bedingungen ihres Zustandekommens, kurz gesagt in Reflexivität. Wenn Jürgen Link schreibt, der Ballon sei „wegen seiner sinnlichen Erfahrbarkeit durch große Menschenmassen zum emphatischen Symbol des Fortschritts" geworden,[5] so ließe sich umgekehrt und zugespitzt von der Mikrobe sagen, dass sie aufgrund ihrer sinnlichen Nicht-Erfahrbarkeit zum Symbol für vieles und zum Reflexionsanlass über ihre eigenen Erkenntnisbedingungen geworden ist. Damit mag die eigentümliche Formaffinität einer Figur zusammenhängen, die nicht nur polysemisches Zeichen ist, sondern die Bedeutung als solche immer wieder systematisch unterläuft: Der Sinnstruktur Mikrobe scheint Transformativität eingeschrieben.

Was heißt es also, wenn etwa Max Ernst gleich für zwei Zyklen sehr kleiner Bilder mit sehr kleinen Landschaften, mit abstrakten, wolken- oder pflanzenartigen Gebilden den Ausdruck ‚Mikrobe' wählt? Offensichtlich hat sich hier ein Wissenschaftsdiskurs, genauer gesagt ein Interdiskurs aus den Naturwissenschaften nach entsprechend langer Laufzeit zu weit mehr entwickelt als zum Bildspender oder Narrationslieferanten – nämlich zum ästhetischen Formprinzip. Mit Blick auf die Avantgarden gehört dazu jene Intermedialität, die der Sinnfigur schon primär anhaftet und die sich immer weiter entfaltet. Ist etwa die Bedeutung von Eisenbahn- oder Ballonabbildungen unmittelbar evident

---

4 Bernd Hüppauf/Peter Weingart, Wissenschaftsbilder. Bilder der Wissenschaft. Einleitung. In: Frosch und Frankenstein. Bilder als Medium der Popularisierung von Wissenschaft, hg. von Bernd Hüppauf und Peter Weingart, Bielefeld 2009, S. 11–45, 30.
5 Link, Literaturanalyse als Interdiskursanalyse, S. 289.

und erlaubt ein Verstehen auch ohne Bildlegenden, so gilt dies keinesfalls für die phantastischen Striche, Punkte und Wellenlinien, die man auf mikrophotographischen Abbildungen oder entsprechenden Zeichnungen der Mikrobiologen sieht. Erst wenn sie mit Beschreibungen versehen sind beziehungsweise wenn sie als Text-Bild-Arrangements vorliegen, wird man die bazillären geometrischen Grundformen richtig als Verursacher von Krankheit, Fäulnis oder Gärung interpretieren. Solch genuine Intermedialität setzt nun außerhalb des Wissenschaftsraumes immer neue Transformationen in Gang. Gezeigt wurde das anhand der Massenpresse der Jahrhundertwende, wo man zu anthropomorphisierenden Bilderzählungen greift, um den abstrakten und gleichermaßen phantastischen Gegenstand zu versinnlichen. Bilder von Strichmännlein- oder Monstermikroben jedoch veranschaulichen das Objekt nicht nur; sie erschaffen ein neues, das dann umso mehr dem Raum des Phantastischen angehört.

4.1 Kunst im Mikroskop (Redon, Klee, Kandinsky)

Von hier zieht sich eine erste Spur zur surrealen Kunst beziehungsweise zu ihren Vorreitern. Odilon Redon, Vertreter einer düsteren bildkünstlerischen Phantastik, fertigt 1888, 1889 und 1896 drei Lithographie-Serien an, die zusammengenommen als Illustrationen zu Flauberts 1874 erschienenem Roman *La Tentation de Saint Antoine* konzipiert sind und 1933 in einer Neuausgabe zusammen mit diesem erscheinen.[6] Dabei kreiert er einen völlig neuen Typus von Versuchermonstern, die mit allen ikonographischen Traditionen brechen. An die Stelle der grauenerregenden Gestalten des mittelalterlichen und frühneuzeitlichen ‚Dämonenansturms', der von Grünewald, Schongauer und Cranach bis zu Bosch und Breughel aus Mischwesen mit Eigenschaften verschiedener Gattungen besteht – Krallen, Flügeln, Raubtiermäulern und Menschenarmen –, treten nun unterschiedlichste Biologismen. Hervorstechend sind unter anderem klei-

---

6 Gustave Flaubert, La Tentation de Saint Antoine. Illustré par Odilon Redon, Paris 1933. Vorher sind die drei Folgen des Mappenwerks unabhängig gedruckt worden: Die erste Serie von zehn Blättern erscheint 1888 unter dem Titel *Tentation de Saint-Antoine* in einer Auflage von sechzig Stück, herausgegeben von Deman in Brüssel und gedruckt von Becquet in Paris. Die zweite Folge von sechs Blättern erscheint 1889 unter dem Titel *À Flaubert* in einer Auflage von sechzig Stück, herausgegeben von Dumont in Paris und gedruckt von Becquet; die dritte Folge von 24 Blättern erscheint 1896 in einer Auflage von fünfzig Stück, gedruckt von Blanchard und von Clot in Paris (vgl. Dario Gamboni, The Brush and the Pen. Odilon Redon and Literature, übers. von Mary Witthall, Chicago 2012 [1989], S. 238–250; ferner Claudia Müller Ebeling, ‚Die Versuchung des heiligen Antonius' als ‚Mikrobenepos'. Eine motivgeschichtliche Studie zu den drei Lithographiefolgen Odilon Redons zu Gustave Flauberts Roman, Berlin 1996, S. 33 und Anhang, S. 175–179).

ne, kugelförmige oder geschwänzte Kreaturen, die ganz offensichtlichen dem Mikrokosmos entsprungen sind; Redon orientiere sich, so heißt es in einer jüngeren Monographie, „kompromisslos an Vorbildern aus der Mikrobiologie".[7] Indes verfügen diese mikrobischen Gestalten über menschliche Gesichter beziehungsweise Augenwimpern (ebenso wie weitere Biologismen in Redons Zyklus) und sind in ihrer verstörenden Hybridität, die den verharmlosenden Strichmännlein der Massenpresse diametral entgegengesetzt ist, kaum weniger grauenerregend als Grünewalds Pandämonium.

Mehr noch: Der ikonographische Bruch mit den alten zugunsten neuer Monster steigert das Grauen wirkungsvoll. Schließlich stammen die Versatzstücke der frühneuzeitlichen Hybridwesen sämtlich aus einer sichtbaren, verfügbaren, vertrauten Natur und lassen sich irgendwo einordnen. So kann auch ihre transgressive Mischung vom Betrachter als zweifelhaft interpretiert werden, möglicherweise selbst vom zeitgenössischen Betrachter, falls er über ein gewisses Maß an religiöser Autonomie verfügt. Die neuen Mischwesen hingegen vereinen Gestaltqualitäten aus einem sinnlich unzugänglichen Raum des Unsichtbaren und Nichtvertrauten – Kugelförmigkeit, Begeißeltheit – mit dem Kennzeichen des Humanen schlechthin, dem Gesicht; ferner mit Wimpern, die auf menschliche Augenwimpern *und* auf die Fortbewegungsorgane der Ziliaten anspielen. Diese nicht nur generische, sondern spatiale Grenzüberschreitung ist eine neue Dimension des Monströsen, deren Suggestivität man sich kaum entziehen kann. Schließlich weiß doch um 1900 jedermann, dass sich die Wirklichkeit winziger, bösartiger Kreaturen nicht so einfach von der Hand weisen lässt wie diejenige gemalter Fabelwesen, da sie von technisch versierten Wissenschaftlern nachhaltig behauptet wird; zudem erzählen die Massenmedien seit den 1880er Jahren in Karikaturen und Sprachbildern von der Menschenähnlichkeit dieser Kleinstlebewesen. Redons Neuinterpretation der Antonius-Dämonie bricht nun aber auch mit dieser zweiten ikonographischen Tradition, auf der seine Darstellung selbst aufruht, der Personifikation von Mikroben; und das ist das eigentlich Monströse – und Avantgarde-nahe – an seinen Bildern.

---

7 Ebeling, Mikrobenepos, S. 80. Biologische Inspirationsquelle des jungen Redon ist der Botaniker Clavaud, der Mitglied der Linnean Society ist und in den 1860er Jahren marine Urformen des Lebens, vor allem einzellige begeißelte Algenformen erforscht (vgl. S. 80 f., 122–124, 225).

4 Das Unsichtbare als Katalysator der Avantgarde — 299

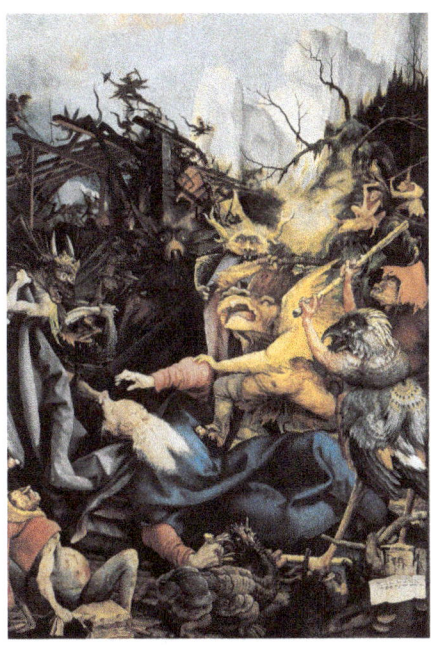

Abb. 27: Matthias Grünewald, Isenheimer Altar (um 1512–1514), 3. Ansicht, rechte Tafel: Versuchung des heiligen Antonius. Museum Unterlinden, Colmar. © bpk/ RMN – Grand Palais.

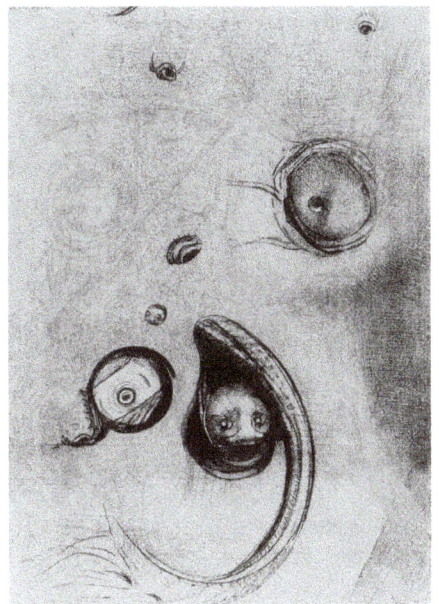

Abb. 28: Odilon Redon, Et que des yeux sans tete flottaient comme des mollusques, Plate XIII of Tentation de St. Antoine. © bpk/The Art Institute of Chicago/Art Resource, NY.

300 —— Teil II: Kollektivsymbol ‚Mikrobe'

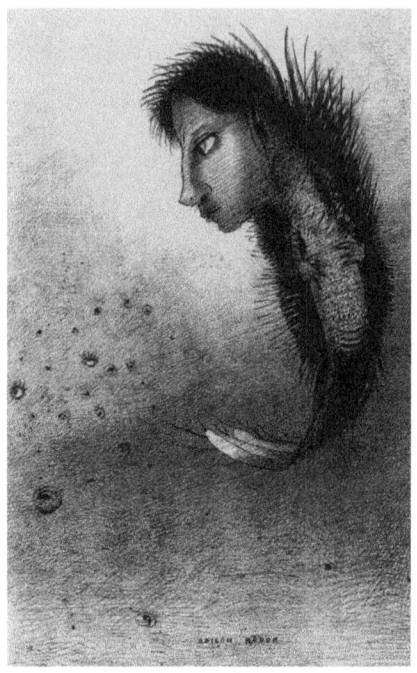

Abb. 29: Odilon Redon, Ensuite, parait un etre singulier, ayant unte tete d'homme sur un corps de poisson, Plate 5 of 10 of Tentation de St. Antoine. © bpk/The Art Institute of Chicago/Art Resource, NY.[8]

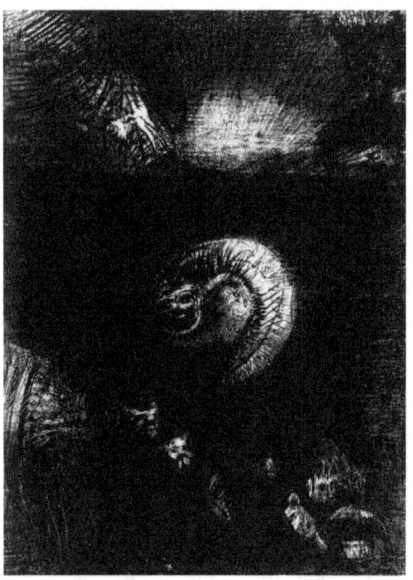

Abb. 30: Odilon Redon, Et toutes sortes des betes effroyables surgissent, Plate 8 of 10 of Tentation de St. Antoine. © bpk/The Art Institute of Chicago/Art Resource, NY.

---

8 In der linken Bildhälfte finden sich kleine kugelförmige Figuren mit Wimpernkränzen, die menschlichen Augenwimpern ähneln.

Denn in den Medien des *microbe entertainment* wurden zwei Abbildungstypen streng voneinander getrennt: Entweder man präsentiert ‚realistische' Zeichnungen von fremdartigen Kügelchen beziehungsweise Strichlein, die Kochs Mikrophotographien nachempfunden sind und dann mit anthropomorphisierenden Bildlegenden versehen werden – mit einer Deixis, die sagt: ‚Seht, das sind unsere unsichtbaren Feinde!' Oder aber man vermenschlicht Bakterien in Karikaturen grundlegend zu kleinen Männlein und macht sie auf diese Weise vertraut, wiederum mit explikativen Legenden zu ihren üblen Machenschaften. Diese letzteren Darstellungen folgen konsequent den Prinzipien des Karikaturgenres und zielen dementsprechend auf komische Vereindeutigung und Verharmlosung: offensichtliche Übertreibung, ferner Metaphorisierung von etwas durch etwas ganz anderes, nämlich von Einzellern durch menschenähnliche Gestalten.[9] Redon jedoch verabschiedet auch diese Tradition der komischen Personifikation, die von der britischen *Monster Soup* eines John Leech bis zu den Strichmännlein des *Kladderadatsch* reichte, zugunsten einer bestürzend realistischen Vermischung von Menschlichem und Mikrobiellem – das zeigt der Bildvergleich (Abb. 31–33).

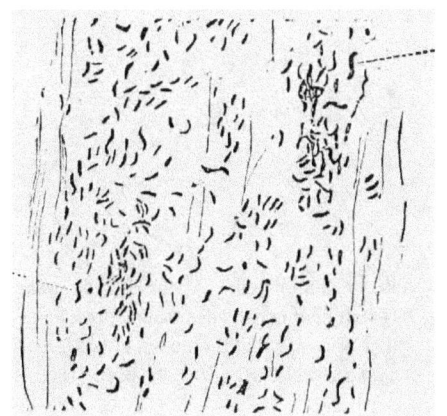

Abb. 31: Abbildung aus Valerius, Der Kommabazillus. In: Die Gartenlaube, 1884, S. 598 (Anm. 145). Bildunterschrift: „Kommabazillen auf feuchter Leinwand, Vergrößerung 600 mal". Im Fließtext: „Schilderung dieses neuentdeckten gefährlichen Feindes der Menschheit" (Abb. gemeinfrei).

---

9 Die Übertreibung beziehungsweise Übersteigerung bestimmter Merkmale gilt „als Technik der Karikatur schlechthin" und ist schon in der Etymologie der Genrebezeichnung enthalten. Zum ersten Mal taucht der Begriff ‚caricatura' beziehungsweise ‚übertriebene Bildnisse' im siebzehnten Jahrhundert im Zusammenhang mit Zeichnungen Annibale Carraccis auf, die Straßenvolk als übertrieben hässlich darstellen (Angelika Plum, Die Karikatur im Spannungsfeld von Kunstgeschichte und Politikwissenschaft. Eine ikonologische Untersuchung zu Feindbildern in Karikaturen, Aachen 1998, https://www.yumpu.com/de/document/read/3941596/angelika-plum-die-karikatur-im-spannungsfeld-von-kunstgeschichte- [zuletzt aufgerufen am 08.09.2020], S. 29, 83). Zu den Darstellungsformen der Metapher, der Allegorie und der Typi-

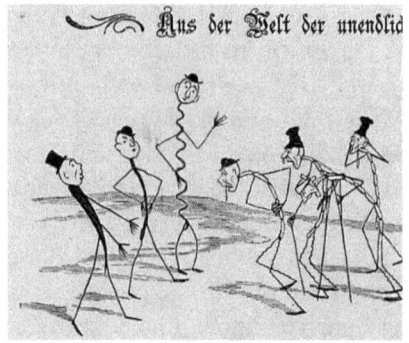

Abb. 32: Abbildung aus Kladderadatsch, 23.11.1890, vgl. Abb. 4: Bildüberschrift: „Aus der Welt der unendlich Kleinen". Bildunterschrift: „Die Tuberkelbazillen: ‚Ach, unser Koch hat uns eine schöne Suppe eingebrockt, davon ist uns ganz schlecht geworden'" (Abb. gemeinfrei).

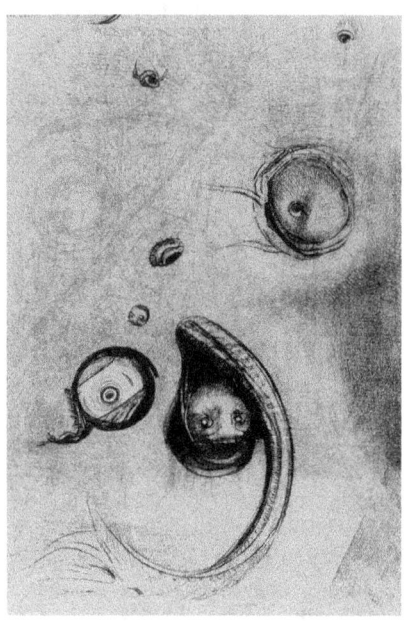

Abb. 33: Odilon Redon, Et que des yeux sans tete flottaient comme des mollusques, Plate XIII of Tentation de St. Antoine. © bpk/The Art Institute of Chicago/Art Resource, NY.

Das Ergebnis ist nicht unwahrscheinliche Dämonie oder komische Transformation, sondern eine verstörende Wirklichkeitsnähe, die gleichwohl im Unwirklichen, Traumhaften angesiedelt ist. Aus der Mikrobenkarikatur ist das Prinzip des ‚Überrealen' geworden, das Breton und Guillaume Apollinaire dreißig Jahre später zur Kunstbewegung erheben. Tatsächlich nehmen schon die Zeitgenossen Redons mikrobische Gestalten als ebenso wirklichkeitsnah wie bedrohlich wahr. Obwohl der Maler selbst verneint, das Mikroskop „als Beistand" ge-

---

sierung, die in der Geschichte der politischen Karikatur etwa der Veranschaulichung von Nationen oder Nationalcharakteren (dem ‚deutschen Michel') dienen, vgl. S. 91–104.

braucht zu haben, um „die bestürzende Welt der kleinen Unendlichkeit" bildkünstlerisch zu imaginieren,[10] attestiert kein geringerer als Pasteur die Plausibilität der Darstellung: „Ihre Monstren sind lebensfähig", habe der Hohepriester der französischen Bakteriologie zu Redon gesagt, und der Künstler habe diese Worte jedem Lob vorgezogen; so zumindest überliefert es der Kunsthistoriker Claude Roger-Marx.[11] Auch Francis Jammes nimmt in einem Redon-Essay von 1906 auf Pasteur Bezug; Pasteur habe den Naturalismus des „Mikrographen" Redons richtig erkannt, schließlich sei Redon einem neuen Dante gleich in die Hölle ursprünglicher und gleichwohl feindlicher Lebensformen hinabgestiegen.[12]

Für Joris-Karl Huysmans, der in der kunstwissenschaftlichen Schrift *Certains* unter anderem die Tradition bildkünstlerischer Monsterdarstellungen referiert,[13] stellen Redons Mikroben ganz einfach Krankheitserreger dar. Die Natur selbst habe, so Huysmans, die vollkommensten Monster geschaffen, aber nicht in Form riesiger Kreaturen, sondern vielmehr mit der Welt der unendlich kleinen Animalcula, Infusorien und Larven, deren alles übertrumpfende Schrecklichkeit uns erst das Mikroskop enthüllt; der Maler des Phantastischen, Odilon Redon, setze mit seinem Antonius-Zyklus hier einen Neuanfang.[14] Im oben abgebildeten achten Blatt der ersten Serie von 1888 sieht Huysmans etwa „Bläschen und Bazillen, Korpuskeln, [...] bewimperte Kapseln" schwimmen, es erscheint ihm, als ob „alle Parasitenvölker in der Nacht dieses Blattes wimmeln".[15] Diese Spur eines unsichtbaren Bösen zieht sich bei Huysmans selbst

---

10 Odilon Redon, A soi-meme. Journal (1867–1915). Notes sur la Vie, l'Art et les Artistes, Paris 1922, S. 29, zit. nach Ebeling, Mikrobenepos, S. 158.

11 „A tous les éloges, il préférait ce mot que Pasteur aurait prononcé devant un de ses dessins: Vos monstres sont viables" (Claude Roger-Marx, Odilon Redon, peintre et mystique. In: L'œil, Mai 1956, S. 20–32, 21, zit. nach Ebeling, Mikrobenepos, S. 168).

12 Francis Jammes, Odilon Redon. Botaniste. In: Vers et Prose, 8, Dezember 1906/Januar-Februar 1907, S. 29–36, Zitate 30 und 33: „Mais, dans les belles ombres de cette oeuvre, comme dans celle de l'Eden, l'ennemi s'etant glissé et lové, on vit souvent ramper d'effrayantes larves. D'où venaient'elles? Hélas! de cet enfer qu'est la vie et au fond duques, nouveau Dante, Redon est descendu"; „Louis Pasteur avait compris quel naturaliste est Redon en qui je vois, souvent, un micrographe". Vgl. ferner Ebeling, Mikrobenepos, S. 168.

13 Joris-Karl Huysmans, Certains, 2. Aufl., Paris 1894 [1889], Abschnitt „Le Monstre", S. 135–154.

14 Huysmans, Certains, S. 149 f.: „Et plus ingénieuse cette fois que l'homme, la nature les a pourtant créés les véritables monstres, non dans ‚les gros bétail', mais dans ‚l'infiniment petit', dans le monde des animalcules, les infusoires et de larves, dont le microscope nous revele la souveraine horreur [...]. Il y a donc la un nouveau point de départ, presqu'une issue neuve; elle parait avoir été découverte par le seul peintre qui soit maintenant épris du fantastique, par M. Odilon Redon".

15 Huysmans, Certains, S. 151: „[...] Dans un ciel d'un noir permanent et profond, des etres liquides et phosphoreux, des vésicules et des bacilles, des corspuscules cernés de poils, des

weiter von *Certains* zu *Là-Bas* (1890), wo die Welt des Mikroskops den Fernwirkungen der schwarzen Magie verglichen wird: Ebenso wie mit Bazillen könne die Atmosphäre mit fliegenden Geistern geschwängert sein, teilt uns der Erzähler mit, beide vergifteten ihre Opfer unbemerkt. Vermischt der Roman hier eigenwillig miasmatische und bakteriologische Vorstellungen,[16] so muss es in Anbetracht des wirkungsvollen Gemenges aus Spiritismus und Bakterienkunde, zweier Leitdiskurse der Epoche, jedenfalls nicht Wunder nehmen, dass Huysmans magische Mikroben auch bei anderen Künstlern sucht und findet.

Nun gibt gerade jenes Blatt Redons, in dem Huysmans „alle Parasitenvölker wimmeln" sieht, besonderen Aufschluss über die intermediale Dynamik, die sich in der Mikrobenkunst der (Proto-)Avantgarde entfaltet. Denn das Blatt bezieht sich auf eine Passage in Flauberts Roman, die zwar „furchtbare Tiere aller Arten" erscheinen lässt; doch sind das Fabel- und Mythenwesen – „der Tragelalph, halb Hirsch, halb Rind, der Myrmecoleo, Löwe vorne, hinten Ameise" –, die Flaubert verschiedenen Naturgeschichten des achtzehnten Jahrhunderts entnommen hatte.[17] Redon hingegen verwandelt dieses klassische Kaleidoskop in ganz neue ‚Erscheinungen des Furchtbaren', deren eigentliche Furchtbarkeit auch Huysmans nicht entgangen ist: In der „Nacht des Blattes, in dem alle Parasitenvölker wimmeln", so lautet der oben zitierte Passus aus *Certains* weiter, erscheine „plötzlich das unvollendete menschliche Gesicht [...], als Knoten in der belebten Gelatine des Protoplasmas".[18] Und diese Transformation des Flaubert-Texts in surreale Mikrobiologismen ist programmatisch für Redons ganzen Zyklus. Zwar hatte schon Flaubert eine Biologie des Ursprungs inszeniert, doch

---

capsules plantées des cils, des glandes aqueuses et velues volent sans ailes et s'enchevetrent dans les rubans des trichines et des taenias; il semble que toute la faune de vers filaridés, que toutes les peuplades des parasites fourmillent en la nuit de cette planche [...]".

16 Joris-Karl Huysmans, Là-Bas, 11. Aufl., Paris 1895, S. 294: „Une larve, un esprit volant, n'est pas, en somme, plus extraordinaire qu'un microbe venu de loin et qui vous empoisonne, sans qu'on s'en doute; l'atmosphère peut, tout aussi bien charrier des esprits que des bacilles. Il est bien certain qu'elle véhicule sans les altérer, des émanations, des effluences, l'électricité par exemple, ou les fluides d'un magnétiseur qui envoie à un sujet éloigné, l'ordre de traverser tout Paris pour le rejoindre". Zur Analogie von Spiritualismus und Bakteriologie vgl. Seitz, Wimmeln und Wabern. Zu einer Poetik, S. 381–395; vgl. Seitz, Wimmeln und Wabern. Ansteckung und Gesellschaft, S. 252–255.

17 Gustave Flaubert, Die Versuchung des heiligen Antonius, 1., autorisierte deutsche Gesamtausgabe, übertr. von F. P. Greve, Bd. 4, Minden o. J., S. 268 f. Die naturgeschichtlichen Quellen für Flaubert waren unter anderem Samuel Borcharts, *Hierozoicon* (1793–1796) und Aelian, *De animalium natura* (1744); vgl. die selbst erstellte Quellenliste Flauberts in: Flaubert, Œuvres completes, Bd. 9, Paris 1973, S. 527, 531.

18 Huysmans, Certains, S. 151: „Il semble que toute la faune de vers filaridés, que toutes les peuplades des parasites fourmillent en la nuit de cette planche, dans laquelle apparait subitement la face humaine, inachevée, brandie au bout de ces vivantes spires".

stammen seine Biologismen aus präbakteriologischer Zeit und laufen immer wieder auf klassische Monstermythologien hinaus; etwa auf den mesopotamischen Flussgott Oannes, ein „sonderbares Wesen mit einem Menschenkopf auf einem Fischleibe". Als „Zeitgenosse der Ursprünge" habe er die

> ungeformte Welt bewohnt, wo hermaphroditische Tiere [...] in der Tiefe der Wogen der Finsternis schliefen – als die Finger, Flossen und Flügel vermengt waren und als gleich Mollusken Augen ohne Kopf unter Stieren mit Menschengesicht und Schlangen mit Hundepfoten schwammen.[19]

Auf genau diese Passage beziehen sich nun die beiden in Abbildung 28 und Abbildung 29 wiedergegebenen Blätter Redons, die am deutlichsten mikrobiologisch inspiriert sind. Sie deuten Flauberts marine Biomythologie der vermengten Finger, Flossen, Flügel und Hundepfoten um zum Pasteur'schen Pandämonium: Dem ‚sonderbaren Wesen mit einem Menschenkopf' sind jene unsichtbar winzigen Monster mit Wimpern und Gesichtern beigesellt, die Lebensentstehung und Seuchentod, Eigenes und Fremdes verbinden. So finden sich in Redons Zyklus Monismus und Infektionslehre ebenso zusammen wie in Bölsches zeitgleich entstehenden Naturepen.[20] Doch während Bölsche alle Gegensätze zwischen Mensch und Mikrobe, Tod und Leben zur schönen Mikrobio-Mythologie für ein breites Publikum glättet, akzentuiert Redons Verismus solche Gegensätze auf verstörende Weise. Er überformt die Ursprungsfigurationen Flauberts mit einer ganz neuen Überwirklichkeit, die sowohl die Mythologie des Romans als auch die zeittypische Mikrobenikonographie hinter sich lässt – und auf die Avantgarde der folgenden Jahrzehnte vorausweist. Man sieht an diesem doppelten Traditionsbruch, dass der Bild-Text-Verweis, der fundamental zur Mikrobenkultur um 1900 gehört, hier nicht als Verharmlosung wie in den populären Medien funktioniert, sondern als Vervielfältigung von Schrecken und Kontingenz. Die düsteren Mikrobengestalten Redons illustrieren nicht biologische Sachverhalte, sondern eine ebenso düstere literarische Erzählung; Text und Bild evozieren im wechselseitigen Verweis eine irreduzible Bedeutungsfülle des Unheimlichen, die sich weder auflösen noch rückübersetzen lässt. Zusammenfassend hat sich die klassische Mikrobenemblematik, die ursprünglich aus den

---

19 Flaubert, Die Versuchung, S. 177. Redon hat mit Bleistift längere Textpassagen und kurze Satzteile, die später als gedruckte Titel fungieren, auf einzelne Litographieblätter übertragen, etwa die Oannes-Passage, ferner den Satz vom Erscheinen „aller möglichen Arten furchtbarer Tiere" (S. 268 f.).
20 Monika Fick zufolge enthüllen Redons Lithographien die „hintergründige Identität des ‚Abstrakten' mit dem sinnlich Konkreten", wobei mit dem Abstrakten der Bereich des Seelisch-Geistigen angesprochen ist: ‚Seelenmonade' und biologische Form würden in den Kleinstlebewesen Redons zusammenfallen (Fick, Sinnenwelt und Weltseele, S. 5).

Wissenschaften stammt, auf dem Weg von der Alltagskultur über Odilon Redon bis zu Max Ernst zum phantastischen Bildkosmos weiterentwickelt, der seine eigenständige symbolische und schließlich surreale Signatur entfaltet.[21]

Festzuhalten sind also Formaffinität, Intermedialität und Phantastik als eng zusammenhängende Kriterien: Sie kennzeichnen den mikrobiellen Interdiskurs nach entsprechend langer Zirkulationsdauer in unterschiedlichen kulturellen Milieus, sind für die Weiterverarbeitung durch die Avantgarden maßgeblich und werden von diesen wiederum mit hervorgebracht. Auch das erwähnte Nachhutgefecht *Zweiundzwanzig Mikroben* von Max Ernst ist übrigens nicht nur Bildkunst, sondern intermediales Ensemble; die surrealen Landschaftsbildchen mit Titeln wie „Geburtsort", „Feuerzone" oder „Östliche Taschenlandschaft"[22] werden von einem Gedicht Hans Arps begleitet, das an die Tradition des komischen Bazillen-Sprachspiels anknüpft und insofern zwei elementare Facetten der Kulturgeschichte des Mikrobiellen fortsetzt:

.

mimicroben

.

mimi pinson
ist die schöpferin
der microbenroben

.

der spiegel
enthüllt die herzen
der microben

.

columbus war eine microbe

die macht der microben
ist cosmisch

.

Hans Arp, 20.12.64[23]

---

[21] In diesem Zusammenhang ist noch auf die spätere Vorliebe der Surrealisten für den Antonius-Topos hinzuweisen: Der internationale Bel-Ami-Kunstwettbewerb von 1945/1946, ausgeschrieben für einen US-amerikanischen Film gleichen Namens, wurde unter anderem mit zwei Antonius-Versuchungen bestritten, mit Max Ernsts *Die Versuchung des heiligen Antonius* (1945) und mit Dalis *La Tentation de Saint Antoine* (1946). Ernsts Gemälde gewann den Wettbewerb (vgl. Bel Ami International Art Competition, American Federation of Arts, Travelling Exhibition: 1946–1947, bibliographische Information im Katalog der Standford University Libraries, http://searchworks.stanford.edu/view/795228 [zuletzt aufgerufen am 14.04.2020]).

[22] Max Ernst, 22 Mikroben, Ausstellungskatalog, Offerte 2, Vorsatzblatt: Mit Texten von Hans Arp und Albrecht Fabri, einem Verzeichnis der in der Ausstellung der Galerie ‚Der Spiegel' vom Dezember 1964 bis Februar 1965 gezeigten Arbeiten sowie 15 Offsetproduktionen nach Frottagen. Galerie ‚Der Spiegel', Köln 1965, Bild 3, 5, 9.

[23] Hans Arp, Ohne Titel. In: Max Ernst, 22 Mikroben, Ausstellungskatalog, Offerte 2, Vorsatzblatt: Mit Texten von Hans Arp und Albrecht Fabri, einem Verzeichnis der in der Ausstellung

Arps Gedicht vollzieht lautlich und typographisch eine gewisse Entsemantisierung der naturwissenschaftlichen Sinnfigur, verwandelt sie zur konkretistischen Gestalt: Alles ist Mikrobe, Mikrobe ist ansteckende Sprachbewegung (hier von Mi-Lauten) und gleichzeitig anpassende Sprachbewegung an alles, phonetische Mimikry;[24] so etwa ließe sich die grundsätzliche Funktion der Sinnfigur für die Avantgarden, die bei Arp summarisch sichtbar wird, auf einen Nenner bringen. Allerdings ist die Entsemantisierung hier nicht umfassend, denn ‚Kolumbus als Mikrobe' lässt durchaus noch die klassische biopolitische Semantik des Diskurses mithören: Wer in einen politischen Körper einwandert wie die kolumbianischen Seefahrer, ist einer bösen Seuche gleichzusetzen oder bringt gegebenenfalls eine solche mit sich; man denke an die Syphilis, die sich nach 1495 in Europa ausbreitet.[25] Kosmisch erscheint demnach beides: die biopolitische Macht des epistemischen Dings aus dem Labor sowie die Macht der Mikrobenmetapher selbst. Sie kann mittlerweile beliebige Inhalte transportieren – die Ausbreitung des Bösen beziehungsweise Fremden, ephemere Schönheit, Lebensursprung – und sie kann genauso Bedeutung als solche in Frage stellen. Sie kann aber auch als reines Formprinzip funktionieren: als Ausbreitung von etwas, als Medialität, als intermediale Dynamik schlechthin.

Dies scheint auch ein Mitstreiter von Max Ernst und Hans Arp aus der Frühzeit der Avantgarde-Bewegungen im Sinn gehabt zu haben, Tristan Tzara, als er 1920 ein programmatisches Dada-Gedicht mit der Mikrobenmetapher beginnen lässt (Abb. 34).

„DADA" als jungfräuliche Mikrobe und Chamäleon des schnellen Wandels: Bereits hier taucht die Arp'sche Vorstellung der sprachlichen Mimikry auf. Die Mikrobe ist auch für Tzara nicht nur *Gegenstand* permanenter Transformationen, sondern *Prinzip* der Verwandlung schlechthin; sie steckt mit Neuem und Jungfräulichem an. So scheint die Innovationskraft und scheinbare ‚Jungfräulichkeit' einer Sinnfigur, die um 1920 so jungfräulich gar nicht mehr ist, Letztere zum formalästhetischen Programm und zur Chiffre der Kunstrevolten gleichermaßen zu prädestinieren. Denn bei aller Formalität bleiben doch Restreferenzen erhalten, vor allem diejenige des Unsichtbar-Kleinen, und die trägt nicht wenig zur anhaltenden Faszinationskraft bei. Diese Faszinationskraft *unsichtbarer Formen* betrifft immer wieder auch Bildkünstler; sie prägt die Kunsttheorien der

---

der Galerie ‚Der Spiegel' vom Dezember 1964 bis Februar 1965 gezeigten Arbeiten sowie 15 Offsetproduktionen nach Frottagen. Galerie ‚Der Spiegel', Köln 1965, Bl. 1.
24 Vgl. Ristow, Das Virus als Medium, S. 355 f.
25 Zur komplexen Geschichte der europäischen Syphilis in der frühen Neuzeit sowie zur Ausbreitung nach 1493, die die Kolumbus-These fraglich erscheinen lässt, vgl. aktuell Samuel K. Cohn jr., Epidemics. Hate and Compassion from the Plague of Athens to AIDS, Oxford 2018, S. 107–111.

Avantgarden ebenso wie die Dichtungstheorien progressiver Schriftsteller – auch jenseits des Protosurrealisten Redon. Deshalb soll an dieser Stelle ein weiterer kleiner Exkurs in die bildende Kunst und ihre Theoriebildung erfolgen.

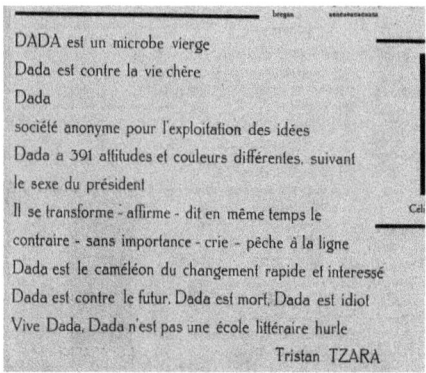

Abb. 34: Tristan Tzara, Ohne Titel. In: Dada, 7, März 1920, ‚dadaphone', S. 4. (Abb. gemeinfrei).

„Kunst gibt nicht das Sichtbare wieder, sondern macht sichtbar", so lautet der berühmte erste Satz von Paul Klees „Schöpferische[r] Konfession", die Kasimir Edschmid 1920 zusammen mit weiteren Glaubensbekenntnissen herausgibt;[26] und dieses Programm der Sichtbarmachung zielt unter anderem ganz konkret auf die unsichtbare Welt des Mikrokosmos. Im Essay *Über die moderne Kunst* von 1924 weist Klee das Mikroskopieren selbst als künstlerischen Prozess aus:

> Und ist es nicht wahr, daß schon der relativ kleine Schritt des Blickes durch das Mikroskop Bilder vor Augen führt, die wir alle für phantastisch und verstiegen erklären würden, wenn wir sie, ohne den Witz zu begreifen so ganz zufällig irgendwo sähen? [...] Also befaßt sich denn der Künstler mit Mikroskopie? Historie? Palaeontologie? Nur vergleichsweise, nur im Sinne der Beweglichkeit. Und nicht im Sinne einer wissenschaftlichen Kontrollierbarkeit auf Naturtreue! Nur im Sinne [...] einer Freiheit, die lediglich ihr Recht fordert, ebenso beweglich zu sein, wie die große Natur beweglich ist.[27]

Klees Freiheit des Mikroskopierers ist diejenige der wirklichkeitsabstinenten, schöpferischen Hervorbringung: Offensichtlich wird der projektive Charakter der visuellen Wahrnehmung, der sich als Denklinie von der frühen Sinnesphysiologie Johannes Müllers über Helmholtz' Kant-Rede bis zur Expressionismus-

---

26 Tribüne der Kunst und der Zeit. Eine Schriftensammlung, Bd. 13: Schöpferische Konfession, hg. von Kasimir Edschmid, Berlin 1920, Abschnitt „Paul Klee", S. 28–40, 28. Enthalten sind unter anderem die ‚schöpferischen Konfessionen' von Schickele, Pechstein, Toller, Benn, Beckmann, Becher, Schönberg, Kaiser, Sternheim, Marc und Däubler.
27 Paul Klee, Über die moderne Kunst, Vortrag zur Ausstellung im Kunstverein Jena 1924, Bern-Bümpliz 1945, S. 45 f.

schrift Hermann Bahrs zieht, besonders evident in der vermittelten Wahrnehmung des Mikroskopierens.[28] Hier bringen Auge und optische Apparatur aktiv und kooperativ Bilder hervor, deren ‚verstiegene Phantastik' keinerlei Wirklichkeitsüberprüfung mehr standhält. Jenes intrikate „Verhältnis von Setzung und Gegebenem in der Wahrnehmung",[29] das im neunzehnten Jahrhundert verschiedenste wissenschaftliche und philosophische Diskurse umkreisen, verschiebt sich nun besonders prononciert zur Setzung. Dabei verdanken sich solche ‚freien Hervorbringungen' bestimmten Qualitäten des Mikrokosmos, die sich als besonders abstraktionsaffin erweisen: zum einen das Geometrische der organischen Grundformen, zum anderen ihre vitale Beweglichkeit; und beide betreffen vor allem die Welt der Einzeller, die sich aus selbstbewegenden linien- und punktförmigen Gestalten zusammensetzt. Das aber sind genau jene ‚Formelemente des Graphischen', um die Klees Ästhetik der Sichtbarmachung kreist. Das Wesen der Graphik verführe, so heißt es weiter in seiner „Schöpferischen Konfession",

> leicht und mit Recht zur Abstraktion. Schemen- und Märchenhaftigkeit des imaginären Charakters ist gegeben und äußert sich zugleich mit großer Präzision [...]. Formelemente der Graphik sind: Punkte, lineare, flächige und räumliche Energien.[30]

Folgerichtig mikroskopiert Klee auch selbst und ist dabei anders als Gustav Sack primär von künstlerischen Impulsen und nicht von Erkenntnisskepsis getrieben. Das Programm der „Märchenhaftigkeit" scheint im Mikrokosmos der Mikrobiologen idealtypisch verwirklicht: Denn gerade der liefert jene eigentümliche Verbindung aus permanenter Bewegung, endlosen Metamorphosen und geometrischer Formalität, auf die Klees Kunstmetaphysik und deren Analogien von „natürlichem Wachstum und bildnerischen Gestaltungsprozessen" abzielen.[31] Dass Klee explizit mit Mikrobiologismen spielt, belegt die Serie der „Dyna-

---

28 Hier und im Folgenden beziehe ich mich auf Jutta Müller-Tamms wegweisende Monographie *Abstraktion als Einfühlung*. Die aktivistische Konzeption der Wahrnehmung aus Johannes Müllers und Jan Evangelista Purkinjes Sinnesphysiologie, auf die Müller-Tamm die visionäre Ästhetik des literarischen Expressionismus mit ihrer „Rede von den Gesichten und dem Schauen" (Müller-Tamm, Abstraktion als Einfühlung, S. 66) zurückführt, kann ebenso in Zusammenhang gebracht werden mit den subjektivistischen Theorien des inneren Sehens, der Emotionen und der projektiven Sichtbarmachung in der bildkünstlerischen Avantgarde.
29 Müller-Tamm, Abstraktion als Einfühlung, S. 69.
30 Klee, Schöpferische Konfession, S. 28.
31 Michael Baumgartner, Paul Klees Naturkosmologie. Strukturanalyse und imaginäre Morphologie. In: Klee & Kandinsky. Nachbarn – Freunde – Konkurrenten. Katalog zur Ausstellung ‚Klee & Kandinsky', Zentrum Paul Klee, Bern 2015, hg. von Michael Baumgartner, Annegret Hoberg und Christine Hopfengart, München/London/New York 2015, S. 268–279, 271. Klee habe sich, so Baumgartner, seit der Schulzeit mit der Morphologie und Histologie von Tieren

moradiolaren" von 1926, die ironisch auf Haeckels *Radiolarien*-Monographie Bezug nimmt (s. Kap. II.2.6. und Abb. 21).[32] Indes scheinen schon manche der ebenso geometrisierten wie vitalistischen Miniaturen aus dem graphischen Frühwerk mit ihren strichförmigen Gestalten vom Bildraum der Mikrobiologie inspiriert, etwa die Hinterglasmalerei *Belebte Straße vor der Stadt* von 1908.

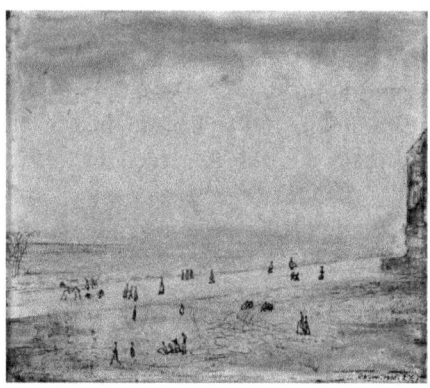

Abb. 35: Paul Klee, Belebte Straße vor der Stadt, 1908. Hinterglasmalerei, Aquarell, rekonstruierter Rahmen, 20x23cm. Mit freundlicher Genehmigung, Zentrum Paul Klee, Bern.

Die Spur des schöpferischen Mikrokosmos zieht sich dann weiter zu Paul Klees lebenslangem künstlerischem Dialogpartner, zu Wassily Kandinsky; und zwar zunächst zum späten Kandinsky der Pariser Phase. Seine vieldiskutierte Wendung vom Konstruktivismus zu den figurativen, biomorphen Gestalten des Spätwerks prononciert zwar auf den ersten Blick Amöbe und Embryo.[33] Gleichwohl ist Kandinskys biomorphes Werk keineswegs auf diese Grundfiguren be-

---

und Pflanzen auseinandergesetzt und besonders in der Bauhaus-Zeit intensive Pflanzenstudien betrieben, die Analogien zwischen Makro- und Mikrokosmos, sichtbaren und zellulären oder sogar atomaren Strukturen herstellen. Dabei funktioniert der ‚geladene Punkt' als energetisch-organisches Grundprinzip, das sich von organizistischen, an Goethe geschulten Metamorphosevorstellungen bis in die Rationalisierungen der späteren Bauhaus-Phase zieht (S. 274 f.).

[32] Etwa die Bleistiftzeichnung „sieben Dynamoradiolaren und andere" (1926); vgl. dazu Richard Hoppe-Sailer, Gut ist Formung. Schlecht ist Form. Zum Problem des Naturbegriffes bei Paul Klee, Basel 1998, S. 191; Fabienne Eggelhöfer, Paul Klees Lehre vom Schöpferischen, Diss., Universität Bern 2012, S. 57, https://archiv.ub.uni-heidelberg.de/artdok/2067/1/Eggelhoefer_-Paul_Klees_Lehre_vom_Schoepferischen_2012.pdf [zuletzt aufgerufen am 30.04.2021].

[33] Vgl. Vivian Endicott Barnett, Kandinsky and Science. The Introduction of Biological Images in the Paris Period. In: Exhibition Catalogue ‚Kandinsky in Paris'. Solomon Guggenheim Foundation, hg. von Thomas M. Messer, New York 1985, S. 61–89; zu Miró vgl. S. 71 (in überarbeiteter Form wieder abgedruckt in Biocentrism and Modernism, hg. von Oliver Arpad Istvan Botar und Isabel Wünsche, Farnham 2011, S. 207–227); vgl. ferner Anja Zimmermann, Abstraktion und Protoplasma. Die ‚organische Form' in der Kunst des frühen 20. Jahrhunderts. In: Biologie

schränkt, die er dem zoologischen Teil der bedeutenden, vielbändigen Enzyklopädie *Kultur der Gegenwart* (1905–1926) entnehmen konnte.³⁴ Das Gemälde *Relations* (1934) etwa und viele weitere Arbeiten spielen ganz offensichtlich unter anderem mikrobielle Formen durch,³⁵ das vermerkt auch der vielzitierte Forschungsbeitrag von Vivian Endicott Barnett: „In *Relations*, the forms resemble snakes, spermatozoa, worms and parasites (for example in the lower left corner)", schreibt die ehemalige Kuratorin am Guggenheim-Museum.³⁶

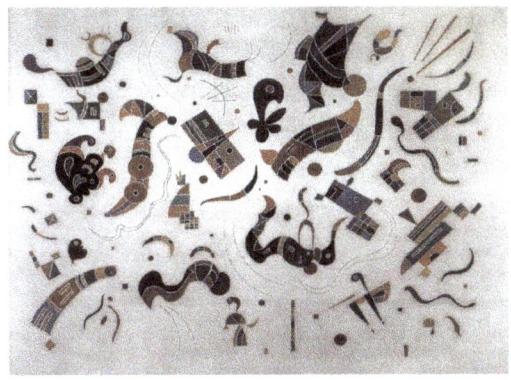

Abb. 36: Wassily Kandinsky, Relations, Paris 1934. Gemischte Materialien auf Leinwand, 88 x 115 cm. Mit freundlicher Genehmigung, The Kreeger Museum, Washington D. C.

Tatsächlich finden sich im ganzen Bild, in besonderer Verdichtung aber in der linken unteren Ecke, einfachere und im Vergleich zu den amorph-embryonischen Figuren deutlich kleinere Formen: Punkte, kleine Scheiben, gerade und gekrümmte Stäbchen; in der Summe erinnern sie an die Gestalten des mikrobiologischen Kosmos. Hinzu kommt in immer neuen Variationen die größere geschwungene Linie, die die bereits ikonisch gewordene Geißelornamentik des Fin de Siècle anklingen lässt, aber auch grundlegend weiterdenkt.³⁷ Die ent-

---

der Kreativität, hg. von Matthias Krüger, Christine Ott und Ulrich Pfisterer, Zürich/Berlin 2013, S. 195–220.

34 Zoologischer Teil, Bd. 2, Teil 2: Zellen- und Gewebelehre, Morphologie und Entwicklungsgeschichte, Abteilung IV: Organische Naturwissenschaften, Teil 3: Mathematik, Naturwissenschaften, Medizin, hg. von Oscar. Hertwig et al. In: Die Kultur der Gegenwart. Ihre Entwicklung und ihre Ziele, hg. von Paul Hinneberg, Leipzig/Berlin 1913. Vgl. Barnett, Kandinsky and Science, S. 67–79 (mit vielen Bildbeispielen).

35 Hervorzuheben wären in diesem Zusammenhang noch Gemälde wie *Himmelblau* (1940, Öl auf Leinwand, Centre Georges Pompidou, Paris), *monde bleu* (1934, Öl auf Leinwand, Salomon Guggenheim Museum, New York), *Sucession* (1935, Öl auf Leinwand, Philips Collection, Washington DC).

36 Barnett, Kandinsky and Science, S. 68.

37 Aus den Abbildungsnachweisen bei Barnett geht hervor, dass Kandinsky neben dem zoologischen Teil ebenfalls folgende Bände benützt hat: Botanischer Teil, Teil 1 von Bd. 2: Zellen-

sprechenden Anregungen konnte Kandinsky ebenfalls aus seiner Enzyklopädie beziehen; präzise gesagt aus den Bänden zur Biologie und zur Physiologie/Ökologie, die alles Mögliche über gute und böse Bakterien und über einzellige Parasiten enthalten: Ansteckung, Immunität, Impfung, Gärung, Reizempfänglichkeit, ferner Details über begeißelte Einzeller und über Fortbewegung mit Geißeln.[38] Dass begeißelte Mikroorganismen zu den konkreten Anregungen für Kandinskys Wellenlinie zählen, die ihrerseits eine bedeutende Konstante vom konstruktivistischen bis zum späten biozentrischen Werk darstellt – für diese Annahme spricht neben Vivian Endicott Barnett[39] Kandinsky selbst. In seinem bedeutenden Bauhaus-Buch *Punkt und Linie zu Fläche* (1926), und zwar im Kapitel „Linie", reproduziert er eine Abbildung aus dem physiologisch-ökologischen Band der Enzyklopädie;[40] sie trägt den Titel „pflanzliche Schwimmbewegung durch ‚Geißeln'".

---

und Gewebelehre, Morphologie und Entwicklungsgeschichte, Abteilung IV: Organische Naturwissenschaften, Teil 3: Mathematik, Naturwissenschaften Medizin, hg. von E. Strasburger und W. Benecke. In: Die Kultur der Gegenwart. Ihre Entwicklung und ihre Ziele, hg. von Paul Hinneberg, Leipzig/Berlin 1913; Allgemeine Biologie, Bd. 1, Abteilung IV: Organische Naturwissenschaften, Teil 3: Mathematik, Naturwissenschaften Medizin, hg. von Carl Chun und W. Johannsen. In: Die Kultur der Gegenwart. Ihre Entwicklung und ihre Ziele, hg. von Paul Hinneberg, Leipzig/Berlin 1915; Physiologie und Ökologie, 1. Teilbd.: Botanischer Teil, Abteilung IV: Organische Naturwissenschaften, Teil 3: Mathematik, Naturwissenschaften, Medizin, hg. von Gottlieb Haberlandt et al. In: Die Kultur der Gegenwart. Ihre Entwicklung und ihre Ziele, hg. von Paul Hinneberg, Leipzig/Berlin 1917. Zu Kandinskys Quellen aus Mathematik und relativistischer Physik vgl. auch Christiane Schmidt, Kandinskys physikalische Kreise. Kunst als Medium naturwissenschaftlicher Erkenntnis. Untersuchung der Schriften des Künstlers und seiner abstrakten Bildwelt der 1920er Jahre unter Heranziehung von Gesichtspunkten moderner Physik, Berlin 2002, S. 282–321.
38 Vgl. exemplarisch Max Hartmann, Mikrobiologie. Allgemeine Biologie der Protisten. In: Carl Chun/W. Johannsen (Hg.), Allgemeine Biologie, Bd. 1, Abteilung IV: Organische Naturwissenschaften, Teil 3: Mathematik, Naturwissenschaften, Medizin. In: ‚Die Kultur der Gegenwart. Ihre Entwicklung und ihre Ziele', hg. von Paul Hinneberg, Leipzig/Berlin 1915, S. 283–302.
39 In den von Kandinsky benützten Bänden der Enzyklopädie, die im Kandinsky-Archiv des Centre Pompidou aufbewahrt werden, finden sich zahlreiche Abbildungen von Geißeltierchen und begeißelten Infusorien. Vivian Endicott Barnett stellt in diesem Zusammenhang die Brücke zu Haeckels allgegenwärtigen *Kunstformen der Natur* (die Kandinsky besaß) und zur Kunst des Ornaments her; im Band *Allgemeine Biologie* finden sich zahlreiche Haeckel-Verweise (Barnett, Kandinsky and Science, S. 68 f., 85).
40 Vgl. Physiologie und Ökologie, 1. Teilbd.: Botanischer Teil, Abteilung IV: Organische Naturwissenschaften, Teil 3: Mathematik, Naturwissenschaften, Medizin, hg. von Gottlieb Haberlandt et al. In: Die Kultur der Gegenwart. Ihre Entwicklung und ihre Ziele, hg. von Paul Hinneberg, Leipzig/Berlin 1917, S. 165.

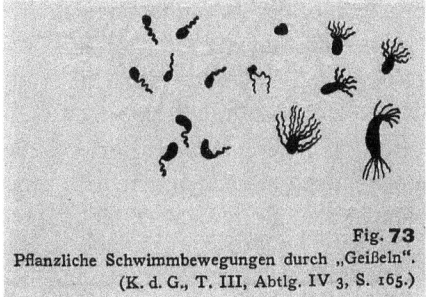

Fig. 73
Pflanzliche Schwimmbewegungen durch „Geißeln".
(K. d. G., T. III, Abtlg. IV 3, S. 165.)

Abb. 37: Wassily Kandinsky, Punkt und Linie zu Fläche. Beitrag zur Analyse der malerischen Elemente, Bauhausbücher Nr. 9, hg. von Walter Gropius und Laszlo Moholy-Nagy, München 1926, S. 99.

Heißt es bei Kandinsky im Fließtext zu dieser Abbildung, die Pflanze „in ihrer ganzen Entwicklung vom Samen zur Wurzel" gehe „vom Punkt zur Linie über",[41] so reproduziert der Künstler als Beleg für diese abstraktionstheoretische Behauptung indes keine Pflanze mit Samen und Wurzel, sondern eine Abbildung, deren linker Anteil am ehesten stark stilisierte, schwimmende Geißelwesen darstellt, etwa Spermien oder begeißelte Bakterien.[42] Das muss nicht Wunder nehmen: Fungiert doch die Geißel seit 1900, das haben die bisherigen Kapitel gezeigt, als arabeskenartige und arabeskenartig *bewegte* Wellenlinie einer ‚dekorativ deformierten' Naturkunst. Und diese Naturkunst beziehungsweise Kunstnatur wiederum wirft ihre langen Schatten auf das Bauhaus, dessen Ideenwelt unter anderem durch Verbindungslinien zu Ernst Haeckel, Raoul Francé, Hans Driesch und etlichen Vertretern der Lebensreform geprägt ist und insofern streckenweise stark organizistisch, neovitalistisch und biozentrisch ausfällt.[43] Für Kandinsky, der ebenso wie Klee in den Sog dieses Biozentrismus gerät und ebenso wie Klee den Arabesken-Klassiker *Kunstformen der Natur* be-

---

[41] Kandinsky, Punkt und Linie, S. 99.
[42] Auch hier handelt es sich um eine Abbildung aus dem Teilband *Physiologie und Ökologie*. Vgl. dazu Annegret Hoberg, Kandinsky. ‚Naturwelt' und eine neue ‚Kunstwelt'. In: Klee und Kandinsky, hg. von Michael Baumgartner, Annegret Hoberg und Christine Hopfengart, Bern 2015, S. 280–291, 289.
[43] Moholy-Nagy setzt sich intensiv mit Raoul Francé auseinander, insbesondere mit dessen Schrift *Die Pflanze als Erfinder* (1920); auch Mies van der Rohe wird zum lebenslangen Anhänger von Francé und seiner Vorstellung einer technischen Natur beziehungsweise organizistischen Technik, für die Francé den Begriff der ‚Biotechnik' reserviert hat. Gropius wiederum pflegt Kontakte zu Francé und Hans Driesch; Driesch hält 1925 eine Gastvorlesung am Bauhaus. Vgl. Schmidt, Kandinskys physikalische Kreise, S. 232; Egghöfer, Paul Klees Lehre, S. 55–66; Oliver Botar, The Biocentric Bauhaus. In: The Routledge Companion to Biology in Art and Architecture, hg. von Charissa N. Terranova und Meredith Tromble, New York 2017, S. 17–51; ferner Oliver Arpad Istvan Botar/Isabel Wünsche, Introduction. Biocentrism as a Constituent Element of Modernism. In: Biocentrism and Modernism, hg. von Oliver Arpad Istvan Botar und Isabel Wünsche, Farnham 2011, S. 1–15).

sitzt,[44] bedeutet das Urelement ‚Linie' Bewegung schlechthin, insbesondere die Wellenlinie: Sie wächst aus dem zeitlosen, in sich ruhenden Punkt quasi hervor, hier „wird der Sprung aus dem Statischen ins Dynamische gemacht".[45] Mit Blick auf diese diskursiven Querverbindungen zwischen Kandinskys Abstraktionslehre und der zeitgenössischen Naturphilosophie scheint es legitim, die gekrümmten oder geschwungenen Gestalten an den unteren Rändern des exemplarischen *Relations*-Gemälde unter anderem in die Kulturgeschichte des Mikrobiellen einzuordnen. Dabei wird aber auch deutlich, wie sich das Diskurselement ‚Geißel' vom ornamentalen biologischen Jugendstil und der ephemeren Ästhetik des Impressionismus weiterentwickelt – zur organisch-geometrischen Wellenlinie der kompositionellen Kunst (wobei diese Linie eher dem einfühlenden, verlebendigenden Abstraktionskonzept Hermann Bahrs als der lebens- und naturfernen, strengen Abstraktion Wilhelm Worringers entspricht).[46]

Dass Kandinskys Spätwerk grundsätzlich mikrobiologisch inspiriert ist und Vorstellungen von Bakterien evoziert, bestätigen übrigens ausgerechnet dessen größte Widersacher: „Diejenigen seiner Bilder, die er selbst reine Improvisationen benennt", schreibt der Direktor des Folkwang-Museums, Graf Baudissin, 1936 in der *National-Zeitung*, hätten

> ‚ihre Analogien höchstens in einem chaotischen Bereich, des Plasmas, Spermas, der Kokken und Spinoteren', wie sie einst einer von jenen, die sich dazu bekennen, gedeutet hat. Wir können es nicht Zufall heißen, dass ein Entwurzelter [...] diesen Einfall startete, der hinausläuft auf ein [...] Spiel [...] eines halbgebildeten, zuchtlosen, und daher gegen das Leben gerichteten, selbstmörderischen Intellekts.[47]

‚Sperma, Kokken und ‚Spinoteren' eines ‚selbstmörderischen Intellekts': Jenseits der aggressiven nationalsozialistischen Polemik ist festzuhalten, dass in Kandinskys biomorphem Spätwerk nicht allein das Amorph-Amöboide, Bewegliche und Zerfließende durchgespielt wird, sondern ebenso jene einfacheren, geometrischen Primärformen, die den Mikrokosmos der Bakteriologen ebenso beherrschen wie den Bildkosmos der Abstraktion – Punkt, Kreis, gerade und gebogene Linie, Wellenlinie. Diese einfachen Formen dürften dem Primat der ‚geistigen Kunst', mit anderen Worten dem Primat der Abstraktion, das für Kandinsky

---

44 Vgl. Eggelhöfer, Paul Klees Lehre, S. 56.
45 Kandinsky, Punkt und Linie, S. 98 f., 51.
46 Vgl. Jutta Müller-Tamm, Abstraktion als Einfühlung, S. 36.
47 Klaus Graf von Baudissin, Art. ‚Das Essener Folkwangmuseum stößt einen Fremdkörper ab'. In: National-Zeitung, 18. August 1936, zit. nach Georgia Illetschko, Kandinsky und Paris. Die Geschichte einer Beziehung, München/New York 1997, S. 97. Der Artikel ist Auftakt und Legitimation gleichermaßen für die nun einsetzenden Verkäufe ‚entarteter Kunst' an verschiedene Museen, die bekanntlich die Kassen der Nationalsozialisten füllten.

auch in den 1930er Jahren noch unvermindert gültig ist, am weitesten entgegenkommen: Abstraktion, so die Kunsthistorikerin Georgia Illetschko, stelle eine bedeutende Konstante in seinem Werk dar, Kandinsky bringe sie während der Pariser Jahre in zunehmend aggressive Frontstellung gegen die Surrealisten.[48]

Vor diesem Hintergrund ist es nun bemerkenswert, dass sich Kandinskys Affinität zum Mikrokosmos nicht auf das späte, biozentrische Werk beschränkt, sondern sich schon 1926 in seiner Kompositionslehre *Punkt und Linie zu Fläche* abzeichnet. Noch bemerkenswerter ist es, dass der Mikrokosmos im Bauhaus-Buch nicht nur in Form stilisierter Geißeltierchen mit unmotiviertem Textkommentar auftaucht, sondern auch als zentrales abstraktionstheoretisches Argument. Kandinsky entwirft in seiner Kompositionslehre der inneren Klänge, des „primitiven Rhythmus" und der „primitiven Harmonie"[49] unter anderem eine Theorie des graphischen, geometrischen und malerischen Punktes im Verhältnis zur Fläche: Der Punkt stelle „eine kleine Welt" mit unbegrenztem schöpferischen Potenzial und das „Urelement der Malerei" dar. Sein Verhältnis zur Fläche liefert jene Grundspannung, aus der die kompositionelle Kunst ihren Sinn bezieht: Der „Zweiklang – Punkt, Fläche" sei in seiner reinen Form „das Urbild des malerischen Ausdrucks".[50] ‚Punkt in Fläche' – das ist indes nicht nur Urbild des malerischen Ausdrucks. Es ist ebenso Urbild aller Mikrobenforschung: Seit Robert Koch ist die geometrische Konstellation von Punkten in Kreisflächen zum Icon der Bakteriologie geworden – entweder als Abbildung punktförmiger Kolonien im Rund der Petrischale oder, noch klassischer, als Mikrophotogramm von Kokken im runden Okular des Mikroskops. Tatsächlich repräsentiert genau eine solche Abbildung von Kokkenbakterien in einer Kreisfläche den Punkt für Kandinsky auf idealtypische Weise, das zeigt Abbildung 6 aus *Punkt und Linie zu Fläche*.

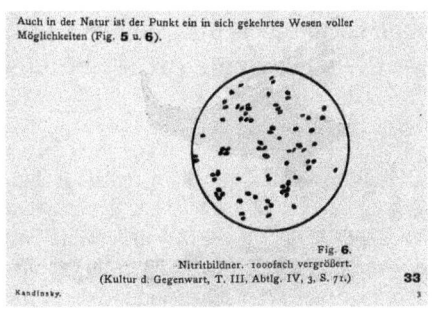

Abb. 38: Wassily Kandinsky, Punkt und Linie zu Fläche. Beitrag zur Analyse der malerischen Elemente, Bauhausbücher Nr. 9, hg. von Walter Gropius und Laszlo Moholy-Nagy, München 1926, S. 33.

---

48 Vgl. Illetschko, Kandinsky und Paris, S. 171.
49 Kandinsky, Punkt und Linie, S. 32.
50 Kandinsky, Punkt und Linie, S. 26, 30.

Der Punkt als „in sich gekehrtes Wesen voller Möglichkeiten": Was Kandinsky für seine visionäre Punktmetaphysik reproduziert, ist das linke Mikrophotogramm A von harmlosen, nitritbildenden Bodenbakterien aus dem physiologisch-ökologischen Band der Enzyklopädie.

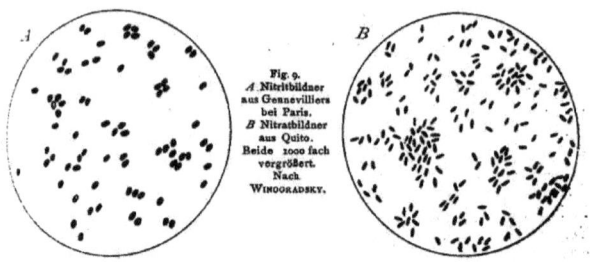

Abb. 39: Mikrophotogramm von „bestimmten Bakterienformen des Bodens und des Wassers", die „Ammoniak in salpetersaures Salz" verwandeln (Friedrich Czapek, Die Ernährung der Pflanze. In: Haberlandt et al., Ökologie, Bd. 1, S. 11–125, 71 [Abb. gemeinfrei])

Klassische Bakteriologie und klassische Abstraktionstheorie finden im Bauhaus-Buch auf ganz unmittelbare Weise zusammen, denn es geht Kandinsky darum, „welcher Sturm von Klängen bei immer weiterer Häufung von Punkten auf der Fläche sich entwickelt".[51] Dabei dreht er lediglich das Mikrophotogramm um neunzig Grad gegen den Uhrzeigersinn; offensichtlich hat ihm diese Häufung von Punkten in der Kreisfläche mehr zugesagt.[52]

Der der Abbildung vorangehende Passus in *Punkt und Linie zu Fläche* handelt von Punktegebilden in der Natur: Das „Aufhäufen der Punkte" käme als organisch-notwendiges Phänomen oft vor, schreibt Kandinsky; die Welt selbst sei eine in sich geschlossene „kosmische Komposition" aus Punkten, und Punkte wiederum seien in der Natur mancherorts kompositionell zu Komplexen angeordnet. Die kleinsten, in sich geschlossenen Gestalten etwa erscheinen unse-

---

51 Kandinsky, Punkt und Linie, S. 32.
52 Friedrich Czapek, Die Ernährung der Pflanze. Physiologie und Ökologie, 1. Teilbd.: Botanischer Teil, Abteilung IV: Organische Naturwissenschaften, Teil 3: Mathematik, Naturwissenschaften Medizin, hg. von Gottlieb Haberlandt et al. In: Die Kultur der Gegenwart. Ihre Entwicklung und ihre Ziele, hg. von Paul Hinneberg, Leipzig/Berlin 1917, S. 11–125, 71. In der ökologisch und umweltbiologisch erweiterten Mikrobiologie der 1920er Jahre sind gerade solche metabolischen Leistungen (Nitratbildung, Kohlenstoffassimilation) viel diskutierte Themen, vgl. etwa den monumentalen *Grundriss der theoretischen Bakteriologie* von Traugott Baumgärtel (Berlin 1924), dort die physiologischen Abschnitte „Allgemeine Lebensbedingungen der Bakterienzelle" (S. 83–109) und „Allgemeine Lebensäußerungen der Bakterienzelle" (S. 109–180), insbesondere den Unterpunkt II zur „Stickstoffnahrung" (S. 130–134).

rem unbewaffneten Auge als Punkte, beispielsweise die Samen einer geöffneten Mohnkugel.[53] Als Illustration für diese geometrische Kompositionskraft der Natur dienen dann aber gerade nicht die Pflanzenwahrnehmungen des unbewaffneten Auges, sondern nitritbildende Bakterien; mit anderen Worten genau jene phantastischen Räume des Mikrokosmos und des Alls, die nur einer medialisierten Wahrnehmung – mit Teleskop und Mikroskop – zugänglich sind. Gerade deren Objekte liegen ja, wie schon mehrfach hervorgehoben, nicht als natürliche Gegenstände, sondern primär als *Visionen* vor, als kooperative Hervorbringungen des optischen Apparates, des Auges und der Imaginationskraft.[54] So ist es gar nicht verwunderlich, dass gerade die punktförmigen Bildobjekte der Bakteriologen dem von Kandinsky beschworenen, geometrisch-magischen Punkt als Fluchtpunkt einer Kunst des inneren Sehens und der „von innen kommenden Erschütterungen" am weitesten entgegenkommen.[55]

Wenn also gelegentlich betont wird, dass sich Kandinsky mit den verspielten biomorphen Formen des Spätwerks vom streng geometrischen Konstruktivismus ab- und dem Vitalen, Figurativen zugewendet habe,[56] so ließe sich ergänzend Folgendes hinzufügen: Möglicherweise kann er sich gerade deshalb diesen neuen organischen Formen so gut zuwenden, weil sie eben auch *Formen* sind. Er kann sich dem Organischen zuwenden, weil er im Mikrokosmos der Einzeller schon seit der Bauhaus-Phase Lebendigkeit *und* jene Abstraktheit von Punkt, Strich, Wellenlinie (im Bezug zur Kreisfläche) vorfand, die seiner Ästhetik langfristig konstitutiv ist: „What is interesting is the way he sees the abstract forms of art in nature", heißt es bei Vivian Endicott Barnett, und dem ist nur beizupflichten.[57]

Und so haben Kandinskys Punkte, Stäbchen und Geißelparasiten in *Relations* mit den Gestalten des konstruktivistischen Werks eines gemeinsam: die scharfen Konturen und die Zweidimensionalität. Dieses Grundprinzip der Formalisierung und ‚Vergeistigung' teilen Kandinskys späte Mikroben nicht nur mit den graphisch-geometrischen Miniaturen Klees, sondern auch mit der Bildproduktion der Mikrobiologen, die ja ohne räumliches Sehen funktioniert. Was Hugo Ball 1918 über Kandinsky und andere Künstler seiner Zeit schreibt, sie schüfen „Bilder, die keine Naturnachahmung mehr sind, sondern eine Vermeh-

---

53 Kandinsky, Punkt und Linie, S. 32 f.
54 Komplementär zum Mikrophotogramm gibt Kandinsky als ‚Fig. 5' eine Abbildung eines „Sternhaufens im Herkules" aus der populären Astronomiekunde von Newcomb-Engelmanns (Leipzig 1912) wieder (Kandinsky, Punkt und Linie, S. 32 f.).
55 Kandinsky, Punkt und Linie, S. 19, 32, 20.
56 Vgl. exemplarisch Matthias Haldemann, Kandinskys Abstraktion. Die Entstehung und Transformation seines Bildkonzepts, München 2001, S. 257 f.
57 Barnett, Kandinsky and Science, S. 80.

rung der Natur um neue, bisher unbekannte Erscheinungsformen und Geheimnisse",[58] ließe sich gleichermaßen von den Mikroskopierern im Labor sagen. Auch sie bereichern die Natur um Bilder von bisher unbekannten Formen, etwa von geheimnisvollen Punkten in kreisförmigen Flächen, und machen nicht Vorhandenes sichtbar. Man könne nicht in Abrede stellen, so Nägeli in der Frühzeit der Bakteriologie, „dass man die Dinge durchs Mikroskop wirklich anders sieht als mit bloßem Auge. Der mikroskopische Beobachter hat es sonach mit Bildern zu thun, die ihm anfänglich neu und ungewohnt sind".[59]

Damit erweist sich der unausrottbare Systemfehler einer wissenschaftlichen Praxis, das fehlende räumliche Sehen und die Erschaffung zweidimensionaler Bildobjekte, für die bildkünstlerische Avantgarde als Katalysator der Entgegenständlichung. Denn das Mikroskop leistet letztlich das, was seit Georges Seurat zum Kristallisationspunkt jeglicher Abstraktionsbewegung wurde: die Verwandlung von Raum und Plastizität in Fläche, Konturen, geometrische Gestalten.[60] Mehr noch: Das Mikroskop der Mikrobiologen liefert *zweidimensionale Lebendigkeit* – ‚verstiegene Bilder', wie Klee vermerkt – und insofern eine paradoxe Natur, die weit mehr Produkt der visionären Einbildungskraft als der

---

58 Hugo Ball, Kandinsky. Vortrag, gehalten in der Galerie Dada, Zürich, 7. April 1917. In: Ball, Der Künstler und die Zeitkrankheit. Ausgewählte Schriften, hg. von Hans Burghard, Frankfurt a. M. 1984, S. 41–53, 44.
59 Carl Nägeli/Simon Schwendener, Das Mikroskop. Theorie und Anwendung desselben, 2. Aufl., Leipzig 1877, S. 187. Zur unaufhebbaren Diskrepanz zwischen mikroskopischem Bild und mikroskopischem Objekt, auf die besonders Nägeli hinweist, vgl. auch Sohn, Mikroskop, Mikrobe, Kontext, S. 252 f.
60 Vgl. dazu Wilhelm Worringer, der den als anthropologische Konstante gefassten „Abstraktionsdrang" mit Blick auf Alois Riegl folgendermaßen definiert: „[E]inerseits die Annäherung der Darstellung an die Ebene, andererseits strenge Unterdrückung der Raumdarstellung und ausschließliche Wiedergabe der Einzelform" (Wilhelm Worringer, Abstraktion und Einfühlung. Ein Beitrag zur Stilpsychologie, 3., um einen Anhang verm. Aufl., München 1911 [1908, Inauguraldiss., Bern 1907], S. 24). Dass die Konvergenz von bildkünstlerischer Abstraktionsbewegung und abstrahierender Darstellung in den Naturwissenschaften indes lange vor der abstrakten Kunst der Moderne einsetzt, zeigen Armin Schäfer und Claudia Blümle in ihrem Aufsatz „Organismus und Kunstwerk. Zur Einführung" (Armin Schäfer/Claudia Blümle, Organismus und Kunstwerk. Zur Einführung. In: Struktur, Figur, Kontur. Abstraktion in Kunst und Lebenswissenschaften, hg. von Claudia Blümle und Armin Schäfer, Zürich 2007, S. 9–25). Es geht dabei um Parallelen zwischen dem „abstrahierenden Falschzeichnen" beziehungsweise der stilisierenden Technik der Linearabstraktion in der bildkünstlerischen Romantik, die die harte Linie über die bisherige Zentralperspektive dominieren lässt, und einem Abbildungswandel in der Anatomie hin zur Darstellung des Unsichtbaren. Letzterer wird exemplarisch gezeigt an Zeichnungen von mikroskopischen Bildern der Augennetzhaut, die der Physiologe Thomas Soemmering 1818 mithilfe der *Camera lucida* anfertigt und die „kein perspektivisch-räumliches Bild geben, sondern die Darstellungen vielmehr abstrahierend in die Fläche überführen" (S. 20).

gesetzmäßigen Wahrnehmung zu sein scheint. In dieser phantastischen Natur wird „der tote Punkt [...] zum lebenden Wesen",[61] sie bahnt den künstlerischen Weg in „das Innere der Dinge", letztlich in das von Kandinsky anvisierte „Verständnis des Gesamtgesetzes der Weltkomposition".[62] Für den Maler scheint der biologische Mikrokosmos als synthetisches Erzeugnis von äußerem und innerem Sehen zum Testfall jener im Intuitiven verankerten Erkenntnisfunktion der Kunst zu werden, die bei der Physiologisierung der künstlerischen Wahrnehmung ihren Ausgang nimmt und gleichermaßen weit über die naturwissenschaftliche Erkenntnis hinausreicht.[63]

Hatten also erkenntniskritische Literaten wie Strindberg und Schnitzler, Benn und Sack das Mikroskopieren als gegenstandslose, selbstreflexive Praxis konzipiert – als Prinzip der Selbstvermittlung, der poetologischen oder erkenntnistheoretischen Reflexion, schließlich des areferenziellen Sprachrausches – so kehren sich in der bildenden Kunst die Verhältnisse vom selbstbezüglichen zum hervorbringenden mikroskopischen Sehen um. Während die genannten Autoren das ästhetische und poetologische Potenzial der Mikroskepsis erkunden, fungiert der Mikrokosmos bei Kandinsky und Klee als Katalysator und Matrix einer visionären Kunst der inneren Sinnlichkeit. Blickt man zurück auf die in Kapitel II.2.1. bis II.2.5. skizzierten Zusammenhänge, denen zufolge die Kulturgeschichte des Mikrobiellen in der Moderne aus zwei verschiedenen (und überlappenden) Diskurstraditionen besteht, der botanischen Tradition – zu ihr gehören Lebenssymbolik, Naturästhetik, Rationalismuskritik, Entdifferenzierung – und der seuchenmedizinischen Tradition – sie umfasst Logozentrismus, Herrschaftsdenken, soziale Ordnung und Differenzierung –, so wird deutlich, dass die hier vorgestellten bildkünstlerischen und bildtheoretischen Erzeugnisse auf der botanischen Diskurslinie aufruhen. Der starke Einfluss naturphilosophischer und neovitalistischer Vorstellungen auf das Bauhaus, die wiederum einer zunehmend komplexen Biologie und Mikrobiologie entstammen, lässt die Verheißungen der Ansteckung einen Moment lang vollkommen in den Hintergrund treten. Die Frage, ob es sich um gute oder böse Bakterien, um spektaku-

---

61 Kandinsky, Punkt und Linie, S. 21.
62 Kandinsky, Punkt und Linie, S. 41, 97.
63 Zu Kandinskys Projekt einer Synthese von Kunst und Wissenschaft und zu seiner Mitarbeit in entsprechenden russischen Forschungsinstitutionen, die letztlich auf eine Empirisierung der künstlerischen Intuition hinausläuft, vgl. Sabine Flach, ‚Das Gefühl ist es, welches das Hirn korrigiert'. Zur Intuition als Arbeitsmethode im Werk von Wassily Kandinsky. In: Intuition und Kalkül. Der Beitrag von Philologie und Kulturwissenschaft zur Wissensgeschichte, hg. von Caroline Welsh und Stefan Willer, München 2006, S. 245–269, 250–260. Flach hebt hervor, dass Kandinsky dem inneren Sehen und damit der künstlerischen Imagination Erkenntnisprimat über die Wissenschaften zuschreibt.

läre Krankheitserreger, hübsche Flagellaten oder harmlose Nitritbazillen handelt, scheint für Kandinsky und Klee wirklich absolut irrelevant.

4.2 Phantastische Gattungsmischungen: Mikrobiopolitik und Nonsens

Dies gilt einen Moment lang – denn natürlich spielen auch die Konnotationen der Bedrohlichkeit, Ansteckung und Zersetzung eine gewichtige Rolle für die Avantgarden, da sich mit dem Schlagwort ‚Zersetzung von Konvention und Tradition' zentrale Affekte der Kunstrevolten transportieren lassen; Tzaras „microbe vierge" (vgl. Abb. 34) weist darauf hin. Allerdings betrifft dies weniger den bildkünstlerischen als den literarischen Aufbruch, von den bedrohlichen Mikroben Redons einmal abgesehen. Schließlich geht die „Inthronisierung der subjektiven Vision" im literarischen Expressionismus beziehungsweise in dessen Poetik der ekstatischen Schau mit einer gewissen Abwertung der visuellen Wahrnehmung einher,[64] und so tritt hier auch die Produktivität des Mikroskops, die für Klee und Kandinsky so bedeutsam ist, in den Hintergrund – zugunsten der abgründigen Gefühlsekstasen, die sich mit dem Phantasma der Ansteckung transportieren lassen.

Der dänische Expressionist Aage von Kohl etwa, der zwischen 1913 und 1915 zum Umfeld der *Sturm*-Avantgarde zählt, schreibt Dramen, Erzählungen und Romane, die sämtlich einer Ästhetik der Gewalt und Drastik verpflichtet sind und moralisierende, pazifistische Affekte transportieren.[65] Als Hauptwerk

---

[64] Jutta Müller-Tamm, Vision und Visualität. Zum Verhältnis von Erfahrungswissenschaft und Poetik bei Hermann Bahr und Robert Müller. In: ‚fülle der combination'. Literaturforschung und Wissenschaftsgeschichte, hg. von Bernhard J. Dotzler und Sigrid Weigel, München 2005, S. 173–187, 174.

[65] Zu Kohl gibt es weder skandinavistische noch germanistische Forschung, es lassen sich kaum biographische Daten eruieren und es existiert meines Wissens kein Nachlass, obwohl der Autor in den Jahren vor Kriegsausbruch in Deutschland intensiv rezipiert wurde und sein erzählerisches Werk antiquarisch verfügbar ist; vgl. zur Gesamtsituation Martina King, Vom Erzählen zur Wortkunst. Der dänische Autor Aage von Kohl im Sturm. In: Der Sturm. Literatur, Musik, Graphik, Vernetzung, hg. von Andrea von Hülsen-Esch und Henriette Herwig, Berlin 2015, S. 125–141. Das erzählerische Werk Kohls ist dem deutschen Publikum früh in Übersetzungen zugänglich gewesen, es wird zunächst von den Verlagen Haupt und Hammon in Leipzig und Rütten und Loening in Frankfurt verlegt, bis sich mit Kurt Wolff (Hyperion, 1917) und Herwarth Walden zwei zentrale Avantgarde-Verleger dieses Werks annehmen: Aage von Kohls Erzählzyklus *Die roten Namen* und der Roman *Der Weg durch die Nacht* erscheinen 1913/1914 in Fortsetzungen im *Sturm* sowie partiell im Separatdruck in der Reihe *Sturm-Bücher*, übers. sämtlich von Nell Walden.

des im *Sturm* hochprominenten, heute vergessenen Autors gilt die Romantrilogie *Im Palaste der Mikroben*, die schon im Jahr nach der Erstpublikation in deutscher Übersetzung erscheint (1909) und von Albert Ehrenstein hymnisch gepriesen wird.[66] Kohls Trilogie handelt vom Russisch-Japanischen Krieg und inszeniert dessen Seegefechte als Schlachthaus der Inhumanität, die beteiligten Seeleute als bestialische Mikroben ihrer Nächsten und die Gesellschaft als universellen Rattenkäfig, in dem jeder jeden mit der Seuche des Bösen infiziert. „Wir sind, offen gestanden, Bakterien alle miteinander", räsoniert der Stabsarzt der unterlegenen russischen Flotte, in der sich Misstrauen, Neid und Hass epidemisch ausbreiten. Seiner Meinung nach ist jedes Schiff der Flotte mit

> einer Atmosphäre von dergleichen kleinen Lebewesen angefüllt! [...] Aber auf der anderen Seite [...]: Gott hat uns allen längst vergeben! Die Ärmsten – sagt er, möglicherweise in diesem Moment, zu Christus, seinem Sohn [...]: Siehe, sie sind alle ohne Ausnahme Mikroben geworden! Sie haben die Lungen, sie haben die ganze Brust voll Schmutz bekommen! Sie sind respektive zu Stabbazillen, Fäulnismikroben oder Mordbakterien geworden, alle zusammen! Aber habe ich denn nicht selbst die Mikroben geschaffen – damit sie Mikroben sein sollen? Sagt der Herr![67]

Diese ebenso zynische wie moralistische Anthropologie des Mikrobiellen entfaltet sich freilich nur auf *histoire*-Ebene, insofern die Analogie von Mensch und Seuchenbazillus zum umfassenden Bildprogramm, ja zum allegorischen *theatrum mundi* erhoben wird. Das eigentlich Faszinierende des Mikrobendiskurses für die Avantgarden – die Verbindung von Formaffinität und extremer Kleinheit sowie das mediale Prinzip der Vervielfachung – wirkt sich indes auf der Ebene des *discours* kaum aus: Formale Innovationen beziehungsweise rebellische Formzertrümmerung kann der Text aus seinem zentralen Symbol nicht ableiten. Zwar wird hochgradig perspektivisch und szenisch erzählt und die Bildsprache erinnert an Alfred Döblins Frühwerk, doch ist die narrative Gesamtkonzeption geschlossen und kohärent, und der voluminöse Dreiteiler zählt eher zu den epischen als zu den mikrobisch-kleinen Texttypen.

Allerdings versucht Kohl an anderer Stelle durchaus, das Mikrobielle zum poetologischen Programm zu erheben. Im Roman *Der Weg durch die Nacht* – eine nicht minder drastische Geschichte von Lustmord und tödlicher Sühne – entwirft der sprachmächtige Däne eine regelrechte Poetik der Mikrobenansteckung. Infektiöse Bazillen sind in diesem Text, den Herwarth Walden im bedeu-

---

[66] *Mikrobernes Palads* (Roman, 1908), deutsch: Aage von Kohl, Im Palaste der Mikroben, übers. von Mathilde Mann, 3 Bde., Leipzig 1909; vgl. Albert Ehrenstein, Literatur. In: Der Sturm, 4, 186/187, November 1913, S. 135.
[67] Kohl, Im Palaste der Mikroben, Bd. 2, S. 163 f.

tungsvollen *Sturm*-Jahrgang 1913/1914 in Folgen abdruckt,[68] als literarisches Formprinzip gedacht, ohne dass völlig klar wird, wie wir uns das vorzustellen haben. So überlegt der verbitterte Protagonist, der sich über dem Grab seiner ermordeten Frau in universellen Rachephantasien ergeht, „eine vollkommen neue Art von Kunst zu dichten!" Diese neue Kunst enthüllt sich im weiteren Verlauf des Geschehens als Phantasma des lebendigen, zoomorphen Texts:

> Ja, Geschichten, die wie Ungeziefer über die Türschwelle des Lesers dahergekrochen kommen sollen, die lautlos an allen Wänden in seinem Zimmer hinaufkrabbeln, [...] sich als erstickender Gestank von Typhus und Seuche offenbaren, der aus all seinem Getränk aufsteigt! [...] Romane, die sein Fleisch zersetzen, einen säureherben Eiter in alle verborgenen Wunden tropfen [...]. Bücher, ja, die beflecken und schänden, die mit Gewalt nehmen und meuchlings morden.[69]

Mit solch tödlichen Texten will der Protagonist dieselbe Amoral unter die Menschen bringen, die auch zum gewaltsamen Tod seiner Frau geführt hat, und zwar mit „Werken, die ihre Adern mit demselben stinkenden Morast von Blut und Mord füllen".[70] Krabbelnde Geschichten, zersetzende Romane: Die Phantasie der bösen, infektiösen Bücher ist meiner Kenntnis nach einzigartig, denn sie schließt einerseits an die lange Tradition des *moral contagion* beziehungsweise *social contagion* an, die von der Enthusiasmus-Seuche Shaftesburys über Carl Gustav Carus' *Geistes-Epidemien der Menschheit* (1852) bis zu Gustave Le Bons *Psychologie der Massen* (1895/1908) reicht.[71] Andererseits überschreitet sie die semantischen Grenzen der ansteckenden, guten oder bösen Affekte, der Ideen und Glaubenslehren mit Blick auf eine physische Konkretion, ja Vitalisierung der Ansteckungsfigur als *lebende Sprachzeichen*, wie es sie bisher nicht gegeben hat.[72] Diese Bücher stecken nicht nur an, sondern kriechen, morden, vergiften –

---

68 Der Roman, der seit 1912 in deutscher Übersetzung vorlag (Aage von Kohl, Der Weg durch die Nacht. Erzählung, übers. von Mathilde Mann, Frankfurt a. M. 1912), erscheint zwischen Januar und Dezember 1914 im *Sturm*. Die Jahrgänge 4 (1913/1914) und 5 (1914/1915) kann man als Wende zwischen einem Literaturverständnis, das noch ganz an der bildenden Kunst und an Kandinsky orientiert ist, und der dogmatischen Wortkunsttheorie ansehen, vgl. King, Vom Erzählen zur Wortkunst, bes. S. 125–131.
69 Kohl, Weg durch die Nacht, S. 227.
70 Kohl, Weg durch die Nacht, S. 227.
71 S. Kap. II.1.2.1., vgl. Briese, Social Contagionism, S. 21–26. Zur Mikrobenmetaphorik bei Le Bon vgl. Wegmann, Dichtung und Warenzeichen, S. 399–406.
72 Es ist natürlich kein Novum, dass zur alten Ansteckung die neue Mikrobe hinzukommt, dies gilt für politische Ideen ebenso wie für das *moral contagion*, und findet sich etwa bei Gustave Le Bon, Unter den Massen übertragen sich Ideen, Gefühle, Erregungen, Glaubenslehren mit ebenso starker Ansteckungskraft wie Mikroben. In: Le Bon, Psychologie der Massen, übers. von Rudolf Eisler, 4. Aufl., Stuttgart 1922, S. 88, zit. nach Wegmann, Dichtung und Warenzei-

kurzerhand: Sie handeln; genau wie man es von den winzigen Lebewesen aus dem bakteriologischen Labor glaubt. Die von Literaturwissenschaftlern gelegentlich beschworene Vorstellung vom infektiösen, parasitären Text wird hier – und meines Wissens nach nur hier – tatsächlich ganz explizit ausformuliert, und man sieht dabei, welche Plausibilitätsprobleme aus einer solchen metaphorischen Überdehnung entstehen. Genauer gesagt entstehen diese Plausibilitätsprobleme genau dann, wenn im Quellentext die Signifikanten wirklich einmal so selbstständig, vital, ‚begehrend' und areferenziell gedacht sind, wie es manche Vertreter des Poststrukturalismus behaupten. Denn was leistet eine metaphorische Übertragung, die derartig materiell-konkret wird, dass Zeichen und Sachen zusammenfallen? Wie sollen wir uns diese Poetik des bazillären Buches vorstellen? Kleine Texte? Noch kleinere Sinneinheiten, von abstrakter Ungegenständlichkeit? Autonome Selbstbeweger, die die Wände hinaufkrabbeln und anstecken – mit dem Bösen oder auch einfach mit purer Sprachlust? Wie dringen Bücher ein, wie wird der Leser zum manipulierten Wirt des geistigen Gutes? Mit gutem Grund wird diese ‚Poetik der Mikrobenansteckung' in Kohls Roman lediglich imaginiert, beschrieben, nicht jedoch vollzogen. Es bleibt ein Phantasieprodukt, ein Gedankenspiel ohne denkbares Pendant in der romaninternen Wirklichkeit.

Denn nähme man die Idee der bazillären Infektionstexte ernst und folgte Kohls Literaturprogramm dorthin, wo es die metaphorischen Grenzen des *moral contagion* überschreitet, dann würde man wohl kaum auf seine eigenen, wortreichen Romane stoßen, die vom zeittypischen und monotonen Pathos des Ekels nicht ganz frei sind; dafür aber ganz frei vom Abstraktionspotenzial, das im Mikrokosmos steckt. Zählt Abstraktion zu den wesentlichen Verheißungen einer solchen Poetik des Bazillären, dann käme ihr wohl derjenige Autor am nächsten, der parallel mit Kohls Vermarktung durch Walden in den Jahrgängen 1913/1914 seinen Aufstieg erlebt, allerdings selbst gar keine Verbindung zu den Naturwissenschaften hat: August Stramm. Seine Lyrik ließe sich allenfalls als Summe massenhafter, kleinster asemantisch-abstrakter Wort- und Klangeinheiten beschreiben, die von hoher Sinnfülle und Autonomie sind und sprachmagi-

---

chen, S. 400). Was Kohls Poetik wirklich singulär macht, ist, dass die metaphorische Übertragung nicht auf Ideen, sondern auf materielle Zeichen abzielt: Sie stellt Ähnlichkeitsbeziehungen zwischen Mikroben und Schriftzeichen, Mikroben und Büchern her. Das wiederum nimmt gewisse methodische Trends in den gegenwärtigen Kultur- und Medienwissenschaften vorweg, vgl. exemplarisch Elisabeth Strowick: „Der Bazillus produziert offene Rechnungen. [...] Dass auch Hugos Tuberkuloseerkrankung nicht das Ende der textuellen Infektionskette ist, zeigen die Krankheitszeichen Mathildes beim Lernen für das Examen. Wo der gleichzeitig motivisch wie poetologisch wirksame Bazillus die Rechnung immer wieder unterläuft, sorgt er für den Fortgang des Erzählens" (Strowick, Sprechende Körper – Poetik der Ansteckung, S. 234).

sche, eindringliche Suggestivität entfalten; wenn man so will, also Ansteckung, geistige Invasion. Solche Überlegungen sind aber rein assoziativ und kaum referenzialisierbar, zumal für Stramm dieser Kontext wie gesagt nicht relevant ist. Sie machen deutlich, wie schnell Analogiebeziehungen zwischen naturwissenschaftlichen Metaphern, ästhetischer Form und literarischen Medien hergestellt sind und wie viel schwieriger es ist, sie historisch und methodisch zu plausibilisieren.

Festzuhalten ist jedenfalls, dass das *Sturm*-Publikum, das den Aufstieg der Wortkunst erlebte, dank Waldens publizistischem Eifer gleichzeitig auch die krabbelnden Mikrobentexte des dänischen Erzählers zur Kenntnis nehmen konnte. Festzuhalten ist weiterhin und summarisch, dass hier ein Wissenschaftsdiskurs, den man dreißig Jahre früher als Inbegriff des Fortschritts gefeiert hatte, im Moment seines Geltungsverlustes[73] zum Katalysator für die Kunstübungen der Avantgarde wird. Voraussetzung für diese mehr oder weniger singuläre Interaktion ist vermutlich erstens der Alterungs- und Umwandlungsprozess eines wissenschaftlichen Denkstils. Dadurch lockern sich die ursprünglichen Funktionsbindungen der Semantiken, Praktiken, Prozesse; Letztere werden zum frei verfügbaren Reservoir von – grob gesprochen – Formen und Inhalten. Zweite und damit zusammenhängende Voraussetzung ist die lange und verschlungene Kette alltagskultureller und literarischer Transformationen: von Wissen in Bilder, von Bildern in Reflexionen und von Reflexionen in Formprinzipien. Dabei scheint es immer wieder auf die Gegenstandsqualitäten der Kleinheit beziehungsweise Unsichtbarkeit und Unheimlichkeit anzukommen; häufig auch auf die Funktion der Ansteckung, der Übertragung also, die dann bei Tzara und Kohl mit gebührender Unschärfe oder irritierender Konkretheit zum ästhetischen Programm wird. Des Weiteren lassen sich als Leitkriterien der Kunststimulation zusammenfassen: Phantastik und Surrealität, Intermedialität und schließlich Abstraktheit, man hat das bei Odilon Redon, Max Ernst, Paul Klee, Wassily Kandinsky gesehen. Mit Blick auf die literarischen Avantgarden und ihre skeptischen, reflexiven Spiele kommt aber noch ein weiteres wichtiges Kriterium hinzu, dessen literarisches Potenzial bereits bei Gustav Sack deutlich wurde: Fiktivität, genauer gesagt Fiktionsaffinität.

---

73 Vgl. Silvia Berger, die vom „sinkenden Stern der Bakteriologie" spricht (Berger, Bakterien in Krieg und Frieden, S. 292 [Kapitelüberschrift]). Damit beziehungsweise mit der Rede vom Geltungsverlust ist natürlich nicht gemeint, dass Krankheitsverursachung durch pathogene Mikroben grundsätzlich wieder in Frage gestellt würde. Gemeint ist vielmehr der Geltungsverlust des Monokausalitätsparadigmas, das an die oben diskutierte Ausdifferenzierung der Bakteriologie in ihre Nachfolgedisziplinen und an die Zunahme immunologischer und epidemiologischer Komplexität im epistemischen Setting geknüpft ist.

Gerade der wissenschaftsskeptische Fiktionalismus, der auch und besonders vor der Bakterienkunde nicht Halt macht, erweist sich als poetisch äußerst produktiv. In Abwandlung von Dirk Göttsches ‚Produktivität der Sprachkrise‘[74] ließe sich auch von der Produktivität der Mikrobiologieskepsis sprechen: Das skeptische Potenzial entfaltet sich nicht nur in der erkenntnistheoretischen Reflexionsprosa eines Gustav Sack, sondern ebenso in einem weiteren Phänomen, das aus den Avantgarden kaum wegzudenken ist – im Nonsens. Zugrunde liegt den folgenden Überlegungen allerdings nicht das engere, von Peter Köhler inaugurierte Nonsensverständnis im Sinne einer distinkten, komischen Gattung, die als sinnverweigernd und tendenzfrei gedacht ist und sich weitgehend auf die lyrische Traditionslinie Carroll-Lear-Morgenstern-Ringelnatz-Valentin-Gernhardt-Waechter beschränkt.[75] Nonsens wird hier in einem weiteren Sinn verstanden als transgenerisches Element vieler Avantgarde-Texte, das zwar – ganz im Sinne literaturwissenschaftlicher und sprachphilosophischer Definitionsversuche – mit den logischen, naturgesetzlichen oder sprachlichen Regeln derjenigen Denk- und Zeichensysteme bricht, auf die es sich offensichtlich bezieht,[76] das sich aber durchaus mit tendenzhaften Redeformen wie Satire, Parodie, Groteske zu Gattungshybriden verbinden kann.

Fündig wird man etwa bei Albert Ehrenstein, der ab 1910 zunächst als zentraler Akteur des *Sturm* in Erscheinung tritt und dann jeweils kurzfristig als Lektor im Kurt-Wolff-Verlag und bei Fischer tätig ist;[77] auch Ehrenstein gehört zu denen, die von der neuen Mikrobenästhetik infiziert sind. Er preist Kohls Parasitentexte *Der Weg durch die Nacht* und *Im Palaste der Mikroben* als „die besten objektivsten Bücher die je gegen Todes- und Kriegsstrafe geschrieben wur-

---

74 Vgl. Göttsche, Sprachkrise.
75 Vgl. Peter Köhler, Nonsens. Theorie und Geschichte der literarischen Gattung, Heidelberg 1989, bes. S. 13–58; vgl. Peter Köhler, Art. ‚Nonsens‘. In: Reallexikon der deutschen Literaturwissenschaft, hg. von Klaus Weimar et al., Bd. 2: H–O, Berlin 2007, S. 718–728.
76 Vgl. die Definition von Peter Köhler: „Nonsens ist komisch, tendenzlos, textintern ausgerichtet und weicht von empirischen Tatsachen, logischen Gesetzen beziehungsweise Vorschriften oder sprachlichen Regeln ab" (Köhler, Nonsens. Theorie und Geschichte, S. 29). Dass Nonsens immer auf ein semiotisches System bezogen ist, dessen Regeln er auf unmittelbar einsichtige Weise durchbricht, macht der britische Sprachphilosoph William Charlton deutlich: „A sentence which makes sense consists of marks, sounds or the like which belong to a system and has some internal complexity. The same must go for a piece of nonsense. Hence a child's scribbling or a sequence of grunts is not nonsense" (William Charlton, Art. ‚Nonsense‘. In: The British Journal of Aesthetics, 17, 4, 1977, S. 346–360, 347).
77 Zwischen 1910 und 1915 erscheinen 29 Prosastücke Ehrensteins im *Sturm*, Kurzgeschichten und kritische Essays sowie sechzehn Gedichte, vgl. M. S. Jones, Der Sturm. A Focus of Expressionism, Columbia 1984, S. 125.

den",⁷⁸ publiziert 1910 im *Sturm* eine Gelehrtensatire mit dem Titel „Die Parasiten der Parasiten"⁷⁹ und im Neujahrsheft von 1913 dann die kurze Erzählung „Ein krasser Fall von Soldatenmisshandlung", die sich als elaborierter Bazillenhumor erweist.⁸⁰ Hier dient der Mikroben-Interdiskurs einer intrikaten Mischung aus parodistischen, satirischen und sinnverweigernden Elementen, die sich gattungsgeschichtlich kaum mehr einordnen lässt. Entworfen wird eine verkehrte, karnevaleske Welt – das Kaiserreich Mirabilien: In diesem Bachtinschen Kosmos fungieren Himmelskörper, „Siderozoen" und „Sterneninfusorien", als Nahrungsmittel, die man sich wie „Fischroggen aufs Brot [streicht]". Gleichzeitig dienen sie aber auch als ansteckende Krankheitserreger: „In geringer Quantität", so der Erzähler, „sind sie ganz unschädlich, in großen Mengen hingegen rufen sie Cholera hervor". Der Protagonist, Rekrut Reginald Mammuthbaum, wird von seinen Regimentskameraden vergiftet und geht an einer „verhängnisvollen Sternsauce" zugrunde, da die Himmelskörper in seine „Blutbahnen eintreten, wo sie erfahrungsgemäß giftig wirken".⁸¹ Damit ist die Handlung kurz umrissen und auch der Kontext: Die zitierten Textsignale legen Kochs Bakteriologie und das allgemeine kulturelle Wissen um Infektionskrankheiten als realwissenschaftlichen Hintergrund fest, und der komische Effekt resultiert daraus, dass dieses tief internalisierte Alltagswissen auf nonsenstypische Weise verfremdet wird. Anstelle der vertrauten, kausalen und räumlichen Beziehungen zwischen den Wissenselementen treten neue, empirisch unmögliche Beziehungen und erzeugen eine logikwidrige, in sich aber völlig kohärente Welt:

> In seinem Sputum hat man Kometen gefunden. Er starb an Lungensternen, jenen winzigen und scheinbar so harmlosen Mikroorganismen, die wir Planeten nennen. Was hatte

---

78 Albert Ehrenstein, Literatur, S. 135: „Es ist ein fabelhafter Beweis für den Unwert der kritischen Kinkerlitzchen, daß Aage von Kohl, der stärkste Epiker, der seit dem Tod Dostojewkijs erstand, mit seinem ‚Palast der Mikroben', mit seinem ‚Weg durch die Nacht', den besten, objektivsten Büchern, die je gegen Todes- und Kriegsstrafe geschrieben wurden, in Deutschland fast unbekannt blieb". Im September 1913 schreibt Ehrenstein an Ernst Rowohlt, „vergessen Sie im Interesse des Hyperion-Verlages keinesfalls jenen Aage von Kohl, dessen vergriffener ‚Palast der Mikroben', bei weiland Haupt u. Hammon erschienen, ein fabelhafter Schlager für Ihren Verlag wäre. Kohl ist eine geniale Dostojewki-Balzac-Kreuzung, der begabteste lebende Epiker!" (Ehrenstein an Rowohlt, 27. September 1913. In: Ehrenstein, Werke, Bd. 1: Briefe, hg. von Hanni Mittelmann, München 1989, S. 121). Tatsächlich wird Kohls Erzählband *Die roten Namen* 1920 bei Hyperion erscheinen, allerdings nicht mehr unter Rowohlt, sondern unter Wolff, der den Verlag 1917 übernommen hat.
79 Der Sturm, 1, 5, 31. März 1910, S. 36.
80 Albert Ehrenstein, Ein krasser Fall von Soldatenmisshandlung. In: Der Sturm, 3, 142/143, Januar 1913, S. 247 [entstanden 1910]. Übrigens wird das gesamte Heft fast ausschließlich von Albert Ehrenstein bestritten: mit Gedichten, Essays und Kurzprosa.
81 Ehrenstein, Ein krasser Fall, S. 247.

diese gräßliche Erkrankung hervorgerufen? Wahrhaftig, ich schäme mich, es auszusprechen: Rassenhaß!⁸²

Konsequent bezeichnet der randständige Ich-Erzähler, ein „in vielen Feldzügen dekorierter Stabschirurg",⁸³ den vertrauten Vorgang der Bakterieninfektion anstatt mit den vertrauten Begriffen für das unendlich Kleine mit denjenigen für das unendlich Große, mit dem Vokabular des stellaren Makrokosmos. Dabei bricht er mit allen empirischen, logischen und sprachlichen Regeln: Nicht winzige Mikroben verursachen in größeren Lebewesen Krankheiten, sondern riesige Planeten in vergleichsweise kleinen Lebewesen, das ist naturgesetzlich unmöglich, alogisch und gegen alle Bezeichnungskonventionen der Wissenschaftssprache. Gleichwohl mündet die logikwidrige Vertauschung räumlicher Kategorien in eine kohärente phantastische Welt, denn Himmelskörper fungieren im Textganzen als Nahrungsmittel und als lebendige Mikroben in humanen Körpern:

> Wie man weiß, gibt es viererlei Sorten von Sternen [...]. Erst das reifere Alter und zwar nur der geschlechtlich quieszierten Exemplare verbürgt bei den Siderozoen die Genießbarkeit. Jugendliche oder gar infantile Individuen sind als unbekömmlich, unter Umständen sogar als giftig zu bezeichnen [...]. Geselligkeitstrieb, was dasselbe wäre: Erotik, d. h. Hunger läßt Kometen größeren Kometen verfallen [...]. Nur die Sonnen lassen sich leicht fangen, da sie nicht liebes-durstig umherirren wie die Jungen, sondern sexuell gesättigt und widerkäuend ruhig an einem Ort verharren, bis die Luftfischer unseres Kaiserreiches Mirabilien kommen und nach ihnen sehen.⁸⁴

Man sieht, inwiefern ein Wissenschaftsdiskurs mit fiktionsaffinen und phantastischen Zügen zum Nonsens buchstäblich einlädt. Man sieht aber auch, dass sich sprachspielerische Nonsenselemente und Wissenschaftsparodie in der kritischen Avantgarde unter Umständen nicht so sauber trennen lassen, wie es die ‚reine' Lyrik Edward Lears und Christian Morgensterns vielleicht nahelegt. Denn die Erotisierung von Planetenmikroben, die ‚liebesdurstig umherirren' und ‚einander verfallen' ist zweifelsohne als Seitenhieb auf den Pansexualismus der populären Biologie zu verstehen,⁸⁵ der sämtliche Fortpflanzungsvorgänge von Einzellern in einer erotischen Einheitsschau zusammendenkt. Erinnert sei an Wilhelm Bölsches schwärmende und liebende Bazillen am kambri-

---

82 Ehrenstein, Ein krasser Fall, S. 247.
83 Ehrenstein, Ein krasser Fall, S. 247.
84 Ehrenstein, Ein krasser Fall, S. 247.
85 Bölsches tierisches Liebesleben hat bekanntlich in Francés *Das Liebesleben der Pflanzen* (1906) sein botanisches Pendant; Bölsches Erfolgsbuch ist von der Forschung als eines der ersten Bücher der Sexualaufklärung verstanden und in den Kontext der frühen Sexualwissenschaft von Magnus Hirschfeld gerückt worden (vgl. Azzouni, Populärwissenschaft).

schen Urstrand, unsere ältesten Vorfahren, deren urgezeugter Allererster der ‚nackten Aphrodite' gleichgesetzt wurde (s. Kap. II.2.2.3. bis II.2.2.4.).[86]

Bei Ehrenstein tritt aber nicht nur Parodistisches neben das selbstbezügliche Spiel des Nonsens, sondern auch die literarische Reflexion auf dessen Möglichkeitsbedingungen; konkret gesagt die Skepsis als Bedingung von literarischem Nonsens. Denn die Vertauschung von bakterienkundlichen und astronomischen Wörtern ist als Reflexion auf die Arbitrarität wissenschaftlicher Begriffsbildung und ferner auf die Probleme der dazugehörigen Beobachtungspraktiken zu verstehen: Für Mikroben braucht man ein Mikroskop und für Sterne ein Teleskop, beides sind technisch erzeugte Objekte, und man kann an ihrer natürlichen Gegebenheit ebenso zweifeln wie an der Tauglichkeit ihrer Begriffe. Ehrenstein ist zwar mit der Analogiebildung von Astronomie und Mikrobiologie keineswegs allein, er teilt sich diesen szientifisch reformulierten Mikrokosmos-Makrokosmos-Zusammenhang mit etlichen Wissenschaftlern und populärbiologischen Erzählern der Epoche – aber freilich ganz ohne deren Fortschrittseuphorie.

Im Zuge der parallelen Erfolgskurven von Bakteriologie und Astronomie um 1900 waren Bakterien rasch in den Weltraum geraten. Konkret gesprochen waren sie in den Fokus einer tendenziell utopistischen, meist auf den Mars konzentrierten Weltraumliteratur geraten, die wiederum durch Svante Arrhenius' ‚Panspermiehypothese' neue Nahrung erhielt.[87] So verkündet Wilhelm Bölsche 1903 in *Von Sonnen und Sonnenstäubchen*, die höchste Menschenintelligenz sei „der Anlage nach schon im ersten Bazillus" gelegen und hätte „auf dem Mars [...] als Blüte der Anlage so gut entwachsen [können] wie bei uns". Schließlich hatte das Teleskop die Marskanäle und insofern intelligentes Leben auf dem Mars sichtbar gemacht und das Mikroskop jene winzigen Urwesen – Bakterien –, denen die Intelligenzentwicklung auf dem Mars wie auf der Erde geschuldet ist (s. Kap. II.2.2.3.).[88] Diese Spannung zwischen den beiden Polen des Techniktriumphes, der winzigen Welt des Mikroskops und der riesigen Welt des Alls, vermag jenseits von Bölsches Marsianer-Spekulationen auch ausgedehnte Roman-

---

86 Vgl. Bölsche, Liebesleben, S. 99: „Die feuchte Urluft, in der Bazillen schwärmten, – oder das Urwasser, in dem sie sich schlängelten, oder der Urschlammstrand, wo sie krochen: [...] [E]s gab da Fortpflanzung, es gab Liebe".
87 Ein von der Erde losgelöster Mikroorganismus würde, so Svante Arrhenius, „zuerst die Bahn des Mars passieren, dann die der kleinen und der äußeren Planeten, und nachdem er an der letzten Station des Sonnensystems, an der Neptunbahn, vorbeigekommen wäre, weiter ins Unendliche, zu anderen Sonnensystemen hin, getrieben werden". Es folgen ganz konkrete Zeitberechnungen für eine solche spekulative Mikrobenreise durch den Weltraum (Arrhenius, Das Werden der Welten, S. 199).
88 Bölsche, Von Sonnen und Sonnenstäubchen, S. 273.

handlungen aus dem Genre der Science Fiction zu tragen: In Kurd Laßwitz' *Auf zwei Planeten* (1897) ist die Harmonie der Marsianer durch eine bösartige Bazillenerkrankung mit Namen ‚Gragra' bedroht; in H. G. Wells' *War of the Worlds* (1898) ist dieser Plot mit ethisch negativen Vorzeichen versehen – die feindliche Invasion der Marsianer wird durch eine Bazillenspezies gestoppt, die nur für sie tödlich ist.[89] All diese bazillär-kosmischen Utopien, ob populäre Essayistik oder populäre Fiktion, bringen einen naiven Wissenschafts- und Technikglauben zum Ausdruck, der sich auf die optischen Sehhilfen ‚Mikroskop' und ‚Teleskop' stützen kann. Ganz anders Ehrenstein: Ist das Motiv – kosmische Bakterien – zwar das Gleiche, so wird der Wissenschaftsglaube durch eine Skepsis verdrängt, die alles zersetzt: Sichtbarkeit und Existenz von Bakterien, Reisen zum Mars, Tauglichkeit von technischen Apparaten, Tauglichkeit von populärbiologischer Volksaufklärung. Das alles verwandelt sich in wissenschaftlichen Unsinn, der von lustiger Cholera bis zu sexualisierten, wiederkäuenden Sonnen reicht; insofern referieren auch die wissenschaftlichen Wörter auf Fragliches oder vielleicht auf gar nichts. Man kann sie folglich austauschen und nach der Eigenlogik des Nonsens zu neuen Kunstworten und neuen semantischen Beziehungen kombinieren: Aus ‚Protozoen' und ‚Siderisch' werden „Siderozoen", beim Marschieren kann man sich statt Eiterbakterien „einen giftigen Sterne ein[]treten", und „Gestirne [dürfen] nur auf ärztliche Anordnung ausgefolgt werden".[90]

Doch es ist auch von ‚Rassenhass' die Rede, und zwar schon im ersten Satz; zu verstehen ist das als programmatische Ankündigung. Und so dient die Karnevalisierung der Bakterienkunde nicht allein der selbstreflexiven Exposition des Sprachmaterials und der Wissenschaftsparodie, sondern ebenso jenem politischen Engagement der Avantgarden, das sich in den frühen *Sturm*-Jahrgängen noch findet. Bei Ehrenstein richtet es sich gegen den Antisemitismus in den nationalistischen Herrschaftssystemen, der kurz vor Kriegsausbruch immer weiter

---

89 Kurd Laßwitz, Auf zwei Planeten. Roman in zwei Büchern, Weimar 1897; H. G. Wells, The War of the Worlds, London 1898. Laßwitz' *Auf zwei Planeten* liest sich wie eine aufgeklärt-humanitäre Version von Wells' Roman: Die Marsianer leben in Symbiose mit einem Bakterium, das in früheren Epochen die verheerende Seuche ‚Gragra' verursacht hat. Da die Menschen anders als die Marsianer gegen Gragra weder Immunität noch Impfstoff entwickelt haben, wird der Erreger als möglicher biologischer Kampfstoff von antiliberalen Marsianern in Betracht gezogen. Doch am Ende siegt das kantische Ethos, das den Roman auf insistente Weise durchsetzt: „Selbst auf diese [das Wiederaufleben der furchtbaren Krankheit Gragra] hatte Oß in einem geheimen Memorial hingewiesen als auf ein Mittel, die Menschen zu vernichten. Ell scheute sich nicht, dieses Aktenstück zu veröffentlichen. Da erhob sich eine allgemeine Entrüstung in dem überwiegenden Teile der Martier" (Kurd Laßwitz, Auf zwei Planeten, Bd. 2., Kap. „Weltfrieden", S. 525–545, 533).
90 Ehrenstein, Ein krasser Fall, S. 247.

zunimmt. Der Protagonist Mammuthbaum ist nämlich Jude, ein schwächliches, krankheitsempfängliches Individuum, dem von seinen Regimentskameraden absichtlich eine Überdosis ‚Siderozoen' beigebracht wurde:

> Unter dem Beistande des logischerweise gesinnungsverwandten Koches, der das fatale Nahrungsmittel schlecht passierte, im Zeichen eines symbolischen Termines, wurde von den Aufrechten Mirabiliens die übelriechend-zertretene Minderheit und Varietät in Mammuthbaum vernichtet. In der Ehrenstunde unseres Repräsentanten, der 5% Jehovaleute und 95% Andersgeartete zu vertreten hat, dessen Selbsterhaltungstrieb also mit einiger Notwendigkeit für die verschwindende Minorität weniger übrig haben muß als für die dominierende Masse seiner Stammesgefährten: an Kaisers Geburtstag machte man Reginald trunken.[91]

Parodie, Nonsens und Satire kommen im Kaiserreich Mirabilien zusammen, das den Geburtstag des deutschen Kaisers und einen hohen nicht-jüdischen Bevölkerungsanteil feiert; solche Mischungen aus engagiertem und selbstbezüglichem Humor scheinen für Bakteriologiesatiren allenthalben kennzeichnend. Auch die sprachspielerische *Kladderadatsch*-Glosse zum ‚Geldbazillus des Dr. Reinsch' hatte einen satirischen Seitenaspekt, Kapitalismuskritik, und umgekehrt richtete sich H. G. Wells' karnevaleskes Spiel mit Blaupunktbakterien unter anderem gegen politische Verkürzungen im populärbakteriologischen Diskurs. Was nun Ehrenstein betrifft, enthüllt erst eine genaue Rekonstruktion des Kontexts, dass der satirische Impuls hier nicht allein gegen den allgegenwärtigen Antisemitismus und die allgegenwärtige Mikrobiopolitik gerichtet ist.

Vielmehr richtet er sich ganz gezielt gegen eine neue, unheilige Allianz von Bakterienkunde und Rassenhygiene, die von einigen bakteriologischen Dissidenten ab der Jahrhundertwende vertreten wird. Mittlerweile ist der stille Träger zum epistemischen Ensemble der Bakteriologen hinzugekommen und das Monokausalitätsparadigma ist so unter Druck geraten, dass neue Erklärungsmodelle für die stark variierende, individuelle Krankheitsanfälligkeit gefunden werden müssen. Adolf Gottstein und Ferdinand Hueppe, zwei systemkritische Bakteriologen der ersten Stunde, sowie der Hygieniker Max von Gruber machen vererbte Konstitutionen beziehungsweise rassische Degeneration im Verbund mit dem Lebensstil für erhöhte Krankheitsanfälligkeit verantwortlich, vor allem für Tuberkulose, Gonorrhoe, Syphilis, aber auch für akute Seuchen.[92] Solche chronischen oder akuten Infektionen treiben dann wiederum die Degeneration des Kollektivs voran: „Die neueste Pestepidemie" habe die bekannte Tatsache bestätigt, schreibt Gottstein 1898 mit Bezug auf den Ausbruch in Hongkong, „dass diese Seuche die elenden Quartiere der eingeborenen Asiaten fast aus-

---
91 Ehrenstein, Ein krasser Fall, S. 247.
92 Vgl. Weindling, Health, Race and German Politics, S. 170–173.

schließlich befiel, die besseren Wohnungen der reinlich lebenden und sich besser ernährenden Europäer aber fast ganz verschonte".[93] Ferdinand Hueppe geht noch weiter, insofern sich bei ihm Hygiene, Epidemiologie und Arier-Rassismus zu jenem Gemenge verbinden, das dem populären antisemitischen Klischee vom ‚jüdischen Bazillus' neue Nahrung gibt.[94] Schließlich sind vor allem solche Rassen von Degeneration und Infektanfälligkeit betroffen, die Inzucht betreiben oder durch ein jahrhundertelanges Städterleben schlechter an variierende Umweltbedingungen angepasst sind als das rassengesunde Naturvolk der Arier:

> Die Juden [erscheinen] infolge des Ghettolebens als eine bereits rein städtische Rasse [...]. Dass die physische Erscheinung der Juden durch das Stadtleben nicht gerade gewonnen hat, ist hinlänglich bekannt. Im Gegensatze zu den Juden haben sich die anderen eigentlichen europäischen Rassen stets schonungslos dem Kampfe gegen das Aussenklima ausgesetzt, und zwar sowohl in den Kriegen als auch im Ackerbau, darin ist auch ihre physische Überlegenheit begründet.[95]

Zur kulturell erworbenen, schwächlichen Konstitution der jüdischen Rasse kommen genuine morphologische Unterschiede hinzu, die die Minderwertigkeit anatomisch objektivieren sollen; neben dem ‚phthisischen Thorax' wird vor al-

---

93 Adolf Gottstein, Allgemeine Epidemiologie, Leipzig 1897, S. 101. Man sieht, dass die Argumentation weitgehend zirkulär ist: Tuberkulose, Syphilis und Alkohol sind die drei großen Übel, die zur Degeneration der Erbmasse und des Volkskörpers führen und dann wiederum die einzelnen Individuen anfälliger für diese chronischen bakteriellen Erkrankungen machen – Letztere sind also gleichzeitig Ursache und Folge, vgl. dazu auch Rudolf Eucken/Max von Gruber, Ethische und hygienische Aufgaben der Gegenwart. Vorträge, gehalten am 8. Januar 1916 in der Neuen Aula der Berliner Universität, Berlin 1916, S. 27–33.
94 Vgl. Weindling, Health, Race and German Politics, S. 170. Dass die fatale Metapher nicht erst dem seuchenpolitisch inspirierten Ideenhaushalt der Nazis entsprungen ist, sondern bereits seit der Jahrhundertwende fest zum antisemitischen Stereotypenvorrat gehört, macht der Sprach- und Kommunikationsforscher Haig Bosmaijan deutlich: „‚Red dragon' and ‚Jewish bacillus' were not mere figures of speech in Nazi persuasion; their use was so persistent, so constant, so vehement, that in effect they usurped the place of the objects in the perception of the audiences [...] the Jews were not like a demon or bacillus, they were both demon and bacillus" (Haig Bosmaijan, The Magic Word in Nazi Persuasion. In: ETC. A Review of General Semantics, 23, 1966, S. 9–21, 19 f.). Alexander Bein weist in seinem klassischen Aufsatz nach, dass die Vorstellung vom parasitär lebenden jüdischen Volk im Sinn des biologischen Mitessers schon bei Herder (*Ideen zur Philosophie der Geschichte der Menschheit* [1784]) auftaucht und dann im neunzehnten Jahrhundert eine steigende Konjunktur erlebt, die in *Mein Kampf* gipfelt. Dabei schwindet in dem Maß, in dem die Biologisierung zunimmt, die Metaphorizität zugunsten einer ganz eigentlich gemeinten Identifikation von Juden mit lebenden Schmarotzern, und zwar besonders dann dann, als die Bakteriologie mit den Begriffen ‚Bazillus' und ‚Bakterium' neues semantisches Material zum alten Parasitendiskurs beisteuert (Bein, Der jüdische Parasit, insb. S. 129, 137–146).
95 Hueppe, Handbuch, S. 219.

lem mit Schädelformen argumentiert. Die Juden seien „in Kleinasien entstanden als eine Mischung von langschädeligen Semiten, langschädeligen Hamiten und rundschädeligen Alarodiern mit einer kleinen Beigabe von langschädeligen Ariern",[96] heißt es bei Hueppe. Als Therapeutikum gegen die entsprechenden Degenerationserscheinungen werden rassische Auslese und praktische Stärkung der Volkskonstitution empfohlen, und so entstehen Affinitäten zwischen rassenhygienischer Epidemiologie und Eugenik; der Bakteriologe Gottstein etwa bezieht sich umfassend auf Ploetz' *Grundlinien einer Rassen-Hygiene* (1895).[97] Dieser Kontext ist nun zum Verständnis des satirischen Affekts bei Ehrenstein erforderlich, denn der streitbare *Sturm*-Literat thematisiert genau jenen Zusammenhang von Degenerationstheorien, Kraniologie, Infektionsdenken und Antisemitismus, der den verstiegenen Argumentationen der eugenischen Seuchenhygieniker zugrunde liegt.[98] Mammuthbaums rascher Infektionstod wird vom Erzähler mit einem antinietzscheanischen „Wille[n] zur Degeneration" und mit morphologischen Eigenheiten begründet:

> Und so liegt gegenwärtig bei den Stammesgenossen Reginalds ein den Rekrutierungen unbekömmlicher Wille zur Degeneration vor. Ihre Füße besitzen bereits keine Trittfläche mehr, nach der gewiss authentischen Klageschrift der Hutmachergenossenschaft weisen ihre Lockenköpfe sonst nur bei Säuglingen übliche Dimensionen auf.[99]

Füße ohne Trittfläche und winzige Köpfe: Haben die Einzelindividuen eines derart geschwächten Rassenkörpers in der Satire keinen Anspruch auf Leben, so haben sie in den realhistorischen medizinischen Debatten zumindest keinen Anspruch auf Krankheitsschutz und sozialhygienische Maßnahmen. Im vieldiskutierten „Conflict zwischen Rassen- und Individual-Hygiene" gelten „Rassewohl"[100] beziehungsweise Reinhaltung der arischen Rasse als oberstes Ziel, weshalb degenerierte, krankheitsanfällige Individuen oder entsprechende ethnische Gruppierungen an ihren Bazilleninfektionen ungehindert zugrunde gehen sollen – für Eugeniker und eugenische Epidemiologen dient das der rassischen Auslese. Insofern liefert der ‚bazillenartige Jude' die Lizenz zu seiner Ausmerzung gleich mit, was Hueppe, Gottstein, Gruber oder auch Ploetz natürlich

---

96 Hueppe, Handbuch, S. 220.
97 Gottstein, Allgemeine Epidemiologie, S. 90–111; vgl. Weindling, Health, Race and German Politics, S. 167 f.
98 Ehrenstein hat zwischen 1905 und 1910 in Wien studiert und bewegt sich nach 1910 zwischen den literarischen Zentren Berlin, Wien und Prag. Hueppe ist bis 1912 in Prag Hygieneordinarius und zählt zu den maßgeblichen Akteuren in der österreichischen Seuchenmedizin.
99 Ehrenstein, Ein krasser Fall, S. 247.
100 Alfred Ploetz, Grundlinien einer Rassen-Hygiene, Teil 1: Die Tüchtigkeit unserer Rasse und der Schutz der Schwachen, Berlin 1895, S. 196, 207.

nicht in dieser Konsequenz formulieren. Sie fordern ‚lediglich', dass minderwertiges Leben sich weder fortpflanzen noch den Schutz der Präventivmedizin erhalten dürfe.[101] An diesem Punkt kann Literatur, die frei von Wirklichkeitsverpflichtung ist, weiter gehen: Sie kann das, was viele denken, aber noch nicht explizit zu sagen wagen, ausformulieren, exponieren und gleichzeitig an den Pranger stellen. Man hat das an Schnitzlers fiktivem Arzt Bertold Stauber in *Der Weg ins Freie* (1908, s. Kap. II.3.3.3.) gesehen, der ‚unwertes Leben ausmerzen' will und damit aus dem Normensystem des Romanganzen herausfällt; und man sieht es noch deutlicher fünf Jahre später an Ehrensteins Politgroteske. Ihr degenerierter ‚jüdischer Bazillus' Mammuthbaum muss an den Bazillen zugrunde gehen, für die er so anfällig ist:

> An wunden Stellen mochte es schon früher im Rachen nicht gefehlt haben, [es] ließ die seltenen Gäste in die Blutbahnen eintreten, wo sie erfahrungsgemäß giftig wirken. Namentlich wenn Trunkenheit ihre Virulenz steigert. Zu spät holte man mich. Ich legte mein Ohr an Reginalds Thorax. Wenn Bazillen in Unsereinen einmarschieren, singen sie zuerst ihre Volkshymne. Es ist ja ein Triumph für sie. Und auch diese hier produzierten sich in Mammuthbaum: bei ihren Atembewegungen und Umschwüngen summten die Sterne in ihm – ihm und sich die Sterbegesänge.[102]

Sterne in der Blutbahn eines degenerierten Trinkers und anthropomorphe, singende Bazillen, die der chauvinistischen Unterhaltungskultur des ärztlichen *Liederbuches* entsprungen scheinen: Der Text stellt die zeittypischen Verflechtungen von Hoheitspolitik, Bakteriologie und Rassenhygiene zur Schau und ist demnach Militär- und Medizinsatire in einem.

Es zeigt sich aber auch, dass der zugrunde liegende wissenschaftliche Interdiskurs mittlerweile so implikationsreich ist, dass er Gattungsmischungen, verwilderte Schreibweisen anstößt: Da ist zunächst die politische Provokation durch Radikalisierungen in der Bakteriologie, sie fordert das ethische Engagement heraus, das die Satire leistet. Dann sind da weiterhin die populären Verzerrungen des Mikrobendiskurses, die ‚liebesdurstigen' Infusorien, tanzenden Bazillen und Protisten aus dem erotischen Pandämonium Wilhelm Bölsches. Sie fordern jene praktische Kritik am populärwissenschaftlichen Sprachverderb – und damit die Parodie – heraus, die Ehrenstein von seinem Mentor Karl Kraus lernen konnte. Denn auch Kraus, der Ehrensteins früheste Arbeiten in der *Fackel* druckt[103] und an der redaktionellen Konzeption des *Sturm* beteiligt ist,

---

101 Letzteres bezeichnet Ploetz als „Contraselection", die dem Rassenwohl nicht zuträglich sei (Ploetz, Grundlinien einer Rassen-Hygiene, S. 187).
102 Ehrenstein, Ein krasser Fall, S. 247.
103 Kraus hat im Kontext seiner Förderung der frühen Expressionisten ein besonderes Interesse an der Entwicklung des Dichters Ehrenstein. In zehn der elf *Fackel*-Ausgaben zwischen

exerziert seine Sprachkritik immer wieder am journalistischen Jargon der Mikrobenentertainer durch. Das reicht von den Cholerabazillen ‚im Gehackten' des Serienmörders Hopf bis zu den Absurditäten der Berichterstattung über Bazillenträger: In der Neuzeit könnten, so heißt es in der *Fackel* acht Monate nach Ehrensteins *Sturm*-Publikation, „Bazillenträger, nachdem die Dejekte effektiv auch nicht eine Spur von einem Alzerl eines Verdachts von einem Symptom gezeigt haben, interviewt werden und weitere Details von sich geben". Früher hingegen seien

> die Dejekte nicht ständig untersucht w[o]rden, während es jetzt ständig in der Zeitung steht [...]. Denn die Cholera hat ihren Schrecken an die Presse verloren, und die Bazillenträger der Kultur, die ruchlosen Verbreiter dieser Bazillenkultur befinden sich vollständig wohl.[104]

Zur ruchlosen Bazillenkultur und den ruchlosen Verbreitern dieser sprachlichen ‚Dejekte' zählen für ihre intellektuellen Kritiker strenggenommen nicht nur Journalisten, die sich im Konkurrenzkampf um Aufmerksamkeit unermüdlich am gefährlichen Mikrokosmos bedienen. Es zählen auch Verniedlicher wie Bölsche dazu, deren mikrobiologische Anthropomorphismen zwischen schaumgeborener Aphrodite und spielenden Rumpelstilzchen[105] ebenso ans Absurde grenzen wie die paranoide Berichterstattung über Bazillenträger. So dürfte Kraus, der Ehrensteins bakteriologiekritische Erzählung korrekturliest und die Rückmeldung erhält, Ehrenstein habe den Text Kraus' „Intentionen gemäß überarbeitet",[106] mit dessen kritischen Impulsen recht einverstanden gewesen sein.

Schließlich kommt zur praktischen Kritik an einer übersteigerten ‚Bazillenkultur' und ihren sprachlichen Entgleisungen in Ehrensteins Erzählung die produktive Kehrseite der absoluten Sprachkritik hinzu: das selbstbezügliche Spiel mit den Begriffen einer fragwürdigen Wissenschaftssprache. Dies alles, Satire, Wissenschaftsparodie und begriffskritischer Nonsens, geht ineinander über, und man sieht, auch im Rückblick auf Strindbergs *Blaubuch*, inwiefern der zugrunde liegende Interdiskurs immer wieder Gattungscollagen stimuliert, die

---

Juli 1910 und Mai 1911 erscheinen Gedichte, Erzählungen und Essays Ehrensteins, vgl. Karl Kraus, ‚Literatur oder Man wird doch da sehn'. Genetische Ausgabe und Kommentar, hg. von Martin Leubner, Göttingen 1996, Kommentarteil S. 213–218, bes. S. 217.
104 Kraus, Begleiterscheinungen der Cholera, S. 6.
105 Bakterien erscheinen in der infantilisierenden Märchensprache des *Liebeslebens* unter anderem. als „Rumpelstilze", „Dezimierungsrumpelchen" oder „als knurrige Einsiedler, [die] nach Herzenslust [jagten und fischten]" (Bölsche, Liebesleben, S. 131–134).
106 Ehrenstein an Karl Kraus, 3. September 1910. In: Ehrenstein, Werke, Bd. 1: Briefe, hg. von Hanni Mittelmann, München 1989, S. 49.

sich allen Definitionen widersetzen.[107] Vor allem wäre es in Anbetracht der sprachspielerischen Gesamtstruktur unangemessen, den Text auf politische Didaxe zu reduzieren. Heilbar ist die moralisch korrupte und entzauberte gesellschaftliche Realität aus Sicht der Avantgardisten doch nur durch eine verabsolutierte Kunst, die keine Beschränkungen kennt, und dieses Primat wird gerade an den Naturwissenschaften durchexerziert. Auch bei Ehrenstein dienen die Naturwissenschaften letztlich der Wendung gegen das von ihnen geschaffene Weltbild, vor allem gegen die politischen Implikationen dieses Weltbildes. Denn der wissenschaftliche Rassismus kann, das führt der Text vor, nicht von Gesetzen oder gesellschaftlichen Revolten überwunden werden, sondern nur von der totalen Kunst der Kunstrevolutionäre. Sie überschreitet nicht nur als Textcollage aus Lilienmilchseife und Weltseele[108] oder aus Mikroskop und Mira-

---

107 In der Forschung wurde Ehrensteins Kurzprosa im *Sturm* als singuläre Mischung „of the comic and the serious" bezeichnet, wobei diese Grundspannung als äußerst produktiv anzusehen ist: „Such tension, when coupled with Ehrenstein's range of narrative imagination, produces a style of grotesque imagery and of satire and irony which is more intense than that of Scheerbart or Friedländer or of any other contributor of *Der Sturm*" (Jones, Der Sturm, S. 125). Zur Mischung von engagierten und selbstbezüglichen Schreibweisen in Ehrensteins *Sturm*-Prosa vgl. S. 129.

108 Der Name ‚Dada' verdankt sich nicht oder nicht nur dem bekannten Ursprungsmythos, demzufolge er zufällig und gemeinsam im Lexikon gefunden wurde. Er geht vielmehr auf einen geschützten Markennamen der Parfümeriefirma Bergmann & Co. zurück, die 1885 in Dresden gegründet und später nach Radebeul verlegt wurde. Ihr Firmenzeichen war das Steckenpferd und unter diesem einprägsamen Namen wurde dann auch das Spezialerzeugnis der Firma erfolgreich vertrieben, eine populäre Lilienmilchseife. Der Text der in den Massenmedien der 1910er Jahre omnipräsenten Bild-Annonce lautet zunächst: „Steckenpferd Lilienmilch-Seife erzeugt zarte weiße Haut und blendend schönen Teint" (Die Jugend 1913, Nr. 2, S. 50; Nr. 4, S. 112; Nr. 10, S. 292; Nr. 14, S. 406; Nr. 16, S. 468; Nr. 18, S. 528; Nr. 22, S. 646). Er wird 1914 – leicht modifiziert – zu: „Steckenpferd-Seife ist die beste Lilienmilch-Seife für zarte weiße Haut und blenden schönen Teint" (Die Jugend 1914, Nr. 2, S. 52). Die erfolgreiche Firma expandiert unter anderem nach Zürich und vertreibt dort weiterhin ihre Lilienmilchseife, jetzt unter dem Namen „Bergmanns Lilienmilch-Seife" (vgl. Annonce in: Am häuslichen Herd. Schweizerische Illustrierte Monatsschrift zur Unterhaltung und Belehrung, XVII, 2, November 1913, S. 70). Ferner kommt als neuer Artikel ein Haarwasser hinzu, für das der Markenname ‚Steckenpferd' in das französische Wort ‚Dada' übersetzt wird. Dies bedeutet kindersprachlich das Objekt ‚Steckenpferd' und metaphorisch – ebenso wie im Deutschen – ein besonderes Hobby, einen ‚Tick'. Der Text der entsprechenden Bild-Annoncen in der illustrierten Schweizer Presse lautet: „‚Dada' – haarstärkendes Kopfwasser. Bergmann & Co. Radebeul – Dresden [...]. Dieses unübertreffliche und zur Haarpflege sehr empfehlenswerte fetthaltige Haarwasser ist à Fr. 3.- erhältlich in besseren Coiffeur-Geschäften sowie in der Parfümerie Bergmann & Co, Zürich, Bahnhofstraße 51" (vgl. Am häuslichen Herd. Schweizerische Illustrierte Monatsschrift zur Unterhaltung und Belehrung, XVII, 3, Dezember 1913, S. 105). Auf genau diese intermedialen, werblichen und linguistischen Zusammenhänge spielt Hugo Ball in seinem Eröffnungsmanifest an, das er am 14. Juli 1916 anlässlich des ersten Dada-Abends in Zürich vorträgt: „Dada ist eine

bilien permanent die Grenzen zwischen Kunst und Alltag oder Kunst und Wissenschaft. Sie erklärt damit umgekehrt auch alles zur Kunst, was eigentlich nicht Kunst ist, etwa zum weltumspannenden Gesamtkunstwerk *MERZ*. Kehrseite des radikalen Ikonoklasmus ist also die Totalität einer Kunst, die nichts außerhalb ihrer selbst gelten lässt, keine Astronomie und keine Mikrobiologie; jegliches diskursive Wissen wird der absoluten Autorität des Ästhetischen unterstellt. In diesem Zusammenhang ist es bemerkenswert, dass der kleine, von der Literaturwissenschaft völlig vernachlässigte Text Ehrensteins eine vergleichsweise große Wirkung im Feld der Avantgarde erzielt, man sieht das an seiner erstaunlichen Publikationsgeschichte. Die Erzählung vom Rekruten Mammuthbaum wurde insgesamt viermal neu aufgelegt, und zwar in bedeutenden Medien und Foren des künstlerischen Aufbruchs: 1913 als Beitrag im *Sturm*, dann 1916 unter dem Titel „Mammuthbaum" im Prosaband *Nicht da nicht dort*, der als Band 27/28 in Wolffs Reihe *Der jüngste Tag* erscheint; dann 1919 bei Fischer im Band *Zaubermärchen* unter dem ursprünglichen Titel und schließlich 1926 bei Rowohlt in einem Band gesammelter Erzählungen, wieder unter dem Titel „Mammuthbaum".[109]

Hier lässt sich folgendes Fazit ziehen: Mikrobentexte zünden weiterhin, bündeln immer noch und immer wieder Aufmerksamkeit, nicht nur die eines nationalistisch geprägten Bürgertums, sondern auch diejenige seiner avantgardistischen Gegner. Die zentrale Sinnstruktur hat ein maximales Maß an Beweglichkeit erreicht – Herrschafts- und Wissenssymbol, Unterhaltungsartikel, ästhetisches Formprinzip und Medium der Erkenntnisreflexion. 25 Jahre später ist diese Vielfalt an Funktionen und Bedeutungen, in der sich der mediale Pluralismus des frühen zwanzigsten Jahrhunderts spiegelt, verschwunden. Im Zuge ei-

---

neue Kunstrichtung. Das kann man daran erkennen, daß bisher niemand etwas davon wußte und morgen ganz Zürich davon reden wird. Dada stammt aus dem Lexikon. Es ist furchtbar einfach. Im Französischen bedeutet's Steckenpferd. Im Deutschen heißt's Addio, steigts mir den Rücken runter [...]. Wie kann man alles Aalige und Journalige, alles Nette und Adrette, alles Vermoralisierte, Vertierte, Gezierte abtun? Indem man Dada sagt. Dada ist die Weltseele, Dada ist der Clou, Dada ist die beste Lilienmilchseife der Welt. Dada Herr Rubiner, Dada Herr Korrodi. Dada Herr Anastasius Lilienstein." (Hugo Ball, Dadaistisches Manifest. In: Manifeste und Proklamationen der Europäischen Avantgarde (1909–1938), hg. von Wolfgang Asholt und Walter Fähnders, Stuttgart 1995, S. 121 f., 121). Vgl. Hans Burkhard Schlichting, Anarchie und Ritual. Hugo Balls Dadaismus. In: Dionysius DADA Areopagita. Hugo Ball und die Kritik der Moderne, hg. von Bernd Wacker, Paderborn 1996, S. 41–68, bes. S. 45–48, vgl. auch Wegmann, Dichtung und Warenzeichen, S. 205 f. sowie Curt Reuter, Chronik Radebeul, 1966, S. 50, https://web.archive.org/web/20140201230843/https://home.arcor.de/ig-heimat/download/chronik/Chronik-Radebeul-Reuter.pdf [zuletzt aufgerufen am 06.05.2020].

109 Vgl. Albert Ehrenstein, Werke, Bd. 2: Erzählungen, hg. von Hanni Mittelmann, München 1991, Kommentar zur Überlieferungsgeschichte, S. 450.

ner Gleichschaltung, die auch die Sprache betrifft, und zwar wissenschaftliche Begriffe wie kollektive Symbole, ist die Vielfalt der Wissensfigur eingeengt worden auf die eine, fatale Bedeutung, die in den Subscriptiones immer schon mit enthalten war: ‚Judenbazillus'. Doch um 1910 steht das Unsichtbare wie gesagt auch den späteren ‚Entarteten' noch als freier Sinnträger zur Verfügung, auch Kohls Phantasma der bazillären Bücher erscheint ja wenig später im *Sturm*. Kreuzten sich also in den Kreisen der Wiener Moderne deren Wahrnehmungs- und Selbstverständigungsproblematik in der Sprache der Bakteriologen, so überkreuzen sich im Leitmedium der expressionistischen Wortkunst politisierte Bakteriologie, literarische Formdebatten und epistemologischer Skeptizismus.

Grundsätzlich scheint die einzigartige Mischung aus Abstraktheit, Absurdität und Aggressivität, die das Mikrobensymbol im frühen zwanzigsten Jahrhundert kennzeichnet, jene Darstellungsmontagen zu befördern, die tendenziell mit allen Traditionen brechen und die das eigentlich Avantgardistische an der Avantgarde ausmachen. Besonders an solchen Formexperimenten zeigt sich, dass die Auseinandersetzung mit den Naturwissenschaften in der Literatur der Moderne weder auf Korrektur beziehungsweise Komplementarität noch auf ein rein intrinsisches Spiel poetischer Zeichen beschränkt ist. Vielmehr läuft sie letztlich auf beides hinaus: auf Kritik und Überbietung natürlich, das gehört im Nachnaturalismus zum guten Ton, aber ebenso auf eine überbordende Lust am Unvorstellbaren und an dessen technokratischer Sprache, die zum Spielmaterial für jedwede Form des literarischen Experimentalismus wird. Und so sind auch alle Kombinationen möglich: Bei Ehrenstein etwa dominieren an der Textoberfläche Satire, Phantastik und Parodie, die fiktionalistische Reflexion läuft eher implizit ab; bei Sack hingegen stehen Fiktionalismusreflexion und Vorgänge des poetischen Imaginierens im Vordergrund.

Was das reine Fingieren von unsinnigen oder phantastischen Sprachobjekten betrifft, würde man freilich am ehesten an Morgenstern denken, der übrigens zu Ehrensteins Vorbildern zählt.[110] Nun hat zwar Morgenstern kein Bazillengedicht verfasst, dafür aber ein anderer Vertreter jener Nonsenstradition, der auch Morgenstern verpflichtet ist. Die Rede ist vom vielzitierten Gedicht „The Microbe" (1897)[111] des edwardianischen Dichters, Essayisten und Kulturkritikers Hilaire Belloc, der Zeitgenosse von H. G. Wells, George Bernard Shaw und engs-

---

110 Ehrenstein schreibt – mit Blick auf eine idealisierte, dichterische Ahnenreihe – von Bert Brecht, er sei ein Genie der Stilmontage, „aus seinem Bauche reden Friedrich Hölderlin und Georg Büchner, aus seinem Bauche katern Georg Heym, Christian Morgenstern und Ringelnatz" (Albert Ehrenstein, Bert Brecht. In: Ehrenstein, Werke, Bd. 5: Aufsätze und Essays, hg. von Hanni Mittelmann, Göttingen 2004, S. 187).
111 Hilaire Belloc/Basil Temple Blackwood, The Microbe. In: Belloc/Blackwood, More Beasts for Worse Children, London 1897, S. 47 f.

ter Freund von G. K. Chesterton ist. Wie Morgenstern stützt sich Belloc, der Dichter des *light verse*, auf die poetische Traditionslinie Lewis Carroll und Edward Lear,[112] und so fehlen dem Gedicht im Unterschied zu Ehrensteins Siderozoen-Nonsens jegliche Ansteckungs- und Bedrohungskonnotationen, schlicht jegliche Biopolitik. Was bleibt, ist die reine Komik eines reinen Sprachobjekts, das zudem immer schon intermediale Züge hat:

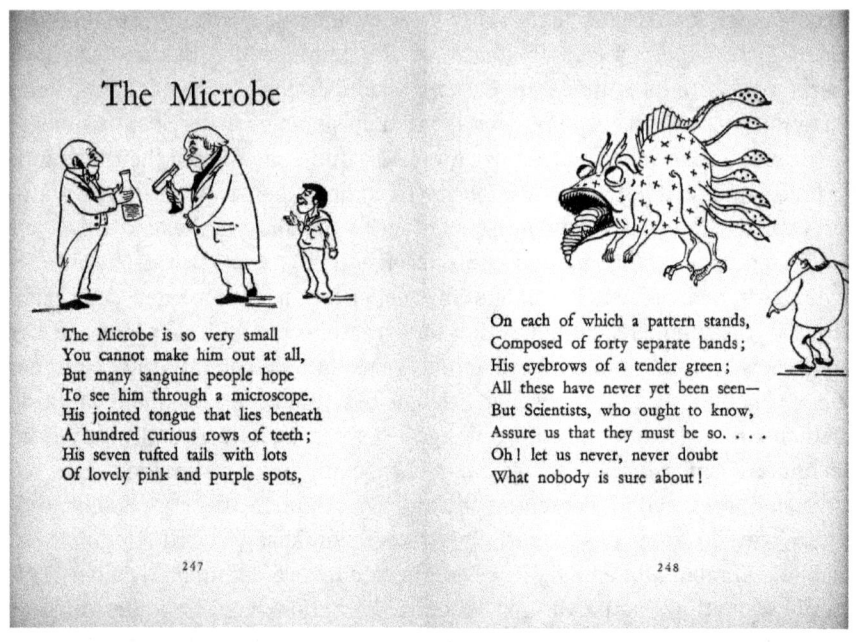

Abb. 40: 'The Microbe' from *Cautionary Verses* by Hilaire Belloc (drawing by Basil T. Blackwood), reprinted by permission of Peters Fraser & Dunlop (www.petersfraserdunlop.com) on behalf of the Estate of Hilaire Belloc.[113]

Bei genauer Betrachtung zeigt sich, dass dieses Kindergedicht für Erwachsene den Zusammenhang von problematischer Beobachtung, ontologischem Zweifel,

---

112 Nach dem Erscheinen des Gedichtbandes *More Beasts for Worse Children* stellt die British Academy fest, dass Belloc gleich bedeutend wie Carroll sei und Lear sogar überlegen, ein gutes Nonsens-Buch sei „as rare as a visit from the angels" (zit. nach Joseph Pearce, Old Thunder. A Life of Hilaire Belloc, San Francisco 2002, S. 64).
113 Die Bildunterschrift folgt den genauen Vorgaben der Rechteinhaber. Die korrekten bibliographischen Angaben lauten folgendermassen: Hilaire Belloc/Basil T. Blackwood, The Microbe. In: Belloc, More Beasts for Worse Children [1897]. In: Belloc/Blackwood, Cautionary Verses. Illustrated Album Edition with the Original Pictures by B. T. B. and Nicolas Bentley, New York 1941 [1897], S. 205–250, 247 f.

Fiktivität und Sprachwitz, von dem das letzte Kapitel handelte, in nuce inszeniert; insofern kann man es auch als Metatext der Mikrobiologieskepsis verstehen. Zunächst wird eine phantastische Kreatur von der lyrischen Sprechinstanz evoziert, wobei sich poetischer Schreibvorgang und Genese des poetischen Objekts parallel vollziehen, im Akt des Fingierens: „His jointed tongue that lies beneath a hundred curious rows of teeth; his seven tufted tails with lots of lovely pink and purple spots" usw. Das, was unsichtbar winzig ist, was man im Mikroskop vielleicht zu sehen hofft, hat eine gespaltene Reptilienzunge, hunderte von Zahnreihen, grüne Augenbrauen und sieben Schwänze mit farbigen Punkten. Es ist also märchenhaft, komisch, phantastisch, nur eines nicht – empirisch möglich. Und so mündet der Akt des Fingierens in die pointenhafte Einsicht, dass dies doch alles niemals gesehen wurde und also nicht existent ist: „All these have never yet been seen" – obwohl uns die Wissenschaftler konsequent über alle berechtigten Zweifel hinwegtäuschen. So ist auch dieser Text Reflexion über wissenschaftliche Praktiken und ihre poetische Überbietung gleichermaßen. Er kommt dem an Mauthner geschulten Sprachskeptiker Morgenstern sehr nah und kann demnach trotz seiner leichten Verständlichkeit und der üblichen Zuordnung zur komischen Kinderliteratur durchaus der bakterienkundlich inspirierten Moderne zugerechnet werden.

Das betrifft auch die oben diskutierte, produktive Verbindung von Intermedialität und Phantastik, da verschiedene Zeichensysteme beim Fingieren des Objekts komplementär zusammenwirken. Einerseits schaffen Märchensemantik, wohlgeordnete jambische Rhythmen und wohlgeordnete Paarreime einen geschlossenen, poetischen Sinnzusammenhang von Sprachding und fingierendem Schreibakt. Andererseits vollziehen die Cartoons des kongenialen Illustrators Basil T. Blackwood jene logikwidrige Vertauschung räumlicher Kategorien, die auch Ehrensteins Bazillennonsens kennzeichnet: Auf der linken Seite sind die Insignien der Bakteriologie – Mikroskop und Reinkulturflasche – in den Händen skurriler Wissenschaftler dargestellt und insofern die Hilfen zur Sichtbarmachung des Winzigen. Doch das rechte Bild widerspricht dem linken logisch und empirisch, denn es zeigt das, was sichtbar gemacht werden soll, als riesige und nicht als winzige Kreatur; sie ist deutlich größer als das sie beherbergende Gefäß, deutlich größer auch als der sie betrachtende Mensch. Und dass diese Kreatur nicht zum Fürchten ist, wie die Wissenschaftler oder der Protosurrealist Redon uns glauben machen wollen, sondern zum Lachen – das stellt die Zeichnung sicher, die statt dem Monsterschema dem Clownschema folgt.[114] Ein Jahr nach Redons letztem Bruch mit der Tradition der komischen

---

114 Das Tier als Clown gehört für Maria Lypp zu den karnevalesken Stereotypen in der komischen Kinderliteratur, vgl. Maria Lypp, Tiere und Narren. Komische Masken in der Kinderlite-

Mikrobenkarikatur wird diese also ungehindert fortgesetzt; die Gleichzeitigkeit ganz unterschiedlicher ikonischer Genres scheint ebenso zur explosiven Kunststimulation durch das Unsichtbare zu gehören wie die literarische Gattungsmischung. Es bleibt hinzuzufügen, dass auch Bellocs und Blackwoods Text-Bild-Ensemble breit wahrgenommen, sogar enorm populär wurde: Die Gedichtsammlung *More Beasts (for Worse Children)* gilt im Verbund mit den weiteren *light-verse*-Bänden Bellocs, *The Bad Child's Book of Beasts* (1896) und *Cautionary Tales for Children, designed for the Admonition of Children between the Ages of Eight and Fourteen* (1907), als sein literarisches Hauptwerk und erlebt viele Auflagen – im Gegensatz zur späteren Flut von historiographischen Essays und Romanen, die im Dienst einer antisemitischen, antiliberal-katholischen Geschichtsinterpretation stehen.[115]

Als Ergebnis für eine korrelative Formgeschichte zwischen Wissenschaft und Literatur ist nochmals festzuhalten, dass Phantastik, Bedrohlichkeit und Skepsis beim poetischen Spiel mit dem Unsichtbaren so konsequent ineinandergreifen, dass alles möglich wird: etwa der Nonsens eines Albert Ehrenstein oder Hilaire Belloc, der aus Alogik und Fiktivität intrinsisch sinnhafte, verständliche Erzähl- und Dichtungs-Zusammenhänge entstehen lässt. Oder aber das genaue Gegenteil: jene Dekonstruktion aller sprachlichen Kohärenz, die nicht minder zu den heterogenen Programmen der Avantgarde zählt, vor allem zur Ästhetik des Dadaismus.

4.3 Ansteckender Wortsalat

Am 18. Mai 1901 schreibt der alkoholabhängige Bohème-Schriftsteller Paul Scheerbart, der im literarischen Feld des Fin de Siècle eine exzentrische Stellung einnimmt – als Dichter des Utopischen, als poetischer Monist und Vorreiter des Expressionismus – folgende Briefkarte an seinen wesentlich konventionelleren Freund Richard Dehmel:[116]

---

ratur. In: Komik im Kinderbuch. Erscheinungsformen des Komischen in der Kinder- und Jugendliteratur, hg. von Hans-Heino Ewers, Weinheim/München 1992, S. 45–59, 55.

115 Vgl. Victor Feske, From Belloc to Churchill. Private Scholars, Public Culture, and the Crisis of British Liberalism, 1900–1939, Chapel Hill 1996, S. 15 f.; Pearce, Old Thunder, S. 63 f.

116 Scheerbart lebt zu diesem Zeitpunkt mit seiner Frau Anna auf Rügen, da er sich aufgrund seiner Alkoholsucht und ihrer sozialen Folgeerscheinungen das Leben in der Großstadt Berlin nicht mehr leisten kann. Gleichwohl gehört er ab 1910 nicht nur gemeinsam mit Ehrenstein zu den *Sturm*-Protagonisten der ersten Stunde, sondern wird von diesem auch ausgesprochen hochgeschätzt. Scheerbart sei „ein geniales grosses Kind, schuf sich eine harmlos-harmonische Spielwelt, in die er als spielerischer Weltenschöpfer die schnurrigsten und doch bedachtsams-

Lieber Lux! Du willst wieder sagen, daß ich gestern zu viel getrunken habe? Sage nich Sachen, die Jedermann weiß. Indessen – Wir schnupfen nich, denn wir wissen, daß heutzutage die schlimmsten Bacillen per Schnupftabak ‚eingegeben' werden. Darauf fallen Wir aber nich rein!! Und wenn wir noch so sehr verschnupft wären. Eine Flasche Bier mußte ich übrigens schon um 1/2 8 Uhr trinken, als der Dampfer nach Stralsund abfuhr. Jetzt ist es 10 Minuten vor 8 Uhr ‚Morgens'. Dein Wundertier ist also ein Bacillus! Dies wissen Wir. Aber was for einer? *Das* wissen Wir nich! Es giebt den Kanonen-Bacillus, den Bombenschmieter-Bacillus, den Aurora-B., den Kannibalen-B, den Verhöhungs-B., den Magenverrenkungs B., den Pabst B. (Ja! Ja!) den Verleumdungs B. den Selbstverkleinerungs B. (Ne? O doch!) den Allgemeinen Vogel B. den Erinnerungs B. den Bacillus Tristitiae den Kohl B. den Terrainbepflanzungs B. (hat mein B!) den Selbstverbergungs B. den Massenmord B. den Augenausklau B. den Saltomortal B. 000
Randbeschriftung:
*) pardon dem kleinen WH! Au weh! Klee! Schnee! Beh! Beh!
die brummen alle im Kopp. Na – wähle nur – Wir brauchen ja nich zu rathen, da wir ja nich schnupfen! Hi! Der Bär lacht, denn er hat soeben unsern blauen Ofen umgeschmissen – und der war so blau – so blau!
Hopp! Hipp! Hurrah! Thy
P. C.WJ. J.R David. Guten Morgen! Guten Morgen![117]

Was der Dichterfürst Dehmel hier als Morgengabe erhält, klingt wie eine Laborversion von *Anna Blume*, die das dadaistische Verfahren der Sprachzerlegung fünfzehn Jahre vor dem eigentlichen Startschuss in Zürich erprobt. Dementsprechend fungiert die Bakterienkunde auch nicht mehr als Generator von phantastischen oder komischen Sinnzusammenhängen, sondern als Spielmaterial für ein protodadaistisches Experiment, und zwar im epistolaren Genre, dem seit seiner großen Konjunktur in der Empfindsamkeit Züge des Mündlichen, Spontanen, Unmittelbaren anhaften. Und so besteht die muntere, scheinbar berauschte Mitteilung an Dehmel auch weniger aus dem selbstvergessenen Gelalle eines Betrunkenen denn aus dem kalkulierten, ‚sekundär naiven' Gelalle[118] eines neuen

---

ten Sterntiere setzte", so schreibt Ehrenstein etwa zur gleichen Zeit, als sein bazilläres Planetenabenteuer entsteht über Scheerbarts Beitrag zum Fundus stellarer Utopien, dem „Asteroiden-Roman" *Lesabéndio* (1913) (Albert Ehrenstein, Lesabéndio von Paul Scheerbart. In: Ehrenstein, Werke, Bd. 5: Aufsätze und Essays, hg. von Hanni Mittelmann, Göttingen 2004, S. 44–45, 44).
117 Scheerbart an Dehmel, 18.05.1901, Nachlass Paul Scheerbart. In: Staats- und Universitätsbibliothek Hamburg, Handschriftenabteilung, Postkarte an Richard Dehmel/Paul Scheerbart, Breege auf Rügen, 18.05.1901, Signatur DA : Br : S : 360. Die Adressangabe lautet: (An) den lieben guten Onkel Richard Dehmel-Heidelberg Heidelberg Schlossberg 21; Abs. Scheerbart-China Breege auf Rügen.
118 Den Begriff einer ‚sekundären Naivität', „die um die notorische Zerrissenheit der Moderne weiß und gleichzeitig konzediert: Vieles ist auf vertrackte Weise banal" und die sich insbesondere mit sprachspielerischem Humor verbindet, übernehme ich von Thomas Wegmann (Dichtung und Warenzeichen, S. 200).

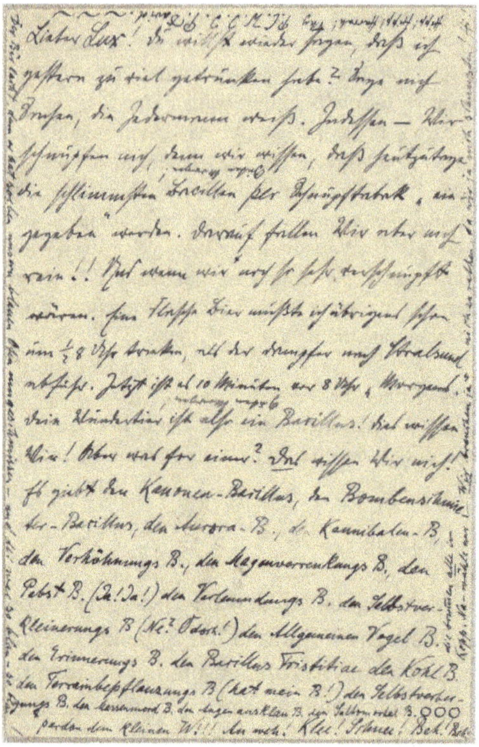

Abb. 41: Unpublizierte Postkarte, Paul Scheerbart an Richard Dehmel, 18. Mai 1901. Abbildung mit freundlicher Genehmigung der Staats- und Universitätsbibliothek Hamburg.

Kunstprogramms, das sich hier in der Privatkommunikation schemenhaft abzuzeichnen beginnt.[119] Jenseits der üblichen fiktionalistischen Bemerkungen über wunderbare Bazillen, von denen wir nichts wissen, wird der Briefpartner mit einer Reihe aus neuen Wortverbindungen konfrontiert. Sie ist nicht grammatikalisch organisiert, folgt aber deutlich identifizierbaren Kompositionsprinzipien: Da ist erstens das Prinzip der Serialität, das sich mit demjenigen der lautlichen Wiederholung und assoziativen Klangvariation überschneidet. Einer parataktischen Reihe von B-Worten beziehungsweise Neologismen, deren zweiter Teil aus dem Kürzel ‚B' für ‚Bacillus' besteht, korrespondieren zahlreiche B-Konsonanzen wie *Bombenschmieter – Kannibalen – Terrainbepflanzung – Selbstverbergung*, die sich wiederum mit korrespondierenden E-Assonanzen zu Lautge-

---

[119] Grundsätzlich sind Inszenierungen von Mündlichkeit in all ihren Facetten kennzeichnend für Scheerbarts experimentellen Briefstil, hinzu kommt Intermedialität: Fast alle Briefkarten sind mit Vignetten und Zeichnungen versehen; vgl. Gerda Wendermann, Ausstellungskatalog, Hamburg (1990), Jenseitskarikaturen: Paul Scheerbart als Zeichner. In: Über Paul Scheerbart. 100 Jahre Scheerbart-Rezeption in drei Bänden, Bd. 1: Einführungen, Vorworte, Nachworte, hg. von Berni Lörwald und Michael Schardt, Paderborn 1992, S. 195–207.

stalten fügen. Dies alles gipfelt in einer kindersprachlichen Klanggestalt, die doch keinen Zweifel daran lässt, wem sich das fast konkretistische Spiel mit der Materialität von Sprache verdankt – dem unsichtbaren, infektiösen Phantasma mit dem Buchstaben B, das dem Schreiber im Kopf brummt: „Au weh! Klee! Schnee! Beh! Beh! die brummen alle im Kopp". Zweitens kommt zu diesen phonetischen Organisationsprinzipien die für den späteren Dadaismus charakteristische Destruktion konventionalisierter Bedeutungen, hier betrifft es die Wissenschaftssprache. Der Terminus ‚Bazillus' und mit ihm das das semantische Feld der Ansteckung werden dekontextualisiert und neukombiniert, und zwar zu Komposita, die sich jeweils aus inkongruenten semantischen Bereichen zusammensetzen, Militär und Mikrobiologie, Emotionen und Mikrobiologie, Mythos und Mikrobiologie. Ferner bezieht die Gesamtheit der Wortreihe völlig unvereinbare Sinnbereiche aufeinander: Kannibalen, Magenverrenkung, Papst, Tristitia, Terrainbepflanzung und Salto mortale. Absurde Bazillenkomposita sind zwar an sich nichts Neues, sie gehören seit den 1880er Jahren zum *microbe entertainment* der Alltagskultur. Neu und artistisch ist aber das Prinzip der Serialität und der multiplen Kategorienfehler, aus dem eine schier unbegrenzte Assoziationsfülle erwächst. So frägt sich, ob der Papstbazillus Metonymie für eine unerträglich invasive katholische Kirche, der Verleumdungsbazillus Metonymie für die Amoral dieser Institution und der Selbstverkleinerungsbazillus Resultat religiöser Kollektivinfektionen ist oder ob mit Letzterem der Selbsthass des Dichters in dürftiger, weil szientistischer Zeit gemeint ist. Vielleicht haben aber Kanonen-Bazillen, Klerus-Bazillen und Augenausklau-Bazillen doch nur auf jener Ebene der vielfach geknüpften Lautäquivalenzen miteinander zu tun, die auch ‚Rindertalg' und ‚tropfes Tier' achtzehn Jahre später miteinander verbinden werden.[120]

All diese möglichen Antworten hält die private, aber hochkomplexe Miniatur Scheerbarts in der Schwebe, die sich ausgerechnet an einen glühenden Verehrer von Robert Koch und dessen wissenschaftlichen Leistungen richtet. Elf Jahre vor Scheerbarts Bazillenneologismen hatte Dehmel eine gereimte Hymne mit dem Titel *Ein Dankopfer. Robert Koch, dem Forscher, dem Menschen* veröffentlicht, die an Verkitschung und sakralem Pathos kaum zu überbieten ist (s. Kap. III.1.2.).[121] Ganz anders der unkonventionelle Dichterfreund: Dessen bazilläre Lautreihe B-B-B ruft im heutigen Leser vor allem die Assoziation einer an-

---

[120] Zum Prinzip, alte Kulturtexte auf semantischer und struktureller Ebene neu zu kombinieren – besonders anhand von „Anna Blume" – vgl. Friedhelm Lach, Sinn aus Unsinn. Überlegungen zur Schwitters-Interpretation. In: Sinn aus Unsinn. Dada International, hg. von Wolfgang Paulsen und Helmut G. Hermann, Bern/München 1982, S. 177–193, bes. S. 185–187.
[121] Richard Dehmel, Ein Dankopfer. Robert Koch, dem Forscher, dem Menschen. In: Freie Bühne für modernes Leben, 1, 1890, S. 1132f.

deren Lautreihe hervor, die mit ganz ähnlichen Prinzipien der Serialität, der De- und Rekontextualisierung arbeitet: „Dada Tzara, Dada Huelsenbeck, Dada m'dada, Dada mhm' dada, Dada Hue, Dada Tza", rezitiert Hugo Ball am 14. Juli 1916 im Cabaret Voltaire und setzt diese Liste von aktuellen Dada-Komposita mit solchen aus Traditionsbezügen fort:

> Dada Johann Fuchsgang Goethe. Dada Stendhal. Dada Buddha, Dalai Lama, Dada m'dada, Dada m'dada, Dada mhm'dada, Auf die Verbindung kommt es an, und daß sie vorher ein bißchen unterbrochen wird. Ich will keine Worte, die andere erfunden haben. [...] Ich will meinen eigenen Unfug, und Vokale und Konsonanten dazu, die ihm entsprechen. Wenn eine Schwingung sieben Ellen lang ist, will ich fueglich Worte dazu, die sieben Ellen lang sind. Die Worte des Herrn Schulze haben nur zwei ein halb Zentimeter.[122]

Auch Scheerbarts B-Reihe ist wie Balls Dada-Reihe aus dem legendären Manifest nach dem Prinzip der Ansteckung konzipiert, da sich Bazillen-Komposita und Dada-Komposita ‚infektiös' vermehren: Sie scheinen sich aus dem zugrunde liegenden ‚Lautkeim' heraus zu vervielfältigen, genau wie der ‚Mi'-Laut im späten Mikrobengedicht des Dadaisten Hans Arp. Und auch Scheerbarts Reihe folgt dem Prinzip einer „Verbindung, die vorher ein bißchen unterbrochen wird": Hier wie dort geht es unter anderem um die Destruktion von Klassikern, seien es Kultur- oder Wissenschaftsklassiker. Jeweils tritt – im Unterschied zu Dehmel, der den Heldenkult um Robert Koch entschieden mitbefördert – der ‚eigene Unfug' an die Stelle religiöser, kultureller oder wissenschaftlicher Autoritäten: Aus Goethe, Dalai Lama, Papst oder dem Bazillenvater Koch werden Neuverbindungen, die klanglicher Logik folgen. An die Stelle des kontextuell verankerten Sinnzusammenhangs tritt die emotional-abstrakte Kategorie der ‚Schwingung'.[123] Die ist nun gar nicht so weit entfernt von den „Seelenvibrationen" einer affektiven Kunsttheorie, mit der Kandinsky um 1912 in jenem Medium die bild- und wortkünstlerische Abstraktion begründet, in dem auch Scheerbart publiziert und in dem die Ästhetik des Mikrobiellen ihr großes Forum hat: Im *Sturm*.[124]

Vor allem aber ist Scheerbarts Hopp-Hipp-Hurrah-Bazillen-Mitteilung an Dehmel nicht weit entfernt vom *performative turn* der Ruhestörer aus der Zür-

---

122 Ball, Dadaistisches Manifest, S. 121.
123 Vgl. Thomas Homscheid, Interkontextualität. Ein Beitrag zur Literaturtheorie der Neomoderne, Würzburg 2007, S. 336 f.
124 Wassily Kandinsky, Malerei als reine Kunst. In: Der Sturm, 4, 178/179, September 1913, S. 98 f., 98. Zu Kandinskys weitreichendem Einfluss auf Ball und den Zürcher Dadaismus, vor allem mit Blick auf die Spiritualisierung des Anarchismus, vgl. Hubert van den Berg, Avantgarde und Anarchismus. Dada in Zürich und Berlin, Heidelberg 1999, S. 287–299; ferner Schlichting, Anarchie und Ritual, S. 63–67.

cher Spiegelgasse. Auch das Kärtchen aus Rügen inszeniert spontane, alogische Mündlichkeit, das Aufsagen und Ausrufen der Kinder und der Primitiven, schlicht jene unkontrollierte Theatralität, die die legendären Soireen im Cabaret Voltaire kennzeichnet. Und Scheerbart inszeniert solches mit einem wissenschaftlichen Gegenstand, der als Mischung aus Aggressivität, Absurdität und Flüchtigkeit den ästhetischen Prämissen der Dadaisten weit entgegenkommt – man hat das schon an Tzaras *microbe vierge* gesehen.[125] Tatsächlich verfasst Scheerbart, der in den 1890er Jahren zum *Schwarzen-Ferkel*-Kreis um August Strindberg zählt, nicht nur Bazillenblödelei, sondern auch Lautgedichte, möglicherweise die ersten in deutscher Sprache.[126] Dada-Protagonisten wie Raoul Hausmann und Richard Huelsenbeck werden ihn im Rückblick als „ersten Lautdichter" und Vorreiter der neuen, revolutionären Bewegung vereinnahmen.[127]

Diese Affinität von Kunstrevolte und Mikrobensymbol setzt sich dann im eigentlichen Dadaismus fort, da sich das aggressive, absurde und ephemere Ding aus dem Setzkasten der Laborforscher für die neue Ästhetik der Widersprüche, des Unbestimmten und der Sinnverweigerung besonders gut zu eignen scheint. Für Kurt Schwitters dient Bazillensemantik etwa dazu, die Materialschlacht der

---

125 Zur Performativität des Zürcher Dadaismus vgl. Oliver Ruf, Zur Ästhetik der Provokation. Kritik und Literatur nach Hugo Ball, Bielefeld 2012, S. 201–251; ferner Cornelius Partsch, The Mysterious Moment. Early Dada Performance as Ritual. In: Dada Culture. Critical Texts on the Avant-Garde, hg. von Dafydd Jones, Amsterdam/New York 2006, S. 37–66; zur Metaphorik von Gewalt und Aggression in dadaistischen Texten vgl. S. 53 f.
126 Hingewiesen wird in diesem Zusammenhang immer wieder auf das Gedicht „Kikakokú Ekoralápš", das 1897 in dem Buch *Ich liebe Dich. Ein Eisenbahnroman mit 66 Intermezzos* erscheint und von vielen Literaturwissenschaftlern als erstes Lautgedicht angesehen wird. Vgl. zur Forschungssituation und zur gattungstypologischen Problematik Manfred Kohrt, der anhand linguistischer Kriterien den Gedichtstatus des Texts und damit die gesamte darauf aufbauende Traditionslinie in Frage stellt (Manfred Kohrt, Paul Scheerbart und die Geschichte des Lautgedichts. Textlinguistisches zu vermeintlichen Frühformen einer literarischen Gattung. In: Sprache und Text in Theorie und Empirie. Beiträge zur germanistischen Sprachwissenschaft, Festschrift für Wolfgang Brandt, hg. von Claudia Mauelshagen und Jan Seifert, Stuttgart 2001, S. 71–84).
127 „Der erste Lautdichter war der im Jahr 1915 verstorbene Paul Scheerbart gewesen", schreibt Huelsenbeck 1958 anlässlich der Düsseldorfer Dadaisten-Ausstellung in seinem Katalogbeitrag „Dada als Literatur". Scheerbart habe 1897 „ein Gedicht veröffentlicht [...], das Kikakoku Ekoralaps hieß [...]. Der nächste Lautdichter war Hugo Ball [...]. Raoul Hausmann entdeckte unabhängig, obwohl erst in den zwanziger Jahren, die Poesie der Laute" (Richard Huelsenbeck, Dada als Literatur. In: Dada. Dokumente einer Bewegung [Ausstellung], 5. September bis 19. Oktober 1958, Kunstverein für die Rheinlande und Westfalen, hg. von Karl Heinz Hering und Ewald Rathke, Düsseldorf 1958, S. 91). Für Hubert van den Berg gehört Scheerbart zu den literarischen Vorbildern des Dadaismus, insbesondere für dessen humoristische und ironische Aspekte; vgl. van den Berg, Avantgarde und Anarchismus, S. 459 f.

Merzkunst von akademischen Traditionen abzugrenzen und das Verhältnis von Merzkunst und Kunstkritik zum Ausdruck zu bringen:

> Sauberkeit
> (Für Leute, die es noch nicht wissen) (1921)
>
> Ich liebe die hygienische Sauberkeit. Ölfarben riechen wie ranziges Fett. Temperafarben stinken wie faule Eier. Kohle und Graphit sind der schmierigste Dreck, was man schon an der schwarzen Farbe erkennen kann. Ich liebe die hygienische Sauberkeit und die hygienische Malerei. Das nenne ich ‚MERZ'. Merzmalerei verwendet die delikatesten Materialien, wie sauberen Roggenmehlkleister, desinfizierte Zeug- und Papierfetzchen, gut gewaschenes Holz, alkoholfreie Eisenbeschläge und dergleichen, die Merzmalerei ist absolut bazillenfrei. Der einzige Bazillus, der tatsächlich durch Merz übertragbar ist, ist der Tollwutbazillus. Er ist seinerzeit, ohne meine Schuld, auf Merz übertragen durch den Biss tollwütiger Kritiker und überträgt sich weiter auf jeden Herrn Kritiker, der sich neuerdings in Merz festbeißt. Merz beißt nicht, aber die Herren Kritiker. Kritiker beißen nämlich über, wie Bulldoggen. Ich bedaure es sehr, dass mittlerweile fast die gesamte deutsche Kritik, mit Ausnahme einiger starker Persönlichkeiten, infolge Merzbiß tollwütig geworden ist.[128]

Als Bazillendreck firmiert hier eine unreine Kunst des Farbauftrags mit Pinsel und Stift, die es nicht mehr geben darf, weil sie von der reinen Collagenkunst ersetzt wird, und als Tollwutbazillus firmiert ein paradoxes Wirkungsphänomen in zwei Richtungen: einerseits die aggressive ‚Einwirkung' der Kunstkritik auf das Gesamtkunstwerk *MERZ* und andererseits die unkontrollierbare Wirkung von *MERZ* auf jegliche traditionelle Kritik. Besonders an diesem Notat zeigt sich, warum gerade das Symbol des technokratisch-szientistischen Weltbildes und der wissenschaftlichen Objektivität in die wissenschaftsferne Kunst der Kunstrevolutionäre eindringt.[129] Vergegenwärtigt man sich die lange Reihe der affirmativen und skeptischen Beiträge zum Mikrobendiskurs, dann schwindet die vermeintliche Objektivität, die schon mit den Metaphorisierungen der ersten Stunde, mit Ferdinand Cohns tanzenden Mücken und Robert Kochs mörderischen Feinden in Frage stand, zur Gänze. Nach den verwechselten Bakterien der Mikroskopierer, dem bazillären Lebensursprung der Monisten, den eleganten Geißelwesen der Gebrauchskunst, der Polemik kritischer Intellektueller,

---

128 Kurt Schwitters, Sauberkeit (Für Leute, die es noch nicht wissen). In: Schwitters, Das literarische Werk, hg. von Friedhelm Lach, Bd. 5: Manifeste und kritische Prosa, Köln 1981, S. 88 f.
129 Tzara ist hier eine gewisse Ausnahme, insofern etwa in seinem Theaterstück *Mr. Antipyrine* immer wieder dekontextualisierte wissenschaftliche Termini und chemische Formeln eingeflochten sind, etwa ‚Parthenogenese' oder ‚Ca_2O_4 SPh'. Vor allem solche chemischen Formeln überschreiten, so Katherine Papachristos, die Grenzen der sprachlich-grammatikalischen Logik und fügen sich als dekontextualisierte Elemente in das areferenzielle poetische Symbolsystem des Textes (Katherine Papachristos, L'inscription de l'oral et de l'écrit dans le theatre de tristan Tzara, New York/Wien 1999, S. 68).

den Bazillenfiktionen sprachskeptischer Literaten und den karnevalesken oder surrealen Bildmonstern, die doch nie jemand gesehen hat, ist die Wissensfigur so ephemer wie der unsichtbare Gegenstand selbst. Sie bedeutet immer gleichzeitig vieles und dessen Gegenteil – Schönheit/Hässlichkeit, Winzigkeit/Monstrosität, Komik/Grauen, Schmutz/Kampf gegen Schmutz – sowie gar nichts; sie schillert, oszilliert, changiert zwischen *rien* und Vielstelligkeit.

Eine solche irisierende Unfestigkeit der Standpunkte, die jederzeit revidiert und in ihr Gegenteil gewendet werden können, ist indes der einzige gemeinsame Nenner der heterogenen Kulturbewegung, die sich von Zürich und Berlin nach Paris, Köln, Hannover und New York ‚bazillenartig' ausbreitet. Unter den Dadaisten kursiert dafür der Begriff der „Indifferenz", Tzara präzisiert ihn zur ‚aktiven Indifferenz' und zielt damit auf die simultane Vergegenwärtigung von Gegensätzen.[130] In der Forschung ist dann auch von „militanter Indifferenz" die Rede, die im Gegensatz zum globalen Pathos der Expressionisten alles unterlaufe und alle einseitigen Festlegungen in einem beweglichen Wortkosmos verhindere.[131] Dementsprechend wird in den Manifesten des Dadaismus genau das zum ästhetischen Prinzip erhoben, was auch zu den fundamentalsten Kennzeichen des Mikrobeninterdiskurses zählt: das Unbestimmte, Ephemere. „On meurt en heros, ou en idiot, ce qui et la même chose", heißt es etwa in Francis Picabias Kannibalen-Manifest,

> le seul mot qui ne soit pas éphémère ce le mot mort. Vous aimez la mort pour les autres. [...] L'honneur s'achète et se vend comme le cul. Le cul, le cul représente la vie comme les pommes frites, et vous tous qui êtes sérieux, vous sentirez plus mauvais que la merde de vache. DADA lui ne sent rien, il n'est rien, rien. Il est comme vos espoirs: rien.[132]

---

130 „Je m'étais contenté dans mes opinions d'une conclusion divertissante par le rapprochement des mots: l'indifférance active" (Zitat aus dem Fortsetzungsroman *Faites vos Jeux* [1923–1934]), zit. nach van den Berg, Avantgarde und Anarchismus, S. 362). Van den Berg rekonstruiert den Einfluss von Salomo Friedlaenders (Mynonas) Konzeption der ‚schöpferischen Indifferenz' auf das Indifferenzverständnis der Dadaisten, insbesondere auf Tzaras ‚aktive Indifferenz', die mystische Implikationen birgt, S. 348–368; zu Tzara besonders S. 361–368.
131 Vgl. Hans Burkhard Schlichting, ‚Chaos in die Moderne bringen'. DADA. In: Literarische Moderne. Europäische Literatur im 19. und 20. Jahrhundert, hg. von Rolf Grimminger, Juri Murasov und Jörn Stückrath, Reinbek 1995, S. 314–338, 321, 317–319; Schlichting, Anarchie und Ritual, S. 47; Hanno Ehrlicher, Die Kunst der Zerstörung. Gewaltphantasien und Manifestationspraktiken europäischer Avantgarden, Berlin 2001, S. 191–203; Horst Bergmeier, Dada-Zürich. Ästhetische Theorie der historischen Avantgarde, Göttingen 2011, S. 66.
132 Francis Picabia, Manifeste Cannibale DADA. In: Dada, 7, März 1920, „dadaphone", S. 2; wieder in: Asholt/Fähnders, Manifeste und Proklamationen, S. 192. Zur Komik des Kannibalenmanifests vgl. Joachim Schultz, Kannibalen undsoweiter. Das Fremde und das Komische in der europäischen Avantgarde. In: Avantgarde und Komik, hg. von Ludger Scherer und Rolf Lohse, Amsterdam/New York 2004, S. 159–173. Mit dem Titel „Das Fremde und das Komische" ließe

Konkret zielt die Ästhetik des Ephemeren demnach nicht nur auf den *practical turn* einer flüchtigen Performance-Kunst, sondern auf sprachliche Kippfiguren zwischen einer Sache und ihrem Gegenteil, ferner zwischen Sinnfülle und Sinnverweigerung, die das „wesentlich Ephemere des Performativen in die Darstellung [retten]".[133]

Dem entspricht nun ziemlich genau die Wissens- und Interdiskursgeschichte des B-Wortes. Ist schon der bezeichnete Gegenstand so ephemer, dass sein öffentlicher Status zwischen Wirklichkeit und Fiktion changiert, ein flüchtiges Etwas im Blendenausschnitt des Mikroskops, das auftaucht und wieder verschwindet, so sind auch die dazugehörigen Wörter – Mikrobe, Bazillus, Bakterium, Parasit – tendenziell unfeste Signifikanten. Sie zirkulieren als ‚bewegliches Heer von Metaphern' in der Kultur des Fin de Siècle; und sie verkörpern in bestimmten skeptischen Milieus jenes *rien*, das die Dadaisten immer wieder emphatisch umkreisen. „Dada ne signifie rien", lautet in Analogie zum Kannibalen-Manifest auch der Kernsatz von Tzaras *Manifeste Dada 1918*, das in Zürich verlesen und im selben Jahr in der Zeitschrift *Dada* gedruckt wird.[134] Diese elementare Kontingenz des dadaistischen Weltentwurfs[135] dürfte von kaum einer Sinnfigur so eingefangen werden wie vom unsichtbaren Aggressor aus dem Labor, der Menschen und Denkräume infiltriert, sich wie Dada ungebremst ausbreitet, vielleicht gar nicht existiert und alles oder gar nichts bedeutet.[136] Und so fungiert das Mikrobensymbol auch nicht nur als Bild und Gegenbild, als Wutbazillus gegen Merzkunst und als Wutbazillus der Merzkunst. Es erscheint darüber hinaus als einzig mögliche Definition eines Kunstprogramms, das sich nicht definieren und nicht stillstellen lässt. Auf Tzaras „Dada ne signifie rien"

---

sich mühelos auch die allgemeine Repräsentationsgeschichte des Mikrokosmos in der Alltagskultur überschreiben.

133 Bergmeier, Dada-Zürich, S. 11, s. auch dort Kap. III.7. „Das wesentlich Ephemere Dada-Zürichs", S. 156–159.

134 Tristan Tzara, Manifeste Dada 1918, vorgelesen im ‚Zunfthaus zur Meise', 23. März 1918. In: Dada, 3, Dezember 1918, S. 2; erneut in Tristan Tzara, Œuvres Completes, Bd. 1: 1912–1924, Paris 1975, S. 359 f. Vgl. dazu Hubert van den Berg, Tristan Tzaras ‚Manifeste Dada 1918'. Anti-Manifest oder manifestierte Indifferenz? Samuel Friedlaenders ‚Schöpferische Indifferenz' und das dadaistische Selbstverständnis. In: Neophilologus, 79, 3, 1995, S. 353–376.

135 Vgl. Bergmeier, Dada-Zürich, dort Kap. III.6., „Kontingenz", S. 141–159; vgl. auch Iris Forster, Die Fülle des Nichts. Wie Dada die Kontingenz zur Weltanschauung macht, München 2005.

136 Zum dadaistischen ‚Rien' als Sinnfigur zwischen Sinnverweigerung und neomystischer Absolutheit und zu den entsprechenden fernöstlich-religiösen Bezügen vgl. Hubert van den Berg, Dada als Emanation des Nichts. In: Erfahrung und System. Mystik und Esoterik in der Literatur der Moderne, hg. von Bettina Gruber, Opladen 1997, S. 82–102.

von 1918 folgt 1920 das programmatische Gedicht „Dada est un microbe vierge", das hier nochmals wiedergegeben werden soll (vgl. Abb. 34):

> DADA est un microbe vierge [...], Dada société anonyme pour l'exploitation des idées, Dada a 391 attitudes et couleurs différentes, suivant le sexe du président. Il se transforme – affirme – dit en même temps le contraire – sans importance – crie – pêche à la ligne Dada est le caméléon du changement rapide.[137]

Die in den letzten Abschnitten rekonstruierten Zusammenhänge machen den Sinn und die Struktur des enigmatischen Textes deutlicher: Sind doch Mikrobenwörter in der Lage, sich mit allen möglichen inkompatiblen Sinnbereichen zu alogischen Komposita, zu Gold-Bazillen, Papst-Bazillen, Merz-Bazillen zu verbinden und darüber hinaus, je weiter sie sich von Robert Kochs Labor entfernen, Gegensätzliches zu erfassen – „en même temps le contraire": Tod und Leben, klein und groß, geometrische Abstraktion und organische Vitalität, Merz-Wut und Wut gegen Merz. Mit anderen Worten funktioniert das Mikrobensymbol wie ein jungfräulich-weißes Blatt Papier, auf das der Möglichkeit nach alles geschrieben werden kann. Damit steht es eigentlich emblematisch für Tzaras Kunstprinzip der aktiven Indifferenz, dessen *rien* weniger Leere als absolute Fülle meint – die Fülle polarer Gegensätze, die simultan gegenwärtig zu halten sind. So kann das Mikrobielle, das potenziell alles bedeutet, im Rahmen der irritierend unfesten Kunstform Dada, die ein irritierend unfestes Verhältnis zwischen Text und Metatext ausbildet,[138] auch verschiedene Funktionen erfüllen: Es dient als Substrat für Formexperimente (Papst-Bazillen, Mi-Mikroben), als Argument eines ästhetischen Moralismus (Merz-Bazillus) und als künstlerisches Prinzip des Ephemeren (*microbe vierge*).

Man sieht, dass Robert Kochs Vokabular, erstaunlich genug, ins Zentrum der dadaistischen Kunsttheorie und -praxis zielt. Allerdings ist das erst nach einer langen alltagssprachlichen Entwicklungsgeschichte möglich: Dreißig Jahre nach den vergleichsweise eintönigen ‚Staatsfeind'-Anthropomorphismen aus dem kaiserlichen Gesundheitsamt hat sich die Semantik des Mikrobiellen zur irreduziblen Sinnfülle und zum medialen Ereignis entfaltet, ist *medium and message*, Performanz und Signifikanz in einem. Sie breitet sich – genau wie der Dadaismus – infektiös aus und infiltriert alles,[139] nützt parasitär die Ideen anderer und ist selbst ein ephemeres Kaleidoskop aus Gegensätzen und Extremen, aus Farbtönen, Formen und Bewegungen. Dass die Semantik der Bakteriologen

---

137 Tristan Tzara, Ohne Titel. In: Dada, 7, März 1920, ‚dadaphone', S. 4.
138 Vgl. Wegmann, Dichtung und Warenzeichen, S. 220.
139 Schlichting spricht von der „medialen Infiltration des Kulturapparates und seiner Ordnungen" (Schlichting, Chaos in die Moderne bringen, S. 332).

den Dadaismus tatsächlich im Kern trifft, zeigt sich daran, dass Tzara seine *microbe vierge* als Chiffre des „alle Bedeutungen bergenden Nichts"[140] ein weiteres Mal in Anspruch nimmt – und an ebenso prominenter Stelle. In seiner ‚Begräbnisrede' *Conférence sur la fin de Dada*, einer Ausarbeitung des *Manifeste Dada* von 1918, die beim Bauhaus-Fest in Weimar 1923 verlesen wurde, betont Tzara erneut, dass Dada eine jungfräuliche Mikrobe ist. Diesmal aber hebt er den explanatorischen Charakter der Figur hervor:

> Dada est un état d'esprit. C'est pour cela qu'il transforme suivant les races et les événements. Dada s'applique à tout, et pourtant il n'est rien, il est le point où le oui et le non et tous les contraires se recontrent [...].Peut-être me comprenez-vous mieux quand je vous dirai que dada est un microbe vierge qui s'introduit avec l'insistance de l'air dans tous les espaces que la raison n'a pu combler de mots ou de conventions.[141]

Ein luftiges, flüchtiges Medienereignis, das gleichwohl hartnäckig in alle Lücken dringt, die die Vernunft nicht mit Worten oder Konventionen hat ausfüllen können, und das alle Gegensätze aufhebt: Tzaras Mikrobe verwandelt eine logozentrisch organisierte Welt, indem sie sich in Gehirnen und Denkräumen einnistet, sie ist Prinzip der ästhetischen Reinigung und nicht des Schmutzes. Insofern bringt sie auch nicht einfach nur Veränderung, sondern positive, produktive Veränderung.

Spätestens an diesem Punkt lässt sich indes die Bedeutung von Tzaras Chiffre, die natürlich alles andere als *rien* oder Nicht-Sinn ist, nur erschließen, wenn man den fundamentalen Wissenschaftswandel im frühen zwanzigsten Jahrhundert mitberücksichtigt. Der alleinige Entwicklungs- und Diffusionsprozess von Wissenschaftsmetaphorik in der Alltagskultur vermag nicht zu erklären, warum sich die jungfräuliche Mikrobe vom Chamäleon des schnellen Wandels zum produktiven Mitbewohner wandelt. Diese semantischen Verschiebungen erklären sich vielmehr durch die fundamentalen Verschiebungen im bakteriologischen Meinungssystem, die in Kapitel II.3.5. bereits kursorisch zur Sprache kamen und die seit der weltweit geführten Debatte um Bazillenträger öffentlich präsent sind. Aus dem simplen Vernichtungskampf zwischen Mikrobe und Opfer ist die komplexe Interaktion zwischen Mikrobe und Wirt geworden; das Symbioseparadigma beginnt, sich durchzusetzen.

Was bedeutet das konkret? So, wie sich Dada als Kollektivinfektion ausbreitet, alte Gewohnheiten aufbricht und Rezipienten sensibilisiert, so verhalten

---

140 Van den Berg, Avantgarde und Anarchismus, S. 366.
141 Tristan Tzara, Conférence sur la fin de Dada (Bauhausfest Weimar 1923). In: Tzara, Œuvres Completes, Bd. 1: 1912–1924, Paris 1975, S. 424.

sich bestimmte Erregerspezies in neuer epidemiologischer Perspektive: Sie verändern die Dispositionen der Wirtskollektive, in denen sie dauerhaft beheimatet sind; sie machen sie widerstandsfähiger, sorgen für bessere Umweltanpassung. Dieser Wandel des bakteriologischen Denkstils vollzieht sich in den 1920er Jahren, während sich die jungfräuliche Dada-Infektion über Europa nach Amerika ausdehnt, und ist unter anderem einer umgekehrten infektiösen ‚Wanderung' geschuldet: der Influenza-Pandemie, die sich 1918/1919 von Amerika nach Europa ausbreitet, gleichzeitig in Asien und im Pazifik aufflammt und allein in Deutschland zwischen 225.000 und 300.000 Opfer fordert.[142] Ebenso wie diese (bislang) größte Seuchenkatastrophe aller Zeiten lassen sich auch andere neuartige epidemische Erkrankungen in den Jahren um 1918 nicht mehr mit dem einfachen Modell des aktiven Mikrobenangriffs auf passive Körper erklären. Sowohl die Influenza selbst als auch die rätselhafte *Enzephalitis lethargica* und die Poliomyelitis, welche im Vorfeld der Pandemie oder als deren Epiphänomene auftreten, können trotz intensivster Erregersuche jeweils nicht durch einen konkreten Bazillus dingfest gemacht werden; schon gar nicht durch einen, der aus exotischen Ländern ‚eingeschleppt' wurde.[143] Sie folgen nicht den bisher angenommenen epidemiologischen Gesetzmäßigkeiten, ‚überfallen' nicht von außen den Kollektivkörper wie Cholera und Pest, sondern scheinen sich latent in ihm aufzuhalten. Und während Influenza als Masseninfektion dort auftritt, wo gar kein Bazillus aufzufinden ist, gilt für andere Kriegsseuchen das Gegenteil: Flüchtlinge aus dem Osten, die mit Typhus- und Diphtheriebazillen besiedelt sind, überfluten die deutschen Grenzen und dennoch bleiben die vorhergesagten Seuchenausbrüche aus.[144]

Solche offensichtlichen Kontingenzen, die spätestens seit der Influenzakatastrophe ins öffentliche Bewusstsein dringen, lassen sich nicht mehr unter das

---

142 Weltweit wird die Zahl der Opfer auf circa 50 Millionen geschätzt, vgl. Berger, Bakterien in Krieg und Frieden, S. 284; zur Situation in Deutschland vgl. Eckard Michels, Die ‚Spanische Grippe' 1918/19. Verlauf, Folgen und Deutungen in Deutschland im Kontext des Ersten Weltkriegs. In: Vierteljahrshefte für Zeitgeschichte, 58, 1, 2010, S. 1–33. Zur amerikanischen Situation immer noch *locus classicus* Alfred W. Crosby, America's Forgotten Pandemic. The Influenza of 1918, Cambridge 1989 [zuerst als Epidemic and Peace: 1918 im Jahr 1976]. Zum weltweit als Rätsel wahrgenommenen Phänomen ‚Influenza' vgl. allgemein The Spanish Influenza Pandemic of 1918–1919. New Perspectives, hg. von Howard Phillips und David Killingray. London/New York 2003.
143 Influenza und Polio sind virale Erkrankungen, die *Enzephalitis lethargica* eine bis heute ätiologisch ungeklärte Gehirnentzündung, die mit dem Auftreten der Influenza assoziiert ist, möglicherweise wird sie ebenfalls viral verursacht. Zu den Irritationen des bakteriologischen Denkstils durch diese Erkrankungen vgl. Mendelsohn, Von der Ausrottung zum Gleichgewicht, S. 256–260.
144 Vgl. Berger, Bakterien in Krieg und Frieden, S. 283–291, 385.

Monokausalitätsparadigma bringen und auch nicht exterministisch kontrollieren; und so ziehen Bakteriologen in der Epoche der Weimarer Republik weniger medizinische als ökologisch-biologische Erklärungen heran. Fred Neufeld, neuer Direktor des Robert-Koch-Instituts in Berlin (Nachfolger von Kochs unmittelbarem Nachfolger Löffler), Simon Flexner vom New Yorker Rockefeller-Institut oder der englische Bakteriologe William W. C. Topley etwa konzipieren das Verhältnis von Mensch und Bazillus mehr und mehr als multifaktorielle Interaktion und als wechselseitige evolutionäre Anpassung.[145] Das parasitologisch-ökologische Paradigma, das vor allem in der Botanik gilt und eine Logik des Gleichgewichts zwischen individuellem Wirt und Parasit postuliert, liefert das zentrale Stichwort, das bereits gefallen ist: Symbiose. Man geht davon aus, dass sich Mikrobe und menschlicher Wirt langfristig aneinander adaptieren, bis ein friedliches Gleichgewicht erreicht ist. Gemeint ist damit eine symptomfreie Besiedelung des Menschen mit Krankheitserregern, die man sich als evolutionär sinnvollen Normalzustand denkt. Krankheit gilt dabei nur noch als akzidentelles Phänomen beziehungsweise als Störung des Gleichgewichts in diesem teleologischen Modell, das sowohl die Virulenz von Bakterien als auch die Dispositionen des Wirtes, vor allem seine Immunitätslage als veränderbar begreift.[146]

Während Koch 1901 noch etwas ganz anderes meint, wenn er den Tuberkelbazillus als „Parasiten" und damit als „sichtbaren und greifbaren Feind" bezeichnet, „den wir ebenso verfolgen und vernichten können wie andere parasitische Feinde des Menschen",[147] nämlich gerade nicht das parasitäre Gleichgewicht, sondern den Kampf auf Leben und Tod, hat jetzt die friedliche Koexistenz Konjunktur. Mit ihr ist auch die Parasitologie im engeren Sinn im Aufwind, die sich mit nicht-bakteriellen, schmarotzenden Mikroorganismen beschäftigt, etwa den Erregern der chronischen Infektionskrankheiten Malaria oder Schlafkrankheit.[148] Wie bei Einzelindividuen geht man dann auch bei

---

145 Vgl. Mendelsohn, Von der Ausrottung zum Gleichgewicht, S. 244–246; Berger, Bakterien in Krieg und Frieden, S. 307 f., 360–371.
146 Vgl. Berger, Bakterien in Krieg und Frieden, Abschnitte „Das parasitologisch-ökologische Modell" (S. 246–354) und „Normalisierung der Infektion" (S. 384–390).
147 Robert Koch, Die Bekämpfung der Tuberkulose unter Berücksichtigung der Erfahrungen, welche bei der erfolgreichen Bekämpfung anderer Infektionskrankheiten gemacht sind [Vortrag, 1901]. In: Koch, Gesammelte Werke, unter Mitwirkung von G. Gaffky und E. Pfuhl, hg. von Julius Schwalbe, Bd. 1, Leipzig 1912, S. 566–577, 566.
148 Die Entstehung der Disziplin ‚Parasitologie' ist eng an den Aufstieg der europäischen, vor allem der britischen Tropenmedizin gebunden. Die sah ihren Auftrag in der Bekämpfung jener Krankheiten, die als Hindernis der kolonialen Expansion empfunden wurden, und stieß relativ bald an die Grenzen des bakteriologischen Wissens, dessen sie sich zunächst umfänglich bediente. Die Institutionalisierung der britischen Tropenmedizin vollzieht sich in der Gründung der Liverpool School of Tropical Medicine 1898 sowie der London School of Tropical Medicine

Wirtspopulationen davon aus, dass durch Auslese und Anpassung evolutionäre Gleichgewichtszustände mit Krankheitserregern erreicht werden. Seuchenausbrüche stellen dabei keine qualitativen, exogenen, sondern quantitative, endogene Phänomene dar, die sich erst oberhalb einer bestimmten, kritischen Dichte von Erregern oder empfänglichen Individuen ereignen.[149] Die ehemals exterministische Epidemiologie hat sich zur Populationsökologie gewandelt (s. Kap. III.3.3.).

Mit dieser wissenschaftshistorischen Wendung von der Invasionsfiktion zum Symbiosemodell werden ‚Ansteckung' und ‚Parasit' im allgemeinen kulturellen Bewusstsein umgewertet, und das ist der zentrale Kontext von Tzaras reformulierter *microbe vierge* aus dem Jahr 1922: Sie transportiert jetzt zusätzlich zur totalen Sinnfülle auch die produktive parasitäre Störung. Diese wiederum ist nicht nur eine neue biologische, sondern auch eine alte gesellschaftliche Vorstellung mit langer ideengeschichtlicher Tradition: Die Wurzeln des positiven Mitessers gehen – so zumindest beschreibt es Michel Serres – auf den hochangesehenen attischen Tempelbeamten, *parasitos*, zurück, der das Priestermahl vorkostete. Folgt man Serres weiterhin durch die Kulturgeschichte des Parasiten bis in die Postmoderne, so entfaltet sich diese nicht nur als Geschichte einer Komödienfigur.[150] Serres hat vor allem eine massive Aufwertung im Sinn und teilt

---

1899. Leiter des Liverpooler Instituts war von 1902 bis 1913 Ronald Ross, dessen Malariaforschungen einen Meilenstein in der Parasitologie darstellen; für seinen Nachweis des Malariaplasmodiums im Gastrointestinaltrakt der Anophelesmücke erhält er 1902 den Nobelpreis. Im gleichen Zeitraum verankert der Hygieniker George Henry Nuttall die Tropenmedizin an der Universität Cambridge und mit ihr die Parasitologie: 1908 gründet er die Zeitschrift *Parasitology*, 1921 das erste Institut der neuen Disziplin, das Molteno Institute of Biology and Parasitology; vgl. zur Geschichte der frühen Parasitologie grundsätzlich Michael Worboys, The Emergence and Early Development of Parasitology. In: Parasitology. A Global Perspective, hg. von Kenneth S. Warren und John Z. Bowers, New York 1983, S. 1–19; zur Geschichte des Liverpooler Instituts vgl. Helen J. Power, Tropical Medicine in the Twentieth Century. A History of the Liverpool School of Tropical Medicine, London/New York 1999. Ob und inwieweit Ross' Malariaforschungen allerdings den Wandel des bakteriologischen Denkstils in Deutschland mitbeförderten, bleibt Gegenstand der Diskussion: Mendelsohn, der sich auf Sharon Kingsland beruft, stellt sie in Frage und begründet den Triumph des ökologischen Modells über den bakteriologischen Reduktionismus mit den komplexen, unverständlichen Seuchen des Krieges (Mendelsohn, Von der Ausrottung zum Gleichgewicht, S. 241 f.). Berger weist einen Einfluss des Ross'schen Modells auf den Bakteriologen Martini nach (Berger, Bakterien in Krieg und Frieden, S. 368–370).
149 Dies ist etwa die Position Neufelds zu den Fleckfieberausbrüchen nach Kriegsende, vgl. Mendelsohn, Von der Ausrottung zum Gleichgewicht, S. 266, 278.
150 Zum Parasiten als Komödienfigur im Hellenismus vgl. Athenaios von Naukratis, der in den *Deipnosophistai* einen Überblick über diese literarische Typologie gibt (etwa Athenaios von Naukratis, Das Gelehrtenmahl, hg. von Ursula Treu und Kurt Treu, Leipzig 1985, S. 171);

sich diese mit anderen Schrift- und Medientheoretikern:[151] Die ‚Logik des Parasitären' schließt für die postmoderne Theoriebildung symbiontische Gast-Wirt-Beziehungen, Informationstransfer, Lockerung von Festgefügtem, Irritation, ‚produktives Störgeräusch' ein.[152]

Für die Geschichte des Parasitenbegriffs scheint demnach Ähnliches zu gelten wie für diejenige von ‚Kontagion' beziehungsweise Ansteckung, das nach langem Oszillieren zwischen sozialer und medizinischer Sphäre relativ spät auf seine szientifisch-biologische Version trifft, mit dieser verschmilzt und dann in der postmodernen Theoriebildung eine Aufwertung zum universellen Kultur- und Kunstprinzip erfährt (s. Kap. II.1.2.1.). In Analogie dazu wird auch der gesellschaftliche Parasitismus ab dem neunzehnten Jahrhundert umfassend in den biologischen Bereich übertragen, zunächst auf pflanzliche und tierische Schmarotzer.[153] Seit dem bakteriologischen Paradigmenwechsel gilt er dann für

---

vgl. dazu auch Abschnitt „Der Parasit" in Isolde Stark, Die hämische Muse. Spott als soziale und mentale Kontrolle in der griechischen Komödie, München 2004, S. 142–148. Zum ‚Parasiten' in der Komödie der Spätaufklärung vgl. Friedrich Schillers Typenkomödie *Der Parasit oder Die Kunst sein Glück zu machen* (1803). Es handelt sich um die Übersetzung eines Lustspiels von Louis-Benoît Picard mit dem Titel *Médiocre et rampant* (1797).

151 Neben Derrida (Jacques Derrida, Die Signatur aushöhlen) werden von der kulturwissenschaftlichen Forschung noch Sigmund Freud, Jacques Lacan, Roland Barthes, Gilles Deleuze und Félix Guattari angeführt, vgl. Claudia Jost, Die Logik des Parasitären. Literarische Texte – medizinische Diskurse – Schrifttheorien, Stuttgart 2000, S. 1 f. sowie Thomas Wegmann, Zur Metaphorologie des Parasitären. In: Sonderheft ‚Metaphorologien der Exploration und Dynamik 1800/1900. Historische Wissenschaftsmetaphern und die Möglichkeit ihrer Historiographie', Archiv für Begriffsgeschichte, 59, 2018, hg. von Gunhild Berg, Martina King und Reto Rössler, S. 211–217, 215. Zur Aufwertung des Parasiten durch die postmoderne Kultur- und Medientheorie vgl. Heiko Stüllich, Parasiten. Eine Begriffsgeschichte. In: Forum Interdisziplinäre Begriffsgeschichte, E-Journal, 2, 1, 2013, S. 21–30, 23.

152 Serres folgt in seinen Überlegungen zum Parasitären als universeller Kultur-, Kommunikations- und Informationstheorie nahezu orthodox dem parasitologisch-ökologischen Paradigma, dies gilt auch im Bereich der biologischen Realitäten: Bakterielle und virale Infektionen werden nach der positiven Logik der geringen Störung, des rasch wieder hergestellten Gleichgewichts, der Resistenzerhöhung etc. konzipiert (Serres, Der Parasit, S. 297 f.). Dies ist gerade im Angesicht der sich anbahnenden Aids-Katastrophe der 1980er Jahre alles andere als selbstverständlich und stellt demnach eine bewusste Entscheidung für ein bestimmtes, zur Entstehungszeit des Werks bereits wieder historisches Modell dar. Die Hervorhebung der „Variation der Virulenz" (S. 298) lässt vermuten, dass sich Serres unter anderem an der Tradition der Pasteurianer orientiert.

153 Vgl. Lemma ‚Parasit'. In: Deutsches Wörterbuch von Jacob Grimm und Wilhelm Grimm, Bd. 13: N–Quurren, bearb. von Dr. Matthias von Lexer, Nachdruck, München 1999 [Leipzig 1889], Sp. 1459; ferner Stüllich, Parasiten, S. 26–28. Im medizinisch-klinischen Bereich betrifft das vor allem die Helminthologie, die im neunzehnten Jahrhundert bereits eine etablierte Disziplin ist und sich mit schmarotzenden Eingeweidewürmern des Menschen und des Tieres be-

Mikroorganismen und seit dem Wandel des bakteriologischen Denkstils im frühen zwanzigsten Jahrhundert konkret für solche Mikroorganismen – vor allem bestimmte Protozoenspezies –, die sich mit ihrem Wirt arrangieren, ohne diesen zu vernichten.[154] Das ist nun eigentlich die für Tzara relevante Station in der Begriffsgeschichte: ‚wertneutrale' parasitische Koexistenz und gegenseitige Adaptation statt bazillärer Vernichtungskrieg; also eine Situation *noch vor* der großen kulturphilosophischen Aufwertung. Insofern nimmt die *microbe vierge* bei genauer Betrachtung diese Aufwertung des Parasiten in gewisser Weise vorweg: Die jungfräuliche Mikrobe tötet niemanden, aber sie beschränkt sich auch nicht auf indifferentes Zusammenleben. Stattdessen verändert und erneuert sie alles auf wunderbare Weise, löst sämtliche Verkrustungen eines schädlichen Konservatismus, breitet sich in den empfänglichen Räumen des Kollektivkörpers aus und ‚beunruhigt' ihn. Sie ist, um Serres' Metaphorik vorwegzunehmen, der „kleine Unruhestifter", der das Neue bewirkt.[155] Wendet man sich indes aus der Postmoderne zur klassischen Moderne zurück, die das Kollektivsymbol ‚Mikrobe' schließlich hervorbringt und langfristig modelliert, so zeigt sich Folgendes: Die Mikrobe ist mittlerweile, um 1920, nicht nur der Kampf-und-Sieg-Fiktion relativ weit entrückt, sondern ebenso dem reinen Sprachspiel der Nonsens-Artisten – und zwar in jenen Bereich eines Überrealen, das in multiplen Wirklichkeitsbezügen gründet und diese verfremdet.

4.4 Parasitäres Paradigma und Surrealismus: Ivan Golls *Die Eurokokke*

Mit ‚Überrealität' ist die neue ästhetische Richtung gemeint, in die sich der Dadaismus schon vor Tzaras letzter Mikrobenphantasie weiterentwickelt hat; und so muss es nicht Wunder nehmen, dass auch der zum Störungsprinzip gewandelte Aggressor in den literarischen Surrealismus weiterwandert. Vom medialen

---

schäftigt (vgl. Worboys, The Emergence, S. 6). Im zoologischen Bereich spielen die Reblaus und andere Insekten, die Pflanzen schädigen und wirtschaftlich katastrophale Folgen haben, eine zentrale Rolle (vgl. Jansen, Schädlinge, S. 191–257; s. auch Kap. III.2.3.). Dies verleiht der vorparasitologischen Parasitenkunde einen stark entomologischen Akzent.
154 Die entomologische Prägung der frühen Parasitenkunde bleibt auch nach dem bakteriologischen Paradigmenwechsel und besonders nach der Etablierung der eigentlichen Disziplin ‚Parasitologie' erhalten, da man sich auf die Kontrolle von Insektenvektoren – Fliegen, Mücken – konzentriert, die die Erreger tropischer Krankheiten verbreiten; dies gilt insbesondere ab den 1920er Jahren, da dann die Lebenszyklen nahezu aller tropischen Parasitenprotozoen bekannt sind, vgl. Worboys, The Emergence, S. 8f., 14.
155 Serres, Der Parasit, S. 303, 293.

Prinzip einer durch und durch medialen Kunstbewegung wandelt sich die Mikrobenfigur unter den Bedingungen eines neuen, referenziellen Kunstparadigmas wieder zum Bedeutungsträger – und zwar in Ivan Golls Erzählung *Die Eurokokke* aus dem Jahr 1927.[156] Der ehemalige Zürcher Weggefährte Tzaras entwirft hier ein wirklich-unwirkliches großstädtisches Szenario, in dem die europäische Kultur vom Parasiten des Kommerzes, des anonymen Warenfetischismus und der Reklameästhetik langsam aufgefressen wird: „Die größten Worte wurden verbraucht für Zigaretten oder Klosettpapier", so klagt der Ich-Erzähler im Angesicht von Kinoleuchtschriften wie „Globus- oder Napoleon- oder Gottes-Cinema"; insofern seien „alle Genies und alle Götter ihres absoluten Wertes beraubt: die Eurokokke zerfraß alles".[157]

Für diese nicht besonders originelle Zeitdiagnose, mit deren Massen- und Konsumismus-Schelte Goll alles andere als allein dasteht,[158] findet er nun eine durchaus originelle Chiffre, deren Aufmerksamkeitspotenzial durch die Kompositbildung noch gesteigert wird:[159] den phantastischen Bazillus namens ‚Eurokkokke'. Er nagt am Nerv der abendländischen Kultur und zehrt den Geist aus

---

156 Der französische Vorabdruck des Romananfangs erscheint bereits 1926 unter dem Titel *L'Eurocoque* (Ivan Goll, L'Eurocoque. In: 900, Cahiers d'Italie et d'Europe (Rom und Florenz), Bd. 1 (Herbst 1926), hg. von Massimo Bontempelli, S. 132–138). Ivan Golls Abwendung von den expressionistischen Anfängen und seine Hinwendung zum Surrealismus in den 1920er Jahren, zu dessen Wortführern er zählte, ist einer intensiven Auseinandersetzung mit den Schriften Apollinaires geschuldet, die schon im Zürcher Exil eingesetzt hat. Vgl. Jan Bürger, ‚Paris brennt'. Ivan Golls ‚Überrealismus' im Kontext der zwanziger Jahre. In: Surrealismus in der deutschsprachigen Literatur, hg. von Friederike Reents, Berlin 2009, S. 87–101, 89 f.; ferner Ricarda Wackers, Dialog der Künste. Die Zusammenarbeit von Kurt Weill und Yvan Goll, Münster u. a. 2004, S. 30–35.
157 Iwan Goll, Die Eurokokke. Mit neun Zeichnungen von Georges Annenkoff, Göttingen 2002 [Faksimilierte Neuaufl. der im Martin Wasservogel Verlag (Berlin) erschienenen Erstausgabe von 1927], S. 114.
158 Vgl. exemplarisch die folgenden *loci classici*: Oswald Spengler, Die Seele der Stadt. In: Spengler, Der Untergang des Abendlandes, München 1972 [1917], S. 656–688; Gustave Le Bon, *Die Psychologie der Massen* (1895/1908), Siegfried Kracauer ‚Das Ornament der Masse' (1927), ‚Die Angestellten' (1930). Auch Benjamins erste Aufzeichnungen zum *Passagen-Werk* datieren auf das Jahr 1927, dem Publikationsjahr der *Eurokokke*, und die Stichworte, unter denen die Herausgeber die Fragmente rubrifizieren, lesen sich wie eine motivische Zusammenfassung von Golls Roman: „Passagen, magasins de nouveautés, calicots", „Mode", „Untergang von Paris", „die Langeweile, ewige Wiederkehr", „Ausstellungswesen, Reklame", „Prostitution, Spiel" in: Walter Benjamin, Das Passagen-Werk. In: Benjamin, Gesammelte Schriften, Bd. V/I, hg. von Rolf Tiedemann, Frankfurt a. M. 1991, S. 81.
159 Auch Le Bon verwendet in der *Psychologie der Massen* (1895, dt. 1908) den Mikrobenbegriff, doch tut er dies, wie in Kap. II.4.2., S. 322, Anm. 71 und 72, ausgeführt, nur kursorisch und ganz im Sinne jenes *social contagion*, das seit der Antike parallel zum medizinischen Ansteckungsbegriff zirkuliert. Im Gegensatz zu dieser um 1900 fast ubiquitären metaphorischen Ver-

Dingen und Menschen auf, verwandelt jegliche authentische Wahrnehmungs- und Sinnwelt in käufliche Stereotypien. Entscheidend ist dabei, dass die Eurokokke die europäische Kultur zwar aushöhlt und entfremdet, doch nicht gänzlich vernichtet. Anhand eines infizierten Esels zeigt sich, dass der Erreger

> nicht tötet, aber die Kraft und den Geist der Dinge und Individuen aufsaugt. So war das Eselchen nur noch ein Gerüst aus Knochen [...]. Aber innen in seinem Leib waren Lunge, Herz und Leber längst zerstört und verschwunden, von den Eurokokken, der Krankheit des Jahrhunderts, ausgeleert und zerfressen.[160]

Eine solche dezidiert parasitologische Akzentsetzung ist ein Novum in der Literaturgeschichte des Mikrobiellen. Man sieht deutlich die neue Bedeutungsdimension, die aus dem „Untergang des Paradigmas der pandemischen Cholera und Pest"[161] in der Bakteriologie hervorgeht und die jetzt ganz andere Infektionsgeschichten in Gang setzen kann: nicht mehr diejenigen der rigiden Gegensätze von Leben und Tod, fremd und eigen, Invasion und Abriegelung. An ihre Stelle tritt die Geschichte von der langsamen Metamorphose durch ein Agens, das aus dem Inneren des Kollektivkörpers und nicht aus exotischer Fremde stammt. Konkret geht es in Golls Erzählung um einen schleichenden Bedeutungsschwund, der Individuen in entseelte Automaten des großstädtischen *ennuis* verwandelt. Wie vom Esel heißt es – aus der Perspektive einer anderen Figur – auch vom Ich-Erzähler und Protagonisten, er habe

> keine Leber, kein Herz, keine Seele mehr. Das heißt [...] keinen Ehrgeiz, keinen Glauben und keine Liebe mehr. [...] Sie haben auch kein Pflichtgefühl mehr, keine Ehrfurcht vor Eltern und Gott, keinen Respekt, keine Vernunft, keine Zucht und kein Ziel. Sie haben die Krankheit der Leere, auch Langeweile genannt, Sie haben die Eurokokke.[162]

Tzaras optimistische Version der parasitären Kulturinfektion hat hier ihr pessimistisches Gegenstück, an die Stelle eines frischen Irrationalismus tritt die Müdigkeit der Dekadenz. Wie Tzara ist auch Goll 1919 aus dem Zürcher Exil nach Paris gezogen, und so zielt seine erzählerische Aktualisierung von Spenglers *Untergang des Abendlandes*[163] auf Paris als Modellfall der pathogenen Stadt. Da-

---

wendung der Mikrobe entfaltet Goll ein surreales Szenario, dessen Besonderheit in der systematischen Vermischung verschiedener Kontagienkonzepte besteht (s. u.).
160 Goll, Die Eurokokke, S. 106.
161 Mendelsohn, Von der Ausrottung zum Gleichgewicht, S. 261.
162 Goll, Die Eurokokke, S. 109.
163 Vgl. den Brief Ivan Golls an Paula Ludwig vom 29. Mai 1931 zu seinem Vorhaben einer überarbeiteten, deutschen und französischen Neuausgabe des Textes: „Denke dir, ich hätte Lust die Eurokokke neu zu schreiben, sie zu vergrößern, flüssiger zu machen [...]. Philosophisch und soziologisch wurde ja schon massenhaft über den Untergang des Abendlandes

mit befindet er sich in guter Gesellschaft und in den Bahnen der zivilisationskritischen Tradition: Der nihilistische Ich-Erzähler taumelt durch einen kranken und krankmachenden Dschungel alternder Huren und junger Bohemiens, nächtlicher Bars und alltäglicher Menschenmassen; durch einen Dschungel der elektrischen Maschinen, Autohupen und Plakatwände, der streckenweise anmutet wie eine Mischung aus Otto Dix' Kokottentristesse und Malte Laurids' Entfremdungsängsten.[164] Tatsächlich sind die intertextuellen Anspielungen auf die Paris-Fiktion Rilkes, mit dem Goll neben der eigenen Frau auch einen profunden Antiamerikanismus teilte, weitreichend: vom „eigenen Tod"[165] über die Ekelfigurationen des Urin- und Eitergestanks, von den „halb erblindete[n], mit Aussatz geschlagene[n] Weiber[n]" bis hin zur „Amerikoonpille", die auch kein Remedium gegen die infektiösen Sinnschwund darstellt, ganz im Gegenteil.[166] Gerade diese Fortschrittsdroge erweist sich in der *Eurokokke* als Sinnvernichter schlechthin, „als buntes aufgelebtes Plakat auf die zerfallenden Klostermauern von Paris".[167] Ganz ähnlich hatte Rilke zwei Jahre früher in einem Brief über die „leeren, gleichgültigen Dinge, Schein-Dinge, Lebensattrappen" geklagt, die von Amerika nach Europa ‚herüberdrängten' und historisch gewachsene Sinnhaftigkeit tilgten.[168]

Gleichwohl unterscheidet sich Golls Text von anderen Paris-Fiktionen wie dem siebzehn Jahre älteren *Malte*-Roman durch satirische Untertöne und durch

---

geschrieben – aber poetisch, so das Altern und Sterben einer Kultur, mein Altern und Sterben dazu... ich fühle, das ist eigentlich das einzige Buch [...], das ich in meinem Leben schreiben kann" (zit. nach Barbara Glauert-Hesse, Nachwort. In: Iwan Goll, Die Eurokokke. Mit neun Zeichnungen von Georges Annenkoff, Göttingen 2002 [Faksimilierte Neuaufl. der im Martin Wasservogel Verlag, Berlin, erschienenen Erstausgabe von 1927], S. 159–178, 171). Die überarbeitete Version des Romans kann aufgrund der politischen Situation allerdings nicht mehr in Deutschland erscheinen, sondern wird in einer von Goll übersetzten Fassung unter dem Titel *Lucifer Vieillisant* 1934 in Paris aufgelegt. Zur komplizierten Entstehungs- und Editionsgeschichte des Romans vgl. Heike Schmidt, Art. ‚Mondial'. Formen der Internationalität bei Yvan Goll, Würzburg 1999, S. 134 f.

164 Zu den Parallelen zum *Malte*-Roman vgl. Anz, Rousing Emotions, S. 90; zum morbiden Paris als Metonymie für den kulturellen Niedergang Europas vgl. Schmidt, Art. ‚Mondial', S. 133 f.
165 Goll, Die Eurokokke, S. 132: „Wir wollen unseren eigenen Tod sterben, nicht den der anderen. Das ist der Heroismus Europas".
166 Goll, Die Eurokokke, S. 60, 131.
167 Goll, Die Eurokokke, S. 131.
168 Rilke an Witold Hulewicz, 13. November 1925. In: Rainer Maria Rilke, Briefe, hg. vom Rilke-Archiv in Weimar in Verbindung mit Ruth Sieber-Rilke, besorgt durch Karl Altheim, Bd. 3, Frankfurt a. M. 1987, S. 894–901, 895. Zur Amerikanismusdebatte unter den europäischen Intellektuellen der 1920er Jahre mit Bezug auf die *Eurokokke* vgl. Schmidt, Art. ‚Mondial', S. 139–144.

den Eintrag einer surrealen, aus den Naturwissenschaften entlehnten Figur – dem bazillären Schmarotzer am Geist. Bei seinem Taumel durch die kranke Stadt begegnet der Ich-Erzähler einem Naturwissenschaftler. Der ist bezeichnenderweise „Professor der Chemie an der Universität Philadelphia" und damit amerikanisches Zerrbild jenes anderen Chemikers, Pasteur, der im neunzehnten Jahrhundert nachhaltig zur Identitätsstiftung der Pariser beigetragen hatte. Jetzt steht allerdings die Demontage dieser Identität an, und so ähnelt Golls Mikrobenprofessor nicht der Heiligenfigur aus dem *Institute Pasteur*,[169] sondern jenem literarischen Subtypus des *mad scientist*, der auch in Wells' *The Stolen Bacillus* den satirischen Affekt trägt.[170] Der Professor hat den Parasiten identifiziert – zuerst im Gestein der Kathedrale Notre Dame und in einem mittelalterlichen Buch, aus dem „der Geist [...] verraucht" ist und das „jährlich zwölf Prozent seines Gehaltes ein[büßt]",[171] dann auf dem erwähnten Esel. Schließlich entdeckt er den Erreger auf den Handschuhen des Ich-Erzählers und weiht ihn und den Leser in jene überwirklichen Kausalzusammenhänge ein, die der erzählten Wirklichkeit zugrunde liegen:

> Darauf nahm er aus der Westentasche eins jener zusammenklappbaren Mikroskope, deren sich die Tuchreisenden bedienen, legte es auf meinen Handschuh, beobachtete diesen genau [...]. Aber plötzlich ließ der Alte meine Hand los, sprang auf und schrie mit überkippender Stimme: „Ich habe ihn! Den Eurokokkus! [...] Es ist der Bazillus, der die europäische Kultur zerfrisst".[172]

Dieser Bazillus des Konsumismus und des Symbolverlusts hat Menschen, Tiere, Kulturzeichen infiziert und tilgt Authentizität, Moralität und vor allem jegliche Bedeutung: In Notre Dame wohnen „weder der Glaube noch Gott", denn „die Eurokokke hat diese zerfressen"; die „Frauen, von der Eurokokke zerfressen", haben „keine Liebe mehr zu verschenken". Unter den Malern wütet die „Kulturdekadenz wie ein Furunkel" und die intellektuellen Literaten verwandeln sich in „lebende Krebse, die ohne Bewusstsein durcheinanderkrochen".[173] Der elitäre Geist Europas geht unter im Sog industrieller Entfremdung, und es bleibt nicht Tod, sondern das Nichts; vom *rien* des Dadaismus unterscheidet es sich allerdings grundlegend. An die Stelle irreduzibler, sich selbst vermehrender Sinnfülle tritt ein totales Sinnvakuum, an die Stelle der Mikrobe als Medium tritt die Mikrobe als referenzielles Zeichen. Sie bezeichnet nunmehr eine Infektion, die nicht tödlich ist, sondern chronisch, nicht eingeschleppt, sondern endemisch,

---

169 Vgl. Latour, The Pasteurization, S. 68–72.
170 Vgl. Haynes, From Faust to Strangelove, S. 3, 35–49.
171 Goll, Die Eurokokke, S. 101.
172 Goll, Die Eurokokke, S. 96 f.
173 Goll, Die Eurokokke, S. 98, 155, 148, 154.

die nicht positiv verändert, sondern dauerhaft schwächt – und vor der auch der „Heiland Pasteur [...] diesmal nicht retten [kann]".[174]

In den Anspielungen und Verweisen auf den wirklichen Bekämpfer realer – und nicht sozialer – Mikrobeninfektionen zeigt sich, was an Golls surrealer Konzeption so neuartig ist. Obwohl die ansteckende Bazille als zentrales Symbol und Erzählprogramm einer zivilisationskritischen Parabel funktioniert, ist sie nirgendwo als Metapher ausgewiesen. Ganz anders ist das etwa in Aage von Kohls Epos *Im Palaste der Mikroben*, in dem ‚Bakterien' und ‚Bakterieninfektion' konsequent als Leitmetaphern für bestialisierte Menschen und für moralischen Verfall dienen. Die Eurokokke Golls hingegen fungiert als eigentliches Faktum der Erzählhandlung: Menschen und Dinge sind von einem materiellen Agens befallen, das Abstrakt-Immaterielles bewirkt, nämlich Bedeutungsverlust; als *contagium animatum* kann es aber von einem Vertreter der amerikanisch-hygienischen Unkultur mit dem Taschenmikroskop aufgefunden werden. Das entspricht nun ganz Golls surrealistischer Poetik, die – so heißt es 1920 – „nicht übersinnlich aber transsinnlich" sein will, „nicht Verschönerung, nicht illusionistische Verbildlichung und metaphernhafte Umschreibung", sondern die „die Welt in die Atmosphäre der Überwirklichkeit, will sagen, der letzten, ganzen Wirklichkeit [taucht]".[175] Ein solch dichterischer „Ausdruck der außerordentlichen Wahrheit"[176] lässt sich entweder bewusstlos-inspiriert realisieren – das ist André Bretons Modell der *écriture automatique*, oder aber durch kalkulierte gestalterische Verfahren – das ist Golls Vermischung von Bakteriologiegeschichte, wissenschaftssatirischer Tradition und Großstadtprosa, von eigentlicher und uneigentlicher Rede über Bazillen.

Der Überrealismus sei „direkt, intensiv", so präzisiert Goll das Programm 1924 in seinem *Manifest des Surrealismus*, das er zeitgleich mit Bretons Konkurrenzmanifest erscheinen lässt; er „weist Künste, die sich auf abstrakte Zweitehand-Begriffe stützen wollen, zurück: Logik, Ästhetik, grammatische Effekte, Wortspiele".[177] Gerade die Ablehnung des Wortspiels ist nun besonders bemerkenswert für die Literaturgeschichte des Mikrobiellen beziehungsweise für die vorläufig letzte Etappe eines Funktionswandels, dem dieses Kapitel gilt. Denn Goll führt in der *Eurokokke* vor, was er theoretisch postuliert: Eine vielstellige naturwissenschaftliche Metapher wird dem Raum des konkretistischen Wort-

---

[174] Goll, Die Eurokokke, S. 115.
[175] Ivan Goll, Von neuer französischer Dichtung. In: Die neue Rundschau, 31, 1, 1920, S. 103–110, 108 f.
[176] Goll, Von neuer französischer Dichtung, S. 109.
[177] Ivan Goll, Manifest des Surrealismus. In: Asholt/Fähnders, Manifeste und Proklamationen, S. 332 [zuerst als *manifeste du surréalisme* im ersten und einzigen Heft der von Goll selbst herausgegebenen Zeitschrift *Surréalisme* (Surrealisme, 1, Oktober 1924, S. 2 f.)].

spiels um ‚Dada' und ‚Bombenschmieterbazillus' und der dazugehörigen Erkenntnisskepsis entzogen und mit neuen Realitätsbezügen versehen. Dieses neue Bezeichnungsverhältnis ist freilich nicht mehr mimetisch gedacht, sondern ist Konstitutionsprinzip einer traumartig-magischen Kunstwirklichkeit. Es geht darum, unvereinbare Realitätspartikel auf artistische, nie dagewesene Weise miteinander zu kombinieren und damit eine Totalität des Wahren zu erfassen; die „letzte, ganze Wirklichkeit", die nur durch formbewusste, dichterische Gestaltung zu haben ist. In diesem Zusammenhang ist gerade Golls Re-Semantisierung der Mikrobenfigur zur paradoxen, materiellen *und* symbolischen Kulturschwindsucht exemplarisch für jenen „wohlüberlegten Gebrauch von Unwahrscheinlichkeiten", den der von ihm verehrte Guillaume Apollinaire 1917 als Kennzeichen des Surrealismus festgelegt hatte.[178]

Schließlich wird eine offensichtliche, ‚wohlüberlegte Unwahrscheinlichkeit' als Faktum der erzählten Welt behauptet: Langeweilebazillen, die nach Art des *moral contagion* „nicht durch Berührung, sondern auf die Ferne hin durch Worte und durch bloße Blicke"[179] übertragen werden, nisten sich in Kathedralen und Menschen ein und fressen immaterielle Gehalte auf; sie funktionieren also nach der Logik der geistigen Epidemien von Shaftesbury oder Carus (s. Kap. II.1.2.1.). Gleichwohl fressen die Erreger aber auch physische Organe von Lebewesen auf, Herz, Lunge, Leber, ohne die eine Fortexistenz des betroffenen Organismus kaum plausibel ist. Die Eurokokke ist demnach im klassischen Sinn als lebendes Kontagion der Mikrobiologie konzipiert: Sie hinterlässt ihre Opfer ohne Organe – aber sie lässt sie dennoch gelangweilt weiterleben. Für diese kal-

---

[178] „Vous trouvez ici des actions qui s'ajoutent au drame principal et l'ornent les changements de ton du pathétique au burlesque et l'usage raisonnable des invraisemblances ainsi que les acteurs collectifs ou non qui ne sont pas forcément extraits de l'humanité mais de l'univers entier" (Guillaume Apollinaire, Prolog. In: Apollinaire, Les Mamelles de Tirésias. Drame surréaliste en deux actes et un prologue/Die Brüste des Tiresias. Surrealistisches Drama in zwei Akten und einem Prolog, Französisch/Deutsch, übers. und hg. von Renate Kroll, Stuttgart 1987 [1917], S. 32). Apollinaires Drama ist der erste Text, der das Attribut ‚surréaliste' im Untertitel trägt und dementsprechend ist dem programmatischen Text sowohl ein Vorwort des Autors als auch ein Figurenprolog vorangestellt, der das Publikum adressiert und als Programm des Surrealismus zu lesen ist (vgl. Wackers, Dialog der Künste, S. 83–86). Bemerkenswert ist, dass Golls *Eurokokke* nicht nur das geforderte Kalkül mit dem Unwahrscheinlichen, sondern auch den zweiten poetologischen Aspekt der Passage erfüllt: den Rückgriff auf ‚Akteure, die nicht notwendig der Sphäre des Menschlichen, vielmehr dem gesamten Universum entnommen sind'. Zu Golls surrealistischer Poetik, die sich dezidiert vom Unbewussten der Psychoanalyse, von einer Psychiatrisierung des Surrealismus – wie sie der Breton-Kreis betreibt – und auch vom Dadaismus abgrenzt, vgl. Bürger, Paris brennt. Hier wird besonders Golls Affinität zu einer vom Kino inspirierten Ästhetik der Beschleunigung und Simultaneität hervorgehoben sowie seine Abstinenz von politischen Interessen.
[179] Goll, Die Eurokokke, S. 115.

kulierte Inszenierung von Unwahrscheinlichkeit, genauer gesagt für die systematische Vermischung zweier Aussagelogiken, *moral contagion* und *microbiological contagion*, dürfte Goll nun ebenso kalkuliert auf den mittlerweile etablierten Bedeutungswandel im wissenschaftlichen Kontext gesetzt haben. Endemisches Schmarotzen statt tödlichem Eindringen von außen ist nicht nur eine neue, unverbrauchte Subscriptio eines altgedienten Kollektivsymbols. Es lassen sich darüber hinaus mit dieser neuen Bedeutung traumartig-halbwirkliche Erzählzusammenhänge, hier die langsame Zersetzung einer Kultur *aus sich selbst heraus*, wesentlich besser darstellen als mit einer entschieden dichotomen Metapher für Invasion oder Abriegelung, Leben oder Tod.

Im Kontext dieses Kalküls mit dem Unwahrscheinlichen bleibt noch auf Widersprüche zwischen Erzählebene und Inhaltsebene hinzuweisen, aus denen der Text gleichfalls seine surreale Atmosphäre bezieht. Denn wie bei Sack haben wir es mit einem mikrobeninfizierten Ich-Erzähler zu tun, dessen Erkrankung wörtlich und nicht nur metaphorisch zu nehmen ist. Strenggenommen hätten diese beiden Erzähler also gar nichts mehr zu erzählen; der eine, weil er wahnsinnig, der andere, weil er so leer ist, dass er „zum Sieb" wird, „in dem kein Tropfen mehr hielt, [...] ein Glasmensch, ohne Blut, ohne Seele".[180] Doch *discours* und *histoire* sind jeweils nicht kongruent, und so gelten die Selbstbekundungen des Ich-Erzählers nicht für seine narrative Kompetenz. In Golls *Eurokokke* verhindert der Schwund von Leber, Herz und Gehirn paradoxerweise nicht eine scharfsinnige, sprachmächtige und traditionsgesättigte Reflexion auf die Zeitproblematik. Und hier zeichnen sich nun doch Parallelen zu Tzaras optimistischer Version der parasitären modernen Befindlichkeit ab: nämlich eine irritierende Standortlosigkeit, die sich hier wie dort im unsichtbaren, allgegenwärtigen Kontagion verdichtet und die die Mikrobendichter Tzara, Goll und Arp, die in den Jahren des Zürcher Exils intensiven Austausch pflegten, teilen.[181] Bedeutet Infektion offensichtlich nicht mehr ausschließlich ein absolutes Entweder-Oder, Leben oder Tod, Reden oder Schweigen, sondern ebenso einen Zustand des Gleitens, des adaptiven Wandels, der Unfixierbarkeit – und zwar in parasitologisch-wissenschaftlichen wie in kulturellen Kontexten – so ist damit offensichtlich die intellektuelle Befindlichkeit der Nachkriegszeit auf den Punkt gebracht.

„Der Parasit ist ein Erreger", schreibt Serres, und zwar einer, der ein System dazu bringt, „seinen Zustand in kleinen Schritten zu verändern [...]. Er bringt das Gleichgewicht oder die Energieverteilung des Systems zum Fluktuieren".[182]

---

180 Goll, Die Eurokokke, S. 114.
181 Vgl. Wackers, Dialog der Künste, S. 23, Anm. 26.
182 Serres, Der Parasit, S. 293 f.

So wie die jungfräuliche Infektion Tzaras alles, was verkrusteter Standpunkt war, in einen fluktuierenden Kosmos von Gegensätzen und Kontrasten auflöst, so steckt auch die Eurokokke Golls eher Aporien als klare Positionen ab; man könnte mit Serres von einer „Logik der Schaukelbewegungen" sprechen.[183] Ganz in diesem Sinn liefert die surreale Schmarotzerinfektion gleichermaßen Kreativitätsverlust und Sprachmacht, Verfall und – mit Blick auf das barbarisch-gesunde Amerika – die „letzte Apotheose europäischer Kultur".[184] Schließlich liefert sie eine kulturelle Schwindsucht, die doch als anarchische Befreiung von Inhalten erlebt wird:

> Absolute Freiheit ist unser erstes und letztes Gesetz. Die Freiheit des Ich kommt vor der Moral, vor der Freundschaft, vor Gott. Wir haben ja nichts mehr zu verlieren. [...] Wir haben nichts mehr zu befürchten, wir haben unsere Geschichte hinter uns,[185]

so formuliert der intellektuelle Mitstreiter des Ich-Erzählers, Henry D'Anglade, die Formel für „das Ideal der Ideallosigkeit" in dieser „Hymne des intellektuellen Nihilismus".[186] Im Nihilismus, vor allem aber in der irisierenden Unfestigkeit der Positionen zwischen kulturellem Untergang und dichterischer Selbstermächtigung scheint nun nicht nur das Erbe der dadaistischen Revolte oder die moderne Befindlichkeit schlechthin auf. Gleichermaßen wird der vorläufige Endpunkt einer langen Korrelationsgeschichte zwischen Wissenschaften, Alltagskultur und Kunst sichtbar – bevor sich diese Korrelation in den 1930er Jahren in den Monotonien des Faschismus verliert. Immer wieder haben sich in der modernen Kulturgeschichte des Mikrobiellen Bedeutungsfülle und Bedeutungsverweigerung, epistemische Reflexion und ästhetischer Formalismus überschnitten. Dabei gründen diese Überschneidungen ebenso in der autonomen Logik des Kulturbetriebs wie in der Entwicklungsdynamik eines wissenschaftlichen Denkstils, der sich vom schönen Schwimmer und bösen Killer über den Ursprung des Lebens bis zum symbiontischen Schmarotzer bewegt hat.

---

183 Serres, Der Parasit, S. 297.
184 Wegmann, Dichtung und Warenzeichen, S. 422.
185 Goll, Die Eurokokke, S. 149.
186 Vgl. Anz, Thomas, Krankheit als Metapher für eine untergehende Kultur. Yvan Golls Großstadtroman ‚Die Eurokokke' von 1927 als Faksimile, 1. Oktober 2002, https://literaturkritik.de/id/5381 [zuletzt aufgerufen am 31.05.2020]. Die von Anz zitierte Kennzeichnung „Hymne des intellektuellen Nihilismus" stammt von Axel Eggebrecht, der den Roman 1929 in der Zeitschrift *Die literarische Welt* rezensierte (vgl. Karsten Witte, Sodom Berlin. Ein verfehltes Verlangen, Nachwort. In: Ivan Goll, Sodom Berlin, Berlin 1985, S. 153–169, 154). Zur These einer programmatischen Standortlosigkeit, die sich weder auf stereotype Kultur- und Modernitätskritik noch auf eine reine Nihilismusfeier reduzieren lässt, vgl. Anz, Rousing Emotions, S. 91f.

Will man abschließend verstehen, wie ein Kollektivsymbol aus den Naturwissenschaften verschiedenste avantgardistische Kunstübungen und Dichtungsexperimente in Gang setzt, so empfiehlt es sich, Jürgen Links Konzeption etwas zu erweitern. Schließlich wendet sich Link kritisch von einer traditionellen Metapherngeschichte ab, die den Bedeutungswandel isolierter Symbole im Längsschnitt untersucht und dabei die Gesamtheit der symbolischen und sozialen Interferenzen zu einem gegebenen Zeitpunkt verfehlt,[187] und diese Schärfung ist sicherlich einer der großen Vorzüge seiner Theorie. Gleichwohl scheint es im Einzelfall sinnvoll, Links synchron angelegtes Modell der Symbolserien, der Systeme von Äquivalenzen und Antagonismen[188] erneut um diachrone Dimensionen zu erweitern. Denn das Kollektivsymbol ‚Mikrobe' ist im Gegensatz zu anderen prototypischen Kollektivsymbolen des technisch-wissenschaftlichen Zeitalters wie ‚Eisenbahn', ‚Schiff' oder ‚Ballon', deren Bedeutungswandel tendenziell langsam verläuft und sich in bestimmte Phasen einteilen lässt,[189] konstitutiv unfest: Rascher und permanenter diachroner Wandel kennzeichnet das Symbol ebenso wie synchrone Vieldeutigkeit und Widersprüchlichkeit. Gründen dürfte das in einer primären Unsinnlichkeit, die das lebendige *und* ephemere Objekt ‚Mikrobe' von den technischen Objekten ‚Eisenbahn' und ‚Ballon' unterscheidet und in immer neue Anläufe zur Darstellung und kulturellen Übersetzung mündet. Diese Anläufe erweisen sich schlussendlich aber weniger als Übersetzungen eines fixen Gegenstandes denn als dessen wiederholte kulturelle Neuerschaffungen. Dazu gehören einige Besonderheiten, die sich aus der Rede über lebende Mikroorganismen nicht wegdenken lassen und die schließlich zur explosionsartigen Kunststimulation in den Avantgarden beitragen: Metaphorizität, Ikonizität, Intermedialität, Phantastik und Fiktionalität beziehungsweise Fiktionsnähe – im Gegensatz zur dezidierten Wirklichkeitsnähe der technischen Symbole und der daraus hervorgehenden Affinität zum realistischen Literaturparadigma. In der Summe konvergieren die Besonderheiten der Rede über Mikroben mit dem vielleicht einzig verbindlichen Merkmal der Kunstrevolten der 1910er und 1920er Jahre: einer Kontingenz, die immer weiter zunimmt; anders gesagt mit dem Prinzip der Unfestigkeit, Transgressivität, Verwilderung.

Vor diesem Hintergrund lässt sich die Produktivität des mikrobiellen Interdiskurses in den Avantgarden in vier Punkten zu einer Funktionsgeschichte zu-

---

[187] Jürgen Link, Über ein Modell synchroner Systeme von Kollektivsymbolen sowie seine Rolle bei der Diskurs-Konstitution. In: Bewegung und Stillstand in Metaphern und Mythen, hg. von Jürgen Link und Wulf Wülfing, Stuttgart 1984, S. 63–93, 64 f.
[188] Vgl. Link, Literaturanalyse, S. 295–300; Link, Über ein Modell, S. 69–77.
[189] Vgl. Link, Einfluss des Fliegens, S. 151 f.

sammenfassen. Die Wissensfigur funktioniert erstens als *Abstraktionsprinzip*, und zwar im Hinblick auf bildkünstlerische Abstraktion und literarischen Konkretismus. Jenseits der Grenzen sinnlicher Erfahrbarkeit und Vorstellbarkeit ist man offensichtlich auf die einfachen asemantischen Formen verwiesen: auf geometrische Grundformen oder auf Basiselemente von Sprache wie Laute, Wörter, Lautreihen (Kandinsky, Klee, Scheerbart, Arp). Zweitens fungiert das Mikrobielle im Sinne eines *Mediums*, als Prinzip der infektiösen Selbstvermehrung und erweist sich in diesem Sinn als Vorläufer jenes Virusdiskurses der Postmoderne, der sein Kernkonzept „zum Medium und zum [...] biologischen wie technologischen Modell für Interaktion, Crossover, Transgression, Hybridisierung und Intermedialität" erklärt.[190] Dies überschneidet sich mit dem ersten Punkt, denn die Sinnfigur ‚Mikrobe' ist gleichermaßen mediales Ausbreitungsprinzip eines inhaltsleeren Kunstprogramms (Tzara) wie seiner sprachlich-materialen Elemente – etwa von Mi-Lauten, Be-Lauten, Bazillenkomposita (Scheerbart, Arp). Drittens dient die Mikrobe als *Gegenstand des literarischen Nonsens* und als Reflexionsfläche einer entsprechenden Begriffs- und Bewusstseinskritik. Aus dem Zweifel an der Existenz des Objekts gehen Unsinnsdichtungen und Unsinnsprosa ebenso hervor wie ein Metadiskurs über die Möglichkeitsbedingungen von naturwissenschaftlicher Erkenntnis. Dieses literarische Spiel mit bakteriologischen Begriffen sowie die mitgeführte Reflexion über wissenschaftliche Erkenntnis ist nicht auf feste Gattungen im Sinne eines engen Nonsensverständnisses eingrenzbar, sondern vollzieht sich in ‚verwilderten Gattungsmischungen' – beispielsweise in der Mischung aus Nonsens, Wissenschaftsparodie und politischer Satire (Ehrenstein) oder im Kindergedicht, das epistemologische Reflexion und Cartoon zusammenbringt (Belloc). Status und Wirkungsintention solcher Texttypen lassen sich ebenso wenig festlegen wie die Beschaffenheit eines Objekts, das keiner sehen kann und das doch alle mit Apparaten, Worten, Bildern, Phantasien und Zweifeln umkreisen. Viertens bleiben der Wissensfigur ‚Mikrobe' trotz aller Formalität und Medialität doch immer gewisse Restreferenzen erhalten, vor allem dann, wenn diese Referenzen vom Wissenschaftswandel mitgetragen werden und die Figur gewissermaßen ‚auffrischen' – also neben Kleinheit und Ansteckung auch Schmarotzertum. Dementsprechend funktioniert die Mikrobe nicht nur als Abstraktionsprinzip, als Medium und Nonsensobjekt, sondern gleichermaßen als *vielstelliges Zeichen* –

---

190 Ristow, Das Virus als Medium, S. 10. Der Fokus dieser ‚Semantik des Viralen' verschiebt sich vom anthropomorphen, ansteckenden Akteur zum Medium, zur Kombinatorik und zur Verflüssigung aller Formen. Ristow zieht eine diskursive Verbindungslinie von den Mikrobiologismen des Dadaismus, von Tzara und Hans Arps „mimicroben"-Gedicht zur Kunstbewegung des Fluxus (Ristow, Das Virus als Medium, S. 354–407).

etwa als Symbol der bedrohlichen Ansteckung mit Rassenhass, mit Amoralität, mit dekadenter Sinnleere (Ehrenstein, Kohl, Goll) oder ganz einfach als Symbol von Bedrohung schlechthin (Redon). Gerade die neue Halbwirklichkeit des Surrealismus scheint mit dem halbwirklichen Konzept ‚Mikrobe' exemplarisch umsetzbar: Lassen sich doch damit Wirkliches und Traumhaftes beziehungsweise Plausibles und Unplausibles genauso wohlüberlegt verbinden, wie es dem Gründungsvater Apollinaire vorgeschwebt haben mag – Menschengesichter auf Kugelbazillen oder Kugelbazillen auf gelangweilten Menschengehirnen.

An diesem Punkt lässt sich ein Fazit ziehen: Nach dem Durchgang durch die Kultur des Fin de Siècle und die Kunstrevolten der Kriegs- und Nachkriegsjahre scheint sich Olaf Brieses Diktum von der Mikrobe als ‚universellem Bedeutungsträger' empirisch zu bewahrheiten.[191] Mehr noch: Auf der Rückseite eines scheinbar rein fortschritts- und erkenntnisgläubigen Wissensdiskurses, der als einer der großen Marksteine in der Geschichte der modernen Wissenschaften gefeiert, rekonstruiert und kritisiert wurde, eröffnet sich ein nicht minder riesiges Feld der kulturellen Transformationen. Es ist nicht zuletzt den ausgeprägten Kontingenzen und Interpretationsspielräumen der mikrobiologischen Wissensproduktion geschuldet und spiegelt in der Summe nichts Geringeres als die ästhetisch-literarische Moderne selbst – wiederum in all ihren Kontingenzen, Pluralismen, und Aporien, vor allem aber in ihrer essenziellen Bezogenheit auf die Naturwissenschaften, die besonders dort für ein Verstehen unerlässlich ist, wo man sie am wenigsten erwartet.

Damit ist der erste Teil der vorliegenden Untersuchung zum Abschluss gekommen. Ging es ihm um eine Wissenschaftsmetapher als Epochensymbol, so soll im folgenden Teil das zweite große Angebot der Mikrobiologie für die Literatur und Kultur der Moderne thematisch sein: eine Epochenerzählung; der *grand récit* ‚Mikrobenjagd', der es an kultureller Tragweite durchaus mit der Evolutionserzählung aufnehmen kann. Beide, Mikrobensymbol und Mikrobenjagd-Erzählung, sind elementarliterarische Formen, und beide verdanken sich, so die in dieser Arbeit verfolgte These, den beschriebenen Unschärfen bei der Produktion und Darstellung von bakteriologischem Wissen sowie gewissen praxeologischen Besonderheiten. Die Spannung zwischen dem wissenschaftlichen Objektivitätsideal und einer Wirklichkeit der Fehlerquellen und Ambivalenzen hat sich für den Bereich des Kollektivsymbols als Katalysator kultureller Transformationsprozesse erwiesen beziehungsweise als Einfallstor für formale Ähnlichkeiten mit Literatur, die weit über das Motivische hinausreichen. Das gilt nun gleichermaßen für den Bereich des Narrativen. Der anthromoporphe Bazillus funktioniert in der Kultur der Moderne nicht nur als polysemisches Zeichen,

---

191 Vgl. Briese, Angst in den Zeiten der Cholera, S. 385.

sondern als zentraler Akteur eines sinnstiftenden Plots, in dem Gut und Böse, Mikrobenjäger und Mikrobe aufeinanderprallen. Wie diese elementare Erzählung zustande kommt, in welchen Texttypen und Medien sie zirkuliert, wie sie in den Raum der elaborierten Literatur diffundiert und wie sie sich parallel zur Wissenschaftsentwicklung wandelt – das wird Gegenstand des nächsten Teils sein.

Teil III: Kollektiverzählung ‚Mikrobenjagd'

1 Vom Tiger und anderen Bestien: die Geburt der Wissenschaftserzählung ‚aus dem Dunst des Familienblattes'[1]

1.1 „Außerordentliche Veränderungen im Darm" – Kochs Reisen und Reiseberichte

Am 3. Mai 1884, einige Tage nach Kochs Rückkehr von der Choleraexpedition, erscheint im *Berliner Tageblatt* ein Artikel mit dem Titel „Willkommen Ihr Sieger"; er stilisiert die Reise zum triumphalen Wissenschaftsabenteuer deutschnationaler Prägung. Der Willkommensgruß gelte

> tapferen Männern, welche ebenfalls mit todesmuthiger Hingebung sich in den Dienst des Vaterlandes [...] gestellt haben, um einem tückischen Feind der gesammten Menschheit nach Kräften zu begegnen. Unserm Geheimrath Koch und seinen wackern Gefährten gilt's, die ihre gefahrvolle wissenschaftliche Forschungsreise nach dem fernen Indien so glücklich und so ruhmreich zurückgelegt haben [...]. Sie waren ausgesandt, um den Schleichwegen eines der furchtbarsten Plagegeister nachzugehen, von denen die moderne Menschheit seit nunmehr fünfzig Jahren und darüber heimgesucht wird.[2]

Die hier präsentierte Fabel von der Ausfahrt des imperialen Wissenschaftshelden und von der Jagd auf den tückischen Feind, dem man auf allen Schleichwegen „bis in seine äußersten ostindischen Schlupfwinkel" folgt,[3] ist ebenso charakteristisch für die Kultur- und Literaturgeschichte der Bakteriologie wie das Mikrobensymbol selbst. Im Gegensatz zu dessen Beweglichkeit allerdings, in der sich nahezu alle Facetten der pluralen Moderne verdichten, liefert die Mikrobenjagd-Erzählung ein normalisierendes Ordnungsschema, das die antimodernen Tendenzen der Epoche befördert und dementsprechend vehemente Zustimmung oder Ablehnung erfährt. Wie die Fabel funktioniert und in welchen Versionen sie zirkuliert, lässt sich mit dem Instrumentarium der neueren transdisziplinären Erzählforschung erfassen, die das Narrative in die Alltagskultur, in verschiedenste institutionelle und protoinstitutionelle Bereiche und in aller-

---

[1] Zur Titelanspielung vgl. Rudolf Helmstetter, Die Geburt des Realismus aus dem Dunst des Familienblattes. Fontane und die öffentlichkeitsgeschichtlichen Rahmenbedingungen des Poetischen Realismus, München 1997.
[2] Anonym, Willkommen Ihr Sieger. In: Berliner Tageblatt, Morgen-Ausgabe, 8, 207, 3. Mai 1884, S. 1.
[3] Anonym, Willkommen Ihr Sieger.

lei Kunstformen hinein ausdehnt.[4] Erzählen wird dabei als ‚elementare kulturelle Handlungsform' verstanden,[5] primär sprachgebunden, aber auch in nichtsprachlichen Medien erscheinend. Es gilt als spezifischer Modus des Zugriffs auf Wirklichkeit, als „Speichermedium für menschliches Wissen"[6] und als Grundelement zahlreicher Genera, Disziplinen und Diskursformationen.[7] Vor dem Hintergrund eines solch erweiterten Begriffs von Narrativität lässt sich der Sinnzusammenhang von ‚Ausfahrt des wissenschaftlichen Helden', ‚Aufspüren des unsichtbaren Gegners', ‚riskanter Bewährung' und ‚hart erkämpftem Sieg', der exemplarisch im *Berliner Tagblatt* formuliert ist, als einfache Kollektiverzählung fassen. Sie erreicht nach 1890 einen hohen Popularitätsgrad und ist in der bürgerlichen Öffentlichkeit des wilhelminischen Machtstaates nahezu omnipräsent.

Um zu verstehen, wie es dazu kommt, ist zunächst der den folgenden Rekonstruktionen zugrunde gelegte Begriff von ‚Erzählung' zu präzisieren. Im Unterschied zur literarischen Prosa und im Konsens mit einschlägigen Definitionsversuchen wird darunter *eine singuläre, konkrete, nicht zufällige Folge von Geschehnissen oder Handlungen, aus einem spezifischen Redeanlass hervorgehend*

---

4 Vgl. exemplarisch Erzählen. Ein interdisziplinäres Handbuch, hg. von Matías Martínez, Stuttgart 2017; Narratologies. New Perspectives on Narrative Analyses, hg. von David Herman, Ohio 1999; Postclassical Narratology. Approaches and Analyses, hg. von Jan Alber und Monika Fludernik, Ohio 2010; Narratology in the Age of Cross-Disciplinary Narrative Research, hg. von Manfred Jahn, Sandra Heinen und Roy Sommer, Berlin 2009; Ansgar Nünning, Towards a Cultural and Historical Narratology. A Survey of Diachronic Approaches, Concepts, and Research Projects. In: Anglistentag 1999 Mainz. Proceedings, hg. von Bernhard Reitz und Sigrid Rieuwerts, Trier 2000, S. 345–373; Erzähltheorie transgenerisch, intermedial, interdisziplinär, hg. von Vera Nünning und Ansgar Nünning, Trier 2002.
5 Vgl. Michael Scheffel, Anthropologie des Erzählens. In: Handbuch Erzählliteratur. Theorie, Analyse, Geschichte, hg. von Matías Martínez, Stuttgart 2011, S. 74–79, bes. S. 74.
6 Scheffel, Anthropologie des Erzählens, S. 76.
7 Trotz der immensen Erweiterung des Zuständigkeitsbereichs narratologischer Forschung ist das Thema ‚Erzählen in den Naturwissenschaften' – im Gegensatz zum Thema ‚Wissenschaftsmetaphern' – immer noch vergleichsweise unterrepräsentiert; vgl. folgendes Notat in *The Living Handbook of Narratology*: „Despite the fact that on occasion narrative elements are used in explanations in the natural sciences (e. g. the narrative of ‚Schroedinger's cat'; cf. [Arkady] Plotnitsky 2005b) and that certain narrative backgrounds exist (e. g. in the term ‚natural history' in the theory of evolution and in paleontology), a specifically narratological inquiry in the natural sciences remains a desideratum" (Norbert Meuter, Narration in Various Disciplines, created December 2011, revisited September 2013, http://www.lhn.uni-hamburg.de/article/narration-various-disciplines [zuletzt aufgerufen am 06.06.2020]). Ein Versuch, narrative Elemente in den vordarwinistischen Lebenswissenschaften des frühen neunzehnten Jahrhunderts systematisch zu erfassen, findet sich bei King, Naturwissenschaftliches Erzählen, https://www.diegesis.uni-wuppertal.de/index.php/diegesis/article/view/261 [zuletzt aufgerufen am 01.04.2020].

(Situativität) und zeitlich geordnet, verstanden. Dabei müssen die Geschehnisse, so die Grundannahme der transdisziplinären Narratologie, in einem gewissen Bezug zueinanderstehen und nicht nur eine beliebige chronologische Abfolge bilden, sie müssen in irgendeiner Weise motiviert sein (Kontiguität).[8] Als Darstellung von Einzelnem stellt ‚Erzählung' demnach ein bestimmtes kognitives Muster dar, das sich von universalistischen Darstellungstypen wie ‚Liste', ‚Beschreibung', ‚wissenschaftliche Erklärung' oder ‚philosophisches Argument' unterscheidet;[9] diese Grundannahme gilt für die Mikrobenjagd-Fabel, die wissenschaftliche Propositionen in einen anschaulichen Sinnzusammenhang übersetzt, in hohem Maß. Zu den elementaren Kriterien der Partikularität, Sequenzialität und Temporalität, die sich in fast allen Definitionsversuchen des Narrativen finden, gesellen sich nun weitere, eher spezifische Merkmale: Ereignishaftigkeit, Kausalität, Finalität und Vermitteltheit im souveränen Modus.[10] Die dargestellten Geschehnisse – Jagd auf anthropomorphe Mikroben in gefährlichem Umfeld, bösartige Handlungen der Mikroben, ‚Vergeltungsschläge' der Bakteriologen – sind überraschend, weichen vom erwartbaren Ablauf der Dinge ab und stellen insofern Grenzüberschreitungen dar.[11] Demnach ist auch ihr Zusammenhang nicht nur zeitlich und räumlich, sondern vor allem kausal gegeben, das heißt, sie folgen aufeinander *und* gehen auseinander hervor. Ferner laufen die Ereignisse und Handlungen ohne Umschweife auf ein sinnhaftes Ende zu –[12] die Vernichtung des Feindes und die Rettung des (Staats-)Körpers – und werden von einer in der Regel auktorialen Instanz präsentiert. In der Sum-

---

8 Vgl. Matías Martínez, Was ist Erzählen? In: Erzählen. Ein interdisziplinäres Handbuch, hg. von Matías Martínez, Stuttgart 2017, S. 2–7; Sebastian Meixner, Narratologie und Epistemologie. Studien zu Goethes frühen Erzählungen, Berlin/Boston 2019, S. 31–37. Vgl. auch Karl Eibl, Bausteine einer biologischen Kultur- und Literaturtheorie, Paderborn 2004. Hier ist von der „Darstellung einer nicht-zufälligen Ereignisfolge" die Rede (S. 255).
9 Vgl. die Kriterien David Hermans ‚situatedness' und ‚event sequencing', sowie den Abschnitt „Narrative as a Text-Type Category: Descriptions versus Stories versus Explanations" in: Basic Elements, S. 17–19, 89–100.
10 Auch Matías Martínez differenziert zwischen notwendigen Merkmalen – damit meint er eigentlich nur ‚Darstellung eines Geschehens' – und einer „Vielzahl von unterschiedlichen, mehr oder weniger umfassenden Merkmalen des Erzählens, die in der Narratologie der vergangenen Jahrzehnte vorgeschlagen wurden". Zu solchen akzidentellen Qualitäten zählt auch er Kausalität, Vermitteltheit und Ereignishaftigkeit (Martínez, Was ist Erzählen, S. 3).
11 Zum Ereignisbegriff in der gegenwärtigen Erzählforschung, insbesondere zur Bedeutung von Normabweichungen vgl. Wolf Schmid, Elemente der Narratologie, 2., verb. Aufl., Berlin 2008, S. 11–22.
12 Zu einer Theorie narrativer Kausalität, die zeitliche Sequenzierung und Geschlossenheit des Erzählens in Zusammenhang bringt, vgl. Noël Carroll, Narrative Closure. In: Philosophical Studies, 35, 2007, S. 1–15.

me ergibt sich dabei jenes hohe Maß an Geschlossenheit, das man von einer Epochenerzählung erwarten würde.

Als ‚elementar' im Sinne Jürgen Links ist diese Erzählung insofern aufzufassen, als sie ein „prototextuelles Muster"[13] darstellt: Es zirkuliert in verschiedenen Texttypen und Medien – vor allem in Tageszeitungen und in der periodischen Presse, aber auch in wissenschaftlichen Berichten – und entfaltet schließlich in fiktionalen Erzähltexten generative Funktion. Im folgenden Abschnitt sollen zunächst die Genese und der mediale Ort dieses elementaren Narrativs rekonstruiert werden. Die weiteren Kapitel widmen sich dann seinen fiktionalliterarischen Manifestationen, in deren Chronologie sich zentrale Problemkonstellationen der Moderne ähnlich widerspiegeln wie in den verschlungenen Wanderungen des Kollektivsymbols. Insofern folgt die Analyse jenen literaturwissenschaftlichen Grenzüberschreitungen, die die Erzählforschung der letzten Jahrzehnte kennzeichnen, nämlich erstens derjenigen zwischen „Erzähltexten [...] und Manifestationsformen des Narrativen in anderen Medien", konkret: narrativen Elementen in Wissenschaft und populärwissenschaftlichem Journalismus; zweitens derjenigen „zwischen narrativen Genres im engeren Sinn und Erscheinungsformen des Narrativen in anderen, vormals als nicht-narrativ eingestuften Gattungen",[14] konkret: Elementen des Mikrobenjagd-Narrativs in Drama und Dichtung.

Die wesentlichen Handlungspartikel der Fabel sind folgende: ‚Ausfahrt des Helden in exotische Ferne', ‚Aufspüren und Kampf', ‚heroische Bewährung' und ‚Sieg über den Gegner'. Zusammenfassen lassen sie sich unter die Tätigkeit des Jagens ebenso wie unter diejenige des Kriegführens, wobei das Erzählziel, der Sieg über Seuchen und Mikroben, utopische Züge hat. So ist der zitierte Artikel repräsentativ für die Strategie der Massenmedien, Kochs legendäre Forschungen in Indien als koloniale Abenteuer-, Reise- und Jagderzählung zu entwerfen. Gleichwohl handelt es sich hier keineswegs um einen unidirektionalen, Top-down verlaufenden Transferprozess von der wissenschaftlichen Proposition zur populären Narration. Vielmehr konstituiert sich die Ereignissequenz ‚Mikrobenjagd' schon in Kochs Expeditionsverlauf selbst und in seiner Berichterstattung darüber; und diesem Konstitutionsprozess wiederum liegen literarische Muster zugrunde, die im neunzehnten Jahrhundert zum allgemeinen kulturellen Wissen gehören. Wenn dann ‚Kochs Plot' später in fiktionalliterari-

---

[13] Ingo Stöckmann, Der Wille zum Willen. Der Naturalismus und die Gründung der literarischen Moderne 1880–1900, Berlin/New York 2009, S. 66.

[14] Ansgar Nünning/Vera Nünning, Produktive Grenzüberschreitungen. Transgenerische, intermediale und interdisziplinäre Ansätze der Erzähltheorie. In: Erzähltheorie trans-generisch, intermedial, interdisziplinär, hg. von Ansgar Nünning und Vera Nünning, Trier 2002, S. 1–23, 4.

schen Texten wieder auftaucht, scheint tatsächlich so etwas wie ein reziproker Zirkulationsprozess zwischen literarischer und wissenschaftlicher Kommunikation vorzuliegen; mediale Voraussetzung dafür ist die Kontaktzone der expandierenden Massenpresse. Der Bakteriologe entwirft nämlich, so die Hypothese dieses Kapitels, seine Forschungsexpeditionen, zunächst die Cholera-, später auch die Schlafkrankheitsexpedition entlang literarischer Stereotype des Reise-, Afrika- und Jagddiskurses; natürlich ohne dass ihm dabei Intentionalität zu unterstellen wäre. Der Afrika- und Jagddiskurs der zweiten Jahrhunderthälfte aber, auf dem die bakteriologische Abenteuerreise aufruht, verdankt sich wiederum unter anderem jenem Medientyp, dessen explosionsartige Ausbreitung er gleichzeitig mit vorantreibt: der periodischen Unterhaltungs- und Familienpresse. In diesem Sinn dürfte das unterhaltende, belehrende und informierende Erzählen in diesen Medien – zwischen Fiktionalität und Faktualität, zwischen „Alltagskultur, literarischer und wissenschaftlicher Kultur" –[15] für den Siegeszug der Bakteriologie nicht nur eine popularisierende, sondern ebenso eine generative Rolle gespielt haben.

Für das Verständnis dieser Zusammenhänge ist bei Robert Kochs Biographie anzusetzen. Schon seine Jugendjahre durchzieht das Motiv der biogeographischen Forschungsreise in exotische Naturräume wie ein roter Faden: Der Gymnasiast lässt sich bei seinen leidenschaftlichen Naturstudien von der Schul-Naturgeschichte des Johannes Leunis anleiten[16] und kann dabei nahezu das gesamte klassifikatorische Wissen der vordarwinistischen Naturforschung nachlesen, so, wie es die Cuvier'sche Systematik vorgibt. Dieses Wissen enthält verlockend exotische Gegenstände, von der Gattung der „eigentlichen Affen", dem „Orang Utan [...] auf Borneo" und dem „Schimpansen [...] in Congo und Guinea" bis hin zum „[a]merikanischen Löwen" und zum Tiger, „rothgelb, mit Querbinden und Schwanzringeln, der furchtbarste Räuber".[17] Letzterer habe, so konnte Koch erfahren, „in Ostindien schon aus mehreren Dörfern die Menschen vertilgt. Treibjagden der indischen Fürsten zur Ausrottung derselben".[18] Solche Lektüren und eifrige Naturbeobachtungen münden schließlich in einen lebhaften Reisedrang: „Am liebsten", so heißt es in der Familienchronik eines Klausthaler Cousins

---

15 Helmstetter, Geburt des Realismus, S. 47.
16 Vgl. Bruno Heymann, Robert Koch, Teil 1: 1843–1882, Leipzig 1932, S. 17.
17 Johannes Leunis, Schul-Naturgeschichte. Eine analytische Darstellung der drei Naturreiche. Zum Selbstbestimmen der Naturkörper, mit vorzüglicher Berücksichtigung der nützlichen und schädlichen Naturkörper Deutschlands, für höhere Lehranstalten bearbeitet, Teil 1: Zoologie, 2., verb. und verm. Aufl., Hannover 1851, S. 34, 40.
18 Leunis, Schul-Naturgeschichte, S. 40.

[H]ätte Robert Koch sich wohl ganz dem Studium der Naturwissenschaften gewidmet und bei seiner ausgesprochenen Neigung, fremde Länder zu bereisen und zu studieren, würde er wohl einen ausgezeichneten Forschungsreisenden abgegeben haben.[19]

Diese entschiedene Reiseneigung reicht bis zu Plänen des Jungmediziners, es seinen Brüdern gleichzutun und nach Amerika auszuwandern oder als Schiffsarzt anzuheuern.[20] Kochs Wissenschaftsvorstellung entspricht damit in nuce der nahezu alternativlosen Verknüpfung von Forschen und Reisen, wie sie sich seit Beginn des Jahrhunderts in der didaktischen und belletristischen Literatur zur Naturforschung, etwa dem Leunis verfestigt. Nun wandelt sich allerdings seit der Jahrhundertmitte das Genre der biogeographischen Reiseerzählung in Humboldt'scher Tradition, das ursprünglich vom Erforschen, Klassifizieren und Vergleichen handelt,[21] zum Reiseabenteuer, das dem Erforschen und Klassifizieren noch das Totschießen hinzufügt. Schon in den lakonischen Bemerkungen des Leunis'schen Schulbuchs zu Treibjagd und Ausrottung indischer Tiger zeichnet sich dieser Wandel ab. Beteiligt an der langsamen diskursiven Verschiebung sind neben den vielgelesenen Abenteuerromanen des angloamerikanischen und deutschen Literaturraums eine Vielzahl von Prosatexttypen mit schwer festlegbarem Fiktionalitätsstatus: Reiseberichte, Essays, Kommentare, Reisetagebücher, Jagdberichte, Jagderzählungen, Kolonialromane. Der neue

---

19 Robert Biewend, Aus der Familienchronik von Robert Koch. Biographische Mitteilungen. In: Deutsche Revue, 16, 1, 1891, S. 179–186, 296–318, 87, 219, 297 und 2, S. 87–100, 219.
20 Vgl. Brief von Robert Koch an seinen Vater, 2. Februar 1866. In: Biewend, Familienchronik, 1, S. 307. Zur Reisefreudigkeit der bürgerlichen Koch-Familie, die von der Emigration zweier Brüder nach Amerika bis zu Kochs ausgedehnten Forschungsreisen nach Afrika und Asien reicht, vgl. Christoph Gradmann, Exoticism, Bacteriology and the Staging of the Dangerous. In: Contagionism and Contagious Diseases. Medicine and Literature 1880–1933, hg. von Thomas Rütten und Martina King, Berlin 2013, S. 65–83. Gradmann macht deutlich, dass Koch erst nach der Spezialisierung auf Tropenkrankheiten in den 1890er Jahren seine frühen Reiseträume systematisch in die Tat umsetzen kann, dass vor diesem Hintergrund aber bereits die Choleraexpedition eine Neukonzeptionalisierung des jugendlichen Reiseenthusiasmus als wissenschaftliche Tätigkeit darstellt (S. 66; ähnlich Gradmann, Krankheit im Labor, S. 255 f.).
21 Vgl. aktuell Ottmar Ette, *ReiseSchreiben. Potsdamer Vorlesungen zur Reiseliteratur*, Berlin 2020, vor allem den Abschnitt S. 438–509, der den Expeditionsreisen von Georg Forster, Alexander von Humboldt sowie Johann Baptist von Spix und Carl Friedrich Philipp von Martius gewidmet ist; vgl. ferner Johannes Görbert, Die Vertextung der Welt. Forschungsreisen als Literatur bei Georg Forster, Alexander von Humboldt und Adelbert von Chamisso, Berlin 2014; Walter Erhart, ‚Beobachtung und Erfahrung, Sammeln und Vergleichen'. Adelbert von Chamisso und die Poetik der Weltreise im 18. und 19. Jahrhundert. In: Die Welt beobachten. Praktiken des Vergleichens, hg. von Angelika Epple und Walter Erhart, Frankfurt a. M. 2015, S. 203–235; Peter J. Brenner, Der Reisebericht in der deutschen Literatur. Ein Forschungsüberblick als Vorstudie zu einer Gattungsgeschichte, Tübingen 1990; Gabriele Dürbeck, Stereotype Paradiese. Ozeanismus in der deutschen Südseeliteratur 1815–1914, Tübingen 2007, bes. S. 65–104.

mediale Ort, wo sich all diese Texttypen etwa seit der Jahrhundertmitte überkreuzen und kulturelle Leitvorstellungen der Epoche prägen, sind die illustrierten Unterhaltungs- und Familienzeitschriften. Sie „vermitteln massenmedial Welt-Wissen und Welt-Bilder", schreibt Rudolf Helmstetter, wobei „die Kopräsenz von Bild und Text [...] die Grenze von informierenden und literarischen Texten" durchkreuze.[22] So ist dies auch der ideale Ort, wo Wissenschaftserzählungen zwischen Faktizität und Fiktionalität ihren Ausgang nehmen können, da die Familienblätter die Deutschen nicht nur „zu chronischen Lesern"[23] machen, sondern zu ‚Lesern von allem': Unter dem Signum der Unterhaltung wird Entdifferenzierung und diskursive Integration betrieben.

Zu diesem Prozess der Entdifferenzierung gehört die alles andere als selbstverständliche Verklammerung von Forschen, Reisen und Jagen, die sich in den Expeditionserzählungen der Naturforscher vor 1850 noch kaum findet.[24] Die Zeitschriften der zweiten Jahrhunderthälfte hingegen forcieren neben einer unspezifischen Hinwendung zum Thema ‚Jagd und Reise'[25] mit zunehmender kolonialer Expansion die Synthese aus Exotismus, Forschungsexpedition und Pir-

---

22 Helmstetter, Geburt des Realismus, S. 50. In der Forschung ist darauf aufmerksam gemacht worden, dass sich die Synthese von Jagd und populärer Zoologie in der zweiten Jahrhunderthälfte nicht nur in Buchbestsellern wie *Brehms Tierleben*, sondern bevorzugt auch in der *Gartenlaube* vollziehe (vgl. Alexander Gall, Authentizität, Dramatik und der Erfolg der populären, zoologischen Illustration im 19. Jahrhundert. Brehms Thierleben und die Gartenlaube. In: Inszenierte Wissenschaft. Zur Popularisierung von Wissen im 19. Jahrhundert, hg. von Stefanie Samida, Bielefeld 2011, S. 103–129, S. 115 f.).
23 Helmstetter, Geburt des Realismus, S. 59.
24 Das betrifft Humboldts diskursbegründenden Reisebericht ebenso wie diejenigen weiterer Naturforscher, z. B. Adelbert von Chamisso, Reise um die Welt mit der Romanzoffischen Entdeckungs-Expedition in den Jahren 1815–1818, Berlin 1836; Johann Gottfried Ehrenberg, Naturgeschichtliche Reisen durch Nord-Afrika und West-Asien in den Jahren 1820 bis 1825 von Dr. W. F. Hemprich und Dr. C. G. Ehrenberg, Historischer Theil, Berlin 1828; Eduard Friedrich Poeppig, Reise in Chile, Peru, und auf dem Amazonenstrome während der Jahre 1827–1832, 2 Bde., Leipzig 1834–1836; Charles Lyell, Travels in North America, 2 Bde., London 1845. Natürlich werden in all diesen Reiseerzählungen gelegentlich Tiere erlegt, allein zu Nahrungszwecken. Was aber völlig fehlt, ist die szenische Ausgestaltung und emotionale Aufladung des Jagdgeschehens als heldischer Zweikampf und die negative Semantisierung des gejagten Tieres.
25 Erstes Indiz für den neuen Erzählzusammenhang sind entsprechende Rubriken in den Zeitschriften, ferner der zahlenmäßige Anstieg von Jagdartikeln. Seit 1878 führt *Über Land und Meer* eine Rubrik mit dem Titel „Reisen und Jagden", die sich vor allem dem Thema „Neue Welten" widmet (Über Land und Meer. Allgemeine Illustrirte Zeitung, 20, 40, 1878, S. III). Eine Rubrik gleichen Namens enthält die Zeitschrift *Die illustrirte Welt. Deutsches Familienbuch* (z. B. „Reisen und Jagden". In: Illustrirte Welt, 26, 1878, S. III). Typische Titel, wie sie in den 1870er und 1880er Jahren Konjunktur haben, sind etwa „Zwei Jagdbilder aus der Mark", „Auf der Löwenfährte", „Eine Wasserjagd des Schahs von Persien" (In: Über Land und Meer, 15, 30, 1873, S. III–IV).

schabenteuer – und dies besonders im Bild eines ästhetisch-literarischen Afrika.[26] Die Zeitschrift *Globus* etwa bietet ihren Lesern „Samuel Baker's Jagdzüge am Atbara und Setit",[27] die *Gartenlaube* „Jagd-Romantik in Nordafrika" aus der Feder des Privatgelehrten und Orientreisenden Heinrich Freiherr von Maltzan;[28] und auch *Westermanns Monatshefte* unterhalten 1868 unter dem Titel „Jagdabenteuer in Abyssinien" mit Auszügen aus dem Reisebericht des Nordafrika-Forschers Samuel Baker.[29] Dabei dient die Pirsch- und Ausmerz-Unterhaltung nicht zuletzt der Selbstreproduktion der Medien. Der Westermann-Aufsatz etwa weist auf die „autorisierte deutsche Ausgabe" des Reiseberichts hin, die „im Verlage von George Westermann vorbereitet" werde.[30] Neben den aggressiven Vermarktungsstrategien des Westermann-Imperiums und der wachsenden Deutungsmacht der Familienmedien macht besonders dieser letzte Artikel noch auf etwas anderes aufmerksam: Bei der Abenteuerunterhaltung für ein bürgerliches Lesepublikum ist ein hohes Maß an lizensierter Gewalt im Spiel, und dazu wird der tierische Antagonist auf bestimmte Weise semantisiert. „In der grössten Wut sträubte der Löwe seine zottige Mähne auf", heißt es etwa,

> und suchte uns unter lautem Gebrüll mit offenem Rachen anzugreifen, aber sein Hintertheil schleppte auf der Erde und ich sah gleich, dass ich ihm das Rückgrat zerschmettert hatte. Bei seinen fürchterlichen Anstrengungen stürzte er rechts und links nieder, schnappte mit den fürchterlichen Kinnladen [...].[31]

Vergleichbar martialisch geht es auch in der *Gartenlaube* zu, in der Erzählung „Feuerjagd auf Hyänen" des populären Schriftstellers Friedrich von Gerstä-

---

26 Vgl. Daniela Gretz, Das innere Afrika des Realismus. Wilhelm Raabes ‚Abu Telfan' (1867) und der zeitgenössische Afrikadiskurs. In: Magie der Geschichten. Weltverkehr, Literatur und Anthropologie in der zweiten Hälfte des 19. Jahrhunderts, hg. von Michael Neumann und Kerstin Stüssel, Konstanz 2011, S. 197–216. Ich danke Daniela Gretz für weitere Hinweise auf den Afrikadiskurs.
27 Anonym, Samuel Baker's Jagdzüge am Atbara und Setit. In: Globus. Illustrirte Zeitschrift für Länder- und Völkerkunde, 17, 22, Juli 1870, S. 337–344; Nr. 23, S. 353–359; Nr. 24, S. 369–375.
28 Heinrich Freiherr von Maltzan, Jagd-Romantik in Nordafrika. In: Die Gartenlaube. Illustrirtes Familienblatt, 20, 10/11, 1872, S. 156–160, 175–177.
29 Anonym, Sir S. W. Baker und seine Jagdabenteuer in Abyssinien. In: Westermann's Jahrbuch der Illustrirten Deutschen Monatshefte. Ein Familienbuch für das gesamte geistige Leben der Gegenwart, 23, 1868, S. 403–410 und 523–530.
30 Anonym, Sir S. W. Baker, S. 403 f. Die Buchausgabe erscheint im gleichen Jahr: Samuel Baker, Die Nilzuflüsse in Abyssinien. Forschungsreise vom Atbara zum Blauen Nil und Jagden in Wüsten und Wildnissen, autorisierte deutsche Ausgabe von F. Steger, Bd. 1, 2 Bde., Braunschweig 1868.
31 Anonym, Sir W. Baker, S. 526.

cker;[32] seit seinem Erstling *Streif- und Jagdzüge durch die Vereinigten Staaten Nordamerikas* (1844) ist Gerstäcker marktführend im Abenteuersegment, und zwar sowohl in der Belletristik als auch in der Zeitschriftenliteratur.[33] Auch hier erfährt der Leser von der monströsen Abscheulichkeit des bejagten Tieres, etwa von

> einem große[n], ekle[n] Weibchen, [es lag] mit blutigem, schäumenden Gebiß verendet am Boden [...]. Die Augen blitzten mich aber noch so tückisch an, daß ich, um ganz sicher zu sein, ihr auch noch den zweiten Schrotlauf gab und sie dann liegen ließ und zu Bett ging.[34]

Lizensierte Gewalt und moralische Auszeichnung des Jägers: Auf ähnliche Weise verfährt auch Maltzans Jagdromantik-Artikel, der es besonders auf Großkatzen abgesehen hat; sie gehören zum topischen Inventar des literarischen Exotismus. Vom Panther wird etwa erzählt, er finde im „zwecklosen Zerreißen vieler Opfer seine Lust", sei „zum Henkeramte wie abgerichtet" und falle „selbst in Dörfer ein, sogar in europäische Colonistendörfer".[35] Das entscheidende Merkmal der bösen Bestie ist demnach, dass sie überall in geschlossene soziale Körper eindringt, in Viehherden, Zeltdörfer, skandalöserweise auch in Gemeinschaften der Kolonialherren, und dass sie dort verheerende Zerstörungen hervorruft. Aus solch monströsen Qualitäten motiviert sich die Handlungskette von Kampf, Bewährung des Helden und Vernichtung, gegebenenfalls auch Ausrottung des Gegners, und wir werden später sehen, wie gut sich dieser breit verfügbare Plot auf bakteriologische Feldforschung übertragen lässt.

Zunächst ist zu fragen, wie sich die literarisch-epistemische Figur des Entdeckers – etwa Humboldt, Peter Schlemihl, Christian Gottfried Ehrenberg – der sich der zoologischen, anthropologischen und paläontologischen Datenerhebung widmet, zum Bewerter fremder Tiere und Kulturen wandelt, die zur Jagd

---

32 Friedrich von Gerstäcker, Feuerjagd auf Hyänen. In: Die Gartenlaube, 11, 14, 1863, S. 220–223.
33 Vgl. exemplarisch Friedrich von Gerstäcker, In der Wildniss. Aus den Wäldern von Ecuador. In: Die Gartenlaube, 9, 1, 1861, S. 8–11. Friedrich von Gerstäcker, Javanische Jagdskizzen [mehrteilig]. In: Das Ausland. Eine Wochenschrift für Kunde des geistigen und sittlichen Lebens der Völker, 26, 1853, S. 59–63 („Die Jagd auf Hirsche"); S. 82–88 („Die Rhinoceros-Jagd"); S. 108–113 („Die Pfauen- und Saujagd"). Friedrich von Gerstäcker, Meine Jagden in Urugay. In: Die Illustrierte Welt. Blätter aus Natur und Leben, Wissenschaft und Kunst zur Unterhaltung und Belehrung für die Familie, für Alle und Jeden, 12, 1864, S. 442–448, 506–508, 526 f. Zu Gerstäcker vgl. allgemein Anton Zangerl, Friedrich Gerstäcker (1816–1872). Romane und Erzählungen, Struktur und Gehalt, Berlin/Bern 1999; vgl. Dürbeck, Stereotype Paradiese, Kap. „Der Übersee- und Abenteuerroman Friedrich Gerstäckers", S. 281–320.
34 Gerstäcker, Feuerjagd, S. 222.
35 Maltzan, Jagd-Romantik, S. 158.

freigegeben sind. Aufschluss bietet der Afrika-Forscher Georg Schweinfurth. Mit seinem kommerziell höchst erfolgreichen Zweiteiler *Im Herzen von Afrika* (1874), der kaum mehr auf Wissenschaft, sondern „in weiten Teilen auf Spannung und exotische settings" ausgerichtet ist,[36] avanciert Schweinfurth zum Inbegriff des kolonialen Helden für ein breites Publikum.[37] Dabei wird in diesem umfassenden Reisebericht auf nahezu alles, was der Naturforscher beobachtet und sortiert, auch geschossen. Schließlich lässt sich ein totes Tier zu klassifikatorischen Zwecken besser zeichnen als ein lebendiges, und so gehen die Empirisierung des Lebens und seine Vernichtung Hand in Hand. Auf der Giraffenjagd etwa, so erfährt der Leser, bedarf es „erst eines halben Dutzend Schüsse", um eine weidende Herde in Gang zu setzen und dann zu dezimieren. Ferner feuert der Ich-Erzähler begeistert auf säugende Büffelkühe und auf „Bastard-Gemsböcke", erledigt schließlich „Schlange und Antilope auf einen Schuss" und in fünf Jahren Reisezeit „wol an 1000 Stück Perlhühner". Lediglich die Jagd auf Warzenschweine ist für Schweinfurth wenig reizvoll, da das Fleisch ungenießbar und die Tiere „hier so gemein und ebenso unausrottbar" sind „wie die Wildschweine in Europa".[38] Exterminismus scheint, das zeigen die Tigerjagd in Kochs Schulbuch, die blutrünstige Jagdromantik der Zeitschriften und die Ausrottungsexpedition Schweinfurths, ebenso zu den Denkgewohnheiten der heroischen Kolonialreisenden zu gehören wie das ethnographische Ordnen nach den Kategorien ‚fremd' und ‚eigen'. Vor allem das Afrika-Bild fiktionaler und faktualer Reiseerzählungen ist eines von Jägern und Gejagten.

---

36 Matthias Fiedler, Zwischen Abenteuer, Wissenschaft und Kolonialismus. Der deutsche Afrikadiskurs im 18. und 19. Jahrhundert, Köln 2005, S. 124.
37 Georg Schweinfurth, Im Herzen von Afrika. Reisen und Entdeckungen im centralen Aequatorial-Afrika während der Jahre 1868–1871, 2 Bde., London/Sampson 1874. Schweinfurth ist exemplarisch für die monographische Fraktion des Jagd- und Kolonialdiskurses: Die Verknüpfung von Reisen, Forschen und Jagen vollzieht sich nicht nur in der illustrierten Familienpresse, sondern ebenso im klassischen, mehrbändigen Reisebericht akademischer und autodidaktischer Expeditionsreisender, überschneidet sich aber in bestimmten Verlagen, etwa bei Westermann, mit dem Medientypus der periodischen Presse. Weitere exemplarische Reiseberichte sind das zitierte Buch Samuel Bakers, ferner Martin Theodor von Heuglins zweibändige *Reisen in Nordost-Afrika* (Martin Theodor von Heuglin, Reisen in Nordost-Afrika. Schilderungen aus dem Gebiete der Beni Amer und Habab nebst zoologischen Skizzen und einem Führer für Jagdreisende, Braunschweig 1877); des Weiteren Emil Holub, Sieben Jahre in Süd-Afrika. Erlebnisse, Forschungen und Jagden auf meinen Reisen von den Diamantenfeldern zum Zambesi (1872–1879), 2 Bde., Wien 1881; Reinhard Zoellner, Der schwarze Erdteil und seine Erforscher. Reisen und Entdeckungen, Jagden und Abenteuer, Land und Leute in Afrika, 2., verm. und verb. Aufl., Bielefeld 1881 (mehrere Auflagen).
38 Schweinfurth, Im Herzen von Afrika, Bd. 1, S. 197 f., 210, 236 f., 344, 499, 216 f.

Mehr noch: Jagen konstituiert im Verbund mit den Strukturelementen der Forschungsexpedition – Ausfahrt beziehungsweise „Abschied von der zivilisierten Welt", Konfrontation mit einer außeralltäglichen Umwelt, Gefährdung, heldische Bewährung –[39] jenes universale Reisenarrativ, das in der massenmedialen Öffentlichkeit hergestellt wird und zur kulturellen Leitvorstellung avanciert. Die Medienrevolution und der Siegeszug einer Alltagserzählung, die auf fast alternativlose Weise Wirklichkeit strukturiert, Sinn stiftet und Werte setzt, bedingen einander wechselseitig. Die neuen Medien generieren nicht nur den ‚multiplen Autor',[40] sondern auch den multiplen Erzähltext, für den es kein einheitliches Format gibt, aber ein mehr oder weniger einheitliches Bündel an Strukturen und Stereotypien: Jagen als „Wissensform und Lebenspraxis".[41]

Vor diesem Hintergrund ist es nun gar nicht verwunderlich, dass der verhinderte Auswanderer Koch, der schon als Gymnasiast neben seinen begeisterten Tierbeobachtungen ebenso „Tiere aller Art" gejagt hatte, „um sie ihres Felles zu berauben",[42] nun seine Choleraexpedition entlang des wirkmächtigen ‚multiplen Narrativs' entwirft – als exotische, gefährliche und informative Jagdreise. Für die Wissenschaftsgeschichtsschreibung stellt diese Reise einen Meilenstein dar, da sie die bislang esoterische Praxis der Laborforschung in die Außenwelt verlegt, sie zur epidemiologischen Feldforschung wandelt und der neuen Disziplin auf diese Weise ein öffentliches Profil verleiht.[43] Wesentlich zum öffentlichen Erfolg beigetragen haben dürfte dabei die elementare Literarizität der Unternehmung: Aus dem technischen Hantieren mit Mikroskopen, Reinkulturen und Beleuchtungskondensoren für ein ärztliches Elitepublikum ist das geworden, was die Leser der *Gartenlaube* wünschen und kennen – eine exotische Jagdgeschichte für die ganze Familie. Dabei muss man zunächst zwischen der Reise selbst und ihrer Verschriftlichung durch Koch unterscheiden. Denn bemerkenswerterweise folgen beide, Praxis und Vertextung, den Spuren der zeitgenössischen Abenteuerliteratur, das Zweite lediglich noch etwas prononcierter als das Erste. Insofern soll als erster Schritt zur Rekonstruktion der Kollektiverzählung ein Blick auf Kochs Reise und Reisebericht geworfen werden; genau genommen auf seine *Reisen* und deren Berichte, denn nach der Choleraexpedition wird noch von der Schlafkrankheitsexpedition im Jahr 1906 zu handeln sein.

---

39 Vgl. Fiedler, Abenteuer, Wissenschaft und Kolonialismus, S. 137.
40 Vgl. Helmstetter, Geburt des Realismus, S. 20.
41 Gall, Authentizität und Dramatik, S. 115.
42 Biewend, Familienchronik, Bd. 1, S. 183.
43 Vgl. Gradmann, Exoticism, S. 62f.

Zunächst zur Cholerareise: Kochs berühmte Expedition verläuft wie Gerstäckers, Bakers, Maltzans oder Karl Mays Großwildabenteuer in mehreren Stadien. Rückwirkend schreibt er mit Blick auf den Hamburger Ausbruch von 1892, man müsse „die Cholera bis in ihre äussersten Schlupfwinkel verfolg[en] und jede auffindbare Spur des Infektionsstoffes unschädlich mach[en]".[44] Dieses Bild der Jagd bis in die letzten Schlupfwinkel, das auch in der Massenpresse immer wieder auftaucht, erinnert in gewisser Weise an Kara Ben Nemsis Verfolgungsjagden, die übrigens zeitgleich in der Zeitschrift *Deutscher Hausschatz in Wort und Bild* erscheinen:[45] Spüren doch Koch und seine Mitarbeiter Georg Gaffky und Michael Fischer dem Gegner tatsächlich bis in die hintersten Winkel der Erde nach; die Reise dehnt sich, entgegen ursprünglicher Planungen, spontan von Ägypten nach Indien aus. Zunächst fährt man im August 1883 nach Alexandria, doch dort ist die Seuche am Verlöschen. Als es immer schwieriger wird, kontaminierte Leichen aufzutreiben, überzeugt der abenteuerlustige Koch die deutsche Regierung, dass die Kommission nach Indien weiterfahren müsse.[46] Zudem hat man mittlerweile die konkurrierende französische Forschergruppe krankheitshalber abgehängt,[47] so dass aus dem Wettlauf um die Jagdbeute ein sieghafter Alleingang zu werden verspricht. In Indien ist die Cholera endemisch, man kann mit immer neuen lokalen Ausbrüchen rechnen und damit, die Bestie in ihrem natürlichen Umfeld zu beobachten.

Doch bereits der abenteuerliche Weg in den heißen Subkontinent wird zu jenem Zickzackkurs der Verfolgung, der zu jeder ordentlichen Pirsch gehört und als narratives Muster der Progression zahlreiche Reiseberichte strukturiert.[48] Dank der Vermittlung des Khedives, des osmanischen Vizekönigs von Ägypten, reist die Kommission von Quarantänehafen zu Quarantänehafen im Roten Meer, über Kairo und Suez nach El Tor und El Wedj und wieder zurück nach Suez; insgesamt verbringt man fast drei Monate an verschiedensten Orten Nordafrikas. „Das hätte ich mir, als ich nach Ägypten abreiste, nicht träumen lassen, dass die Expedition so lange dauern würde, doch bin ich mit dieser Wendung der Dinge keineswegs unzufrieden", teilt der abenteuerberauschte

---

44 Vgl. Koch, Die Cholera in Deutschland, S. 217.
45 Im 11. und 12. Jahrgang (1884–1886) erscheinen beispielsweise Mays *Reise-Erinnerungen aus dem Türkenreiche* in Fortsetzungen, im 14. Jahrgang (1887/1888) *Durch das Land der Skipetaren*.
46 Vgl. Gradmann, Krankheit im Labor, S. 272.
47 Ein Mitglied der französischen Kommission, der 27-jährige Bakteriologe François Thuillier erkrankt am 17. September 1883 an Cholera und verstirbt nach zwei Tagen; vgl. Robert Koch, Teil 2: 1882–1908, nach Fragmenten von Bruno Heymann, hg. von Georg Henneberg et al., Berlin 1997, S. 65 [Heymann II].
48 Vgl. Fiedler, Abenteuer, Wissenschaft und Kolonialismus, S. 137.

Koch am 11. November 1883 seinem Bruder Hugo mit.[49] Dabei ist man unablässig unter gefahrvollen Umständen dem Feind auf der Spur: In Suez etwa versuchen die Mikrobenjäger, mit dem Darminhalt einer Choleraleiche Infektionen in Versuchstieren zu erzeugen – vergeblich. Stattdessen gibt es exotische Jagd- beziehungsweise Kriegsunterhaltung, die wiederum an Karl May erinnert: Ein „Kameelritt in die Wüste", währenddessen „ein Trupp Beduinen [...], alle malerisch gekleidet und bis an die Zähne bewaffnet", die Reisegefährten „durch ihre Kriegsgesänge und kriegerischen Spiele zu unterhalten [sucht]", wird für Koch zum Höhepunkt der nordafrikanischen Bildungsfahrt.[50] Schließlich reist die Gruppe im November 1883 nach Kalkutta weiter und fahndet auch dort fieberhaft in jedem Winkel nach dem scheuen Gegner: in menschlichen Leichen, in Ausscheidungen, Sumpfschlamm, Wassertanks, Gefängniszellen, Flüssen und kontaminierten Wäschestücken. Im beständigen Kampf mit Hitze und Schmutz wird auch hier wieder eine möglichst große Fülle botanischer, zoologischer und anthropologischer Daten zum exotischen Fundort gesammelt. Kochs Interessen reichen weit über die Seuchenhygiene hinaus – bis zu Flora und Fauna, Kulturzeugnissen und Jahrmärkten, Beduinenspielen und Moskitoarten.[51] Seiner Tochter berichtet er später in gut Humboldt'scher Manier „von den fremden Menschen [...], von den schönen Pflanzen, merkwürdigen Thieren, von den Göttern der alten Egypter und von den Tempeln der Inder".[52] Verfolgung des Bösen, abenteuerliche Versuche mit Choleraleichen, abenteuerliche Reiterspiele in der Wüste und Beobachtung exotischer Tiere und Pflanzen – das alles geht problemlos Hand in Hand, da Kochs Reisepraxis und sein Selbstverständnis als reisender Forscher vorgeprägten kollektiven Bildern und Erzählmustern folgen. Diese wiederum verdanken sich teils dem biogeographischen Reisebericht Humboldt'scher Prägung und teils der seriellen Abenteuer- und Kolonialliteratur in der Massenpresse der zweiten Jahrhunderthälfte.

Und dieses ‚Reisen entlang literarischer Muster' gilt nun noch prononcierter für die Vertextung der Expedition, auch sie ist ein literarisch-mediales Unternehmen. Erstens verschaffen Kochs Reiseberichte dem großen Abenteuer öffentliche Wirksamkeit: Koch sendet diese Berichte, insgesamt sind es sechs, regelmäßig von unterwegs ans Innenministerium. Dort werden sie lektoriert und dann in der *Deutschen Medizinischen Wochenschrift* und im *Reichsanzeiger*, dem

---

49 Zit. nach Heymann II, S. 72.
50 Robert Koch an seinen Vater, 10.11.1983, zit. nach Biewend, Familienchronik, Bd. 2, S. 227; vgl. auch Gradmann, Krankheit im Labor, S. 274.
51 Seiner Tochter Gertrud hatte Koch noch von Ägypten aus einen „ächten Mosquito und zwar einen von der bösartigsten Sorte" geschickt, und zwar unter Briefmarkenpapier geklebt, vgl. Heymann II, S. 71 f.
52 Robert Koch an Gertrud Koch, 12. Februar 1884, zit. nach Heymann II, S. 83.

staatlichen preußischen Presseorgan, publiziert. Christoph Gradmann spricht in diesem Zusammenhang von „organisierter öffentlicher Aufmerksamkeit" und davon, dass Kochs Choleraexpedition wesentlich dazu beitrug, ein kollektives Bild des Cholerabazillus als fremdartiger Invasor entstehen zu lassen.[53] Zweitens stellen die Reiseberichte, einer aus Alexandria, einer aus Suez und vier aus Kalkutta, in ihrer Gesamtheit eine zusammenhängende Narration dar, die das bislang propositional verfasste Wissen der Bakteriologen in eine zeitliche Ereignisfolge überführt. Aus allgemeinen Sätzen wie ‚spezifische Bakterien sind die Verursacher von spezifischen Krankheiten' oder ‚der Tuberkelbazillus ist der Verursacher eines Symptomenkomplexes mit Namen Tuberkulose' wird eine singuläre, kohärente und kausal geordnete Sequenz von Ereignissen und Handlungen – vom Suchen, Verfehlen und Finden des Bazillus. Dementsprechend erscheinen die Reiseberichte drei Jahre später nochmals, und zwar als zusammenhängende Schrift im hauseigenen Medium, den *Arbeiten aus dem Kaiserlichen Gesundheitsamt*.[54] Dass diese Schrift, die die Bakteriologie verwandelt, ein eigentümliches Gattungsgemisch aus wissenschaftlichem Fachartikel und Reisebericht darstellt, notiert bereits Christoph Gradmann.[55] Detaillierte Textanalysen unter literaturwissenschaftlicher Optik fehlen allerdings bislang; dabei erweist sich die narratologische Auseinandersetzung mit Kochs Choleraschrift als sehr ertragreich. Zunächst weist der Text eine Plot-Struktur auf, die dem oben skizzierten Schema des Abenteuerromans folgt: ‚Ausfahrt', ‚Geschehnisse, die vom Alltäglichen abweichen' (Ereignishaftigkeit), ‚Gefährdung' und ‚Bewährung'.[56] Schon bei der ersten Etappe, Ägypten, wird deren Außerordentlichkeit hervorgehoben; das Land sei „sehr reich an parasitischen und ansteckenden Krankheiten, und es fiel daher nicht schwer, [...] geeignete Untersuchungsob-

---

53 Gradmann, Krankheit im Labor, S. 277. Der *Reichsanzeiger* erscheint in einer Morgen- und einer Abendausgabe mit einer geschätzten Auflagenhöhe von etwa 5.500 Exemplaren; als offizielles Regierungsorgan wird er von den deutschen Tageszeitungen und Zeitschriften sehr genau rezipiert, so dass man von gezielter Öffentlichkeitsarbeit ausgehen kann, vgl. Stefanie Samida, Vom Heros zum Lügner? Wissenschaftliche ‚Medienstars' im 19. Jahrhundert. In: Inszenierte Wissenschaft. Zur Popularisierung von Wissen im 19. Jahrhundert, hg. von Stefanie Samida, Bielefeld 2011, S. 245–272, 248, Anm. 8.
54 Robert Koch, Berichte über die Tätigkeit der zur Erforschung der Cholera im Jahre 1883 nach Ägypten und Indien entsandten Kommission. An S. Excellenz den Staatssekretär des Inneren Herrn Staatsminister von Bötticher erstattet vom Geheimen Regierungsrat Dr. R. Koch. In: Arbeiten aus dem kaiserlichen Gesundheitsamt, Bd. 3, Berlin 1887; wieder in: Robert Koch, Gesammelte Werke, unter Mitwirkung von G. Gaffky und E. Pfuhl, hg. von Julius Schwalbe, Bd. 2.1, Leipzig 1912, S. 1–19.
55 Vgl. Gradmann, Exoticism, S. 62 f.
56 Vgl. Fiedler, Abenteuer, Wissenschaft und Kolonialismus, S. 137.

jekte zu erhalten".⁵⁷ Wie gefahrenbereit man dabei vorging, ist im allerersten Bericht nachzulesen, der bezeichnenderweise bis 1912 unveröffentlicht blieb:

> Durch die Fürsorge des deutschen Konsulats fand ich hier alles soweit vorbereitet, dass wir noch am Tage der Ankunft [...] mit der Sektion einer exquisiten Choleraleiche sowie mit der Untersuchung von Dejektionen und von Erbrochenem einiger Cholerakranken unsere Tätigkeit beginnen konnten.⁵⁸

Trotz gefährlicher Dejektionen und exquisiter Choleraleichen bleibt die Jagd nach der unsichtbaren Bestie allerdings zunächst erfolglos, und so werden neue Bewährungsräume aufgesucht: „Als denjenigen Platz in Indien, welcher für die Fortsetzung der Untersuchungen am meisten geeignet schien, hatte ich anfangs Bombay in Aussicht genommen", erfährt der Leser noch während der Ägypten-Etappe.⁵⁹ Doch schließlich wird Kalkutta anvisiert, und der Spannungsbogen von tödlicher Gefahr und heroischer Bewährung steigert sich, als die Narration dort angelangt ist. „In Berücksichtigung aller dieser Umstände bin ich davon überzeugt, dass in betreff des Ortes zur Fortsetzung der Untersuchungen über Cholera keine bessere Wahl getroffen werden konnte", schreibt Koch, denn „mehrere Fälle, welche nach sehr kurzem Verlauf [...] tödlich geendet hatten, lieferten, da sie überdies sehr bald nach dem Tod seziert werden konnten, ausgezeichnete Untersuchungsobjekte".⁶⁰ Dank der ausgezeichneten Untersuchungsobjekte in Kalkutta gelingt es, die scheue Spezies – wie ein Antilopenrudel oder eine Löwenkolonie – in ihren natürlichen Lebensräumen, im Erbrochenen, in Fäzes sowie in Reinkulturen eingehender zu beobachten und von anderen Spezies klassifikatorisch abzugrenzen: Im hängenden Tropfen sieht man, so Koch, „die Bazillen mit großer Geschwindigkeit nach allen Richtungen durch das mikroskopische Gesichtsfeld schwimmen", in Nährgelatine hingegen bilden sie „farblose Kolonien". Dabei habe man entscheiden können, „ob diese Bazillen zu den gewöhnlichen Bewohnern des Darmes gehören, oder ob sie ausschließlich im Darm der Cholerakranken vorkommen";⁶¹ ob es sich also – in der Sprache des Leitdiskurses – um einen gewöhnlichen Steppenbewohner oder um eine außergewöhnliche Jagdbeute handelt.

---

57 Koch, Berichte, S. 5.
58 Robert Koch, Die Expedition zur Erforschung der Cholera nach Ägypten, nachgetragener Bericht an den Geheimen Oberregierungsrat Dr. Struck aus Alexandrien, 25. August 1883. In: Koch, Gesammelte Werke, unter Mitwirkung von G. Gaffky und E. Pfuhl, hg. von Julius Schwalbe, Bd. 2.2., Leipzig 1912, S. 850–853, 850.
59 Koch, Berichte, S. 7.
60 Koch, Berichte, S. 10, 11 f.
61 Koch, Berichte, S. 14, 12.

Organisiert wird der Text durch ein Erzähler-Ich, das souverän zwischen Narration, Persuasion, Deskription und Schlussfolgerung hin- und herwechselt und die einzelnen Geschehenspartikel zur linearen, teleologischen Abfolge reiht. Für wissenschaftliche Expeditionsberichte im frühen neunzehnten Jahrhundert ist diese Erzählsituation sehr charakteristisch, auch noch für naturwissenschaftliche und medizinische Fachartikel in der zweiten Jahrhunderthälfte.[62] Gegen Jahrhundertende jedoch, davon wird noch die Rede sein, tritt die homodiegetische Erzählsituation in den Naturwissenschaften in den Hintergrund und muss insofern bei Koch als bewusste gestalterische Entscheidung gewertet werden. Seine erzählende und erlebende Instanz ist freilich darstellungslogisch nicht mit ihm selbst, dem Verfasser, gleichzusetzen, sondern vielmehr als „Effekt des Textes"[63] zu sehen: Diese Instanz spricht wahlweise in der ersten Person Singular oder aber wechselt in den abstrakten, heterodiegetischen Modus – und zwar dann, wenn Koch sich und seine Kollegen zum Kollektivsingular ‚die Kommission' zusammenfasst und den Geltungsanspruch des Erzählten dadurch maximal erhöht. Ferner erscheint Kochs Erzähler-Ich in zwei verschiedenen, partiell überlappenden Rollen, die für Wissenschaftserzählungen bis zur Jahrhundertmitte durchaus charakteristisch sind. Da ist erstens der Feldforscher und Experimentator, der den Leser „an Fortschritten und Rückschlägen teilhaben lässt":[64]

> So habe ich bisher zwei Fälle von Dysenterie seziert [...]. Dann sezierte ich im arabischen Hospital einen an Darmmilzbrand gestorbenen Araber[.] [...] Ferner bot sich die Gelegenheit[,] [...] sechs Fälle von biliösem Typhus zu beobachten. [...] Drei von diesen Kranken starben. Dieselben sind ebenfalls von mir seziert worden und sollen eingehend untersucht werden.[65]

Diese Sequenz von Obduktionshandlungen und persönlichen Erfahrungen erlaubt es dem Rezipienten, das gefahrvolle Tun des Seuchenjägers hautnah zu begleiten. Zweitens ist da die wissenschaftliche Autorität, die den Leser mit verbindlichen auktorialen Kommentaren zu überzeugen sucht, so dass sich (schwache) interne Fokalisierung und Nullfokalisierung abwechseln.[66] Tankepi-

---

[62] Vgl. King, Naturwissenschaftliches Erzählen, https://www.diegesis.uni-wuppertal.de/index.php/diegesis/article/view/261 [zuletzt aufgerufen am 01.06.2020], bes. S. 22, 30–35; vgl. auch King, Historische Narratologie, bes. S. 333–340.
[63] Brandt, Wissenschaftserzählungen, S. 101.
[64] Axel Rüth, Erzählte Geschichte, Narrative Strukturen in der französischen Annales-Geschichtsschreibung, Berlin 2005, S. 39; vgl. dazu auch Felix Steiner, Dargestellte Autorschaft. Autorkonzept und Autorsubjekt in wissenschaftlichen Texten, Tübingen 2011, S. 245.
[65] Koch, Berichte, S. 6.
[66] Sebastian Meixner weist darauf hin, dass gerade bei homodiegetischen Erzählungen zwischen Stimme und Modus unterschieden werden müsse, da hier interne Fokalisierung keines-

demien [d. h. Epidemien, die von lokalen Wasserreservoiren ausgehen], so erfährt man im letzten Bericht, seien in Bengalen

> keineswegs selten, und fast jeder Arzt, welcher eine grosse Erfahrung über Cholera hat, kennt eine mehr oder weniger große Anzahl von Beispielen. Ich habe deswegen schon von Anfang an meine Aufmerksamkeit auf diesen Punkt gerichtet und den Sanitary Comissioner with the Government gebeten, mich [von einer solchen Epidemie] in Kenntnis zu setzen [...]. Dieser Fall ist nun in den letzten Wochen eingetreten.[67]

Die ganze Ereigniskette läuft, so ahnt der Leser, auf die Entdeckung der Tankinfektionen zu, die Höhepunkt, Ende und Ziel der Erzählung gleichermaßen ist. Sie löst den Spannungsknoten und verleiht der Narration ihre spezifische Geschlossenheit. Schließlich konnten die Forscher bisher das kommaförmige Lebewesen zwar schön in Kolonien beobachten, doch künstliche Infektionen von Labortieren waren nicht zu bewerkstelligen. Damit steht der experimentelle Beweis aus, dass es sich wirklich nicht nur um einen gewöhnlichen Bewohner des Lebensraumes ‚Darm', sondern um die gesuchte Bestie handelt. Die Infektionen der lokalen Bevölkerung durch Tankwasser stellen in diesem Zusammenhang ein „durch den Zufall herbeigeführtes Experiment am Menschen"[68] und das gesuchte *missing link* dar, das die Ereigniskette zu einem sinnvollen Abschluss führt. In den Tanks wird die verseuchte Wäsche von Cholerapatienten gewaschen, dadurch verwandeln sich die Wasserreservoire in natürliche Reinkulturen, aus denen die Anwohner üblicherweise trinken. Dieses sinnhafte Ende präsentiert nun Koch ganz dezidiert als wissenschaftlicher Souverän, im Kollektivsingular ‚der Kommission':

> Über den Beginn und den Verlauf der Epidemie wurden nun von der Kommission sorgfältige Untersuchungen angestellt. [...] Wenn man berücksichtigt, dass bis dahin in vergeblich in zahlreichen Proben von Tankwasser, Sewage, Flusswasser [...] nach den Cholerabazillen gesucht wurde, und dass sie zum allerersten Male mit all ihren charakteristischen Eigenschaften in einem von einer Choleraepidemie umschlossenen Tank gefunden sind, dann muss dies Resultat als ein höchst wichtiges angesehen werden.[69]

---

wegs zwingend sei und ebenso Nullfokalisierung wie externe Fokalisierung vorkomme (Meixner, Narratologie und Epistemologie, S. 40). Dieser Befund scheint mir besonders für Wissenschaftserzählungen im neunzehnten Jahrhundert weiterführend: Vor der endgültigen Durchsetzung des depersonalen Stils wechselt die Darstellungsform in wissenschaftlichen Aufsätzen, Kasuistiken und Reiseberichten permanent – und zwar sowohl zwischen homodiegetischer, persönlicher und heterodiegetischer, objektiver Darstellung als auch zwischen nullfokalisierter und intern fokalisierter Ich-Erzählung, um dem persönlichen Zeugnischarakter einerseits, dem Anspruch der objektiven Wissensvermittlung andererseits gerecht zu werden.

67 Koch, Berichte, S. 18.
68 Koch, Berichte, S. 19.
69 Koch, Berichte, S. 18 f.

Man müsse dieses Resultat eines Zufallsexperiments nämlich „als eine weitere Bestätigung für die Richtigkeit der Annahme sehen, dass die spezifischen Cholerabazillen in der Tat die Krankheitsursache bilden",[70] so Kochs bündige Schlussfolgerung, die eigentlich eine utopische Glücksverheißung einschließt: die Befreiung der Menschheit von der Seuche.

‚Ich sezierte', ‚ich sezierte wieder', ‚ich hatte in Aussicht genommen', ‚ich habe von Anfang an die Aufmerksamkeit auf diesen Punkt gelenkt', es hat ‚die Kommission' dann ‚sorgfältige Untersuchungen angestellt', und dieses Tun führt schließlich direkt zum ‚höchst wichtigen Resultat': Der immer wieder einsetzende perspektivische Modus blendet zwei wesentliche Aspekte von wissenschaftlichen Darstellungen vollkommen aus, die in der Gegenwart verbindlich sind und bereits um 1900 vielfach zum Standard gehören, unter anderem in Kochs sonstigen Schriften: *Allgemeinheit* und *Ich-Verbot*. Zusammenfassen lassen sie sich als jene genretypische „Strategien der Denarrativierung", von denen in der Wissenschaftsforschung immer wieder die Rede ist.[71] Auch Koch pflegt in seinen sonstigen Publikationen diesen neueren, depersonalen Stil der Objektivität, der sich im Verlauf des neunzehnten Jahrhunderts weitgehend durchsetzt, der „jeden Verweis auf Singularität"[72] meidet und Personalpronomen wie Handlungsverben durch begriffliche Nomina und abstrakte Verben im Passiv ersetzt.[73] Doch in der Choleraschrift ist das Gegenteil der Fall: Über den forcierten Einsatz von flektierten Handlungsverben in der ersten Person und vom epischen Präteritum wird Singularität ausdrücklich inszeniert. Die Wissensproduktion erscheint nicht als überzeitliches Allgemeines, sondern als nachträglich erzählte Kette von individuellen Handlungen und Ereignissen, die von einem finalen Ereignis beschlossen wird – die Entdeckung der Tankinfektionen. Aus dieser streng teleologischen Anordnung bezieht die Narration ihre

---

70 Koch, Berichte, S. 19.
71 Brandt, Wissenschaftserzählungen, S. 104. Zentrale Überlegungen kommen aus der Fachsprachenlinguistik im Anschluss an Harald Weinrichs zentrale These vom Ich-Verbot; vgl. Harald Weinrich, Formen der Wissenschaftssprache. In: Jahrbuch der Akademie der Wissenschaften zu Berlin, 1988, Berlin 1989, S. 119–158; Harald Weinrich, Wissenschaftssprache. Sprachkultur und die Einheit der Wissenschaft. In: Linguistik der Wissenschaftssprache, hg. von Heinz Leonhard Kretzenbacher und Harald Weinrich, Berlin 1994, S. 155–174; Jürg Niederhauser, Wissenschaftssprache und populärwissenschaftliche Vermittlung, Tübingen 1999, S. 105–111; Gabriele Graefen, Der Wissenschaftliche Artikel, Frankfurt a. M. 1997; vgl. auch Steiner, Dargestellte Autorschaft. Auch Hans-Jörg Rheinberger hat sich mit dem Phänomen der ‚ausgestrichenen Autorschaft' im wissenschaftlichen Fachtext auseinandergesetzt (Hans-Jörg Rheinberger, Mischformen des Wissens. In: Rheinberger, Iterationen, Berlin 2005, S. 74–100, 79).
72 Brandt, Wissenschaftserzählungen, S. 98.
73 Vgl. die empirischen Befunde bei Gross/Harmon/Reidy, Communicating Science, S. 121–127.

Sinnhaftigkeit; und so ist auch die Redeinstanz, die solche Sinnhaftigkeit herstellt, nicht eine der Unterordnung unter die sich ereignenden Fakten, sondern eine der autoritären Selbstermächtigung. Anstatt hinter einer ‚Ontologie der physischen Objekte' zurückzutreten, die so erscheinen, als seien sie unmittelbar vorhanden,[74] lässt hier ein souveräner Erzähler den Leser daran teilhaben, wie er die epistemischen Dinge herstellt und sie zur absoluten Sinnfülle zusammenführt.

Dieses starke Konzept von Autorschaft, das quer zum depersonalen Nominalstil der wissenschaftlichen Speerspitze steht, umfasst wie gesagt auch die Kollektivierung der Textinstanz ‚Koch' zur ‚Kommission' (mit anderen Worten den Wechsel von der homo- zur heterodiegetischen Erzählsituation). Zwar steht diese allwissende Handlungsinstanz synekdochisch für die ganze Truppe, doch meint sie in erster Linie Kochs Stimme und hat insofern die Funktion eines Pluralis Majestatis. Die Kommission sei, so heißt es im ersten Bericht, „von dem lebhaften Wunsche beseelt, das angefangene Werk fortzusetzen und womöglich auch die ihr gestellte Aufgabe zu lösen".[75] Welcher Erkenntnisanspruch damit einhergeht, zeigt sich im zweiten Bericht, als die Erzählung in Suez angekommen ist:

> Um hierüber ein Urteil zu gewinnen, hat sich die Kommission [...] nach Damiette begeben, wo die Epidemie ihren Anfang gehabt hatte, und hat während mehrerer Tage dort die sorgfältigsten Untersuchungen über den Ursprung der Seuche angestellt.[76]

Autorität und absolute Geltung bezieht die Kollektivinstanz ‚Kommission' demnach aus dem persönlichen Engagement, der persönlichen Zeugenschaft und der persönlichen Gewährleistung von Wahrheit anstatt aus der unmittelbaren Evidenz des Faktischen – ganz im Gegensatz zur weit verbreiteten kollektiven Autorschaft im naturwissenschaftlichen Fachartikel der Gegenwart. Diese läuft, wie immer wieder betont wird, auf eine „Anonymisierung des Wissensproduzenten" hinaus.[77] Die emotionalisierenden und persuasiven Momente in Kochs Bericht hingegen untermauern den Geltungsanspruch des Erzählten doppelt:

---

[74] Alan Gross weist nach, dass der szientifische Nominalstil im Fachartikel des zwanzigsten Jahrhunderts Handlungsverben immer weiter reduziert und statt den Wissenschaftlern die Wissenschaft selbst beziehungsweise die wissenschaftlichen Objekte in den Mittelpunkt stellt. Zeitschriftenherausgeber würden etwa bei ihren Redaktionsarbeiten nachhaltig überflüssige Verben tilgen, sie seien getrieben von dem Bedürfnis, eine ‚Ontologie der physikalischen Objekte' (ontology of physical objects) zu privilegieren (Gross, The Rhetoric of Science, S. 70–74).
[75] Koch, Berichte, S. 5.
[76] Koch, Berichte, S. 7.
[77] Rheinberger, Mischformen, S. 80.

Sie fordern den Leser sowohl zum intellektuellen als auch zum affektiven Nachvollzug des schönen, exotischen Jagdabenteuers auf.

Zur autoritären Selbstermächtigung des Wissenschaftserzählers gehört neben dem Pluralis Majestatis die Setzung von Normen – wenn auch nur in diskreten Anspielungen. Ein Beispiel ist die Rede vom Menschenexperiment, das die Natur an denjenigen schmutzigen Subjekten vornimmt, die „dieses infizierte Wasser zu häuslichen Zwecken und namentlich zum Trinken benutzt haben",[78] die also Kloakenwasser, Waschwasser und Trinkwasser nicht voneinander unterscheiden können. Dass die Inder als minderwertige und unaufgeklärte Exoten den Gegenpart zum keimfreien deutschen Wissenschaftler bilden, wird in Kochs Privatbriefen wesentlich deutlicher. Er und seine Mitarbeiter beschäftigten zwei ‚indische Boys', teilt er seiner Frau mit, man sei „aber wenig zufrieden mit diesen faulen und ungeschickten Menschen".[79] In solchen Oppositionen zwischen leistungsstarken Forschern und faulen Indern zeichnet sich der strukturbildende Antagonismus des Narrativs ab: Der Inder, moralisch und physisch unfähig, trinkt das Tankwasser, obwohl er es besser wissen müsste, wird zum Bazillenträger und steht dann metonymisch für den eigentlichen Feind – die unsichtbare, schmutzige Bestie, die das Tankwasser bewohnt.

Die Mikrobe selbst ist nun ganz im Sinne der Jagd- und Reiseliteratur semantisiert. Schließlich hat es der Forscher-Abenteurer nicht nur mit einer Kolonie exotischer Tierchen zu tun, die man in ihrem natürlichen Lebensraum beobachten kann, sondern mit dem Typus des exotischen Ungeheuers, das seit Gerstäcker, Karl May und Samuel Baker die leselustigen Massen unterhält. Dass Katzen schon die „besonderen Feinde" des Knaben Koch waren, erfährt man aus der Familienchronik; er habe sich auf eine regelrechten „Feldzug" gegen die Dorfkatzen begeben.[80] Dies zieht sich weiterhin als roter Faden durch die Ideenwelt des Forschers: Auch der Cholerabazillus erscheint nun – ganz nach den Mustern der Familienpresse – als mordlustige Raubkatze, die in den intakten Körper, genauer gesagt in dessen intakte Darmschleimhaut wie in Zeltdörfer, Europäersiedlungen oder heimische Gärten eindringt und dort das Eigene zerstört. Vielfach hätten sich die Bazillen, heißt es schon im ersten Bericht,

> auch hinter dem Epithel der Drüse einen Weg gebahnt und waren zwischen Epithel und Drüsenmembran hineingewuchert [...]. In den schweren, mit blutiger Infiltration der

---

78 Koch, Berichte, S. 19.
79 Koch an Emmy Koch, 24 Dezember 1883, zit. nach Heymann II, S. 77.
80 Biewend, Familienchronik, Bd. 1, S. 183. Das recht systematische Vorgehen des Jungen – die Katzen wurden in Säcken gefangen, mit Stricken stranguliert, abgehäutet, gegerbt und zu einer Pelzjacke für Kochs Mutter verarbeitet – legitimiert der Chronist mit der Bedrohung der heimischen Vogelwelt.

Darmschleimhaut verlaufenden Fällen fanden sich die Bazillen in sehr großer Anzahl, und sie beschränkten sich dann auch nicht allein auf die Invasion der schlauchförmigen Drüsen, sondern gingen in das umgebende Gewebe, in die tieferen Schichten der Schleimhaut.[81]

‚Gingen in die tieferen Schichten der Schleimhaut': Dieser Teil von Kochs Expeditionserzählung entlang kolonialliterarischer Muster ist besonders bedeutsam für die vorliegende Arbeit, da hier eine neue Dimension von Narrativität aufscheint, jenseits der Selbstinszenierung als reisender Epidemiologe – nämlich Erzählliteratur als epistemologischer *frame*, als Denkrahmen. In Analogie zu den großen Bestien der Jagdliteratur entwirft Koch die Bazillen, die er im Sektionsgut beobachtet, als kleine Bestien im Innenraum des Körpers und verwendet dafür reichlich flektierte Bewegungs- und Handlungsverben: Die Bazillen ‚bahnten' sich einen Weg, ‚invadierten' bestimmte oberflächliche Strukturen und ‚gingen dann in tiefere Schichten hinein', das führte zu blutiger Infiltration der Schleimhaut. Auch in der Folgepublikation *Erste Konferenz zur Erörterung der Cholerafrage*, die bald nach den Reiseberichten in mehreren Ausgaben der *Berliner Klinischen Wochenschrift* erscheint,[82] insistiert Koch immer wieder auf solche intentionalen Verben des Hineingehens, Vordringens, Tiefer-Eindringens; dabei gesellt sich zur Verzeitlichung des Dargestellten eine ausgeprägte Verräumlichung. Die Bakterien, so schreibt er,

waren zum Teil in die schlauchförmigen Drüsen vorgedrungen, zum Teil hatten sie sich zwischen das Epithel und die Basalmembran geschoben und dadurch das Epithel gleichsam abgehoben. An anderen Stellen sah man, das sie auch tiefer in das Gewebe hineingedrungen waren. Dann fanden sich solche Fälle, in denen hinter diesen Bakterien [...] verschiedene andere Bakterien in die schlauchförmigen Drüsen und das umgebende Gewebe eindrangen [...]. Die erstbeschriebenen Bakterien gingen immer den anderen voraus, sie drangen tiefer hinein und machten ganz den Eindruck, als ob sie den anderen Bazillen den Weg geebnet hatten.[83]

---

[81] Koch, Berichte, S. 3.
[82] Am 26. Juli 1884 hatte die besagte Konferenz in Berlin stattgefunden. Die Publikation, die unter dem Titel *Conferenz zur Erörterung der Cholerafrage* in mehreren Augustnummern der *Berliner Klinischen Wochenschrift* erscheint (Berliner Klinische Wochenschrift. Organ für practische Ärzte, 21, 31, 4. August 1884, S. 477–483; Nr. 32, 11. August 1884, S. 493–503; Nr. 32a (Nachtrag), 11. August 1884, S. 509–522), umfasst in der Zeitschriftenfassung zusammengenommen 29 Seiten, von denen die ersten sechzehn mit Kochs Referat gefüllt sind. Insofern kann man mit gutem Recht von einer Publikation Kochs sprechen; dementsprechend werden die drei Artikel dann auch von den Herausgebern in die gesammelten Werke aufgenommen. Aus dieser letzteren Version wird im Folgenden zitiert.
[83] Koch, Erste Konferenz zur Erörterung der Cholerafrage, S. 24. Mit ‚Epithel' ist die Schleimhautschicht der aus verschiedenen Schichten aufgebauten Darmwand gemeint; mit ‚Basal-

Man sieht, wie aus der mikroskopischen Besichtigung des Leichendarmes durch flektierte Bewegungsverben eine Folge von bazillären Handlungen wird, die für Koch explanatorische Funktion hat: Die beobachteten Schleimhautzerstörungen erklären sich für ihn aus den Tätigkeiten der kleinen Raubtiere, die überall ebenso eindringen und alles zerreißen, wie man das von großen Raubtieren aus der Jagdliteratur kennt. In diesem Fall dringen sie sogar so tief ein, dass sie die oberste Schleimhautschicht, das Epithel, abheben und nachfolgenden ‚Aasfressern' den Weg ebnen. Wir haben es ganz offensichtlich mit einer literarisch vorgespurten, epistemologischen Erzählung zu tun, und die ist aus zwei Gründen bemerkenswert: erstens weil sie für Koch kausale Erklärungen liefert und zweitens weil sie falsch ist; und zwar nicht erst aus heutiger Sicht, sondern bereits unter der Optik zeitgenössischer Erkenntnisse.

Zählt doch die Cholera gerade nicht zu den vielen Darminfektionen, die mit Gewebszerstörung einhergehen und zur Sepsis führen.[84] Ganz im Gegenteil dringen die Choleraerreger nirgendwo ein, weder in Drüsen noch in tiefere Wandschichten oder Gefäße, und sie zerstören auch nichts. Vielmehr verbleiben sie in der Darmhöhle und wirken dort lediglich indirekt, durch Freisetzung eines Gifts, das ein körpereigenes Enzym namens Adenylatzyclase aktiviert. Das wiederum verhindert die Rückresorption von Natrium und Wasser im Dünndarm, so dass der Infizierte an unaufhaltsamen Durchfällen und Austrocknung stirbt. Koch hingegen zieht aus seinem projektiven ‚Tunnelblick' auf die aktive, eindringende Bestie offensichtlich die Schlussfolgerung, dass es sich bei der Cholera um eine direkt gewebszerstörende Erkrankung handelt. Der Pathomechanismus ist für ihn eine nekrotisierende Schleimhautschädigung, an der der Mensch zugrunde geht, darauf wird immer wieder insistiert: „In der überwiegenden Mehrzahl der [Sektions-]Fälle" seien, so heißt es in der *Konferenz*-Publikation vom August 1884, „außerordentliche tiefe und auffallende Veränderungen im Darm vorhanden", gelegentlich sei „die Schleimhaut sogar oberflächlich nekrotisiert und mit diphtheritischen Auflagerungen versehen".[85] Koch mag solche blutigen Geschwürbildungen durchaus gesehen haben. Sie sind allerdings sekundärer Natur, bedingt durch Sauerstoffmangel und die kon-

---

membran' diejenige mikroanatomische Struktur, die das Epithel von der darunterliegenden Muskelschicht abgrenzt.

84 Für heutige Untersucher zeigen die Dünndarm-Epithelzellen „keinerlei histopathologische Veränderungen" (Oliver Liesenfeld, Vibrionen, Aeromonas. In: Medizinische Mikrobiologie und Infektiologie, hg. von Helmut Hahn et al., 5. Aufl., Berlin/Heidelberg 2009, S. 269–274, 271).

85 Koch, Erste Konferenz zur Erörterung der Cholerafrage, S. 23.

sekutive Vermehrung von Fäulnisbakterien; keinesfalls durch einwandernde Vibrionen, die anderen irgendwie ‚den Weg ebnen'.[86]

Nun hatten zeitgenössische Mediziner den enzymatischen Pathomechanismus bereits vermutet, und das wirft ein Schlaglicht auf Kochs ‚narratives Denken' beziehungsweise auf die narrative Verengung seines Blicks. Der bedeutende Pathologe Hermann Eichhorst nimmt an, dass die Bazillen ein Gift absondern, dass zur Veränderung des Darminhaltes führt. Die „Choleravergiftung" würde darauf hinauslaufen, so heißt es in seinem *Handbuch der speciellen Pathologie* (1884) unter Bezug auf den Kollegen Julius Cohnheim,

> dass die Choleranoxe die Drüsen der Darmschleimhaut zur Hypersekretion anregt. [...] Dass das übermäßig abgeschiedene Secret die Darmperistaltik anregt und damit zu häufiger Stuhlentleerung führt, kann nicht sonderlich befremden.[87]

Die Erreger, die Eichhorst vorsichtig zur ‚Choleranoxe' deagentiviert, ohne zu präzisieren, ob er damit Gift oder Bazillen oder beide meint, werden demnach schon zu Kochs Zeiten nicht notwendigerweise als aggressive Eindringlinge konzipiert, sondern auch als Mediatoren für die intrinsische Selbstzerstörung des Organismus. Zwar vermutet auch Koch, „dass die Kommabazillen ein spezifisches Gift produzieren";[88] das entspricht ganz dem bakteriologischen Denkstil, da der anthropomorphe Gegner ja über ein Arsenal von ‚Waffen' verfügen muss. Eine Aktivierung körpereigener Pathologie scheint für Koch jedoch nicht denkbar, das hypothetische Gift befördert lediglich die Invasions- und Destruktionstätigkeit der kleinen Feinde. Auf einer Agarplatte mit roten Blutkörperchen und Vibrionenkolonien hätten die Bazillen „in ziemlich weitem Umkreise alle Blutkörperchen zerstört", und diese tödliche Wirkung auf Blutzellen wird ebenso dem Bakteriengift zugeschrieben wie die vermeintlich zerstörerische Wir-

---

[86] Solche sekundären Schäden sind dem schweren Sauerstoffmangel bei akutem Flüssigkeitsverlust geschuldet: Der Körper drosselt die Durchblutung von Darm und Haut, um die Durchblutung lebensnotwendiger Organe wie Gehirn, Nieren und Herz aufrechtzuerhalten. Der Darm fungiert dabei als ‚Schockorgan', das heißt, er ‚erstickt' quasi; das wiederum ermöglicht Folgeinfektionen mit anderen, invasiven Bakterienspezies und mit Fäulnisbakterien, die bereits im Darm siedeln und sich nun unkontrolliert vermehren.
[87] Hermann Eichhorst, Handbuch der speciellen Pathologie und Therapie, Bd. 2, 2. Aufl., Wien/Leipzig 1884, Abschnitt „Asiatische Cholera", S. 1014–1037, 1023. Das Zitat stammt aus dem Choleraartikel Eichhorsts, der in der zweiten Auflage des Handbuchs zweimal erscheint: im zweiten Band von 1884 und dann erneut im vierten Band, und zwar umgearbeitet mit vielen Bezugnahmen auf weitere Cholerapublikationen Kochs, die mittlerweile erschienen sind, sowie mit Illustrationen nach Koch (Hermann Eichhorst, Handbuch der speciellen Pathologie und Therapie, Bd. 4: Krankheiten des Blutes und Stoffwechsels und Infektionskrankheiten, Wien/Leipzig 1885, Abschnitt „Asiatische Cholera", S. 371–399, 383).
[88] Koch, Erste Konferenz zur Erörterung der Cholerafrage, S. 40.

kung „auf das Epithel und in den schwersten Fällen auch die oberen Schichten der Darmschleimhaut".[89]

In den maßgeblichen Pathologie-Lehrbüchern der Epoche hingegen, in Eichhorsts *Handbuch*, Adolf Strümpells *Lehrbuch der speciellen Pathologie* (1885) und Johannes Orths *Lehrbuch der Speciellen Pathologischen Anatomie* (1887), herrscht ein ganz anderer Ton. Obwohl sich die Verfasser sämtlich zu Kochs Bakterientheorie bekennen, werden schwere Schleimhautschäden bezweifelt, im Vordergrund stehen die verheerenden Wasserverluste des Organismus; Orth betont die „grosse Menge dünner Flüssigkeit, welche die Darmschlingen schwappend füllt".[90] Bei Eichhorst liest man, dass man im Stuhl von Cholerapatienten

> Epithelzellen der Darmschleimhaut [...] in der Mehrzahl der Falle ganz vermisst, in anderen kommen einzelne Trümmer, nur ausnahmsweise zusammenhängende Epithelfetzen vor. Jedenfalls bestehen nicht etwa die erwähnten Flocken aus abgestreiften Epithelmassen.[91]

Mit anderen Worten: Die Kranken scheiden keine Schleimhautzellen oder Anteile der Schleimhaut aus, da diese eben nicht so zerstört ist, dass sie sich in Fetzen ablöst. Gerade bezüglich des Abhebens der obersten Schleimhautschicht, das Koch fraglos den vermeintlichen Eindringlingen zuschreibt, kommen die Pathologen zu einem völlig anderen Ergebnis: Solche Ablösungen fänden sich, so Eichhorst, zwar im Sektionsgut, doch käme dergleichen „während des Lebens nur ausnahmsweise vor und ist vornehmlich cadaveröse Veränderung".[92] Im gleichen Sinn fragt sich Strümpell, „ob nicht wenigstens ein Theil der Epithelabstossung erst postmortal zu Stande kommt".[93] Es handelt sich also schlicht um Leichenveränderungen, nicht um eine direkte Wirkung kleiner Aggressoren.

Die alternative Cholerapathologie der massiven Wasserverluste im Dünndarm dürfte keine abgelegene Einzelmeinung darstellen, da sie im thesaurierten Wissen führender Lehrbücher auftaucht. Insofern hätte es also durchaus alternative Erklärungen für den Ablauf der Erkrankung gegeben – nicht aber für Koch, der hier offensichtlich einer verengten Wahrnehmung beziehungsweise

---

89 Koch, Erste Konferenz zur Erörterung der Cholerafrage, S. 40.
90 Johannes Orth, Lehrbuch der Speciellen Pathologischen Anatomie, 1. Bd., Berlin 1887, S. 784; vgl. auch Adolf Strümpell, Lehrbuch der Speciellen Pathologie und Therapie der inneren Krankheiten für Studirende und Ärzte, 3 Bde., Bd. 1, 2., verb. und verm. Aufl., Leipzig 1885 [1883], S. 123 f.
91 Eichhorst, Handbuch, Bd. 2, S. 1022 f.
92 Eichhorst, Handbuch, Bd. 2, S. 1022.
93 Eichhorst, Handbuch, Bd. 2, S. 1033; Strümpell, Lehrbuch, S. 124.

jener gerichteten Gestalterwartung unterliegt, die den Erkenntnisprozess ein Stück weit determiniert und von Bakteriologie-Historikern unter Rekurs auf Ludwik Fleck beschrieben wurde.[94] Was bisher jedoch nicht beschrieben wurde, ist, dass die Gestalterwartung im Kontext der Choleraforschungen von 1884 eigentlich eine ‚narrative Erwartung' ist und dass sie Koch zu einer ganz konkreten Fehlinterpretation anleitet. Konzipierte er die Mikrobe, offensichtlich auf der Grundlage internalisierter erzählliterarischer Muster, nahezu zwanghaft als gefährlichen Akteur, der zielgerichtet bestimmte Dinge tut, so sah er beim Mikroskopieren der Leichendärme nur das, was er sehen wollte und was mit seinem narrativen Schema kompatibel war: blutige Auflagerungen auf der Schleimhaut, Abhebungen, einwandernde Bazillen, die weiteren Bazillen-Arten den Weg ebnen. Andere Phänomene hingegen, die andere beobachteten – eine lediglich leichte Schwellung und Rötung der weitgehend intakten Schleimhaut, „meist nur geringfügige Veränderungen [der Scheimhaut], leichte zellige Infiltration der Mucosa und Submucosa"[95]– blieben ausgeblendet.

Man kann also festhalten, dass Koch offensichtlich Dinge sah, die nicht da waren oder zumindest nicht in dem Ausmaß da waren, wie er sie als Tropenreisender in abenteuerliterarischen Spuren sehen musste und dann entsprechend deuten konnte. Gewebsschäden waren wohl für die Zeitgenossen gelegentlich zu beobachten; allerdings nur dann, wenn der Patient jenes späte Stadium der Cholera überhaupt erreichte, in dem Fäulnisbakterien die unterversorgte Schleimhaut befallen[96] oder aber wenn die Schäden wie gesagt durch postmortale Zersetzung entstanden waren. Entscheidend ist, dass man im Leichenpräparat auch unbeschädigte Dünndarmschleimhaut sehen konnte, das war wohl

---

94 Vgl. die von Silvia Berger gebrauchte Wendung vom „gerichteten Gestaltsehen" (Berger, Bakterien in Krieg und Frieden, S. 186), von der in Kapitel II.1. im Zusammenhang mit dem Mikrobenzentrismus der klassischen Bakteriologie wiederholt die Rede war. Christoph Gradmann hat als Erster die eigentümlichen Verengungen von Kochs Denken beschrieben, die seinem „Verständnis der Krankheit als Aktivität des Erregers" geschuldet seien – und zwar im Zusammenhang mit dem Tuberkulinskandal. Auch Gradmann bezieht sich auf Fleck, besonders auf dessen Konzepte von der ‚Beharrungskraft' des bakteriologischen Denkstils und von der ‚Harmonie der Täuschungen': Was, so zitiert Gradmann Fleck, „in ein System nicht hineinpasst, bleibt ungesehen" (Gradmann, Krankheit im Labor, S. 159–170, Zitate 160, 161). Genau die gleichen Mechanismen scheinen für die Choleraforschungen kennzeichnend, nur dass man das Fleck-Zitat präzisieren könnte zu: ‚Was in die Erzählung nicht hineinpasst, bleibt ungesehen'.
95 Orth, Lehrbuch, S. 784; vgl. auch Eichhorst, Handbuch, Bd. 2, S. 1022 f. sowie Strümpell, Lehrbuch, S. 124.
96 Vgl. Orth, Lehrbuch, S. 783; Strümpell, Lehrbuch, S. 124.

mehrheitlich der Fall. Koch räumt dieses Phänomen zwar ein, erklärt es aber dezidiert zur Ausnahme.[97]

Mit Blick auf diese eigentümlichen Zusammenhänge erscheint es sinnvoll, das Fleck'sche Konzept der Gestalterwartung an diesem Punkt zur *Erwartung einer narrativen Gestalt* zu präzisieren. Gemeint ist damit ein narratives Schema, das sich durch Finalität, Kausalität, Übersichtlichkeit und insofern durch Kontingenzreduktion und explikative Leistungen auszeichnet – hier das kolonialliterarisch vorgefertigte Erzählmuster von Jäger und Raubkatze, vom Eindringen der Bestie in den (politischen) Körper und ihrer Ausmerzung; wobei es um Letztere freilich noch nicht so gut bestellt ist. Sie erfolgt lediglich durch Desinfektion oder „durch Trocknen",[98] wie Koch immer wieder hervorhebt.

Jedenfalls zeigt das Beispiel, dass die Wissenschaftsgeschichte davon profitieren könnte, bei der Suche nach kognitiven Leitvorstellungen von Akteuren im Einzelfall die gebräuchlichen Metapherntheorien durch erzähltheoretische Überlegungen zu ergänzen. Wird doch bei Koch eine Form der narrativen Rationalität oder des narrativen Erklärens sichtbar,[99] die in der Geschichte der Laborwissenschaften bisher kaum beschrieben ist:[100] Eine einfache und einprägsame Ereignisfolge funktioniert als *tool for thinking*, das gemachte Beobachtungen zunächst filtert und dann erklärt, das künftige Beobachtungen vorstrukturiert und gegebenenfalls sogar längerfristig unbeweisbare Hypothesen stabilisiert. Noch zwanzig Jahre nach Kochs Expedition wird dessen wissenschaftlicher Epigone

---

97 Koch, Erste Konferenz zur Erörterung der Cholerafrage, S. 23.
98 Koch, Erste Konferenz zur Erörterung der Cholerafrage, S. 49.
99 Vgl. Meuter, Narration in Various Disciplines.
100 Nach persönlicher Auskunft von Mary S. Morgan, Leiterin des ERC-Projekts *Narrative in Science* an der LSI London (https://www.narrative-science.org/), ist dort ein Sammelband *Narrative Science* als Ergebnis des Projekts in Vorbereitung, der bei Cambridge University Press erscheinen wird. Der Band, dessen Beiträger vorrangig aus Wissenschaftsphilosophie und Wissenschaftsgeschichte stammen, widmet sich der Geschichte und Systematik des narrativen Erkenntnisgewinns in den Wissenschaften und legt den Akzent auf jene Disziplinen, die Prozesse in der Zeit untersuchen – Geologie, Paläontologie, Evolutionsbiologie, Verhaltensbiologie, Klimawandel, Ökologie, Epidemiologie –, deren Gegenstände also partiell als zeitliche Geschehenssequenzen vorliegen. Die literaturwissenschaftliche Erzähltheorie (und insofern die Frage nach homodiegetischen Narrationen von Akteuren) zählt nicht zu den methodischen Paradigmen des Bandes. Das entgegengesetzte Forschungsproblem – literaturwissenschaftliche Ausrichtung, aber ein zu schmales Spektrum wissenschaftlicher Gegenstände – illustriert der Sammelband *Wissen. Erzählen. Narrative der Humanwissenschaften* von 2006. In der Einleitung heißt es, bei der „Entstehung von Wissen" kämen als „unverzichtbare Strategien" immer wieder „poetische Verfahren wie Narrativierung und Figurierung zum Einsatz" (Moser, Poetologien/Rhetoriken S. 12). Die Auseinandersetzung mit dem Narrativen in den Wissenschaften beschränkt sich dann aber im Wesentlichen auf die Seelenwissenschaften. Zum *narrative reasoning* in Kochs Choleraschriften vgl. King, Bild oder Erzählung, bes. S. 175–179.

Wilhelm Kolle im monumentalen *Handbuch der pathogenen Mikroorganismen* (1903) eisern daran festhalten, dass „die Kommabazillen bis weit in die Mucosa, ja oft bis in die Submucosa eingedrungen sind", dass sie sich „längs der Drüsenschläuche [...] in das Epithel ein[schieben], dieses nekrotisierend und von der Basalmembran abhebend".[101] Die Konsequenz ist, dass sich ein falsches histopathologisches Konzept nahezu achtzig Jahre hält: Die Debatten unter Pathologen, Klinikern und Mikrobiologen, ob denn die Darmschleimhaut bei Cholera intakt bleibt und die beobachteten Epithel-Abschilferungen postmortaler Fäulnis geschuldet sind oder vielleicht doch einem aggressiven Bakteriengift, dauern bis in die Nachkriegszeit an;[102] Kochs handelnde Tiere sind zu einer infektiologischen Erfolgsgeschichte geworden. Erst 1959 wird der amerikanische Epidemiologe Eugene Gangarosa anhand von Darmbiopsien *lebender* Cholerapatienten nachweisen, dass deren Dünndarmepithel lichtmikroskopisch tatsächlich unversehrt ist und damit das Ende einer epistemischen Tradition einläuten, deren narrative Anfänge hier erstmals rekonstruiert werden.[103]

Wie weit die erwähnten erzählliterarischen Muster in Kochs Denken eindringen und dieses strukturieren, zeigt sich an ihren wiederholten Aktualisierungen und Neu-Inszenierungen. Besonders die Analogie zwischen Mikrobe und Großkatze, Mikrobenjagd und Großwildjagd stellt Koch selbst immer wieder her: Die Choleramikrobe, so heißt es in der zitierten Folgepublikation zur Choleraexpedition, sei aus dem unbewohnten Landstrich Sundarbans hervorgegangen. Dort würden sich „die großen Ströme Ganges und Brahmaputra in ein Netz von Wasserläufen auf[lösen]", und es habe sich

> eine üppige Vegetation und ein reiches Tierleben [...] in diesem unbewohnten Landstrich entwickelt, der für den Menschen nicht allein wegen der Überschwemmungen und wegen der zahlreichen Tiger unzugänglich ist, sondern hauptsächlich wegen der perniziösen Fieber gemieden wird, welche jeden befallen, der sich auch nur kurze Zeit dort aufhält.[104]

Diese eigentümlichen Verhältnisse hätten eine „ganz eigenartige Flora und Fauna von Mikroorganismen hervorgebracht", unter anderem eben den Kommaba-

---

101 Wilhelm Kolle, Cholera asiatica. In: Handbuch der pathogenen Mikroorganismen, Bd. 3, hg. von Wilhelm Kolle und August von Wassermann, Jena 1903, S. 1–75, 14 f.
102 Vgl. Anna Philine Schlagberger, Die Vorstellungen und das Wissen von der Wirkweise des Choleraerregers Vibrio cholerae im Wandel der Zeit, Diss. masch., München 2009, https://edoc.ub.uni-muenchen.de/11013/1/Schlagberger_Anna_Philine.pdf [zuletzt aufgerufen am 10.06.2020], S. 40.
103 Vgl. zur Cholerahistologie in der Nachkriegszeit Schlagberger, Die Vorstellungen und das Wissen, S. 41.
104 Koch, Erste Konferenz zur Erörterung der Cholerafrage, S. 44.

zillus.[105] Der exotische Dschungel wird demnach von einer großen und einer kleinen Bestie bewohnt, Tiger und Mikrobe verweisen metonymisch aufeinander und markieren den Urwald als Raum der Bedrohung und Bewährung.[106] Dabei ist ein solcher Typus der Dschungelpoetisierung – das schwüle Dickicht, das noch keines Menschen Fuß je betreten hat und wo das Böse lauert – um 1880 selbst schon ein Stereotyp; auch dies sind narrative Muster, die unter anderem von den Unterhaltungsmedien produziert werden.[107] Kochs Tiger-Dschungel ist ebenso literarisch präfiguriert wie das abenteuerliche Jagdgeschehen: Der unheimlich belebte Urwald und der in ihm hausende Tiger, dessen miserable Reputation von Alfred Brehm bis zu Rudyard Kipling unermüdlich repetiert wird, gehören zu den unausweichlichen Versatzstücken der Kolonialliteratur.[108] Übrigens galt das bengalische Flussdelta mit seinen Mangrovensümpfen tatsächlich als diejenige Gegend Indiens mit den meisten menschenfressenden Tigern.[109] Mit Blick auf diese Zusammenhänge muss es nicht Wunder nehmen, dass gerade Kochs Tiger-Passage mehrfach fortgeschrieben wird, wobei ein regelrechtes Geflecht von Zitationen entsteht: Der Pathologe Eichhorst etwa erzählt in seinem oben zitierten Lehrbuch unter der Überschrift „Cholera" vom Ganges-Delta, und zwar genau in Kochs Worten: Hier sei „ein von zahllosen Wasserarmen durchschnittenes sumpfiges Gebiet, mit dichtem Gesträuch und

---

105 Koch, Erste Konferenz zur Erörterung der Cholerafrage, S. 44.
106 Dass es die Jagdkultur des ausgehenden neunzehnten und frühen zwanzigsten Jahrhunderts besonders auf den Tiger als „letzten Rebell gegen die Kolonialmacht" abgesehen hat, macht Jürgen Osterhammel deutlich (Jürgen Osterhammel, Menschenfresser und Bettvorleger. Der Tiger in einer kolonialen Welt. In: Osterhammel, Die Flughöhe der Adler. Historische Essays zur globalen Gegenwart, 2. Aufl., München 2017, S. 245–265, S. 260). Das betrifft sowohl den Raub lebender Tiere, die der „Befriedigung der Schaulust von Menagerie- und Zirkusbesuchern in den Metropolen des Nordens" dienten (Jürgen Osterhammel, Die Verwandlung der Welt. Eine Geschichte des 19. Jahrhunderts, München 2009, S. 552), als auch die massenhafte Tötung der Raubkatzen. Im frühen zwanzigsten Jahrhundert reicht das Interesse der Europäer an entsprechenden Trophäen vom Fell als Bettvorleger bis zum ausgestopften Tiger (vgl. Osterhammel, Menschenfresser, S. 254–260). Ich danke Jürgen Osterhammel für seinen Essayband sowie für wichtige Hinweise zur kolonialen Symbolik des Tigers.
107 Vgl. etwa Gerstäckers Artikel: Friedrich von Gerstäcker, In der Wildniss. Aus den Wäldern von Ecuador. In: Die Gartenlaube, 9, 1, 1861, S. 8–10 ff., hier vor allem folgende Passage: „*Das ist Wildniß, denn diese* Waldung hat noch keines Menschen Fuß, ja nicht einmal das scheue Wild betreten, und nur der tückische Alligator oder die breitschwänzige Wasserschlange haben ihre Leibspur diesem Schlamm eingedrückt. – Und überall regt es sich und wird lebendig. Rund umher fängt es an zu rascheln, und überall an den Wurzelfasern laufen spinnenartig häßliche Krabben mit rothen und gelben Scheeren nieder" (S. 10).
108 Vgl. Osterhammel, Menschenfresser, S. 246 f.
109 Vgl. Osterhammel, Menschenfresser, S. 252.

Wald besetzt" entstanden, „vom Menschen gemieden wegen der Gefahr der Fiebererkrankungen und des zahlreichen Vorkommens von Tigern [...]".[110] Auch die periodische Presse zitiert Kochs Tiger-Passage wörtlich, die populärwissenschaftliche Zeitschrift *Gaea*[111] ebenso wie die *Gartenlaube*: „Eine üppige Vegetation und ein reiches Thierleben" habe sich, so heißt es in der *Gartenlaube*,

> in diesem unbewohnten Landstrich entwickelt, der für den Menschen nicht allein wegen der Überschwemmungen und wegen der zahlreichen Tiger unzugänglich ist, sondern hauptsächlich wegen der bösartigen Fieber gemieden wird, welche jeden befallen, der sich auch nur kurze Zeit dort aufhält.[112]

Tiger, Wald und Heldenmut sind offensichtlich Ingredienzien, die gebildete und weniger gebildete Leser des ausgehenden neunzehnten Jahrhunderts zu einer Lektüregemeinschaft vereinen, und Kochs Duktus scheint schon primär (abenteuer-)literarisch genug, um dem vorgeformten Unterhaltungsbedürfnis des Medienpublikums zu entsprechen.

Er selbst bleibt der marktgängigen Analogie von Großwildjagd und Mikrobenjagd auch weiterhin treu, inszeniert sie sogar wesentlich prononcierter – und zwar während seiner Schlafkrankheitsexpedition im Jahr 1906. Biographisch hat das zwei Gründe: Erstens ist Koch seit den 1890er Jahren auch faktisch unter die Jäger gegangen. Ohne große Erfahrung, aber mit umso größerer Begeisterung nimmt er wiederholt an Jagdgesellschaften teil und inszeniert sich in der Folge auch ikonisch als Afrika-Jäger in der Tradition Schweinfurths und Bakers; etwa auf einer Ägypten-Reise im Jahr 1895.[113]

---

110 Eichhorst, Handbuch, Bd. 4, S. 378 f.
111 Anonym, Robert Kochs Untersuchungen über das Wesen der Cholera. In: Gaea, 20, 1884, S. 556–565, 604–614, 609. Es handelt sich um eine Kompilation verschiedener Passagen aus Kochs Reiseberichten und der Nachfolgepublikation zur ersten Cholerakonferenz, jedoch ohne genaue bibliographische Angaben.
112 Valerius, Der Kommabacillus, S. 598 f.; vgl. auch Gradmann, Exoticism, S. 64.
113 Vgl. das Schreiben Kochs an seinen Mitarbeiter Wilhelm Kolle, 7. September 1897: „Das hätten Sie sich wohl auch nicht träumen lassen, dass aus mir noch einmal ein Jäger werden würde. Aber ich bin hier öfters mitgegangen und habe mich als so ausreichenden Schützen erwiesen, dass mich alle für einen guten Jäger halten" (zit. nach Gradmann, Krankheit im Labor, S. 332 f., Anm. 292). Koch befindet sich zu diesem Zeitpunkt in Deutsch-Ostafrika, wo er unter anderem Malariaforschungen durchführt; vgl. Bernhard Möllers, Robert Koch. Persönlichkeit und Lebenswerk, 1843–1910, Hannover 1950, S. 235.

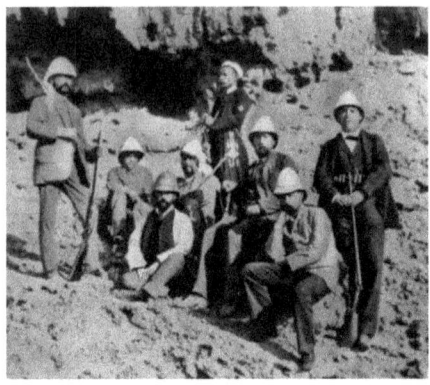

Abb. 42: Abbildung aus dem Besitz von Hedwig Koch, abgedruckt bei Möllers, Robert Koch, S. 416 f. Die Bildunterschrift, die der Hagiograph Bernhard Möllers dem Photo hinzugefügt hat, lautet: „Robert Koch (dritter von rechts) auf der Jagd in Ägypten 1895" (Abb. gemeinfrei).[114]

Zweitens hat im Zuge der kolonialen Expansion das Fach ‚Tropenmedizin' an Bedeutung gewonnen. Der Ehrgeiz des deutschen Machtstaates, zur dritten Kolonialmacht aufzusteigen, betrifft nicht zuletzt die Wissenschaftsentwicklung, die nun mit Kochs kulturell vorgeprägten Abenteuerphantasien mehr und mehr konvergiert. So versucht er nach 1900, mit zahlreichen Expeditionen an die Pionierzeit der Cholera-Mikrobenjagd anzuknüpfen und wandelt sich dabei vom Laborbakteriologen „zum reisenden Tropenmediziner".[115] Besonders die Schlafkrankheitsexpedition nach Deutsch-Ostafrika folgt weitgehend den Versatzstücken des „nie enden wollenden Fortsetzungsromans um die Entdeckung des ‚geheimnisvollen' und ‚rätselhaften' inneren Afrikas",[116] der zu den Verkaufsschlagern der Zeitschriftenkultur zählt. Auch hier schlummert „unter der schönen Decke [...] das Verderben", stellt Koch in einem Brief fest.[117] Und auch hier findet sich in seiner Reisepraxis und ihren Vertextungen jene „Mischung von Wissenschaft, Abenteuer, Tourismus und Kolonialismus",[118] mit der *Wester-*

---

[114] Die Provenienz des Photos ist nicht letztlich geklärt; es gibt nur die Bildunterschrift von Möllers. Zu danken habe ich Frau Heide Tröllmich vom Robert-Koch-Archiv und Johannes Grüntzig für entsprechende Nachforschungen. Nach Auskunft von Johannes Grüntzig hat sich das Bild beziehungsweise die Druckvorlage für die Abbildung 1950 in Händen des Verlages Schmorl & von Seefeld (Hannover) befunden, der Möllers' Biographie verlegte. Der Verlag existiert mittlerweile nicht mehr und über das Schicksal der Verlagsunterlagen ist Johannes Grüntzig, der die Abbildung für seine zusammen mit Heinz Mehlhorn verfasste Biographie *Robert Koch – Seuchenjäger und Nobelpreisträger* (Heidelberg 2010) ebenfalls von Möllers übernimmt, nichts bekannt.

[115] Gradmann, Krankheit im Labor, S. 263, vgl. die Abschnitte S. 260–267 und 297–313.

[116] Gretz, Das „innere Afrika", S. 201.

[117] Koch an Gaffky, 30. Juli 1906, zit. nach Heymann II, S. 146.

[118] Gretz, Das „innere Afrika", S. 203.

manns Monatshefte und viele andere illustrierte Periodika Erfolge feiern.[119] So schreibt Koch seiner Tochter vom Victoriasee, er habe

> viel Glück auf der Jagd gehabt. Mehrere große Antilopen, und, was ich mir schon immer gewünscht habe, einige Zebras konnte ich erlegen, abgesehen von Geflügel und sonstigem kleinen Gethier. Da kann ich euch später einige neue Jagdgeschichten erzählen, namentlich die Geschichte von den Hyänenhunden, die mich umringten und zerreissen wollten [...].[120]

„Da kann ich euch später [...] Jagdgeschichten erzählen" – das Erforschen von Parasiten und das Erzählen von heroischen Jagdabenteuern im Stil der Massenpresse verschränkt sich hier auf eine Weise, die die Subtexte offenlegt: Zu den Stereotypen der Abenteuerliteratur gehört unter anderem der Angriff der bösartigen Bestie, der den Helden erst zum Helden macht,[121] und die Hyäne beziehungsweise der Hyänenhund gehören zu jenem Arsenal tückischer Tiere, das die Jagd legitimiert; etwa bei Gerstäcker, der vom ‚eklen, tückisch blickenden Weibchen' erzählt.[122] Dass Großwildjagd und Mikrobenjagd bei Koch entlang dieser vorgeprägten literarischen Schemata schon praktisch ineinanderfließen, zeigt sich besonders während einer Inspektionstour auf dem Victoriasee im August 1907. Die Fahrt, eigentlich im Dienst der Hygiene, entwickelt sich zum Abenteuerroman, in dessen Verlauf Koch genau wie Georg Schweinfurth „auf alles, was sich bewegte" schießt:[123] auf Pelikane, Nashornvögel, Flusspferde,

---

119 Dass Kochs Version des Afrikadiskurses nicht nur die entsprechende Abenteuertopik aufgreift, sondern auch kolonialexpansive Züge hat, macht Stephan Besser anhand der Malariaforschungen deutlich (Stephan Besser, Die hygienische Eroberung Afrikas, 9. Juni 1898. Robert Koch hält seinen Vortrag ‚Ärztliche Beobachtungen in den Tropen'. In: Mit Deutschland um die Welt. Eine Kulturgeschichte des Fremden in der Kolonialzeit, hg. von Alexander Honold und Klaus Scherpe, Stuttgart 2004, S. 217–226), vgl. Besser, Pathographie der Tropen, S. 165–181).
120 Koch an Gertrude Koch, 27. Juli 1907, zit. nach Möllers, Robert Koch, S. 336.
121 Exemplarisch folgender Passus aus Hugo von Koppenfels, Ein Kampf um's Leben. Aus dem jüngsten Briefe eines Afrika-Reisenden. In: Die Gartenlaube, 27, 46, 1879, S. 770–774, 771: „Bevor die Schüsse fielen, kniete das fürchterliche Thier mit dumpfem, heiserem Brüllen auf meiner Brust und drückte die Stirn mit den darauf tödtlich drohenden Hörnern mir in's Gesicht [...]. Das haarscharfe, in der Klinge neun Zoll lange, breite Jagdmesser fuhr gedankenrasch aus der Scheide und senkte sich, indem meine linke Hand noch immer das rechte Horn des Gegners gefaßt hielt, zwischen Hals und Schlüsselbein in des Büffels Herz. Der Stoß war so gewaltig, daß der halbe Griff des Messers mit eindrang und das Thier sofort über mir zusammenbrach. In diesem Augenblicke war ein schrecklicher Kampf, Leben um Leben, beendet. Der Büffel lag todt über seinem besinnungslosen Gegner".
122 Vgl. auch F. Lichterfeld, Der Hyänenhund. In: Westermanns Illustrierte Monatshefte, 36, 1874, S. 180–188.
123 Gradmann, Krankheit im Labor, S. 333.

Reiher, Riesenschlangen, Adler und Sumpfböcke.[124] Mit besonderer Vorliebe aber schießt er auf eine besonders monströse Bestie – das Krokodil. Am 12. September etwa notiert Koch Folgendes in sein Tagebuch:

> am Rande der Insel dahingeschlichen, plötzlich zwischen Steinen und Büschen einen Crocodilschwanz gesehen [...]. Mitten durch den Rücken in die Höhe der Wirbelsäule geschossen. Das Thier blieb auf dem Fleck, weil es hinten gelähmt war. Wälzte, krümmte sich vorn und riss wütend den Rachen auf! Durch Kopfschuss hingestreckt [...]. [D]as Nest auf dem es lag geöffnet [...].[125]

Kochs Diarium während der Inspektionsfahrt reiht zahlreiche solcher Szenen aneinander, die konsequent dem martialischen Stil und den Schematismen der populären Jagd- und Kolonialunterhaltung folgen; auch dort war von Bestien die Rede, die im Tod den Rachen aufreißen und sich mit durchschossenem Rückgrat nicht mehr bewegen können. Tatsächlich entwickelt sich die Krokodile-Pirsch zu einer – so Christoph Gradmann – „Don-Quichotesken KrokodilAusrottungskampagne",[126] die vom Erlegen der adulten Tiere bis zur Zerstörung der Gelege und Embryonen reicht. So bizarr dieses Unternehmen auch anmutet, kommt es doch nicht von ungefähr: Schließlich stellt das Krokodil jenes *missing link* dar, das literarische Muster und individuelle Forschungspraxis nicht nur irgendwie zu parallelisieren, sondern kausal zu verknüpfen erlaubt. Da sich im Krokodilblut Trypanosomen finden, lässt sich Koch zunächst von der Hypothese leiten, die Krokodile seien möglicherweise wichtige Zwischenwirte des Parasiten, zumindest müssen sie zu Forschungszwecken gejagt und seziert werden.[127] Mit dieser Vorstellung von der Bestie in der Bestie ist die Mikrobenjagd als regelrechte Tierjagd und umgekehrt die Großwildjagd als Mikrobenjagd ausgewiesen: Tückische Krokodile beherbergen tückische Parasiten, und das erlaubt, ja gebietet die Ausrottung beider; auch wenn es sich dabei um einen Irrtum handelt und sich die Krokodil-Trypanosomen bei genauerer Betrachtung

---

124 Vgl. die Einträge aus Kochs Jagdtagebuch zwischen 9. und 26. September 1907, abgedruckt bei Heymann II, S. 169–177.
125 Zit. nach Heymann II, S. 170.
126 Gradmann, Krankheit im Labor, S. 334, Abschnitt „Auf der Jagd", S. 331–336.
127 Vgl. Robert Koch, Über meine Schlafkrankheits-Expedition (Vortrag, gehalten am 24.02.1908 in der Abteilung Berlin-Charlottenburg der Deutschen Kolonialgesellschaft). In: Koch, Gesammelte Werke, unter Mitwirkung von G. Gaffky und E. Pfuhl, hg. von Julius Schwalbe, Bd. 2.1, Leipzig 1912, S. 563–581, 568: „Es war sogar mit der Möglichkeit zu rechnen, dass die Krokodile, die von den Glossinen gestochen werden, in ihrem Blut das Trypanosoma, den Parasiten der Schlafkrankheit beherbergen konnten, der in Abb. 13 dargestellt ist".

als für den Menschen ungefährlich herausstellen.[128] Indes löst die große Bestie die erzähllogischen Probleme, die man bekommt, wenn man die winzige Bestie als personalisierten Gegner konzipiert: Erst im Medium des Krokodils lässt sich buchstäblich Jagd auf Mikroben machen und diese als solche erzählen. Schließlich kann man auf Winzlinge in Wassertanks aus ontologischen und spatialen Gründen nicht schießen und auf Menschen, die solche Winzlinge beherbergen, aus ethischen Gründen nicht. Nirgendwo als in diesem seltsamen Ausrottungsunternehmen wird deutlicher, was Ausgangspunkt des vorliegenden Abschnitts war: Mikrobenjagd ist nicht nur metaphorisch, sondern ganz eigentlich als Jagderzählung gedacht. Sie wird über die Versatzstücke des kolonialen Jagdabenteuers konstruiert und ist von diesem nicht zu trennen.

Und so ist es auch kein Wunder, dass die Krokodil-Ausmerzung zum zentralen Ereignis des offiziellen Reiseberichts wird, der 1908 als gedruckter Vortrag erscheint –[129] obwohl der seltsame Ausflug zum Viktoriasee als solcher dort keinerlei Erwähnung findet. Koch erzählt davon, dass man Krokodile zum Sezieren benötigt habe; dafür sei man selbst auf die Jagd gegangen, denn die einheimischen Gehilfen hätten

> solche Angst vor dem Tier, dass sie sich erst zum Aufdecken und Ausnehmen der Eier bewegen ließen, als ich mich am Krokodilpfad auf den Anstand gestellt hatte. Bald kam auch ein mächtiges Krokodil aus dem Wasser herangerauscht. Eine Kugel, die ins Gehirn traf, streckte es dicht vor dem Neste nieder. Die Abb. 14 stellt ein anderes Krokodil dar, das ich erst durch einen Schuss in die Wirbelsäule gelähmt hatte, so dass es nicht mehr entrinnen konnte.[130]

Im Vergleich zum Choleraberichts haben die Strategien der Narrativierung in diesem Bericht deutlich zugenommen; sie profilieren Koch als auktorialen Ich-Erzähler einer spannenden Jagdgeschichte und als handelnde Figur dieser Geschichte. Der Jäger trifft auf seinen heimtückischen Widersacher und bewährt sich im Kampf, und der Ich-Erzähler lässt keinen Zweifel daran, wer der Gute und der Böse, der Tapfere und der Feige ist. Diese binären Erzähloppositionen von Gut und Böse, deutscher Autorität und kolonialer Inferiorität werden von den Photographien wiederholt, die das romanhafte Geschehen begleiten. Auf dem zweiten Bild, das nur in Möllers Biographie wiedergegeben ist, präsentiert Koch die Trophäe und sich selbst – mit den Insignien des Großwildjägers, Helm und Stiefeln, und mit dem Attribut des Mikrobenjägers, dem Seziermesser. Tot-

---

128 Vgl. Koch, Schlafkrankheits-Expedition, S. 571: „Namentlich konnte auch festgestellt werden, dass das Blut des Krokodils zwar Trypanosomen, aber nicht diejenigen der Schlafkrankheit enthält".
129 Koch, Schlafkrankheits-Expedition; der Vortrag erschien 1908 im Verlag Reimer, Berlin.
130 Koch, Schlafkrankheits-Expedition, S. 570.

schießen, Sezieren und Mikroskopieren gehen in der medialen Inszenierung ineinander über, dank des Krokodils. Die erste Photographie ist die „Abbildung 14" aus dem zitierten, offiziellen Expeditionsbericht, und sie verweist zweifach auf das, was nicht mit abgebildet ist, auf den Helden Koch; erstens durch die Bildunterschrift „erlegtes Krokodil neben seinen Eiern [...]" und zweitens durch jene im Hintergrund stehenden, ‚ängstlichen' Einheimischen, die den minderwertigen Gegenpart des Mikroben- und Großwildjägers abgeben.

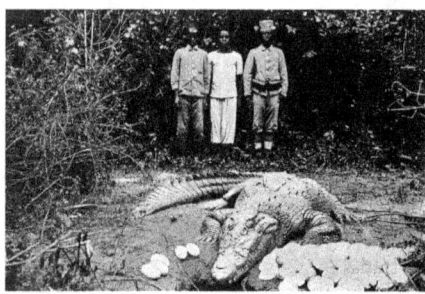

Abb. 43: Erlegtes Krokodil [...]. In: Schlafkrankheits-Expedition, Abb. 14, S. 574.

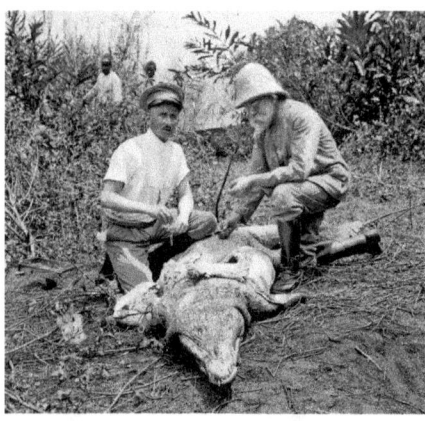

Abb. 44: „Robert Koch und F. K. Kleine [...]". In: Möllers, Robert Koch, S. 656.

Schließlich ist die Photographie zu einem Zeitpunkt in den Bericht eingeschaltet, als der Leser bereits weiß, dass Koch die Bestie erlegt hat und dass sie eine noch kleinere beherbergt – dass das ikonisch inszenierte Jagdgeschehen also ein doppeltes ist.

Dieser afrikanische Jagdroman in Bild und Text ist nun insofern bemerkenswert, als die klassische Verursachungsbakteriologie um 1906 und mit ihr das

Erzählschema ‚Mikrobenjagd' bereits den Zenit überschritten haben.[131] Setzt in der Bakteriologie ein Ausdifferenzierungsprozess zur komplexen, multidisziplinären Konstitutionsforschung ein, so weist das Narrativ langfristig zu viele epistemologische und erzählerische Probleme auf, um in (populär)-wissenschaftlichen und fiktionalliterarischen Zusammenhängen gut zu funktionieren. Diese Probleme – offensichtliche Kategorienfehler, Unterkomplexität, Fiktionsnähe, autoritäre Selbstermächtigung – werden zunehmend Gegenstand eines kritischen Metadiskurses, den wiederum Literatur und Wissenschaft gemeinsam tragen: „Die Bacterien als streitbare Feinde des Menschen sind Phantasiegebilde und ohne Verwandtschaft mit wirklichen Bacterien", schreibt der Mediziner Windrath 1895, aus dessen Schrift *Die Medicin unter der Herrschaft des bacteriologischen Systems* bereits zitiert wurde; sie seien „Menschen im Kleinen, können handeln, Invasionen machen". Die Bakteriologie begrabe ihre Probleme „unter einem Wust von Anthropomorphismen".[132] Auf welche Weise das Literatursystem am kritischen Metadiskurs über die epistemische Erzählung ‚Mikrobenjagd' teilnimmt und Erstere ganz anders weitererzählt, wird in Kapitel III.3. weiter zu entfalten sein. An dieser Stelle soll lediglich festgehalten werden, dass Koch auch dann noch beharrlich als ‚Karl May mit Mikroskop und Gewehr' erscheint, als dieses Erfolgsmodell bereits an Glaubwürdigkeit verloren hat.

Was den auktorialen Redegestus angeht, ist Kochs narrative Wissensproduktion ja schon bei der ersten exotischen Reise 1884 in gewisser Hinsicht anachronistisch. Foucault hat – etwas vage – davon gesprochen, dass es „im 17. oder im 18. Jahrhundert" zu einer Umkehrung des Autoritätsverweises komme,[133] dass der Verweis auf die Schöpferpersönlichkeit vom Wissenschaftstext in den poetischen Text abwandere und den Wissenschaftstext ohne Autorfunktion zurücklasse. In jüngster Zeit haben *rhetoric and science studies* und historische Linguistik diesen Befund zeitlich präzisiert: Wissenschaftliche Autorschaft im starken, auktorialen Sinn scheint nach 1800 langsam einem neuen Darstellungsmodus der Depersonalisierung und Denarrativierung zu weichen, hin zur anonymen Verfasserschaft. Obwohl der Wissenschaftler im neunzehnten Jahr-

---

[131] Wie Silvia Berger zeigt, häufen sich in den 1920er Jahren Angriffe, die schon im Umfeld der Hamburger Cholera eingesetzt hatten und die ganz konkret gegen die Reduktionismen des Mikrobenjagd-Schemas gerichtet sind (vgl. Berger, Jagd auf Mikrobien). Kochs Schüler können die kulturelle Bedeutung der Bakteriologie „nach der ersten Ernüchterungsphase" zwar nochmals erneuern, indem sie die Bakterienlehre „als kriegsentscheidende epidemiologische Feldwissenschaft" installieren (S. 93), doch spätestens nach Kriegsende ist das einfache kausalistische Modell funktionslos geworden.
[132] Windrath, Die Medizin unter der Herrschaft, S. 93.
[133] Michel Foucault, Was ist ein Autor. In: Texte zur Theorie der Autorschaft, hg. von Fotis Jannidis, Stuttgart 2000, S. 198–233, 212.

hundert durchaus noch als berichtendes, wenn auch zunehmend versachlichtes ‚Ich' in Erscheinung treten kann,[134] wird der Stil wissenschaftlicher Darstellungen im Allgemeinen immer formalisierter.[135] Vor diesem Hintergrund sind Kochs Cholera- und Schlafkrankheitsberichte ungewöhnlich, sowohl was die Inszenierung wissenschaftlicher Autorschaft als auch den Grad der Narrativierung anbelangt. Man muss sich fragen, ob das lediglich eine kontingente Abweichung vom herrschenden Wissenschaftsstil darstellt – oder ob dahinter eine Mischung aus *narrative reasoning* und publizistischer Strategie steckt.

Das Fazit der vorliegenden Rekonstruktion lautet: Wer öffentliche Aufmerksamkeit anstrebt, der erzählt Jagdgeschichten; und wer sich selbst und seiner Wissenschaft Aufmerksamkeit verschaffen will, der erzählt Wissenschaft *als* Jagdgeschichte.[136] Wie außerordentlich wirksam Kochs Akteursfiktion von Jäger und Bestie in publizistischer Hinsicht war, illustriert ihre langfristige Fortschreibung in der Gattung ‚populäres Sachbuch'. 1926 veröffentlicht der amerikanische Mikrobiologe Paul de Kruif seinen Bestseller *Microbe Hunters* (dt. *Mikrobenjäger*, 1927), der zu einem der erfolgreichsten Bücher der Sachbuchgeschichte wird, millionenfach verkauft und in mindestens achtzehn Sprachen übersetzt.[137] In *Microbe Hunters* ist Kochs Laborpraxis derart konsequent als Handlungskette von Jagen, Aufspüren und Besiegen inszeniert, dass alle spatialen und ontologischen Widersprüche des Plots in einer großen Anschaulichkeitsfiktion verschwinden. Schon der Student Koch habe nur von „tiger-hunting in the jungle" geträumt, heißt es eingangs in konsequenter Anlehnung an Kochs semantisches Repertoire, das Mikroskop habe ihn dann in spannendere Abenteuer, „than any he would have met in Tahiti or Lahore", entführt. Weiterhin ist von „the most exciting and superb of all his microbe huntings" die Rede und davon, dass Koch Gaffky zeigt, „how to spy on and track down the bacillus of typhoid fever".[138] Diese spannenden Bazillenjagdgeschichten, die ausschließlich über Handlungsverben des Verfolgens und Aufspürens organisiert sind, dienen der aktuellen Sachbuchforschung als Exemplarfall für populäre Wissenschaftsvermittlung, und dabei steht das Erzählerische im Vordergrund: Laut David Oels seien in *Microbe Hunters* einschlägige Strategien der Emotionalisierung, Spannungserzeugung, Narrativierung und Finalisierung versammelt, vor allem die genretypische Transformation von naturwissenschaftlichen Wissens-

---

134 Vgl. Brandt, Wissenschaftserzählungen, S. 105.
135 Vgl. Gross, Communicating science, S. 118.
136 Zur Publizitätsthese vgl. auch Gradmann, Exoticism, S. 69.
137 Vgl. William C. Summers, Microbe Hunters Revisited. In: International Microbiology, 1, 1998, S. 65–68, 65 f.
138 Paul de Kruif, Microbe Hunters. London [1928], S. 140, 142, 169, 183.

beständen in einen „Abenteuer- und Reiseroman".[139] Dem ist nun als Novum anzufügen, dass bereits die naturwissenschaftlichen Wissensbestände, die de Kruifs Bestseller zugrunde liegen, partiell in abenteuer- und reiseliterarischer Form vorlagen. Man hat es also weniger mit einem Transformationsprozess als mit einem intertextuellen Zitationskontinuum zu tun, das von der Massenpresse über die Publikationen Robert Kochs bis zum populären Sachbuch reicht, wobei die Narrativität freilich zwischen Koch und de Kruif erheblich zunimmt.

In diesem Zusammenhang ist nochmals zu betonen, dass bei der Entstehung des bakteriologischen Meinungssystems ganz offensichtlich literarische Prätexte eine Rolle gespielt haben, genauer gesagt jenes „arabeske Nebeneinander"[140] von Erzählung und Nachricht, von wissenschaftlichen und literarischen Diskurstraditionen, das die illustrierte Presse generiert. Nimmt man die koloniale Kollektiverzählung vom Schauen und Schießen, die in alle Ritzen der Alltagskultur dringt und auf fast alternativlose Weise Wirklichkeit strukturiert, als epistemisches Muster, dann wird zumindest teilweise plausibel, warum Koch so beharrlich in Aktantenschema, Ereignisfolge und auktorialer Perspektive denkt;[141] warum auch vierzig Jahre später ein weiterer Mikrobiologe, de Kruif, genau dieses verkürzende Erzählmuster übernehmen und darauf seinerseits eine journalistische Karriere gründen kann – übrigens in den illustrierten Unterhaltungsperiodika *Country Gentleman, Ladies' Home Journal, Reader's Digest*, in denen de Kruif bevorzugt publiziert.[142] Die Konfiguration vom zerstörerischen Agenten und seinem heroischen Bezwinger, der ihn wie Krokodile, Warzenschweine oder blutgierige Tiger ausmerzt, gehört ganz offensichtlich jenem Repertoire von allgemein bekannten Themen an, das die neue massenmediale Öffentlichkeit des mittleren neunzehnten Jahrhunderts generiert. Rudolf Helmstetters These, dass solche allgemein akzeptierten Themen „zu Gegenständen von Kommunikation, aber auch zu Prämissen von Wahrnehmung und Handeln werden können",[143] scheint gerade anhand von Kochs epistemischem ‚Tunnelblick' auf bösartige Choleramikroben, bösartige Krokodile und bösartige Schlafkrankheitsmikroben in den Krokodilen, aufgrund seiner Selbstvertextung als

---

139 David Oels, Mit hundert Sachen erzählt. Sachbuch, Literatur und die Wiederkehr des Erzählens. In: Literatur.com. Tendenzen im Literaturmarketing, hg. von Erhard Schütz und Thomas Wegmann, Berlin 2002, S. 81–106, 94, 98.
140 Helmstetter, Die Geburt des Realismus, S. 48.
141 Damit ist nicht ein monokausaler Erklärungsanspruch gemeint, vielmehr ist von einem komplexen, mehrfach vermittelten Prozess auszugehen, der bewusste Propaganda für die junge Disziplin ‚Bakteriologie' (vgl. Gradmann, Krankheit im Labor, S. 268–270) ebenso umfasst wie unbewusste, literarisch-kulturelle Bahnungen des Denkens.
142 Vgl. Summers, Microbe Hunters Revisited, S. 66.
143 Helmstetter, Die Geburt des Realismus, S. 49.

Mikrobenjäger und deren Fortschreibung im Sachbuch de Kruifs eindrucksvoll illustriert.

Lässt sich also Kochs Abenteuererzählung als Mischung aus narrativem Denken und Popularisierungsstrategie fassen, so interessieren jenseits seiner publizistischen Eigeninteressen die kulturellen Leistungen dieser Erzählung, die ab 1884 öffentlich zu zirkulieren beginnt; ebenso wie das Kollektivsymbol ‚Mikrobe' avanciert sie rasch zum gesellschaftlichen Allgemeingut (vgl. III.1.2.). Mit Blick auf eine Funktionsgeschichte elementarliterarischer Formen aus den Naturwissenschaften scheint die Mikrobenjagd-Fabel genau wie das Mikrobensymbol zunächst der Versinnlichung von Ungegenständlichem und der Unterhaltung des Zeitschriftenpublikums zu dienen. Doch bei genauerer Betrachtung spricht einiges, vor allem die ausgeprägte Geschlossenheit der Fabel, dafür, dass sie den Krisenerfahrungen der Moderne, etwa Differenzierung, Rationalisierung, Ordnungsverlust, zweierlei Formen der Kontingenzbewältigung entgegensetzt; beide enthalten Anschlussmöglichkeiten für die ‚antimoderne Moderne'. Erstens die Sinnfigur der eminenten Persönlichkeit: Im Moment heroischer Größe bietet das bedeutende Subjekt ein Identitätsangebot, das die Paranoia des Einheitsverlustes, den künstlerische und literarische Diskurse selbst immer wieder entdeckerfreudig aufsuchen,[144] zu beruhigen vermag. Allerdings liefert Kochs autoritativer Redegestus weniger das Größensubjekt selbst als dessen Rohmaterial: Die Stilisierung zum deutschen Feldherrn, zum Künstlergenie oder zur Erlöserfigur besorgt er – ganz im Gegensatz zum inszenierungsbewussten Pasteur – nicht selbst, sondern wiederum die Massenpresse, von deren Koch-Fiktion im Folgenden die Rede sein wird.

Die zweite Form der Kontingenzbewältigung, die die Mikrobenjagd-Erzählung verspricht, liegt im Phantasma von Verschmutzung und Reinigung; es scheint so etwas wie eine anthropologische Konstante spiritueller oder auch säkularer Art zu sein. Streng linear angelegt, läuft Kochs Fabel ja auf ein sinnstiftendes, tendenziell utopisches Ende zu, von dem her die ganze Geschehenssequenz motiviert ist: der Sieg des Mikrobenjägers über das mikroskopische und makroskopische Kontagion, also die Reinigung des Körpers und des Volkskörpers. Mit diesem utopischen Erzähltelos bietet die Mikrobenjagd eine säkularisierte Version jener symbolischen Ordnungssysteme, die Mary Douglas in ihrem religionsanthropologischen Klassiker *Purity and Danger* beschreibt. Douglas zufolge dienen Reinheitspraktiken in rituellen Gesellschaften der Herstellung von Ordnung und der Vermeidung von Verwirrung, also der Kontingenzredukti-

---

[144] Vgl. Cornelia Blasberg, Ist die Klassische Moderne totalitär? Fragen an Rainer Maria Rilkes Texte um 1900. In: Die Souveränität der Literatur. Zum Totalitären der Klassischen Moderne 1900–1933, hg. von Uwe Hebekus und Ingo Stöckmann, München 2008, S. 395–414, 395.

on.¹⁴⁵ Dabei ist Verunreinigung beziehungsweise Schmutz als soziales oder magisches Kontagion konzipiert und wirkt insofern nicht nur gemeinschaftsprotektiv, sondern auch gemeinschaftskonstitutiv. Kontagiöser Schmutz hat die kreative Kraft der sozialen Erneuerung, weil er als Grundprinzip der Formlosigkeit und Indifferenz jegliche Ordnung zunächst bedroht und deren Strukturen, Regeln, Prinzipien dann erneut festgelegt und gesichert werden müssen. Auf diese Weise lassen sich Kompromiss, Ambivalenz und Transgression vermeiden und Grenzziehungen immer wieder von neuem vornehmen.¹⁴⁶ Mit kritischem Blick auf Frazers *The Golden Bough* sieht die Durkheim-Schülerin Douglas allerdings von einer kategorialen Scheidung vormoderner und moderner Sozialstrukturen ab und fasst Unreinheit als raumzeitlich relative, kulturelle Konstruktion, die spirituell oder auch profan kodiert sein kann. Das macht ihren Ansatz übertragbar auf das Ordnungssystem der bakteriologischen Hygiene, das um 1900 ja durchaus Züge eines totalitären Glaubenssystems annimmt.

Vor allem strukturiert das Hygiene-Evangelium die bedrohlichen, chaotischen Räume des Exotischen, die zum magischen Anziehungspunkt der Epoche werden. Man müsse dafür sorgen, schreibt Koch etwa im Schlafkrankheitsbericht, „dass die europäischen Niederlassungen von den Wohnplätzen der Eingeborenen räumlich weit getrennt werden" und dass es den Afrikanern unmöglich gemacht werde, „das Trinkwasser zu verunreinigen". Schließlich wüschen sie „die schmutzige Wäsche in dem Bache, der den Ort durchfließt [...]. Zugleich aber baden sie sich an denselben Stellen oder holen auch ebendaselbst das Trinkwasser".¹⁴⁷ Ganz ähnlich führt der Malariaexperte und Medizinalreferent in der Kolonie Kamerun, Hans Ziemann, 1910 vor, wie sich unreine indigene Körper und Volkskörper hygienisch ordnen lassen:

> Dies alles drängt mit zwingender Notwendigkeit, diejenigen, die die eigentlichen Träger der Blutparasiten sind, aber von ihnen relativ wenig zu leiden haben, von denen zu trennen, die hier die eigentlichen Träger der Kultur sind, und das Land erschließen.¹⁴⁸

---

145 „Some pollutions are used as analogies for expressing a general view of the social order" (Douglas, Purity and Danger, S. 3, vgl. auch S. 50 f.).
146 Vgl. Douglas, Purity and Danger, S. 2, 14, 54–58. Zur religiösen Problematik hybrider, klassifikatorisch ambivalenter Tierarten im Alten Testament, die als Trangressoren tabuisiert sind, vgl. S. 116 und das letzte Kap. „The system shattered and renewed", S. 160–180.
147 Koch, Schlafkrankheits-Expedition, S. 580.
148 Zit. nach Besser, Pathographie der Tropen, S. 193; vgl. zu Ziemans Projekt und seinen politischen Konsequenzen Wolfgang U. Eckart, Malariaprävention und Rassentrennung. Die ärztliche Vorbereitung und Rechtfertigung der Duala-Enteignung 1912–1914. In: History of Philosophy of the Life Sciences, 10, 1988, S. 363–378.

In beiden Zitaten funktioniert gefährlicher, kontagiöser Schmutz ganz im Sinn von *Purity and Danger* als Generator sozialer Ordnung: Unterschiedliche ethnische Gruppen müssen voneinander separiert werden, und solche Grenzziehungen stabilisieren die kollektive Identität innerhalb der Europäergemeinschaften. Mehr noch: Der gleichermaßen bedrohliche und verheißungsvolle Raum der Tropen, der in medizinischen, literarischen und alltagskulturellen Darstellungen der Jahrhundertwende grundsätzlich als interdiskursive Zone des Anderen ausgewiesen ist, wird hier durch das Ordnungsschema der Hygiene eurozentrisch domestiziert; im Gegensatz zu den entfesselten, abgründigen und entgrenzenden Tropen, die etwa die Romane Robert Müllers und Joseph Conrads kennzeichnen.[149] Man sieht dabei, wie die bakteriologische Erzählung über binäre Oppositionen soziale *und* symbolische Ordnung erzeugt: gut und böse, eigen und fremd, sauber und schmutzig, barbarisch und zivilisiert. Sie nehmen sich aus wie die säkularisierte Form jener existenziellen Oppositionen, die laut Mary Douglas religiöse Symbolsysteme beim Thema ‚Schmutz und Reinheit' mitreflektieren: Ordnung und Unordnung, Sein und Nicht-Sein, Form und Formlosigkeit, Leben und Tod.[150]

Grundsätzlich gilt, dass die indigenen Völker das Gegenstück zur mentalen und körperlichen Reinheit des aufgeklärten Europäers abgeben, und diese Dichotomie ist nicht nur auf die wildwüchsig-barbarischen Tropen beschränkt. Sie lässt sich generalisieren für beliebige ethnische Minoritäten, etwa Migranten aus dem Osten, Juden, slawische Ethnien. Ohne Einsicht in die Logik der Hygiene kontaminieren auch diese zivilisatorisch Unterentwickelten den europäischen, besonders den deutschen Volkskörper. Dass sie dabei kollektive Identität als deren Außenseite überhaupt erst herstellen, wird zum einen im Separierungsdenken der Tropenmediziner sichtbar, zum anderen im naturalistischen Tendenzroman, der Gesellschaft und Gemeinschaft modernitätskritisch auseinandertreten lässt; beispielhaft in Wilhelm von Polenz' Erstling *Sühne*, von dem noch die Rede sein wird. Übertragen auf die sozialpolitische *und* ästhetische Konservative der Jahrhundertwende, die Totalitätsverlust, Dispersion und Pluralismus beklagt, scheint die Mikrobenjagd-Fabel jedenfalls Ordnung zu garantieren und Kontingenz zu mindern. Da sich Analogien zwischen dem chaotischen Gewimmel der Bakterien und dem Gewimmel chaotischer Proletarier- oder Migrantenmassen anbieten, eignet sie sich gleichermaßen als fiktionaler

---

149 Vgl. Besser, Pathographie der Tropen, S. 135 f. Dass sich diese Domestizierung auch als ‚Normalisierung der Tropen' im Link'schen Sinn begreifen lässt, zeigt Besser anhand von Kochs Versuchen, die *Malaria tropica* als Sonderform der besser bekannten *Malaria tertiana* dem bekannten Wissen einzugemeinden (S. 106–118).
150 „Reflection on dirt involves reflection on the relation of order to disorder, being to non-being, form to formlessness, life to death" (Douglas, Purity and Danger, S. 5).

Plot wie als konservative politische Beschwörungsformel; und zwar gegen jene Fährnisse von Revolution, von „Insubordination, Umsturz, Chaos",[151] die das späte Bürgertum hysterisch befürchtet.[152]

Beide Figuren der Kontingenzbewältigung, Hygieneparadigma und eminente Persönlichkeit, bergen also zusammengenommen das Versprechen einer „Rückerstattung jener Lebenstotalität",[153] der sich die ästhetisch-literarische Moderne letztlich ebenso verschrieben hat wie der Feier des Dekompositiven, Dissoziativen, Inkohärenten; zumindest ihr konservativer Flügel.[154] Mit der Koch-Fabel findet gerade die antimoderne Moderne im naturwissenschaftlichen Diskursraum ein Sinnangebot vor, das ihre autoritären Impulse nährt und vorantreibt.

1.2 Zirkulationen: Mikrobenjagd in der Massenpresse

Doch um dieses Sinnangebot aufzunehmen, bedarf es einer materialen Kontaktzone, wo elementare Wissenschaftserzählung und literarische Moderne aufeinandertreffen können – und das ist wiederum die Massenpresse. Genau wie die allgegenwärtigen Bazillenwitze, Bazillengedichte, Satiren über Mikrobenmörder und mörderischen Mikrobenjournalismus-Texte gehört auch die Geschichte vom bakteriologischen Helden und seinem Widersacher fundamental zum *microbe entertainment* der frühen Mediengesellschaft. Im Gegensatz zum medialen Dauergeräusch des Bazillensensationalismus verdichtet sich der Personenkult um Koch allerdings an zwei konkreten Zeitpunkten: im Jahr 1884, als er von der

---

151 Harm Peer Zimmermann, Bäder für das Volk. Zur Gewöhnung der unteren Bevölkerungsschichten an Sauberkeit und Ordnung in Deutschland 1882–1914. In: Kieler Blätter zur Volkskunde, 30, 1998, S. 61–81, 71. Die politische Dimension der Hygiene kommt für Zimmermann – mit Blick auf die Volksbäderinitiative Oskar Lassars, von der noch die Rede sein wird, – darin zum Ausdruck, dass „die Gemeingefährlichkeit der Mikroorganismen [...] auf die potentielle Gemeingefährlichkeit ihrer Wirte hin[deutet], nämlich auf die Subversivität des Proletariats".
152 Dieser bourgeoisen Paranoia dienen Insekten und Bakterien gleichermaßen als Projektionsfiguren für die bedrohliche Masse, vgl. dazu Jansen, Schädlinge, S. 75–81; vgl. auch Wegmann, Dichtung und Warenzeichen, mit Blick auf Le Bon, S. 403–406.
153 Ingo Stöckmann, Sammlung der Gemeinschaft, Übertritt in die Form. Ernst Jüngers Politische Publizistik und ‚Das abenteuerliche Herz' (erste Fassung). In: Die Souveränität der Literatur. Zum Totalitären der Klassischen Moderne, 1900–1933, hg. von Uwe Hebekus und Ingo Stöckmann, München 2008, S. 189–221, 193.
154 Zu diesen beiden kontrastiven Geschichten, die die Epoche jeweils aus anderem Blickwinkel erzählen, vgl. Uwe Hebekus/Ingo Stöckmann, Einleitung. In: Die Souveränität der Literatur. Zum Totalitären der Klassischen Moderne, 1900–1933, hg. von Uwe Hebekus und Ingo Stöckmann, München 2008, S. 7–19.

Choleraexpedition zurückkehrt und im Winter 1890/1891, als er sein vermeintliches Tuberkuloseheilmittel ‚Tuberkulin' öffentlich präsentiert.

1884 diffundiert die Fabel zunächst dorthin zurück, wo sie ursprünglich hergekommen ist, in den Raum der Alltagsliteratur. Nach Kochs Rückkehr konkurrieren *Gartenlaube*, *Illustrirte Zeitung*, *Über Land und Meer* und die Tagespresse um die Berichterstattung und schreiben dabei am wissenschaftlichen *grand récit* der Epoche weiter, wobei die Narrativierung im Vergleich zum Urtext entschiedener ausfällt; mit Exotismen, Handlungsverben, Anthropomorphismen, Emotionalisierungen etc. wird um die Aufmerksamkeit des Publikums gerungen. Es sei vergeblich gewesen, heißt es in dem bereits zitierten Artikel „Willkommen Ihr Sieger", „dem in [Ägypten] vermuteten Feinde aufzulaufern", man habe „den tückischen Menschheitsfeind am Gangesdelta, im ostindischen Wunderlande" aufgesucht; dabei seien die Forscher „mit echt deutscher Unerschrockenheit [...] an die Durchführung ihres Vorhabens" gegangen.[155] Die *Gartenlaube* erzählt von Kochs Heimkehr „aus der Brutstätte der Cholera, Ostindien"[156] und in *Über Land und Meer* geht es noch ereignisreicher zu:

> Da die Seuche in Ägypten bereits zu Ende ging, so folgte die Expedition ihren Spuren das Nilthal aufwärts und ging ungesäumt weiter nach Vorderindien [...]. Hatte schon im Land der Pharaonen die Auffindung des kommaförmigen Bacillus im Darme der Kranken und Leichen [...] den vermuteten Krankheitsträger in die Erscheinung treten lassen, so bestätigte sich der Befund in Kalkutta [...] durchaus.[157]

Ferner habe Koch, so zitiert das Blatt abschließend die Festrede des Mediziners Bergmann beim Willkommensbankett, „immer wieder von einer anderen Seite [...] Aufgabe und Ziel erfasst, bis der gewaltige Gegner gebrochen und der Natur ihr Geheimnis abgerungen war".[158]

Von Ägypten ins ‚ostindische Wunderland', der ‚Brutstätte der Cholera', immer auf den Spuren des tückischen Menschheitsfeindes und ‚gewaltigen Gegners': Einheitlich konstituiert sich die Erzählung auch hier über das Muster der Reiseprogression, ferner über den monströs semantisierten Antagonisten, der schließlich genau wie der Tiger kolonialer Pirschen zur Jagdtrophäe wird. Als drittes konstantes Element kommt der leserlenkende auktoriale Kommentar hinzu: „Er [d. h. Koch] und kein Anderer war berufen", so erklärt die *Illustrirte Zeitung* kategorisch, „die deutsche Cholera-Expedition nach Ägypten und Indi-

---

155 Anonym, Willkommen, S. 1.
156 Dr. F., Der Entdecker des Cholerapilzes. In: Die Gartenlaube, 32, 26, 1884, S. 433.
157 Oskar Cordet, Robert Koch, der Entdecker des Cholerabacillus. In: Über Land und Meer. Allgemeine Illustrirte Zeitung, 26, 52, 37, 1884, S. 743 f.
158 Cordet, Robert Koch, S. 744.

en zu leiten, das fühlte ein jeder vom ersten bis zum letzten Moment".[159] Ähnlich belehrt das *Berliner Tageblatt* seine Leser:

> Der Bacillenvater Koch – wie man ihn in wissenschaftlichen Kreisen scherzweise nennt – war der denkbar beste und zuverlässigste Befehlshaber jener Entdeckungsfahrt, deren gleichen noch nie zuvor in der Welt unternommen worden war.[160]

Militärische Autorität und Auktorialität gehen Hand in Hand, die souveräne, ethisierende Erzählperspektive scheint dem Narrativ eingeschrieben – auch wenn es sich von der Ich-Erzählung Kochs zur Er-Erzählung über Koch wandelt. Diese Ethisierungstendenz zeigt sich jedenfalls immer wieder in einem forcierten Deutschnationalismus, der die einzigartige Entdeckungsfahrt als Unternehmen nationaler Identitätsbildung entlang des Hygieneparadigmas ausweist – eigene Sauberkeit kontrastiert mit fremdem Schmutz.

Die Zeitschrift *Über Land und Meer* fügt ihrer Version des Choleraabenteuers am Ende eine szenisch aufgeladene Illustration des Festbanketts zu Kochs Ehren bei, die den Leser zur unmittelbaren Teilnahme am großen Geschehen einlädt.

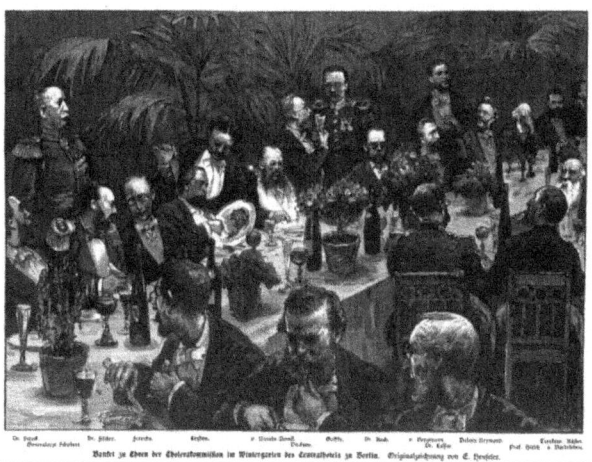

Abb. 45: „Bankett zu Ehren der Cholerakommission […]".
In: Cordet, Robert Koch, S. 744 (Abb. gemeinfrei).

Darüber hinaus wird dem Zeitschriftenkonsumenten versichert, dass es bei diesem Festakt nicht nur wissenschaftlich, sondern auch literarisch zugegangen

---
159 Oskar Lassar, Robert Koch, der Leiter der deutschen Cholerakommission. In: Illustrirte Zeitung, 82, 2135, 31. Mai 1884, S. 452.
160 Anonym, Willkommen, S. 1.

sei: Ein von Julius Stettenheim – zu dieser Zeit Mitarbeiter des *Kladderadatsch*, später Gründungsmitglied der *Freien Bühne*[161] – gedichtetes „Klagelied des Bacillus" habe „namentlich stürmische Heiterkeit [erregt]". Der Artikel schließt mit der Zitation der letzten Strophe:

> Bacillus in Thule / war ich bis die Schule / Schwerer Qualen ich durchmachen musst / Nun ich nicht mehr Fabel / bin ich nicht tazabel / Mich zu freu'n, wie sonst, in Lebenslust / Denn jetzt seh ich ein / ja entdeckt zu sein / das ist, wenn man es besieht bei Licht / Eine Ehre gar / Groß und unschätzbar / Aber ein Vergnügen ist es nicht.[162]

Man sieht, wie die Familienzeitschriften als Intermedien „Alltagskultur, literarische und wissenschaftliche Kultur, extensive und intensive Lektüre" in Bild und Text vermitteln:[163] Besonders die fremdartige Laborwissenschaft wird immer wieder mit bekannten literarischen Traditionen, mit Balladenzitaten und Goethe-Vertrautheit eingehegt. Man sieht aber auch, wie gut sich die heldische Jagdgeschichte der zweiten Jahrhunderthälfte *nach* ihrer mikrobiologischen Anreicherung für solche Intermedialität und Interdiskursivität eignet. Denn das alte Flinten- und Reiseabenteuer, ursprünglich der illustrierten Presse entsprungen, ist jetzt um ein neues, dezidiert literarisches Erzählelement reicher. Aus der sichtbaren, greifbaren, nahezu banalen Bestie ist das phantastische, unsichtbare, vielgestaltige Ungeheuer geworden, mit dem es kein Moby Dick und kein Shere Khan an symbolischer Belastbarkeit aufnehmen kann – ‚gewaltiger Gegner', und „unsichtbarer, ungekannter Feind",[164] wie die Medien fortwährend betonen, aber ebenso poetischer Intertext, ‚Bacillus in Thule'. Hinzuweisen ist in diesem Zusammenhang auf einen Fortsetzungsroman in Rodenbergs *Deutscher Rundschau*, der zehn Jahre später das Bakteriengewimmel in der Luft mit einem phantastischen Gespensterreich vergleicht:

> Dass in der Luft Bacillen herumfliegen, von denen Du gehört haben wirst, ist viel schlimmer und gefährlicher als diese ganze Geistertummelage. Vorausgesetzt dass sie sich tummeln, dass so was wirklich existiert,[165]

---

161 Der Satiriker, Feuilletonist und Erfinder des fiktiven Kriegsberichterstatters Wippchen (*Wippchens sämmtliche Berichte 1878–1903*) wird von Brahm rückblickend als Senior gewürdigt, der dem „kritischen Kreis" der *Freien Bühne* den Humor „in reichlichen Dosen" geliefert habe (Otto Brahm, Die Freie Bühne in Berlin. In: Berliner Tageblatt, 16. Oktober 1909, zit. nach Naturalismus. Manifeste und Dokumente zur deutschen Literatur 1800–1900, hg. von Manfred Brauneck und Christine Müller, Stuttgart 1987).
162 Cordet, Robert Koch, S. 744.
163 Helmstetter, Geburt des Realismus, S. 47.
164 Lassar, Robert Koch, S. 452.
165 Theodor Fontane, Effi Briest. Kap. 7–11. In: Deutsche Rundschau, 81, Oktober/November/Dezember 1894, S. 161–192, 181.

so setzt Baron von Innstetten seiner Frau Effi die Allgegenwart und die Phantastik von Mikroorganismen auseinander. Und gerade Innstettens scheinbarer Rationalismus weist darauf hin, dass es zwischen Bakteriengewimmel und Geistergetümmel überhaupt etwas zu vergleichen gibt.[166] Auf einen solch phantastischen und monströsen Antagonisten trifft nun in der Erzählwelt der Zeitschriften als Protagonist die ‚eminente Persönlichkeit' Koch, die den regressiven Affekt der frühen Moderne befördert; und diese kollektive Koch-Figuration beziehungsweise Koch-Fiktion setzt sich aus zwei überlappenden, jeweils literarisch vorgefertigten Mustern zusammen.

Da ist erstens das Modell des imperialen Helden, das die Koch-Stilisierung im Jahr 1884 beherrscht und auf verbreiteten Jagd- und Kampfstereotypen basiert. „Ganz Deutschland jubelte", so heißt es in *Über Land und Meer*,

> den muthigen Männern zu, welche, der möderischen Seuche trotzend, ein neues Lorbeerblatt eingefügt hatten in den unverwelklichen Ruhmeskranz deutscher Wissenschaft.[167]

Koch bedient offensichtlich jenes „Verlangen nach dem Großartigen, Heroischen",[168] das zu den Denkgewohnheiten der imperialistischen Gesellschaft zählt und Denkmalskult, Bismarck-Verehrung und Wagner-Opern ebenso hervorbringt wie Historienmalerei, Abenteuerroman und grandiose Geschichtsbilder.[169] Kristallisiert sich dabei in der kommerziellen Literatur eine bunte Typologie des Heroischen heraus, zu der antike, mittelalterliche und zeitgenössische Helden, Volkshelden, Wirtschaftshelden und politische Nationalhelden[170] eben-

---

166 Vgl. dazu Bernhard J. Dotzler, Diskurs und Medium III, München 2011, S. 171; auch hier mit Blick auf Fontane der Hinweis, dass es sich beim öffentlichen „Wissen von den unsichtbaren Feinden" zu wesentlichen Teilen um Zeitungswissen handle (S. 172).
167 Cordet, Robert Koch, S. 743.
168 Remy Charbon, Helden in der Schweizer Literatur des 19. Jahrhunderts. In: Das 19. Jahrhundert und seine Helden. Literarische Figurationen des (Post-)Heroischen, hg. von Jesko Reiling und Carsten Rohde, Bielefeld 2011, S. 15–35, 15. Zur Ausdehnung des kaiserzeitlichen Heroismus auf den Naturwissenschaftler Koch und zu den Funktionen dieser Mythisierung im Kontext kolonialer Expansion vgl. auch Briese, Angst in den Zeiten der Cholera, S. 378–380.
169 Vgl. Ute Frevert, Herren und Helden. Vom Aufstieg und Niedergang des Heroismus im 19. und 20. Jahrhundert. In: Erfindung des Menschen. Schöpfungsträume und Körperbilder 1500–2000, hg. von Richard van Dülmen, Wien 1998, S. 323–344; Bettina Plett, Problematische Naturen? Held und Heroismus im realistischen Erzählen, München 2002, S. 78–89. Exemplarisch für das heroische Geschichtsbild der zweiten Jahrhunderthälfte Heinrich von Treitschke, Deutsche Geschichte im neunzehnten Jahrhundert, 5 Bde., Leipzig 1879–1894.
170 Vgl. das Spektrum der Beiträge im Band von Reiling/Rohde, Das 19. Jahrhundert. Unter das von mir gebrauchte Schlagwort ‚kommerzielle Literatur' fallen unterschiedlichste Texttypen, in denen Figurationen von Größe und Heroismus zur Darstellung kommen – etwa „Anekdote, Biographik, Epos, historische[r] Roman, Drama und [...] Ruhmesrede" (Michael Gamper,

so zählen wie die Flintenhelden Gerstäckers, so trägt der ‚Befehlshaber' Koch zur Heroisierung des Naturwissenschaftlers als Kolonial- und Militärheld bei. In diesem Sinn begrüßt die *Neue Freie Presse* „Koch als kühnen, siegreichen Forscher",[171] und die *Gartenlaube* inszeniert ihn im Artikel *Der Entdecker des Cholerapilzes* in Wort und Porträtbild als „ausdrucksvollen Kopf", dem „das consequente, zielbewusste Streben von den Göttern ‚auf die Stirn gedrückt' zu sein scheint".[172] Besonders dieser Artikel zeigt, dass die Koch-Fiktion den Zeitschriften nicht nur dazu dient, bei der Bildung nationaler Identität den Ton anzugeben, sondern ferner auf sich selbst, auf die eigene Intermedialität, Reichweite und Bildungskompetenz hinzuweisen. Weder „eine trockene, actenmässige Lebensbeschreibung" noch eine „sachkundige Darstellung" von Kochs Leistungen könne „Aufgabe unserer Zeitschrift sein", heißt es eingangs; ein solches Unternehmen wäre „nur einem sehr kleinen Kreise unter den Hunderttausenden der Leser dieses Blattes wirklich verständlich. Beides kann und soll ein Volksblatt von solchem Umfange nicht".[173] Stattdessen bietet das ‚Volksblatt von solchem Umfang' als „literarische Umrahmung" des Heroen „das Charakteristische"; mithin das populäre Genre des Charakterbildes, das in der zweiten Jahrhunderthälfte zur Ausdrucksform des restaurativen Heldenkultes schlechthin wird.[174]

Allerdings ist Koch in fast all diesen Darstellungen nicht nur als tapfer, sondern auch als ‚genial' gekennzeichnet und hier überschneidet sich der Heldentopos mit dem zweiten Rollensterotyp der Medien, dem solitären Künstler; er knüpft an genieästhetische und kunstreligiöse Traditionen an. Die *Illustrirte Zei-*

Ausstrahlung und Einbildung. Der ‚große Mann' im 19. Jahrhundert. In: Das 19. Jahrhundert und seine Helden. Literarische Figurationen des (Post)-Heroischen, hg. von Jesko Reiling und Carsten Rohde, Bielefeld 2011, S. 173–199, 181). Was die Erzählliteratur des Realismus betrifft, fungiert sie eher als Gegendiskurs zum Heldenkult, da sie mit ihren gebrochenen, verschrobenen Protagonisten jenes „ambivalente, heroisch-postheroische Verständnis von Heldentum" ausbildet, das auch die Mentalitätsgeschichte der Moderne prägen wird (Jesko Reiling/Carsten Rohde, Vorwort. Zur Ambivalenz des Heroischen im 19. Jahrhundert. In: Das 19. Jahrhundert und seine Helden. Literarische Figurationen des (Post)-Heroischen, hg. von Jesko Reiling und Carsten Rohde, Bielefeld 2011, S. 7–15, 12). Vgl. dazu grundlegend Plett, Problematische Naturen, S. 125–401.

171 Anonym, Rubrik ‚Telegramme der ‚Neuen Freien Presse". In: Neue Freie Presse, 7071, 4. Mai 1884, S. 6, Sp. 3.
172 Dr. F., Der Entdecker des Cholerapilzes, S. 433.
173 Dr. F., Der Entdecker des Cholerapilzes, S. 433.
174 Dr. F., Der Entdecker des Cholerapilzes. Es erscheinen zahlreiche Sammlungen solcher Charakterbilder aus Geschichte und Gegenwart, die einheitlich Monumentalität und nationale Identität feiern, etwa Adolph Kohut, Moderne Geisteshelden, 3. Aufl., Berlin 1886; vgl. Plett, Problematische Naturen, S. 88–90.

tung etwa teilt ihren Lesern 1884 mit, dass Koch auch nach dem Umzug von Wollstein nach Berlin

> in stiller Zurückgezogenheit, wie bisher, ganz seinen Studien und Untersuchungen [lebte], die nun mit den vermehrten Mitteln des grossen Reichsinstituts [des kaiserlichen Gesundheitsamts] eine ganz unerwartete Ausdehnung und Vertiefung annehmen.[175]

Zählt dieses Notat vom gesellschaftsfernen, stillen Koch – das nicht recht zur institutionellen Wirklichkeit des gut vernetzten Forschers passen will – noch zu den Resonanzen auf die Choleraexpedition, so steigern sich diese Stilisierungen während der zweiten medialen Aufmerksamkeitswelle im November 1890 zur Sakralisierung. „Eine Art Andacht" sei anlässlich von Kochs Tuberkulosevortrag im August 1890 „über die auserlesene Versammlung" internationaler Ärzte gekommen, heißt es rückblickend in *Nord und Süd*,[176] und die *Gartenlaube* assoziiert Kochs ‚stille Gelehrtenstube' nun mit dem weihnachtlichem Heilsgeschehen:

> Ein Werk der Menschenliebe, so erhaben wie selten eines, geht von dem bescheidenen Manne in der Berliner Gelehrtenstube aus, und ein erlösender Lichtstrahl fluthet von dort in die Welt, die das Fest der Liebe zu begehen sich rüstet. Möge die Weihe solcher Geburtsstunde fortan schweben über dem Werke Robert Kochs![177]

Derartige Verquickungen von biblischem Heilsversprechen und physischer Heilung werfen ein Schlaglicht auf den historischen Kontext: Im August 1890 hatte Koch auf dem *10. Internationalen Medizinischen Kongress* in Berlin ein Tuberkuloseheilmittel angekündigt und dann am 13. November in der *Deutschen Medizinischen Wochenschrift* den entsprechenden Aufsatz veröffentlicht.[178] Zwar gibt er die Zusammensetzung seines Medikaments, der sogenannten ‚Koch'schen Lymphe', auch ‚Tuberkulin' genannt, nicht preis, doch sind die Folgen der sensationellen Publikation gleichwohl gravierend. Erstens kommt es zur Massen-

---

175 Lassar, Robert Koch, S. 452.
176 Wilhelm Gastede, Robert Koch und seine letzte wissenschaftliche Großthat. In: Nord und Süd, 56, 1891/1892, S. 163–181, 164.
177 Dr. Max Salomon, Eine Großthat der Wissenschaft. Robert Koch und die Heilung der Lungenschwindsucht. In: Die Gartenlaube, 38, 26, 1890, S. 818–820, 818.
178 Koch, Über bakteriologische Forschung, S. 659 f. [zuerst in Deutsche Medicinische Wochenschrift, 16, 33, 1890, S. 756 f.]; Robert Koch, Weitere Mittheilungen über ein Heilmittel gegen Tuberkulose. In: Deutsche Medicinische Wochenschrift, 16, 46, 13. November 1890, Extraausgabe, S. 1029–1032. Tuberkulin war eine mit Glycerin abgekochte Fraktion abgetöteter Tuberkelbazillen. Nach der Ankündigung lässt Koch nur unter dem immensen Druck von Medizinern und Öffentlichkeit die offizielle Publikation frühzeitig folgen. Die Entwicklung des Medikaments ist seiner Meinung nach nicht abgeschlossen, vor allem mangelt es am Nachweis der klinischen Wirksamkeit und am Konsens über die Dosierung, vgl. Gradmann, Krankheit im Labor, S. 176–187.

hysterie: Als in der Klinik des Chirurgen Ernst von Bergmann am 16. November mit öffentlichen Impfdemonstrationen begonnen wird, reisen tausende Schwerkranke nach Berlin, um sich bei solchen öffentlichen Inszenierungen zur Schau stellen und therapieren zu lassen. Tausende von Ärzten reisen an, um dem theatralen Spektakel in den vielen provisorischen Kliniken, in Lazaretten, sogar in Kaffeehäusern beizuwohnen.[179] Zweitens kommt es zur Medienhysterie: Weltweit berichten Tageszeitungen und Periodika ununterbrochen vom sensationellen Geschehen in Berlin, manche, beispielsweise die *Neue Freie Presse*, sogar täglich in speziell eingerichteten Kolumnen.[180] Sie berichten von schweren Fieberreaktionen der Patienten und vermeintlichen Gesundungen, vor allem schreiben sie das weltentrückte Genie Koch mehr und mehr zum Träger eschatologischer Projektionen um. Das Wort des „bescheidenen Gelehrten", so heißt es Ende November in der *Illustrirten Zeitung*, werde „für die absolute Wahrheit genommen"; Koch, „der dem hoffnungslos Siechen Heilung verkündet", stehe „auch unter denen in erster Linie, die uns dem Erkennen der Wahrheit Schritt um Schritt näher gebracht haben".[181] Die Verkündigungsrhetorik des Artikels ist Teil einer emblematischen Konfiguration und insofern kennzeichnend für die publizistische Strategie des Periodikums: Eine begleitende halbseitige Illustration zeigt den ‚Priester Koch' in einer quasi-liturgischen Bildanordnung mit entsprechender Bildlegende „Geheimrath Prof. Dr. Robert Koch in seinem Laboratorium". Im Bildzentrum, von einem Lichtkegel angestrahlt, steht der Bakteriologe an einem altarähnlichen Labortisch und hält das *Idol* der Mikrobenforschung, eine Mikrophotographie, hoch ins Licht – rechts und links flankiert von wissenschaftlichen Adepten, die in weihevollem Ernst das Photogramm betrachten.

---

179 Vgl. Gradmann, Krankheit im Labor, S. 189–197, vgl. Samida, Vom Heros zum Lügner, S. 254 f. Vgl. dazu folgende Schilderung aus der *Gartenlaube*: „Zum Zentralpunkt dieser gewaltigen, von keiner anderen friedlichen Errungenschaft auch nur annähernd erreichten Bewegung wurde nun Berlin. Binnen wenigen Tagen waren mehr wie zweitausend fremde Ärzte herbeigeeilt, die sich in nervöser Aufregung, in immerwährender Hast und Geschäftigkeit bemühten, während der kurzen Zeit ihres Aufenthaltes möglichst viel von der epochenmachenden Entdeckung zu lernen" (Paul Lindenberg, Bei Robert Koch (mit Zeichnungen von H. Lüders und Curt Stoeving). In: Die Gartenlaube, 39, 1, 1891, S. 11–15, 11).
180 Stefanie Samida macht darauf aufmerksam, dass die Stimmung in der deutschen Presse ausschließlich von Euphorie geprägt ist, während die ausländische, speziell die britische Presse eher verhalten reagiert. In Deutschland hingegen entwickelt sich ein regelrechter Koch-Kult mit lebhaftem Devotionalienhandel, der von Tellern und Bierkrügen bis zu Taschentüchern und Pfeifenköpfen mit Koch-Konterfei reicht und sich auch nach der kurzen Rezession des Tuberkulinskandals ungehindert fortsetzt. Vgl. Samida, Vom Heros zum Lügner, S. 254–257; vgl. Briese, Angst in den Zeiten der Cholera, S. 378.
181 Dr. Heinrich Albrecht, Robert Koch. In: Illustrirte Zeitung, 95, 2474, Juli–Dezember 1890/ November 1890, S. 594–596, 596.

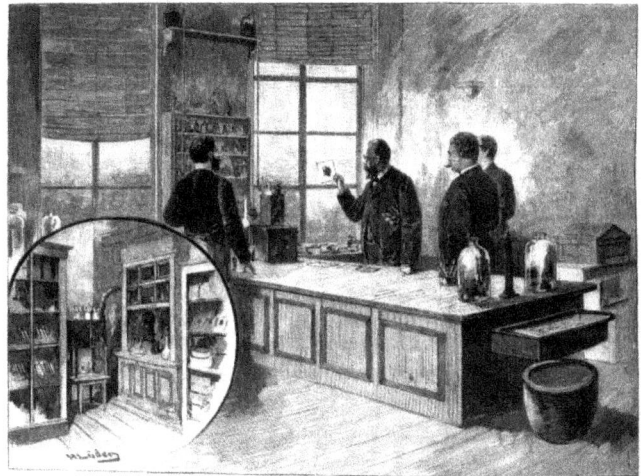

Abb. 46: „Geheimrat Prof. Dr. Robert Koch in seinem Laboratorium".
In: Albrecht, Robert Koch, S. 594 (Abb. gemeinfrei).

Zwei Monate später bietet dann die *Gartenlaube* vergleichbar Auratisches: „In der ganzen Welt hallte Kochs Name wider und Millionen Menschen sprachen ihn segnend aus, er aber, der Träger desselben, lebte still und zurückgezogen sein Gelehrtenleben weiter [...]", so heißt es im Artikel „Bei Robert Koch".[182] Die Titelvignette übertrifft die Emblematik der *Illustrirten Zeitung* noch: Zur Abbildung des Erlösers aus dem Labor, auch hier mit dem Idol ‚Mikrophotographie', gesellt sich die Initiale K, die majuskelartig von Lorbeer und Palmzweigen umrankt ist – also von den Insignien des Heroischen *und* des Heilsgeschichtlichen (Abb. 47).

Eine gewisse Öffentlichkeitsscheu des vermeintlich ‚stillen Gelehrten' im Winter 1890 dürfte eher pragmatische Ursachen gehabt haben, da sich Koch über Zusammensetzung und Wirkung seines Mittels selbst im Unklaren war und Forderungen nach deren Offenlegung möglichst aus dem Weg ging.[183] Die Pressefiktion vom entrückten Schöpfer-Heiligen gründet demnach weniger in der wissenschaftlichen Realität als in bestimmten Autorschaftsmodellen, die um 1900 Konjunktur haben und das vagierende Religionsbedürfnis einer metaphysisch obdachlosen Gesellschaft bedienen.[184] Diesem Bedarf an Sakralfiguren

---

[182] Lindenberg, Bei Robert Koch, S. 14.
[183] Vgl. Gradmann, Krankheit im Labor, S. 142; Samida, Vom Heros zum Lügner, S. 254 f.
[184] Die prägnante Wendung von der ‚vagierenden Religiosität' als Charakteristikum der soziokulturellen Moderne stammt von Thomas Nipperdey (Thomas Nipperdey, Religion im Umbruch. Deutschland 1870–1918, München 1988). Vgl. Friedhelm Marx, Heilige Autorschaft?

mag es geschuldet sein, dass auch der ‚heilige Wissenschaftler' bereits einige Jahre zuvor in einer Gründungsschrift des Naturalismus programmatisch vorformuliert wurde: Die „Erscheinung des bahnbrechenden Genies, des Entdeckers,

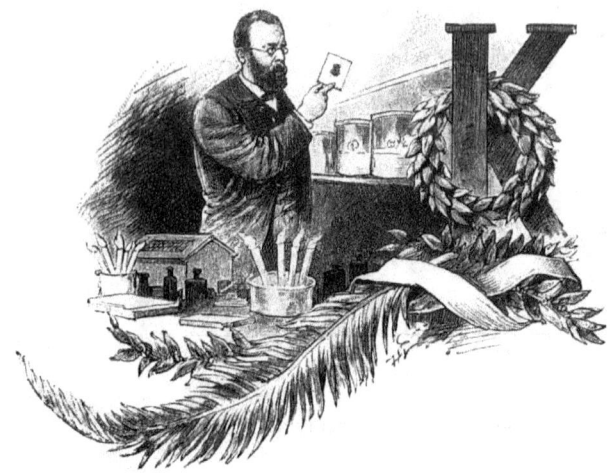

Abb. 47: „Bei Robert Koch", Titelillustration von Curt Stoeving. In: Lindenberg, Bei Robert Koch, S. 14 (Abb. gemeinfrei).

Erfinders, Reformators auf irgendeinem Boden, den noch keiner bebaut hat", schreibt Wilhelm Bölsche in den *Naturwissenschaftlichen Grundlagen der Poesie*, evoziere einschlägige Vorstellungen:

> Ein Hauch des Einsamen, Weltentrückten, der menschenleeren Wüste streift seine Stirn, durch sein geistiges Auge zittert der verlorene Schein des Lämpchens in der Zelle des verlassenen Grüblers, ein Rauschen von Wogen berührt sein Ohr.[185]

Mit solchen „Bildern der Einsamkeit, der Größe und des Martyriums" finden sich in Bölsches kunstreligiöser Tour d'Horizon Columbus auf Entdeckungsfahrt, „Christus [...] in der Einöde" und „Gutenberg [...] im stillen Gemache"[186] mühelos zur Heiligengalerie zusammen; und man sieht, wie gut auch der einsame, gesegnete, Wahrheit verkündende Koch der Massenpresse in dieses wenig originelle Modell hineinpasst.

‚Self-Fashioning'-Strategien in der Literatur der Moderne. In: Positionen und Revisionen, hg. von Heinrich Detering, Stuttgart 2002, S. 107–121; King, Pilger und Prophet, bes. S. 46–109.
185 Wilhelm Bölsche, Die naturwissenschaftlichen Grundlagen der Poesie. Prolegomena einer realistischen Ästhetik (1887), hg. von Johannes Braakenburg, Tübingen 1976, S. 53 f.
186 Bölsche, Grundlagen, S. 53.

Mitunter reicht das bis zur lyrischen Apotheose im Dienst der neuen Literaturbewegung der ‚Modernen'. Schließlich ereignet sich das vermeintliche Tuberkulinwunder im gleichen Jahr wie die Gründung der Zeitschrift *Freie Bühne für modernes Leben* und kommt insofern deren Akteuren wie gerufen. Am Ende dieses ersten Jahrgangs kann der Herausgeber Bölsche seinen Lesern aus gegebenem Anlass ein Gedicht Richard Dehmels präsentieren, das sich schon im Titel als kunstreligiöser Gottesdienst am Altar der Naturwissenschaften ausweist: „Ein Dankopfer. Robert Koch, dem Forscher, dem Menschen",[187] das liegt ganz auf der Linie der neuen Genieästhetik aus den *Naturwissenschaftlichen Grundlagen der Poesie*. Die gereimte Erzählung handelt vom Tod einer schwindsüchtigen Arbeitermutter in den Armen ihrer schwindsüchtigen Tochter, während die Zeitungsnachricht von Kochs Wundermittel hereinflattert; und sie greift altbewährte Muster der Kunstballade von Goethe und Freiligrath bis zu Conrad Ferdinand Meyer auf. An Pathos ist der Text kaum zu überbieten, und Koch wird in der vierten und fünften Strophe expressis verbis als neuer Heiland gefeiert:

> Vom Tische rauscht das Zeitungsblatt
> aufs Bett; und wieder rasselt hart
> der kalte Stahl. Und die Mutter matt
> schlägt auf das Blatt und liest – und starrt –
> und starrt und liest, – und purpurn sprießt,
> auf der weißen Wange der Nelkenfleck
> sprießt purpurn auf; und sie starrt und liest.
>
> Das – ist – keine Lüge? Blank von Glut,
> hin über die Dächer ihr Auge glüht, –
> und es wächst und es winkt aus der Sonnenflut
> eine schimmernde Stirn, und ein Fittig sprüht,
> und tausend Seelen ruhen drauf,
> und es küßt sie alle ein Heilandsmund,
> und er trägt sie alle zur Sonne hinauf [...][188]

Zeitungsblatt und Heilandsmund: Ganz offensichtlich soll hier die Aufmerksamkeit der Leser nicht nur auf den Erlöser im Tierlabor, sondern ebenso auf das neue Medium der wissenschaftlichen Poesie und der poetischen Naturwissenschaft gelenkt werden, das Forscher-Genies in rührselige Balladen verwandelt. Noch während solcher medialen Beschwörungen von Menschheitsrettung und heiliger Wissenschaft weicht zwar der öffentliche ‚Tuberkulin-Rausch' dem Kater: Nach wenigen Wochen zeichnet sich ab, dass Kochs Heilmittel Tuberkulose-

---

187 Richard Dehmel, Ein Dankopfer. Robert Koch, dem Forscher, dem Menschen. In: Freie Bühne für modernes Leben, 1, 1890, S. 1132 f.
188 Dehmel, Dankopfer, S. 1033.

kranke kaum zu heilen vermag, dass sie wohl eher zu einem Kollektivexperiment von erheblichen Ausmaßen genutzt wurden.[189] Gleichwohl setzt sich die sakrale Stilisierung Kochs zunächst fort. Im *Kladderadatsch* erscheint ein apologetisches Gedicht im Hölderlin-Ton, das nochmals die Fiktion vom inspirierten, gotterfüllten Künstler aufruft und mit einem erstaunlichen Repertoire an antikisierenden Metren, harten Fügungen und typologischen Einträgen das zweifelhafte Unternehmen Kochs zum Patmos der Naturwissenschaften umschreibt:

An Robert Koch

In stiller Arbeit Dich mühend manches Jahr
So mit Gedanken wie mit der Sinne Kraft,
Die Blicke fest aufs Ziel gerichtet,
Strebtest zum Licht du und nicht vergebens.
[...]
Wie mag ums Herz dir, Wackrer, gewesen sein,
Da dir des Räthsels Lösung entgegensprang?
In diesem Augenblick gegeben
Ward dir der Lohn für die lange Mühsal.

Da, noch zu früh dir, brach schon der Jubel los,
Von Huldigungen sahst du umgeben dich
Und hörtest, wie dich pries die Menge
Als den Erlöser gequälter Menschheit.

Du aber ruhig wiesest sie all zurück
Und aus der Menge flüchtetest Du hinweg.
Du wolltest nicht den Beifall hören,
Liessest am Boden die Kränze liegen.
[...]
Oh dass die Gottheit ferner beschirme dich,
Die dich bisher geführt auf den neuen Pfad,
Dir Freudigkeit und Kraft verleihend,
Bis du das herrliche Werk vollendet![190]

---

189 Insofern sind auch die Stimmen aus dem naturalistischen Lager zwar mehrheitlich, doch keineswegs einhellig euphorisch, wie zum Beispiel folgendes Briefnotat Gustav Freytags belegt: „[D]ass das Kochsche Mittel ein aus dem Bacillus gezogenes [...] Gift sei, ist mir doch sehr zweifelhaft. [...] Gleichwohl: wenn je einer, so verdiene ja der Arzt, der sich schon für seine Cholera-Entdeckungen dem Tode hundertmal aussetzte, solchen Gruß der Zeitgenossen" (Gustav Freytag an seine zweite Frau Anna Strakosch-Freytag, 25. November 1890. In: Freytag, Briefe an seine Gattin, hg. von Hermance Strakosch-Freytag, 3. und 4. Aufl., Berlin 1912, S. 570.
190 Anonym, An Robert Koch. In: Kladderadatsch, 43, 49, 23. November 1890, S. 194. Drei Nummern später hat sich die Stimmung schon radikal gewandelt; Koch wird mit einem Spottgedicht, ebenfalls aus anonymer Feder, bedacht, das in folgender Schlusszeile gipfelt: „Und

Der drohende Prestigeverlust des nationalen Wissenschaftsheiligen soll offensichtlich mit dem Prestige des nationalen Dichtungsheiligen abgefangen werden, was deswegen umso besser funktioniert, als gerade die große literaturgeschichtliche Konjunktur Hölderlins als Dichter der Moderne und als überzeitliches Monument einsetzt.[191]

Jenseits des historischen Anlasses ‚Tuberkulin' machen nun gerade diese lyrischen Umschriften Kochs zum balladesken oder hymnischen Künstler-Heiligen, ferner intertextuelle Gelegenheitsgedichte wie ‚Bacillus in Thule' nochmals eines deutlich: Mit der illustrierten Presse des ausgehenden neunzehnten Jahrhunderts entsteht eine durchlässige Austauschzone zwischen Wissenschaft und Literatur, die Kochs siegreiche Mikrobenjagd zu ihrem Kernbestand zählt. Von *Westermanns Monatsheften* und der *Gartenlaube* über die *Illustrirte Zeitung* bis zu *Nord und Süd* und *Über Land und Meer* beteiligen sich die Leitmedien an der Herstellung einer Kollektiverzählung, die wie kaum eine zweite Aufmerksamkeit bündelt und nationale Identität stiftet. Sie liefert mit der ‚eminenten Persönlichkeit' und dem Ordnungsschema der Hygiene ein doppeltes Sinnangebot, das der überwältigenden Erfahrung von Kontingenz autoritative Sicherheit entgegensetzt. Bemerkenswerterweise beschränken sich nun diese Austauschvorgänge keineswegs darauf, die neue Erfolgswissenschaft und ihren Vorzeigehelden für ein bildungsbürgerliches Publikum literarisch zuzurichten; oder andersherum das literarische Repertoire der Massenpresse mit neuesten Wissenschaftssensationen aufzubessern. Und sie beschränken sich ebenso wenig auf die historischen Anlässe der Choleraexpedition und des Tuberkulinskandals. Wenn im vorliegenden Abschnitt die Koch-Fabel als ‚elementare Erzählung' verstanden wird, so sind damit vielmehr eigentümliche Diffusionsprozesse angesprochen, die über den massenmedialen Alltagsmythos und das kognitive Schema hinaus- und direkt ins Literatursystem hineinreichen: Kochs Erzählung generiert fiktionale literarische Texte; und die müssen sich, in den Worten Ingo Stöckmanns, „als durch das narrative Schema ermöglichte Varianten beziehungsweise Manifestationen rekonstruieren lassen".[192] Die Massenpresse stellt insofern nicht nur einen Zirkulationsraum von Wissenschaft und Unterhaltungsliteratur dar, sondern die Kontaktzone, wo elementares und elaboriertes

---

endlich stehst Du starr und stumm / bestaunt in dem Panoptikum" (Anonym, Die Freuden des Ruhms. An Professor Koch. In: Kladderadatsch, 43, 52, 14. Dezember 1890, S. 207).
191 Als wichtige Wegmarken vor der Hellingrath-Übersetzung und der Hölderlin-Philologie des George-Kreises kommen Nietzsches Hölderlin-Reflexionen in den *Unzeitgemäßen Betrachtungen* (1873–1876) und Diltheys Aufsatz *Hölderlin und die Ursachen seines Wahnsinns* (1867) in Betracht, vgl. dazu – mit besonderem Blick auf Lange-Eichbaums Pathographie – aktuell Yvonne Wübben, Verrückte Sprache, S. 204–226.
192 Stöckmann, Der Wille zum Willen, S. 65, Anm. 86.

Erzählen, populäre Fabel und literarische Fiktion ineinandergreifen. Wie diese medialen Verflechtungen im Detail aussehen, soll im Folgenden anhand ausgewählter Beispiele gezeigt werden, wobei jeweils ein fiktionaler Mikrobenjäger-Text in seinen publizistischen Kontext eingestellt wird. Das erste Beispiel stammt aus dem britischen Literaturbetrieb, und für seine Analyse ist nochmals bei der Massenpresse anzusetzen.

2 Nationalistische Fiktionen und totalitäre Moderne

2.1 Sherlock Holmes am Mikroskop

Wie fast alle Organe der kompetitiven europäischen Medienlandschaft beteiligt sich auch die neu gegründete Monatsschrift *The Review of Reviews* des rührigen Publizisten William Thomas Stead im Winter 1890 am Pressezirkus um das vermeintliche Wundermittel Tuberkulin. Und wie viele seiner Konkurrenten hat auch Stead einen ärztlichen Berichterstatter, der sich auf medizinische Pilgerfahrt nach Berlin begibt, um den sensationellen Impfdemonstrationen persönlich beizuwohnen; im Dezemberheft erscheint sein Artikel unter dem Titel „Dr. Koch and his Cure".[1] Allerdings handelt es sich dabei nicht um irgendeinen der zahllosen Mediziner, die nach Berlin pilgern, sondern um den aufstrebenden Dichter-Arzt Arthur Conan Doyle. Schließlich muss Stead daran gelegen sein, seine ehrgeizige Neugründung, ein Hybrid aus europäischer literarischer Rundschau und illustriertem Periodikum,[2] erstens durch sensationsträchtige Gegenstände und zweitens durch literarisch ambitionierte Verfasser zu profilieren.

Conan Doyle wird später in seiner Autobiographie zwar auch wieder das Presseklischee von der wissenschaftlichen Wallfahrt zum Ort des Heiligen bedienen: Er sei von einem vagen Gefühl der Unbedingtheit angetrieben worden, als ob in Berlin wirklich ein medizinisches Wunder geschehe.[3] Gleichwohl dient auch für Conan Doyle das Tuberkulin-Ereignis weniger dem wissenschaftlichen Interesse als einem journalistisch-literarischen Vorhaben:[4] Der glücklose Arzt befindet sich in der Phase des Rollenwechsels zum Schriftsteller und muss sich im spätviktorianischen Literaturbetrieb eine Position sichern. Dafür scheint sich

---

[1] Arthur Conan Doyle, Dr. Koch and his Cure. In: The Review of Reviews, 2, 1890, S. 552–556.
[2] Zusätzlich zum Hauptanliegen, ein „resumé of periodical literature" zu liefern, verspricht Stead seinen Lesern vier distinkte Themenbereiche: „a carefully written survey of events at home and abroad", „a catalogue, of the New Books and Blue-Books of the month" und in jeder Nummer jeweils „a condensed novel" sowie „a character-sketch" (W. T. Stead, Programme. In: The Review of Reviews, 1, Januar 1890, S. 14). Vgl. Gowan Dowson, The Review of Reviews and the New Journalism in Late-Victorian Britain. In: Science in the Nineteenth-Century Periodical. Reading the Magazine of Nature, hg. von Geoffrey Cantor et al., Cambridge 2004, S. 172–199.
[3] „A great urge came upon me suddenly that I should go to Berlin and see him do so. I could give no clear reason for this, but it was an irresistible impulse and I at once determined to go" (Arthur Conan Doyle, Memories and Adventures, Boston 1924, S. 82).
[4] Vor Reisebeginn hat Conan Doyle Stead aufgesucht, sich von ihm mit Empfehlungsschreiben versorgen lassen und den Koch-Artikel für die neue Zeitschrift vereinbart (Conan Doyle, Memories and Adventures, S. 82).

https://doi.org/10.1515/9783110527445-009

nun die deutsche Bakteriologie idealerweise anzubieten, denn sie liefert Sensationelles und Literarisches gleichermaßen: erstens die theatralen Inszenierungen mit schwerstkranken Patienten für ein Massenpublikum, die ein Höchstmaß an dramatischer Spannung garantieren, zweitens die Kollektiverzählung der Mikrobenjagd. Sie ist erzählerisch beliebig ausbaufähig und geeignet, jedwede imperialistische Phantasie zum Ausdruck zu bringen; das illustriert schon der Auftakt von Conan Doyles Artikel eindrucksvoll:

> Somewhere within [d. h. the long grey walls of the Hygienemuseum] the great master mind is working, which is rapidly bringing under subjection those unruly tribes of deadly micro-organisms which are the last creatures in the organic world to submit to the sway of man.[5]

Was man nicht sehen kann: winzige Mikroben in geheimen Labors hinter grauen Mauern, das lässt sich umso besser als apokalyptischer Kampf erzählen – zwischen Superhirn und aufsässigen Volksstämmen, die den imperialen Staatskörper bedrohen und sich am Ende doch unterwerfen müssen. Dass es Conan Doyle grundsätzlich eher um eine spannende Erzählung als um wissenschaftliche Berichterstattung geht, das verraten zum einen die sachlichen Fehler des Artikels, mit anderen Worten der Mangel an medizinischem Interesse: Koch kam 1880 keineswegs an die „University of Bonn, as assistant to Prof. Finkelnburg" wie Conan Doyle behauptet,[6] sondern ans Kaiserliche Gesundheitsamt in Berlin, zum anderen der hoch emotionalisierte, subjektive Stil.[7] Ausgestattet mit allen Prädikaten des Genialen, erscheint Koch als „silent worker in the Klosterstrasse", als leidenschaftlicher Kämpfer „for the all-important mission to which he has devoted himself" und schließlich als einsamer Eleve im Dienst letzter Wahrheiten, als „a student, a worker and a philosopher".[8]

Was den ‚Philosophen' Koch betrifft, folgt Conan Doyle konsequent den zeittypischen Nietzsche-Figurationen. Bergwandern ist als einziges Freizeitvergnügen des Laborgenies ausgewiesen, und zwar in genau jenen eisigen Hochgebirgsregionen, in denen für die Zeitgenossen der reine Intellekt beheimatet ist.[9] Besucher im Engadiner Pontresina hätten, so Conan Doyle, Koch im vorange-

---

5 Conan Doyle, Dr. Koch, S. 552.
6 Conan Doyle, Dr. Koch, S. 554.
7 Vgl. Douglas Kerr, der Conan Doyles Berlin-Reise als biographischen Wendepunkt versteht und die Erregtheit des Berichts als diejenige des Journalisten einschätzt, der auf der Spur eines neuen Narrativs ist (Douglas Kerr, Conan Doyle. Writing, Profession, and Practice, Oxford 2013, S. 79–100, vor allem S. 96).
8 Conan Doyle, Dr. Koch, S. 556, 552.
9 Michael Ott zufolge lässt „sich Nietzsche als Stichwortgeber der Alpenwahrnehmung um 1900 in vielen Texten nachweisen" (Michael Ott, Im Allerheiligsten der Natur. Zur Veränderung

gangenen Jahr beobachten können, wie er morgens früh aus dem Hotel verschwand, um spätabends staubig von den Berggipfeln zurückzukehren,[10] wobei Pontresina und Sils Maria die gleiche Sphäre klarer Geistigkeit teilen: „It might be possible to trace some analogy between the clear and calm atmosphere of scientific thought and those still and rarefied regions, in which Tyndall loves to dwell and Koch to wander".[11] So erweist sich der Alpenwanderer und Meisterdenker, der aus inkorrekten Lebensdaten und Kulturzitaten zusammengesetzt ist, als weitere Facette der kollektiven Koch-Fiktion. Unter mediengeschichtlicher Perspektive lässt sich solchen Inszenierungen von Heroismus, Genialität und Weihe in der Massenpresse diesseits und jenseits des Ärmelkanals entnehmen, dass besonders neu gegründete Zeitschriften mit der Teilnahme am Koch-Gottesdienst um Aufmerksamkeit konkurrieren. Die Koch-Fiktion bedient offensichtlich nicht nur den deutschen, sondern jeglichen Imperialismus, und die Autoren, die im Eigeninteresse an dieser kollektiven Liturgie mitschreiben, kennen kaum Grenzen der Stilisierung. Koch fungiert als Christus-, Nietzsche- und Hölderlin-Projektion und liefert damit letztlich die klassischen Autorschaftsfigurationen des Fin de Siècle, noch bevor sich dessen kunstreligiöser Kult richtig etablieren kann.[12] Die Dichotomie von ‚Szientismus' versus ‚Spiritualismus', die sich unter Literaturhistorikern zur Beschreibung der naturwissenschaftlichen Säkularisierungsproblematik um 1900 eingebürgert hat, bedarf demnach im Einzelfall der kritischen Revision. Zumindest legen die exzentrischen Facetten des öffentlichen Koch-Bildes nahe, dass der Bedarf an kunstreligiösen Erlöserfiguren bisweilen auch aus dem Herzen des positivistischen Wissenschaftsbetriebs selbst gedeckt wird.

Was den Antagonisten des Erzählschemas ‚Mikrobenjagd' angeht, verfährt Conan Doyle nicht minder schemakonform, er entwirft Krankheitserreger als aufsässige Volksstämme und Invasoren des Staatskörpers;[13] ferner einmal mehr als mikroskopische Dschungelbestien in Koch'scher Tradition: „It is a strange thing, to look at these utterly insignificant creatures and to realize that in one

---

von Alpenbildern in der Kultur um 1900. In: Natur und Moderne um 1900. Räume – Repräsentationen – Medien, hg. von Adam Paulsen und Anna Sandberg, Bielefeld 2013, S. 31–51, 44).
10 Conan Doyle, Dr. Koch, S. 552.
11 Conan Doyle, Dr. Koch, S. 552.
12 Zur Kunstreligion der Moderne vgl. zuletzt Kunstreligion. Die Radikalisierung des Konzepts nach 1850, hg. von Albert Meier, Alessandro Costazza und Gérard Laudin, Berlin/Boston 2012. Zur *imitatio Christi*, etwa bei Nietzsche, Gustav Mahler und Oscar Wilde, vgl. Friedhelm Marx, ‚Ich aber sage Ihnen ...'. Christusfigurationen im Werk Thomas Manns, Frankfurt a. M. 2002, S. 10–16.
13 „It continually removes the traces of the enemy but it still leaves him deep in the invaded country" (Conan Doyle, Dr. Koch, S. 556).

year they would claim more victims from the human race than all the tigers who have ever trod a jungle".¹⁴ Besonders der Tiger, die Verkörperung des Teuflischen, die beliebte Trophäe britischer Kolonialherren und das elementare Versatzstück der Mikrobenjagd-Fabel, legt den Blick frei auf deren fundamentale Stereotypie und Intertextualität. Der Zusammenhang von Tiger und Mikrobe ist mittlerweile so fest verankert im kulturellen Gedächtnis, dass er sogar noch im *Tod in Venedig* wiederauftauchen wird:

> [E]r sah, sah eine Landschaft, ein tropisches Sumpfgebiet unter dickdunstigem Himmel, feucht, üppig und eine Art Urweltwildnis aus Inseln, Morästen und Schlamm führenden Wasserarmen, [...] zwischen den knotigen Rohrstämmen des Bambusdickichts die Lichter eines kauernden Tigers funkeln – und fühlte sein Herz pochen vor Entsetzen und rätselhaftem Verlangen.¹⁵

Diese Sumpfvision Aschenbachs zu Beginn der Handlung, die auf die „furchtbaren Vibrionen" der Cholera vorausweist,¹⁶ liest sich wie eine selbstreflexive Fortsetzung der Zitationskette Koch-Eichhorst-*Gartenlaube*-Conan Doyle – und sie gibt dann auch den leitmotivischen Rahmen für das Textganze ab.¹⁷ Schließlich greift ein Figurenbericht am Ende der Erzählung Aschenbachs Anfangsvision wieder auf und zitiert insofern nochmals jenen metaphorischen Komplex von Raubtier und raubtierartigen Bazillen, an dem nach der ‚Initialzündung' durch Robert Koch weiterhin Pathologiebücher und illustrierte Presse, Schriftsteller-Ärzte und Arztjournalisten eifrig mitgeschrieben hatten:

> Erzeugt aus den warmen Morästen des Ganges-Deltas, aufgestiegen mit dem mephitischen Odem jener üppig-untauglichen, von Menschen gemiedenen Urwelt- und Inselwildnis, in deren Bambusdickichten der Tiger kauert, hatte die Seuche in ganz Hindustan andauernd

---

14 Conan Doyle, Dr. Koch, S. 552.
15 Thomas Mann, Der Tod in Venedig, Bd. 2,1: Frühe Erzählungen 1893–1912, hg. von Terence Reed und Malte Herwig. In: Mann, Große kommentierte Frankfurter Ausgabe. Werke – Briefe – Tagebücher, hg. von Andreas Blödorn, Heinrich Detering, Eckhard Heftrich, Hermann Kurzke, Friedhelm Marx, Katrin Max, Terence J. Reed, Thomas Sprecher, Hans R. Vaget, Ruprecht Wimmer, Frankfurt a. M. 2004, S. 504.
16 Mann, Tod in Venedig, S. 578.
17 Die Forschung hat verschiedentlich auf diese Zusammenhänge hingewiesen: Laura Otis etwa zitiert Conan Doyles und Kochs Versionen des Tigerdschungels und sieht die Konvergenzen mit dem *Tod in Venedig* in einem gemeinsamen Repertoire an hygienischen, imperialistischen und kolonialistischen Phantasien, wobei Mann den raubtierhaft semantisierten Bazillus mythologisch überforme (Otis, Membranes, S. 148–167, bes. S. 148f., 163f.). Zum bakteriologischen Kontext vgl. auch Elsaghe, Die imaginäre Nation, S. 43–49. Auf S. 46f. sind Manns Arbeitsnotizen wiedergegeben, die eine dem Brockhaus geschuldete genaue Kenntnis des Infektionsmodus und der epidemiologischen Situation im neunzehnten Jahrhundert dokumentieren.

und ungewöhnlich heftig gewütet [...], [und] ihre Schrecken bis Astrachan, ja selbst bis Moskau getragen.[18]

Eine Wildnis, die vom Menschen gemieden wird, in deren Dickicht der Tiger kauert und die unsichtbare Seuchenbazillen birgt: Das offenkundige Koch-Zitat inmitten einer kanonischen Künstlernovelle des frühen zwanzigsten Jahrhunderts[19] wirft ein Schlaglicht auf die Vermittlungsfunktion der Zeitschriften als Intermedien zwischen Leserschichten, Diskurstraditionen und Texttypen. Gerade weil das Assoziationsgewebe von Tiger, Ganges-Delta, Dschungel und Bazillen so topisch und so allgemein verfügbar ist, kann es sich vom epistemischen *event sequencing* in Kochs Reiseberichten und vom unterhaltenden *event sequencing* in der periodischen Presse zum symbolisch-mythologischen Tableau wandeln. Bei Thomas Mann bringt es nicht mehr Handlungen, sondern ‚Seelenstände' zur Darstellung; nicht mehr Jagd und Bewährung, sondern dionysische Auflösung durch fremde Begierden und fremde Cholerabazillen aus dem geheimnisvollen Osten. Dabei wird aus der populären Abenteuergeschichte eine literarische Reflexion auf populäre semantische Archive und ihre Plastizität: Ansteckung mit unsichtbaren Mächten ist im *Tod in Venedig* nicht mehr normalisierbar wie in den massenmedialen Koch-Inszenierungen Conan Doyles oder Richard Dehmels. Stattdessen trägt sie, übersetzt in die Polarität des Dionysischen und Apollinischen, die Signatur des Empfangens, des lustvollen Untergangs – und nicht diejenige der autoritären Selbstermächtigung. Demnach kann es in dieser narrativen Konstellation auch keinen Mikrobenbeseitiger geben, die Textfunktion des Wissenschaftshelden ist suspendiert. Das bestätigen nicht zuletzt die entsprechenden Arztfiguren im *Tod in Venedig* und im *Doktor Faustus*, die nur durch eine Eigenschaft qualifiziert sind: bakteriologische Inkompetenz statt effektive Krankheitsbekämpfung, Geschehen-Lassen statt Waffengeklirr.

Das verhält sich nun bei Conan Doyle, der sich in der viktorianischen Belletristik eine führende Position erkämpfen wird, ganz anders. Seine Berlin-Reise gilt durchaus dem literaturfähigen bakteriologischen Heroen, und so stört es auch kaum, dass das Unternehmen in praktischer Hinsicht erfolglos ist. Vom *theatrum vaccinationis* bleibt Conan Doyle wegen Überfüllung des Saals ausge-

---

18 Mann, Tod in Venedig, S. 578.
19 Thomas Rütten vermutet mit Blick auf die Zweifel, die schon zeitgenössische Mediziner dem von Koch behaupteten Cholera-Ursprung im Ganges-Delta entgegenbrachten, dass Thomas Mann Kochs Schilderung im *Tod in Venedig* parodiere. Frappierende semantische Überschneidungen und massenmediale Distribution der Passage durch *Gartenlaube* und *Gaea* lassen Rüttens Hypothese sehr plausibel erscheinen (Thomas Rütten, Cholera in Thomas Mann's ‚Death in Venice'. In: Gesnerus, 66, 2, 2009, S. 256–287, 281).

schlossen, Koch selbst hüllt sich in den ‚Schleier der Prophetie' und ist nicht zu sprechen;[20] und die Patienten, die der Reisende am nächsten Tag auf Bergmanns Tuberkulosestation zu sehen bekommt, lassen grundsätzliche Zweifel am Tuberkulin-Projekt aufkommen.[21] Gleichwohl scheint der Geschichtenjäger Conan Doyle mit dem Mikrobenjäger Koch und seinen *unruly tribes* doch etwas gefunden zu haben, das den Positionswechsel zum Berufsschriftsteller erleichtert, dementsprechend stilisiert Conan Doyle die Reise später in seiner Autobiographie zum Erweckungserlebnis. „I came back a changed man",[22] heißt es da, und übersetzt in werkbiographische Realien bedeutet es, dass die Fabel als solche – nicht nur einzelne Fragmente – in Conan Doyles fiktionalem Werk generative Funktion entfaltet, und zwar vom Ausgangspunkt des Rundschau-Artikels aus.

Enthält schon die gesamte Sherlock-Holmes-Serie zahlreiche Bezugnahmen auf die Praktiken der medizinischen Spurensuche und der hygienischen Reinigung,[23] so konstituiert sich eine dieser Detektiverzählungen auch ganz explizit nach dem Schema von Mikrobensuche und -Enttarnung: In „The Adventure of the Dying Detective"[24] erweist sich Sherlock Holmes als literarische Manifestation genau jenes ‚Superhirns' und Mikrobenjägers, das der Artikel vorformuliert. Wie das Genie Koch hinter den Mauern des Hygienemuseums, verteidigt auch das Genie Holmes hinter den verschwiegenen Mauern der Baker Street den physischen Körper und den imperialen Staatskörper gegen fremde Invasoren. Ein kolonialer Übeltäter namens Culverton Smith hat tödliche Seuchenerreger, „the very worst offenders in the world", aus dem fernen Osten nach London

---

20 „Like the Veiled Prophet, he still remains unseen to any eyes save those of his own immediate co-workers and assistants" (Conan Doyle, Dr. Koch, S. 552).
21 „I studied the lecture and the cases and I had the temerity to disagree with everyone and to come to the conclusion that the whole thing was experimental and premature. A wave of madness had seized the world [...]. I felt so sure of my ground and so strongly about it that I wrote a letter of warning to ‚The Daily Telegraph', and I rather think that this letter was the very first which appeared upon the side of doubt and caution" (Conan Doyle, Memories and Adventures, S. 84).
22 „Two days later I was back in Southsea, but I came back a changed man. I had spread my wings and had felt something of the powers within me" (Conan Doyle, Memories and Adventures, S. 84).
23 Vgl. Otis, Membranes, S. 90–119; ferner Laura Otis, The Empire Bites back. Sherlock Holmes as an Imperial Immune System. In: Studies in 20th Century Literature, 22, 1, 1998, Special Issue New Illnesses-Old Problems, Old Illnesses-New Problems, S. 30–60, 35. Für Otis stellt der Kampf gegen Bakterien einen wesentlichen Subtext vieler Holmes-Erzählungen dar, exemplarisch in *A Sign of Four* und *The Adventure of the Blanched Soldier* (Otis, Membranes, S. 95–103).
24 Erstpublikation in *Collier's Magazine* (November 1913); danach in *The Strand Magazine* (Dezember 1913). Buchpublikation in: Arthur Conan Doyle, His last Bow. Some Reminiscences of Sherlock Holmes, London 1917, S. 179–205.

in Reinkulturen mitgebracht;²⁵ von dort, wo das britische Empire seine Grenzen verteidigen muss²⁶ und wo auch Aschenbachs dionysische Vibrionen herstammen. „There are many problems of disease, many strange pathological possibilities, in the East, Watson",²⁷ erklärt Holmes dem verständnislosen Watson, und er meint damit allerdings nicht die Cholera, sondern eine fiktive Infektionskrankheit namens ‚Tapanuli-Fieber'. Mit ihr hat der Plantagenbesitzer Culverton Smith seinen Neffen infiziert und ermordet, und eine solche bioterroristische Attacke plant der Bösewicht nun auch für Holmes.²⁸ Die tödlichen Mikroben sind in den Sprungfedermechanismus einer Elfenbeinschachtel eingebracht, der Holmes beim Öffnen verletzen soll – was dieser natürlich durchschaut. Um den Übeltäter in Watsons Beisein zu überführen, simuliert Sherlock mit Bleichschminke den Moribunden, enttarnt auf diese Weise Culverton Smith, und so ist die Jagd, die einmal mehr dem kolonialen Schmutz in menschlicher und mikrobischer Form gilt, erfolgreich. Dabei wandelt sich die Fabel – ein Beispiel für ihre Plastizität – zur großstädtischen Detektivgeschichte, die die Hygiene- und Invasionsparanoia der viktorianischen *middle class* zum Ausdruck bringt.²⁹ „‚He is an amateur of crime, as I am of disease'", sagt Culverton Smith über Holmes,

---

25 Arthur Conan Doyle, The Adventure of the Dying Detective. In: Conan Doyle, His last Bow. Some Reminiscences of Sherlock Holmes, London 1917, S. 193.
26 Vgl. Otis, The Empire Bites back, S. 40.
27 Conan Doyle, The Adventure, S. 184.
28 Die Vorstellung des Bioterrorismus mit Bazillen hat in der Unterhaltungsliteratur der Jahrhundertwende grundsätzlich Konjunktur. Das zeigt neben Conan Doyles Figur und dem Anarchisten in Wells' *Stolen Bacillus* (s. Kap. II.3.4.) auch die deutsche Massenpresse. Im August 1884 erscheint eine Glosse im *Kladderadatsch*, die den kollektiven Mikrobentaumel nach Kochs Choleraexpedition ins Lächerliche wendet: „Als eine Angriffswaffe in den Kriegen der Zukunft wird ohne Zweifel einmal die Bacillenschleuder oder der Mikrobenmörser figurieren. Dieser diabolische Apparat wird die Bestimmung haben, jene kleinen Organismen, durch welche verheerende Seuchen entstehen, entweder nach Krankheiten geordnet oder im Rummel in die feindliche Armee zu werfen. [...] Vielleicht hält es unser Kriegsministerium jetzt bereits für zweckmäßig, ein neues Department zu bilden, dessen Chef den Titel Mikrokokkendirektor führen könnte" (Anonym, Ein neues Kriegsmittel. In: Kladderadatsch Jahrgang, 37, 37/38, 17. August 1884, S. 146).
29 Vgl. Otis, Membranes, S. 111. An der Invasionsparanoia der Viktorianer nimmt auch der Edinburgher Chirurg Joseph Bell, Modell für Sherlock Holmes, teil. In der von ihm verfassten Vorrede zu Conan Doyles 1892 publizierter *Study in Scarlet* heißt es: „Poison a well at Mecca with the cholera bacillus, and the holy water which the pilgrims carry off in their bottles will infect a continent, and the rags of the victims of the plague will terrify every seaport in Christendom" (Joseph Bell, Mr. Sherlock Holmes. In: Arthur Conan Doyle, The Works of Arthur Conan Doyle, Bd. 10: A Study in Scarlet and The Sign of Four, New York [1902], S. IX–XVII, XIIIf.).

'for him the villain, for me the microbe. There are my prisons' he continued, pointing to a row of bottles and jars which stood upon a side table. 'Among those gelatine cultivations some of the very worst offenders in the world are now doing time'.[30]

Natürlich sind beide, Bösewicht und Bazillenkulturen, ‚für Holmes', denn menschlicher und mikrobischer Angreifer verweisen für den zeitgenössischen Leser stets aufeinander, von Kochs schmutzigen Indern und Wells' schmutzigem Anarchisten über Bölsches anarchistischen Bazillus bis zu Conan Doyles bösem Bioterroristen. Elementares Erzählen und elaboriertes Erzählen durchdringen einander hier auf fundamentale Weise, da Conan Doyle die Elemente des Alltagsnarrativs, das er selbst in der Massenpresse erzählt hat, für das populäre Detektivgenre tauglich macht. Mit dem eminenten Wissenschaftler ist ein Set an semantischen Merkmalen gewonnen, das die Figur ‚Sherlock' plausibel anreichern und den nationalistischen Affekt der Serie befördern kann; und mit der Mikrobensuche liegt eine präfigurierte Handlungssequenz vor, der strukturbildende Oppositionen von gut und böse, eigen und fremd bereits eingeschrieben sind.

Gleichwohl ist Conan Doyles Kurzgeschichte weniger schemaliterarisch, als es die restaurative Ideologie und der autoritative Redegestus des Alltagsnarrativs erwarten lassen. Aus der linearen Verknüpfung von Geschehenspartikeln auf ein glückliches Ende hin ist eine komplexere Konstruktion geworden, wie sie für den analytischen Erzählverlauf des Detektivgenres typisch ist. Der homodiegetische, randständige Erzähler Watson, von Holmes abqualifiziert als „only a general practitioner with very limited experience and mediocre qualifications",[31] hat auch als erzählendes Ich nicht jene souveräne Perspektive auf das Geschehen, wie sie dem Erzähler Koch und den Narrationsinstanzen der Massenpresse eignen. Er ist unzuverlässig und erzählt eine falsche Geschichte vom todkranken Holmes, die dann am Ende von Letzterem korrigiert wird und insofern – ganz im Gegensatz zum finalisierten Schema der Reiseprogression – eigentlich rückwärts läuft. Vor allem entspricht der Protagonist selbst keineswegs dem imperialen Heldenkult, dem sich Conan Doyle noch in seinem eigenen Koch-Artikel verschrieben hatte. Aus dem tapferen Befehlshaber ist eine jener ambivalenten, gebrochenen Figuren geworden, die die Grenze zwischen dem Heroischen und dem Postheroischen, zwischen „Heldenverehrung und Heldenverwehrung"[32] verwischen: ein dekadenter, weltverachtender Dandy. An die Stelle von Mikroskop und Tatkraft treten semiotische Spurenlese und Morphiumspritze, an die Stelle des vorhersehbaren Jagd- und Reinigungsplots ein Kri-

---

30 Doyle, The Adventure, S. 193.
31 Doyle, The Adventure, S. 183.
32 Plett, Problematische Naturen, S. 19.

minalpuzzle mit unerwartetem Schluss. Sherlock ist, trotz aller realweltlichen Bezugnahmen auf Conan Doyles Lehrer, den mit einer analytischen Beobachtungsgabe ausgestatteten schottischen Chirurgen Joseph Bell[33], eine literarisch modernisierte Version des Mikrobenjägers. Sein fiktionaler Ort ist das Spannungsfeld von Aktion und Reflexion, von historischem Realitätsbezug und literarischem Selbstbezug.

2.2 Geordneter Rückzug aus der Moderne (Alberti, Polenz, Hueppe, Unger)

Das unterscheidet ihn maßgeblich von den Koch-Entwürfen der Familienpresse; und es unterscheidet ihn ebenso prononciert von jenen deutschsprachigen Manifestationen der Koch-Fabel, die sich unter der Genrebezeichnung ‚sozialer Roman des Naturalismus' subsumieren lassen: Conrad Albertis ‚soziale Studie' *Wer ist der Stärkere* (1888) und Wilhelm von Polenz' Heimat- und Gesellschaftsroman *Sühne* (1890). Beide Romane inszenieren an zentraler Stelle eigentliche oder symbolische Mikrobenjagden mit heroischen Arztfiguren, und in beiden Texten verhindert die Diktatur des Wahrheitspostulats jegliche Reflexivität: Mit der kompromisslosen Abbildungsverpflichtung übernehmen die Texte auch das einfache kompositorische Schema und das Ordnungssystem von ‚Kochs Plot' und erweisen sich insofern als Reproduktionen, ja Steigerungen der darin enthaltenen normalisierenden Ideologie. Ferner ist für beide Romane eine Tendenz festzuhalten, die sie allerdings mit Conan Doyles detektivischer Mikrobenjagd teilen: Dort, wo das elementare Narrativ literarische Fiktionen generiert, scheinen sich die kommunikativen Akzente zu verschieben. Das koloniale Jagd- und Schießabenteuer, das bei Koch selbst, in der Unterhaltungspresse und später im populären Sachbuch de Kruifs dominiert, rückt in den Hintergrund zugunsten von ‚eminenter Persönlichkeit' und Hygiene. Zum erzählerischen Kern wird jetzt die physische, soziale oder rassische Reinigung individueller und kollektiver Körper und die Sicherung der sozialen Ordnung. Dieses Purgatorium der Hygiene im Sinne von Mary Douglas nähert sich auf *histoire*- wie auf *discours*-Ebene der klassizistischen gründerzeitlichen Ästhetik weiter an, als es den Programmatikern der neuen Naturwahrheit lieb gewesen sein dürfte.

Der Auftakt-Roman *Wer ist der Stärkere* von Albertis programmatischem Zyklus *Der Kampf ums Dasein* wurde von seinem Verfasser als Musterstück einer

---

[33] Bell hatte Conan Doyle schon 1892 zu einer Geschichte über einen *germ murderer* aufgefordert, vgl. Otis, Membranes, S. 100 f.

objektiven, „inductiven Ästhetik"[34] des Experimentellen gedacht, die – an Zola angelehnt – das Handeln von Figuren unvoreingenommen beobachtet und dabei empirische Befunde zum sozialen Leben gewinnt.[35] Dass der Roman gleichwohl den Anspruch, literarisch Wissen herzustellen, nicht einlösen kann, gründet nicht nur in der grundsätzlichen Naivität des Methodentransfers von den Naturwissenschaften auf Literaturproduktion, der sich auch hier auf die Herstellung semantischer Ähnlichkeitsbeziehungen beschränkt.[36] Vielmehr scheitert Albertis Vorhaben, den sozialen Roman als „jüngere[n] Bruder der modernen Naturwissenschaft"[37] zu inaugurieren, im Fall von *Wer ist der Stärkere* ganz konkret an einer Überfrachtung mit Wissenschaftsnarrativen. Der Roman arbeitet nämlich nicht nur mit einem naturwissenschaftlichen *grand récit* der Epoche, dessen Kausalgesetzlichkeit zur Darstellung gebracht werden soll,[38] sondern mit zweien: Evolutionserzählung und Mikrobenjagd-Erzählung. Ist Ersterer bescheinigt worden, im deutschen Naturalismus „geradezu strukturbildend" zu wirken, da sich fast jeder Erzähltext letztlich als Darstellung eines Daseinskampfes zu erkennen gebe,[39] so tritt bei Alberti die Mikrobenjagd neben den allgegenwärtigen Darwinismus; sie wirkt in der Teilhandlung um den Mediziner Breitinger zusätzlich als Strukturprinzip.

Um diese Teilhandlung wird es im Folgenden gehen. Breitinger ist eine von drei gleichgewichteten Hauptfiguren in Albertis literarisch-anthropologischer Experimentalanordnung, die drei parallele Existenzkämpfe beobachtet. Nun tragen zwar die beiden strukturbildenden Narrative, Mikrobenjagd und Sozialdarwinismus, dazu bei, die Materialfülle des angesteuerten sozialen Panoramas in eine „Topographie symbolischer Gegensätze und orientierender Unterscheidungen"[40] zu übersetzen und insofern bewältigbar zu machen. Gleichwohl erweisen sie sich, wie zu zeigen sein wird, in anderer Hinsicht als inkompatibel. Das ‚induktive Verfahren' des Experimentalromans, das deterministisch auf den mora-

---

[34] Conrad Alberti, Alte und neue Ästhetik. In: Alberti, Natur und Kunst. Beiträge zur Untersuchung ihres gegenseitigen Verhältnisses, Leipzig [1890], S. 4.
[35] Vgl. Gunhild Berg, Der deutschsprachige Experimentalroman. In: Wissenstexturen. Literarische Gattungen als Organisationsformen von Wissen im 18. und 19. Jahrhundert, hg. von Gunhild Berg, Frankfurt a. M./Berlin/Bern 2014, S. 247–277, bes. S. 254.
[36] Vgl. Stöckmann, Der Wille zum Willen, S. 63 f.
[37] Conrad Alberti, Der moderne Realismus in der deutschen Literatur und die Grenzen seiner Berechtigung, Vortrag, gehalten 1889 im Literaturverein zu Leipzig. In: Deutsche Zeit- und Streitfragen. Flugschriften zur Kenntniß der Gegenwart, hg. von Jürgen Bona Meyer, N.F., 4, 52, 1890, S. 1–36, 24 f.
[38] Vgl. Jin Ho Hong, Das naturalistisch-szientistische Literaturkonzept und die Schloßgeschichten Eduard von Keyserlings, Würzburg 2006, S. 49.
[39] Stöckmann, Der Wille zum Willen, S. 42.
[40] Stöckmann, Der Wille zum Willen, S. 75.

lischen oder physischen Untergang aller Figuren hinsteuert, wird konsequent vom konträren, finalisierten Erzählschema ‚Mikrobenjagd' unterlaufen, das sich auf das sinnhafte Ende von Sieg, Reinigung, Apotheose zubewegt. Schlussendlich rückt Albertis Ehrgeiz, es besser als gut zu machen – noch besser als der verehrte ‚Chemiker' Zola –[41] und zwei szientistische Erzählformate zu integrieren, den Text erstens in die Nähe der völkisch-eskapistischen Propaganda; zweitens führt dieser Ehrgeiz zu erheblichen kompositorischen Ungereimtheiten.

Obwohl der Wissenskontext ‚Bakteriologie' demnach für die Struktur des Romans und dessen Situierung innerhalb des naturalistischen Literatursystems relevant ist, wurde dieser Kontext von der Forschung bisher ebenso wenig berücksichtigt[42] wie ein bemerkenswerter Nebenbefund: *Wer ist der Stärkere* ist ein Schlüsselroman.[43] Seine Wirklichkeitsbezüge gehen über die allgemeinen Requisiten des Hygiene-Evangeliums weit hinaus, da sich allein in der Breitinger-Handlung mindestens drei Charaktere auf historische Figuren rückbeziehen lassen. Zunächst kann der Protagonist Breitinger von den Zeitgenossen – vier Jahre nach dem Cholera-Medienhype – mühelos als Koch-Figuration identifiziert werden. Angereist aus der preußischen Provinz, will der Jungmediziner in Berlin seine neuartigen Bakterienforschungen der Fachöffentlichkeit vorlegen, wobei sein Daseinskampf aus der unerwarteten Ablehnung dieser Forschungen resultiert. Bis auf diese Konfliktkonstellation decken sich Erzählverlauf und Semantik weitgehend mit dem öffentlichen Koch-Bild: Es sei ihm in „monatelangen, Tag und Nacht ununterbrochen fortgesetzten Forschungen" gelungen zu erhärten", so Breitinger,

> dass jene schreckliche Krankheit [d. h. Typhus] ihre Ursache allein in der Durchsetzung des Trinkwassers mit gewissen giftigen, nur mikroskopisch erkennbaren Pilzen hat, welche, sobald sie in den menschlichen Körper gelangen, daselbst mit rasender unheimlicher Geschwindigkeit ihr Zerstörungswerk vollenden.[44]

---

41 Vgl. Albertis essayistische Heiligsprechung Zolas: Diese „stärkste Individualität, [...] die das gegenwärtige Frankreich besitzt", gleicht dem Eiffelturm, ist „von wundervoller Feinheit in allen Einzelheiten, zu gleicher Zeit gewaltig wie ein Koloss und zierlich und fein wie Spinngewebe" (Conrad Alberti, Besuch bei Zola. In: Alberti, Bei Freund und Feind. Kulturbilder, Leipzig [1891], S. 239–246, 240).
42 Die Sekundärliteratur zum Roman ist ohnehin sehr überschaubar: Sprengel, Geschichte, S. 380–382; Stöckmann, Der Wille zum Willen, S. 70–94; Hong, Das naturalistisch-szientistische Literaturkonzept, S. 67–83; Christof Forderer, Die Großstadt im Roman. Berliner Großstadtdarstellungen zwischen Naturalismus und Moderne, Wiesbaden 1992, S. 107–129.
43 Zum Genre und seiner Geschichte vgl. Gertrud Maria Rösch, Clavis scientiae. Studien zum Verhältnis von Faktizität und Fiktionalität am Fall der Schlüsselliteratur, Tübingen 2004; Codes, Geheimtext und Verschlüsselung. Geschichte und Gegenwart einer Kulturpraxis, hg. von Gertrud Maria Rösch, Tübingen 2005; Fakten und Fiktionen. Werklexikon der deutschsprachigen Schlüsselliteratur 1900–2010, hg. von Gertrud Maria Rösch, Stuttgart 2011–2013.

Wie Koch den Cholerabazillus hat also Breitinger den Erreger des Typhus entdeckt, und wie sein Modell hat er „bei der unaufhörlichen innigen Berührung mit den gefährlichen Pilzen sein Leben unablässig aufs Spiel gesetzt".[45] Die Stereotypie der Figur ist so augenfällig, dass man im Angesicht solcher Überdeterminiertheit eine Textintention unterstellen muss: Ganz offensichtlich *sollte* Breitinger von einem Publikum, das seit vier Jahren von den Unterhaltungsperiodika mit der ‚eminenten Persönlichkeit Koch' beliefert wird, als Koch-Projektion gelesen werden. Eingeführt als Kreisarzt des Distrikts „Stolp in Pommern"[46] erweist sich die Figur als Kompilation aus Medienzitaten. Die Formel „Wohlthäter der Menschheit",[47] die nach der Choleraexpedition in der internationalen Massenpresse zu zirkulieren beginnt,[48] kennzeichnet Breitinger ebenso wie die Physiognomie jener Koch-Photographie, die ab 1884 in den deutschen Periodika wieder und wieder abgebildet wird: „Kluge, bewegliche Grauaugen blitzten scharf hinter einem goldnen Zwicker hervor", teilt uns der Erzähler mit, Breitinger sei ein „schlanker kleiner Herr mit dunkelblondem Knebelbart" (Abb. 48 und Abb. 49).[49]

Zum Heldenporträt, das nach Aussagen des Orell Füssli Verlages sogar in den Berliner Schaufenstern ausgestellt war,[50] kommt der omnipräsente Mikrobenjagd-Jargon, der als massenmediales Rauschen in nahezu alle Bereiche der Alltagskommunikation diffundiert. Breitinger berichtet in Kochs Worten vom Typhusbazillus, dem als „fürchterlicher Feind der Menschheit [...] jährlich Tausende zum Opfer fallen", und vom „Feldzug gegen einen der schlimmsten Feinde der Menschheit".[51]

---

44 Conrad Alberti, Wer ist der Stärkere? Ein sozialer Roman aus dem modernen Berlin, 2 Bde., Bd. 1, Leipzig 1888, S. 106 f.
45 Alberti, Wer ist der Stärkere, Bd. 1, S. 159.
46 Alberti, Wer ist der Stärkere, Bd. 1, S. 96, 105.
47 „‚Doctor', sagte Hilgers lächelnd mit freudigem Antheil, ‚wenn das so steht, dann gratulire ich von ganzem Herzen! Dann werden Sie ja in ein paar Wochen ein berühmter Mann sein! Ein Wohlthäter der Menschheit!'" (Alberti, Wer ist der Stärkere, Bd. 1, S. 107).
48 Stefanie Samida zufolge (Samida, Vom Heros zum Lügner, S. 257, Anm. 33) verwenden die Londoner *Pall Mall Gazette* und die *New York Times* bereits im Juli 1884 die Wendung „benefactor of humanity", die 1890 als „Wohlthäter der Menschheit" etwa in der *Gartenlaube* wieder auftaucht (vgl. Salomon, Eine Grossthat, S. 118).
49 Alberti, Wer ist der Stärkere, Bd. 1, S. 94.
50 „Der ‚Bazillenvater Koch' (Nach einer um 1884 in den Berliner Schaufenstern ausgestellten Photographie)", lautet die Bildunterschrift unter einer ähnlichen Koch-Photographie, die der Orell Füssli Verlag in der von ihm veranstalteten deutschen Übersetzung von *Microbe Hunters* abdruckt (Paul Kruif, Mikrobenjäger. Mit 65 Abbildungen. 4. Aufl., Zürich 1927, Abb. zwischen S. 110 und 111).
51 Alberti, Wer ist der Stärkere, Bd. 1, S. 105 f.; Bd. 2, S. 315.

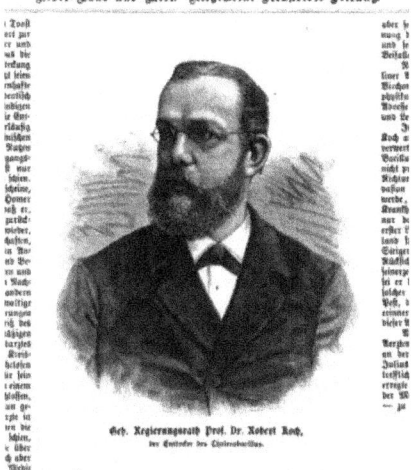

Abb. 48: Geh. Regierungsrath Prof. Dr. Robert Koch […]. In: Cordet, Robert Koch. In: Über Land und Meer. Allgemeine Illustrirte Zeitung, 26, 52, 37, 1884, S. 744 (Abb. gemeinfrei).

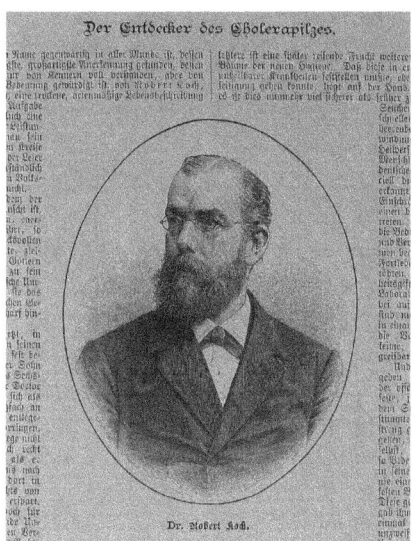

Abb. 49: Dr. Robert Koch. In: Dr. F., Der Entdecker. In: Die Gartenlaube, 32, 26, 1884, S. 433 (Abb. gemeinfrei).

Heroischer Feldzug und reiner Wissenschaftsgeist, Versatzstücke des Koch-Mythos, stoßen nun im Roman auf den Schmutz der Korruption und des akademischen Nepotismus. Den Handlungsverlauf organisieren die Intrigen, die Breitingers Gegenspieler, Professor Lassarius, „Berlins grösste medicinische Autorität und der Löwe der hiesigen Gesellschaft",[52] inszeniert, um die Forschungen des

---

52 Alberti, Wer ist der Stärkere, Bd. 1, S. 103.

Bakteriologen zu torpedieren; gestützt von einer nicht minder korrupten Bildungspresse. Dass Breitingers Existenzkampf dabei nicht nur nach sozialdarwinistischem Muster konzipiert ist, sondern ebenso nach dem Hygienemuster als symbolischem Mikrobenkampf – mit Lassarius als sozialem Bazillus –, das legen die zeittypischen populärbakteriologischen Metaphern nahe. Lassarius und seine Höflinge erscheinen als „Schmarotzer", die von ihrer sozialen Umwelt ernährt werden, und Breitinger erscheint als Krieger im Reinigungskampf gegen die „Pilze und Sporen der alten, verpesteten, faulen, absterbenden Gesellschaft".[53] Dem Protagonisten attestiert der auktoriale Erzähler dabei „edelste heiligste Begeisterung", seinem Gegenspieler kontrastiv „Eitelkeit", „Unwissenheit", „Anmassung" und „Gewinnsucht".[54] Insofern stellen sich beide als holzschnittartige, statische Textfiguren mit explikativer Funktion dar, wie sie den sozialen Roman der Naturalisten grundsätzlich kennzeichnen. Die einprägsame Gut-böse-Motivierung der Figuren hingegen verdankt sich ganz konkret jener elementaren Wissenschaftserzählung, die wie keine zweite den Szientismus *und* den propagandistischen Affekt der neuen Literaturgeneration befördert haben dürfte.

Nun liegt auch mit dem Sozialparasiten Lassarius eine Schlüsselkonstruktion vor, die Namensgebung im Roman ist motiviert: Gemeint ist der prominente Berliner Hautarzt Oskar Lassar (1849–1907), den Alberti offenbar verabscheute und der wie er selbst dem wohlhabenden jüdischen Bildungsbürgertum entstammte. Im Gegensatz zur bakteriologiefeindlichen Romanfigur Lassarius verkörpert allerdings der reale Lassar genau jenen völkisch akzentuierten Bakteriologieglauben, den auch Alberti im Textganzen vertritt. Lassar hatte kurzfristig als Kochs Assistent am Kaiserlichen Gesundheitsamt gearbeitet[55] und in den frühen 1880er Jahren die Volksbadebewegung ins Leben gerufen, die bakteriologische Reinheitsvorstellungen in alltägliche Körperhygiene für die unteren Bevölkerungsschichten übersetzt; und zwar unter der Vorstellung, deren wildwüchsig-schmutzige Körper und Charaktere, die die soziale Ordnung bedrohen, zu kontrollieren und disziplinieren.[56] Nach der Choleraexpedition zählt Lassar

---

53 Alberti, Wer ist der Stärkere, Bd. 1, S. 194, 180; Bd. 2, S. 359.
54 Alberti, Wer ist der Stärkere, Bd. 1, S. 107, 166.
55 Vgl. O. Rosenthal, Gedenkrede auf Prof. Oscar Lassar, gehalten in der Berliner Dermatologischen Gesellschaft am 14. Januar 1908. In: Dermatologische Zeitschrift, 15, 2, 1908, S. 113–120, 115.
56 Vgl. Oskar Lassar, Über Volksbäder. Braunschweig 1887. Für die *Gartenlaube* ist „mit dieser für das Volkswohl und die Volksgesundheit so hochwichtigen Bewegung [...] der Name Oskar Lassars unzertrennlich verbunden" (Anonym, Nachruf auf Lassar. In: Die Gartenlaube, 56, 1, 1908, S. 50 f., Rubrik ‚Blätter und Blüten'). Auf der Hygieneausstellung von 1883 hatte Lassar das ‚Lassarsche Volksbrausebad' vorgestellt; zum geflügelten Wort wurde Lassars Diktum „jedem Deutschen wöchentlich ein Bad" (Oskar Lassar, Die Culturaufgabe der Volksbäder. Rede, gehalten am 18. September 1888 in der 1. Allgemeinen Sitzung der 61. Versammlung der deut-

dann zu den journalistischen Hagiographen, die in den Massenmedien am Mikrobenjagd-Narrativ mitschreiben. Von ihm stammt der oben zitierte Artikel in der *Illustrirten Zeitung* über den „rastlosen Forscher" Koch, der allein berufen gewesen sei, „die deutsche Cholera-Expedition nach Ägypten und Indien zu leiten".[57] Wenn nun gerade der Hagiograph des ‚berufenen Kochs' in Albertis Roman als Gegenspieler Kochs entworfen wird, so wirft das ein konkretes Schlaglicht auf die Scharnierfunktion der Unterhaltungspresse. Sie lässt Alltagsnarrativ und Erzählliteratur in fruchtbare Berührung geraten, unter Umständen mit bemerkenswerten Verwerfungen. Denn warum, so bleibt zu fragen, verwandelt Alberti ausgerechnet den Repräsentanten der Hygiene in sein Gegenteil, in die verschmutzende Textmikrobe, um dann die Fabel von der reinigenden Parasitenjagd erzählen zu können?

Der historische Lassar gehört in den 1880er und 1890er Jahren zu den erfolgreichsten Berliner Medizinern, und zwar in akademischer, kommerzieller und sozialer Hinsicht. Neben der Bäderinitiative betreibt er eine lukrative „Privatklinik für Hautkrankheiten und Syphilis",[58] gründet 1886 die *Berliner Dermatologische Vereinigung* sowie mehrere dermatologische Fachperiodika und widmet sich der ärztlichen Fortbildung.[59] Provoziert haben dürfte Alberti vor allem Lassars öffentlichkeitsbewusste Selbstinszenierung als „Gelehrter, [...] Arzt, [...] Künstler, [...] Weltmann"[60] und seine strategische Netzwerktätigkeit in zahlreichen Vereinen.[61] Denn es sind genau solche urbanen Vergemeinschaftungsformen wie Salons, formelle oder informelle Zirkel, Cliquen, Vereine und Fachgesellschaften, die für Alberti infektiösen Korruptionismus und Nepotismus be-

---

schen Naturforscher und Ärzte zu Cöln, Berlin 1889, S. 3). Vgl. dazu Rosenthal: Gedenkrede, S. 118. Für den Historiker Harm Peer Zimmermann erweist sich mit Blick auf Lassar „das bakteriologische Argument als Funktion von Ordnungsvorstellungen, die gleichermaßen die Industriosität und die Untertanenmentalität beförderten" (Zimmermann, Bäder für das Volk, S. 70).
57 Lassar, Robert Koch, S. 452.
58 Julius Pagel, Biographisches Lexikon hervorragender Ärzte des neunzehnten Jahrhunderts, Berlin/Wien 1901, Sp. 962–964.
59 Geschichte der deutschsprachigen Dermatologie, hg. von Albrecht Scholz, Karl Holubar und Günter Burg, Wiley/Weinheim 2009, S. 58–65.
60 Th. Mayer, O. Lassar †. In: Dermatologische Zeitschrift, 15, 1, 1908, S. 1–5, 4; Lassar verfasst „Novellen und Erzählungen" und wird als „volkstümlicher Schriftsteller", „glänzender Dialektiker" und „gern gesehener, angenehmer und liebenswürdiger Plauderer" beschrieben (Rosenthal, Gedenkrede, S. 119).
61 Der ‚Weltmann' und „Lenker eines eleganten Zweigespanns oder Viererzuges" habe „tagsüber eine weltumfassende Klientel in seinen Sprechstunden" versammelt, „des Abends in einer der vielen wissenschaftlichen, humanitären und politischen Vereine, deren Mitglied oder Vorstandsmitglied er war, tätigsten Anteil" genommen oder „als geistvoller Toastredner in der Gesellschaft" sich hervorgetan (Mayer, O. Lassar, S. 4).

gründen und den Verlust kollektiver Identität befördern. Liefert der gesellschaftlich ambitionierte Lassar also Anlass und Legitimation für jenen abgründigen Kulturpessimismus, der alle ‚sozialen Studien' Albertis kennzeichnet, so ist die Romanfigur für den zeitgenössischen Leser schon anhand bestimmter physischer Stigmata wirklichkeitsgetreu zugerichtet; auch das zählt zu den Kennzeichen des engagierten Texttypus ‚sozialer Roman'.[62] Die „untersetzte Mittelfigur mit hoher Denkerstirn, scharf vorspringender Nase und langem, schön herabwallenden, grauem Haupt- und Barthaar" sowie die „weißen fetten Finger", von denen wiederholt die Rede ist,[63] lassen sich sämtlich – Kopfbehaarung ausgenommen – auf dem photographischen Bild des hochdekorierten Hautarztes wiederfinden, das in Berlin in vielen Versionen, stets mit faksimilierter Handschrift versehen, zirkulierte.[64]

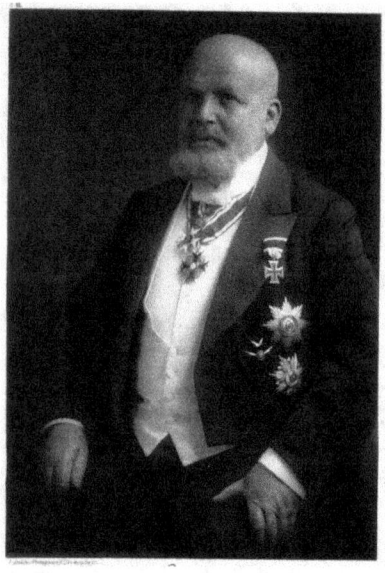

Abb. 50: Heliogravüre einer Photographie (Aufdruck: Aufnahme u. Photogravure R. Dührkoop, Berlin), © Universitätsbibliothek der Humboldt-Universität zu Berlin, Porträtsammlung: Oskar Lassar.[65]

---

62 Vgl. Günter Helmes, Der ‚soziale Roman' des Naturalismus. Conrad Alberti und John Henry Mackay. In: Naturalismus. Fin de Siècle. Expressionismus. 1890–1918, hg. von York Gothart Mix, München 2000, S. 104–116, 107.
63 Conrad Alberti, Wer ist der Stärkere, Bd. 1, S. 103, 158.
64 Da Lassar jedoch, wie gesagt, zu den Anhängern Kochs zählte, mischen sich auch Züge eines realen Koch-Kontrahenten, Max von Pettenkofer, in die Romanfigur. Lassarius' konditionalistische Seuchentheorie spielt auf die Kontroverse zwischen Koch und Pettenkofer zum Status von Cholerabazillen und auf Pettenkofers 1888 längst überholte Bodentheorie an. Zur Koch-Pettenkofer-Kontroverse s. Kap. II.3.1.
65 Vgl. auch das verbreitete photographische Porträt von E. Bieber, Hof-Photograph Berlin und Hamburg, z. B. in: Dermatologische Zeitschrift, 15, 1, 1908, Einband.

Zu den Krankheitserregern der faulenden Gesellschaft gehören für den modernitätsfeindlichen Kulturkritiker Alberti genau solche Plutokraten und erfolgreichen Netzwerker wie Lassar; und zu diesen wiederum gehört auch der ‚jüdische Bazillus', der spätestens seit Paul de Lagardes fataler Publikation *Juden und Indogermanen* im Jahr zuvor feste metaphorische Gestalt angenommen hat (s. Kap. II.1.2.). Und auch hier präsentiert der Roman eine Schlüsselkonstruktion: Mit der Figur des Julius von Greifenstein, einem aufstrebenden Zeitungsverleger, der „mit singender, widerlicher Stimme" spricht und die „‚Germanische Revue'" herausgibt, die „vornehmste Zeitschrift der Hauptstadt",[66] spielt Alberti offen und provokativ auf Julius Rodenberg an. „In Wahrheit hieß er Isidor Feigeles und stammte aus dem Dorfe Greifenstein",[67] teilt uns der Erzähler mit und zitiert dabei Fontane, der über Rodenberg geschrieben hatte, er nenne sich „nach diesem Orte [Rodenberg]" und heiße „eigentlich Lewy; seine Nase besiegelt es".[68] Der Text geht nun nicht gerade sparsam mit den jüdischen Stereotypen um, die in der politisch-sozialen Sprache der 1880er Jahren Konjunktur haben: Greifenstein ist „schiefbeinig, krummnasig", mit einem „Wald pechschwarzer Haare im Gesicht"; er zieht als Publizist ökonomisches Kalkül allen inhaltlichen Belangen vor und nimmt „durch sein mit beispiellos unverschämter Reklame eingeführtes Blatt" Einfluss auf die Gesellschaft.[69]

Jenseits von Albertis antisemitischem Ressentiment „gegen die vermeintliche ‚Berliner Plutokratie' und ‚ihre Zeitschriften'"[70] zeigen sich die skizzierten mediengeschichtlichen Zusammenhänge in aller Deutlichkeit. Die Welthaltigkeit, die den sozialen Roman auszeichnet, scheint er besonders im Fall der

---

66 Alberti, Wer ist der Stärkere, Bd. 1, S. 109 f.
67 Alberti, Wer ist der Stärkere, Bd. 1, S. 109 f.
68 Fontane an Bernhard von Lepel, 27.05.1884, zit. nach Helmut Peitsch, Julius Rodenbergs Berliner Spaziergänge. In: Berlins 19. Jahrhundert. Ein Metropolen-Kompendium, hg. von Roland Berbig et al., Berlin 2011, S. 381–390, S. 381. Rodenberg hatte 1881 Pettenkofers erste Arbeit über seine konditionalistische Bodentheorie in der *Deutschen Rundschau* publiziert (Max von Pettenkofer, Der Boden und sein Zusammenhang mit der Gesundheit des Menschen. In: Deutsche Rundschau, 29, Oktober/November/Dezember 1881, S. 217–234).
69 Alberti, Wer ist der Stärkere, Bd. 1, S. 112.
70 Lothar Schneider, *Realistische Literaturpolitik und naturalistische Kritik. Eine Untersuchung über die Situierung der Literatur in der zweiten Hälfte des 19. Jahrhunderts und die Vorgeschichte der Moderne*. Tübingen 2005, S. 262 f. Zur polemischen Praxis in der naturalistischen Literaturkritik, die sich gegen Erfolgsdichter und Literaturpäpste wie Karl Lindau und Julius Rodenberg richtet, und zu Wilhelm Bleibtreus und Albertis „deutschtümelnden, nicht selten antisemitischen Pöbeleien und Kraftmeiereien, die ganze Periodika wie ‚Die Gesellschaft' in Verruf gebracht hätten, vgl. Oliver Pfohlmann, Literaturkritik in der literarischen Moderne. In: Literaturkritik. Geschichte, Theorie, Praxis, hg. von Thomas Anz und Rainer Baasner, 4. Aufl., München 2007, S. 94–114, 96 f.

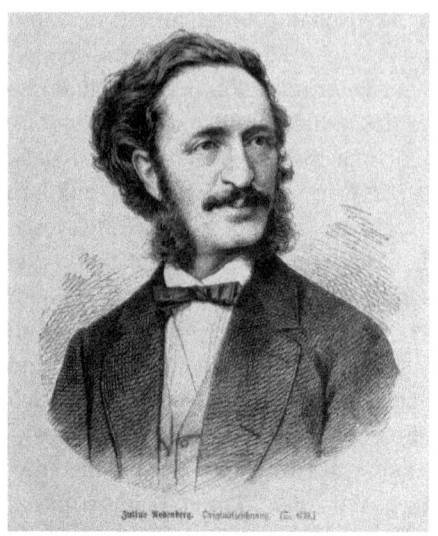

Abb. 51: „Schiefbeinig, krummnasig, mit einem Wald pechschwarzer Haare im Gesicht": Portraitbild Julius Rodenberg. In: Über Land und Meer. Allgemeine Illustrirte Zeitung, 20, 40, 2, Oktober 1877–1878, S. 625 (Abb. gemeinfrei).

Mikrobenjagd-Fabel aus der intermedialen Zone der illustrierten Periodika zu beziehen. Dort zirkulieren mit Kochs Konterfei, seinen Kriegsmetaphern und mit hagiographischen Nacherzählungen der Mikrobenjagd, unter anderem von Oskar Lassar, die für Alberti wesentlichen Requisiten des Plots. Hinzu kommt die signifikante Physiognomie Rodenbergs, die dann zum jüdischen Bazillus umgeschrieben werden kann (vgl. Abb. 51). Dabei enthüllt sich das ganze Ausmaß der Polemik, mit der Alberti gegen Akteure aus dem Berliner Wissenschafts- und Medienbetrieb zu Felde zieht, erst mit Blick auf die zugrunde liegende bakteriologische Semantik. Die vermeintlich anthropologische Experimentalanordnung des Romans läuft letztlich auf eine Zoomorphisierung Lassars und Rodenbergs hinaus, die der zeitgenössische Medienkonsument auch mühelos als solche entziffern konnte: Lassar erscheint als Großstadtparasit und Rodenberg als jüdischer Bazillus, und beide stellen tödliche Bedrohungen des sozialen Körpers dar, auf die der Roman symbolisch Jagd macht. Man sieht, dass sich in der Koch-Fabel fiktionale Kommunikation und Medienkommunikation, elaboriertes Erzählen und elementares Erzählen auf eine Weise verschränken, die das Ordnungssystem des Plots für Deutungskonkurrenzen jeglicher Art verfügbar macht.

Was nun das Schicksal des Mikrobenjägers im Roman angeht, so tritt Breitinger auf einer Fachkonferenz allzu heftig für das „Neue, Reine Heilige"[71] der Wissenschaft ein, wird ausfallend und infolgedessen öffentlich aus der Ärztege-

---

71 Alberti, Wer ist der Stärkere, Bd. 2, S. 331.

meinschaft ausgeschlossen. Liegt solcher Moralismus noch ganz auf der Linie des kollektiven Sinnangebots ‚Koch', so folgt auf den Ausfall Breitingers ein ethischer Sündenfall, mit dem der historische Leser Schwierigkeiten gehabt haben dürfte. Breitingers Forschungen erringen am Romanende zwar öffentliche Anerkennung, doch der Protagonist hat „den Glauben an das Ideale, an die Wahrheit um ihrer selbst willen verloren"[72] und insofern das höchste Gut in Albertis neoidealistischer Weltanschauung. Auch er wird vom Korruptionsbazillus infiziert; diese jähe Wendung ist von der darwinistischen Erzähllogik zwar vorgegeben, die Romanverläufe als soziale Vernichtungen und Niederlagen organisiert, das schließt auch moralische Niederlagen ein. Im Angesicht des Heroismus, den der generative Subtext ‚Koch' aber vorgibt und der zum allgemeinen kulturellen Wissen zählt, scheint Breitingers Sündenfall gleichwohl kaum motiviert und stört insofern die Widerspiegelungsintentionen des Textes erheblich.

Wird also die fiktionale Wirklichkeit des Romans in der Breitinger-Teilhandlung erstens vom pessimistischen Narrativ des Daseinskampfes und zweitens vom optimistisch-utopischen Narrativ der Mikrobenjagd gebildet, so erweisen sich beide – bis auf die grundlegende Aggressivität ihrer Metaphern – als inkompatibel. In den 1880er Jahren kann man indes an der allgegenwärtigen Koch-Fiktion kaum ohne Plausibilitätsverluste *vorbei*erzählen, wenn man sich denn ihr generatives Potenzial zunutze machen will. Und beides tut der Roman, der seinen Protagonisten einerseits negativ determiniert, ihn andererseits als wissenschaftlichen Heiland vorführt, der aus den Stereotypen der Massenpresse zusammengesetzt ist. Der Erzähler beschreibt Breitinger vor seinem Fall in die Amoral als „ehrlich und ritterlich", attestiert ihm „Kampflust und Begeisterung, Thatkraft und Hoffnung" und eine Phantasie, die „keusch und rein wie die eines Propheten" ist.[73] Mit Blick auf diese immer wieder repetierten Versatzstücke des Koch'schen Geniekults erweist sich die Figur als statisch, monumental und insofern kaum geeignet für irgendeine Entwicklung; schon gar nicht für eine Entwicklung zum Schlechten, die das darwinistische Erzählprogramm aber konsequent vorschreibt.

Gleichwohl strukturiert die Idee der Selektion das Romanganze und generiert eine fallende Erzählkurve, da die im Daseinskampf verstrickten Figuren wie immer primär schadhaft sind – moralisch, physisch, hereditär.[74] Solche Vorbestimmtheiten lässt Albertis induktives Verfahren dann als vorhersagbare Ereignisketten ablaufen, wobei sich die ‚Verifikation' der deterministischen

---

72 Alberti, Wer ist der Stärkere, Bd. 2, S. 332.
73 Alberti, Wer ist der Stärkere, Bd. 1, S. 162; Bd. 2, S. 31, 172.
74 Vgl. Berg, Der deutschsprachige Experimentalroman, S. 359–361.

Ausgangshypothese im Akt des Erzählens als fundamental zirkulär erweist.[75] Zielt doch die Erzähllogik des sozialen Romans auf ein immer schon feststehendes, pessimistisches Ende, das gleichwohl nicht als sinnhaft angelegt ist; denn ideengeschichtlich betrachtet, bedeutet die Selektionstheorie ja „das definitive Ende aller Teleologie".[76] Genau gegensätzlich hingegen funktioniert die Mikrobenjagd-Fabel, deren streng lineare, finalisierte Geschehenssequenz auf einen sinnhaften Schluss zuläuft, von dem her die Handlung motiviert ist: Purifikation des Körpers und des politischen Kollektivkörpers, Sicherung seiner Grenzen, Genese des Sozialen. Insofern lässt sich die heroische Breitinger-Figur, die zu Romanbeginn als ehrlich, ritterlich, tatkräftig, kampflustig, begeistert, rein und prophetisch ausgewiesen ist, auch kaum sozialdarwinistisch weitererzählen, zumal die Genie-Emphase im zweiten Romandrittel in einem Figurenmonolog auf die Spitze getrieben wird, in dem Breitinger die schaffende Allnatur als Quelle aller „Schönheit, Wahrheit und Kraft" und sich selbst als ihr „willenloses Mundstück" feiert.[77] Indes kippt der Erzählverlauf nach diesem monistischen Gottesdienst doch ins Negative, wenn Breitingers Jagd nach biologischen und sozialen Parasiten mit dem unmotivierten Sündenfall des plötzlich korrupten Jägers beschlossen wird. Hier geraten idealistische Filterung und deterministisches Naturgesetz, Wissenschaftlerkult und Kulturpessimismus, Erzählteleologie und ‚Induktion' in seltsame Frontstellung.

In der Zusammenschau ergeben sich also erhebliche, kompositorisch wohl kaum beabsichtigte Bruchlinien, da Handlungsverlauf, Aktantenschema und Semantik der Breitinger-Handlung viel zu schematisch dem Mikrobenjagd-Plot folgen, um plötzlich in den deterministischen Narrationstypus umschlagen zu können. Der Roman, der der Forschung bislang als Muster sozialdarwinistischen Erzählens gilt, ist so musterhaft demnach nicht, da Alberti gleich zwei szientistische Superfabeln des ausgehenden neunzehnten Jahrhunderts miteinander zu verweben und für das naturalistische Projekt einzuspannen versucht. Der Text verfolgt schlicht zu viele kommunikative Intentionen: Einen aggressiven, selektionstheoretischen Darwinismus als Erzählprogramm durchzuspielen, den Schlüsselroman in Analogie zur Literaturkritik als „Waffe im Kampf ums Dasein auf dem Literaturmarkt" einzusetzen,[78] und last, not least, am Koch-Mythos zu partizipieren, der nach 1884 wie kein zweiter zur Herstellung kollektiver

---

75 Zur Poetik der Induktion vgl. Helmes, Der soziale Roman, S. 108 sowie Berg, Der deutschsprachige Experimentalroman, S. 264. Ingo Stöckmann sieht hier eine „Logik der strukturellen Reminiszenz", der permanenten Wiederholung dessen, was zu beglaubigen ist, am Werk (Stöckmann, Der Wille zum Willen, S. 69).
76 Eibl, Darwin, Haeckel, Nietzsche, S. 89.
77 Alberti, Wer ist der Stärkere, Bd. 2, S. 175.
78 Pfohlmann, Literaturkritik, S. 98.

Identität taugt – das alles ist, wie man sieht, kaum integrierbar. Über die Gründe für die mangelnde Rezeption des Romans, den Conrad als „Zeugnis großer Erzählkunst und sozialistischer Forschungs- und Darstellungskraft" feiert[79] und der gleichwohl nur eine Auflage erlebte, kaum rezensiert wurde und auch die Leihbibliotheken nicht erreichte,[80] lässt sich nur spekulieren. Vielleicht sind aber die rekonstruierten Inkonsistenzen des Textes – neben seiner fast provokanten Simplizität und der überzogenen Polemik – mit dafür verantwortlich.

Mag die Mikrobenjagd-Fabel Albertis ‚Experimentalroman' auch strukturell überfrachten, so kommt sie der völkischen Fraktion naturalistischer Erzähler, zu der Alberti und auch Wilhelm von Polenz zählen, in vieler Hinsicht doch entgegen: Die schöne neue Sauberkeit und ein ebenso ‚saubereres', übersichtliches Erzählen ohne polyperspektivische oder anachrone Unordnung und ohne figurale Ambivalenzen dienen zusammengenommen der forcierten Modernitätsabwehr unter dem Deckmantel des Fortschrittsglaubens.[81] Ist diese Tendenz zum geordneten Erzählen schon bei Alberti kaum zu übersehen, so zeigen sich die genannten Zusammenhänge noch entschiedener in Polenz' Gesellschaftsroman *Sühne*. Der Aristokrat aus Cunewalde, der in Berlin im *Ethischen Club* und anderen Naturalistenzirkeln verkehrt, unter anderem mit Bölsche, Bruno Wille, den Brüdern Hart, Richard Dehmel, Michael Georg Conrad, Conrad Alberti und Otto

---

[79] Michael Georg Conrad, zweiseitiges Manuskript für eine Rezension, undatiert, vermutlich 1888, Überschrift: Romane und Novellen. Wer ist der Stärkere? Ein sozialer Roman aus dem modernen Berlin von Conrad Alberti, Bibliothek Monacensia, Sigle 156/16.6.1930.
[80] Die *Deutsche Rundschau* verzeichnet lediglich unter der alphabetisch geordneten Rubrik ‚Literarische Notizen/Neuigkeiten' im 3. Heft des Jahres 1888 das Erscheinen des Romans: „Alberti. – Wer ist der Stärkere. Ein socialer Roman aus dem modernen Berlin von Conrad Alberti. 2 Bde. Leipzig, Wilhelm Friedrich 1888" (Deutsche Rundschau 56 [Juli, August, September 1888], H. 3, S. 320); eine Rezension folgt in den nächsten Heften jedoch nicht. Die statistische Erfassung der Leihbibliothekskataloge in Alberto Martino, Die deutsche Leihbibliothek. Geschichte einer literarischen Institution (1756–1914), Wiesbaden 1990, ergibt nur eine spärliche Präsenz Albertis: Lediglich in der *Grossen Leihbibliothek von Josef Max Schenk in Prag* firmiert er 1897 unter den „beliebtesten modernen Schriftstellern", und zwar mit den Romanen *Fahrende Frau, Die Alten und die Jungen, Das Recht auf Liebe* und *Mode* (S. 439); ferner zählt er in der *Bibliothek des Arbeiterbildungsvereins Wien VI* zu den meistgelesenen Autoren (S. 909), jedoch ohne Titelpräzisierung. Der Roman *Wer ist der Stärkere* wird in der 1017 Seiten starken Erhebung Martinos kein einziges Mal erwähnt.
[81] Dass Modernisierung und Modernitätsabwehr zwei Seiten der gleichen Medaille darstellen, ist in der Forschung, besonders in der George-Forschung, immer wieder betont worden. Stöckmann spricht von einer „uneigentlichen Moderne", deren „Anhänglichkeit an Formen der Gemeinschaft im sozialen Roman eine programmatisch antimoderne Richtung nehmen soll", wobei „diese narrativ erzeugten Gemeinschaften aber konstitutiv Teil eines seinerseits modernen Diskurses" seien (Stöckmann, Der Wille zum Willen, S. 327).

Erich Hartleben zusammentrifft[82] und Moritz von Egidys christliche Reformbewegung unterstützt,[83] publiziert 1890 sein mäßig erfolgreiches Erstlingswerk.[84] Zwei Jahre nach *Wer ist der Stärkere* inszeniert der *Sühne*-Roman die vorsentimentalische Einheit von Gemeinschaft und Naturraum, deren Verlust für Alberti den urbanen Sündenfall verursacht, als Heilmittel gegen die fundamentalen Desintegrationserfahrungen der Moderne.[85] Das bedeutet, dass räumliche Oppositionen hinzukommen: Dem großstädtischen Raum der Entfremdung und Abstraktion (Berlin) kontrastiert der organische Naturraum eines ungarischen Landschlosses. Das bedeutet aber auch, dass der Mikrobenjäger der Geschichte, wiederum Symbolfigur gesellschaftlicher Gefährdungs- und Purifikationsprozesse, viel konsequenter dem Koch'schen Erzählschema von Ausfahrt, Kampf und Bewährung im Fremden folgen kann; hier erscheint die Mikrobenjagd buchstäblich als koloniales Heldenabenteuer. Die Romanhandlung kurz zusammengefasst: Es geht um ein illegitimes Liebespaar, das sich aus der Großstadt auf das ungarische Schloss flüchtet, dabei einem Reigen von schablonenhaften Nebenfiguren begegnet und schließlich – im Sinn der programmatisch fallenden Erzählkurve – das Zerbrechen der eigenen Paarbeziehung erleben muss. Zu den Nebenfiguren zählt ein ‚moderner' Arzt, mit anderen Worten ein bakteriologischer Hygieniker, sein Name ist Konrad Burt. Wie die anderen Figuren reist auch Burt aus der großstädtischen Sphäre in den Naturraum Ungarn, und zwar mit dem Ziel, den „mangelhaften hygienischen Verhältnissen der Gegend [auf-

---

82 Vgl. Miklos Salyámosy, Wilhelm von Polenz. Prosawerke eines Naturalisten, Budapest 1985, S. 22–24.
83 Vgl. Kauffeldt/Cepl-Kaufmann, Berlin-Friedrichshagen, S. 408; Salyámosy, Wilhelm von Polenz, S. 49–55.
84 Miklos Salyámosy zufolge habe es wohlwollende Kritiken in der *Vossischen Zeitung*, in den *Blättern für literarische Unterhaltung* und in der *Posener Zeitung* gegeben, mit dem Erscheinen des Romans hätte sich Polenz vom „Aussenseiter des Berliner literarischen Lebens zur bekannten Persönlichkeit der damaligen Gegenwartsliteratur gewandelt" (Salyámosy, Wilhelm von Polenz, S. 34 f.). In der NDB ist vom „wenig erfolgreichen Erstlingswerk" die Rede (Siegfried Rönisch, Polenz, Wilhelm von. In: Neue Deutsche Biographie, 20, 2001, S. 598, Online-Version, https://www.deutsche-biographie.de/pnd118803336.html#ndbcontent [zuletzt aufgerufen am 10.07.2020]. Das genaue Erscheinungsdatum des Romans bleibt unklar, da die Jahresangabe im Vorsatzblatt zwar ‚1890' lautet (Wilhelm von Polenz, Sühne. Roman, 2 Bde., Dresden 1890), die ersten Exemplare aber schon im Herbst 1889 vorgelegen haben müssen, wie Salyamosy anhand von Briefzitaten nachweist. Angezeigt wird der Roman laut Salyamosy im Februar 1890 (Polenz, Sühne, S. 26–27).
85 Vgl. dazu Stöckmann, der Analogien zwischen Max Weber und Polenz' Romanwerk beschreibt, sich allerdings auf die Romane *Der Büttnerbauer* und *Der Grabenhäger* beschränkt (Stöckmann, Der Wille zum Willen, S. 266–270, 327–345). *Sühne* findet bei Stöckmann keine Erwähnung.

zuhelfen]".[86] Dabei wird er mit gefährlichem Schmutz in doppelter Form konfrontiert: erstens mit einer ethnischen Minorität, den ortsansässigen „Slowaken", einer Rasse, die „in Armut, Schmutz, Dummheit und Laster [verkommt]";[87] zweitens mit einer Typhusepidemie unter den ungarischen Bauern. Bei dieser werde „das Typhusgift nur durch den Darmkanal ausgeschieden, durch die Luft pflanzt es sich niemals fort", so befundet der epidemiologisch versierte Doktor Burt,

> das Krankheitsgift war aus den Aborten, seiner eigentlichen Brutstätte, auf irgendeine Weise, sei es durch direkte Verbindung oder durch das Grundwasser, in das Trinkwasser geraten. Ist euch nicht aufgefallen, dass eine Anzahl Häuser verschont geblieben? Das ist kein Zufall. Wie ich erfahre, schöpfen die Bewohner aus dem Bach und der scheint nicht infiziert zu sein.[88]

Von dieser Kartierung der Infektionswege über die Präventionsmaßnahme der „Quarantäne" bis zur „vollständigen Sektion" einer Leiche und zur Anfertigung von „Schnittpräparaten für die weitere Untersuchung mittelst Mikroskop" orientiert sich die *histoire* der Seuchenepisode konsequent am Koch'schen Choleranarrativ[89] – einschließlich der erprobten metaphorischen Koppelung von Jagdabenteuer, Kriegsabenteuer und Kolonialismus. Im Vorfeld der Epidemie unterzieht Burt die Lebensgewohnheiten der ‚Slowaken' in den Bergtälern einer umfassenden Reformprozedur, da ohne solche Sozialhygiene „dieses Geschlecht in absehbarer Zeit einem Schicksal entgegen [ginge], welches an das der Rothäute in Nordamerika erinnern mochte".[90] Für dieses Unternehmen zwischen Karl May und Rudolf Virchow bezieht der Arzt eine Jagdhütte, die als „Hauptquartier" bezeichnet wird beziehungsweise als „Sitz des kommandierenden Generals in diesem Feldzuge gegen körperliche und geistige Verkommenheit".[91] Der Feldzug gegen körperliche Verkommenheit weitet sich dann aus zum klassischen Bakteriologenkampf in klassischer Rhetorik: Die Gegenwart der tödlichen Seuchengefahr verleiht Burt eine „Ruhe wie dem Helden vor der Schlacht gehobenes Kampfgeschrei".[92]

Mit Blick auf das Alltagsnarrativ, das auch diese Romanhandlung grundiert, entspricht der Naturraum des Schlosses dem kolonialen Raum der Koch-

---

86 Wilhelm von Polenz, Sühne. In: Von Polenz, Gesammelte Werke, Bd. 5, 3. Aufl., Berlin [1909], S. 354.
87 Polenz, Sühne, S. 375.
88 Polenz, Sühne, S. 438.
89 Polenz, Sühne, S. 443, 461 f.
90 Polenz, Sühne, S. 412 f.
91 Polenz, Sühne, S. 377.
92 Polenz, Sühne, S. 436.

Fabel. Er ähnelt dem verworrenen Indien oder Afrika, in dem der Mikrobenjäger hygienisch Ordnung schafft, auch hier gilt das starre Wertesystem entlang der Leitunterscheidung fremd/eigen. Wie am Viktoriasee werden auch im Ungarn der primitiven Bauern und der entarteten Slowaken diejenigen Grenzen überhaupt erst sichtbar, die dann den gemeinschaftlichen sozialen Körper – in diesem Fall die Schlossgemeinschaft – konstituieren. So liefert der Typhusbazillus im Brunnenwasser der unaufgeklärten Bauern die proximate und der degenerierte Kollektivkörper der Slowaken die ultimate Ursache der Seuche: „Unter dieser vom schlechten Leben und Branntweingenuss entnervten Bevölkerung starb das Nervenfieber niemals ganz aus", erläutert der auktoriale Erzähler, „und nach jedem harten Winter trat die schreckliche Epidemie des Hungertyphus als seine Folge auf".[93] Die Slowaken stellen demnach das Bazillenreservoir dar, das für den Ausbruch der Epidemie verantwortlich ist.[94] Wer Seuche bekämpft, so die im elementaren Narrativ angelegte und hier fiktional entfaltete Logik, etabliert und stabilisiert auch den Kollektivkörper, indem er festlegt, was gut und böse, schmutzig und sauber ist. Vor allem legt er fest, dass das rassisch Fremde auch das Unreine ist, entlang dessen soziale Identität neu entstehen kann; das liegt ganz auf der argumentativen Linie von Mary Douglas' *Purity and Danger*. In den chronisch typhösen Slowaken erkennt der Seuchenjäger Burt „eine Rasse [...], die für sein physiologisch gebildetes Auge den Stempel des Todes sichtbar im Angesichte trug", in ihrer Gegenwart erst wachsen die aristokratischen Entwicklungshelfer zu einer geschlossenen Jagdhütten-Gemeinschaft zusammen.[95] Wenn der engagierte Autor Polenz also seinen ärztlichen Helden im kolonialen Raum mit doppelter, rassischer und mikrobieller Unreinheit konfrontiert, antwortet er auf die Kontingenzerfahrungen der Moderne mit einem doppelten Ordnungs- und Stabilisierungsprogramm: So wie ethnischer und mikrobieller Schmutz aufeinander verweisen, so fallen auch medikal legitimierte Ausgrenzung und Gemeinschaftsbildung, Sozialhygiene und Mikrobenjagd in eins.

---

93 Polenz, Sühne, S. 410.
94 Hungertyphus und Nervenfieber sind hier offensichtlich als verschiedene Formen jenes deskriptiven Komplexes ‚Typhus' gedacht, der trotz bakteriologischer Krankheitsdefinition um 1890 noch nicht aus dem allgemeinen kulturellen Wissen verschwunden ist (vgl. dazu Rudolf Virchow, Ueber den Hungertyphus und einige verwandte Krankheitsformen, Vortrag, gehalten am 9.2.1868 zum Besten der Typhuskranken in Ostpreussen, Berlin 1868). Die verschiedenen Typhusformen gehen in Virchows Schrift ebenso ineinander über, wie sie sekundär die Eigenschaft der Kontagiosität annehmen können, vgl. etwa S. 49. Trotz bakteriologischer Informiertheit scheint sich auch Polenz auf dieses Transformationsmodell zu beziehen, was medizingeschichtlich um 1890 einen Anachronismus darstellt.
95 Polenz, Sühne, S. 411, 423.

Dafür ist die Arztfigur allerdings weiter konzipiert als die alltagskulturelle Koch-Fiktion. Mit Sozialhygiene und Bakteriologie integriert Doktor Burt zwei medizinische Diskurslinien, deren außerliterarische Entwicklung eigentlich getrennt verläuft. Zunächst ist Burt durch ein wissenschaftliches Interesse an „niederen Pilzarten in ihrer Beziehung zu den menschlichen und tierischen Infektionskrankheiten", ferner durch eine „mikroskopische Untersuchung [...] an Milzbrandpilzen" ebenso eindeutig als Koch-Figuration ausgewiesen wie Albertis Breitinger.[96] Darüber hinaus erscheint der Doktor aber auch als vergleichender Anthropologe: Sein Naturforscherkabinett umfasst unter anderem „menschliche und tierische Organe, Embryonen [...] in Spiritus", darüber hinaus „Knochen und Schädel von Menschen, deren Bein mit Linien, Zahlen und Aufschriften bedeckt war". In der slowakischen Minorität findet er „Verkrüppelungen, Rachitis, Epilepsie und Idiotismus", diese vom ‚Tod gezeichnete Rasse' bedarf der Umsiedelung in „neue und glücklich veränderte Lebensbedingungen".[97] Solche Vermengung von Rassenanthropologie und Sozialmedizin verweist nun keineswegs auf Koch, sondern lässt partiell, wie bereits angedeutet, den Subtext ‚Virchow' mithören. In seiner legendären Abhandlung *Mittheilungen über die in Oberschlesien herrschende Typhus-Epidemie* beschreibt der junge Virchow des Jahres 1848 bei den polnisch sprechenden Schlesiern eine „Unreinlichkeit und Indolenz", die sich wie eine Vorwegnahme von Polenz' antislawischen Invektiven ausnimmt. Neben „Schmutzkrusten" auf dem Körper identifiziert Virchow als weitere dispositionelle Voraussetzungen der Typhusepidemie eine „Abneigung gegen geistige und körperliche Anstrengungen", eine „vollkommen hündische Unterwürfigkeit"[98] und schließlich unzureichende Behausungen: „die Wände aus übereinander gelegten Balken", die „Dächer aus Stroh gemacht".[99] Mit Blick auf diesen Prätext liest sich Polenz' Roman, der den Slowaken „ekelhaften Schmutz", vor „der Bildung [...] eine instinktive Abneigung", ferner „hingebende Vertrauensseligkeit" und schließlich „in primi-

---

96 Polenz, Sühne, S. 268. Polenz verfährt hier relativ frei mit Quellenzitaten, insofern die Figur Burt einerseits durch die Requisiten des Koch-Kults (Milzbrand-Forschung, die „Bakteriologie" als „vor kurzem erst betretenes [...] Land", S. 268) eindeutig semantisiert ist, andererseits auf einen Titel von Nägeli und insofern erneut auf transformistische Modelle angespielt wird (Carl von Nägeli, Die niederen Pilze in ihren Beziehungen zu den Infectionskrankheiten und der Gesundheitspflege, München 1877).
97 Polenz, Sühne, S. 46, 411 f.
98 Rudolf Virchow, Mittheilungen über die in Oberschlesien herrschende Typhus-Epidemie, Berlin 1848, S. 11.
99 Virchow, Mittheilungen, S. 22.

tivster Art zusammengeschlagene Hütten, mit Strohdach" attestiert,[100], wie eine Blaupause der Virchow-Studie für eine andere slawische Minorität.[101]

Doch bei aller mimetischen Genauigkeit, mit der hier ein zolaistisches Programm vom Romanautor als Sozialanthropologen und Sozialmediziner ins Werk gesetzt wird,[102] verdunkelt Polenz den Prätext ‚Sozialmedizin' auch wieder. Erstens schreibt er Virchows Konzept der kulturellen Krankheitsentstehung rassenbiologisch um, und zweitens verknüpft er es mit dem Separationsmodell der Mikrobenjagd. Mögen sich die sozialreformerischen Interessen des Romanschriftstellers Polenz und des Pathologen Virchow auch räumlich überkreuzt haben, beiden ging es um die slawische Bevölkerung Pommerns, der Lausitz und Schlesiens,[103] zeigen sich hier doch deutliche Grenzlinien zwischen Virchows liberaler Sozialmedizin und einem zunehmend eugenischen Elitedenken; Letzteres wird sich 1905 realhistorisch in der Gründung der *Deutschen Gesellschaft für Rassenhygiene* niederschlagen. Auf einen solchen, medizinisch autorisierten Elitarismus zielt Polenz bereits mit seinem frühen Roman und er transformiert dabei Virchows Nationalliberalismus in ein konservatives, hoheitspolitisches Wertesystem. Die Sozialutopie der regressiven, aristokratischen Gemeinschaft ist eben gerade nicht durch ‚Bildung, Freiheit und Wohlstand für alle'[104] zu haben, sondern nur durch antiliberale, antiegalitäre Ordnungsprinzi-

---

100 Polenz, Sühne, S. 376, 412, 424, 411.
101 Eine direkte Rezeption ist nicht nachzuweisen. Gleichwohl gehören die legendäre Abhandlung und die daraus erwachsenden sozialmedizinischen Grundsätze Virchows, der zum Zeitpunkt der Romanentstehung zu den führenden Medizinern und Politikern Deutschlands zählt, im ausgehenden neunzehnten Jahrhundert ebenso zum allgemeinen kulturellen Wissen wie Kochs koloniales Jagdabenteuer.
102 Polenz hat Zola intensiv rezipiert, im Vordergrund stehen dabei *Docteur Pascal* und *Germinal* (vgl. Salyamosy, Wilhelm von Polenz, S. 30, 46–49).
103 Zu Polenz' einschlägigen Studienreisen vgl. Stöckmann, Der Wille zum Willen, S. 335. Zu den Interessen des jungen Virchow an der Vor- und Frühgeschichte der Lausitzer Kultur vgl. Volker Becker, Der Einbruch der Naturwissenschaft in Die Medizin. Gedanken um, mit, über, zu Rudolf Virchow, Heidelberg 2008, S. 94, 102–105; zu Virchows Auseinandersetzung mit Oberschlesien vgl. Goschler, Rudolf Virchow, S. 59–64.
104 Virchows sozialmedizinisches Credo, das er im Hungertyphus-Vortrag von 1868 formuliert, lautet „Bildung mit ihren Töchtern Freiheit und Wohlstand" (Virchow, Über den Hungertyphus, S. 55). Zu Virchows radikaler Politisierung der Medizin und zu seiner „semantischen Verschränkung des Politischen und des Sozialen" in den Jahren nach 1848 vgl. Tobias Weidner, Die unpolitische Profession. Deutsche Mediziner im langen 19. Jahrhundert Frankfurt a. M. 2012, S. 112–130, 124. Laut Constantin Goschler ist nationale Identität für Virchow gerade nicht „die Folge rassischer Homogenität, sondern Ausdruck gemeinsamer Kultur, deren Mittelpunkt der liberale Fortschrittsglaube bilden sollte" (Constantin Goschler, Deutsche Naturwissenschaft und naturwissenschaftliche Deutsche. Rudolf Virchow und die ‚deutsche Wissenschaft'. In: Wissenschaft und Nation in der europäischen Geschichte, hg. von Ralph Jessen und Jakob

pien – rassische Hierarchiebildung, spatiale und soziale Grenzziehungen, Transgressionsverbote.¹⁰⁵ „Der Nigger", so wird Polenz fünfzehn Jahre später in seinem Amerika-Essay *Das Land der Zukunft* festhalten,

> hat in der jahrzehntelangen Freiheit, die er nun genießt, dargetan, dass er bei vielen guten und sympathischen Eigenschaften ein untergeordneter Typus ist und bleibt [...]. Seine Talente, die unleugbar sind, weisen sich bei näherm Zusehn als Affentalente aus [...]. Über eine gewisse Stufe hinaus kann der Abkömmling afrikanischer Stämme, wie es scheint, nicht gefördert werden.¹⁰⁶

Der untergeordnete Typus mit den Affentalenten ist durch eine genetische Minderwertigkeit gekennzeichnet, die nichts mehr mit Virchows sozialhygienischem Gleichheitsgedanken zu tun hat – schließlich knüpft sich Degeneration hier an biologische und nicht an kulturelle Dispositionen. Eine solche Minderwertigkeit attestiert Polenz im selben Essay auch den Ureinwohnern Amerikas: Die „harmlose Rothaut" stellt sich – wie zuvor im *Sühne*-Roman – als „dem Tode geweihtes Volk" dar.¹⁰⁷ Amerika und Ungarn erscheinen als austauschbare koloniale Projektionsräume, die das voraussetzen, was sie erzählerisch belegen: die Überlegenheit der „weißen Herrenrasse".¹⁰⁸ Dementsprechend beweist sich Polenz biologischer Elitarismus gegenüber kolonialen und slawischen Minoritäten gleichermaßen; seien es ‚Nigger' oder ‚Rothäute' wie im Amerika-Essay, Polen wie im *Büttnerbauer*, polnischstämmige, migrierende „Sachsengänger" in der Erzählung *Sachsengänger*¹⁰⁹ oder ‚Slowaken' wie in *Sühne*. Auch diesem Antislawismus, den Polenz mit Max Weber teilt, liegt das Phantasma der Verunreinigung durch „Ströme fremden Blutes" zugrunde, die in den „deut-

---

Vogel, Frankfurt a. M. 2003, S. 97–115, 114). Andrew Zimmermann macht hingegen deutlich, dass der spätere Virchow der *Deutschen Anthropologischen Gesellschaft* mit der Differenzierung eines blonden germanischen und eines brünetten slawischen beziehungsweise jüdischen Typus und seiner Schulkinderuntersuchung zur statistischen Fundierung des wissenschaftlichen Rassismus beigetragen habe (Andrew Zimmermann, Ethnologie im Kaiserreich. Natur, Kultur und ‚Rasse' in Deutschland und seinen Kolonien. In: Das Kaiserreich transnational. Deutschland in der Welt 1871–1914, hg. von Sebastian Conrad und Jürgen Osterhammel, Göttingen 2006, S. 191–213).

105 Salyamosy vertritt die Auffassung, Polenz habe sich mit der Sozialdemokratie weitgehend identifiziert – abgesehen von ihren Zukunftsvorstellungen und ihrem Antiklerikalismus (Salyamosy, Wilhelm von Polenz, S. 55–61). Es sei darauf hingewiesen, dass sich Polenz' hohe Affinität zu Rassenanthropologie und Rassenhygiene als roter Faden vom *Sühne*-Roman bis zum *Amerika*-Essay durch sein schriftstellerisches Gesamtwerk zieht.
106 Wilhelm von Polenz, Das Land der Zukunft, 6. Aufl., Berlin/Leipzig 1905 [1903], S. 148 f.
107 Polenz, Das Land der Zukunft, S. 9.
108 Polenz, Das Land der Zukunft, S. 149.
109 Wilhelm von Polenz, Sachsengänger. In: Von Polenz, Gesammelte Werke, Bd. 7: Dorfgeschichten, 3. Aufl., Berlin [1909], S. 245–263.

schen Volkskörper" einwandern.[110] Mit Blick auf das forcierte rassenanthropologische Engagement in Polenz' Gesamtwerk muss es also nicht verwundern, wenn sich in seinem ersten Roman *Sühne* rassenhygienisches und seuchenhygienisches Ordnungsmodell verschränken: Die slawischen Verlierer im Kampf der Rassen, die wie Bazillen zum invasiven Verhalten neigen und wie die ‚Nigger' Amerikas separiert werden müssen, sind als doppelt minderwertig markiert – durch physiognomische Degeneration und durch dauerhafte Kontamination mit Typhusbazillen. Reinhaltung der Volksgemeinschaft und bakteriologische Reinhaltung des Individualkörpers greifen immer wieder schlüssig ineinander, und dabei kommt Polenz sogar den echten Hygienikern zuvor: Wenn er 1903 in seinem Amerika-Essay in der „Abschließung der Weissen gegen die Farbigen [...] ein Gefühl für Reinlichkeit im höhern Sinne" am Werk sieht,[111] dann scheint das auf die Mikrobenjäger Koch und Ziemann vorauszuweisen, die 1906 und 1910 im kolonialen Afrika die Schlafplätze der ‚verseuchten Schwarzen' von denen der Europäer separieren.

So klar das Ordnungssystem von Rassen- und Seuchenhygiene in der *histoire* des Sühne-Romans also funktioniert, so übersichtlich gestaltet sich der Erzählvorgang durch eine auktoriale Instanz, die das Geschehen mit klaren Bewertungen versieht. Das betrifft neben der Qualifizierung minderwertiger (Volks-)Körper vor allem den Mikrobenjäger, der wie bei Alberti als statische, monumentale Heldenfigur konzipiert ist, ohne innere Entwicklung und aus den wiedererkennbaren Versatzstücken des Koch-Kults zusammengesetzt. Allerdings mit einem Unterschied: Burt ist Nebenfigur und der Seuchenkampf zeitlich begrenzte Nebenepisode in einem ansonsten ausufernden Panorama von Sexualität, Schuld und Sühne.[112] Da sich indes eine Koch-Figur aufgrund ihrer fixierten Größe nach Abschluss der Seuchenepisode kaum weitererzählen lässt, da sie aber ebenso wenig unmarkiert – durch schlichtes Nicht-mehr-Erwähnen – aus der Haupthandlung getilgt werden kann, stellt Polenz seinen Mikrobenjäger auf Dauer: Burt stirbt den Märtyrertod im Dienst der Wissenschaft. Seit Kochs Choleraberichten weiß schließlich jedermann, dass die eigentliche Bewährung des Mikrobenjägers im Öffnen der Leiche liegt; ‚Kochs Plot' bezieht seine eigentümliche Dynamik ja aus dem ständigen Wechsel von Wasseranalyse und Obduktionen. Dieses erprobte Spannungsmoment macht sich nun auch der Roman zunutze, wenn er Burt einen an Typhus verstorbenen Slowaken sezieren lässt.

---

110 So die Rhetorik des Artikels „Die Sachsengängerei", erschienen in: Blätter für Literatur und Volkstum, 7, 1904 (zit. nach Stöckmann, Der Wille zum Willen, S. 337).
111 Polenz, Das Land der Zukunft, S. 147.
112 Polenz versah das Manuskript seines nächsten – unveröffentlicht gebliebenen – Romans *Triebsand* mit dem Vermerk „Ist formlos wie ‚Sühne'" (zit. nach Salyamosy, Wilhelm von Polenz, S. 35).

Dabei infiziert sich der Doktor mit den fatalen Bakterien, doch bedeutet sein Tod keinesfalls den Sieg der minderwertigen Rasse über den reinen Idealtypus, sondern vielmehr dessen Entrückung in den Bereich des Heiligen: „Vom hellen Licht der Verklärung" beziehungsweise von der „Verklärung, die auf seinem Gesicht strahlte", ist wiederholt die Rede; schließlich wächst Burt in der Perspektive anderer Figuren „ins Übermenschliche" und erscheint im „Lichte des Überirdischen".[113] Die Sterbeszene in der Rhetorik der Apotheose transzendiert die rassen- und seuchenhygienischen Schranken zwischen rein und unrein, Über- und Untermensch ins Sakrale. Solches lässt zunächst an Dehmels messianischen Koch denken; doch erscheint der Roman schon vor der Tuberkulinaffäre und illustriert damit, dass der Koch-Mythos auch ohne den Katalysator ‚Tuberkulin' jene christlich-völkischen Imaginationsräume bedienen kann, die mehr auf die konservative Revolution als auf den ästhetischen Modernisierungsprozess vorausweisen.[114] Schließlich verficht der nationalökonomisch geschulte Aristokrat Polenz, der Vorlesungen bei Heinrich von Treitschke gehört hat, nicht nur rassische Reinheit und Reinlichkeit, sondern auch die ‚innere Kolonisation' ostelbischer Gebiete und insofern Sozialreformen, die an den Erhalt vorindustrieller Klassen- und Besitzordnungen gebunden sind.[115] Für die Durchsetzung eines solch „utopischen Traditionalismus" in der Dialektik von Erhaltung und Erschaffung[116] scheinen die Koch-Fabel, ihr Ordnungsangebot und das Versprechen einer christologischen Führungsfigur ausgesprochen brauchbar.

Mit Blick auf die Biologismen des Romans lässt sich festhalten, dass fiktionale Literatur – auch ohne Wissen im engeren Sinn zu produzieren – erstens anthropologische Glaubenssätze formulieren und zweitens, gerade weil sie frei von Wahrheits- und Begründungsverpflichtungen ist, vom Hoheitswissen abweichende Problemlösungen durchspielen kann.[117] Was Polenz umtreibt: Auf

---

113 Polenz, Sühne, S. 478, 484, 485, 488.
114 Die Literatur zur konservativen Revolution ist kaum mehr überschaubar, vgl. exemplarisch Stefan Breuer, Anatomie der konservativen Revolution, Darmstadt 1995; Rolf Peter Sieferle, Die Konservative Revolution. Fünf biographische Skizzen, Frankfurt a. M. 1995.
115 Vgl. Stöckmann, Der Wille zum Willen, S. 333–345.
116 So die Historikerin Claudia Kemper über die ‚Konservative Revolution' mit Blick auf Moeller van den Brucks Konservatismus-Definition, in: Das ‚Gewissen'. 1919–1925. Kommunikation und Vernetzung der Jungkonservativen, München 2011, S. 25.
117 Zumindest der Möglichkeit nach verhält sich Literatur autonom zum naturwissenschaftlichen Experten- und Populärdiskurs, und dies gilt auch für den sozialen Roman des Naturalismus, selbst wenn er diese Autonomie nicht sehr weit realisiert. Was das Konzept von Literatur als Raum abweichender, epistemologisch heterodoxer Problemlösungen angeht, folge ich Horst Thomé, Autonomes Ich und ‚Inneres Ausland'. Studien über Realismus, Tiefenpsychologie und Psychiatrie in deutschen Erzähltexten (1848–1914), Tübingen 1993, exemplarisch S. 16, 18.

das Problem sozialer Differenzierung mit einem verabsolutierten Reinigungsprogramm zu antworten, das Rassenanthropologie, Sozialmedizin und Mikrobenjagd zusammendenkt, ist im Wissenssystem der Bakteriologen nämlich eigentlich ausgeschlossen. Es würde deren einfaches, kausalistisches Modell konditionalistisch erweitern, da Bakterieninfektion dann nur unter der Voraussetzung bestimmter hereditärer Merkmale und individueller Lebensumstände zustande käme. Für die orthodoxen Bakteriologen ist eine solche Erweiterung ihres Denkstils um 1890 noch unvorstellbar; für sie hat das narrative Schema der aktiven, aggressiven Mikrobe, die ihren Wirtsorganismus notwendig attackiert, unvermindert Geltung.

Allerdings stellt gleichzeitig mit dem Romancier Polenz einer der frühesten bakteriologischen Dissidenten ganz ähnliche Überlegungen zur Synthese von Rassenanthropologie und Bakteriologie an: Ferdinand Hueppe. Er wurde bereits im Zusammenhang mit Albert Ehrenstein erwähnt und soll nun nochmals kurz angesprochen werden, da die Korrelation zwischen Medizin und Literatur am Kreuzungspunkt des völkischen Elitarismus besonders eng ausfällt. Hueppe verliert für seine Kritik an der Orthodoxie die Sprecherposition im Denkkollektiv[118] und wird an dessen räumliche Peripherie, auf den Hygienelehrstuhl nach Prag verdrängt. Abgelehnt von den Kochianern und bewundert von Houston Stewart Chamberlain,[119] verdichten sich in Hueppe gewisse Paradoxien der Bakteriologiegeschichte: Sowohl die Erweiterung und Ausdifferenzierung der Disziplin als auch neue ideologische Verengungen knüpfen sich an sein Werk, kurz gesagt – Multikonditionalismus und Eugenik. Vertritt der Prager Hygieniker eine konditionalistische Seuchenlehre, die sich erst nach dem Ersten Weltkrieg – mitgetragen von Adolf Gottstein und Alfred Grotjahn – endgültig gegen den unterkomplexen Monokausalismus Kochs durchsetzen wird, so stellt in diesem System erbbiologische Minderwertigkeit eine der wesentlichen Bedingungen für eine erhöhte Bakterienempfänglichkeit dar; erinnert sei an Ehrensteins Mikrobensatire im *Sturm*, deren jüdischer Protagonist genau dieser Konstellation zum Opfer fällt. Hueppe verbindet demnach nationalistischen Konservatismus und bakteriologische Fortschrittlichkeit, und zwar in Form eines energetischen Modells, das Infektion als komplexes, von äußeren und inneren Faktoren abhängiges Geschehen fasst. Weder sei „an der Vererbbarkeit der Krankheitsanlage" zu zweifeln, noch dürfe sich der Hygieniker über „das sociale Elend [...] schlankweg hinwegsetzen", heißt es in einem als skandalös rezipierten Vor-

---

118 Vgl. Berger, Bakterien in Krieg und Frieden, S. 94–115.
119 Vgl. Weindling, Epidemics and Genocide, S. 24; Weindling, Health, Race and German Politics, S. 172 f.

trag.¹²⁰ Gehalten wurde er auf der *GDNÄ*-Tagung von 1893, genau drei Jahre nach der Publikation von Polenz' Roman, der mit gleicher Stoßrichtung von Seuchenempfänglichkeit und sozialem Elend ‚todgeweihter Slowaken' erzählt.

Es zeigt sich, dass der wissenschaftliche Außenseiter und der konservative Naturalist unabhängig voneinander und in verschiedenen Texttypen ganz ähnliche Antworten für das Bezugsproblem der sozialen Pluralisierung durchspielen; und beide versehen dabei das Hygieneparadigma mit einem völkischen Akzent. Der eine, Hueppe, zielt allerdings auf die Korrektur naturwissenschaftlicher Reduktionismen und leitet daraus einen mythisch-reaktionären Nationalismus ab.¹²¹ Der andere, Polenz, bewegt sich im Raum jener ‚totalitären Moderne', die mit ganz unterschiedlichen Strategien – Formbewusstsein, Ästhetizismus, Zirkelbildung, Elitarismus – einen „autoritären Ausweg aus den [...] Beliebigkeiten der als rettungslos kontingent erfahrenen Zeit sucht".¹²²

Für literaturgeschichtliche Untersuchungen zu dieser „apokryphen" Kehrseite der Moderne-Erzählung¹²³ sollte man demnach im Einzelfall elementare Wissenschaftserzählungen mitberücksichtigen. Je ausgeprägter deren Gestalthaftigkeit, Geschlossenheit und Sinnfülle, desto eher dürften sie – wie die Koch-Fabel – als Vermittlungsinstanzen zwischen rationalisierter Lebenswelt und rationalitätskritischer Literaturszene, letztlich zwischen Wissenschaft und Wissenschaftsfeindlichkeit in Betracht kommen. Dabei erweist sich die Mikrobenjagd-Erzählung mit Blick auf ihre formale Anspruchslosigkeit weniger als Generator von literarischer Totalität als von literarischer Totalitarität; sie korrespondiert, wenn man so will, eher der Vorstellungswelt des späten als des frühen George-Kreises.¹²⁴ In diesem Zusammenhang ist es besonders bemerkens-

---

120 Ferdinand Hueppe, Ueber die Ursachen der Gährungen [sic!] und Infectionskrankheiten und deren Beziehungen zum Causalproblem und zur Energetik. Vortrag, gehalten in der 3. Allgemeinen Sitzung der 65. Versammlung deutscher Naturforscher und Ärzte zu Nürnberg am 15. September 1893, Berlin 1893 [Sonderabdruck aus der Berliner klin. Wochenschrift 1893], S. 42. Ähnlich lauten auch die Thesen von Hueppes Antrittsvorlesung für den Prager Hygienelehrstuhl 1889, vgl. dazu Berger, Bakterien in Krieg und Frieden, S. 93–96.
121 Stewart Houston Chamberlain beklagt sich brieflich beim Kaiser, dass Hueppe keinen Lehrstuhl in Deutschland, sondern nur einen in Prag erhalten habe, vgl. Weindling, Health, Race and German Politics, S. 172.
122 Hebekus/Stöckmann, Einleitung, S. 9.
123 Hebekus/Stöckmann, Einleitung, S. 7.
124 Diese Affinität der elementaren Erzählung zur herrschaftspolitischen Vorstellungswelt kontrastiert mit der forcierten Politikabstinenz der realen Bakteriologen: Koch und seine Schüler werden in der jüngeren Forschung zur Wissenschaftsgeschichte des neunzehnten Jahrhunderts als geradezu „sprichwörtlich für demonstrative Distanz zur Politik" verstanden (Weidner, Die unpolitische Profession, S. 34, 238–242); vgl. dazu auch Gradmann, Krankheit im Labor, S. 125. Kaum in Abrede stellen lässt sich allerdings, dass Koch, wenn schon nicht in die Real-

wert, dass die Seuchenepisode in Polenz' *Sühne*-Roman auf eine abschließende, quasi totalitäre Pointe zuläuft, aus der sie ihren eigentlichen Sinn bezieht. Nach seinem Märtyrertod wird der Mikrobenjäger als natürlicher Sohn eines Fürsten und insofern als Verkörperung von geistiger, biologischer und politischer Führungselite enttarnt: Von den „Insignien eines edlen Geschlechts" ist dabei ebenso die Rede wie vom ausgezeichneten „Blut[, das] in den Adern des Freundes gerollt habe".[125] Schließlich erhält Doktor Burt ein fürstliches Ehrenbegräbnis, das ihn als heimlichen Herrscher der erzählten, stadtflüchtigen Figurengemeinde auszeichnet. So dient der Koch-Topos bei Polenz nicht nur der Etablierung von Gemeinschaft, sondern dem Sinnzusammenhang von Gemeinschaft und Führerschaft. Und genau dieser Sinnzusammenhang ist bekanntlich für zahlreiche Künstlergemeinschaften um 1900 ebenso kennzeichnend wie für die konservative Revolution der 1920er Jahre.

Das allerdings ist prekär; und zwar prekärer als die imperialen Phantasien des George-Kreises, die in der kommenden historischen Katastrophe aus vielerlei Gründen kaum ideologische Wirksamkeit entfalten. Ganz anders die Mikrobenjagd-Fabel: Man mag die antimodernistischen Züge der totalitären Moderne als Wegbereiter des Faschismus ins Auge fassen, kritisch diskutieren oder bezweifeln. Für diese elementare Erzählung, die absolute Sinnfülle mit narrativer Simplizität vereint und zu den kollektiven Erzählbeständen der Kultur um 1900 zählt, sind solche Zusammenhänge schlicht evident. 39 Jahre nach Polenz' rassenanthropologischer und vierzig Jahre nach Albertis sozialdarwinistischer Umschrift von ‚Kochs Plot' wird der Augenarzt und Romanschriftsteller Hellmuth Unger, der sich im rechtskonservativ-völkischen Milieu des sogenannten Alldeutschen Verbandes bewegt,[126] einen biographischen Bestseller publizieren; der Titel: *Helfer der Menschheit. Der Lebensroman Robert Kochs* (1929). Koch erscheint hier erneut, wie bei Polenz und in manchen Zurichtungen der Massenpresse, als großes, einsames Individuum, dessen geistiger und moralischer Adel zur Führung ermächtigt. Allerdings fällt die entsprechende Rhetorik zunehmend irrationalistisch und hyperbolisch aus. Es bedürfe „nicht eines Musterlaboratoriums und kostspieliger Instrumente, um unvergängliche Taten zu tun" heißt es etwa,

> einzig eines schöpferischen Menschen mit der Seelenkraft eines Titanen. Mittel und Wege zu einem Ziel zu gelangen, erfindet nur ein ursprünglicher Mensch, in dessen Blutstrom

---

politik, so doch in die Wissenschaftspolitik eingreift, insofern er massiven Einfluss auf Friedrich Althoff nimmt, vgl. Berger, Bakterien in Krieg und Frieden, S. 95.
125 Polenz, Sühne, S. 501.
126 Vgl. Claudia S. Kiessling, Dr. med. Hellmuth Unger (1891–1953). Dichterarzt und ärztlicher Pressepolitiker in der Weimarer Republik und im Nationalsozialismus, Husum 2001, S. 210.

die ewigen Quellen Gottes rauschen, der einen Hauch verspürte von der Urkraft des ersten Schöpfungstages. Alle Jahrhundert einmal, vielleicht, wird der Menschheit solch ein Großer geboren.[127]

Die zweite, überarbeitete Version des Romans vom wissenschaftlichen Titanen (Titel: *Robert Koch, Roman eines großen Lebens*, 1936) fungiert dann 1939 als Drehbuchvorlage für einen von Goebbels ausgezeichneten Propagandafilm *Robert Koch, Bekämpfer des Todes*, der „als Paradebeispiel nationalsozialistischer Filmdramaturgie" gilt und ebenfalls ein Publikumserfolg wird.[128] Danach erreicht Ungers Roman, dessen jüdische Nebenfiguren Cohn, Cohnheim und Ehrlich in der Zweitfassung vom Autor emendiert wurden, Verkaufszahlen von vielen hunderttausend und wird in zwölf Sprachen übersetzt. Eine letzte deutsche Ausgabe erscheint noch 1961 im Verlag Deutsches Buch in Berlin.[129] Der propagandistische Tobis-Film, dem wiederum Unger als ärztlicher Berater dient, stilisiert Koch endgültig zur Führerprojektion:[130] Bakterienforschung erscheint als Kampf des titanischen Individuums gegen fachliche und politische Widersacher, vor allem gegen den Sozialdemokraten und Bismarck-Gegner Virchow. Er wird zum bösartigen Reaktionär „mit leicht senilen Zügen" dämonisiert, so dass seine vermeintliche Kontroverse mit Koch vor allem eine der antiliberalen Ge-

---

127 Hellmuth Unger, Helfer der Menschheit. Der Lebensroman Robert Kochs, 2. Aufl., Leipzig 1929, S. 110 f.
128 Ulrike Reim, Der ‚Robert-Koch'-Film (1939) von Hans Steinhoff, Kunst oder Propaganda? In: Medizin im Spielfilm des Nationalsozialismus, hg. von Udo Benzenhöfer und Wolfgang U. Eckart, Tecklenburg 1990, S. 22–33, 22. Regie führte der systemkonforme Starregisseur Hans Steinhoff, Darsteller waren Emil Jannings und Werner Krauss. Der Film hatte in vier Wochen vier Millionen Zuschauer und wurde mit der Coppa Mussolini, dem großen Preis der Biennale von Venedig 1939, als bester ausländischer Film geehrt (S. 23; vgl. auch Ulrike Reim, Probleme filmischer Darstellung medizinhistorischer Sachverhalte am Beispiel des ‚Robert Koch'-Films, Med. Diss., München 1989).
129 Vgl. Kiessling, Hellmuth Unger, S. 70–72, mit Zeugnissen für die intensive Rezeption des Buches in den späten 1930er Jahren. Zur Tilgung jüdischer Figuren in der Fassung von 1936 vgl. Reim, Der ‚Robert-Koch'-Film, S. 24.
130 Einer der Drehbuchmitarbeiter veröffentlicht im Vorfeld einen Artikel im *Völkischen Beobachter*, der die propagandistische Absicht auf den Punkt bringt: „Die Filmdichtung, wie wir es sehen, hat eine andere Aufgabe, die bleibenden Züge dieses Heldenbildes in Erz zu prägen und sein ewiges, geistiges Gesicht, über Alltägliches und Allzuvergängliches hinaus, dem deutschen Volk ins Herz zu brennen" (P. J. Cremers, Ein Film vom Genie. In: Völkischer Beobachter, Berliner Ausgabe, 23. Januar 1939, zit. nach Robert Koch. Seuchenjäger und Nobelpreisträger, hg. von Johannes W. Grüntzig und Heinz Mehlhorn, Heidelberg 2010, S. 271). Zum Ausmaß des Koch-Kults im Dritten Reich vgl. die Bibliographie der Schriften über Koch http://edoc.hu-berlin.de/series/schriftenreihe-ub/46/PDF/46.pdf [zuletzt abgerufen am 03.07.2020]. Nach einem auffälligen Rezeptionsabbruch in den 1910er und 1920er Jahren kommt es zu einer sprunghaften Zunahme von Titeln in hagiographischer Tonart.

sinnung ist und Koch in die politische Genealogie Bismarck – Hitler einrücken kann.[131] Wie weit dabei der ‚grandiose Bakteriologe' den Sinnzusammenhang von Parasitenjagd, ethnischer Sauberkeit und Führerschaft verkörpert, zeigt seine Generalisierung. Unger, der in den 1930er Jahren Karriere als Pressechef des deutschen Ärzteführers, Rassenhygieniker und Vordenker der Kinder-Euthanasie macht,[132] schreibt auch den zweiten großen Mikrobenjäger der Epoche, Emil von Behring, zur Führerprojektion um; 1942 erscheint seine Behring-Biographie *Unvergängliches Erbe*.[133] Für den Koch-Roman gibt der rührige Propagandist als Quelle de Kruifs Bestseller *Microbe Hunters* an, der 1927 bei Orell Füssli in deutscher Übersetzung erschienen war.[134] Allerdings erzählt de Kruif, wie bereits skizziert, die gesamte Mikrobenforschung vornehmlich in der kolonialen Bildersprache von Großwildpirsch, Heldenkampf und Abenteuer und belädt sie mit den üblichen Stereotypen eines sterilen Heroismus. Völkische Wendungen wie diejenige vom titanischen Subjekt, „in dessen Blutstrom die Quellen Gottes rauschen", beziehungsweise von den „Auserwählten", in deren „Herzblut [...] die ewigen, nie versiegenden Brunnen des Weltenschöpfers [rauschen]",[135] finden sich bei de Kruif nirgends. Sein spannungsvoller Jagdroman erinnert eher an den erzählerischen Kolonialismus Rudyard Kiplings als an die fundamentalistischen Literaturszenarien der Weimarer Republik – von Rudolf Borchardt bis zu Arthur Moeller van den Bruck.[136] Vor allem kommt er ganz ohne jene mystifizie-

---

131 Reim, Der ‚Robert-Koch'-Film, S. 26 f.
132 Zur Einschätzung von Ungers theoretischer und praktischer Mitverantwortung für die spätereTötung von ca. 6.000 Neugeborenen und Kindern vgl. Kiessling, Hellmuth Unger, S. 212 f. Unger zählt zu denjenigen Medizinern, deren Verbrechen nicht nur der juristischen Verfolgung entgingen, sondern die auch nach dem Krieg ihre Karriere unbeschadet fortsetzen konnten. Er kehrt in seine Augenarztpraxis zurück und verfasst weiterhin Erfolgsbücher über bedeutende Ärzte, bezeichnenderweise nun über Rudolf Virchow, vgl. Weindling, Health, Race and German Politics, S. 547.
133 Vgl. Hellmuth Unger, Unvergängliches Erbe. Das Leben Emil von Behrings, Oldenburg 1942.
134 „Hinzu kam neuerdings Paul de Kruifs ausgezeichnetes Werk ‚Mikrobenjäger' (Orell Füssli Verlag, Zürich), das ein wesentliches Kapitel über Robert Koch enthält" (Unger, Helfer der Menschheit, Nachwort, S. 350).
135 Unger, Helfer der Menschheit, S. 184.
136 Zur regressiven Größenmetaphorik in Rudolf Borchardts poetologischem Vortragszyklus *Der Dichter und das Dichterische* (1920/1923), wo der ästhetische und politische Herrschaftsanspruch des Künstlers mit Gotterfülltheit begründet wird, vgl. Daniela Gretz, „Ästhetische Selbstermächtigung im Namen der Nation. Rudolf Borchardt als Nationalpädagoge und Anthologe". In: Hebekus/Stöckmann, Souveränität der Literatur, S. 433–459. Zur Position des Literaten Moeller van den Bruck vgl. Uwe-K. Ketelsen, Stabilisierte Mobilität. Die mentale Katastrophe der Gegenwart und die nationalistische Ordnung in Arthur Moeller van den Brucks *Das dritte Reich* (1923). In: Hebekus/Stöckmann, Souveränität der Literatur, S. 221–239. Zur mittler-

rende Blutmetaphorik aus, in der sich eugenische Elitevorstellungen und Führerphantasma überkreuzen. Ihr aber ist die ideologische Stoßkraft von Ungers Machwerk geschuldet.

Was den Polenz-Roman betrifft, der zeitgleich mit Hueppe das Hygieneparadigma einem völkisch-rassischen Denken öffnet, wird man hier also von transsubjektiven Diskurslinien ausgehen müssen, die sich mit dem Bewusstsein konkreter Autoren nicht einholen lassen. Festzuhalten ist, dass sich das kryptofaschistische Potenzial des Koch-Mythos nicht erst 1929 in Ungers *Bekämpfer des Todes* abzeichnet, sondern bereits um 1890 im naturalistischen Roman. Und da Ungers Roman und Hans Steinhoffs Verfilmung die Berliner Jahre des Bakteriologen Koch als Geschichte eines tapferen Individuums erzählen, das sich in der Großstadt gegen Widersacher durchsetzen muss, rückt neben Wilhelm von Polenz auch Albertis vehement antisemitischer Roman *Wer ist der Stärkere* als möglicher Prätext in den Blick. Diese Möglichkeit ist insofern umso ernster zu nehmen, als Unger in den 1920er Jahren mit Michael Georg Conrad, dem literarischen Alter Ego Albertis, korrespondiert und intensiv um dessen Aufmerksamkeit gerungen hatte.[137] Summa summarum wird eine Entwicklungslinie von der rechtskonservativen zur faschistischen Instrumentalisierung der Koch-Fabel sichtbar, die um 1890 einsetzt. In ihrem Verlauf fallen die fiktionalen Versionen der Fabel und die zeitgleiche politische Propaganda mehr und mehr in eins.[138]

Dass die deutsche Bakteriologie samt ihren Institutionen vom Faschismus vereinnahmt und in dessen Vernichtungsindustrie wirksam integriert wurde, ist seit den epochalen Arbeiten Paul Weindlings in allen Details bekannt. Offengeblieben ist bisher allerdings die Frage, welche Bedeutung dem Literatursystem dabei zukommt. Der vorliegende Abschnitt macht die zentrale Funktion des Erzählens – verstanden als elementare kulturelle und als elaborierte ästhetische

---

weile klassischen Wendung vom ‚ästhetischen Fundamentalismus', der die Nähe von verabsolutierter Kunstauffassung und autoritären Herrschaftsvorstellungen zeigt, vgl. Stefan Breuer, Ästhetischer Fundamentalismus. Stefan George und der deutsche Antimodernismus, Darmstadt 1996.

137 Im Nachlass von Michael Georg Conrad finden sich 26 Briefe Ungers an Conrad aus den Jahren 1911 bis 1921, die im Ton werbend sind, aber auch den erheblichen Ehrgeiz des aufstrebenden Jungautors zeigen (Archiv Monacensia, Signatur MGC B 1186, Zugangsnummer 1114/76); vgl. auch Kiesslings Hinweise auf Ungers Freundschaft mit Conrad und dessen Nähe zum alldeutschen Milieu (Kiessling, Hellmuth Unger, S. 52).

138 Vgl. dazu aus realhistorischer Perspektive Silvia Berger: „Wie leicht die [...] Reinheitsidee zwischen medizinischen, sozialen und politischen Betätigungsfeldern zu oszillieren vermochte und gleichsam en passant, bakteriologische Anschauungen und Wertungen universalisierte, sollten die ersten Dekaden des 20. Jahrhunderts eindrücklich belegen" (Berger, Bakterien in Krieg und Frieden, S. 90).

Praxis – in diesem Prozess der Politisierung und ideologischen Verengung deutlich: vom Ausgangspunkt einer Wissenschaftserzählung, die abenteuerliterarische Traditionen mit einem strukturgebenden Ordnungssystem versieht, über ihre massenmediale Vervielfältigung bis hin zur Fiktionalisierung im engagierten Texttypus ‚sozialer Roman'. Hier erst, in den urbanen beziehungsweise eskapistischen Reinigungsgeschichten von Alberti und Polenz, entfaltet sich das totalitäre Potenzial des Hygieneparadigmas, an das die Koch-Fiktionen der nationalsozialistischen Propagandamaschine anschließen können. Vor allem entfaltet sich dieses Potenzial völlig reflexionsfrei und ohne erzählerische Distanz. Von der „forcierten Selbstreferentialität" einer ästhetizistisch-konservativen Moderne oder auch von der Tendenz dieser Literatur, „ihre einschlägigen politischen Fortschreibungspotentiale" explizit mitzureflektieren,[139] ist in den Romanen von Alberti und Polenz nichts zu spüren – wohl gerade aufgrund ihres autoritären Sprachgestus, denn der kommt eben ganz ohne immanente Formreflexion aus. Dass aber andersherum jenes Mitreflektieren des politischen Potenzials, das Ingo Stöckmann und Uwe Hebekus als Kennzeichen der totalitären Moderne namhaft machen, auch immanente Formreflexion bedeutet, wird in einer ganz anderen Hygienefiktion deutlich.

2.3 Totalitäre Rhetorik und Ordnungsverlust: *Ein Volksfeind*

„Möge das ganze Volk hier ausgerottet werden", schreit der Arzt und „Volksfeind" Thomas Stockmann im vierten Akt von Ibsens gleichnamigem Drama (1882, in deutscher Übersetzung 1883),[140] das aus verschiedenen Gründen viel eher der klassischen Moderne zuzurechnen ist als die späteren ‚sozialen Studien' seiner deutschsprachigen Bewunderer. Stockmanns exterministische Hysterie stellt den Höhepunkt einer verwirrten und verwirrenden Jagd nach gefährlichen Mikroben in einer öffentlichen Badeanstalt und nach gefährlichen Mikro-

---

[139] Blasberg, Ist die klassische Moderne totalitär, S. 396; Hebekus/Stöckmann, Einleitung, S. 8.
[140] Zit. nach Henrik Ibsen, Ein Volksfeind. In: Henrik Ibsens sämtliche Werke in deutscher Sprache, durchges. und eingel. von Georg Brandes, Julius Elias und Paul Schlenther, vom Dichter autorisiert, Bd. 7, Berlin o. J. [1901], S. 91–215, 185. Als Textgrundlage wurde die erste deutsche Gesamtausgabe von Brandes und Schlenther im Fischer-Verlag gewählt, da sie einerseits der historischen Rezeptionssituation näher kommt als aktuelle Übersetzungen und andererseits – im Gegensatz zur ersten autorisierten Übersetzung von Wilhelm Lange bei Reclam aus dem Jahr 1883 – der von Ibsen verwendeten wissenschaftlichen Terminologie gerecht wird.

2 Nationalistische Fiktionen und totalitäre Moderne — 461

ben in den „Spitzen"[141] der Gesellschaft dar. Als Badearzt eines norwegischen Kurortes hat Stockmann pathogenen Schmutz entdeckt:

> Stockmann (*zeigt den Brief*): Hier hab ich sie! Das Vorhandensein verfaulter organischer Stoffe ist im Wasser nachgewiesen – Infusorien in Massen. Das Wasser ist absolut schädlich für die Gesundheit, ob es nun innerlich oder äußerlich gebraucht wird.[142]

Sind die „Infusorien in Massen" und der Industrieschmutz einer Gerberei verantwortlich für „Fälle von Typhus und gastrischem Fieber"[143] unter den Badegästen, so ist ein Patronagesystem von parasitären Bürokraten, Journalisten und Industriellen dafür verantwortlich, diesen Umweltskandal zu vertuschen. Doch so klassisch die hygienische Ausgangskonstellation – engagierter Mikrobenjäger im Kampf gegen das Böse –, so gegenläufig fällt die dramaturgische Logik aus, die hier entfaltet wird. Die Fabel, die das Drama vorführt, ist nicht diejenige der Entstehung von Ordnung, kollektiver Identität und Sinn, sondern umgekehrt diejenige von Zerfall und Ordnungsverlust, von sozialer Hexenjagd, Gewalt und Sinnlosigkeit. Der Mikrobenjäger Stockmann wandelt sich in der Perspektive der ihn umgebenden Figuren vom ‚Volksfreund' (3. Akt) zum ‚Volksfeind' (4. Akt), als seine Ausmerzungsrhetorik bei einer Bürgerversammlung öffentlichen Aufruhr provoziert und er aus der Gemeinschaft ausgeschlossen wird:

> Hetzende Rufe: Werft im die Fenster ein! Schmeißt ihn in den Fjord
> Ein Mann (*in der Menge*): Ins Horn gestoßen, Evensen! Tute, Tute!
> (*Horntöne, Pfeifen und wildes Geschrei. Doktor Stockmann geht mit den seinen dem Ausgang zu. Horster bahnt ihnen den Weg*).
> Die ganze Versammlung (*heult den Fortgehenden nach*): Volksfeind! Volksfeind! Volksfeind![144]

Weiter heißt es in den Regieanweisungen, dass in Stockmanns Arbeitszimmer „alle Scheiben zerschlagen sind".[145] Diese Eskalation von Chaos und Gewalt mündet in einen offenen Dramenschluss, der jede Sinnhaftigkeit verweigert und zur Reflexion auffordert: Der utopische Sieg des Hygienikers über „Infusionstierchen"[146] und humane Tiere bleibt aus, Wasserleitung und Gesellschaft bleiben ungesäubert. Stockmann selbst widmet sich am Ende einem eigenwilli-

---

141 Ibsen, Volksfeind, S. 175.
142 Ibsen, Volksfeind, S. 113.
143 Ibsen, Volksfeind, S. 112 f.
144 Ibsen, Volksfeind, S. 189.
145 Ibsen, Volksfeind, S. 190.
146 Ibsen, Volksfeind, S. 118.

gen Erziehungsplan für seine Söhne und für „Straßenbengels", mit denen er „experimentieren" will,[147] und folgt damit weniger dem Pfad der formelhaft beschworenen Freiheit als dem der Anarchie.

Größer könnte die Distanz des in Berlin (1887/1890) und Wien (1890) aufgeführten Dramas zur populären Mikrobenjagd-Fabel, die zum Zeitpunkt dieser deutschsprachigen Aufführungen Karriere in den Massenmedien macht, kaum sein.[148] Mit Blick auf die auktoriale Form und autoritative Signatur der Fabel ist die Abwesenheit dieser Qualitäten bei Ibsen zunächst natürlich eine Sache der Gattungswahl – aber auch des spezifischen Darstellungsmodus. Denn dramatische Texte müssen, wie eine transgenerische Narratologie hervorhebt, nicht unbedingt auf diegetische Distanznahme und auktoriale Darstellungsformen verzichten. Letztere lassen sich beispielsweise über ausführliche Nebentexte, rahmende Prologe und Epiloge, intra- und extradiegetische Vermittlungsinstanzen oder auch über metaleptische Techniken realisieren.[149] Der *Volksfeind* jedoch ist hier restriktiv; es entspricht ganz Ibsens programmatischem Verismus, „das Dargestellte noch stärker für sich selbst sprechen zu lassen, als es von der dramatischen Form gemeinhin erwartet wird".[150] Dabei zieht sich der implizite Autor aus der Funktion des Arrangeurs und Gestalters in diejenige des Präsentators scheinbar kontingenter Details zurück, für ein naturalistisches Rededrama ist das nicht ungewöhnlich. Für einen Text des literarischen Hygienediskurses ist es jedoch folgenreich. Während etwa Alberti und Polenz mit souveränen Erzählinstanzen die Fronten des Hygienesystems klar getrennt halten, verzichtet Ibsen in seinem Drama, von den vergleichsweise knapp ausfallenden Nebentexten abgesehen, weitgehend auf Techniken der Episierung. Denn die wären auch Techniken der Autoritätssetzung; etwa perspektivisch neutrale Narrationen in längeren Monologen, Beiseite-Sprechen, Gedankenberichte oder reflektierende

---

147 Ibsen, Volksfeind, S. 212.
148 1887 im Ostende-Theater Berlin, vgl. die Rezension von Otto Brahm, Ein Volksfeind am Ostende-Theater in Berlin. In: Frankfurter Zeitung, 31, 68, 9. März 1887, erstes Morgenblatt, S. 2. Zu weiteren Aufführungen 1890 an der Freien Volksbühne vgl. Brauneck/Müller, Naturalismus, S. 608; am Wiener Burgtheater vgl. Anonym, Theater- und Kunstnachrichten (Rezension). In: Neue Freie Presse, 9400, 24. Oktober 1890, S. 6 f.
149 Zur Narratologie des Dramas vgl. Eike Muny, Erzählperspektive im Drama. Ein Beitrag zur transgenerischen Narratologie, München 2007; Holger Korthals, Zwischen Drama und Erzählung. Ein Beitrag zur Theorie geschehensdarstellender Literatur, Berlin 2003, insb. S. 17–19; Roy Sommer/Ansgar Nünning, Drama und Narratologie: Die Entwicklung erzähltheoretischer Modelle und Kategorien für die Dramenanalyse. In: Erzähltheorie trans¬generisch, intermedial, interdisziplinär, hg. von Ansgar Nünning und Vera Nünning, Trier 2002, S. 105–128.
150 So Holger Korthals mit Blick auf das naturalistische Drama im Allgemeinen (Korthals, Zwischen Drama und Erzählung, S. 17).

Selbstgespräche, ferner zuverlässige Kommentarfiguren.[151] Doch das alles fehlt: Die Hauptfigur erweist sich als konsequent fokalisiert, Stockmann hat in keinem Moment privilegierten Zugang zur dargestellten Welt, sondern verkennt immer wieder deren Zusammenhänge. Dem Zeitungsredakteur Hovstadt etwa unterstellt er, seinerseits „Jagd" auf ihn zu machen: „[Sie] suchen mich zu erwürgen, wie der Hund den Hasen erwürgt!"[152] So tritt an die Stelle auktorialer Übersicht ein figuraler Polyperspektivismus, der besonders dann eklatant wird, wenn neben dem Mikrobenjäger auch andere Figuren die gleichen biologistischen Analogien bemühen. „Der Autoritätsdusel hier muss aufhören", fordert Hovstadt, Vertreter einer korrupten, liberalen Presse, es müsse „die Fabel von der Unfehlbarkeit der leitenden Männer [...] ausgerottet werden wie jeder andere Aberglaube".[153] Damit aber kollabiert das Ordnungssystem der Hygiene und löst sich in Ambivalenzen auf, denn wenig später erweist sich der Ausrotter Hovstadt selbst als journalistischer Parasit; er gehört demnach ins Lager der mikrobischen Feinde.

Anstatt also Widersprüche einzuebnen, wie es die elementare Mikrobenjagd-Fabel tut, bringt sie der dramatische Prozess erst hervor, und das ist unter anderem deswegen bemerkenswert, weil es diese Fabel eigentlich noch gar nicht gibt. Der *Volksfeind* entsteht im Jahr 1881 während Ibsens zweitem Rom-Aufenthalt, noch bevor Koch nach Indien fährt und seine Abenteuergeschichte in den deutschen und europäischen Massenmedien Karriere macht. Insofern stellt das Drama eine eigenständige, ‚antihygienische' Reflexion vor aller Hygiene dar, eine Kontrafaktur von Mary Douglas' Ordnungsparadigma. Im polyphonen Stimmengewirr des Dramas hat niemand Autorität über die dargestellte Welt und ihre Sauberkeitsnormen; das betrifft vor allem den Mikrobenjäger, der keinerlei Deutungsmacht über den Hygienediskurs besitzt. Ganz im Gegenteil: Kontingenz, Offenheit und Ordnungsverlust gründen nicht nur im mimetischen *showing*, sondern auch in einer unfesten, dissoziativen Hauptfigur, die wiederum einer unfesten Metaphernsprache zwischen Medizin und Politik geschuldet ist; denn diese Sprache verselbstständigt sich im dramatischen Fortgang. Schließlich sind nicht nur die Infusorien in der Wasserleitung außer Kontrolle, sondern auch Stockmanns Rhetorik. Sein Wandel vom besonnenen Naturwissenschaftler zum Inquisitor der gesellschaftlichen Reinigung verdankt sich einer beweglichen Sprache, die immer wieder vom mikrobiologischen zum huma-

---

151 Zu den diegetischen Elementen im Drama vgl. Roy Sommer, Diegetic and Mimetic Narrativity. Some further Steps towards a Narratology of Drama. In: Theorizing Narrativity, hg. von John Pier, Garcia Landa und José Angel, Berlin 2008, S. 331–353, 340–346.
152 Ibsen, Volksfeind, S. 207.
153 Ibsen, Volksfeind, S. 126, 121.

nen Zoomorphismus und insofern von der biologischen zur politischen Ebene gleitet: „Es ist nichts daran gelegen, wenn eine lügenhafte Gesellschaft zugrunde geht", hält er der Bürgerversammlung entgegen,

> vom Erdboden muss sie wegrasiert werden, sag ich! wie schädliche Tiere müssen sie ausgerottet werden, alle, die in der Lüge leben! Ihr verpestet am Ende das ganze Land, Ihr bringt es dahin, dass das ganze Land den Untergang verdient. Und kommt es soweit, dann sag' ich aus voller innerster Überzeugung: möge das ganze Land zugrunde gehen; möge das ganze Volk hier ausgerottet werden![154]

Stockmanns Rhetorik besteht aus einem System an Zoomorphismen, das schädliche Mikroorganismen und die dafür verantwortlichen schädlichen Menschen immer wieder miteinander identifiziert und dabei exterministische Ideen legitimiert. So setzt sich das Gesellschaftsbild des Doktors unter anderem aus „Pudelmenschen und Kötermenschen", aus „verkrüppeltem Hühnervieh" und „vornehmem Fasan" zusammen,[155] und die offensichtlich darwinistische Abkunft dieser Metaphern darf nicht dazu verleiten, die Dramenhandlung ausschließlich im sozialen Daseinskampf aufzulösen. Zwar verlässt sich der Text ganz offensichtlich auf die Motivwelt der Evolutionsbiologie.[156] Gleichwohl ist jede von Stockmanns zahlreichen Tiermetaphern auch als Rückverweis auf die verderblichen Infusionstierchen des Anfangs zu lesen, die die Dramenhandlung überhaupt erst in Gang setzen. So wie Stockmann über die ‚Unschädlichmachung' der Infusionstierchen nachsinnt,[157] funktionieren auch die Hunde-, Ziegenbock- oder Wolfsmetaphern in der Figurenperspektive als mehr oder weniger explizite Handlungsanweisung zur Ausrottung.

Die Rede vom Ausrotten allerdings, die Stockmanns wachsenden Fanatismus ausmacht, gehört um 1880 weder zum Sprachbestand der frühen Bakteriologen noch zu demjenigen der Evolutionstheoretiker oder der Sozialdarwinisten; sie erreicht auch die degenerationsbiologisch argumentierenden Literatenzirkel um *Gesellschaft* und *Freie Bühne* noch nicht.[158] Das darwinistische

---

154 Ibsen, Volksfeind, S. 185.
155 Ibsen, Volksfeind, S. 181f.
156 Vgl. dazu Michler, Darwinismus und Literatur, S. 221f. Zu Ibsens Auseinandersetzung mit dem Darwinismus vgl. auch Kirsten Shepherd-Barr, Theatre and Evolution from Ibsen to Beckett, Columbia 2015, S. 63–92.
157 Vgl. Ibsen, Volksfeind, S. 203.
158 Vgl. die historischen Ungenauigkeiten bei Robert Ferguson, Henrik Ibsen. Eine Biographie, übers. von Michael Schmidt, skandinavische Originaltexte von Uwe Englert, München 1998, S. 353, 360. Paul Weindling weist darauf hin, dass der Darwinismus beziehungsweise die verschiedenen Darwinismen bis in die 1880er Jahre eine dezidiert liberale Ideologie der Sozialreformen bleiben. In den 1890er Jahren wandelt sich diese Weltanschauung vom Individualismus zur Gruppenideologie der Klassenkämpfe und der nationalen Fitness; exemplarisch

Selektionsprinzip bedeutet ja allenfalls, dass sich Arten im Sinne eines natürlichen Prozesses wechselseitig eliminieren. Erst im Zuge der rassenhygienischen und eugenischen Radikalisierung des Sozialdarwinismus nach 1900, die sich an Figuren wie Hueppe, Gottstein oder Grotjahn knüpft, wird etwa der Begriff der ‚Ausmerze' als Antonym zur ‚Auslese' im einschlägigen Schrifttum auftauchen; er gibt dann das aktive Komplementär zur passiven, natürlichen Selektion ab.[159]

Ganz unabhängig vom Hygiene- und auch vom Darwinismus-Diskurs zirkulieren allerdings Vorstellungen der planmäßigen Ausrottung schon früher im neunzehnten Jahrhundert. Sie gehören in den Kontext des zoologischen, entomologischen, botanischen und agrarwirtschaftlichen Parasitismus und betreffen den Umgang mit bestimmten Spezies, die als Schmarotzer oder Aggressoren gelten.[160] Das reicht von den ‚unausrottbaren' Wildschweinen des Afrika-Erzählers Schweinfurth und den Tigern im Leunis'schen Schulbuch, die deswegen auszurotten sind, weil sie in Europäersiedlungen eindringen bis zur katastrophalen französischen Reblausplage von 1875. Sie wird in den Folgejahren einen großen Teil der kontinentaleuropäischen Weinberge zerstören und veranlasst etwa Carl Vogt, in *Westermanns Monatsheften* von „Ausrottung" und „Tödten, soviel als möglich" zu sprechen.[161] Insofern folgt Ibsens Figurenrede der Logik

---

ist hier der frühe Kreis um Ploetz und die Brüder Hauptmann, deren utopischer Sozialismus sich mit pangermanischen und rassenanthropologischen Vorstellungen verbindet. Im Kontext der Degenerationspsychiatrie, wie sie von Forel, Schallmayer, Rüdin getragen wird, fließen dann um 1900 erste eugenische Ideen ein: Konstitutionell minderwertiges, degeneriertes Leben ist demnach von sozialhygienischer und medizinischer Optimierung auszuschließen (vgl. Weindling, Health, Race and German Politics, S. 25–106).
159 Vgl. die Lemmata ‚Auslese' und ‚Ausmerze'. In: Cornelia Schmitz-Berning, Vokabular des Nationalsozialismus, Berlin 2007, S. 77–81; zur Radikalisierung der Evolutionstheorie, die in Deutschland durch die Gründung der *Gesellschaft für Rassenhygiene* markiert ist, vgl. auch Peter Weingart/Jürgen Kroll/Kurt Bayertz, Rasse, Blut und Gene. Geschichte der Eugenik und Rassenhygiene in Deutschland, Frankfurt a. M. 2001, bes. S. 91–139.
160 Das *Grimmsche Wörterbuch* listet unter dem verhältnismäßig kurzen Lemma ‚Ausrotten' vornehmlich Beispiele einer alttestamentarischen Metaphernsprache aus den Büchern Moses und den prophetischen Büchern auf, die das Bild des Pflanzenausrottens auf den Umgang Gottes mit missratenen Menschen überträgt; ferner ein unvollständiges Goethe-Zitat aus einer Rezension zu Wielands *Der goldne Spiegel oder die Königin von Scheschian*, aus der Ausgabe letzter Hand, Bd. 33, S. 55: „der despot geht endlich so weit, dasz er alle seine verwandten ausrotten will" (Deutsches Wörterbuch von Jacob Grimm und Wilhelm Grimm. Bd. 1: A–Biermolke, Nachdruck, München 1999 [Leipzig 1854], Sp. 940).
161 Carl Vogt, Die Reblaus. Phylloxera Vastatrix. In: Westermanns Jahrbuch der Illustrierten Deutschen Monatshefte, 38, April 1875 – September 1875, S. 47–66, 64 f. Die institutionalisierte Vernichtung ist in Deutschland ab 1875 gesetzlich geregelt (Reichsgesetz zur Bekämpfung der Reblaus), vgl. dazu das Reblaus-Kapitel: Jansen, Schädlinge, Kap. „Fremde Invasionen. ‚Fremdlinge auf unserem Boden'", S. 170–255, bes. S. 216–218.

des sozialen Daseinskampfes *und* derjenigen der vorbakteriologischen Parasitenausmerzung:

> Stockmann: [...] Ich meine nur dass ich hinter die unglaubliche Sauwirtschaft gekommen bin, deren sich die Spitzen der Badeverwaltung schuldig gemacht haben [...]. Sie sind wie Ziegenböcke in einer jungen Pflanzung; überall richten sie Unheil an; dem freien Manne stehen sie im Wege, wie er sich dreht und wendet, – und ich würde es am liebsten sehen, man könnte sie ausrotten wie andere schädliche Tiere.[162]

Diese aggressive Vernichtungssprache, die weit über den literarischen Darwinismus des ausgehenden neunzehnten Jahrhunderts hinausreicht, macht Stockmann nicht nur in den Augen anderer Figuren verdächtig. Sie entzieht den Protagonisten in dem Maß, wie er seine Konturen verliert und sich vom besonnenen Naturwissenschaftler zum politischen Fanatiker wandelt, jeder identifikatorischen Lektüre. Auch die „Parteihäuptlinge, müssten, so heißt es wenig später, „ausgerottet werden. Denn ein Parteihäuptling, sehen sie, ist wie ein Wolf – wie ein hungriger Isegrim; – er braucht das Jahr soundso viel Kleinvieh wenn er bestehen will".[163] Nimmt man die Figurenrede Hovstadts hinzu, so bezieht diese gleitende Sprache, deren Verselbstständigungstendenz der dramatische Prozess vorführt, insgesamt viermal die Vokabel ‚ausrotten' auf humane Subjekte oder ihre mentalen Akte.

Demnach ist die immanente Formreflexion, die der Text vollzieht und die ihn grundlegend von den späteren Mikrobenjagd-Versionen des deutschen Naturalismus unterscheidet, eine des Verhältnisses von Figurenkonstitution und Metapherndynamik.[164] Gezeigt wird, dass aus einer transgressiven Sprache, die vom Ausrotten mikroskopischer Tiere zum Ausrotten tierähnlicher Menschen gleitet, keine stabile und kohärente Figur hervorgehen kann – noch viel weniger eine monumentale Arztfigur wie die Koch-Fiktion der Massenpresse. Stattdessen konstituiert sich über die ‚ver-rückte' Parasitenmetaphorik ein unfester, schillernder Protagonist, der von der scheinbaren Souveränität zum Wahnsinn irrationaler Generalisierungen treibt. Denn ob die „kompakte Majorität" tatsächlich „unsere geistigen Lebensquellen vergiftet und den Boden unter unse-

---

162 Ibsen, Ein Volksfeind, S. 175.
163 Ibsen, Ein Volksfeind, S. 210.
164 Vgl. die Parallelen im interpretatorischen Ansatz bei Heinrich Detering, Das Drama der Ökologie. Henrik Ibsens ‚En folkefiende' (1882). In: Natur und Moderne um 1900. Räume – Repräsentationen – Medien, hg. von Adam Paulsen und Anna Sandberg, Bielefeld 2013, S. 121–143. Ibsens „vermeintliches Thesenstück" zeige, „wie verbale Gewalt entsteht und wohin sie führen" könne (S. 122, 127). Bei Detering finden sich auch ausführliche Hinweise zur Rezeptions- und Forschungsgeschichte.

ren Füssen verpestet",¹⁶⁵ wie Stockmann in einer der wenigen monologischen Passagen behauptet, bleibt offen. Es handelt sich dabei um stark fokalisierte Äußerungen, deren Status bezüglich der dargestellten Welt mimetisch unentscheidbar ist und die sich genau jenem unmittelbaren Nachvollzug verweigern, den die autoritative Koch-Fabel wenig später anbieten wird.¹⁶⁶

Der Doktor sei ein „Wirrkopf", notiert Ibsen in einem Brief, er habe „Eigentümlichkeiten, denen man verschiedene Äußerungen aus seinem Munde zugute halten wird, die man am Ende nicht so ganz ruhig hingenommen hätte, wenn ich sie vorgebracht hätte".¹⁶⁷ Dieser distanzierende Autorkommentar ist ernst zu nehmen. Ob Stockmann, der „das ganze Gemeinwesen [...] gereinigt, desinfiziert"¹⁶⁸ sehen will, am Ende vernünftig oder verrückt, Freund oder Feind, Mikrobenjäger oder invasive Mikrobe der dargestellten Welt ist, beantwortet keine zuverlässige, bewertende Instanz im Text. Die Interpretationslast liegt ganz beim Leser, denn Ibsens Wirrkopf erweist sich weder als jener Kämpfer mit „rücksichtslosem Wahrheitssinn",¹⁶⁹ zu den ihn naturalistische Autoren und Sozialdemokraten machen,¹⁷⁰ noch als szientistischer Heroentypus, wie ihn die Massenpresse entwirft. Stockmann ist kein Identifikationsangebot wie der Zeitschriften-Koch, sondern vielmehr eine grundlegend moderne, widersprüchliche Dramenfigur. Sie steht fast emblematisch für das, was den bisher besprochenen

---

165 Ibsen, Ein Volksfeind, S. 179.
166 Fokalisierung ist ein zentrales Thema der noch wenig untersuchten Narratologie des Dramas, exemplarisch bei Muny, Erzählperspektive im Drama, S. 102–151 und Korthals, Zwischen Drama und Erzählung, S. 268–295. In diesem Zusammenhang wird darauf hingewiesen, dass das Kriterium der Zuverlässigkeit oder Unzuverlässigkeit auch für dramainterne Erzählerfiguren beziehungsweise erzählte Passagen gelte.
167 Zit. nach Ferguson, Henrik Ibsen, S. 355.
168 Ibsen, Ein Volksfeind, S. 145.
169 Brahm, Ein Volksfeind, S. 2.
170 Die Erstaufführung im Paris der Dreyfuss-Affäre stand im Zusammenhang mit öffentlichen Unruhen und Stockmann wurde mit Émile Zola gleichgesetzt, in Barcelona wählte man das Stück zur Unterstützung der politischen Opposition. Im vorrevolutionär aufgeheizten politischen Klima Moskaus, wo Stanislawski 1900 den Stockmann spielte, kam es zur Massenhysterie (vgl. Michael Raab, Stockmann, Ibsen und Shaw. In jedem steckt ein Volksfeind, Ibsens Dramaturgie 1882 und 2004. In: Amüsement und Schrecken. Studien zum Drama und Theater des 19. Jahrhunderts, hg. von Franz Nobert Mennemeier und Bernhard Reitz, Tübingen 2006, S. 353–372, 364). Zur vereinseitigenden Rezeptionsgeschichte in Theaterkritik und Literaturwissenschaft vgl. Detering, Das Drama der Ökologie, S. 127. Zwar gibt es bereits unter Zeitgenossen kritische Stimmen, die Stockmann als „närrischen Schwärmer" und „Überspannten" lesen, aber auch sie verkennen den reflexiven Charakter des Dramas (Rezension von Paul Ernst in Die neue Zeit, 1889, zit. nach Brauneck/Müller, Naturalismus, S. 620; ähnlich Karl Frenzel, für den Stockmann ein „verschrobenes Original" ist (Karl Frenzel, Die Berliner Theater. In: Deutsche Rundschau, 51, April/Mai/Juni 1887, S. 457–486, 464).

literarischen Versionen der Mikrobenjagd-Fabel am meisten abgeht: Ambivalenz – verstanden als „Möglichkeit gleichzeitiger Zuordnung von zwei in wenigstens einem Aspekt oppositionellen, indes in gleichem Masse adäquaten Beschreibungsmodellen zu demselben Text".[171]

Wie weit sich Ibsen damit in Richtung der ‚reflexiven Moderne' bewegt, kann man der Überforderung seiner Zeitgenossen ablesen. Bei der Wiener Erstaufführung am Burgtheater 1890 etwa versucht der Intendant Max Burckhard, „die modernen Aspekte im Text" für ein konservatives Publikum durch Vereindeutigung der Hauptfigur zu entschärfen.[172] Dabei werden bevorzugt die biopolitischen Radikalismen des vierten Aktes gestrichen oder verharmlosend übersetzt, etwa die Vergleiche von Gesellschaftsgruppen mit Tierspezies beziehungsweise die Köter-Metapher. Diese verkürzende, heroisierende Rezeption des Dramas als Thesenstück wird sich bis ins 20. Jahrhundert fortsetzen.[173]

Vor dem Hintergrund einer solch forcierten, offensichtlich schwer akzeptablen Modernität muss es auch nicht Wunder nehmen, dass die sprachlichen Analogien bis dahin vordringen, wo das kulturelle Wissen eigentlich noch gar nicht angekommen ist – bei der invasiven Mikrobe. Denn was die diskursiven Kontexte angeht, gründet Ibsens darstellungsgeschichtlich modernes Drama eigentlich auf ‚unmodernen', mit anderen Worten protobakteriologischen Wissensbeständen: Mikroorganismen sind im Drama als Begleiterscheinungen giftiger chemischer Gärungen dargestellt, die einer Gerberei entstammen, das Wasser verunreinigen und dabei unspezifisch Seuchen hervorrufen. Als Modell diente Ibsen der Arzt Eduard Meissner, der während der ersten Cholerawelle 1831 in Teplitz von aufgebrachten Kurgästen attackiert worden war.[174] So ist im Drama von ‚verfaulten organischen Stoffen' die Rede und von ‚Infusorien in

---

171 Erzsébet Szabó, Das Phänomen der Ambivalenz aus Sicht der Theorie möglicher Welten und der klassischen Narratologie. In: Ambivalenz und Kohärenz, hg. von Julia Abel, Andreas Blödorn und Michael Scheffel, Trier 2009, S. 15–31, 15.

172 Astrid Surmatz, Ibsen am Burgtheater zur Direktionszeit Max Burckhards (1890–1898). Ein Durchbruch der Moderne? In: Theaterinstitution und Kulturtransfer I. Fremdsprachiges Repertoire am Burgtheater und auf anderen europäischen Bühnen, hg. von Bärbel Fritz, Brigitte Schultze und Horst Turk. Tübingen 1997, S. 173–192, 188.

173 Detering, Das Drama der Ökologie, S. 127; Surmatz, Ibsen am Burgtheater, S. 183–191.

174 Meissner war der Vater des mit Ibsen befreundeten Schriftstellers Alfred Meissner, der Ibsen vermutlich in München von der besagten Episode aus dem Leben seines Vaters erzählte; vgl. H. G. Kohler, Henrik Ibsen's ‚An Enemy of the People' and Eduard Meissner's ‚Expulsion from Teplitz'. In: British Medical Journal, 300, 1998, S. 1123–1126; vgl. auch Raab, Stockmann, Ibsen und Shaw, S. 358, mit der Angabe weiterer möglicher Vorbilder. Zum sozialhistorischen Kontext von Industrialisierung und Wasserverschmutzung sowie zur Verarbeitung dieses Diskurszusammenhangs durch Autoren des europäischen Realismus wie Dickens und Raabe vgl. Detering, Das Drama der Ökologie, S. 128–135.

Massen' („Infusorier i maengdevis")[175] – und gerade nicht von „Millionen von Bakterien", wie es fälschlicherweise 1883 in der ersten deutschen Übersetzung von Wilhelm Lange und dann 1887 in Brahms Rezension der deutschen Erstaufführung heißt.[176] Es ist bezeichnend, dass die Untersuchung dieses Unrats im Drama einem Chemiker und nicht einem Biologen oder gar Mediziner anvertraut wird.[177] Mit Blick auf die vielen Jahre, die Ibsen in Deutschland verbrachte, ergeben sich als mögliche Subtexte demnach Pasteurs Gärungsbiologie und die frühe deutsche Mikrobiologie. Sie hatte ihren Anfang bei Ehrenbergs Infusorienstudien genommen, wurde dann aber im Wesentlichen von Botanikern fortgesetzt – in den 60er und 70er Jahren zunächst von Hallier, der eine Mykologie der Gärungen entwirft und an die umfassende Verwandelbarkeit von Spaltpilzen, Hefen und Schimmelpilzen glaubt, ferner von Nägeli, ebenfalls Anhänger von Pleomorphismus und Transformation; schließlich von den Systematikern Cohn und De Bary. Sie lehnen den Pleomorphismus zwar nun entschieden ab, konzipieren Bakterien aber ebenfalls als Pflanzen; nämlich als „krankmachende Schmarotzerpilze" oder auch ‚Spaltpilze', die einem parasitischen Diskurs zugeordnet sind. Dabei geht es um Beschreibung und Identifikation von Spezies – und keineswegs um deren Ausrottung.[178]

Wie kommt es also, dass die krankmachenden Infusorien im Drama nicht als mikroskopische Pflanzen sondern als mikroskopische Tiere gedacht sind, von denen dann Analogien zu den großen, menschlichen Tieren führen? Schließlich existiert noch keinerlei kollektives Bewusstsein für Mikroorganismen als Bestien, das es nahelegen würde, Infusorien als Feinde und politische Feinde als Infusorien zu entwerfen. Zwar liegen die Voraussetzungen dafür zur Entstehungszeit des Dramas bereits vor, da Kochs Milzbrand- und Tuberkulose-

---

175 Henrik Ibsen, En Folkefiende. Skuespil I Fem Akter, Kobenhavn 1882, S. 35.
176 Henrik Ibsen, Ein Volksfeind. Schauspiel in fünf Aufzügen, deutsch von Wilhelm Lange, Leipzig 1883, S. 20, ferner 25. Brahm schreibt sogar, das Wasser sei „infizirt durch Tausende von Bacterien", wobei diese noch weiter reichende semantische Verschiebung illustriert, wie weit bakteriologisches Vokabular 1887 zum allgemeinen kulturellen Wissen gehört (Brahm, Ein Volksfeind, S. 2).
177 Ibsen, Ein Volksfeind, S. 174.
178 Hermann Eberhard Richter, Die neueren Kenntnisse von den krankmachenden Schmarotzerpilzen nebst phytophysiologischen Grundbegriffen. In: Schmidts Jahrbücher der gesammten in- und ausländischen Medicin, Bd. 135, 1867, S. 81–98; Bd. 140, 1868, S. 101–118; Bd. 151, 1871, S. 313–353; Felix Victor Birch-Hirschfeld, Die neueren pathologisch-anatomischen Untersuchungen über krankmachende Schmarotzerpilze. In: Schmidts Jahrbücher der gesammten in- und ausländischen Medicin, 166, 1875, S. 169–223. Vgl. allgemein zur präbakteriologischen Botanik und Mykologie pathogener Mikroorganismen Gradmann, Krankheit im Labor, S. 46–58, dort neben den genannten auch zahlreiche weitere Literaturangaben.

studien bereits publiziert sind.[179] Doch bleibt dies wie gesagt bis zur Choleraexpedition tendenziell Expertenwissen;[180] es erreicht noch nicht die Massenmedien und ist noch nicht bis zur Tigerjagd narrativiert, an die sich dann exterministische Vorstellungen anschließen können.[181] In diesem Kontext ist Ibsens Vokabular der „Infusorier i maengdevis" und „Infusionsdyr"[182] als nicht zufälliger Anachronismus und kompositorische Entscheidung zu werten: Die Darstellung von Mikroorganismen als ‚Infusionstiere' dürfte eher auf Ehrenbergs Infusoriensemantik der 1840er Jahre als auf die neuere, botanische ‚Schmarotzerpilz'-Forschung der 1870er Jahre zurückgehen, denn nur Ehrenberg klassifizierte die von ihm gesehenen Organismen *als Tiere und nicht als Pilze*.[183] Von seinen „Infusionsthierchen" den Ausgang zu nehmen, erlaubt genau jenes metaphorische Kontinuum im Raum der Zoologie, auf das der Text ganz offensichtlich abzielt: Es reicht von den ‚unsichtbaren Tieren', die als „eine ganze riesige Masse" das Wasser verseuchen über die ‚Köter' und ‚Wölfe' der Beamtenschaft bis zu jener gesellschaftlichen „Masse [...], die unsere geistigen Lebensquellen vergiftet".[184] Bezeichnenderweise verwandeln Georg Brandes und Paul Schlenther in ihrer Gesamtausgabe von 1907 Wilhelm Langes frei übersetzte ‚Millionen von Bakterien' zurück in das wörtliche ‚Infusorien in Massen'.

Damit liefert Ibsen meines Wissens nach die erste, literarische Mikrobenjagd, die dem belebten Unsichtbaren als Prinzip krankmachender Verschmutzung auf der Spur ist und mit sprachlichen Analogien zwischen unsichtbaren

---

179 Das Drama erscheint am 28. November 1882 im Verlag Gyldendalske Boghandel (F. Hegel & Sohn) in Kopenhagen, Koch hatte seinen legendären Vortrag *Die Ätiologie der Tuberkulose* am 24. März 1882 vor der Physiologischen Gesellschaft zu Berlin gehalten und als Aufsatz am 10. April 1882 in der Nummer 15 der *Berliner Klinischen Wochenschrift* (S. 221–230) publiziert.
180 Wie man an Langes ungenauer Übersetzung sieht, kursiert der Terminus ‚Bacterium' natürlich schon um 1883 in der deutschsprachigen Öffentlichkeit, was allerdings nicht heißt, dass er bereits über das gleiche semantische Feld von Invasion, Angriff und Krieg verfügt. Vor allem ist ‚Bacterium' zu diesem Zeitpunkt noch nicht als anthropomorph und akteurshaft konzipiert.
181 Verfügbar ist natürlich Pettenkofers lokalistischer Ansatz, da Rodenberg im Jahr der Abfassung des *Volksfeind*-Dramas den allgemeinverständlich gehaltenen Aufsatz des Forschers publiziert (Rodenberg, Der Boden und sein Zusammenhang mit der Gesundheit des Menschen. In: Deutsche Rundschau, 29, Oktober/November/Dezember 1881, S. 217–234, vgl. Anm. 666). Zwar widmet sich Pettenkofer hier unter anderem den Wasserkrankheiten Typhus und Cholera, doch macht er Bodenfaktoren dafür verantwortlich und lehnt sich ferner an die transformistische Infektions-Mykologie Nägelis an, so dass das kaum zu Ibsens Prätexten gehören dürfte.
182 Ibsen, En Folkefiende, S. 44.
183 „Alle Infusorien sind organisirte, zum grossen Theil, wahrscheinlich alle, hoch organisirte Thiere. Dass alle mikroskopischen Organismen nur Thiere, nicht Pflanzen wären, wie Buffon meinte, ist irrig; viele Pflanzen bestehen deutlich aus mikroskopischen Einzelformen" (Ehrenberg, Die Infusionsthierchen, S. XIII).
184 Ibsen, Ein Volksfeind, S. 118, 179.

und sichtbaren Schmutz-Akteuren arbeitet. Mikroorganismen werden hier auf ähnliche Weise als Symbol unkontrollierbarer (Menschen)-Massen für Eradikationsvorstellungen zugänglich wie zeitgleich die Schädlingskäfer und Rebläuse einer industrialisierten Agrarökonomie –[185] und zwar noch *bevor* sich der bakteriologische Diskurs breitenwirksam etablieren kann, *bevor* Koch nach Indien fährt und *bevor* exterministische Metaphern in seinem Bildervorrat auftauchen.[186] Schließlich erlebt die Semantik der Bakteriologen erst in den späten 1880er Jahren eine ähnliche biopolitische Radikalisierung wie vorher die Sprache des Parasitismus: von den Einwanderern zum Vernichtungskrieg, dem korrespondiert der Wandel vom schädlichen Insekt zum auszurottenden Schädling.[187] Der springende Punkt ist, dass das *Volksfeind*-Drama den Radikalisierungsprozess der bakteriologischen Sprache vorwegnimmt.

Eine solch erstaunliche Konstellation erlaubt es, über die Beschaffenheit jener epistemologischen Leistung nachzudenken, die der Literatur gegebenenfalls zuzuschreiben ist. Denn man sieht, dass der literarische Text bei aller eigenständigen Produktivität dennoch nicht gleichzeitig mit Kochs ersten Fachpublikationen ein vergleichbares medizinisches Wissen herstellt; auch wenn das Ibsen-Drama die Mikrobenjagdfabel, die Koch in seinen Choleraberichten zwei Jahre später entfalten wird, tatsächlich in manchen Punkten vorformuliert. Gleichwohl kommt der Wissenschaftler Koch, mag sein Reisebericht auch noch so literarisiert sein, doch nicht ohne außersprachliche Repräsentationen – Mikroskop, Mikrophotographie, Zahlenkolonne – aus, um diese Reise epistemologisch sinnvoll darzustellen. Der Dramentext hingegen ist auf ganz andere Weise und in anderen Dimensionen produktiv, die die Wissenschaftserzählung aufgrund systeminhärenter Darstellungsregeln nicht erreichen kann. Als reine Sprachbewegung produziert er, wenn man so will, ein nichtpropositionales, un-

---

185 Vgl. Jansen, Schädlinge, S. 90–92.
186 Vgl. die semantischen Verschiebungen im Umgang mit dem Objekt ‚Tuberkelbazillus': Während Koch es 1890 noch für unnötig hält, „dass die Bakterien im Körper getötet werden müssten", ist 1901 vom „sichtbaren und greifbaren Feind" die Rede, „den wir ebenso verfolgen und vernichten können wie andere parasitische Feinde des Menschen" (Koch, Über bakteriologische Forschung, S. 659; Koch, Die Bekämpfung der Tuberkulose unter Berücksichtigung der Erfahrungen, welche bei der erfolgreichen Bekämpfung anderer Infektionskrankheiten gemacht sind. In: Koch, Gesammelte Werke, unter Mitwirkung von G. Gaffky und E. Pfuhl, hg. von Julius Schwalbe, Bd. 1, Leipzig 1912, S. 566–577, 566).
187 Vgl. Hänseler, Metaphern unter dem Mikroskop, S. 129–143; Jansen, Schädlinge, S. 121–123, 44–46, 277–294. Nach 1900, vor allem im Zuge einer sich entwickelnden mikrobiologischen Parasitologie kommt es dann zu den erwartbaren Konvergenzen zwischen bakteriologischer und entomologischer Rhetorik, da Bakterien und Insekten, die mikrobiologische Krankheiten als Vektoren übertragen, metonymisch miteinander identifiziert werden (Jansen, Schädlinge, S. 283).

mittelbar evidentes Wissen um die rhetorischen Konsequenzen eines wissenschaftlichen Denkstils, der gerade erst im Entstehen ist. Unter verallgemeinernder Optik wäre das ein Wissen um die Eigendynamik von Sprache, mit anderen Worten: Einsicht in die Geburt totalitärer Rhetorik aus dem Geist der Wissenschaftsmetapher.

Ibsens dramatische Versuchsanordnung reflektiert demnach das, was Politiker, Zeitschriftenredakteure und Literaten ab der Mitte der 1880er Jahre begrüßen und befördern, die Ausdehnbarkeit hygienischer Semantik ins Politische, als doppeltes Problem: erstens als Generator von totalitären Vorstellungen, von politischer Radikalisierung und faktischer Gewalt. Wer nicht vorsichtig mit der Sprache von Seuche und Kontamination umgeht, so die Logik des Textes, der muss mit der Eskalation von Hass, mit dem Verlust politischer Mitte zugunsten extremer Positionen rechnen. Damit stellt sich das Drama unter anderem als sehr frühe Reflexion auf eine mögliche Dynamik dar, die in den 1940er Jahren Wirklichkeit wird: die monströse Anwendung von Gewalt im Zeichen bakteriologischer Säuberung. Es bleibt eine in diesem Zusammenhang fatale Pointe, dass sich die vereindeutigende, heroisierende Rezeption des Dramas im Nationalsozialismus weiter fortsetzt und verschärft. Mittels erheblicher Texteingriffe wird Stockmann zur Führerprojektion umgeschrieben, der polyphone Text faschistisch vereinnahmt und schließlich ausgerechnet durch Hans Steinhoff, dem auch der Koch-Film geschuldet ist, verfilmt.[188]

Zweitens reflektiert Ibsens Drama das metaphorische Fließgleichgewicht zwischen biologischer und politischer Sprache als Formproblem und in gewisser Weise als formale Innovation. Eine gleitende Sprache, deren Analogiefreudigkeit nicht zu bremsen ist, kann keine stabile, schon gar keine grandiose Identität wie diejenige des heldischen Wissenschaftlers konstituieren. Sie bringt stattdessen jenes moderne Subjekt hervor, das in der deutschsprachigen Literatur der Jahrhundertwende Karriere machen wird: dissoziiert, ohne festen Kern, zwischen ‚Verdunstung und Verdichtung', zwischen Übermensch und ‚Wortspiel' schwankend.[189] Wie nah das Drama mit seinem polyphonen *showing*, das

---

[188] Vgl. Detering, Das Drama der Ökologie, S. 127 f.; Surmatz, Ibsen am Burgtheater, S. 188. Diese missverständliche Rezeption des Dramas setzt sich noch in die Gegenwart hinein fort: Ferguson interpretiert in seiner Ibsen-Biographie eindrücklich am Polyperspektivismus des Textes und an seinen Kontextbezügen vorbei, wenn er Stockmann als Stimme des Autors *und* als Vorreiter eugenischer Ideen liest: „Aufgrund der antidemokratischen Ideologie des Stücks und seiner eugenischen Theorie, die von den Nazis später so entsetzlich verwirklicht wurde, ist ‚Ein Volksfeind' heute vielen Bewunderern Ibsens ein Ärgernis" (Ferguson, Henrik Ibsen, S. 360).

[189] Nietzsches Diktum vom ‚Ich' als Wortspiel findet sich in: Nietzsche, Friedrich, [Götzendämmerung]. In: Nietzsche, Kritische Studienausgabe, hg. von Giorgio Colli und Mazzino Mon-

auf autoritative Gesten völlig verzichtet, der sprichwörtlich gewordenen dekompositiven Schreibweise der klassischen Moderne kommt, verkennt ausgerechnet deren Erfinder. Der Sinneswandel des „konfusen Volksfreundes" sei, so Hermann Bahr, nicht nachvollziehbar, Stockmann zähle zu den kaum gelungenen Ibsen-Figuren, die „schwank und verschwommen, in flüchtigen Nebel zerfließend, wenn man sie schon zu fassen gedenkt, brüchig durch heillose Widersprüche" seien.[190] Aus der Überwindungsperspektive Bahrs, der noch 1891 zu den Teilnehmern des legendären Wiener Ibsen-Banketts zählen wird, scheitert der *Volksfeind* am vermeintlich vorgegebenen Korsett der naturalistischen Form. Dabei geht aus Ibsens Technik, sprachliche Radikalisierung vorzuführen, gerade jener brüchige Figurentypus der ‚heillosen Widersprüche' hervor, auf den es die Jung-Wiener unter Hermann Bahr eigentlich abgesehen haben. Insofern gewinnt die Mikrobenjagd-Fabel hier, im Moment ihres ersten Aufscheinens, Anschluss an eine paradoxe Moderne, die zwischen autoritärer Selbstermächtigung und Identitätszerfall, Subjektkritik und Subjektemphase, ästhetizistischem Formwillen und offener Formreflexion schwankt.[191] Erstmalig blitzt ein dissoziatives, selbstreflexives Moment auf, das ebenso zur Literaturgeschichte dieser Wissenschaftserzählung gehört wie die Gesten der Autorität, der Ordnungsstiftung und Hierarchiebildung. Allerdings wird es sich erst später und parallel zum Differenzierungsprozess in der Seuchenmedizin entfalten, die sich von den Verkürzungen der monokausalen Erregerlehre abwendet. Zunächst kommt diese Modernität wieder abhanden. Es ist zwar durchaus möglich, dass Ibsens Drama zu den Prätexten von Albertis *Wer ist der Stärkere* gehört, mit dem es auffallende motivische Ähnlichkeiten, einen nahezu paranoiden Antikorruptionismus sowie zeitliche Parallelen teilt – die Berliner Erstaufführung fand im Jahr vor der Publikation von Albertis Roman statt.[192] Gleichwohl verschmilzt der *Volksfeind*-Plot in *Wer ist der Stärkere* konturlos mit

---

tinari, Bd. 6: Der Fall Wagner, Götzen-Dämmerung, Der Antichrist/Ecce homo, Dionysos-Dithyramben/Nietzsche contra Wagner, 2. Aufl., München 1988, S. 91.
190 Hermann Bahr, Henrik Ibsen. In: Bahr, Kritische Schriften in Einzelausgaben, Bd. 1: Zur Kritik der Moderne, hg. von Claus Pias, Weimar 2004 [1890], S. 70–91, 84.
191 Dieser Befund einer paradoxen Moderne ist vor allem anhand der frühmodernen symbolistischen und ästhetizistischen Strömungen in Frankreich und Deutschland erhoben worden (vgl. Blasberg, Ist die klassische Moderne totalitär, S. 396 f.), lässt sich aber durchaus auch auf Darstellungsformen mit entschiedenerem Wirklichkeitsbezug ausdehnen.
192 Auch wenn Zola ganz offensichtlich die entscheidende Bezugsfigur aus dem internationalen Naturalismus für die Münchner Fraktion um Michael Georg Conrad und Conrad Alberti darstellt und auch wenn Bleibtreu und Alberti ihren *Verein Deutsche Bühne* im Frühjahr 1890 in direkter Opposition gegen Brahms *Freie Bühne* und seinen Ibsen-Kultus gründen, legen die erfolgreiche Erstaufführung am Ostende-Theater 1887 und die inhaltlichen Überschneidungen zwischen den Gesellschaftsparasiten in Albertis Roman und den Gesellschaftsparasiten in Ib-

den Monumentalismen und Simplifizierungen der Koch-Fabel, die mittlerweile ihren Siegeszug durch die Medien angetreten hat. So verschwindet genau das moderne Potenzial einer ebenso autoritativen wie utopistischen Wissenschaftserzählung – Sprach- und Formbezogenheit, Kontingenz, Ambivalenz – zunächst vollkommen zugunsten der Verengungen des völkischen Diskurses.

Im Rückblick auf die literarischen Mikrobenjagden bei Conan Doyle, Alberti, Polenz und Ibsen ist an diesem Punkt ein kurzes funktionsgeschichtliches Fazit zu ziehen. Rekonstruiert wurde im vorangegangenen Abschnitt die Geschichte einer elementaren Erzählung, die zu den kollektiven Erzählbeständen der Kultur um 1900 zählt und bis zur Jahrhundertwende wie kaum eine zweite sinnstiftend, wertsetzend und gemeinschaftskonstitutiv wirkt. Insofern versteht sich der Abschnitt (sowie der Rest des Kapitels) als Beitrag zu einer transgenerischen, kulturhistorischen Narratologie, die das Erzählerische als Bindeglied zwischen den Kommunikationsräumen und Hoheitszonen einer pluralisierten Moderne fasst. Nachgezeichnet wurde der Bogen von den Jagdgeschichten der Massenpresse über Kochs Selbstentwurf als Jäger von großen und kleinen Bestien bis zur Rückdiffusion dieses Selbstentwurfs in die Massenpresse und in die europäische Erzählliteratur. Dort entfaltet Kochs elementares Narrativ generative Funktion, wobei die literarischen Manifestationen dieses Narrativs, das sich durch hohe Geschlossenheit und Sinnfülle auszeichnet, ein breites Spektrum zwischen totalitärer und dissoziativer Moderne abdecken. Es reicht vom viktorianischen Empire-Phantasma über die Reinheits- und Säuberungsutopien des naturalistischen Sozialromans bis zu den Führerfigurationen in (proto-)faschistischer Propaganda; und es schließt die eigenständige Inszenierung von Ambivalenz in einem Ibsen-Drama ein, das sich weniger als Manifestation denn als Vorgänger der elementaren Erzählung erweist. Es zeigt sich, wie weitreichend und facettenreich die Verflechtungen dieses *grand récit* mit der europäischen Frühmoderne ausfallen, wobei die Massenmedien Möglichkeitsbedingung für das Zirkulieren der Erzählung zwischen Wissenschaft, Alltagskultur und Literatur sind.

---

sens Drama doch nahe, den *Volksfeind* zumindest als eine mögliche Anregung für *Wer ist der Stärkere* zu lesen.

3 Vom Jäger zum Träger: korrelativer Wandel in Literatur und Medizin

3.1 Narrative Koevolution

Nun sind die Leistungen der Mikrobenjagd-Fabel in vorhersehbarer Weise begrenzt. Langfristig erweist sie sich als zu unterkomplex, zu finalisiert, zu autoritär beziehungsweise auktorial, um mit der wachsenden Problemlast des wissenschaftlichen und des kulturellen Modernisierungsprozesses Schritt halten zu können. Schließlich wird sie zum Ausgangspunkt antimoderner Impulse, da der doppelte, narrative und epistemologische Reduktionismus in ästhetische Epigonalität und starre biopolitische Schematismen mündet.[1] Als Antwort auf diese Problemlage entwickelt sich ab den 1890er Jahren ein kritischer Metadiskurs, der parallel vom Wissenschafts- und vom Literatursystem getragen wird und zeitlich mit den autoritativen, normalisierenden Tendenzen des bakteriologischen Diskurses in Wissenschaft, Massenmedien und Literatur noch ein Stück weit überlappt. Aus verschiedenen Perspektiven werden die oben genannten Aspekte des *grand récit* ‚Mikrobenjagd' – ontologische Kategorienfehler, epistemologische Verkürzungen, Phantastik, autoritäre Selbstermächtigung – ebenso kritisch wie produktiv reflektiert. Es ist die gleiche reflexive Wende, wie sie auch die Geschichte des Kollektivsymbols kennzeichnet, sie lässt das moderne Potenzial der Bakteriologie für Bild- *und* Erzählbestände gleichermaßen ästhetisch fruchtbar werden; das reicht von Sacks bakteriologisch inspiriertem Sprachrausch und Scheerbarts bazillärem Wortsalat bis zu den ungeordneten Versionen der Mikrobenjagd bei Tolstoi und Ernst Weiß, von denen weiter unten zu handeln sein wird.

„Der Begriff Kampf bedeutet ein Gegeneinanderwirken zweier lebender, beseelter Wesen", schreibt beispielsweise der Kliniker Alfons Windrath 1895 und reflektiert damit die Probleme der Bakteriologie nicht nur als solche der Konzeptualisierung, sondern auch der erzählerischen Darstellungspraxis:

---

[1] Allerdings schützt auch der Prozess der Selbstrevision, Komplexitätszunahme und Pluralisierung in der Bakteriologie, um den es im Folgenden gehen wird, nicht vor faschistischer Politisierung. Ganz im Gegenteil ist es gerade die Entwicklung zum Konditionalismus und zur Konstitutionslehre, die die Gleichschaltung des Faches in den 1930er Jahren befördert, da diese Dispositionen großteils als hereditär und rassenbiologisch gedacht werden und eugenischen Positionen Vorschub leisten – exemplarisch bei heterodoxen Bakteriologen wie Ferdinand Hueppe, Adolf Gottstein, Alfred Grotjahn und Emil Gotschlich, s. Kap. II.4.2.

> Auch hat außer dem Weisen von La Mancha noch kein beseeltes Wesen gegen einen unbeseelten, nur nach physicalischen Gesetzen wirkenden Gegner gefochten.[...] Man kann nicht einwenden, dass das bacteriologische System das Verhältnis des Menschen zu den Bacterien nur bildlich als Kampf bezeichne. Dasselbe hält thatsächlich die Bacterien für Feinde des Menschen. Mit dem Zwange logischer Nothwendigkeit führt daher der Begriff des Kampfes mit den feindlichen Bacterien zur Vermenschlichung derselben und zu einer erschreckenden Verunstaltung der Wissenschaft durch Anthropomorphismen.[2]

Der ‚Zwang logischer Notwendigkeit': Mit kritischem Blick auf die Autoritätsansprüche des ‚bacteriologischen Systems' enthüllt Windrath dessen Denkzwang als Erzählzwang, der Wissen in Form eines ontologisch unstimmigen Aktantenschemas generiert. Zum einen treffen als Antagonist und Protagonist mikrobische und menschliche Akteure aufeinander, die unterschiedlichen Seinsbereichen entstammen, zum anderen verdankt sich der singuläre, anthropomorphe ‚Gegner' einer ontologisch illegitimen Gleichsetzung von Einzellermassen und tierischen oder menschlichen Einzelindividuen; Windraths Cervantes-Vergleich macht auf die Phantastik und das ästhetische Potenzial einer solchen Operation aufmerksam. Gegen die Simplizität dieses Abenteuerplots, der nur aus dem Suchen und Töten einer vermeintlichen Bestie besteht, polemisiert auch der edwardianische Dramatiker George Bernard Shaw; und zwar in der berühmten Schrift ‚Preface on Doctors', die er seinem medizinkritischen Drama *Doctor's Dilemma* nachträglich als programmatische Vorrede hinzufügte:

> We are left in the hands of the generations which, having heard of microbes much as St. Thomas Aquinas heard of angels, suddenly concluded that the whole art of healing could be summed up in the formula: Find the microbe and kill it.[3]

Näher an der Heiligenlegende und am Glaubensartikel als an wissenschaftlicher Faktizität: Man sieht, dass der „Attraktivitätsverlust der Mikrobenjagd", den die Wissenschaftsgeschichte beschreibt,[4] für die Kommunikationssysteme ‚Wissenschaft' und ‚Literatur' gleichermaßen gilt. Zusammen wenden sie sich gegen ontologische Unstimmigkeiten, Fiktionsnähe und Souveränitätsansprüche, und insofern ergibt es doppelt Sinn, bei der Rekonstruktion dieses kritischen Metadiskurses wissenschaftsgeschichtliche und literaturgeschichtliche Perspektiven ineinandergreifen zu lassen. Was zu autoritär und zu deterministisch ist, um als

---
2 Windrath, Die Medicin unter der Herrschaft, S. 161 f.
3 G. B. Shaw, Preface on Doctors. In: Shaw, The Doctor's Dilemma, Getting Married, and the Shewing-Up of Blanco Posnet, New York 1911, S. V–XCII, bes. Abschnitt „Bacteriology as a Superstition", S. XXVI–XXIX, Zitat XXVII. *Doctor's Dilemma* wurde 1906 in London erstaufgeführt, 1908 publiziert und drei Jahre später durch das *Preface* ergänzt (Verlag Brentanos, New York).
4 Berger, Bakterien in Krieg und Frieden, S. 311.

epistemologische Erzählung mit dem wissenschaftlichen Pluralisierungsprozess mithalten zu können, ist unter anderer Perspektive eben auch zu auktorial und zu monoperspektivisch, um von der ästhetischen Moderne als elaborierte Erzählung fortgeschrieben zu werden. Die Wendung dieser Moderne von den Abstraktionen der Vernunft zur prärationalen Unmittelbarkeit des Körpers[5] korreliert mit einer Wendung in der Bakteriologie vom Mikrobenkampf zum Krankheitsvorgang selbst (s. Kap. II.3.4. und II.4.2.), so dass sich ‚am Leitfaden des Leibes' ein paralleler Perspektivenwechsel von oben nach unten vollzieht: vom ganzen, heroischen und agierenden Subjekt zum desintegrierten, parasitenbesiedelten und erleidenden Subjekt; von der Autorität und der einfachen Akteursfiktion ‚find the microbe an kill it' zum Polyperspektivismus.

„Es wäre meines Erachtens ein großer Fortschritt", schreibt Fred Neufeld, Löfflers Nachfolger am Robert-Koch-Institut, im Jahr 1924, „wenn diejenigen, die sich mit Seuchenbekämpfung befassen, endlich die Vorstellung aufgeben würden, als sei es ihre Aufgabe, immer den letzten Bazillus in entlegenste Schlupfwinkel zu verfolgen und zu töten". Dies seien „Illusionen", die vom praktisch Notwendigen ablenkten.[6] Mit ähnlicher Stoßrichtung wendet sich Shaw gegen eine Totalitätsfiktion, die immun gegen Alternativerklärungen ist:

> When there was no bacillus it was assumed that, since no disease could exist without a bacillus, it was simply eluding observation. When the bacillus was found, as it frequently was, in persons who were not suffering from the disease, the theory was saved by simply calling the bacillus an impostor, or pseudobacillus.[7]

Solche Verabsolutierungen, die jede Krankheit notwendig zum bazillären Phänomen und jeden Bazillus notwendig zum Krankheitsvorgang erklären, sind nicht nur dem Dramatiker Shaw, sondern auch dem bereits zitierten Kliniker Ottomar Rosenbach ein Dorn im Auge. Für diesen Bakteriologiekritiker der ersten Stunde verdanken sie sich einer Epoche, die zu „autoritätsgläubig, namentlich leichtgläubig gegenüber den Fortschritten der Wissenschaft" war; und Rosenbach meint damit den bakteriologischen „Autoritätsglaube[n], [der] leicht auf Laien übergeht".[8] Dass Epidemiologen wie Neufeld schließlich die autoritative Fabel von der Beherrschbarkeit schmutziger Seuchen und schmutziger Kolonialräume zugunsten dauerhaft keimbesiedelter (Kollektiv-)Körper aufgeben, hat seine Parallelen in produktionsästhetischen Überlegungen, die man zeitgleich

---

5 Vgl. als *locus classicus* Braungart, Leibhafter Sinn, z. B. S. 6.
6 Fred Neufeld, Experimentelle Epidemiologie. Kritischer Bericht über einige neuere Forschungsergebnisse. In: Klinische Wochenschrift, 30, 1924, S. 1345–1351, 1350; vgl. dazu Berger, Jagd auf Mikrobien, S. 96.
7 Shaw, Preface on Doctors, S. XXVIII.
8 Rosenbach, Arzt c/a Bakteriologe, S. 139.

im Literatursystem anstellt. Es sind dies Überlegungen zur Aufgabe der auktorialen Herrschaft über die Bedeutungsebene des Textes, zur Vervielfachung der Perspektiven und zur Konzentration auf den zeichenhaften Leib – anstatt auf das deutende Bewusstsein. Dementsprechend wandelt sich in literarischen Texten, die grob dem rationalitätskritischen Projekt der Moderne zuzuordnen sind, auch der literarische Umgang mit Seuchen grundlegend, beispielhaft in Döblins *Die Drei Sprünge des Wang Lun* (1916):

> Paldan Jische delirierte. Die Geschwüre krochen über seine Bronzehaut; flossen zusammen. Erst füllte sie eine gelbe Flüssigkeit, dann begann sie zu dunkeln, dickrötlich, schwarz zu werden [...]. Zwischen dem Zickzack der Delirien, Verschleierungen, bunten Wirrsalen wachte und träumte Paldan Jische. Ein fleischschnürender Krampf, ein hohler Schwindel über Schlünden, eine klare federnde Helligkeit wechselten [...]. Er wußte nicht, ob es sein Empfinden war, das er empfand, ob es anderer, vieler, zahlloser Empfindungen waren.[9]

In solch starken, sensualistischen Bildern führt ein kaum distanter Erzähler, der nicht mehr souverän über das Erzählte verfügt und mit der Perspektive der Reflektorfigur verschmilzt, den Pockentod dieser Figur vor. Deren leiblicher Zerfall erscheint als geistige Apotheose und als Vervielfachung der Ich-Identität, und bezeichnenderweise kommt der parataktische Stil dabei weitgehend ohne Kausalmotivationen aus. Vor allem ist von Ansteckung und Ansteckungskontrolle in der gesamten Pockenepisode nirgends die Rede; gesunde Figuren interagieren eng mit dem sterbenden Lama-Priester, ohne dass jemals der Gegensatz rein/unrein zur Sprache käme. Mit Blick auf die medizinische Kompetenz des Autors und die durchaus noch existente Krankheit, die sowohl im frühen zwanzigsten Jahrhundert als auch im erzählten historischen China für extrem ansteckend gehalten wurde, ist das als kompositorische Entscheidung zu werten.[10] So wie der bakteriologische Denkstil also von seiner einfachen Gründungserzählung *find the microbe and kill it* abrückt und in eine Vielzahl von disziplinären Formationen, Immunologie, Populationsökologie, Epidemiologie und Para-

---

9 Alfred Döblin, Die drei Sprünge des Wang-Lun. Chinesischer Roman, hg. von Gabriele Sander und Andreas Solbach, München 2007, S. 348.
10 Zum Wissensstand der Jahrhundertwende vgl. Paul Kübler, Geschichte der Pocken und der Impfung, Berlin 1901, S. 347–384. Unmittelbar nach Kriegsende wird es zu einer weiteren, umgrenzten Pockenepidemie in Deutschland kommen (vgl. Erich Seligmann, Seuchenbekämpfung, Berlin 1928, S. 110–113). Am Manchu-Hof im Peking des achtzehnten Jahrhunderts, in dem der historische Lobsang Paldan Jische an Pocken starb, herrschten offensichtlich paranoide Ängste vor einer Einschleppung der Seuche aus dem Norden. Man zählte sie zu den sog. warmen, d. h. epidemisch-pestilenzartigen Krankheiten, deren Ansteckungsstoff in Mund oder Nase eindringt; vgl. Martha E. Hanson, Speaking of Epidemics in Chinese Medicine. Disease and the Geographic Imagination in Late Imperial China, London 2011, S. 107–126.

sitologie zerfällt, so zerlegt die ästhetisch-kulturelle Moderne alle vormaligen Ganzheiten: Subjekt, Welt, wissenschaftliche Erkenntnis, Sprache. Sie zerlegt sie in einem Großprojekt der Reflexion in ihre Bestandteile und bezieht daraus, Döblins *Wang-Lun* macht es deutlich, die Substrate für einen bemerkenswerten Experimentalismus der Form.

Hier hat man es nun mit einem methodischen Problem zu tun, nämlich mit der Frage, wie man parallelen Wandel in Literatur- und Wissenschaftsgeschichte zu konkreten historischen Zeitpunkten beziehungsweise die von Walter Erhart benannte ‚Koevolution zweier Sozialgeschichten' beschreiben kann, ohne mit einfachen Abhängigkeiten zu argumentieren.[11] Die Teilgeschichten dieser beiden Systeme im frühen zwanzigsten Jahrhundert, die bereits beide sehr weit funktional ausdifferenziert sind, lassen sich meiner Meinung nach plausibel unter drei Bedingungen als Zusammenhang rekonstruieren. Erstens scheint es sinnvoll, nach einem übergreifenden Bezugsproblem zu fragen, das für Literatur und Wissenschaft gleichermaßen relevant ist und Wandlungsprozesse in Gang setzt. Zweitens sollte sich die Rekonstruktion nicht nur auf motivische, sondern auch auf formalästhetische Parallelen beziehen, und drittens ist davon auszugehen, dass die Verzahnung zwischen Naturwissenschaft/Medizin und Literatur indirekt und mehrfachvermittelt abläuft.[12]

Dient Kochs elementare Kollektiverzählung (wie bisher) als formales Bindeglied zwischen Wissenschaft und Literatur, so kann der Kontingenz- und Pluralisierungsschub des frühen zwanzigsten Jahrhunderts, der fast alle Bereiche des soziokulturellen Lebens erfasst und ein intensives Krisenbewusstsein auslöst, als übergreifendes Bezugsproblem gesehen werden. Er manifestiert sich in der intellektuellen Kultur unter anderem als jene vielbeschworene Krise des Subjekts beziehungsweise des Personenbegriffs, die zur nahezu stereotypen Formel der Moderneforschung geworden ist. Mit der wachsenden Popularität der Schriften Freuds, Nietzsches und vor allem Machs ist ‚Person' oder ‚Subjekt' nicht mehr als selbstbewusste, kohärente Ganzheit denkbar, sondern nur noch als Bündel von perzeptiven Reflexen und unbewussten Trieben. Parallel dazu kommt in der Infektionsmedizin mit der Erfolgsgeschichte ‚Mikrobenjagd' auch die Einheit des ganzen, geschlossenen Körpers abhanden. Wurde er von den orthodoxen Bakteriologen als determinierte, immer gleiche Kulturplatte ohne nennenswerten Eigensinn konzipiert, so schwindet diese Vorstellung mit wachsender Dominanz der Kliniker, Epidemiologen, Pathologen und Sozialmediziner über das bakteriologische Tiermodell. Der Körper erscheint nun als kontingentes, unberechenbares Ensemble aus Organen, Röhren, Flüssigkeiten, Zelltypen,

---
11 Vgl. Erhart, Medizin – Sozialgeschichte – Literatur, S. 120 f.
12 Vgl. Krämer, Intention, S. 94–97.

erblichen Dispositionen und pathophysiologischen Reaktionen, die gänzlich individuell ausfallen, jeweils andere medizinische Disziplinen auf den Plan rufen und sogar ein flexibles Arrangement mit unsichtbaren Untermietern zulassen. „Die Pestbazillen dringen zu den regionären Lymphknoten vor und führen zur Bildung eines entzündlichen Bubo", heißt es 1919 im Pestkapitel des von Wilhelm Kolle und Heinrich Hetsch seit 1906 herausgegebenen, führenden Lehrbuchs für experimentelle Bakteriologie. Das klingt zunächst noch nach mikrobiellen Akteuren, setzt sich dann aber mit ungewohnten Kontingenzen fort:

> Der Ausgang der Drüsenerkrankung kann ein verschiedener sein. In manchen Fällen findet bei Genesung eine rasche Rückbildung der geschwollenen Drüsen statt, in anderen Fällen aber kommt es zur Erweichung des primären Bubo [...] und zu einer Gangrän der darüber liegenden Haut mit Durchbruch des Buboneneiters. Auf diese Weise entstehen oft große Eiterhöhlen [...]. Man findet einfach markig-infiltrierte, sulzig-durchtränkte oder aber blutig-infiltrierte Formen, schließlich auch beginnende Erweichung und völlige Vereiterung.[13]

Der Ausgang der Drüsenerkrankung kann ein verschiedener sein, da nicht die agierenden Pestbazillen, sondern das unübersichtliche Puzzle des Körpers mit seinen variablen morphologischen Möglichkeiten ins Zentrum des Interesses rückt. Es verweigert jene narrative Finalität, die die Mikrobenjagd-Fabel auszeichnet – bis hin zum ambivalenten Schluss, der die kontrastiven Möglichkeiten ‚Genesung' oder ‚Gangrän' (d. h. jauchiger Gewebszerfall) offenlässt und damit einen in der Bakteriologie bisher unbekannten Indeterminismus zum Ausdruck bringt. In den Eiterhöhlen und verschieden qualifizierten Erweichungen dieses Körpers zeigen sich Parallelen zu den Pockengeschwüren und Eiterblasen von Döblins (und manch anderer) Romanfigur – anders gesagt: Das neue bakteriologische Interesse am detailreichen, sinnlich erfahrbaren, eigensinnigen Leib konvergiert augenfällig mit einem ähnlich gelagerten Interesse der Literatur, die ihn ebenfalls nicht mehr als intaktes Ganzes, sondern als Panorama visueller, olfaktorischer und haptischer Eindrücke imaginiert.

Paralleler Wandel ist demnach nicht einfach als Top-down-Transfer gedacht, in dem Sinn, dass das Wissenschaftssystem seine Innovationen irgendwie an Literatur weitergibt und damit eine Auffrischung ihrer Motivbestände und Formarsenale bewirkt. Gerade für den Bereich der harten, mathematisierten Disziplinen scheint es eher angemessen, von der strukturellen Kopplung zweier autopoetisch geschlossener, gesellschaftlicher Teilsysteme auszugehen, die ihrer je spezifischen Reproduktionslogik folgen – mit anderen Worten von

---

[13] W. Kolle/H. Hetsch, Die experimentelle Bakteriologie und die Infektionskrankheiten mit besonderer Berücksichtigung der Immunitätslehre. Ein Lehrbuch für Studierende, Ärzte und Medizinalbeamte, Bd. 1, 5. Aufl., Berlin/Wien 1919, S. 429.

Mehrfachvermittlung. So erweisen sich die moderneren, literarischen Manifestationen der Mikrobenjagd-Fabel in dem Maß als innovativ, in dem eigengesetzliche Dynamiken des Literatursystems wie die ‚Überwindung des Naturalismus', narrative Fokalisierungsexperimente, *linguistic turn* oder Abstraktionstendenz mit den skizzierten Differenzierungsprozessen der Bakteriologie in diesen Manifestationen quasi zusammenwirken.

Inwiefern Ähnlichkeiten des Wandels in (harten) Naturwissenschaften und Literatur unter Bedingungen moderner Systemdifferenzierung mehrfach vermittelt sind, wurde im ersten Teil dieser Arbeit bereits anhand des Kollektivsymbols nachgezeichnet. Dessen Entwicklung von den festen und starr antagonistischen Bedeutungen – entweder Feindschaft, Kampf, Tod oder aber Schönheit, Ursprung, Leben – zum Gleiten der Bedeutungen in den dadaistischen und surrealistischen Avantgarden verdankte sich *unter anderem* der Neukonzeption der Mikrobe als Parasit: Nach Meinung der Epidemiologen tritt sie mit ihrem Wirt in eine komplexe Wechselbeziehung, die gegenseitige Adaptation, gleitende Zustände hervorbringt. Der Philosoph Michel Serres wird das später zur positiven Veränderung und zu jener ‚produktiven Unruhestiftung' umwerten, die eine ganze Kulturtheorie des Parasitären begründet. Solche Beobachtungen des korrelativen, aber jeweils eigengesetzlichen Wandels lassen sich nun auch auf den Bereich des Narrativen ausdehnen.

Der Dreh- und Angelpunkt ist die Verabschiedung von Kausalität. Überwinden die Laborwissenschaften die starre Monokausalität und den Bakterienzentrismus zugunsten einer multikonditionalistischen Krankheitslehre, so überwindet das Literatursystem schrittweise die als zu kausalistisch empfundenen Erzählweisen der sozialen und später auch der seelischen Panoramen. Es überwindet sie zugunsten eines neuen Naturalismus der ‚dampfenden Erde',[14] der das Wirkliche nicht mehr erklärt, sondern sensualistisch zeigt, etwa in Paldan Jisches eitrig zerfallendem, vielfarbigem Leib. In einem derartig zugerichteten Leib treffen sich Infektionsmedizin und erzählerische Avantgarde, die sich beide von den einfachen Kausalitäten abwenden, aber mit je eigenen Zielen und nach eigener Logik. Die ausdifferenzierte Bakteriologie kündigt den Kausalzwang ihrer Begründer auf, die künstlerische Intelligenz hingegen verabschiedet sich von einem erkenntnisgewissen auktorialen Subjekt, das Kausalzusammenhänge überhaupt erst herstellt. Für die Literaten verheißt der eigensin-

---

[14] „Der Naturalismus ist kein historischer Ismus, sondern das Sturzbad, das immer wieder über die Kunst hereinbricht und hereinbrechen muß. Der Psychologismus, der Erotismus muß fortgeschwemmt werden; Entselbstung, Entäußerung des Autors, Depersonation. Die Erde muß wieder dampfen. Los vom Menschen!" (Alfred Döblin, An Romanautoren und ihre Kritiker. Berliner Programm. In: Döblin, Ausgewählte Werke in Einzelbänden, Bd. 8: Aufsätze zur Literatur, hg. von Walter Muschg, Olten/Freiburg i.Br. 1963, S. 15–19, 18 f.).

nige Körper ‚Depersonation' und eine neue diegetische Unmittelbarkeit, für die Infektionsmediziner indes einen neuen und ungewohnt bodenständigen klinischen Realismus – jenseits der Abstraktionen und Fiktionen des bakteriologischen Tiermodells. Vor allem erlaubt der Körper neue Komplexitäten, da an die Stelle der erfundenen, quasi sterilen Jagd mit vorhersehbarem Ende eine beobachtbare Folge von physischen Zustandsänderungen mit unvorhersehbarem Ausgang tritt.

Doch bei aller Parallelität eines Wandels, der sich um Autoritätsfragen, Erkenntniskritik und Determinismus rankt, ist Folgendes festzuhalten: Die wohlbekannten literarhistorischen Entwicklungsprozesse vom souveränen zum dekompositiven Erzählen, von der ephemeren Physis des ausgehenden neunzehnten Jahrhunderts zur drastischen Physis der Avantgarde sollen hier keinesfalls mit naturwissenschaftlich-medizinischen Veränderungen in verallgemeinernde Zusammenhänge gebracht werden. Vielmehr kann es auch in den nächsten Abschnitten nur um solche literarischen Texte gehen, die die Mikrobenjagd-Fabel in irgendeiner Weise enthalten, sich als deren elaborierte Manifestationen beziehungsweise nunmehr Kontrafakturen lesen lassen.[15] In diesem Sinn beschränkt sich die Rekonstruktion des Wandels vom autoritätsgebundenen Erzählen zum ‚Erzählen von unten' auf den *grand récit* ‚Mikrobenjagd', der (wandelbare) Motive und Plotstrukturen bereithält und in dessen artistischen Verzerrungen und Zertrümmerungen die reflexive Moderne in Erscheinung tritt.

3.2 Dissidenz, Komik und Utopie (Rosenbach, Tolstoi, Renard)

Dieser parallele Wandel lässt sich grob in zwei Etappen gliedern. Die erste Phase, der das vorliegende Kapitel gewidmet ist, setzt schon in den 1890er Jahren ein: Von Medizinern und auch von Literaten wird zunehmend Kritik an den skizzierten Verkürzungen laut, doch kommt es noch nicht zur disziplinären Pluralisierung oder zur Fokussierung auf den Körper. Unter wissenschaftsgeschichtlicher Perspektive kann man das gleichwohl als Wendung gegen den Determinismus und die Autorität der orthodoxen Bakteriologie verstehen, unter narratologischer Perspektive als Kritik an der Auktorialität und Fiktionalität des Plots: „Nun lehrt aber [...] die heutige Hygiene", schreibt Ottomar Rosenbach, dass

> [w]ir ringsum von Feinden umgeben [sind], die Luft, das Wasser, die Nahrungsmittel bergen Feinde, die bereit sind, sich auf uns zu stürzen; der nächste Angehörige [...] kann den

---

15 Vgl. Stöckmann, Der Wille zum Willen, S. 66.

> Keim des Verderbens in sich tragen; also schützt euch vor jeder fremden Berührung [...]. Man betrachtet also den Menschen als wehrlose Beute der ihn umgebenden Feinde, während doch die Geschichte der Entwicklung aller Organismen lehrt, dass es sich [...] um einen Kampf mit den Existenzbedingungen handelt.[16]

Um einen komplexen konditionalistischen Prozess handelt es sich demnach für den Kliniker und nicht um eine Zweikampf-Fiktion mit inadäquaten Agenten, von denen auch nur einer als solcher bezeichnet werden darf. Nicht minder deutlich scheint die Kritik an der narrativen Epistemologie der Bakteriologen in dem bereits früher zitierten Artikel von Maximilian Harden in der *Zukunft* (1892) auf, der die Thesen des Naturheilkundlers und Bismarck'schen Leibarztes Ernst Schweninger referiert (s. Kap. II.3.5., Anm. 168). Es sei Kochs unsterbliches Verdienst,

> das sicherste Merkmal der asiatischen Cholera entdeckt zu haben; der Bazillus ist der beste Inder, und man darf der fortschreitenden Wissenschaft die Lösung der Frage überlassen, welchen Platz der Bazillus in der Entwicklung der Krankheit einnimmt.[17]

Der Bazillus als Inder: Nicht von ungefähr werden die prekären Agentivierungen der Bakteriologie mit Blick auf Kochs indisches Reiseabenteuer enthüllt. Ganz auf dieser Linie liegt dann auch Shaws Polemik gegen die Glaubensformel *find the microbe and kill it*: Sie suggeriert, dass wir uns die berühmte Erzählung, die der neuen Wissenschaft ihren Platz in der Alltagskultur der Epoche sicherte, doch mehr als Fiktion zu denken haben denn als wissenschaftliche Tatsache.

Wie Shaw in England, so zählen die Kliniker Windrath, Rosenbach und Schweninger in Deutschland zu einem ‚Chor dissidenter Stimmen',[18] der sich in den 1890er Jahren formiert und zu dem auch der Hygieniker Hueppe, der Kliniker Friedrich Martius und der Sozialmediziner Gottstein gehören; ferner der Chirurg und Strindberg-Freund Carl Ludwig Schleich, der im Milieu des *Schwarzen Ferkel* verkehrt, selbst Romane verfasst und mit Gottstein zusammen 1894 eine antibakteriologische Schrift publiziert.[19] Sie alle erkennen die Monokausalitätslehre als verkürzende Konstruktion und beklagen mit der Leibferne der bakteriologischen Fabel letztlich deren eigentümliche Sterilität – allerdings noch ohne im Denkkollektiv Gehör zu finden: Es kennzeichnet die Autoritätsgeschichte der Mikrobenjagd, dass diese frühen Dissidenten zunächst kaum eine

---

16 Rosenbach, Arzt c/a Bakteriologe, S. 155.
17 Anonym [Maximilian Harden], Zukunftsseuchen, S. 63.
18 Vgl. Berger, Bakterien in Krieg und Frieden, S. 99.
19 A. Gottstein/C. L. Schleich, Immunität, Infektionstheorie und Diphtherie-Serum. Drei kritische Aufsätze, Berlin 1894; vgl. zu Schleich ferner Anm. 513.

Sprecherposition erhalten, vielmehr an den Rand gedrängt werden.[20] Hueppes Berufung auf den Hygienelehrstuhl in Prag illustriert die räumliche Dimension dieser Marginalisierung (s. Kap. II.4.2. und III.2.2.), Gottsteins Etikettierung als ‚Antibakteriologe' die ideologische.[21] Zum Topos wird freilich schon in dieser Zeit die Kritik an der Pathologisierung und Ausgrenzung von Bazillenträgern, die vor allem im Kontext der Hamburger Cholera stattfindet. In diesem Kontext wenden sich die Dissidenten gegen die autoritäre Selbstermächtigung der Mikrobenjäger, die hygienisch festlegen, was eigen und fremd, was schmutzig und sauber ist, was interniert wird und was frei sein darf. Man zerbreche sich den Kopf, schreibt Maximilian Harden im oben zitierten *Zukunft*-Artikel,

> von wo die Cholera eingeschleppt worden ist, ob die russischen Auswanderer oder die indischen Heizer sie mitgebracht haben [...]. Beides ist möglich und noch viel mehr. Aber muss denn die Cholera überhaupt eingeschleppt worden sein?[22]

Hinter der Kritik am Einschleppungsgedanken wird eine Kritik an den Normalisierungstendenzen des Hygieneparadigmas sichtbar, die sich auch auf das vermutete Profitstreben der Ärzte ausweitet. Neue Desinfektionsmittel, wie sie im Zuge der Hamburger Katastrophe auf den Markt kämen, stellten sich als funktionsloser „Wechsel von blauer und rother Medizin" dar; dabei seien nur „die Droguenhändler obenauf, denn die ganze Welt wird desinfiziert".[23] In eine ganz ähnliche Richtung zielt George Bernard Shaw, der mit seinem ‚Preface on Doctors' in England zum führenden Kritiker des medizinischen Establishments avanciert.[24] Er stellt die Bakteriologen unter korruptionistischen Generalverdacht und wendet sich gegen eine Autorität, die lediglich auf epistemischen Fiktionen gründet:

> The same boundless credulity which the public exhibit as to a doctor's power of diagnosis was shown by the doctors themselves as to the analytic microbe hunters. These witch finders would give you a certificate of the ultimate constitution of anything from a sample of the water from your well to a scrap of your lungs, for seven-and-sixpence.[25]

---

20 Vgl. Berger, Bakterien in Krieg und Frieden, S. 92–104. Auf S. 92 in Anm. 3 findet sich eine Liste weiterer Gegner des bakteriologischen Denkstils in den 1890er Jahren.
21 Gottstein klagt darüber, dass ihm Carl Fraenkel diesen pejorativen Titel zu Unrecht verliehen habe, in: A. Gottstein, Epidemiologische Studien über Diphtherie und Scharlach, Berlin/Heidelberg 1895, S. 11.
22 Anonym [Maximilian Harden], Zukunftsseuchen, S. 59.
23 Anonym [Maximilian Harden], Zukunftsseuchen, S. 62.
24 Vgl. E. A. Heaman, St. Mary's. The History of a London Teaching Hospital, Quebec 2003, S. 188.
25 Shaw, Preface on Doctors, S. XXVIII.

Für George Bernard Shaw, der selbst nah am Geistesaristokratismus der Eugeniker angesiedelt ist,[26] stellt gerade die absolute Deutungsmacht, die die Mikrobenjäger innerhalb der Ärztegemeinschaft genießen, ein Skandalon dar, da diese Autorität in einen hemmungslosen Kapitalismus umschlage. Zusammengenommen markieren all diese oppositionellen Stimmen vor dem Ersten Weltkrieg einen kritischen Reflexionsprozess, der die bakteriologisch initiierte „Vergröberung ärztlichen Denkens"[27] zum Gegenstand hat. Er geht dem erst langsam einsetzenden Ausdifferenzierungsprozess des Faches in neue Disziplinen mit neuen Arbeitsobjekten voran.

An diesem Reflexionsprozess nimmt nun auch ein bemerkenswerter literarischer Text teil, der zu einem sehr frühen Zeitpunkt ähnliche kritische Reflexionen anstellt wie später Harden, Shaw, Gottstein und Hueppe und sich dafür poetischer Lizenzen bedient: Leo Tolstois einziges und völlig vergessenen Lustspiel *Die Früchte der Bildung* (1889).[28] „Man lässt nicht Leute ins Haus, die, Gott weiß wo, die Nacht zugebracht haben", entrüstet sich die Schlossherrin Anna Pawlowna im ersten Akt, und sie meint damit eine Gruppe Bauern, die ihrer Vorstellung nach bösartige Mikroben einschleppen:

> In den Kleidern, meine ich, steckt jedes Fältchen voll Mikroben: Scharlachmikroben, Pockenmikroben, Diphtheritismikroben! Sie sind doch aus dem Kurskischen, aus der Provinz Kursk, wo die Diphteritis epidemisch ist! ... Doktor, Doktor! Rufen sie den Doktor zurück![29]

---

26 Shaws Deklassierung der Bakteriologie dürfte also weniger irgendwelchen Vorbehalten gegenüber deren Chauvinismen als der Simplizität von *find the microbe and kill it* geschuldet sein. Bezeichnenderweise zählt Shaw zu denjenigen, die die Ibsen-Figur Stockmann geistesaristokratisch vereinnahmen, und zwar in seinem Buch *The Quintessence of Ibsenism* (1891). Man sieht dabei, dass Kritik an der bakteriologischen Monokausalität und hygienischer Elitarismus einander nicht widersprechen, das Gleiche gilt auch für Hueppe.
27 Berger, Bakterien in Krieg und Frieden, S. 310.
28 Deutsch 1891 von Raphael Löwenfeld. Der Text zirkuliert in der deutschen Literaturkritik unter drei Namen, obwohl Löwenfeld sich in zwei Auflagen für *Die Früchte der Bildung* entscheidet. Neben letzterem Titel tritt alternativ *Die Früchte der Aufklärung*, etwa bei Wilhelm Löwenthal, Tolstoi als Dramatiker. Besprechung. In: Das literarische Echo, 13, 6, 15. Dezember 1910, S. 407–410, 407. ‚Früchte der Aufklärung' wäre nach Auskunft von Andrea Zink (Institut für Slawistik Innsbruck) die wörtliche Übersetzung. Schließlich taucht noch *Die Früchte der Civilisation* auf (J. Nikolajew, Rez. Tolstoi's ‚Früchte der Civilisation'. In: Freie Bühne für modernes Leben, 1, 3/4, 1890, S. 916–919, 944–948). Zitiert wird nach folgender Ausgabe: Leo N. Tolstoi, Die Früchte der Bildung. Lustspiel in vier Aufzügen, vollständige Übersetzung von Raphael Löwenfeld, Leipzig 1901.
29 Tolstoi, Früchte, S. 37.

‚Jedes Fältchen voll Mikroben': Die Kritik am Einschleppungsgedanken und an Bazillenträgerhysterie verbindet sich in Tolstois Lustspiel mit einer eigenwilligen, formal innovativen Umschrift der Mikrobenjagd-Fabel. Das beginnt damit, dass die Komödie nicht nur einen, sondern zwei zeittypische Wissensdiskurse in einem satirischen Generalangriff abfertigt: Bakterienjagd und experimenteller Spiritismus; beide Modethemen werden als irrationale Glaubenssysteme und sinnfreie Unterhaltung für eine dekadente Oberschicht entlarvt.[30] Dabei verdankt sich die denkbar einfache komische Handlung einer konsequenten Verschränkung von Geisterjagd und Mikrobenjagd: Eine Gruppe verarmter Bauern langt auf dem Gut ihres adeligen Grundherrn an, um ihm ein Stück Land abzukaufen. Während sich der Grundherr Leonid Fedorowitsch allen Vereinbarungen widersetzt und die Landabgabe verweigert, unterstellt seine Frau Anna Pawlowna den Bauern grundlos die Einschleppung von allerlei Krankheitserregern ‚aus dem Kurskischen'. Das Dienstmädchen Tanja, Vernunftinstanz der Komödie, ist mit dem Sohn eines Bauern verlobt und insofern in der Pflicht, der Gruppe zum existenziell notwendigen Grunderwerb zu verhelfen. Das Vorhaben gelingt durch Betrug: Tanja verbreitet das Gerücht, ihr Verlobter Semjon besitze mediumistische Fähigkeiten und veranlasst ihn dazu, bei einer eilig einberufenen Séance Trance zu simulieren. Während dieser Séance agiert sie selbst aus dem Verborgenen heraus und inszeniert ein Theater im Theater, das nah an der Kolportage ist – Gitarrentöne erklingen, Gegenstände fliegen durch die Luft, der Kaufvertrag erscheint als vermeintlicher Gespensterbefehl.

Dieses Geistergeschehen wird immer wieder unterbrochen, flankiert und gespiegelt von einem zweiten Geistergeschehen: Die vermeintlich bazillär verseuchten Bauern aus der vermeintlichen Diphteritis-Gegend lagern in der Küche, treffen wiederholt auf die Adelsgesellschaft und setzen eine hektische Jagd nach Bazillen in Gang. „Haben sie nicht gesehen, dass ich das ganze Vorzimmer desinfiziert habe, und jetzt haben sie mir die ganze Küche angesteckt, das

---

[30] Die Forschungsliteratur zum Modephänomen ‚Spiritismus' um 1900 ist kaum mehr überschaubar, vgl. exemplarisch Priska Pytlik, Okkultismus und Moderne. Ein kulturhistorisches Phänomen und seine Bedeutung für die Literatur um 1900, Paderborn 2005; Trancemedien und neue Medien um 1900. Ein anderer Blick auf die Moderne, hg. von Marcus Hahn und Erhard Schüttpelz, Bielefeld 2009; Georg Braungart, Spiritismus und Literatur um 1900. In: Ästhetische und religiöse Erfahrungen der Jahrhundertwenden, Bd. 2: Um 1900, hg. von Wolfgang Braungart, Gotthart Fuchs und Manfred Fuchs, Paderborn 1998, S. 85–93; Robert Stockhammer, Zaubertexte. Die Wiederkehr der Magie und die Literatur 1880–1945, Berlin 2000. Die literaturwissenschaftliche Auseinandersetzung mit der ästhetisch-literarischen Dimension des Spiritismus reicht von Rilke und Thomas Mann bis zum automatischen Schreiben Brétons, doch zu Tolstois Spiritismus-Verarbeitung in besagter Komödie findet sich keinerlei Forschung, der Text scheint tatsächlich vergessen. Für mündliche Informationen danke ich Andrea Zink, Institut für Slawistik der Universität Innsbruck.

Schwarzbrot, den Kwass...", ereifert sich die Hausherrin, als Geisterjäger und Bauern aufeinandertreffen:

> Gnädige Frau: Das ists ja eben, aus der Kursker Gegend, wo die Menschen wie Fliegen an Diphteritis hinsterben; und vor allem – ich habe befohlen, dass sie nicht im Hause bleiben... Hab ichs befohlen oder nicht? [...] (*Sie nähert sich den anderen, die sich um die Bauern gedrängt haben.*) Vorsicht! Rührt sie nicht an; sie sind alle von der Diphteritis angesteckt! (*Niemand hört auf sie; sie tritt mit Würde zur Seite, bleibt unbeweglich stehen und wartet.*)[31]

Figurenkomik und Nebentexte zusammengenommen entziehen das Mikrobenjagd-Narrativ jeglicher gemeinschaftsstiftenden Funktion, wie sie den völkischen Versionen der Fabel von Koch bis Polenz eignet. Auch hier kommt eine aristokratische Gruppe auf einem Landsitz zusammen, auch hier hat sie ihren Gegenpart in der (vermeintlich) bazillenverseuchten unteren Klasse. Indes agieren die Figuren unverbunden, chaotisch, niemand hört auf die ‚gnädige Frau', obwohl sie die Mikrobenjagd anführt. Mit der Analogie von Geistern und Mikroben ist Tolstoi zwar keineswegs allein, fast gleichzeitig lässt Huysman in seinem Roman *Là-Bas* (1890) fliegende Geister, magnetische Strahlungen und Bazillen als gespenstische Vergifter der Atmosphäre erscheinen; und wenig später vergleicht Fontanes Erzähler in *Effi Briest* (1894) ‚Geistertummelage' und ‚herumfliegende Bazillen' (s. Kap. III.1.2., S. 414f.). Gleichwohl ist die Verbindung aus Spiritismus-Satire und Bakteriologie-Satire meines Wissens nach singulär; und so gehören zu den historischen Kontexten des Romans sicherlich sowohl ein 1886 verstorbener Moskauer Spiritist namens Lwow, den Tolstoi geringschätzte[32] sowie einschlägige ‚Antispiritismustexte', etwa Bölsches kurz darauf erscheinender Roman *Die Mittagsgöttin* (1891) –[33] als auch der bakteriologiekritische Diskurs, vor allem dessen humoristischer Flügel. Zu denken ist etwa an die Bazillenwitze in der Massenpresse der 1880er Jahre oder auch in der ärztlichen Stammtischkultur – allerdings bislang noch nicht viel mehr. Denn bemerkenswerterweise setzt der intellektuelle Satire- und Polemikschub gegen die Bakteriologie und ihre Obsessionen, der sich mit Autoren wie Karl Kraus, George Bernard Shaw und H. G. Wells verbindet, erst nach 1892 ein. Er entzündet sich, ge-

---

31 Tolstoi, Früchte, S. 73.
32 Aus den Erinnerungen einer ehemaligen Hauslehrerin im Hause Tolstoi geht hervor, dass Lwow populäre Séancen abhielt und in den Augen des Grafen „den Spiritismus als bloße Zerstreuung" behandle, in seinem Hirn würden spärliche Fähigkeiten „als Atome hin und herflattern"; Tolstoi hingegen räumte dem Spiritismus wohl selbst eine gewisse Zukunft ein, vgl. Anna Seuron, Lwow der Spiritist. In: Graf Leo Tolstoi, Intimes aus seinem Leben, hg. von Eugen Zabel, Berlin 1895, S. 133–137, 137.
33 Vgl. Pytlik, Okkultismus und Moderne, S. 93f.

nau wie die Kritik der meisten medizinischen Dissidenten, konkret an der Hamburger Cholera und an den nachfolgenden Debatten um gesunde Bakterienträger, um Pflichtquarantäne und öffentliche Hygiene. Mit Blick auf die Bauern in Tolstois Lustspiel, die offensichtlich vollkommen gesund sind, scheint auch hier ein literarischer Text relativ früh etwas tentativ vorzuformulieren, was noch nicht diskursiv fixiert ist: die Absurdität der Bazillenträger-Paranoia und der irrwitzigen Generalisierungen. So wie Ibsens Bühnenstück die exterministischen Tendenzen der bakteriologischen Metaphernsprache durchspielt, noch bevor es diese Sprache eigentlich gibt, so spielt Tolstois Bühnenstück die hygienische Menschenjagd durch, noch bevor die Hamburger Cholera solche Szenarien denkbar macht. Das vielzitierte eigenständige ‚Probehandeln' von Literatur kann demnach im szientifischen Zeitalter durchaus auch einmal propädeutischen Charakter annehmen, kann den Veränderungen im wissenschaftlichen Denkstil zuvorkommen, sie probatorisch durchspielen, ohne Behauptungen zu formulieren – und dafür eignet sich besonders gut das Spiel der Komödie.

So orientiert sich Tolstois Bühnenstück mit seinem Panorama dekadenter Adelstypen und der Figur der schlauen Zofe zwar entschieden an der Typenkomödie, verbindet diese Strukturvorgaben aber konsequent mit Mikrobenjagd und Mikrobenjägern und wendet diese Helden der Alltagskultur ins Lächerliche. Als die Hausherrin vom herbeigerufenen Doktor eine „vollständige Desinfektion" verlangt, erhält sie den folgenden, unsinnigen Vorschlag:

> Doktor: [...] Also auf eine Flasche Wasser einen Esslöffel Salicylsäure, und lassen sie alles, was sie auch nur berührt haben, waschen, und sie selbst, diese Gestalten, müssen selbstverständlich hinaus. Das genügt. Dann fürchten sie nichts. Von dieser Mischung sprengen sie mit Hilfe des Zerstäubers zwei, drei Glas in die Luft; sie werden sehen, wie gut alles werden wird [...].[34]

Die wirkungslose Zerstäubung des lokalen Desinfektionsmittels Salicylsäure dürfte als Parodie der zeittypischen, teilweise exzessiven Luftdesinfektion mit verschiedensten Substanzen gedacht sein, die in Fachmedien heftig debattiert wurde. In Russland beispielsweise kamen, wie der namhafte Hygieniker Aleksej Dobroslawin 1887 auf dem *Sechsten internationalen Gesundheitscongress in Wien* kritisch anmerkt, neben Chlordämpfen immerhin pulverisiertes Kaliumpermanganat, Ozon, Stickstoffoxyd, Schwefelsäure und „Ozonorod", eine „Mischung von Kieferöl, Terpentin und Eucalyptol mit Wasser" zum Einsatz, meist ohne Erfolg.[35] Solche wilden Desinfektionspraktiken gibt auch Tolstoi seiner Fi-

---

34 Pytlik, Okkultismus und Moderne, S. 39.
35 Prof. Dr. Richard/Dr. Löffler/Prof. Dr. Dobroslawin, Die Praxis der Desinfection [Berichte vom Sechsten internationalen Gesundheitscongress in Wien]. In: Deutsche Vierteljahrsschrift

gur an die Hand, die dabei von ihrem Sohn unterstützt wird; er will die Bauern mit Zigarrenrauch so anrauchen, „dass alle Mikroben kaput [!] gehen"; laut Nebentext „grunzt [er] wie ein Ferkel" dabei.³⁶ Man sieht, dass die Komödie den Autoritätsanspruch der Alltagsfabel, der in den sozialen Romanen Albertis und Polenz' chauvinistische Züge annimmt, fundamental unterwandert. Zwar organisiert die Mikrobenjagd als zugrunde liegender Plot die Dramenhandlung, doch unter umgekehrten hygienischen Vorzeichen: Als auktoriale Textinstanz fungiert nun eine Figur aus dem Milieu der Deklassierten und potenziellen Bazillenträger, das Kammermädchen, während sich die aristokratischen Mikrobenjäger als unzuverlässige Instanzen und eigentliche Sozialparasiten erweisen. Damit stellt sich Tolstois programmatische Herrschaftskritik auch als frühe Reflexion über den Elitarismus einer führenden Wissenschaftserzählung dar, die hier ebenso unterminiert wird wie später bei Schweninger, Hueppe, Gottstein und vielen anderen.

Entzündet sich deren Widerstand mehrheitlich an der Hamburger Cholera, so beobachten schon in den 1880er Jahren kritische Kliniker, dass Bazillen bei Infektionskrankheiten nicht notwendig in allen Stadien präsent sind und dass umgekehrt die Anwesenheit von Bazillen nicht notwendig Krankheit bedeutet. Im Harn etwa tauchten gelegentlich, so liest man in der *Berliner Klinischen Wochenschrift* von 1888, Bazillen auf, obwohl keine infektiöse Nieren- oder Blasenerkrankung vorliege.³⁷ Dass die stillschweigende Identifikation von Bakterienkontamination und Bakterienerkrankung eine illegitime Verkürzung mit ethischen Folgeproblemen darstellt, ahnen manche, noch bevor die epistemische

---

für öffentliche Gesundheitspflege, 20, 2, Braunschweig 1888, S. 226–245, 237 f. Der Pettenkofer-Schüler Aleksej Dobroslawin etablierte Hygiene und öffentliche Gesundheitsfürsorge in Russland: 1876 übernahm er die Leitung des neugegründeten Hygieneinstituts in St. Petersburg, gab u. a. ein Handbuch und eine Hygienezeitschrift in russischer Sprache heraus, verfasste ein sanitätspolizeiliches Programm und stellte aufgrund seiner internationalen Ausrichtung auch immer wieder Brücken zum europäischen Ausland, insbesondere zum deutschen Sanitätswesen, her (vgl. Nadine Yvonne Meyer, Das Hygieneinstitut der Ludwig-Maximilians-Universität München unter Max von Pettenkofer als internationale Ausbildungs- und Forschungsstätte, Diss masch., München 2016, S. 25–30). Was die zeittypische Verwendung von Salicylsäure betrifft, findet sie einem führenden Handbuch der organischen Chemie zufolge allenfalls „Verwendung zum Konservieren von Nahrungsmitteln", jedoch werde sie in der Medizin kaum noch genutzt, nur gelegentlich als Antirheumatikum oder als „äusserliches Desinficiens" (Beilsteins Handbuch der organischen Chemie, hg. von Bernhard Prager et al., 4. Aufl., die Literatur bis 1. Januar 1910 umfassend, Berlin 1927, S. 56).
36 Tolstoi, Früchte, S. 38.
37 Dr. M. Neumann, Ueber die diagnostische Bedeutung der bakteriologischen Urinuntersuchung bei inneren Krankheiten. In: Berliner klinische Wochenschrift. Organ für practische Aerzte, 25, 7. Februar 1888, S. 117–120, 118.

Figur des ‚stillen Trägers' etabliert ist. Zu ihnen zählt auch der bereits zitierte Ottomar Rosenbach, der seit den späten 1880er Jahren bakteriologiekritische Aufsätze publiziert und diese 1903 als Streitschrift *Arzt c/a Bakteriologie* herausgibt (s. S. 273, Anm. 169). Sein Denken umkreist unter anderem die epistemologischen Kurzschlüsse, die aus dem bakteriologischen Monokausalismus hervorgehen, nämlich zwischen Mensch und Mikrobe und zwischen Mikrobe und Krankheit. Erwächst daraus für den Kliniker die „Bacillenfurcht" der Epoche, eine „nicht genug zu beklagende geistige Epidemie",[38] so nutzt die Komödie genau diese Bazillenfurcht, um die Typenkomik des lächerlichen Mikrobenjägers weiter zu steigern. Im Fortgang der Handlung imaginiert die Hausherrin die gesunden Bauern zunehmend als lebende Seuchenherde und setzt damit komödienspezifisches Missverstehen in Gang:

> Gnädige Frau: Wie oft habe ich Sie gebeten, im Hause keine Anordnungen zu treffen? [...] Sie werden alle anstecken
> Leonid Feodorowitsch:Wer? Was? Ich verstehe kein Wort
> Gnädige Frau: Wie? Leute, die an der Diphteritis leiden, übernachten in der Küche, die in tausend Beziehungen zum Hause steht.
> Leonid Feodorowitsch: Aber ich ...
> Gnädige Frau: Was ich?
> Leonid Feodorowitsch: Aber ich weiß von gar nichts [...].
> Gnädige Frau *(zu Feodor Iwanytsch)*: Sofort Hinaus! Ich will sie in meiner Küche nicht sehen! Das ist entsetzlich, niemand gehorcht, alles mir zum trotz ... Ich jage sie dort hinaus; sie lassen sie wieder herein *(sie redet sich immer mehr in Zorn hinein und beginnt zu weinen).*[39]

Was das Drama an dieser Stelle mimetisch vorführt – die Phantastik einer Kollektiverzählung, deren assoziative Sprache von Mikroben zu Menschen und von Menschen zur Menschenjagd gleitet –, das reflektiert Rosenbach als Problem illegitimer Generalisierungen und Kurzschlüsse. Um absurde Desinfektions- und Ausgrenzungsmaßnahmen zu rechtfertigen,

> zeigt man uns, wie alles um uns von Lebewesen wimmelt, versetzt man die Menschen in den Glauben, dass die bloße Anwesenheit eines fremden Lebewesens nicht bloß die Möglichkeit einer Erkrankung, sondern die sichere Ansteckung bedeute, wenn wir es nicht mit peinlicher Sorgfalt vernichten.[40]

---

38 Rosenbach, Arzt c / a Bakteriologe, S. 160. Das Zitat stammt ebenso wie die folgenden aus dem Aufsatz „Ansteckung, Ansteckungsfurcht und die bakteriologische Schule", der Anfang 1892 in der populärnaturheilkundlichen Zeitschrift *Hygieia* erschienen ist.
39 Tolstoi, Früchte, S. 78.
40 Rosenbach, Arzt c/a Bakteriologe, S. 155.

So ähnlich also das paranoide Szenario bei Rosenbach und Tolstoi, so unterschiedlich doch die Akzentsetzungen: Zielt der Mediziner auf die epistemologischen und ethischen Probleme eines menschenverachtenden Reduktionismus, so geht in der Komödie aus diesen Verkürzungen eine Situationskomik hervor, die die Gleichsetzungen von Menschen, Mikroben und Krankheiten immer wieder ins Groteske umschlagen lässt: „Seht mal an! Der da hat einen Ausschlag auf der Nase, einen Ausschlag!", schreit die Hausherrin, „er ist krank, ein Seuchenherd!! Habe ich nicht schon gestern gesagt, man soll sie nicht hereinlassen, und nun sind sie wieder hier. Jagt sie hinaus!"[41]

Dabei erschöpft sich die komische Dimension der Komödie keineswegs in Satire, Situations- und Figurenkomik, demnach auch nicht im aufklärerischen Affekt. Vielmehr wird in *Früchte der Bildung* jene Affinität der Alltagsfabel zur Moderne ästhetisch produktiv, die bei Ibsen erstmalig aufscheint und dann bei Alberti und Polenz zugunsten des völkischen Diskurses völlig verschwindet. In Tolstois Lustspiel setzt das Unsichtbare eine Sprachkomik in Gang, die als Komik der Widersinnigkeit grundsätzlich zur Mediengeschichte des Mikrobiellen gehört: „Sie hat vorhin immer von Makroten gesprochen", äußert einer der Bauern im Dialog mit dem Küchenmeister Jakob, „Makroten, Makroten, sagt sie, haben sie ins Haus gebracht. Wie wendet man diese Makroten eigentlich an?" Jakobs Antwort – „Ah das sind die Makrowen" – fällt ebenso unsinnig aus.[42] Die Komödie bewegt sich in den Bahnen jenes skeptisch grundierten Bazillennonsens, der von den absurden Bazillenkomposita des *Kladderadatsch* bis in die Avantgardedichtung reicht und der so gar nicht zum restaurativen Weltanschauungsdichter Tolstoi passen mag. Wenn die Existenz von Mikroben in Frage steht, dann referiert auch ihr Terminus nur fraglich; dann bedeutet etwa die ärztliche Diagnose, so George Bernard Shaw,

> in many instances (including even the identification of pathogenic bacilli under the microscope) only a choice among terms so loose that they would not be accepted as definitions in any really exact science.[43]

Ein begriffliches Material aber, dass so *loose* ist, dass es nicht zur wissenschaftlichen Definition taugt, steht für Wortspiele zur Verfügung – mit Makroten und Makrowen, Geld- und Kegelbazillen, Flagellanten und Flagellaten, Siderozoen und Planeten. Es steht zur Verfügung für Bazillenwitze, absurde Graphiken und Sprachspiele, wobei Letztere auch Spiele mit narrativem Material einschließen können. „Das ist, sagen sie, so eine Art Käferchen", setzt Jakob seinen Dialog

---

41 Tolstoi, Früchte, S. 128.
42 Tolstoi, Früchte, S. 61.
43 Shaw, Preface on doctors, S. XII.

mit dem Bauern fort, und nun geht es um den narrativen Kern der Mikrobenjagd:

> Jakob: [...] [V]on diesen sollen alle Krankheiten kommen. Seht, Ihr sollt solche haben. Man hat auch schon die Stelle, wo ihr gestanden habt, gewaschen und gewaschen, gesprengt und gesprengt. Es giebt so eine Medizin, von der krepieren sie, diese Käferchen.
> Zweiter Bauer: Aber wo sitzen sie eigentlich auf uns, diese Käferchen?
> Jakob *(trinkt Thee)*: Sie sind aber, sprechen die Leute, so klein, dass man sie auch mit Gläsern nicht sieht.
> Zweiter Bauer: Woher weiß sie da, dass auf mir welche sitzen? Vielleicht hat sie von diesem Schweinezeug mehr als ich?
> Jakob: Geh hin, frag sie selber!
> Zweiter Bauer: Und ich meine, es ist alles leeres Geschwätz.
> Jakob: gewiss. Leeres Geschwätz; die Doktors müssen doch was erfinden, wofür sollte man ihnen sonst bezahlen? Zu uns kommt er jeden Tag gefahren [...].[44]

Jakob wird hier im Verbund mit seinem Dialogpartner zum Binnenerzähler einer kleinen Geschichte voller Ambivalenzen: Es geht um die Suche nach schädlichen Käferchen, die aber so klein sind, dass man sie nicht einmal mit optischen Sehhilfen wahrnehmen kann, die vielleicht auf einem sitzen, ohne dass man aber die genaue Stelle angeben könnte, und die man mit einer Medizin vielleicht vernichten kann, obwohl sie doch nur ‚Erfindungen der Doktors' sind. Von dieser unordentlichen Handlungs- und Ereigniskette voller ontologischer Widersprüche kann also kaum entschieden werden, ob sie möglich oder unmöglich ist. Sie kündigt genau das auf, was die Sinnfülle der Alltagsfabel ausmacht – Ordnung, Geschlossenheit, Gestalthaftigkeit. Der kleine Dialog erweist sich gleichermaßen als Kontrafaktur wie Modernisierung der Mikrobenjagd-Fabel, da Komik an die Stelle von Überkohärenz und Akausalität an die Stelle von Determinismus tritt.

---

44 Tolstoi, Früchte, S. 61. Nach Auskunft von Andrea Zink (Institut für Slawistik, Universität Innsbruck), der ich für ihre freundliche Unterstützung danke, bewegt sich Löwenfelds Übersetzung sehr nah am Urtext: Die wesentlichen Lexeme ‚Käferchen', ‚krepieren', mit ‚Gläsern sehen' sind wörtlich übersetzt. Der Phrase ‚leeres Geschwätz' entspricht im russischen Original eine Wendung, die in etwa ‚leeres Gerede' bedeutet, ebenso wie dem Kompositum ‚Schweinezeug' ein soziolektales Wort im Sinn von ‚Dreckzeug' entspricht. Vor allem lautet das zentrale Wortspiel im Original gleich: ‚Mikroben' ist auch im Russischen ein Lehnwort, insofern sind die phonetischen Verzerrungen ‚Makroten' und ‚Makrowen' („Makroti") identisch. Unterschiedlich ist lediglich die grundsätzliche Stillage: Während in Löwenfelds Übersetzung der Sprachstil der Bauern bis auf einzelne Worte nur geringgradig von demjenigen des restlichen Personals abweicht, sprechen die Bauern und Küchenangestellten im Original einen schichtspezifischen folkloristischen Jargon, der syntaktisch und morphologisch insgesamt einfacher gebaut ist als das Hochrussisch der Aristokratie.

Ähnlich reflexive Spiele mit der Mikrobenjagd-Erzählung tauchen später auch in der Alltagskultur auf, beispielhaft in dieser Postkarte aus dem Jahr 1899. Sie zählt zu einer mit *En l'An 2000* betitelten Serie von etwa 87 futuristischen Karten, die anlässlich der Pariser Weltausstellung von 1900 gedruckt wurden.[45]

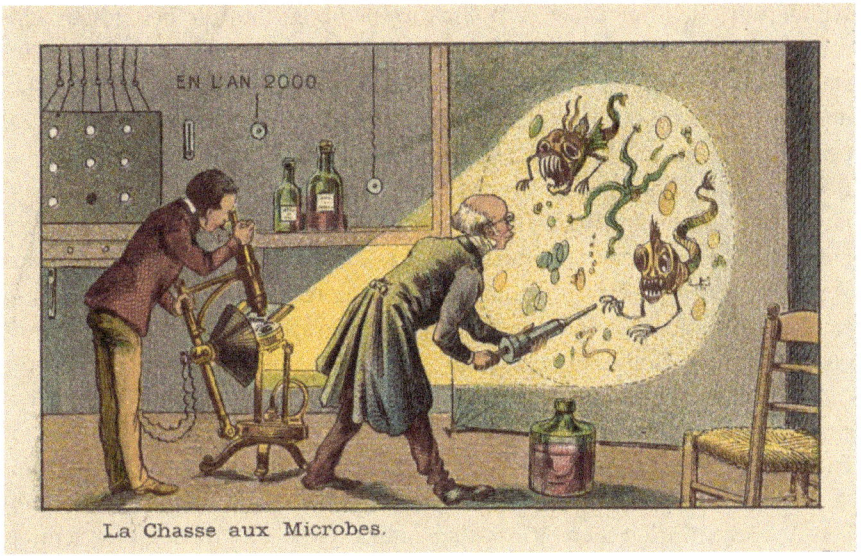

Abb. 52: Jean-Marc Côté, La Chasse aux microbes. Paris 1899, In: Wikipedia: En L'An 2000, https://gallica.bnf.fr/ark:/12148/btv1b52512327f.item (Abb. gemeinfrei).[46]

Die *Chasse aux microbes* des Graphikers Jean-Marc Côté ist intertextuell und intermedial aufgeladen und steckt, wie auch Tolstois Käferchengeschichte, voller Widersprüche: Bezieht sie sich doch gerade nicht auf das, was um 1900 jedermann mit dem Kompositum ‚Mikrobenjagd' verbindet, auf Kochs heldische Abenteuerfahrten. Dargestellt wird vielmehr eine ganz andere, nicht minder po-

---

[45] Ursprünglich 1899 hergestellt in Form von Papierkärtchen, die in Zigaretten und Zigarrenschachteln eingelegt waren, wurde die Serie *France en l'An 2000* 1910 erweitert, und zwar in der Form von Chromolithographien, die als reguläre Postkarten gedruckt, jedoch nie postalisch verteilt wurden. Zeichner waren der französische Gebrauchsgraphiker Jean-Marc Côté und andere Künstler. Der Biochemiker, Sachbuch- und Science-Fiction-Autor Isaac Asimov hat die Serien 1989 in seinem Buch *Futuredays* dokumentiert und kommentiert (Isaac Asimov, A Nineteenth Century Vision of the Year 2000, New York 1986).
[46] Die Postkarten werden in der *Bibliothèque nationale de France* aufbewahrt, vgl. https://gallica.bnf.fr/ark:/12148/btv1b52512327f/f1.item.

puläre kulturelle Praxis des neunzehnten Jahrhunderts – die Projektionsmikroskopie, von der im Zusammenhang mit Wells' *Stolen Bacillus* bereits die Rede war (s. Kap. II.3.4., S. 247).

Dazu ein kurzer Exkurs, der für die Kontextualisierung der komplexen kleinen Bilderzählung erforderlich ist: Bei der Projektionsmikroskopie handelt es sich um öffentliche Darbietungen, die einem sensationsgierigen Publikum die Wunderwelt kleinster Lebewesen vor Augen führen und die bereits im achtzehnten Jahrhundert mit vergleichsweise einfachen Sonnenmikroskopen veranstaltet wurden. Beschränkten sich deren Objekte noch auf Flöhe, Fliegen, Insektenflügel, so verbessern sich die technischen Bedingungen dieses frühen *microbe entertainment* um 1830 mit der Entwicklung des Hydrogengasmikroskops. Dessen Eigenlichtquelle funktioniert mit Knallgas und Branntkalk („Drummond'sches Kalklicht') und gibt ein gleißendes, für Projektionen geeignetes Licht ab. Es erlaubt jetzt den neugierigen Kollektivblick in einen Mikrokosmos der Animalcula und Infusorien, die dabei ins Monströse vergrößert werden; so stellt das auch noch Côtés Postkarte dar. Mediengeschichtlich zählt die Projektionsmikroskopie zum Spektrum populärwissenschaftlicher optischer Demonstrationen mit Linsenapparaten wie Camera obscura, Laterna magica, Stereoskop, Teleskop, Physioskop, Kaleidoskop – und ebenso zu all den Dioramen, Panoramen, Kosmoramen und mechanischen Modellen, die zusammengenommen die naturkundliche Laienbildung im neunzehnten Jahrhundert vorantreiben. Vergegenwärtigt man sich das spannungsgeladene Publikum im verdunkelten Raum, so stellt die Projektionsmikroskopie eigentlich eine der vielen Vorformen des Kinos dar.[47] Dass solche Spektakel tatsächlich eher mit Phantastik, Illusion und Fiktion als mit wissenschaftlichem Realismus assoziiert wurden, geht exemplarisch aus einem Notat von Hermann von Pückler-Muskau hervor. Er hatte in London 1828 an einer Schau mit „Mikroskope[n] von millionenfacher Vergrößerungskraft" teilgenommen und hält in seinem Reisebericht fest, dass das Gesehene „einen Menschen von lebhafter Einbildungskraft verrückt machen" würde. Es könnten, heißt es weiter,

> keine furchtbareren Teufelsfrazzen [...] je erfunden worden seyn, als jene gräßlich scheußlichen Wasserinsekten, die wir täglich (mit bloßen Augen und selbst geringern Vergröße-

---

[47] Vgl. Kentwood Wells, Fleas the Size of Elephants. The Wonders of the Oxyhydrogen Microscope. In: The Magic Lantern Gazette. A Journal of Research, 29, 2/3 [Summer/Fall 2017], S. 3–34; Richard Daniel Altick, The Shows of London, Cambridge, MA/London 1978, bes. S. 340–371. Vgl. auch Kennedy, The Oxy-Hydrogen Microscope; hier wird u. a. auf die verschiedenen Linsentechnologien für populäre Demonstrationen und auf die Bedeutung der Projektionsmikroskopie für die Kinogeschichte eingegangen.

rungsgläsern unbemerkbar) hinunterschlucken – wie sie gleich Verdammten in dem sumpfig erscheinenden Kloak mit der Schnelle des Blitzes umherschießen [...].[48]

So wie viele andere Zeitgenossen narrativiert auch Pückler-Muskau das Gesehene zum phantastischen Getümmel von Bösewichtern, die umherschießen und einander attackieren. Ähnlich liest man in E. T. A. Hoffmanns Mikroskopier-Märchen *Meister Floh* (1822) über eine Projektion mit dem phantastischen ‚Nachtmikroskop', dass alles „bis zum Übermaß vergrößert" werde und dass „aus allen Zwischenräumen Infusions-Tiere mit verzerrten menschlichen Gesichtern [kuckten]".[49]

Diese Phantastik, Erzähl- und Fiktionsnähe der Projektionsschauen greift nun Côté mit seiner Bilderzählung auf und spitzt sie weiter zu. Auch er zeigt eine Demonstration von Mikroorganismen mit ‚verzerrten menschlichen Gesichtern', die aus dem Blendenausschnitt hervorgucken und jeden wissenschaftlichen Realismus aufkündigen. Das Ganze spielt sich nunmehr sogar mit einem technisch avancierten Projektionsmikroskop ab, dessen Eigenlichtquelle ein elektrischer Scheinwerfer ist; zur Jahrhundertwende existierten solche Apparate

---

48 Hermann von Pückler-Muskau, Briefe eines Verstorbenen. Ein fragmentarisches Tagebuch aus Deutschland, Holland und England, geschrieben in den Jahren 1826, 1827 und 1828, vierter Theil, 2. Aufl., Stuttgart 1837, S. 125 f. Pückler-Muskaus Vorstellung eines dichten Getümmels an Teufelsfratzen, das wir jeden Tag hinunterschlucken, bezieht sich auf den sog. Wassertropfentrick der Projektionsentertainer: Um genau diese illusionären Effekte zu erzeugen, wurden Wassertierchen aus stehendem Brackwasser zuerst herausgesiebt und dann in einen einzigen Wassertropfen für die mikroskopische Schau zusammengepresst. In der Folge entwickelten die Viktorianer jene hysterischen Ängste, Wasser zu trinken, wie sie William Heath in seiner berühmten Karikatur *Monster Soup* satirisch dargestellt hat. Aus dem historischen Material, das Meegan Kennedy vorlegt, geht hervor, dass Pückler-Muskau die Werbungsrhetorik der Projektionsentertainer mit ihren Superlativen weitgehend übernimmt (vgl. Meegan Kennedy, The Oxy-Hydrogen Microscope, S. 94–99; s. auch Kap. II.1.2.2., Anm. 205); Heaths Karikatur stammt aus demselben Jahr wie Pückler-Muskaus Besuch in der Londoner Projektionsschau (1828).
49 E. T. A. Hoffmann, Meister Floh. Ein Märchen in sieben Abenteuern zweier Freunde. In: Hoffmann, Sämtliche Werke in sechs Bänden, Bd. 6: Späte Prosa. Briefe. Tagebücher und Aufzeichnungen. Juristische Schriften. Werke 1814–1822, hg. von Gerhard Allroggen et al., Frankfurt a.M 2004, S. 330. Das ‚Nachtmikroskop' des fiktiven Leuwenhoek im Text erweist sich als poetische Mischung aus Sonnenmikroskop und Laterna Magica, deren Illusionswirkung es übernimmt. Bei der Wiederbelebung der Prinzessin kommt auch ein Sonnenmikroskop zum Einsatz, so dass *Meister Floh* das phantastische Potenzial der Projektionsmikroskopie für das Genre ‚spätromantisches Märchen' umfassend auslotet; vgl. Ralph Köhnen, Das optische Wissen. Mediologische Studien zur Geschichte des Sehens, München 2009, S. 315–318; Rupert Gaderer, Poetik der Technik. Elektrizität und Optik bei E. T. A. Hoffmann, Freiburg i.Br. 2009, S. 30–32, 119–141. Weitere Beispiele für emotionale Narrativierungen der Projektionsmikroskopie bei Kennedy, The Oxy-Hydrogen Microscope, S. 106 f.

bereits.⁵⁰ Doch offensichtlich handelt es sich bei den Teufelsfratzen mittlerweile um Bazillen, denn wir sehen nicht deren Betrachtung durch ein fasziniertes Publikum, sondern ihre Vernichtung durch einen Bakteriologen mit überdimensionierter Desinfektionsspritze. Côtés satirische Mischung verwebt demnach zwei kulturelle Traditionen miteinander, die längst zum allgemeinen Wissensbestand zählen: zum einen das spannende Spektakel der Infusorienschau, an dem jedermann gerne teilnimmt, zum anderen die spannende Geschichte der Bazillenjagd, die jedermann gerne wieder und wieder hört. Und genau die wird nun als doppelte Fiktion entlarvt: Erstens stellt sie sich als zirkuläre Jagderzählung über einen Gegner dar, der mit komplizierten optischen Medien erst hergestellt werden muss, und zwar in ontologisch passender Größe, damit man ihn dann mit der Desinfektionsspritze bekämpfen kann. Zweitens erweist sich die *Chasse aux microbes* als Sensationsplot von *mad scientists* mit weißen Haaren und Gelehrtenbrille, die ihren Autoritätsanspruch mit solchen Fragwürdigkeiten öffentlich inszenieren. Damit steht die dezidiert wissenschaftsskeptische Zeichnung im Widerspruch zum Rest der Postkartenserie, die begeisterte Utopien von Luft- und Unterseefahrt formuliert; *La Chasse aux microbes* führt stattdessen genau jene Inkongruenzen zwischen Imaginieren, Existieren und Jagen bildlich vor, die Tolstois Käferchengeschichte sprachlich vorführt. Zusammen mit der russischen Komödie deutet die Postkarte auf das hin, was derartig subversive Texte gleichzeitig mit vorantreiben: den unaufhaltsamen kulturellen Funktionsverlust *und* die artistische Transformation von Kochs Heldenfabel.

Mikroorganismen erweisen sich demnach immer wieder als wissenschaftliche Projektionen beziehungsweise Fiktionen, und sie generieren allenfalls, wie bei Klee und Kandinsky, mikrobiologische Abstraktionskunst. Ähnlich sensualistisch wie Klees mikroskopische ‚Sichtbarmachung' muten übrigens gewisse Überlegungen Tolstois, des überzeugten Gegners von Evolutionstheorie und Positivismus, an:⁵¹ „Die gesamte äußere Welt" werde „von uns, von unseren Sinnen gestaltet", heißt es 1896 im Tagebuch, und „alles, was wir erkennen können, wenn wir die Außenwelt untersuchen, sind die Beziehungen unserer Sinne (sens) untereinander und die Gesetze dieser Beziehungen".⁵² An diesem Punkt ist nochmals kurz zur Komödie zurückzukehren, denn Tolstois skeptische Erkenntniskritik findet auch hier ihren Niederschlag, und zwar in der sensualisti-

---

50 Vgl. Köhler, Projektion, S. 104.
51 Die Theorien Darwins und Comtes ermangeln für Tolstoi aller ethischen Grundlagen, seine lebenslange Gegnerschaft der positiven Wissenschaften kumuliert in der Schrift *Meine Beichte* (1882); vgl. Edith Hanke, Prophet des Unmodernen. Leo N. Tolstoi als Kulturkritiker in der deutschen Diskussion der Jahrhundertwende, Tübingen 1993, S. 12, 20.
52 Leo N. Tolstoi, Tagebücher. 1847–1910, aus dem Russischen übers. von Günter Dalitz, München 1979, Eintrag vom 10. Oktober 1896, S. 538.

schen Verwirrung der Figuren, deren Wahrnehmungsapparat nicht zu trauen ist:

> Petrischtschew *(atmet hörbar durch die Nase)*: Diphtheritis? Weiß nicht; aber irgendein Ansteckungsstoff ist in der Luft. Riechen Sie nicht?[53]

‚Ansteckungsstoffe' lassen sich indes weder riechen, noch ‚sehen'. Für Tolstoi kann Außenwelt, die ohnehin nur Erzeugnis unserer trügerischen Perzeptionen ist, offensichtlich auch keine unsichtbaren ‚Unterabteilungen' enthalten, die den Sinnen dann unzugänglich wären. Insofern sind auch die Ansteckungsstoffe nichts weiter als imaginäre Dinge oder reines Wortmaterial, und dieser skeptische Unterton setzt sich fort, als die Figuren während einer Séance einen verschwundenen Löffel suchen:

> Betsy: Schwatzen Sie doch nicht! Wowo, in welchem Beutel?
> Wassilij Leonidytsch: In dem da, in dem da! Er kommt näher, er kommt näher.
> Petrischtschew: Was ist's also – Geisterpest oder Pestgeister.
> Betsy: Hier kommen ihre Cigaretten einmal zurecht. – Rauchen Sie, rauchen Sie, mehr in meine Nähe.
> *(Petrischtschew beugt sich vor und beräuchert sie.)*
> Wassilij Leonidytsch: Er findet's, sag ich euch. He?
> Grossmann *(betrachtet erregt den dritten Bauern)*: Hier hier. Ich fühle, dass es hier ist.
> Dicke Dame: Fühlen Sie ein Zucken?
> *(Grossmann beugt sich zu dem Beutel nieder und zieht den Löffel hervor.)*[54]

Es bleibt unklar, was hier zu fühlen ist, ob Bazillen oder spiritistischer Zauber, Pestgeister oder Geisterpest, und ob es überhaupt irgendwelche Bezugspunkte außerhalb der Sprache gibt – oder ob sich das Sprachmaterial nur auf sich selbst bezieht und beliebig rekombinierbar ist. Da der Text systematisch zwei verschiedene Unsichtbarkeitsdiskurse miteinander verknüpft, Mikrobenjagd und Spiritismus, reden die Figuren konsequent aneinander vorbei, und daraus geht jene Alogik hervor, die auf Büchner zurück- und auf das absurde Theater vorausweist. Wie Leonce und Lena stolpern Tolstois verwirrte Geister- und Mikrobenjäger nicht nur durch eine dekadente Adelswelt, sondern durch einen Sprachkosmos ohne Zusammenhänge:

> Betsy: [W]as für Geschäfte haben Sie mit Wowo?
> Petrischtschew: Geschäfte? Fi-nanzgeschäfte, das heißt, unsere Geschäfte sind – Fi! Und gleichzeitig Nanz-Geschäfte, und außerdem Finanzgeschäfte.

---

53 Tolstoi, Früchte, S. 74.
54 Tolstoi, Früchte, S. 74.

Betsy: was bedeutet eigentlich Nanzgeschäfte?
Petrischtschew: Schöne Frage! Das ist ja eben die Kunst, dass es nichts bedeutet![55]

Es ist buchstäblich die Kunst an diesem bemerkenswerten Text, dass er aus dem populären Wissenschaftsnarrativ der Bakteriologen ein Spiel mit Bedeutung und Bedeutungslosigkeit entwickelt. In den unsinnigen Dialogen unsinniger Figuren zeichnen sich der Kontingenzschub und die Krise des Subjekts ab, die eingangs als gemeinsames Bezugsproblem von seuchenmedizinischem und literarischem Diskurs um und nach 1900 identifiziert wurden. Zwar bedeutet das noch nicht die Wende zum bedeutsamen Leib, die literarische Avantgarden und bakteriologische Disziplinen im frühen zwanzigsten Jahrhundert gemeinsam vollziehen; zunächst geht es um die parodistische Entlarvung von unhaltbaren Wissenschaftserzählungen. Gleichwohl handeln beide Modediskurse der Komödie von Entmächtigung, durch Geister oder durch Parasiten, und sie weisen über das Satirische hinaus in eine Richtung, die nicht recht zum konservativen Propheten aus Jasnaja Poljana passen will.

Denn die verschiedenen Unsichtbarkeiten, Unheimlichkeiten und Unverfügbarkeiten, seien es Mikroorganismen, Geister oder psychische Kräfte, entlassen zusammengenommen das Ich aus den Zwängen der Rationalität,[56] da sie seine Sprache aus den Zwängen der Erkenntnisfunktion befreien. Im Medium der entfesselten Sprache des absurden Theaters tragen bei Tolstoi Mikrobenjagd und Geisterjagd zu jenem ‚Ich' der „Fragmentierung, Doppelung, Vervielfachung ohne integrierendes Zentrum" bei,[57] das Kunst und Literatur der Moderne nachdrücklich beschwören. So resultiert aus der nicht nur satirischen Mischung aus Spiritismus, Hypnose und Koch-Mythos eine Sprachbezogenheit, die das Lustspiel näher an die Bühnenwerke Frank Wedekinds und Carl Sternheims rückt als an Hauptmanns deterministische Milieustudien. Vor allem ergeben sich Verwandtschaften zur späteren, avantgardistischen Mikrobenkunst

---

55 Tolstoi, Früchte, S. 32.
56 Im Text wird ausführlich auf Charcot und Ambroise-Auguste Liébeault Bezug genommen (Tolstoi, Früchte, S. 94–101, 127). Charcot hatte ursprünglich den Zusammenhang zwischen klinischer Hypnose, spiritistischer Trance und *Hysteria major*, dem großen vierphasigen hysterischen Anfall, hergestellt und insofern auf die Produktivkraft des Irrationalen hingewiesen: Erstens sei das spiritistische Medium ebenso wie die hypnotisierte Hysterikerin im Anfall jeglicher psychischen Identität beraubt; zweitens könne die *Hysteria major* durch automatisches Schreiben beziehungsweise spiritistische Trancezustände ausgelöst werden. Vgl. Peter Gorsen, Der Dialog zwischen Kunst und Psychiatrie heute. In: Von Chaos und Ordnung der Seele. Ein interdisziplinärer Dialog über Psychiatrie und moderne Kunst, hg. von O. Benkert und P. Gorsen, Heidelberg 1990, S. 1–53, 43–45.
57 Bettina Rabelhofer, Symptom, Sexualität, Trauma. Kohärenzlinien des Ästhetischen um 1900, Würzburg 2006, S. 66.

von Ehrenstein bis Goll, die jedoch erst die diskursgeschichtliche Rekonstruktionsarbeit freilegen kann; denn mit den vorgeformten Tolstoi-Bildern der Jahrhundertwende scheinen sie kaum vereinbar zu sein.

So passt Tolstois wissenschaftsskeptische Komödie weder zum Autormodell des exakten Beobachters gesellschaftlicher Missstände, als den ihn die Naturalisten feiern, noch zum asketischen Propheten und urchristlichen Anarchisten, der zur Galionsfigur eskapistischer Bewegungen um 1900 wird.[58] Mag das Tolstoi-Bild deutschsprachiger Literaten, Weltanschauungsdenker und politischer Ideologen zwar insgesamt facettenreich sein, herrscht doch in all diesen Aneignungen einhellig Ironie- und Komikverbot. Tolstoi selbst arbeitet an einem solch vereinseitigenden Autorbild mit, wenn er die Komödie *Früchte der Bildung* als Gelegenheitsarbeit bezeichnet, die nur entstanden sei, weil seine Tochter habe Theater spielen wollen.[59] Die deutsche Tolstoi-Essayistik ist dieser Selbstretusche weitgehend gefolgt, das Stück sei „nur eine dramatische Studie zum Hausgebrauch", schreibt der Biograph Philipp Witkop unter Berufung auf die zitierte Briefstelle.[60] Wie sehr Tolstois erkenntniskritische Sprachkomik die Zeitgenossen überfordert hat, lässt sich schließlich der eigentümlichen Aufführungsgeschichte des Stücks ablesen. Das Lustspiel wurde, obwohl es in Russland bereits Erfolge gefeiert hatte, obwohl vom Zaren beklatscht, vom naturalistischen Theaterreformer Konstantin Stanislawski als Sensation inszeniert und von der Vereinigung russischer Dramatiker mit einem Preis ausgezeichnet,[61] in

---

58 Zur naturalistischen Vereinnahmung Tolstois vgl. Hanke, Prophet, S. 53–56; zu den Erneuerungsutopien der Friedrichshagener, die Tolstoi pantheistisch-monistisch vereinnahmen, vgl. Hanke, ‚Wo ist der Ausweg?' Die Tolstoi-Gesamtausgabe im Eugen Diederichs Verlag. In: Romantik, Revolution und Reform. Der Eugen Diederichs Verlag im Epochenkontext 1900–1949, hg. von Justus Ulbricht und Meike G. Werner, Göttingen 1999, S. 135–155, 150–155. Exemplarisch für die Friedrichshagener Bewegung ist Julius Harts Schrift *Leo Tolstoj* (Berlin/Leipzig [1904]), in der die Annäherung an Tolstoi, so Gerlinde Cepl-Kaufmann, als Gottesdienst betrieben werde, und zwar u. a. mit Formeln der katholischen Liturgie (Cepl-Kaufmann/Kauffeldt, Berlin-Friedrichshagen, S. 309 f.).
59 „Meine Tochter Tanja wollte Theater spielen und bat mich um etwas; ich habe zugesagt und verbessere das Werk nun so gut es geht; da wird es Feiertags bei uns gespielt", Leo Tolstoi an L. F. Amenkowa, 26. Dezember 1889, zit. nach Philipp Witkop, Tolstoi, Wittenberg 1928, S. 209.
60 Witkop, Tolstoi, S. 209.
61 Auf eine Familienaufführung in Jasnaja Poljana am 30. Dezember 1889 durch Tolstois Kinder und Freunde folgt eine erste private Inszenierung durch Tolstoi selbst im Adelsclub in Tula am 15. April 1890. Sie dient wohltätigen Zwecken und begeistert das Publikum; Tolstois älteste Tochter spielt die Rolle der Betsy (vgl. Raphael Löwenfeld, Gespräche über und mit Tolstoi, 3., verm. Aufl., Leipzig 1901, S. 72 f.). Vier Tage später wird das Stück im ‚chinesischen Theater' von Zarskoje Sjelo, dem Sommersitz des Zaren, „vor dem kaiserlichen Ehepaar und fast sämmtlichen Mitgliedern des kaiserlichen Hauses" (Löwenfeld, Gespräche, S. 73) aufgeführt und von

Deutschland kaum wahrgenommen. Stets stand es im Schatten von Tolstois zweitem Bühnenwerk dieser Zeit, dem Drama *Die Macht der Finsternis*. Zwar gehören beide Texte zum schmalen künstlerischen Spätwerk des bereits weltanschaulich umorientierten, ‚antiliterarischen' Tolstoi, der Kunst bis dato bemerkenswerterweise als positive Form der Ansteckung konzipiert hatte.[62] Beide Dramen wurden kurz nacheinander von dem Slawisten Raphael Löwenfeld übersetzt und läuten auf den deutschen Bühnen den Tolstoi-Boom der 1890er Jahre ein.[63] Doch während dem düsteren *Die Macht der Finsternis* als einem der fünf ersten Brahm-Stücke der neu gegründeten *Freien Bühne* ein ausgesprochen prominenter Inszenierungsplatz beschieden ist und die erwartbar hohe Zahl – meist euphorischer – Rezensionen folgt,[64] wird das unpassende Bazillenlustspiel, vermutlich Tolstois einziger humoristischer Text,[65] weitgehend ignoriert. Auf eine erste Inszenierung im Berliner Residenztheater im Februar 1891 mit nur zehn Aufführungen, zögerlich positiv rezensiert übrigens von Fritz Mauthner,[66] folgen nur wenige weitere Inszenierungen.[67] Vor allem wurde das Stück

---

der anwesenden Zarenfamilie, die doch eigentlich Zielscheibe ist, begeistert aufgenommen. „Sie lachten und klatschten Beifall", heißt es bei Wilhelm Bode, und „dass sie selbst in dem Stück verhöhnt wurden, haben sie, so scheint es, nicht gemerkt!" (Wilhelm Bode, Tolstois Lehren. Ein Gedankenauszug aus allen seinen Werken, Weimar 1900, S. 113). Die öffentliche Erstinszenierung in Moskau 1891 ist gleichzeitig die erste eigenständige Regiearbeit des jungen Konstantin Stanislawski (vgl. Nick Worrall, The Moscow Art Theatre. London/New York 1996, S. 27). Diese Inszenierung durch einen Regisseur, der das russische realistische Theater begründen und zu den einflussreichsten Theatertheoretikern des zwanzigsten Jahrhunderts gehören wird, macht nicht nur Stanislawski selbst, sondern auch Tolstois Stück berühmt; Tolstoi erhält 1893 sogar den Preis der *Gesellschaft russischer Dramatiker* für das Stück.
62 Vgl. Sylvia Sasse, Moralische Infektion. Lev Tolstojs Theorie der Ansteckung und die Symptome der Leser. In: Ansteckung. Zur Körperlichkeit eines ästhetischen Prinzips, hg. von Erika Fischer-Lichte, Mirjam Schaub und Nicola Suthor, München 2005, S. 275–293. Vgl. ferner den Abschnitt „Gegen Shakespeare und Beethoven – Kunst als ‚Ansteckung'" bei Ulrich Schmidt, Lew Tolstoi, München 2010, S. 84–92.
63 Vgl. Hanke, Prophet, S. 26, 48.
64 Aufgeführt wurde das Drama am 26. Januar 1890 im Verein Freie Bühne und unmittelbar danach achtmal rezensiert; vgl. Hanke, Prophet, S. 48. In den folgenden zehn Jahren geht das Stück erfolgreich „auf fast allen größeren und vielen kleineren Bühnen über die Bretter" (Löwenthal, Tolsto als Dramatiker, S. 408) und verzeichnet, wie sich der Quellenbibliographie von Hanke entnehmen lässt, insgesamt eine sehr hohe Anzahl von Rezensionen.
65 Löwenfeld zufolge hat der junge Tolstoi ein Lustspiel mit dem Titel *Die verpestete Familie* verfasst; Ostrowskij habe es aber abgelehnt und der Text wurde nicht veröffentlicht (Löwenfeld, Gespräche, S. 74 f.).
66 Fritz Mauthner, Rez. Residenz-Theater. ‚Die Früchte der Bildung'. Lustspiel in 4 Akten von Leo Tolstoi. In: Das Magazin für Litteratur, 60, 7, 14. Februar 1891, S. 109. Es ist bezeichnend, dass ausgerechnet Mauthner die Komödie als didaktisches Lehrstück begreift und insofern ihre sprach- und erkenntniskritische Dimension verkennt; die Komödie sei nur eine weitere Predigt

kaum besprochen beziehungsweise im anschwellenden essayistischen Schrifttum entweder ignoriert[68] oder an die vorgefertigten Dichotomien der Tolstoi-Interpretation angepasst. So fällt Tolstois mikrobenjagender Adel für den Biographen Witkop unter minderwertige Gelegenheitsdichtung[69] und für Alfred Kerr unter „die Einfachheit eines gewissen Barbarismus",[70] Brahm befundet „bescheiden-treue Wirklichkeitsschilderung" und „naive Kunstlosigkeit".[71] Schlussendlich werfen die angestrengten Bemühungen, das Lustspiel zum Tendenzstück eines Autors umzuschreiben, der stets nur außerliterarisches, christliches Engagement im Sinn gehabt habe, ein Schlaglicht auf die Nicht-Anschlussfähigkeit des sprachspielerischen Tolstoi. Verbucht als „Triumph des naiven Realismus", als Stimme der „unzerstörbaren Gesundheit seines Volkes" und als „religiöses Kunstwerk"[72] kommt dem Text gerade seine selbstreflexive Dimension abhanden. Das dissoziative Spiel mit der Materialität von Sprache und den Trümmern einer prominenten Wissenschaftserzählung scheint so schlecht mit dem antimodernen Tolstoi des Pfluges, der Anarchie und der esoterischen Gemeinschaftsbildung vereinbar zu sein, dass es nachhaltig aus dessen Bild wegretuschiert wird – bis in die gegenwärtige Forschung hinein, die die Komödie meines Wissens nach nicht zur Kenntnis nimmt.

Tolstois „gegen die Sündhaftigkeit der Frau Welt", diesmal eben in die Form des Lustspiels gekleidet. Diese Einengung auf Satire entspricht ganz Mauthners wissenschaftlichem und ästhetischem Konservatismus, der im Behring-und-Mauthner-Exkurs thematisiert wurde (s. Kap. II.3.2.).
67 Laut Wilhelm Löwenthal wurde das Stück „im ganzen [...] recht selten" aufgeführt, etwa 1903 in Stuttgart und am Neuen Theater in Berlin, 1904 in Elberfeld, 1908 im Stadttheater Bromberg anlässlich des 80. Geburtstags Tolstois (Löwenthal, Tolstoi als Dramatiker, S. 408 f.).
68 Mit Blick auf die überbordende Tolstoi-Literatur vor 1918 sind die sechs verstreuten Beiträge zur Komödie, die ich auffinden konnte, verschwindend wenig. In der umfangreichen Bibliographie von Hanke sind drei Rezensionen gelistet: Otto Brahm, Rez. Residenz Theater. ‚Die Früchte der Bildung'. In: Freie Bühne für modernes Leben, 2, 1/2, 1891, S. 144 f.; Löwenthal, Tolstoi als Dramatiker; Nikolajew, Tolstoi's „Früchte der Civilisation". Hinzu kommen die erwähnte Besprechung von Fritz Mauthner, eine von Alfred Kerr (‚Die Früchte der Bildung'. Komödie von Tolstoi. In: Der Tag, Berlin, 579, 11. Dezember 1903 [wieder in: Kerr, Das neue Drama, Berlin 1905, S. 251–253]) und schließlich ein kurzer Kommentar in Nordaus *Entartung*, der erwartbar polemisch ausfällt (Max Nordau, Entartung. Textkritische Neuedition von Karin Tebben, Berlin 2013, S. 165).
69 Spiritismus und Bazillenfurcht seien „gar zu äußerliche Bilder", die Gestalten folglich „nur in karikaturistischen Umrissen gezeichnet" (Witkop, Tolstoi, S. 209).
70 Kerr, Das neue Drama, S. 253.
71 Brahm, Residenztheater, S. 144.
72 Mauthner, Residenz-Theater, S. 109; Brahm, Residenztheater, S. 145; Löwenthal, Tolstoi als Dramatiker, S. 409.

Unter diskursgeschichtlicher Perspektive gehören Tolstois Pestgeister und die Postkarte *La Chasse aux microbes* im Verbund mit weiteren literarischen und wissenschaftsinternen Einwänden zu jenen subversiven Stimmen, die einerseits die Funktionsschwäche der Epochenfabel einläuten. Durch die Jagd nach Bakterien und Menschen lässt sich weder Sinn noch hygienische Ordnung stiften, so könnte man diese Stimmen zusammenfassen – auch wenn antimoderne und schließlich faschistische Diskurse weiterhin mit großem Erfolg an diesen Funktionen festhalten. Andererseits tragen solche subversiven Stimmen dazu bei, das Narrativ aus jenen Bindungen der Wertsetzung und Geltung zu befreien, die sich an die großen Erfolge Kochs geknüpft hatten und die schon nach dem Tuberkulinskandal fragwürdig geworden waren. In der Folge, im Zuge der Umorientierung zur komplexen Epidemiologie und Immunologie fallen dann die letzten Bindungen der bakteriologischen Abenteuerreise an Wirklichkeit weg, und spätestens nach dem Ersten Weltkrieg scheint die Mikrobenjagd als epistemisches Muster und sinnstiftende Alltagserzählung ausgedient zu haben. Die „Jagd auf Mikrobien, die vor einem Menschenalter die Gemüter in Atem hielt", habe „erheblich an Reiz verloren", schreibt 1925 der Physiologe Felix Buttersack in einem Aufsatz mit dem sinnfälligen Titel „Vom jenseits der Bakteriologie".[73]

Je entschiedener die Fabel jedoch in Wissenschaft und Alltagshygiene ‚an Reiz verliert', umso vitaler und verwandelter ersteht sie in einem neuen, populären Literaturgenre wieder auf – in der futuristischen *Science Fiction* des frühen zwanzigsten Jahrhunderts. Es ist die gleiche Dynamik, wie man sie für die Sinnfigur der invasiven, anthropomorphen Mikrobe annehmen muss: Nach dem Verlust an epistemologischer Geltung wandert die Figur endgültig in den Raum der fiktionalen Literatur ab und setzt dort eine ungebremste Phantastik in Gang, die sich etwa in den ‚lieben Gästen' Leverkühns, den ‚Korkenziehern' Gustav Sacks oder in der surrealen Eurokokke Ivan Golls manifestiert. Was nun für das Kollektivsymbol gilt, die Befreiung zum Utopischen und Überrealen, gilt nicht minder für die Kollektiverzählung. Verliert die ‚Jagd nach Mikrobien' jeglichen Wirklichkeitsgehalt, so können ihre räumlichen und ontologischen Hierarchien problemlos auf den Kopf gestellt werden; realisiert wird das im Roman *Ein Mensch unter den Mikroben* des französischen Erfolgsschriftstellers Maurice Renard.[74]

---

[73] Felix Buttersack, Vom jenseits der Bakteriologie. In: Fortschritte der Medizin, 21, 1925, S. 329 f.
[74] Maurice Renard, Un homme chez les microbes, Paris 1928 [dt. Ausgabe, Ein Mensch unter den Mikroben, übers. von Hans Blum, Berlin 1928].

Renard erzählt die Geschichte einer Fahrt, deren Abenteuerlichkeit Kochs Dschungelexpeditionen verblassen lässt: Ein prototypischer *mad scientist* in der Version des *foolish virtuoso*,[75] wie ihn H. G. Wells' Bakteriologe in Strumpfsocken oder Ivan Golls Bakteriologe mit Taschenmikroskop verkörpern, hat für seinen Freund namens Flechambeau eine Verkleinerungsdroge hergestellt. Das Experiment gerät außer Kontrolle und Flechambeau schrumpft so lange, bis er sich auf dem Objektträger des Mikroskops in der phantastischen Welt der Mikroben wiederfindet:

> So war ich denn zweifelsohne [...] unbewusst durch das Reich der uns bekannten Kleinlebewesen hindurchgegangen und in die Welt noch viel winzigerer Mikroben eingegangen, für die jene ebenso ungeheuer groß waren, als für sie selbst unsichtbar klein. Und diese unbekannten Kleinwesen, die Mikroben der Mikroben, wiesen menschliche Art auf.[76]

Die mittlerweile topische Vermenschlichung von Mikroorganismen hat sich bei Renard zum Zivilisationsmodell mikromorpher Menschen ausgewachsen. Flechambeau landet im ‚Reich der Mandarinen', einer Spezies, die nicht mehr das Andere und Böse des Menschen, sondern vielmehr dessen Anderes und Besseres darstellt: Mandarinen sind den Menschen durch ein blumenartiges Sinnes- und Kommunikationsorgan auf dem Kopf überlegen, mit dem sich „die reinen Gedanken und, wohlgemerkt, auch die Gefühle, kurzum alle Regungen des Gedanken- und Seelenlebens" telepathisch übermitteln lassen.[77] Dieses ideale Kommunikationsmedium entlarvt den Menschen als atavistische Residualform einer maximal entwickelten, superhumanen Mikrobenpopulation. So geht aus der Umkehrung aller Relationen zwischen Mensch und Mikroorganismus eine Abenteuerreise hervor, die Kochs Tigerjagd und ihre fiktionalen Abkömmlinge weit in den Schatten stellt und die die Gattungsentwicklung des neuen Genres Science Fiction auf zweierlei Weise befördert.

Erstens verspricht die Fahrt in eine nicht mehr kolonialistisch primitive, sondern futuristisch geläuterte Mikrobenwelt, zum fabelhaften ‚Planeten Ourrh' auf dem „riesigen Felsenplateau" des Objektträgers[78] mehr Spannung, Exotismen und technologische Ungeheuerlichkeiten als sämtliche interstellaren, submarinen oder intraterrestrischen Abenteuer des Zukunftsdiskurses zusammengenommen. Das reicht vom Angriff einer monströsen Krätzmilbe, „riesig, fahl, von spitzen Seidenstacheln starrend, mit Fühlhörnern und Saugpfoten" über fliegende Kugelautomobile mit „gyroskopischer Achsenanordnung" bis zur

---

75 Vgl. Haynes, From Faust to Strangelove, S. 35–49.
76 Renard, Ein Mensch, S. 147.
77 Renard, Ein Mensch, S. 137, 208, 153.
78 Renard, Ein Mensch, S. 134.

technischen Errungenschaft der Mikrobenmenschen, die Zeit in Energie zu transformieren, um von ihr die Uhren antreiben zu lassen.[79] Zweitens steht die Fahrt zur Mikrozivilisation im Dienst jener moralisierenden Anthropologie, die das Science-Fiction-Genre in seinen utopischen und dystopischen Ausprägungen ebenso prägt wie frühere Winzigkeitserzählungen der phantastischen Literaturtradition. Insofern bedient Kochs Fabel nach ihrer endgültigen Befreiung von allen Realitätsbezügen diese didaktischen Impulse und fügt sich gleichermaßen in ein Geflecht von Intertexten mit ähnlichen didaktischen Prinzipien. Zunächst erscheint der Mikrobenfahrer Flechambeau als literarischer Erbe des Aufklärers Gulliver, denn auch hier lernt der Bildungsjüngling erst im Reich des Winzigen, wie eine bessere Gesellschaft auszusehen hätte. Bleiben jedoch bei Jonathan Swift Zwerge, Riesen und andere Alteritätsfiguren letztlich Zerrbilder, die das gesellschaftliche Ideal nur indirekt sichtbar machen, so verkörpern Renards intelligible und ethische Mikroben dieses Ideal; er habe den „höheren Artgenossen über die menschlichen Verhältnisse auf der Erde weinen [...] sehen", bekennt der Ich-Erzähler.[80] Mit dieser Moraldidaxe, die im Vergleich zu Swift eher humorlos ausfällt, knüpft *Ein Mensch unter Mikroben* auch an einen zeitgenössischen Intertext an, den Roman *Auf zwei Planeten* (1897) des deutschen Science-Fiction-Autors Kurd Laßwitz. Dessen moralisch makellose Marsianer bilden eine den Mikroben vergleichbare, am Kant'schen Freiheitsbegriff geschulte Idealgesellschaft –[81] ganz im Gegensatz zum düsteren *War of the Worlds* von H. G. Wells, den Renard verehrte. Erreichen kann der Bildungsreisende diese vorbildhaften, insularen Gesellschaften allerdings nur mit Hilfe höherer Mathematik und elaborierter Technologien, mit Wetterballons, Luftschiffen, Fernrohren, ‚Übermikroskopen',[82] Beleuchtungsapparaturen und Verkleinerungspillen. Dabei illustrieren die unvorstellbaren spatialen Dimensionen – die „Milliarden von Mikromillimetern"[83] oder interplanetarischen Lichtjahre – die die Spiegelwelt des Anderen und Besseren von uns trennen, wie fest populärwissenschaftliche Analogiebildungen zwischen stellarem Kosmos und Mikrokosmos seit Bölsches ‚Sternenstäubchen' im kulturellen Gedächtnis verankert sind. Renards futuristische Manifestation einer elementaren Erzählung, die ur-

---

79 Renard, Ein Mensch, S. 111, 179, 162 f.
80 Renard, Ein Mensch, S. 181.
81 Diese Idealgesellschaft droht dann wiederum an Mikroben zugrunde zu gehen (vgl. Saul, An Entirely New Form) – ebenso wie Wells böse Marsianer oder wie die Mandarinen-Gesellschaft Renards an bösartigen ‚Pilzen'. Letztlich dürften all die genannten Zukunftserzählungen auf das gleiche Schema ‚Mikrobenjagd' zurückgehen, das nicht ohne infektiöse Usurpatoren funktioniert.
82 Renard, Ein Mensch, S. 109, 127.
83 Renard, Ein Mensch, S. 148.

sprünglich ja vom Finden *und Jagen* der Mikroben handelte, verkehrt also die soziopolitischen Normen des Plots in ihr Gegenteil: Waren Bazillen und bazillenartige Menschen im Hygienediskurs konsequent auf die Rolle der jagdbaren Bestie festgelegt, so erleben sie jetzt einen Rollenwechsel zum anthropologischen Vorzeigeobjekt. Der ist offensichtlich nur unter der Bedingung möglich, dass die ‚Jagd auf Mikrobien' in der Alltagskultur wirklich ihren Reiz verloren hat, konkret: dass man im unsichtbaren Gewimmel des heimischen Badezimmers nicht mehr notwendig das Böse vermutet.

Mögen nun die ontologischen Implikationen der Fabel weitgehend an Verbindlichkeit verloren haben, so bleiben doch Reste des erzählerischen Schemas erhalten. Auch Flechambeaus Bildungsreise endet mit einem Kampf gegen parasitäre Widersacher der Mikrobengesellschaft, der deutliche Spuren des klassischen Bazillenkriegs trägt. Allerdings sind die Mikroben der Mikroben nun keine winzigen Feinde mehr, sondern, in spielerischer Umkehr spatialer Relationen, „scheußliche, riesige Pilze", die in der archaischen Vorzeit des Mikrobenreichs „alles überschwemmten und sich mit unheimlicher Schnelligkeit ausbreiteten".[84] Die Gegenmaßnahmen bezieht der Text aus jenem hysterischen Desinfektionsreglement, das die ‚Jagd nach Mikrobien' um 1900 angetrieben hatte, und er generiert daraus eine weitere technische Utopie:

> Da und dort erhoben sich Sterilisier-Fontänen mit aufgerollten Schläuchen und Spritzenmundstück. Beim geringsten Alarm, das heißt, wenn sich nur der winzigste, verdächtige Pilz irgendwo zeigte, wurde die Stelle sofort reichlich mit einer entkeimenden, vernichtenden Flüssigkeit übergossen.[85]

Wer auf *microbe entertainment* setzt, ob völkisch oder futuristisch, scheint eine fixierte Publikumserwartung von Jagd und Kampf bedienen zu müssen, das gilt auch noch in den 1920er Jahren; dabei muss der bekämpfte Feind in irgendeiner Weise mit schmutzigen Bazillen assoziierbar sein. Da nun in Renards Roman der Begriff ‚Mikrobe' schon durch die humanoiden Helden besetzt ist, scheint der Rückgriff auf Pilze weniger originell als unausweichlich. War doch ‚Spaltpilz' oder auch alltagssprachlich einfach nur ‚Pilz' bis in die frühe Koch-Ära hinein die gängige Bezeichnung für Bakterien; in Frankreich ist analog von „champignons microscopiques" die Rede.[86] Man kann vermuten, dass die Verbindung von Pilzen und Bösartigkeit auch im frühen zwanzigsten Jahrhundert noch im kollektiven Bewusstsein erhalten ist:

---

84 Renard, Ein Mensch, S. 210.
85 Renard, Ein Mensch, S. 214.
86 Louis Pasteur, Œuvres de Pasteur, hg. von Louis Pasteur Vallery Radot, Bd. 4: Études sur la maladie des vers à soie, Paris 1926 [1870], S. 5, 27, 136, 621, 622, 626.

> Auf meiner Flucht zerquetschte ich ganze Nester von ‚Hons' und rannte Pilzjünglinge mit der Schulter über den Haufen. Rauschend wie ein Wasserfall ergoß sich hinter mir ein Regenstrom. Ich erkannte an dem Desinfektionsgeruche der Flüssigkeit, daß die Mandarinen die Verteidigungsoffensive ergriffen hatten [...]. Als ich die Stadt erreichte, brachte gerade die Wehrmacht große Apparate für antiseptische Gase in Stellung, und ein Regiment Sterilisierartillerie rückte mit seinen Spritzen aus. Diese Mandarinen sahen sehr kriegerisch aus.[87]

So phantastisch die apokalyptische Schlacht zwischen Mikrobenmenschen, ‚Wehrmacht' und Gigantenpilzen auch anmuten mag und so sehr sie zeittypisches „Zukunftsvertrauen in die Lösungskompetenz von Technik" zum Ausdruck bringt,[88] so konsequent verbleibt die Geschichte in den Vorgaben der alten Epochenerzählung. Allen unterhaltungsliterarischen Manifestationen der Mikrobenjagd-Fabel, seien sie futuristischer oder völkischer Prägung, scheinen imperialistische Untertöne gemeinsam: Auch im idealen Mikrobenreich wird eine hygienische ‚Artillerie' eingesetzt, und man frägt sich, ob man „die Feinde seiner Rasse bis auf den letzten [...] vernichten" solle oder nicht;[89] auch hier ist das lange Echo des bakteriologischen Waffengeklirrs aus *Gartenlaube* und Kosmos-Bücherei zu hören und sorgt für ein hohes Maß an Wiedererkennbarkeit.

Ein vergleichbares Spiel mit spatialen Relationen und mit dem Vernichtungskrieg gegen monströse Bazillen treibt übrigens ein weiterer Roman aus ähnlichem Literaturmilieu, André Couvreurs *Une invasion de macrobes* (1909). Wieder hat ein *mad scientist* – diesmal in der Version des *villain* – in die verbotene Welt der Mikroben eingegriffen, es wurde eine gigantisch vergrößerte Mikrobenspezies, die ‚Makroben', hergestellt, die sich nun auf Invasionstour begeben, um die menschliche Zivilisation auszulöschen. Erschienen ist der Text zunächst als illustrierte Fortsetzungsgeschichte in *L'Illustration*, dem Leitmedium der Pariser illustrierten Massenpresse;[90] die Illustrationen stammen vom französischen Kunstgraphiker André Devambez. Sie rücken den Roman in die Nähe früher futuristischer Comics und zeigen, wie groß das Potenzial dystoper, apokalyptischer Mikrobenszenarien für die Entwicklung solch neuer Gattungen ist.

---

[87] Œuvres de Pasteur, S. 233 f.
[88] Uwe Fraunholz/Anke Woschech, Vorwort. In: Technology Fiction. Technologische Visionen und Utopien in der Hochmoderne, hg. von Uwe Fraunholz und Anke Woschech, Bielefeld 2012, S. 7 f., 7.
[89] Renard, Ein Mensch, S. 217.
[90] André Couvreur, Une invasion de macrobes; zunächst als illustrierte Fortsetzungsgeschichte im Supplement Littéraire a l'Illustration (6., 13., 20. und 27. November 1909), mit 5 Illustrationen von André Devambez. Paris 1910 in Buchform bei Pierre Lafitte, Paris, Titelgestaltung von A. Devambez (Claude Deméocq, Bibliographie sélective. In: André Couvreur, Une Invasion de Macrobes, Neuausgabe nach dem Text der Buchedition bei Lafitte, Toulouse 1998, S. 221 ff., 221).

3 Vom Jäger zum Träger: korrelativer Wandel in Literatur und Medizin — 507

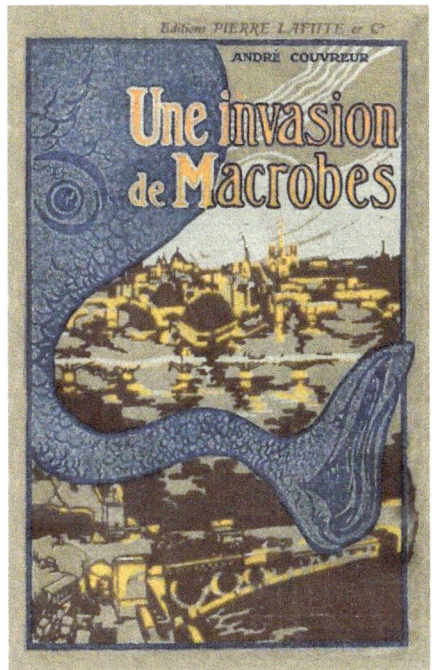

Abb. 53: André Devambez, Titelblatt zur Buchausgabe bei Pierre Lafitte, Paris 1910 (Fotografie Clemens Weber).

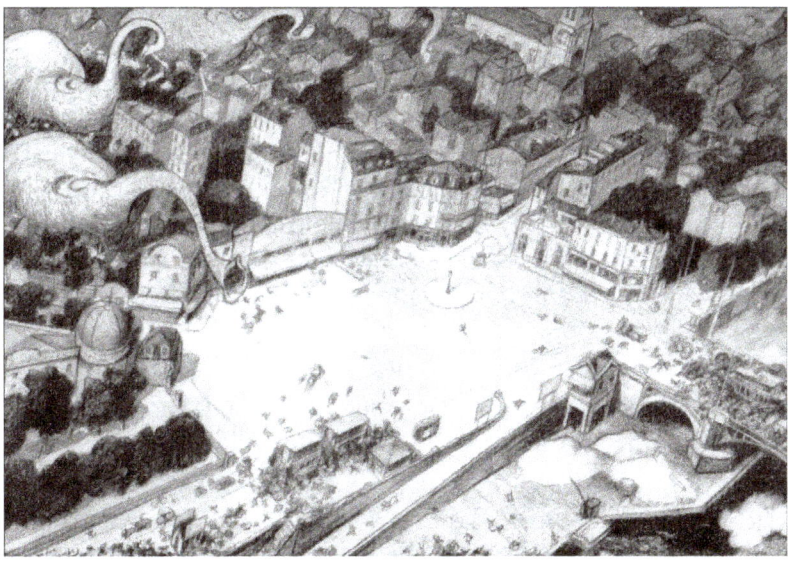

Abb. 54: Illustration In: Supplement Littéraire a l'Illustration, 13. November 1909 (Fotografie Clemens Weber).

Zusammenfassend ist an diesem Punkt festzuhalten, dass die ‚Jagd auf Mikrobien', nachdem sie in Wissenschaft und Alltagspraxis an Geltung verloren hat, ein Zukunftsdenken speist, das seit 1890 steigende Konjunktur erlebt.[91] So vermag die Mikrobenjagd etwa die Entwicklung neuer, populärkultureller Genres zu befördern, die sich derartigen Zukunftsphantasien verschrieben haben, Science Fiction und futuristische Comics; auch die Postkarte *La Chasse aux microbes* gehört partiell in diesen Kontext. Beide Genres funktionieren bevorzugt über extreme räumliche Inkongruenzen, beispielsweise monströse Technologien oder monströse Angreifer, die den Menschen vergleichbar winzig erscheinen lassen und im Rezipienten eine Mischung aus Faszination und Schrecken hervorrufen. Monströse ‚Makroben' oder ‚Pilze' allerdings dürften beim Lesepublikum, das ist sicherlich hier der springende Punkt, nicht nur zukunftsbezogenen, sondern auch altbekannten Lust-Schrecken mobilisieren, der seit Jahrzehnten medial eingeübt wurde.

3.3 Das ‚vielfache Ich' der Moderne (Erich Seligmann, Robert Doerr, Ernst Weiß)

Wichtiger als diese kommerziell-utopistischen Ausläufer einer Fabel, die eigentlich gar nicht mehr erzählt werden kann, ist allerdings die zweite Etappe des kritischen Metadiskurses in Seuchenmedizin und Literatur. Spätestens nach Kriegsende setzt der von Silvia Berger rekonstruierte Differenzierungsprozess der Bakteriologie in Subdisziplinen ein und mit ihm die endgültige Verschiebung der Perspektive vom Jäger zum Träger, vom deutungsmächtigen Subjekt zur bedeutungshaften Leiblichkeit.[92] Konnten Koch und nachfolgende Wissenschaftler wie Martin Kirchner während des Krieges nochmals die Souveränität der klassischen Bakteriologie und ihrer Protagonisten behaupten, so wird Letztere 1918 endgültig vom ‚vielfachen Ich' der Moderne eingeholt – in seiner physischen Version. „Vielgestaltig kann das Symptomenbild der Influenza sein",

---

91 Vgl. Uwe Fraunholz/Thomas Hänseroth/Anke Woschech, Hochmoderne Visionen und Utopien. Zur Transzendenz technisierter Fortschrittserwartungen. In: Technology Fiction. Technische Visionen und Utopien in der Hochmoderne, hg. von Uwe Fraunholz und Anke Woschech, Bielefeld 2012, S. 11–25, 16 f. Eine weitere Mikrobendystopie ist der Roman *Der Bazillenkrieg* (Frankfurt a. M. 1922) des Mediziners, Essayisten und Übersetzers Curt Abel-Musgrave. Der Text imaginiert kurz nach Kriegsende einen weiteren, finalen Weltkrieg: Herbeigeführt wird er von einem pazifistischen deutschen Biologen, der dem erneuten Kriegsbestreben der Politiker mit selbstgezüchteten Mikroben ein Ende setzen will, damit allerdings nur einen biologischen Krieg globalen Ausmaßes heraufbeschwört.
92 Vgl. Berger, Bakterien in Krieg und Frieden, S. 291–375.

schreibt 1928 der renommierte Bakteriologe und führende Medizinalbeamte der Weimarer Republik, Erich Seligmann,[93] denn

> neben der Grippe-Pneumonie sehen wir die Darm-Grippe, bei der Störungen des Verdauungskanals im Vordergrund stehen [...]. Von der Kopfgrippe wird gesprochen, wenn die Beeinträchtigung des Zentralnervensystems das Bild beherrscht. Eine besondere Form der Gehirnerkrankung hat man erst in den letzten Jahren von der Influenza abzutrennen gelernt: die Encephalitis epidemica seu lethargica.[94]

Ob für all diese Verschiedenheiten, die in ein und demselben Organismus auftreten können, ursächlich der sogenannte Pfeiffersche Influenzabazillus in Frage kommt oder zusätzliche Bakterien, das lässt der Verfasser ohnehin offen. Der kranke Mensch ist zum losen Konglomerat von Organen, Funktionen, variablen Symptomen und möglichen Mitbewohnern geworden, und kann insofern kaum mehr als zusammenhängendes Ganzes erzählen werden. Den Schlussstrich unter die Autorität des bakteriologischen Denkstils zieht demnach die Influenzapandemie – eine globale Katastrophe, von der im Zusammenhang mit Tzaras parasitärem Kunstprogramm bereits die Rede war. In ihrer Folge treten gehäuft rätselhafte Krankheiten auf, epidemische Genickstarre, Masern, bakterielle Mischinfektionen oder die von Seligmann erwähnte *Enzephalitis lethargica*.[95] Wie die Influenza lassen auch sie sich nicht mehr mit dem klassischen Verursachungsmodell erklären und nicht mehr als auktoriale Kampfgeschichte erzählen, weder zwischen Mikroben und Jägern noch zwischen Mikroben und ihren Opfern. Für den Baseler Hygieniker Robert Doerr etwa sind Ideen vom „Kampf zwischen Mikrobe und Wirt" lediglich „anthropozentrische und zum Teil rein

---

[93] Erich Seligmann (geb. 1880 in Berlin, gest. 1954 in New York) war von 1904 bis 1907 an Kochs *Königlich Preußischem Institut für Infektionskrankheiten* tätig, ab 1907 am Hauptgesundheitsamt in Berlin und wurde 1927 zum Direktor von dessen ‚Wissenschaftlichen Instituten' ernannt. Nach der Zwangsentlassung 1933 leitete er bis zur Emigration das jüdische Krankenhaus in Berlin und koordinierte zusätzlich die Ausbildung jüdischer Ärzte. Nach der Emigration 1939 erhielt er eine Professur für Public Health an der Columbia University (New York) und konnte seine erfolgreiche Karriere fortsetzen. Bedeutend ist Seligmanns Tagebuch, das er seit 1908 führte und in dem er seine eigene Situation in den Jahren der Nazi-Herrschaft eindrucksvoll reflektierte; es wird in der ‚Erich Seligmann Collection' des *Leo Baeck Institute* in New York aufbewahrt (Erich Seligmann Collection AR 4104). Zahlreiche offizielle Dokumente aus der ‚Erich Seligmann Collection', die Seligmanns professionelle Biographie dokumentieren, sind im *Internet Archive* online einsehbar: Papers of Erich Seligmann, Erich Seligmann Collection, AR 5625, https://archive.org/stream/erichseligmanncoll01seli#page/n420/mode/1up [zuletzt aufgerufen am 22.04.2021].
[94] Seligmann, Seuchenbekämpfung, S. 126.
[95] Vgl. Mendelsohn, Von der Ausrottung zum Gleichgewicht, S. 256–262; Berger, Bakterien in Krieg und Frieden, S. 331–335.

bildhafte Vorstellungen". Sie verschleiern die Tatsache, dass auch die „Erreger nichts anderes sind als Parasiten, d. h. Organismen, deren fundamentales Kriterium [...] in ihrer Fähigkeit" gesucht werden müsse, „sich im lebenden fremden Gewebe anzusiedeln und zu vermehren".[96] Komplexe Infekte mit Mikroorganismen, die nun nicht mehr als Killer, sondern als Parasiten gedacht sind, bedürfen demnach ebenso komplexer epidemiologischer Modelle: An die Stelle der künstlichen Infektionen von einzelnen Versuchstieren mit hohen, parenteral verabreichten Bazillenmengen treten neue Experimentalanordnungen. Sie zielen darauf ab, Entstehung und Verlauf von Epidemien in Kollektiven unter natürlichen Bedingungen zu simulieren.[97]

Neben der Frage nach dem Gleichgewicht von Kollektivkörper und Mikrobe konzentrieren sich die Forscher auf einen weiteren, neuen Gegenstand: auf das Verhältnis von Individualkörper und Erreger; es ist nicht minder komplex und für die vorliegende Arbeit von besonderem Interesse. An die Stelle des heroischen Jägers tritt als neuer Spieler der Leib, der jetzt nicht mehr als indifferentes Kulturmedium, sondern als individuelles und eigensinniges Bündel aus ererbten und erworbenen Dispositionen, Stoffwechselfunktionen und reaktiven Organen konzipiert ist. So gelten zentrales Nervensystem, Herz, Lungen, Leber, Nieren, Haut und Schleimhäute bei den meisten bakteriellen Infektionen als beteiligt und befragungswürdig;[98] sie alle treten mit den Mikroben in Wechselwirkung, bevorzugt die Haut und die Schleimhäute des Rachens, des Darmtrakts und der Lunge. Über „die Bedeutung des Darmes und der Lunge als Eintrittspforten, nicht nur für die primären Infektionen, sondern auch für die sog. kryptogenetischen Prozesse" referiert etwa Doerr ausgiebig. Aufgrund der vielfälti-

---

96 Robert Doerr, Infektionskrankheiten. Die Lehre von den Infektionskrankheiten in allgemeiner Darstellung. In: Lehrbuch der inneren Medizin, hg. von Gustav von Bergmann, 3. Aufl., Heidelberg 1936, S. 67–165, 69.
97 Dabei erweisen sich gerade nicht die Mikroben, sondern neu hinzugefügte, nicht immune Tiere als derjenige Faktor, der das Gleichgewicht stört und endemisch-latente Infektionen in akute Epidemien umschlagen lässt; vgl. dazu Neufelds Bericht über die epochalen Versuche des britischen Epidemiologen William W. C. Topley, der Mäusekollektive unter stets variierenden Bedingungen mit Paratyphus- und Hühnercholera-Erregern gefüttert hatte (Neufeld, Experimentelle Epidemiologie, bes. S. 1347). Vgl. auch die selbstkritischen Bemerkungen von Levinthal und Fernbach in einem Aufsatz, der den Pfeifferschen Influenzabazillus als Ursache der Pandemie höchst ambivalent diskutiert: „Und diese Labilität [des Bazillus] einerseits, die große Zahl solcher Keimträger und Dauerausscheider andererseits spricht für eine geringe Pathogenität der verbreiteten Mikroben" (Walter Levinthal/Hans Fernbach, Morphologische Studien an Influenzabacillen und das ätiologische Grippeproblem. In: Zeitschrift für Hygiene und Infektionskrankheiten, 96, 4, 31. Oktober 1922, S. 457–519, 512).
98 Vgl. exemplarisch Ernst Romberg, Die akuten Infektionskrankheiten. In: Lehrbuch der inneren Krankheiten, hg. von J. von Mering, 4. Aufl., Halle 1907, S. 1–190, 7 f.

gen Eigenschaften dieser Oberflächen sei es völlig unnötig, „den ‚Erregern' eine besondere *Penetrations- oder Invasionsfähigkeit* zuzuschreiben".[99] Das unwiderrufliche Ende von Kochs Tiger-Fiktion scheint gekommen: Nun entscheidet die Beschaffenheit der Haut, der inneren Oberflächen und der Organe über Präsenz und Krankheitsauslösung durch Mikroorganismen, nicht deren Handlungsfähigkeit. Das läuft auf eine neue Körperzentriertheit der Bakteriologie hinaus, der bis dato „die muffige Atmosphäre des Nagetierstalls" anhaftete.[100]

Diese Interessenverschiebung konvergiert mit der Vorliebe der literarischen Avantgarden für den semiotisch signifikanten Leib. All die zerfallenden, farbig hervorgehobenen Hautflächen – die „Triefaugen" einer alten Frau in Rilkes *Malte*, „die aussahen, als hätte ihr ein Kranker grünen Schleim in die blutigen Lider gespuckt", die Pockengeschwüre bei Döblin, die „eine gelbe Flüssigkeit [füllte]", die „schrecklichen roten Flecken" und die „blaugrün[e] [Haut]" der Pest bei Georg Heym und schließlich die „verweste[n] Blasen" syphilitischer ‚Huren' bei Gottfried Benn –;[101] all diese bedeutsamen Körperoberflächen exponieren letztlich ekelerregende Infektionskrankheiten mit hohem Schauwert. Trotz der medizinischen Informiertheit ihrer Verfasser kommt diese Infektionsprosa mittlerweile ganz ohne Erreger, ohne Ansteckungsideen und meist auch ohne heroische Ärzte aus. Die ‚Jagd auf Mikrobien' scheint in literarischen und wissenschaftlichen Zusammenhängen so sehr an Reiz verloren zu haben, dass statt der sterilen Mikrobengeschichte ohne Körper jetzt Leiblichkeit ohne Mikroben in den Fokus des kulturellen Interesses rückt – sieht man von den erwähnten futuristischen Abenteuern einmal ab. Nun mögen solche Analogien zwar

---

99 Doerr, Infektionskranheiten, S. 96 f. Mit „kryptogenetischen Prozessen" sind hier septische Erkrankungen, z. B. septische Knocheninfektionen gemeint. Zur Rolle, die „die Schleimhäute des Nasenrachenraumes" für den Umgang des Organismus mit Diphtherieerregern spielen, vgl. auch Erich Seligmann, Über Diphterieimmunität. In: Medical Microbiology and Immunology, 87, 1, 1918, S. 243–268, 262 f. Zur Rolle von Haut und Schleimhäuten grundsätzlich vgl. auch Berger, Bakterien in Krieg und Frieden, S. 336.
100 Hans Much, Steht die scholastische Medizin vor einem unvermeidlichen Bankerott?, Leipzig 1931, S. 22, zit. nach Berger, Bakterien in Krieg und Frieden, S. 334.
101 Rainer Maria Rilke, Die Aufzeichnungen des Malte Laurids Brigge. In: Rilke, Werke. Kommentierte Ausgabe, hg. von August Stahl, Bd. 3, Frankfurt a. M./Leipzig 1996, S. 453–466, 481; Döblin, Die drei Sprünge des Wang Lun, S. 348; Georg Heym, Das Schiff. In: Heym, Der Dieb. Ein Novellenbuch, Leipzig 1913, S. 77–97, 89, 93. Gottfried Benn, Gedicht „Ball". In: Benn, Werke, Bd. 2: Gedichte 2, hg. von Gerhard Schuster, Stuttgart 1986, S. 48. Grundlegend dazu Thomas Anz, Der schöne und der häßliche Tod. Klassische und moderne Normen literarischer Diskurse über den Tod. In: Klassik und Moderne. Die Weimarer Klassik als historisches Ereignis und Herausforderung im kulturgeschichtlichen Prozess, Walter Müller-Seidel zum 65. Geburtstag, hg. von Karl Richter und Jörg Schönert, Stuttgart 1983, S. 409–432. Vgl. auch Martina King, Von Mikroben und Menschen. Bakteriologisches Wissen und Erzählprosa um 1900. In: Scientia Poetica, 12, 2008, S. 141–181.

die behaupteten Parallelen zwischen wissenschaftlicher und literarischer Entwicklung allgemein unterstreichen. Sie sind aber nicht spezifisch genug, um den korrelativen Wandel zum ‚sprechenden Körper' zu belegen, der die methodische Hintergrundannahme dieses letzten Abschnitts bildet. Insofern soll im Folgenden die medizinische Neubewertung des Infektionsgeschehens nochmals detaillierter analysiert werden, und zwar unter narratologischen Gesichtspunkten. Inwiefern, so ist zu fragen, wandelt sich die einfache Aktantenfiktion von der bösartigen, eindringenden, zerstörenden Mikrobe und vom kämpferischen Mikrobenjäger zu einer komplexeren, epistemologischen Erzählung mit veränderten Aktanten und einer veränderten Konstellation, in der der Leib ebenfalls zum Akteur wird? Und weiter: Generiert auch diese veränderte epistemologische Erzählung fiktionale Prosa? Es ist also gezielt nach einem *gewandelten* Mikrobenjagd-Plot beziehungsweise nach den Kontrafakturen der Mikrobenjagd zu fragen, die den Erzählkern noch enthalten und ihn an fiktionale Literatur gewissermaßen weiterreichen; denn die zitierten Beispiele einer pathophilen, expressiven Hässlichkeitsästhetik machen zwar ausgiebig Gebrauch vom infektionskranken Körper, doch die Fabel selbst ist in diesen Texten ja ganz einfach verschwunden.

Um 1920 wird die Physis in der Medizin nicht nur als Ensemble aus interessanten Oberflächen, Geweben, Blutbestandteilen gedacht, die mit eingedrungenen Mikroben interagieren. Darüber hinaus konstruieren insbesondere jene Wissenschaftler, die parasitologisch-ökologische Vorstellungen in die Bakteriologie hineintragen, den Körper als offenes System ohne stabile Grenzen, das dauerhaft fremde Organismen einlässt und beherbergt. Für Doerr etwa steht fest, dass „Infektion nichts andres sein kann als Ansiedlung, Wachstum und Vermehrung niedrig stehender Organismen in höher organisierten"; die Biologie unterscheide hier drei Formen anhand des Schadens für den Wirt, „den Parasitismus, den Kommensalismus und die Symbiose".[102] Solche Überlegungen laufen auf bewegliche Gleichgewichtszustände zwischen Mensch und Mikrobe hinaus, wobei der Leib gleichermaßen als autonomer Organismus wie als heteronomer Container für ein Gewimmel von unsichtbaren Untermietern gedacht ist, für ein Leben im Leben. „Die ungeheuren Mengen von Bakterien, die jeder menschliche und tierische Organismus in sich beherbergt", heißt es im Lehrbuch der experimentellen Bakteriologie von 1919,

> führen deshalb nicht zu Infektionserscheinungen, weil es sich bei ihnen größtenteils um harmlose Saprophyten handelt, die in den von außen her erreichbaren Höhlen und Kanälen des Körpers sich wohl festzusetzen [...] imstande sind, aber nicht in die Gewebe des Körpers eindringen [...]. Neben diesen Saprophyten finden sich aber [...] mitunter auch pa-

---

102 Doerr, Infektionskrankheiten, S. 68 f.

thogene Keime bei völlig gesunden Individuen auf der Schleimhaut und in den Höhlen des Digestions- und Respirationstrakts [...]. Wir sprechen in diesem Fall von einer Latenz von Infektionserregern im gesunden Organismus.¹⁰³

Car je, c'est un autre, ließe sich dieses Notat überschreiben; das Ich ist weder Herr im eigenen psychischen noch physischen Haus. Die parasitologische Seuchenmedizin ergänzt die drei Freud'schen Kränkungen, die dem Narzissmus beigebracht wurden, um eine vierte beziehungsweise um eine fünfte, wenn man die historische Marginalisierung des Menschen durch Entdeckung der geologischen Tiefenzeit als vierte Kränkung mit hinzunimmt.¹⁰⁴ Jedenfalls liefert das wimmelnde Durcheinander im Körper die medizinische Bestätigung einer bereits tiefenpsychologisch, wahrnehmungsphysiologisch, empiriokritizistisch und literarisch fundierten ‚Unrettbarkeit des Ichs'.¹⁰⁵ Zwar hat der von ungeheuren Bakterienmengen besiedelte Organismus aus Höhlen und Kanälen gute Chancen, am Leben zu bleiben, doch weiß man nicht mehr genau, wessen Leben es eigentlich ist. Er erweist sich insofern als naturales Pendant zum unsouveränen Ich der literarischen Avantgarde, über das bekanntlich ‚Automobile hinweggehen'¹⁰⁶, düstere Triebe herrschen und für das die Außenwelt in ein Prisma von perspektivischen Wahrnehmungskomplexen zerfällt. „Der Junge [war] ganz geblendet durch das Leben in seiner Wunde", heißt es in Kafkas *Landarzt*, nachdem der Ich-Erzähler das parasitäre Durcheinander im bemerkenswerten Körper der erzählten Figur enthüllt hat:

---

103 Kolle/Hetsch, Die experimentelle Bakteriologie, Bd. 1, S. 82.
104 Vgl. Georg Braungart, Apokalypse in der Urzeit. Die Entdeckung der Tiefenzeit in der Geologie um 1800 und ihre literarischen Nachbeben. In: Zeit-Zeitenwechsel-Endzeit. Zeit im Wandel der Zeiten, Kulturen Techniken und Disziplinen, hg. von Ulrich Leinsle und Jochen Mecke, Regensburg 2000, S. 107–120. Michel Serres zählt die Kulturtheorie des Parasitären zur Liste jener „Schläge [...], die dem menschlichen Narzissmus beigebracht wurden" (Serres, Der Parasit, S. 19).
105 Zum Verhältnis von Ich-Grenzen und Wahrnehmungsphysiologie vgl. Müller-Tamm, Abstraktion als Einfühlung, S. 99–146. Die alte These von Mach als Wegbereiter der Wiener Moderne ist dahingehend zu revidieren, dass auch in diesem Punkt ähnliche Ideen im philosophischen und literarischen System gleichzeitig auftreten. Hermann Bahr formuliert bereits in frühen Essays um 1890 Vorstellungen vom Ich als zusammengesetztem Komplex aus Empfindungen beziehungsweise Nervenreizen, vgl. Konstanze Fliedl, Ich bin ich. Ernst Mach und die Folgen. In: Literatur als Geschichte des Ich, hg. von Eduard Beutner und Ulrike Tanzer, Würzburg 2000, S. 173–184.
106 „Elektrische Bahnen rasen läutend durch meine Stube. Automobile gehen über mich hin. Eine Tür fällt zu. Irgendwo klirrt eine Scheibe herunter, ich höre ihre großen Scherben lachen, die kleinen Splitter kichern" (Rilke, Die Aufzeichnungen, S. 455 f.).

> In seiner rechten Seite, in der Hüftengegend hat sich eine handtellergroße Wunde aufgetan. [...] Würmer, an Stärke und Länge meinem kleinen Finger gleich, rosig aus eigenem und außerdem blutbespritzt, winden sich, im Innern der Wunde festgehalten, mit weißen Köpfchen, mit vielen Beinchen ans Licht.[107]

Ob das Subjekt nun als Konglomerat aus Empfindungskomplexen beziehungsweise unbewussten Wünschen oder als organisches Konglomerat aus verschiedenen Lebensformen gedacht ist, scheinen jeweils die gleichen Mächte der Moderne am Werk. Sie kündigen Einheit, Ganzheit und Selbstbestimmung auf zugunsten einer fragmentarischen und vervielfachten Identität ohne integrierendes Zentrum. „Für manche Untersuchungen ist die Zelle das Individuum, für anderer der Zellenstaat, für andere eine Symbiose oder endlich ein ökologischer Komplex", schreibt 1935 kein geringerer als Ludwik Fleck, und auch für ihn ist die offene, moderne Identität bakteriologisch fundiert:

> Im Lichte dieser Begriffe erscheint der Mensch als ein Komplex, zu dessen harmonischem Gedeihen z. B. viele Bakterien unumgänglich notwendig sind: die Darmbakterien für den Stoffwechsel, viele Schleimhautbakterien zur normalen Funktion der Schleimhäute.[108]

Diese Interferenz der Mikrobenlehre mit der Geschichte des Bewusstseins- und Personenbegriffs erweist sich als nachhaltig: „Der Begriff des Individuums beginnt nun langsam zu verschwimmen. Wir sind viele, unvorstellbar viele", stellen die Wissenschaftsjournalisten Ulrich Bahnsen und Fritz Habekuss im Mai 2015 mit Blick auf ein aktuelles, mikrobiologisch informiertes Personenkonzept fest. Es wird von ökologischen Evolutionstheoretikern wie Lynn Margulis vertreten, die den Organismus und seine Mikroben ebenso als Einheit verstehen, wie es früher schon Fleck getan hatte.[109] Demnach verschwimmt der Begriff des In-

---

107 Franz Kafka, Ein Landarzt. Faksimile der Erstausgabe im Kurt Wolff Verlag 1919, Franz-Kafka-Ausgabe, Basel 2006, S. 23 f.
108 Fleck, Entstehung und Entwicklung, S. 81.
109 Ulrich Bahnsen/Fritz Habekuss, Unser entferntester Verwandter – eine archaische Mikrobe. In: Die Zeit, 20, 13. Mai 2015, S. 31. Lynn Margulis zufolge sind bakterielle Symbionten ein wichtiger Steuermechanismus der Evolution, da zu ihnen evolutionsgeschichtlich auch jene zunächst autonomen Organellen gehörten, die später als Zellbestandteile (Mitochondrien) die Entwicklung höherer Organismen ermöglichen (Lynn Margulis, Die andere Evolution, Heidelberg/Berlin 1999). Zur Geschichte des Symbiosekonzepts mit besonderem Blick auf die evolutionäre Bedeutung der Bakterien, die seit den 1970er Jahren diskutiert wird, vgl. auch Jan Sapp, Evolution by Association. A History of Symbiosis, New York 1994; Jan Sapp, The Bacterium's Place in Nature. In: Microbial Phylogeny and Evolution. Concepts and Controversies, hg. von Jan Sapp, Oxford 2005, S. 3–53. Auch Sapp vertritt die Auffassung, Evolution werde über die langfristige Assoziation von Wirtsorganismen mit Mikroben gesteuert. Für den Hinweis auf den Zeit-Artikel danke ich Felix Bronisch, München.

dividuums auch nicht erst jetzt, in der Gegenwart der Elektronenmikroskope und der Genom-Sequenzierungen, wie Bahnsen und Habekuss meinen; wir sind schon seit langem ‚viele'. Die Ursprünge des vielfachen, entgrenzten Ichs gehen ganz offensichtlich auf erkenntnistheoretische, psychoanalytische, literarische *und bakteriologische* Diskurse im frühen zwanzigsten Jahrhundert zurück.

Was nun die bakteriologische Version des modernen Ichs betrifft, so weisen Begriffe wie ‚Latenz' (s. o. im Lehrbuch von Wilhelm Kolle und Heinrich Hetsch) oder auch ‚Kompromiss', die um 1920 Konjunktur haben, darauf hin, wie man sich das Zustandekommen dauerhafter Gleichgewichtszustände zwischen Mensch und Mikrobe denken soll.[110] Müssen überhaupt „gewisse Bedingungen erfüllt sein, damit Infektionserreger, die mit dem Körper in Berührung kommen, diesen wirklich krank machen können",[111] gibt es andererseits Modelle, um das dauerhafte Untermieterverhältnis zu erklären. Da ist erstens der Gedanke des adaptiven Organismus, der sich über sein Immunsystem und seine genetische Ausrüstung an die Parasiten anpassen kann, und zweitens vice versa die Vorstellung der veränderlichen, adaptiven Mikrobe. Sie erscheint nicht mehr als unsichtbarer Aggressor aus dem bengalischen Dschungel, der notwendig wie ein zerstörerisches Raubtier in die Schichten der Darmschleimhaut eindringt und deswegen notwendig ausgerottet werden muss. Sie ist vielmehr Mitbewohner mit gleichermaßen unfester Identität: Die meisten „hochvirulenten Erreger", heißt es in einem Referat zu Neufelds Thesen, „erleiden aber während des Durchtritts durch die Haut oder Schleimhaut und die nächsten, daran anschließenden Lymphbahnen eine spezifische Veränderung im Sinne einer Virulenzabschwächung".[112] Dass die Virulenz von Krankheitserregern „in sehr weiten Grenzen schwanken" könne, wird immer wieder nachdrücklich hervorgehoben, untersucht und diskutiert;[113] auch Erich Seligmann zählt zu denjenigen, die die Variabilität von Bakterien erforschen.[114] Dabei wandelt sich die Erzählung von Leben und Tod zu derjenigen des parasitären Gleichgewichts: Siedeln die ubiquitären, symbiontischen Mikroben ohnehin in allen Kanälen des Containersystems ‚Körper', so nutzen auch pathogene Bazillen, konzipiert man sie

---

110 Vgl. Neufeld, Experimentelle Epidemiologie, S. 1351.
111 Kolle/Hetsch, Die experimentelle Bakteriologie, Bd. 1, S. 82 f.
112 Dr. Putter, Kurzfassung von: Fred Neufeld. Über die Veränderlichkeit der Krankheitserreger in ihrer Bedeutung für die Infektion und Immunität. In: Deutsche med. Wochenschrift, 50, 1, 1924, S. 1. In: Klinische Wochenschrift 3, 26, 24. Juni 1924, S. 1185.
113 Kolle/Hetsch, Die experimentelle Bakteriologie, Bd. 1, S. 84.
114 Vgl. Georg Sobernheim/Erich Seligmann, Beobachtungen über die Umwandlung biologisch wichtiger Eigenschaften von Bakterien. Untersuchungen an der Enteritis-Gruppe. In: Deutsche Medizinische Wochenschrift, 36, 8, 1910, S. 351–353.

denn als Parasiten, nur die Ressourcen ihres Wirtes ohne ihn zu töten, da sie sonst die eigene Art gefährden würden.

Entscheidend ist, dass auch diese neue Interaktion von Gastbazillus und Wirtskörper – Siedeln auf den Schleimhäuten, Virulenzänderung der Mikrobe, Zustandsänderung des Organismus – in wissenschaftlichen Publikationen als individuelle Ereignisfolge, als Narrativ auftaucht, ebenso wie Kochs Bestienjagd in indischen Tanks und afrikanischen Krokodilen. Diese neue Ereignisfolge erweist sich allerdings als wesentlich komplexer, weniger linear und kaum finalisiert, sie wird ferner in der Regel heterodiegetisch erzählt, nicht mehr als homodiegetische Heldengeschichte. „So entwickelt sich ein Schmarotzertum des Pathogenen", schreibt Seligmann,

> ungleich seiner sonstigen Wirkungsart führt [der Bazillus] ein scheinbar harmloses Dasein auf den Schleimhäuten seines Wirtes, bald längere, bald kürzere Zeit, bis er schließlich, wie auf erschöpftem Boden die Pflanze, allmählich eingeht, verschwindet. Es kann aber auch anders kommen: plötzliche Resistenzverminderung beim Träger [...] schafft unerwartet aus dem unempfänglichen den empfänglichen Boden. Der Gastbazillus sieht die Fesseln fallen, kann seine Wirkung entfalten, wird pathogen [...].[115]

„Es kann aber auch anders kommen": Das gemeinsame Bezugsproblem, der Kontingenz- und Pluralisierungsschub des frühen zwanzigsten Jahrhunderts, der als Movens des parallelen seuchenmedizinischen und literarischen Wandels identifiziert wurde, zeigt sich hier nochmals in seiner seuchenmedizinischen Version; ebenso wie in der oben zitierten Pestdarstellung aus Kolles und Hetschs *Lehrbuch der experimentellen Bakteriologie* von 1919, wo ‚der Ausgang der Drüsenerkrankung ein verschiedener sein konnte'. Wieder stehen wir vor einer ateleologischen Geschehensfolge mit offenem Schluss, in der der Körper entweder über die Mikrobe triumphiert oder auch nicht. Diese Sequenz tritt an die Stelle des homodiegetischen, geschlossenen Plots ‚Mikrobenjäger gegen Mikrobe' *und* des heterodiegetischen deterministischen Schemas ‚reißende Bestie im Körper, unbedingte Zerstörung'. Dabei ist die Erzählung vom harmlosen Gastbazillus, der unter bestimmten Bedingungen plötzlich seine Fesseln fallen sieht, kaum weniger ereignisreich und spannungsvoll als Kochs Jagdabenteuer; lediglich ‚moderner', wenn man so will, nicht mehr durch klare Kausalbeziehungen organisiert. Ferner wird jegliche Autorität, sowohl die des Aktanten als auch diejenige seines Erzählers, verabschiedet zugunsten einer polyperspektivischen Konzeption mit zwei gleichberechtigten Akteuren, Mikrobe und Körper. Die zitierte Passage etwa ist aus der Perspektive des Gastbazillus erzählt, im weiteren

---

115 Seligmann, Seuchenbekämpfung, S. 31 f.

Verlauf wechselt die Narration zur Perspektive des „Cholerakeimträgers".[116] Es steht ja auch nicht Tod oder Leben zur Debatte, sondern ein unfestes Gleichgewicht zwischen Leib und Mitbewohner, das als kontingente Abfolge von Ereignissen angelegt ist beziehungsweise als „Handlung[,] [...] die sich zwischen zwei Einzelwesen (Bakterien und Mensch) abspielt"; Letzteres schreibt der Immunologe Hans Much, der nicht von ungefähr nebenbei zahlreiche Romane verfasst.[117] Die erzählerischen Konsequenzen, die sich aus der medizinischen Neubewertung des Infektionsgeschehens ergeben, lassen sich demnach zu drei Kernaspekten zusammenfassen: erstens die Neukonzeption der geschlossenen Jagdgeschichte als offene Gast-Wirt-Erzählung, zweitens die Aufsplitterung von Identität zum vielfachen Ich und drittens die Blickwendung zum bedeutsamen Körper.

Genau diese drei Aspekte konturieren nun einen Arztroman der nachexpressionistischen Avantgarde, der insofern als fiktionale Manifestation der gewandelten bakteriologischen Infektionserzählung zu verstehen ist: den Roman *Georg Letham, Arzt und Mörder* des Arzt-Schriftstellers Ernst Weiß; er entstand etwa zwischen 1922 und 1930 und wurde 1931 bei Zsolnay publiziert.[118] Bezeichnenderweise hat Tom Kindt in seiner Dissertation, die eine Theorie unzuverlässigen Erzählens in der Moderne entwickelt, die späten Romane des Mediziners Weiß, sämtlich fiktionale Autobiographien, als historisches Fallbeispiel für erzähltheoretische und erzählgeschichtliche Thesen herangezogen. In diesen Ich-Romanen liefere Ernst Weiß, so Kindt, einen speziellen Beitrag zur Problematisierung des Persönlichkeitsbegriffs, da sie auf die Krise des Erzählens im Gegensatz zu anderen wirkmächtigen Avantgarde-Romanen der Nachkriegszeit nicht mit Abkehr von der Narration antworteten, sondern „die Defizite des Erzählens im Modus des Erzählens anschaulich zu machen" suchten.[119]

Dieser Befund scheint nun in ganz besonderer Weise für den ambitioniertesten Text dieses Spätwerks, den *Letham*-Roman relevant, da dessen ganzer Bauplan bereits auf vorgeprägten Narrativen aufruht: auf der elementaren Erzählung der klassischen Bakteriologie und der mittlerweile fortgeschrittenen Geschichte ihrer Infragestellungen. Weiß legt meines Wissens nach den einzigen kunstliterarischen Erzähltext in deutscher Sprache vor, der einen „experimentellen Bakteriologen" als Protagonisten einführt und auf rund 500 Seiten fast ausschließlich von Seuchenmedizin, Bakterienforschung, Reinkulturen

---
116 Seligmann, Seuchenbekämpfung, S. 32.
117 Hans Much, Die pathologische Biologie (Immunitätswissenschaft). Eine kurzgefasste Übersicht über die biologischen Heil- und Erkenntnisverfahren, Leipzig 1922, S. 53.
118 Vgl. Tom Kindt, Unzuverlässiges Erzählen und literarische Moderne, Tübingen 2008, S. 109.
119 Kindt, Unzuverlässiges Erzählen, S. 6.

und Inokulationsversuchen handelt.[120] Insofern scheint es auch legitim, die erzählerischen Besonderheiten des Romans *unter anderem* auf den Wandlungsprozess der Bakteriologie zu beziehen, wenn man diesen Wandel denn in den skizzierten bewusstseinsgeschichtlichen Problemhorizont einstellt. Vor allem die von Tom Kindt beschriebenen „inkonsistenten, redundanten, fragmentarischen, irrelevanten und chaotischen" Formen der Erzählerrede,[121] die zusammengenommen eine ambivalente fiktionale Welt konstituieren, sind *auch* im Zusammenhang mit der modernisierten Bakteriologie zu sehen (s. u.); dabei ist freilich die oben diskutierte Mehrfachvermittlung literarischen Wandels zu berücksichtigen. Demnach lassen sich die innovativen Plotstrukturen und narrativen Besonderheiten des *Letham*-Romans natürlich nicht allein auf medizinische Kontexte zurückrechnen, sondern verdanken sich gleichermaßen dem Wandel philosophischer und ästhetischer Vorstellungen. Werkgeschichtlich ist der Text ebenso auf die Teilnahme seines Autors am literarischen Leben Wiens und Prags in der Vor- und Nachkriegszeit, auf die intellektuelle Berliner Szene der 1920er Jahre und auf die Existenzphilosophie Søren Kierkegaards zu beziehen[122] wie auf eine gewandelte, komplexe Bakteriologie – denn Weiß war auch deren Zögling. Im Jahr 1910 arbeitet er „als unbesoldeter Assistent bei Prof. Theodor Kocher in Bern"[123] und gewinnt dort nicht nur Einblicke in die Kunst des Operierens, sondern in diejenige einer ausgeklügelten chirurgischen Infektionsmedizin und Antisepsis;[124] Kocher habe, so schreibt sein Assistent Carl Arnd, „jede Operation zu einem bakteriologischen Experiment" ausgestalten wollen.[125] Im Krieg ist der ausgebildete Chirurg Weiß dann selbst eher mit Seuchenabwehr

---

120 Ernst Weiß, Georg Letham. Arzt und Mörder, Frankfurt a. M. 1982, S. 256.
121 Kindt, Unzuverlässiges Erzählen, S. 209.
122 Weiß stand im langjährigen Austausch mit Franz Kafka, Albert Ehrenstein, Leo Perutz, Johannes Urzidil, Thomas und Klaus Mann; in Berlin gehörte er zum Umkreis der Gruppe 1925, die sich unter anderem aus Johannes R. Becher, Bert Brecht und Kurt Tucholsky zusammensetzte. Er war ferner mit Alfred Döblin, Gottfried Benn, Egon Erwin Kisch, Axel Eggebrecht, Hermann Kesten, Joseph Roth bekannt; vgl. Manuel Streuter, Das Medizinische im Werk von Ernst Weiß, Herzogenrath 1990, S. 14–48; Kindt, Unzuverlässiges Erzählen, S. 76–81; Peter Engel, Ernst Weiß. Eine Skizze von Leben und Werk. In: Ernst Weiß. Text + Kritik, 76, hg. von Peter Engel, München 1982, S. 13–20, 16 f.
123 Weiß an Perutz, Ende Mai/Anfang Juni 1910. In: ‚… ein guter Freund und Kamerad täte mir oft hier sehr wohl'. Ernst Weiß' Briefe an Leo Perutz, hg. und komm. von Peter Engel und Hans-Harald Müller. In: Modern Austrian Literature 21, 1, 1988, S. 37. Weiß war in Kochers chirurgischer Klinik am Inselspital von 1910 bis 1911 als unbesoldeter Volontärarzt tätig, vgl. Streuter, Das Medizinische, S. 23.
124 Vgl. Th. Kocher/E. Tavel, Vorlesungen über chirurgische Infektionskrankheiten, 2 Bde., Basel/Leipzig 1895.
125 Zit. nach Streuter, Das Medizinische, S. 54.

anstatt mit Operieren beschäftigt,[126] und Ähnliches gilt für das Roman-Ich: „Ich wurde […] nicht als Feldchirurg verwendet", klagt Letham, sondern „einem bakteriologischen Laboratorium" zugeteilt; „es war nicht allein eine Zeit des sinnlos vergeudeten Bluts von Millionen, sondern auch eine Zeit der schauerlichen Seuchen, alle Bakterien waren losgelassen".[127] Dass Weiß sehr genau zur Kenntnis genommen hat, welche ‚schauerlichen Seuchen' den Modernisierungsprozess der Bakteriologie nach Kriegsende befördern, illustrieren Überlegungen seines Protagonisten zur „spanische[n] Grippe[,] […] die an die Pestseuchen des Mittelalters erinnerte", ferner zum „Scharlachfieber", dessen bakterielle Ursache ebenso unbekannt sei wie „die vieler anderer ansteckender Krankheiten, ich nenne nur die lethargische Gehirngrippe und das Gelbfieber etc. etc.".[128] Letham treiben also genau diejenigen komplexen Infekte um, die die ‚Jagd auf Mikrobien' im Wissenschaftsraum an Reiz haben verlieren lassen; bis hin zur „lethargischen Gehirngrippe" *Enzephalitis lethargica*, die auch Erich Seligmann und viele andere beschäftigt.

Mit Blick auf diese ausgedehnten Einträge eines ‚heißen Wissens' im Umbruch spricht also einiges dafür, den parallelen Wandel in Wissenschaftsgeschichte und Literatur – vom Jäger zum Träger – als Ausgangspunkt für einen Roman zu nehmen, der die übergeordnete Bezugsproblematik des Kausalitätsverlustes und des kontingenten Ichs auf neue Art zu fassen sucht. Auch Tom Kindt argumentiert problemgeschichtlich, insofern sich Weiß auf spezifisch erzählerische Weise „der Problematisierung des Ichs in der Moderne" annehme und dabei die *conditio humana* als unlösbare existenzielle Verunsicherung fasse.[129] Wenn der Roman also im Folgenden auf die Krise des ganzheitlichen Subjekts in Literatur *und* Wissenschaft bezogen wird, so heißt das mehr, als ihn in herkömmlicher Weise medizinhistorisch zu kontextualisieren, wie das die Forschung in den 1990er Jahren unternommen hat.[130] Es heißt, den Text über Ich-

---

126 Weiß konnte als Militärarzt des k. u. k.-Heeres mehrfach erfolgreich Epidemien von Fleckfieber und Cholera bewältigen, vgl. Ernst Weiß, Autobiographische Skizze. In: Weiß, Die Kunst des Erzählens. Essays, Aufsätze, Schriften zur Literatur, Frankfurt a. M. 1982, S. 120–123, 122; vgl. auch Streuter, Das Medizinische, S. 29 f.
127 Weiß, Georg Letham, S. 13.
128 Weiß, Georg Letham, S. 14, 27.
129 Kindt, Unzuverlässiges Erzählen, S. 208.
130 Eine medizinische Kontextualisierung des Gesamtwerks legt Manuel Streuter (Das Medizinische) vor, während Sabine Adler drei Romane, *Die Galeere*, *Georg Letham* und *Der Augenzeuge*, in den Kontext des Bernard'schen Experimentbegriffs einbettet (Adler, Roman expérimental). Es leuchtet indes wenig ein, Ernst Weiß, der bei Kocher vermutlich mit bakteriologischen Experimenten konfrontiert wurde, in die Nähe der Bernard'schen Gedankenwelt zu rücken – selbst wenn im Roman ein Satz aus Bernards *Einführung in das Studium der experimentellen Medizin* wörtlich zitiert wird (Adler, Roman expérimental, S. 12). Die im Roman ver-

Krise und Erzählkrise im Licht einer Wissenschaftserzählung zu lesen, die ihre antimodernen Vereinfachungen und Verkürzungen abgelegt hat. Und dass ‚medizinisches Erzählen' für Weiß poetologisch grundsätzlich relevant ist, kann man seinen Selbstzeugnissen entnehmen: Dem großen Lehrer Kocher in Bern verdanke er seine „Bestimmung zum Schriftsteller", schreibt er rückblickend. Seine einzige Schule seien „die wissenschaftlichen und medizinischen Krankenbeschreibungen und Schilderungen abnormer Körpervorgänge" durch Kocher gewesen; „durch ihn lernte ich, soweit man lernen kann, sehen und schildern überhaupt, und Erkennen, sei es nun Körper oder Seele, Ruhe oder Bewegung".[131] Weiß' fiktionale Fallerzählungen über psychisch und physisch defekte Figuren verdanken sich demnach nicht zuletzt dem faktualen Darstellungstypus des modernen, klinischen Fallberichts, der genaue Patientenbeobachtungen und Befunde in eine zeitlich organisierte Folge bringt. Mag dieser Texttypus um 1900 auch noch so standardisiert sein, illustriert gerade Kochers berühmte Sammlung von Krankengeschichten[132] im Verbund mit Weiß' Kommentaren, dass das Individuelle und Besondere, mit anderen Worten das Vermögen, Einzelfälle in eine anschauliche erzählerische Form zu bringen, auch in der Medizin des frühen zwanzigsten Jahrhunderts noch von Belang sein konnte; dass ferner literarische Autoren diese Fertigkeit als eine ästhetisch-generative wahrnehmen konnten.

Mit Blick auf diesen werkbiographischen Hintergrund gehört es also zu den Spezifika des *Letham*-Romans, dass sich das unfeste, entgrenzte Ich in einem entschieden diegetischen Modus konstituiert. Ganz im Gegensatz zu den Zeitromanen Brochs, Döblins oder Musils, die die Abwendung vom souveränen Subjekt mit Techniken der Montage, des Essayismus und des radikalen *showing* vollziehen, hebt der Roman immer wieder das Erzählen als solches hervor. Der Arzt-Mörder Letham tritt als autodiegetischer Ich-Erzähler der eigenen „fiktionalen Lebenschronik"[133] auf, und obwohl dieses Erzähler-Ich kaum Distanz zum erlebenden Ich hat, ist es doch durch stetes Thematisieren des Erzählvor-

---

arbeiteten Wissensbestände sind vielmehr spezifisch für jenen eigenständigen Experimentbegriff, den die medizinische Bakteriologie ausgebildet hat und der seinerseits nach 1900 einem steten Wandel unterliegt.

131 Ernst Weiß, Notizen über mich selbst [1933]. In: Weiß, Die Ruhe in der Kunst. Ausgewählte Essays, Literaturkritiken und Selbstzeugnisse, hg. von Dieter Kliche, Berlin/Weimar 1987, S. 407; Ernst Weiß, Reportage und Dichtung. In: Weiß, Die Kunst des Erzählens, S. 116–117, 116 f.
132 Vgl. Streuter, Das Medizinische, S. 24; vgl. auch Ulrich Tröhler, Der Nobelpreisträger Theodor Kocher, 1841–1917, Basel/Boston/Stuttgart 1984, S. 165.
133 Kindt, Unzuverlässiges Erzählen, S. 69; zur ‚Antinarrativität' der genannten Zeitromane vgl. S. 215.

ganges, durch Vorgänge des Rückerinnerns, Vergegenwärtigens und Falscherinnerns als solches besonders markiert: „Oder soll ich mich einfach damit begnügen, wiederzugeben, was meiner Ansicht nach vor sich ging?", so setzt eine metaleptische Reflexion zu Beginn des Romans ein, die sich wie eine Poetik des Romanganzen liest:

> Auch die Regeln der Kunst sind mir fremd [...]. Dennoch will ich es versuchen. Ich will mir selbst einen Spiegel vorhalten [...]. Mehr ist nicht möglich. Vielleicht gestaltet ein anderer aus den Protokollen dieser „Experimente an lebenden Seelen" einen lebensechten Roman.[134]

Der Leser ist also mit einem besonders prononcierten Ich konfrontiert, das seine eigene Geschichte als psychologische Experimentalanordnung versteht[135] und sie als Pathobiographie – der neurotisch gestörten Psyche und des gelbfieberkranken Körpers – erzählt.

Zunächst wird dieses prononcierte Ich als ein souveränes vorgeführt, das genau wie der Ich-Erzähler Koch über bakteriologische Experimente und das Erzählen von bakteriologischen Experimenten verfügt. So berichtet Letham zu Beginn der Handlung, wie er mit sicherer Hand „Kulturen der Scharlach-Streptokokken" umpflanzte, dabei stellt er sich als zuverlässiger Erzähler einer kausal-rationalen Wissenschaftsszenerie dar:

> [...] und auch diese Arbeit verrichtete ich mit äußerster Sorgfalt. Ich fasste die Glasstäbchen, an deren Ende die in der Glasflamme ausgeglühten Platinösen sich befanden, nur mit Handschuhen aus Gummi an, während ich ein winziges Tröpfchen der alten Kultur in ein Gefäß mit frischem Nährstoff überpflanzte.[136]

Doch der Schein trügt: Letham verliert rasch seine Autorität, sowohl als Protagonist der fiktionalen Welt wie als Erzähler dieser Welt. Denn anstatt den Menschen Gutes zu bringen wie die makellosen und allwissenden Koch-Figurationen in der Massenpresse und in naturalistischen Romanen kehrt dieser Mikrobenjäger die ethischen Implikationen um. Das protokollierte Umpflanzen der Streptokokken-Tröpfchen mündet in einen Mord aus Habgier, Letham tötet seine Ehefrau mit einem fiktiven „aus Scharlachkulturen gewonnenen Giftstoff in

---

134 Weiß, Georg Letham, S. 9; zur Thematisierung des Erzählvorgangs vgl. Kindt, Unzuverlässiges Erzählen, S. 158–164.
135 Auf die vom Narrator selbst vollzogene Parallelisierung von Inhalts- und Erzählebene durch den Begriff des Experiments hat die Forschung schon früh besonderes Gewicht gelegt; ‚Experiment' und ‚Versuch' sind Leitbegriffe des Textganzen, vgl. Peter Engel, Nachwort. In: Ernst Weiß, Georg Letham. Arzt und Mörder, Frankfurt a. M. 1982, S. 504–508, S. 505.
136 Weiß, Georg Letham, S. 29.

kristallinischer Form", dem ‚Toxin Y'.[137] Mit diesem bioterroristischen Akt wechselt er die Seiten im Ordnungssystem der Hygiene: von der Position der ethischen Reinheit zu derjenigen des infektiösen Schmutzes und der Verworfenheit, wie sie Conan Doyles und H. G. Wells' Mikrobenmördern anhaftete. Wenn nun Weiß' Protagonist, den die Justiz zum Giftmörder beziehungsweise „Landru mit dem Toxin Y" abstempelt,[138] als Mikrobenjäger gleichzeitig die schmutzige, parasitäre Gegnerseite des Mikrobenjägers darstellt, so ist das ein ethisches und ebenso ein erzählerisches Skandalon. Es bringt nicht nur das Ordnungsschema der Hygiene zum Kollabieren, das von ‚Kochs Plot' bis zu dessen völkischen Manifestationen bei Polenz und Unger Sinn und Gemeinschaft stiftete. Es zerlegt auch die Struktur der Epochenfabel, denn deren Ereignishaftigkeit wurzelt ja in der Konfrontation von ärztlichem Protagonisten und mikrobischem Antagonisten. Dieser Plot, der in seinen politischen und ironischen Varianten doch stets auf das Unschädlichmachen des bösen Schmutzes hinauslief, ist nun von Weiß'

---

137 Weiß, Georg Letham, S. 47. Dies ist ein markantes Beispiel für Weiß' eklektischen Umgang mit medizinischen Wissenspartikeln, der einerseits ästhetisch-kompositorischen Gesichtspunkten folgt, andererseits die Wohlinformiertheit des Autors belegt. Tatsächlich gehört Scharlach, dem die fast manischen Forschungen Lethams in der ersten Romanhälfte gelten, ebenso wie Gelbfieber zu den ‚komplizierten' Infektionskrankheiten, die Immunologen und Serologen im frühen 20. Jahrhundert umtreiben. Lange fehlte der Nachweis eines systemisch wirksamen Toxins der Streptokokken, da sich die lokale eitrige Mandelentzündung im Rachen, nicht aber das typische Exanthem erklären ließ. Zwischen 1921 und 1924, also in der Entstehungszeit des Romans, arbeiteten die amerikanischen Bakteriologen George und Gladys Dick am *John McCormick Institute for Infectious Diseases* in Chicago am Nachweis dieses Toxins und publizierten dazu eine Serie von Aufsätzen, die schließlich die Scharlach-Ätiologie durch Streptokokken bewies. Gleichwohl ist dieses ‚Dick-Toxin' wesentlich weniger schädlich als die Mordwaffe Lethams, die er ‚Toxin Y' nennt: „When suitable amounts of Toxin are injected in susceptible persons", schreiben George und Gladys Dick, „it may cause a reaction characterized by general malaise, nausea, vomiting, fever, and a generalized scarlatinal rash" (George Dick/Gladys Dick, Scarlet Fever. In: The American Journal of Public Health, 14, Dezember 1924, S. 1022–1128, 1023). Erbrechen, Fieber und ein Ausschlag lässt sich also mit diesem Toxin bewirken, aber nicht Mord und Totschlag wie in der fiktionalen Welt Lethams. Dessen tödlicher Symptomenkatalog der abnormalen Gerinnungserscheinungen, die „einen Lungenschlag, einen Hirnschlag, einen Herzschlag" hervorrufen (S. 47), stellt sich eher als idiosynkratische Mixtur der um 1920 weit fortgeschrittenen Diphtherie- und der Meningitisforschung dar (vgl. Rupert Waterhouse, A Case of Suprarenal Apoplexia. In: Lancet II, 1911, S. 577 f.; Carl Friderichsen, Nebennierenapoplexie bei kleinen Kindern. In: Jahrbuch für Kinderheilkunde, 87, 1918, S. 109–125).
138 Weiß, Georg Letham, S. 57. Weiß spielt auf den Pariser Serienmörder Henri Landru an, dessen Prozess und Hinrichtung 1921/1922 ein lebhaftes Medieninteresse hervorgerufen hatte, vgl. Gisela Friedrichsen, ‚Das ist mein eigenes Gepäck'. Der Prozeß gegen Henri Désiré Landru. In: Große Prozesse. Recht und Gerechtigkeit in der Geschichte, hg. von Uwe Schultz, 3. Aufl., München 2001, S. 301–312.

paradoxalem Ausgangspunkt eines *schmutzigen Bakteriologen-Protagonisten* her gar nicht mehr zu erzählen. Und so entwickelt der Roman erzähllogisch folgerichtig *und* in Deckung mit der wissenschaftlichen Entwicklung – weg von einer ‚Mikrobienjagd', die ‚an Reiz verloren hat' – eine wesentlich komplexere Handlung, die Strukturähnlichkeiten mit der komplexeren medizinischen ‚Handlung zwischen zwei Einzelwesen', Mensch und Bazillus, aufweist. Bemerkenswerterweise orientiert sich der Roman dabei aber zunächst am generativen Urtext, nämlich am reisenden und erzählenden Koch in den Tropen – und zwar prononcierter als alle bisherigen Literarisierungen –, um diesen Urtext dann in fast allen wesentlichen Punkten auf den Kopf zu stellen.

Koch in den Tropen: Im zweiten Teil des Romans schließt sich an den Bazillenmord eine ausgedehnte Sühnehandlung an, die den ärztlichen Protagonisten in eine mittelamerikanische Sträflingskolonie führt und ihn dort an der (historischen) Entdeckung der Gelbfieberübertragung teilhaben lässt; und diese Teilhandlung entfaltet sich entlang und entgegen Koch'scher Stereotype.[139] Der Mörder Letham wird zu lebenslanger Zwangsarbeit in die Hafenstadt C. verbannt, wo das Gelbfieber wütet; er tritt nach gefahrvoller Reise auf einem Sträflingsschiff in eine bakteriologische Forschergruppe ein, beteiligt sich an der Suche nach dem Gelbfieber-Erreger und schließlich an lebensgefährlichen Selbstversuchen. Man sieht, dass in den einzelnen Bausteinen der *histoire* – Ausfahrt des Bakteriologen in exotische Räume, Suche nach dem unsichtbaren Bösen, Bewährung in der tropischen Hölle – deutliche Residuen des klassischen Reiseschemas enthalten sind, das die Erzählungen Kochs und der Familienpresse organisierte, zumal Letham seinen Bewährungsraum mit ähnlichen Exotismen ausstaffiert: „Hohes Fieber aus heiterem Himmel (heiterer Himmel? Regengüsse von unvorstellbarer Fülle, dazwischen tropisch blühender Sonnenschein und schwüle bleischwere Glut!) exzessiv schnelles Anfiebern, Gelbsucht".[140]

Jedoch: Im Gegensatz zu Letham finden die Hygienehelden immer das, was sie suchen; das ist erzähllogisch und ethisch notwendig, um den Antagonisten des zweigliedrigen Aktantenschemas zu gewinnen. Das gilt für die Textfigur Koch, die zielsicher die Cholera- und Schlafkrankheitserreger ausfindig macht und auch deren Träger identifiziert – Inder, Afrikaner, Krokodile – die den Mikroben gleichzusetzen sind. Das gilt für Albertis Breitinger, der zweifelsfrei Ty-

---

[139] An die Mordepisode schließt sich noch eine ausgedehnte Kindheitsretrospektive des Erzählers an, bevor sich die Handlung in der erzählten Gegenwart auf der Gefängnisinsel fortsetzt. Mit der auffälligen Zweiteilung des Romans, auf die hier nicht näher eingegangen werden kann, hat sich die Forschung ausführlich beschäftigt, vgl. exemplarisch Rudolf Käser, Arzt, Tod und Text. Grenzen der Medizin im Spiegel deutschsprachiger Literatur, München 1998, S. 297–310.
[140] Weiß, Georg Letham, S. 249.

phusbazillen und menschliche Bazillen als Auslöser für den Verfall Berlins identifiziert und schließlich für Polenz' Doktor Burt, der zweifelsfrei Typhusbazillen und degenerierte Slowaken als Verursacher für rassischen Verfall ausmacht. Ganz anderes gilt nun für Georg Letham: Seine Dschungelreise führt eher in die chaotischen, düsteren, entgrenzenden Tropen Robert Müllers und Joseph Conrads als in die übersichtlichen, hygienisch geordneten Tropen Kochs,[141] und das Gesuchte bleibt unauffindbar. Den „Erreger des Y. F. mit den üblichen Methoden [zu] ergattern", scheint diesem Hamlet unter den Mikrobenjägern unmöglich, dagegen klagt er über „die opiumartige Wirkung der mit Feuchtigkeit gesättigten und dauernd überhitzten Landstriche und Klimate innerhalb der Wendekreise".[142] Für manche Naturen, ihn selbst eingenommen, seien „die Äquatorgegenden einfach eine Krankheit, und zwar eine auf die Dauer tödliche".[143] Das Bild der kranken und krankmachenden Tropen mag zwar nicht sonderlich originell sein; es hat sich seit 1900 im interdiskursiven Zusammenspiel seuchenmedizinischer, psychiatrischer und (kolonial-)literarischer Darstellungen zum Topos verfestigt und kommt besonders in assoziationsreichen Kompositbildungen wie ‚Tropenkoller' und ‚Tropenfieber' zum Ausdruck.[144] Originell ist indes, dass Lethams Suche in der pathogenen Wirrnis gerade nicht den bakteriologischen Signalkrankheiten „Pest, Starrkrampf, Tuberkulose, Rotz, Cholera" gilt,[145] die er selbst aufzählt und die sämtlich von findbaren beziehungsweise bereits gefundenen Erregern hervorgerufen werden. Sie begründen den Machbarkeitsmythos der klassischen Bakteriologie, mit ihnen werden die unübersichtlichen Tropen hygienisch normalisierbar.[146]

Letham hingegen hat es mit einer jener schwierigen, nicht normalisierbaren Seuchen zu tun, die diesen Mythos fundamental untergraben: Gelbfieber ist ebenso wie Influenza und *Enzephalitis lethargica* im Roman und in der textex-

---

141 Zum immergleichen Bilderreservoir der ‚fieberdünstenden Tropen' und ihrer Ausstattung mit würgenden Pflanzenranken, fauligen Wasserläufen, Fiebersümpfen und sexuellen Ekstasen in der deutschsprachigen Kolonialprosa vgl. Wolfgang Struck, Erzählter Traum. Der Tropenwald in der deutschen Kolonialliteratur. In: Der deutsche Tropenwald. Bilder, Mythen, Politik, hg. Michael Flitner, Frankfurt a. M. 2000, S. 60–78.
142 Weiß, Georg Letham, S. 247, 297.
143 Weiß, Georg Letham, S. 247, 297.
144 Vgl. Besser, Pathographie der Tropen, S. 7–21. Mit Blick auf Lethams ‚tödliche Äquatorialgegenden' muss es auch nicht verwundern, dass Weiß gerade Joseph Conrad zum Genie erklärt: Conrad sei unter den „großen virilen Erzähler[n]" der „größte, männlichste" (Ernst Weiß, Joseph Conrad. In: Weiß, Die Kunst des Erzählens, S. 204–208, 204). Vgl. dazu Mathias Lorenz, Joseph Conrad und die Deutschen. Ein Bericht. In: Internationales Archiv für Sozialgeschichte der Literatur, 40, 1, 2015, S. 222–265, 234 f., Anm. 45.
145 Weiß, Georg Letham, S. 130.
146 Mit Blick auf Kochs Malariaforschungen vgl. Besser, Pathographie der Tropen, S. 110 ff.

3 Vom Jäger zum Träger: korrelativer Wandel in Literatur und Medizin — 525

ternen Wirklichkeit Gegenstand zweideutiger, kontroverser Erklärungen und Vermutungen. Sie stehen für Komplexität schlechthin und eigentlich für den Niedergang der klassisch-kausalistischen Bakteriologie (s. u.). Gerade im Gegensatz zur altbekannten Cholera kann das Gelbfieber von der simplistischen Handlungsfolge *find the microbe and kill it* ganz einfach nicht erfasst werden, darauf macht auch der Ich-Erzähler immer wieder aufmerksam:

> Noch ist das Blatt, auf dem die wissenschaftlich absolut unangreifbaren Tatsachen über das gelbe Fieber verzeichnet sind, jungfräulich weiß. Ja, es ist leer. Theorien gibt es massenhaft. Experimente sind unzählbare gemacht. Gewissheit gibt es aber nicht. Niemand kennt den Erreger. Wüsste man wenigstens, wie sich der unsichtbare Keim des Gelbfiebers verbreitet, wo er haust und wie er wandert – viel wäre gewonnen. Niemand weiß, auf welchem Wege die Seuche sich verbreitet, von Mensch zu Mensch, oder von Mensch zu Tier und zurück.[147]

Das ‚leere Blatt der Gelbfieber-Aufzeichnungen' ist nun nicht nur als medizinische, sondern als poetologische Äußerung zu verstehen. Denn vom doppelt ambivalenten Ausgangspunkt einer uneindeutigen Seuche und eines unreinen Seuchenjägers her entwickelt der Roman eine ganz neuartige Jagdsequenz, die nicht zielgerichtet, sondern hochgradig kontingent verläuft. Zunächst untersuchen die Forscher zwar „Kranke in allen Stadien des Leidens" und ziehen wie Koch eine ganze Menagerie an Versuchstieren, „Affen aus der nahen Wildnis, Meerscheinchen[,] [...] Ratten, Mäuse, selbst Papageien" heran;[148] doch trotz des systematischen Vorgehens gelingen ihnen keine künstlichen Infektionen, bleibt der Erreger unauffindbar. Sogar jene fortschrittliche Technologie, die zum Inbegriff triumphaler, weil objektiver Mikroskopierforschung geworden ist, lässt die Suche nicht ergiebiger ausfallen:

> Das berühmte Doppelmikroskop wurde (zur Kontrolle) von je zweien benutzt. Carolus und Walter, ich und March, wir blickten uns die Augen wund und waren am Ende dieser schrecklich mühevollen Tage so klug wie am ersten Tag [...].[149]

Statt einer sehen nun lediglich zwei Figuren nichts; das liest sich wie eine tragische Steigerung des komischen Bakteriologen-Faust, der schon seit den 1880er Jahren in der Alltagskultur auftaucht, als ein ‚nischt' färbender und nichts er-

---
147 Weiß, Georg Letham, S. 131 f. Der Ich-Erzähler wird nicht müde, auf dieses Nicht-Wissen hinzuweisen, das den erzählten Gegenstand umgibt: „Das gelbe Fieber ist dort unten losgelassen. Es folgt naturwissenschaftlichen, noch nicht genau erforschten Gesetzen. Niemand weiß, wie es kommt. Niemand ahnt, wie es geht. Die Prozessionen ziehen langsam, und die Leichenbegängnisse laufen schnell [...]. Gegen die Seuche hilft nichts. Nichts und niemand" (S. 88).
148 Weiß, Georg Letham, S. 250.
149 Weiß, Georg Letham, S. 250.

kennender Hanswurst. Bei den Romanfiguren generiert die undurchsichtige Krankheit eine „Art Lähmung, eine intellektuelle Verzweiflung, eine sture Apathie",[150] die die existenzielle Ratlosigkeit des modernen Subjekts und die epistemische Ratlosigkeit der neuen Bakteriologen-Generation gleichermaßen meint. Tatsächlich verzweifeln Forscher über Jahrzehnte hinweg am Gelbfieber, da es den klassischen bakteriologischen Denkstil in seinen Fundamenten aushebelt: Die gängigen Versuchstiere sind immun gegen die Krankheit, bis 1927 lässt sich kein experimentelles Tiermodell etablieren und infolgedessen auch kein eindeutiger Erregernachweis erbringen; davon wird weiter unten ausführlich die Rede sein.[151] Bezieht der Roman die existenzielle Ratlosigkeit seiner Figuren also aus der seuchenmedizinischen Wirklichkeit der 1920er Jahre, so spiegelt sich das auch im Bauplan des Textes wider. Denn der besteht nicht aus einer finalisierten Reiseprogression zu verschmutzten Gewässern und verschmutzten Menschen, die notwendig den gesuchten Erreger beherbergen, sondern aus dem Suchen, Nicht-Finden, Verfehlen dieses Erregers – schließlich aus der Umlenkung des Erzählverlaufs zur parasitären Symbiose. Als die Mikrobe nämlich endlich zum Vorschein kommt, prononcierter könnte der Eintrag von Kontingenz in eine ursprünglich teleologische Fabel kaum ausfallen, wird sie übersehen, nicht ernst genommen, fehlinterpretiert. Letham beobachtet eines Tages in Gewebepräparaten eines überraschend verendeten Tieres

> eine Art verdächtiger Mikroorganismen, blasse, mehr geahnte als wirklich exakt erfasste Dinge von spirochaetenähnlicher Gestalt, also korkenzieherförmige Gebilde [...]. Nun wäre es doch das Naheliegendste gewesen, dem Carolus und dem Walter auch diesen problematischen Befund zu melden. Ihm nachzugehen [...]. Tat ich es? Keineswegs [...]. Lieber redete ich mir ein, dass das, was ich gesehen hatte, ‚Schatten' von Bakterien, Reste von Spirochaeten eines anderen Falles gewesen waren [...]. Ich war genauso leichtsinnig und borniert wie mancher mittelmässige Forscher, und deshalb entging mir ebenso wie ihnen das was ich suchte.[152]

Dass Letham genau das übersieht, verdrängt, missversteht, was er sucht und was im Zentrum der Epochenfabel steht – *find the microbe* –, ist ein weiteres erzählerisches Skandalon. Übrigens handelt es sich dabei um ein Missverstehen des Missverstehens, denn die vermeintlich übersehene Spirochäte verursacht gar kein Gelbfieber, was zur Entstehungszeit des Romans bereits vermutet wurde und Ernst Weiß bekannt gewesen sein dürfte (s. u.). Doch seinem Protagonisten gesteht er dieses Kontextwissen nicht zu, zumindest nicht an dieser Stelle:

---

150 Weiß, Georg Letham, S. 294.
151 Vgl. J. Gordon Frierson, The Yellow Fever Vaccine. A History. In: Yale Journal of Biology and Medicine, 83, 2, 2010, S. 77–85.
152 Weiß, Georg Letham, S. 255.

„Hätte ich getan, was ich sollte und unterlassen, was ich getan, so hätte ich mir viele bittere Stunden erspart",[153] bekundet Letham und suggeriert damit, dass es sich bei der Spirochäte um den gesuchten Gelbfieberbazillus der fiktionalen Welt gehandelt hätte. Damit werden verschiedene mögliche Verläufe einer Geschichte vorstellbar, die wie die Krankheitsgeschichten der Dispositions- und Immunitätsforscher offen angelegt ist. Zumindest wird die Möglichkeit mitgedacht, dass die Mikrobe auch hätte gefunden werden können und man einen anderen Roman hätte erzählen müssen. Diese Kontingenz anstatt von Finalität und Kausalität ist nun programmatisch für das Textganze. Sie betrifft nicht nur das fatale, an Kleist erinnernde Versehen des Protagonisten oder die Erzählerreflexionen über mögliche Romanverläufe, sondern auch den wissenschaftlichen Kontext: Ist doch kaum ein Bereich der Infektionsmedizin um 1930 ungesicherter, instabiler, anders gesagt *unzuverlässiger* als die Gelbfieberforschung; dazu ein kleiner Exkurs.

Das Grobgerüst der Romanhandlung verdankt sich der legendären Publikation des Bakteriologen Walter Reed. Reed und seine Forschergruppe hatten 30 Jahre vor der Romanpublikation mit Experimenten an Freiwilligen in Kuba die Gelbfieberübertragung durch die Mücke *Stegomyia fasciata* (später *Aedes agyptii*) zweifelsfrei nachgewiesen; dabei war einer der beteiligten Forscher, Jesse Lazear, zu Tode gekommen. Orientiert an diesem realen Geschehen, stirbt im Roman der Expeditionsleiter Dr. Walter an Selbstversuchen; sein Name ist ebenso motiviert wie der eines weiteren Gruppenmitglieds, Oberstabsarzt Carolus, der auf Reeds Mitarbeiter James Carroll anspielt.[154] Reeds Gruppe beschäftigte sich indes im Gegensatz zu den Bakteriologen im Roman weniger intensiv mit der Erregersuche als mit der Etablierung eines ausgeklügelten experimentellen Modells, das die Übertragung durch Mücken (anstatt durch verpestete Luft und kontaminierte Kleidungsstücke) beweist.[155] Die Jagd nach dem Gelbfiebererreger nimmt erst nach dem Ersten Weltkrieg in einem völlig veränderten wissen-

---

153 Weiß, Georg Letham, S. 255.
154 Der Pathologe und Bakteriologe Major James Carroll gehörte zu Reeds Forschergruppe und erkrankte bei den Selbstversuchen ebenfalls so schwer an Gelbfieber, dass er chronische Folgeschäden davontrug und sechs Jahre später starb (vgl. Juan A. del Regato, James Carroll. A Biography. In: Annals of Diagnostic Pathology, 2, 5 [Oct. 1998], S. 335–349).
155 Walter Reed und James Carroll überprüfen durchaus verschiedene Keime, die als Verursacher von Gelbfieber im Gespräch sind, ‚Bacillus icteroides', ‚Bacillus Sternberg' und ‚Bacillus Hog-Cholera', doch sie kommen bezüglich Gelbfieber zu einem eindeutig negativen Ergebnis, vgl. Walter Reed et al., The Etiology of Yellow Fever. A Preliminary Note. In: The Philadelphia Medical Journal, 6, 1900, S. 790–796. Walter Reed/James Carroll/Aristide Agramonte, The Etiology of Yellow Fever. An Additional Note. In: The Journal of the American Medical Association, 36, 1901, S. 431–440. Vgl. auch Walter Reed/James Carroll, A Comparative Study of the Biological Characters and Pathogenesis of Bacillus X (Sternberg), Bacillus Icteroides (Sanarelli), and

schaftlichen Kontext Fahrt auf – und sie verläuft in einer Weise chaotisch, die der von Weiß anvisierten Problematisierung des Ichs und des Erzählens in der Moderne gleichermaßen entgegengekommen sein dürfte. 1918 hatte der Japaner Hideyo Noguchi eine vermeintlich spezifische Spirochäte in den Lebern vermeintlicher Gelbfieberpatienten gefunden, problemlos auf Meerschweinchen überimpft und das Bakterium folglich zum Verursacher erklärt.[156] Das ‚korkenzieherartige Gebilde' im Roman, das der Anti-Mikrobenjäger Letham sieht und übersieht, spielt offensichtlich auf diese sogenannte *Leptospira icteroides* Noguchis an. Doch an diesem Gebilde, das laut Letham das Gesuchte gewesen wäre und den Verlauf seiner Geschichte hätte ändern können, wird in der Realität immer schon erheblich gezweifelt: Versuchstiere lassen sich nicht mit dem Blut von Erkrankten infizieren, zudem fällt früh auf, dass der unbekannte Erreger bakteriendichte Berkefeld-Filter passiert; bereits Reed hatte das beschrieben. 1927 gelingt es dem britischen Pathologen Adrian Stokes, Gelbfieber durch das Serum Erkrankter auf eine Spezies ohne Wildimmunität – indische Rhesusaffen – zu übertragen. Dabei lassen sich weder Spirochäten noch sonstige Bakterien nachweisen, und so bleibt als Erklärung nur noch ein unbekanntes Virus.[157] Doch diese Hypothese kann sich in den 1920er Jahren, während der Entstehungszeit des Romans, ebenso wenig durchsetzen wie Noguchis Spirochätenerklärung; die Gelbfieberforschung bleibt in dieser Zeit ein Dschungel von widersprüchlichen Experimenten, vermeintlichen Entdeckungen und einander ausschließenden Erklärungen. Die einen, unter ihnen Seligmann, preisen Noguchis Spirochäte als „stolze Forschertat" und Lösung des Rätsels,[158] die an-

---

the Hog-Cholera Bacillus (Salmon And Smith). In: Journal Experimental Medicine, 15, 1900, S. 215–270.

156 Vgl. Hideyo Noguchi, The Etiology of Yellow Fever III. Symptomatology and Pathological Findings in Animals Experimentally Infected. In: Journal Experimental Medicine, 29, 1919, S. 585–596; Hideyo Noguchi, Etiology of Yellow Fever. V. Properties of Blood Serum of Yellow Fever Patients in Relation to Leptospira Icteroides. In: Journal Experimental Medicine, 30, 1, 1. Juli 1919, S. 9–12; Hideyo Noguchi, Etiology of Yellow Fever. X. Comparative Immunological Studies on Leptospira Icteroides and Leptospira Icterohamorrhagiae. In: The Journal of Experimental Medicine, 31, 1920, S. 135–158.

157 Adrian Stokes et al., The Transmission of Yellow Fever to Macacus Rhesus. Preliminary Note. In: The Journal of the American Medical Association, 90, 4, January 1928, S. 253–255.

158 Seligmann, Seuchenbekämpfung, S. 195. Vgl. auch den entsprechenden Abschnitt im führenden internistischen Handbuch: Noguchi habe „neuerdings spirosomenähnliche Gebilde als Erreger des Gelbfiebers beschrieben, die er Leptospira icteroides nennt", trotz einiger Unklarheiten spräche „eine Reihe von Tatsachen für die ätiologische Rolle dieser Leptospira" (Claus Schilling, Protozoenkrankheiten. In: Handbuch der Inneren Medizin. Infektionskrankheiten, Bd. 1, Teil 2, hg. von K. Bingold et al., 2. Aufl., Berlin/Heidelberg 1925, S. 1290–1387, 1352). Der Verfasser Claus Schilling, ein anerkannter Tropenmediziner und Schüler Kochs, erlangt später fatale Bedeutung für verbrecherische Malariaversuche, die er zwischen 1942 und 1945

deren schließen das mit der gleichen Verbindlichkeit aus und halten sich an Stokes' Tiermodell ohne Spirochäten.¹⁵⁹ Wieder andere bringen ebenso siegessicher neue, bisher unbekannte Bakterien als Verursacher des Gelbfiebers ins Spiel.¹⁶⁰

Der unzuverlässig erzählte Roman vom unfesten Ich der Moderne hätte sich demnach kaum einen unzuverlässigeren Wissensbereich in der zeitgenössischen Wirklichkeit suchen können als die Gelbfieberforschung; deren Unsicherheiten und Widersprüche grenzen fast ans Absurde. Erzähltechnik und medizinische Inhalte, *discours* und *histoire* korrespondieren im Roman nun aufs Engste, da Weiß die skizzierte Wirrnis des Kontextes dadurch steigert, dass er Älteres und Neueres, noch Gültiges und bereits Widerlegtes, Theoriebausteine aus der frühen Virologie und solche aus der Bakteriologie bis zur absoluten Unvereinbarkeit zusammenbringt.¹⁶¹ Einerseits folgt Letham der Bakterientheorie Noguchis, wenn er dessen Spirochäte flüchtig erblickt, übersieht und retrospektiv zum gesuchten Agens erklärt. Andererseits scheint er zu wissen, dass der unbekannte Erreger filtrierbar ist, also gar kein Bakterium sein kann: Mit Injektionen von „kranke[m] Serum" habe Dr. Walter in seiner Jugendzeit bei Meerschweinchen Gelbfieber hervorgerufen. Diese Aussage spricht dafür, dass Letham an ein Virus denkt, sie ist aber wiederum unvereinbar mit seiner späteren Klage über die Nicht-Infizierbarkeit von Versuchstieren (zur narrativen Unzuverlässigkeit s. u.).¹⁶² Um nun diese beiden unvereinbaren Wissensbestände miteinander irgendwie kompatibel zu machen, zieht Letham zusätzlich ein hochspekulatives Wissenselement heran:

---

im KZ Dachau durchführt und für die er im Rahmen des Dachau-Hauptprozesses 1945 zum Tod verurteilt wird (vollstreckt 1946 in Landsberg).

159 In einem tropenmedizinischen Lehrbuch heißt es, „dass die Leptospira icteroides nicht der Erreger des Gelbfiebers ist", Stokes und Kollegen hätten gezeigt, „dass Gelbfieber sich sehr leicht auf *Macacus Rhesus* übertragen lässt" (Martin Mayer, Exotische Krankheiten. Ein kurzes Lehrbuch für die Praxis, Berlin 1929, S. 170).

160 Der Berliner Bakteriologe Max Hans Kuczynski erklärt einen gewissen „Bacillus Hepatodystrophicus" zum Verursacher des Gelbfiebers und berichtet ausführlich von gelungenen Bakterienkulturen (Max Hans Kuczynski/Bianca Hohenadl, Der Erreger des Gelbfiebers. Wesen und Wirkung, Berlin/Heidelberg 1929).

161 Ob Weiß, der den Roman zwischen 1922 und 1930 schrieb, wirklich auf einem anderen Wissensstand hätte sein müssen, wie Rudolf Käser vermutet, ist zu bezweifeln (Käser, Arzt, Tod und Text, S. 306). Vollkommen eindeutig und verbindlich klingt die Gelbfieberätiologie im thesaurierten Wissen erst ab den 1930er Jahren, etwa im *Lehrbuch der Mikrobiologie und Immunbiologie* von Max Gundel, Emil Gotschlich, Walter Schuermann (Berlin 1939): „Der Erreger ist ein filtrierbares Virus von etwa 22 μ Grösse", heißt es hier, ferner „das in den Körper eingedrungene Virus führt zu toxisch-degenerativen Schädigungen verschiedener Organe, insbesondere der Leber und der Nieren" (S. 396).

162 Weiß, Georg Letham, S. 131.

> Denn nur ich schloss aus diesem merkwürdigen Verhalten, dass die Keime nur bis zur ersten Entfieberung [...] unbedingt noch frisch und wirksam im Blute kreisen. Dann werden sie durch Gegengifte im Körper zerstört und diese zerstörten Y. F.-Keime [...] erzeugen erst Gifte. An dieser Vergiftung leidet der Kranke im dritten Stadium.[163]

Was Letham hier ins Spiel bringt, ist die Theorie bakterieller Gifte, derzufolge die Symptome einer Krankheit nicht von der Invasion der Erreger, sondern von deren löslichen Giften hervorgerufen werden; Letztere passieren natürlich Bakterienfilter, so dass auch das gefilterte ‚kranke Serum' krank machen würde. Die bakteriologische Gifthypothese hatte indes vornehmlich in den 1880er Jahren Konjunktur und um 1920 längst an Geltung verloren, da für etliche Spezies nie lösliche Toxine verifiziert werden konnten; für Noguchis Spirochäte beispielsweise wurde das gar nicht erst diskutiert.[164] Der Roman bewegt sich hier eher in literarischen Traditionen, da sich mit der obsoleten Gifthypothese alte Inspirationsmythen biologistisch modernisieren ließen; gemeint sind etwa die pathologisch berauschten Künstlerfiguren bei Thomas Mann, die durch Bakteriengifte auf die Höhe ihrer intellektuellen Leistung gebracht werden. Dem simplen Flachländer Hans Castorp wird bekanntlich „vermöge einer durch lösliche Gifte erzeugten Steigerung des Körpers" eine geistige Steigerung ohne Gleichen zuteil.[165]

Der *Letham*-Roman gewinnt indes mit der Toxinhypothese, die um 1930 eigentlich längst eine Toxin-Fiktion ist, eine ganz neue Mikrobenfiktion: An die Stelle des handelnden Bösewichts tritt das Medium für ephemere Gifte. Damit rückt die Erzählung denkbar weit weg von Kochs einfacher Raubtierfiktion – zerstörerische Bazillen dringen in die Darmschleimhaut ein –, die deshalb so gut funktionierte, weil sie sich in den Massenmedien problemlos anthropomorphisieren und politisieren ließ. Das vermutete Gift einer vermuteten Bakterie hingegen impliziert nicht nur vollkommen unklare Kausalitätsverhältnisse, sondern darüber hinaus eine viel komplexere Interaktion zwischen Erreger und Leib. So tritt im Roman an die Stelle des monotonen, deterministischen Sche-

---

163 Weiß, Georg Letham, S. 342.
164 Spektrum und Problematik der Gifttheorie und auch der verschiedenen bekannten Toxin-Typen diskutiert etwa der Leipziger Pathologe und Internist Friedrich Rolly. Er betont dabei, dass es „bei allen Bakterien bisher noch nicht gelungen [sei], intra- oder extrazelluläre Gifte zu finden" (Friedrich Rolly, Allgemeine Methodik des Nachweises von Infektionserregern. In: Infektionskrankheiten, hg. von Dr. L. Mohr, Heidelberg 1911, S. 2–18, 15). In Noguchis einschlägigen Publikationen zu *Leptospira icteroides* finden sich nirgends Toxin-Spekulationen.
165 Thomas Mann, Der Zauberberg. In: Mann, Große kommentierte Frankfurter Ausgabe, Bd. 5.1, hg. von Michael Neuman, Frankfurt a. M. 2002, S. 588; zur spekulativen Herkunft der Gift-Figur und zu ihren poetologischen Funktionen vgl. King, Vom heiligen Schwips; King, Inspiration und Infektion.

mas ‚Invasion, Zerstörung, Tod' eine Chronologie dreier Krankheitsstadien, die sich zur immer wieder variierten Binnenerzählung auswächst. Diesem refrainartigen Miniaturplot innerhalb des Romanganzen haften dramatische Züge an: Zuerst leidet der Kranke an den ‚frischen Bakterien', dann zerfallen sie, und es kommt zur kurzfristigen Besserung, und im dritten Stadium leidet er an den vermeintlichen Giften, die beim vermeintlichen Bakterienzerfall frei werden. Demnach setzt sich die skizzierte Sequenz erzählstrukturell aus einem initialen Spannungsanstieg, einem retardierenden Moment, einem erneuten, steilen Spannungsanstieg bis zur Peripetie und abschließenden Katastrophe (oder glücklichem Ausgang) zusammen, mit anderen Worten folgt sie einem tektonischen Bauplan:

> Das Mädchen hatte das bekannte kurze Intermezzo der dramatisch gesteigerten Krankheit Y. F. hinter sich, in dem bei fast allen Fällen das Fieber auf (leider nur) kurze Zeit nachlässt, die Schmerzen sich trügerisch besänftigen, die klare Besinnung wie zum Hohn wiederkehrt [...] Nur zu jäh, zu kurz. Nur zu mephistophelisch war der Naturverlauf. Das Fieber war jetzt wieder in unbesiegbarem Aufstieg, es war höher als vierzig.[166]

Dieses spannungsvolle Erzählmuster entlang der Fieberkurve wird für alle wichtigen Romanfiguren durchgespielt, die sich mit der Seuche infizieren. Das Mädchen Monika, in das sich Letham verliebt, der Arzt Walter und Letham selbst erkranken zunächst mit schreckenerregenden Symptomen; mit „Schüttelfrost, [...] Lendenschmerzen, wahnsinnige[m] Druck im Kopf",[167] die dem Leser bereits einiges an Furcht und Mitleid abverlangen. Daran schließt sich eine kurze Episode der Besserung an, die die Binnenhandlung verlangsamt und uns vorübergehend aufatmen lässt – bis die Handlung umschlägt in eine dramatisch beschleunigte, noch grauenhaftere Krankheitsphase der blutenden Schleimhäute und des Bluterbrechens. Sie scheint den Höllenvisionen der mittelalterlichen Kunst entsprungen und endet mit einem apokalyptischen Sterben, von dem logischerweise nur der Erzähler-Protagonist ausgenommen ist. In der textexternen Realität kamen solche zweigipfligen Verläufe wohl eher selten vor; nach heutiger Sicht betragen sie nur etwa fünfzehn Prozent der Fälle.[168] Insofern erweist sich Lethams ‚mephistophelischer Naturverlauf' eher als Binnenerzählung in den Spuren der tragischen Gattungstradition wie als tatsächlicher Naturverlauf.

---

166 Weiß, Georg Letham, S. 278 f.
167 Weiß, Georg Letham, S. 362.
168 Vgl. RKI-Ratgeber Ärzte, Gelbfieber, 13.04.2018, https://www.rki.de/DE/Content/Infekt/ EpidBull/Merkblaetter/Ratgeber_Gelbfieber.html [zuletzt aufgerufen am 10.08.2020].

Zusammenfassend ist zum Kontextbezug der Narration also Folgendes festzuhalten: Die Geschichte der bakteriologischen Tropen- beziehungsweise Expeditionsmedizin böte zum Zeitpunkt der Romanentstehung eine ganze Reihe epistemologisch eindeutiger Krankheiten. Gleichwohl bezieht sich der Roman auf diejenige mit den verwirrendsten Wissensgrundlagen und steigert diese Verworrenheit, indem er unvereinbare Elemente zusammenfügt. Dies scheint erstens mit Blick auf ein spannungsreiches, narratives Binnen-*Sequencing* – eingelagerte Tragödiensequenzen – zu geschehen, zweitens entsteht daraus ein Gewebe von Möglichkeiten, nicht von kausalen Determinierungen. Was den Leser, zumindest den idealen, medizinisch informierten Leser betrifft, kann es demnach auch für diese Passagen eine passive Rezeptionshaltung am Leitfaden vermeintlicher wissenschaftlicher Autorität nicht geben, da sie sich als ebenso ambivalente Darstellungen erweisen wie Lethams Angaben zu den Versuchspersonen oder seine moralische Haltung (s. u.).[169] Der Text fordert nicht nur bezüglich seines unklaren Normensystems, sondern auch bezüglich seiner unklaren Wissensordnung einen aktiv antizipierenden Leser heraus, der – wie es Döblin formuliert hat – für sich ‚selbst urteilen mag', was der Fall ist und was nicht. Vor allem mag er entscheiden, wie mit den unentscheidbaren Schwebezuständen einer Epoche umzugehen ist, die keine wissenschaftlichen und politischen Erfolgsrezepte gegen Massensterben aufzubieten hat, die sich weder auf autoritäre Subjekte noch verbindliche Normen verlassen kann. Da diejenigen Rezepte, die sich auf die intellektuelle und moralische Souveränität starker Individuen und starker Ideologien stützen, offensichtlich an Glaubwürdigkeit eingebüßt haben, fasst der Roman die Stellung des Menschen in der Welt als eine zutiefst vorläufige; als existenzielle Bewährung mit offenem Ausgang. Und um diese darzustellen, wird auch in *Georg Letham* – ebenso wie in der zeitgenössischen Seuchenmedizin – die Wendung zum parasitären Paradigma vollzogen.[170]

Im letzten Drittel stellen die Forscher ihre erfolglose Bazillensuche ein und lassen sich stattdessen in kontrollierten Selbstversuchen von jenen Mücken stechen, die man für die Überträger des unauffindbaren Erregers hält. Es gelingt ihnen, die vektorielle Infektionskette von Mücke zu Mensch nachzuweisen und

---

169 Vgl. dazu Kindt, Unzuverlässiges Erzählen, S. 176, 211.
170 Rudolf Käser interpretiert den Roman ähnlich als literarische Ausarbeitung des Symbioseparadigmas, allerdings mit einer speziellen Akzentsetzung auf den Kindheitsepisoden Lethams, auf seinem Verhältnis zu seinem Vater und dessen sozialdarwinistischer Ideologie, vgl. Käser, Arzt Tod und Text, S. 297–310; Rudolf Käser, Living with Rats and Mosquitoes. Different Paradigms of Cohabitation with Parasites in a German Narrative of Contagion around 1930. In: Contagionism and Contagious Diseases. Medicine and Literature 1880–1933, hg. von Thomas Rütten und Martina King, Berlin 2013, S. 185–209.

zirkulierende Miasma-Mythologien zu widerlegen. Dabei bedeutet Stechen-Lassen genaugenommen, die Mücke und die unbekannte Mikrobe in der Mücke zum parasitären Austausch mit dem eigenen Körper einzuladen:

> Dann setzte er das Röhrchen mit der Mündung nach unten auf meinen Unterarm. [...] Was ich in diesem Augenblick durchgemacht habe, lässt sich schwer beschreiben. Nur ein Mückenstich? Aber der Moment des Schwankens, der Unsicherheit war vorbei. Ich hatte mich gefasst[,] [...] die Mücke konnte sich von dem Labsal, das für das winzige Tier unter meiner Haut strömte, gar nicht trennen.[171]

Nicht nur ein Mückenstich also, sondern ein Akt der physischen und moralischen Entgrenzung, der dem Leben in all seiner Beliebigkeit Sinn verleiht: „Nur der Glaube an unsere Experimente" habe ihn „in der letzten Zeit aufrechterhalten", bekennt Letham.[172] Die Weiterentwicklung der klassischen Bakteriologie zum parasitologischen Symbiosedenken, die komplexen, unklaren Infekten geschuldet ist, generiert demnach nicht nur neue epistemische Gegenstände. Sie generiert auch neue, komplexere Erzählprogramme für eine Avantgarde, die die ‚Verwirrungen desorientierter Bürger' erkundet.[173]

Wesentlich für diese komplexe Erzählgrammatik ist es, dass der entfesselte Leib statt der anthropomorphen Mikrobe zum Bedeutungsträger wird, ebenso wie Kochs steriles ‚Krankheitsmodell ohne Körper'[174] einem neuen Körperinteresse der Immunologen zu weichen hatte. Für den Roman bedeutet das Folgendes: Durch die parasitäre Besiedelung zum Sprechen gebracht, verselbstständigt sich der Leib zum unkontrollierten, ekelerregenden Geschehen, das die sinnliche Vorstellungskraft auf vielfältige Weise mobilisiert:

> Die Augenbindehäute waren gelb, von rot strotzenden Äderchen durchschossen. Auch von ihm strömte der widerliche, aashafte Gestank aus, der der Krankheit eigentümlich ist [...]. Jede Nahrungs- oder Flüssigkeitsaufnahme war mit wütenden Schmerzen verbunden. Kein Wunder. Denn wenn man ihm den Mund unter dem wirren, grau-strähnigen, verfilzten Bart öffnete und feststellte, dass Zunge und Mundschleimhaut von scheußlicher Nacktheit waren, wie mit dem Reibeisen bis aufs nackte Fleisch abgerissen, der oberen Schichten beraubt, da begriff man das Maß seines Leidens. Und hätte er wenigstens in Ruhe leiden und enden können! Aber ohne Aufhören wogte es in seinem Leibe, die Bauchmuskulatur wurde im Spiel von Krämpfen über Krämpfen eingezogen, an das Rückgrat herangepresst, und der Magen, von unaufhörlichem Erbrechen gemartert, behielt nichts [...].[175]

---

171 Weiß, Georg Letham, S. 349.
172 Weiß, Georg Letham, S. 349 f.
173 Vgl. Kindt, Unzuverlässiges Erzählen, S. 147.
174 Dies in expliziter Bezugnahme auf Christoph Gradmanns programmatischen Buchtitel *Krankheit im Labor*.
175 Weiß, Georg Letham, S. 273.

Im bedeutungshaften Leib, in der vorrationalen Unmittelbarkeit seiner Äußerungen kondensiert sich Weiß' literarische Anthropologie, die er auch in seinen poetologischen Schriften mit primitivistischen Denkfiguren umkreist. Vollendet erzählen könnten nur Kinder, „wilde Völkerschaften" und „Marktweiber unter dem Baldachin ihrer Schirme", heißt es im Essay *Die Kunst des Erzählens*, besonders da höre „man oft das Leben selbst sprechen", das Erzählen müsse zum „Organismus" werden.[176] Nirgendwo hört man nun ‚das Lebens selbst' deutlicher sprechen als im sinnlichen Panorama des würgenden, blutenden, gelbgefärbten Körpers, der übelriechende Dünste und faulende Sekrete ausscheidet. Gleichwohl stellt sich der Leib, der solches Erzählen möglich macht, gerade nicht als geschlossener Organismus dar. Er ist vielmehr ein zersplittertes Vielfaches, ein von Mücken und unbekannten Mikroben durchwandertes Konglomerat aus Höhlen, Öffnungen, Ausscheidungen und Messkurven, so wie es auch die Seuchenmedizin der 1920er Jahre entwirft. In der Krankentabelle „sank die Kurve der Urinausscheidung, schwarz, mit jeder neuen Aufzeichnung tief und tiefer", heißt es über das Mädchen Monika, und dann folgen einzelne Körperbezirke, die sich zu einer maßlosen Passion summieren:

> Alles andere war abgrundhässlich, abstossend, abscheulich, der rissige, mit blutigen Borken bedeckte Lippenrand, die von Haut entblößte Zunge, die geschwellten, blutenden Zahnfleischteile, die Mundöffnung, die ich bei der ewig schluchzenden gelben Kranken wie bei einer Leiche auseinanderklaffen sah.[177]

Solche Parataxen des Ekels sind wohl Überbleibsel jener „Sprachexperimente [...] des Hochexpressionismus", an denen Weiß unmittelbar nach Kriegende partizipiert hatte[178] und die auch die nüchterne Stillage des Spätwerks gelegentlich durchsetzen. Doch so sehr sich dieser drastische Sensualismus allgemein in den Triefaugen, Geschwürblasen und Pestflecken der Generationsgenossen findet, konvergiert er bei Weiß konkret mit der Neukonzeption des detailreichen Körpers durch die Infektionsmediziner; man könnte sogar sagen, Weiß' Sensualismus verdankt sich dieser Neukonzeption, da er drei ihrer Kernelemente aufgreift. Erstens ist der ausdrucksstarke Leib einer der vielfachen, modernen Identität: ein Konglomerat aus ‚ungeheuren Parasitenmengen' und gelb gefärbten Körperteilen, oder, in Flecks Worten, ein „Komplex" der Lebensformen.[179] Zweitens wird dieser Leib durch Miniaturbestien nicht mehr notwendig und immer vernichtet, so dass er gar nicht erst erzählt werden kann. Der Protagonist selbst

---

176 Weiß, Die Kunst des Erzählens, S. 17 ff., 17, 19.
177 Weiß, Georg Letham, S. 285.
178 Kind, Unzuverlässiges Erzählen, S. 142.
179 Fleck, Entstehung und Entwicklung, S. 81.

bleibt am Leben und ist als Erzähler dieses Lebens in der Lage, rückblickend den eigenen, ekelerregenden Leib sprachlich zur Schau zu stellen. Tatsächlich erscheinen die Bazillenjäger-Geschichten der Familienpresse und der völkischen Erzähler Alberti und Polenz im Vergleich zu Weiß' kreatürlichen Szenarien des Würgens, Erbrechens, Faulens und Verblutens eigentümlich steril, sauber, im doppelten Wortsinn hygienisch – ebenso wie Kochs Krankheitsmodell ‚im Labor'. Im Licht von Weiß' Roman, der den Komplexitäten menschlichen Verhaltens und menschlicher Moralität auf der Spur ist, nimmt sich die wohlgeordnete Sauberkeit dieser Texte ideologisch nochmals prekärer, nachgerade erschreckend aus. Drittens kann der nicht notwendig vernichtete, sondern nur parasitär genutzte Körper des infizierten Wissenschaftlers zum Symbol werden für produktive Veränderung, Wandel, Irritation im Zeichen der Bakteriologie – anstatt für die monumentale Autorität des Krokodiljägers vom Viktoriasee:

> Mein Anfall von Y. F. hatte einen Sinn. Zum ersten Mal, seit dieses schauerliche Leiden Menschen quälte und vernichtete, hatte es einen Sinn. Es war ein notwendiges, die Wirklichkeit künftighin beeinflussendes Experiment. Es hatte eine grosse Beweiskraft. Ich lag zwar passiv da inmitten der schrecklichen Krankheit, aber ich war ihr überlegen dank meiner Einsicht und dank meines Willens.[180]

Das Ich, das sich der Krankheit und den Parasiten willentlich aussetzt, gibt die Verfügungsgewalt über die Welt der Impfexperimente und Seuchenausbrüche ebenso auf wie diejenige über den eigenen Körper – zugunsten einer Duldung des Unabwendbaren, zugunsten einer Bewährungsbereitschaft, die nicht mit dem Sieg rechnet. So geht aus der komplexen Verkehrung der Hygienelogik jener moralische Säuberungsprozess hervor, der Letham „von einem Mörder [...] doch auch zum Arzt" und zum „anständige[n] Mensch[en]" werden lässt.[181]

Allerdings bedeutet auch dieser Autorkommentar von Ernst Weiß nicht, dass im Roman durch die Wendung zu Selbstinfektion, Symbiose und Parasitismus schließlich eine unzweideutige fiktionale Welt mit einem unzweideutigen moralischen Wertesystem entstünde. Zu fundamental das Szenario der Desorientierung, als dass hier eine wirkliche Bildungsgeschichte erzählt werden könnte. Deren befriedigende Aufwärtskurve bleibt dem Leser versagt, denn dazu bedürfte es eines Protagonisten mit stabilem Ich. Doch Letham hebt sich erstens, so die literaturgeschichtliche Position Kindts, von den lernenden, entwicklungsfähigen Bildungsroman-Helden des neunzehnten Jahrhunderts ab, da er

---

[180] Weiß, Georg Letham, S. 382 f.
[181] Ernst Weiß, Notizen über mich selbst. In: Weiß, Die Ruhe in der Kunst. Ausgewählte Essays, Literaturkritiken, und Selbstzeugnisse, hg. von Dieter Kliche, Berlin/Weimar 1987, S. 405–415, 414.

nie eine feste Identität ausbildet;[182] zweitens, so die komplementäre, wissensgeschichtliche Perspektive dieser Arbeit, von den monumentalen Koch-Figurationen der Massenpresse und der naturalistischen Romane. Erstere bedienen den bildungsbürgerlichen Heldenbedarf im Kaiserreich und sind insofern immer schon vollendet, nicht wandelbar. Von beiden ist Letham durch die fundamentale Unfestigkeit seiner Identität verschieden, und diese Unfestigkeit zeigt sich nicht nur im durchlässigen Leib, den Mücken und Mikroben besiedeln und der seine ganz eigene, drastisch sinnliche, vorrationale Sprache spricht. Lethams modernes, fragmentiertes Ich zeigt sich ebenso im Erzählvorgang selbst, dessen Inkonsistenzen, Wiederholungen und Widersprüche immer wieder Zweifel aufkommen lassen, was denn nun in der fiktionalen Welt oder im Denken ihres Protagonisten der Fall ist.[183] Es sind nun genau diese Unzuverlässigkeitssignale, die Letham zum einen vom Bildungspersonal der realistischen Tradition, zum anderen aber ebenso von den starren bakteriologischen Heldenfiguren der Jahrhundertwende abgrenzen. Denn diese Signale betreffen – in Ergänzung zu Tom Kindts Befunden – insbesondere die Sauberkeitsnormen der Hygiene und das üppige bakteriologische Wissen, so dass man auch die unzuverlässig erzählte medizinische Welt des Romans klassischerweise in axiologische Unzuverlässigkeit und mimetische Unentscheidbarkeit differenzieren kann.

Zur axiologischen Unzuverlässigkeit: Es bleibt offen, welche moralischen Normen im fiktionalen Kosmos der siechen Körper, zerrütteten Charaktere und pathologischen Sozialbeziehungen gelten sollen, da man nicht weiß, wie sich der Erzähler Letham zu diesem Kaleidoskop der Abnormitäten stellt – als Nihilist, als hygienischer Moralist, als kalte Persona der neuen Sachlichkeit oder als ekstatisches Ich der Vorgängergeneration. Ein abgründiger, hoch subjektiver Zynismus – „so werde ich der erste sein, der sich an frischen Gelbfieberleichen anstecken und in kürzester Zeit verrecken darf" –[184] wechselt immer wieder mit empathischer Anteilnahme oder auch mit jenem objektiven Protokollstil der Naturwissenschaften, dem alles Menschliche zum Laborbericht gerät – selbst das eigene Leiden:

> Erst im Kontakt mit dem Lebenden erweist sich die experimentelle Naturwissenschaft. In dem Gebiete, das mich und einen Walter und einen Carolus interessierte, in der experimentellen Pathologie, wird sie evident durch die Vivisektion am Menschen und am Tier. Systematisches Experiment – sonst nichts. Das allein kommt ins Protokoll. Die Hilfe für

---

182 Vgl. Kindt, Unzuverlässiges Erzählen, S. 189–208.
183 Tom Kindt versteht diese Narrationsanomalien als spezifischen Beitrag des Weiß'schen Werks zur Ich-Krise der Moderne (Kindt, Unzuverlässiges Erzählen, S. 201, 209).
184 Kindt, Unzuverlässiges Erzählen, S. 226 f.

die leidende Menschheit kommt dabei auch zu Ehren. Voran aber geht die Wissenschaft.[185]

Vivisektion an Mensch und Tier: Im Angesicht der variablen Darstellungsformen medizinischen Handelns und Erlebens erlangt das erzählende Ich keine stabile Distanz zum erlebenden Ich. Schließlich tritt der Erzähler Letham in einer Rolle niemals auf: in derjenigen der nachdrücklichen Autorität, die hygienisch Ordnung schafft und eine immer gleiche Heilsgeschichte vorhersehbar zu Ende bringt. Die Rollenunsicherheit des klagenden, zynischen, verzweifelten oder lakonischen Erzählers, der sich gleichwohl als handelnder Protagonist einem heroischen Selbstversuch unterzieht, mündet in genau jenes flexible Heldentum des „quand meme, [des] allen zum Trotz",[186] das Weiß auch essayistisch umkreist. Moderner Heroismus erscheint in seinen Essays der 1920er Jahre als permanente Bewährung im Angesicht des Unabwendbaren,[187] und dieser postheroische Schwebezustand betrifft nicht zuletzt die Naturwissenschaften: Im *Letham*-Roman verwandelt sich die kaiserzeitliche Symbolfigur von Omnipotenz, der Mikrobenjäger, in einer Ahasver des Labors, der in einer unabschließbaren Suchbewegung befangen ist. Diese konkretisiert sich nun nicht nur in der axiologischen Unentschiedenheit des Erzählers zwischen verschiedenen normativen Standpunkten, sondern ebenso in der mimetischen Unangemessenheit seiner Darstellungen.

So widerspricht sich der Ich-Erzähler Letham mit Bezug auf Wissensbestände, die der Protagonist Letham für wahr hält, mehrfach selbst: etwa, als er den gefundenen und verfehlten Bazillus nachträglich zur gültigen Ursache des Gelbfiebers erklärt – „deshalb entging mir [...] das, was ich suchte" –, die sogar den Handlungsverlauf hätte ändern können.[188] Zu einem viel früheren Zeitpunkt hatte der Erzähler nämlich selbst diejenige alternative Erklärung in der fiktionalen Welt autorisiert, die realgeschichtlich die Oberhand behalten wird:

> Die echten Erreger des Scharlachs und des Gelbfiebers etc. müssen, wie man herausbekommen hat, so klein sein, dass sie selbst die winzigsten Poren eines Filters aus Ton noch zu passieren vermögen, durch welches man die Bazillenkulturen hindurchsaugt.[189]

„[W]ie man herausbekommen hat": Mit dieser entschieden propositionalen Äußerung meint der Narrator nun nicht das später erwähnte Toxin, das den Filter

---

185 Kindt, Unzuverlässiges Erzählen, S. 128.
186 Ernst Weiß, Ernest Shakleton. In: Weiß, Die Kunst des Erzählens, S. 162–165, 164.
187 Exemplarisch Ernst Weiß, Der Mythos und das Unabwendbare. In: Weiß, Die Kunst des Erzählens, S. 97–100.
188 Weiß, Georg Letham, S. 255.
189 Weiß, Georg Letham, S. 28.

auch passieren könnte und das sich zu seiner nachträglichen Bazillenerklärung konsistent verhalten würde. Er meint explizit einen winzigen, filtrablen ‚Erreger', mithin das vermutete Virus, und das ist mit der späteren Erklärung absolut unvereinbar. Dabei spielt es an dieser Stelle keine Rolle, ob die Virusthese in der wissenschaftlichen Realität um 1930 schon formuliert, noch kontrovers oder bereits verbindlich ist. Entscheidend ist Lethams logischer Widerspruch, da Gelbfieber nur entweder durch einen viralen oder durch einen bakteriellen Erreger verursacht werden kann. Beide Erklärungen stehen indes unverbunden nebeneinander: Als der Erzähler Letham von seinem Spirochätenfund und seinem tragischen Versehen berichtet, scheint er nicht mehr zu wissen, dass er zu einem viel früheren Zeitpunkt eine kontrastive Erklärung in die fiktionale Welt eingeführt und bisher nicht widerrufen hatte; weder relativiert er die Viruserklärung, noch erwähnt er sie jemals wieder. Gleiches gilt für die bereits zitierte Behauptung von der Übertragbarkeit des Gelbfiebers im Tierversuch, die der Erzähler zu Beginn des Romans in ähnlich allgemeingültiger Form vorträgt:

> Aber spritzt man das kranke Serum unter Anwendung der äußersten Sauberkeit Meerschweinchen in die Blutbahn, dann erkranken sie [...]. Von einem sterbenden Tier lässt sich das Blut auf ein gesundes übertragen und die geheimnisvolle Krankheit mit ihm.[190]

Nicht nur bleibt unentschieden, ob der Erzähler nun Serum oder Blut als Überträgermedium annimmt, Ersteres spräche für eine virale, Letzteres für eine bakterielle Genese; insofern birgt bereits diese vermeintlich konsistente Aussage innere Widersprüche. Schwerwiegender ist, dass der allgemeingültig formulierte Satz von der Meerschweinchen-Übertragbarkeit spätestens dann relativiert werden müsste, als ihn die fortschreitende Romanhandlung widerlegt. So berichtet der Narrator wie bereits erwähnt im zweiten Romanabschnitt ausführlich von den erfolglosen Tierversuchen des Forscherkollektivs, die expressis verbis Meerschweinchen umfassen; von dem einen Opfer abgesehen erweisen sie sich als absolut uninfizierbar.[191] Zur Wahrung von Konsistenz müsste an diesem Punkt entweder die Allgemeingültigkeit der Übertragbarkeit relativiert oder aber die erfolglosen Tierversuche der Forscher müssten als Ausnahme von der Regel angeführt werden. Beides jedoch geschieht nicht; auch hier kommt der Narrator auf das, was bislang Geltung beanspruchte, ganz einfach nicht mehr zu sprechen. Damit ist der Leser mehrfach mit jener Form des „nicht aufzuklärenden Widerspruch[s]" konfrontiert, den Kindt als Charakteristikum der desorientierten Weiß'schen Erzählerfiguren bezeichnet;[192] in der Variante des absoluten episte-

---
190 Weiß, Georg Letham, S. 131.
191 Weiß, Georg Letham, S. 251.
192 Kindt, Unzuverlässiges Erzählen, S. 177.

mischen Widerspruchs entzieht er der erzählten medizinischen Welt jegliche Stabilität. Welches Erklärungswissen in dieser Welt wahr sein soll, bleibt mimetisch unentscheidbar, da die Einlassungen des vermeintlich wohlinformierten Narrators inkonsistent sind und insofern der Forderung nach qualitativer Angemessenheit widersprechen. Hinzu gesellen sich Redundanzen in den medizinischen Fallbeschreibungen des Erzählers, die diese gerade nicht wohlgeordnet wie Kochers Krankengeschichten, sondern chaotisch erscheinen lassen: „Das Mädchen hatte das bekannte kurze Intermezzo der dramatisch gesteigerten Krankheit Y. F. hinter sich" – so beginnt der bereits zitierte, nicht nur dramaturgisch bemerkenswerte Satz über Monikas Gelbfieberpassion, – „in dem in fast allen Fällen das Fieber auf (leider nur) kurze Zeit nachlässt, die Schmerzen sich trügerisch besänftigen, die klare Besinnung wie zum Hohn wiederkehrt und die Temperatur gesunken ist".[193] Die verdoppelte Information vom nachlassenden Fieber, das dadurch qualifiziert ist, dass die Temperatur gesunken ist, erweist sich als identische und insofern unsinnige Aussage. Sie widerspricht der Forderung nach quantitativer Angemessenheit der Darstellung und lässt im Verbund mit den skizzierten qualitativen Unangemessenheiten den Leser immer mehr daran zweifeln, dass Letham seinen eigenen Erzählvorgang unter Kontrolle hat.

In der Zusammenschau erscheint die zeitliche Parallele zwischen einer desorientierten Seuchenmedizin, die ihre vormalige absolute Autorität und Gewissheit in eine Vielfalt von Perspektiven, offenen Fragen und disziplinären Zugriffsweisen auflöst und Weiß' Erzählen, das diesen Arrosionsprozess flankiert und ihn gleichzeitig als Befindlichkeit des desorientierten Menschen autonom erschafft, bemerkenswert; sie ist bemerkenswert und ergänzt die Befunde Kindts um eine neue interpretative Dimension. Schließlich stellt der Roman nicht nur ein „meisterlich" komponiertes Prosawerk,[194] sondern auch eine wichtige Etappe in der Geschichte der Erfolgsgeschichte ‚Mikrobenjagd' dar, die sich wie keine zweite als sinnstiftend, wertsetzend, aber auch plastisch verformbar erwiesen hat. Mit Plastizität ist hier die historische Wandelbarkeit eines *grand récit* gemeint, zu der Weiß' Roman von literarischer Seite entscheidend beiträgt: Indem er die Abwesenheit aller zuverlässigen Kausalzusammenhänge in Erzählen und Leben vorführt, hebt er die trügerischen Sicherheiten des Hygieneplots auf und fasst stattdessen die *conditio humana* als unauflösliche Bewährungssituation in einer unauflöslich krisenhaften Welt.[195] Spätestens nach der Kriegs-

---

193 Weiß, Georg Letham, S. 278.
194 Engel, Nachwort, S. 507.
195 Vgl. Christiane Dätsch mit einer ähnlichen Perspektive zur Kurzprosa von Ernst Weiß (Christiane Dätsch, Existenzproblematik und Erzählstrategie. Studien zum parabolischen Erzählen in der Kurzprosa von Ernst Weiß, Tübingen 2009).

katastrophe, so scheint es, kann die moralische und existenzielle Stellung des Einzelindividuums in der Welt nur noch fragmentarisch, als offene Frage an den je einzelnen Rezipienten verhandelt werden – und nicht als gestalthafte, normativ verbindliche Kampferzählung, die Medien, kommerzielle Autoren und schließlich faschistische Propagandisten einer ganzen Gesellschaft top-down verordnen. Gilt solche Rezipientenaktivierung allgemein als unspezifisches Symptom modernen Erzählens, so erhält sie eine besondere Dringlichkeit, wenn sie den Leser mit unfester wissenschaftlicher Identität konfrontiert und ihn dabei selbst auf Identitätssuche schickt. Denn das heißt auch, die vormals unerschütterliche szientistische Weltanschauung einer kritischen Prüfung zu unterziehen, sich auf einen dialogischen Prozess einzulassen, der ohne autoritative Bevormundung und ohne epistemische Gewissheiten abläuft. Mit Blick auf diesen unabschließbaren Vorgang der Selbstverständigung, zu dem der Rezipient aufgefordert ist, kann auch der Roman nicht anders als offen enden; er tut es mit einer für die skeptische Moderne klassisch gewordenen Geste:

> Der Kampf gegen die Mücken und um die Kolonisation des reichen Gebietes war ein spannender, jahrelanger, gut verlaufender Kampf. Die Gegend blühte auf. Meine Person scheidet dabei aus. Ich verschwand in der Menge und das ist gut so.[196]

Wie der Flaneur Charles Baudelaire bei Walter Benjamin, der bazillenberauschte Bildungsjüngling Hans Castorp oder der Protagonist von Weiß' letztem Roman *Der Augenzeuge* wird auch Letham von der Menge verschluckt, in die Anonymität der vielen aufgelöst.[197] Das gelingende Projekt der parasitologischen Schädlingsbekämpfung und ‚Kolonisation' kann nicht mehr auf das Konto eines herausgehobenen Einzelnen gehen, sondern nur noch auf das des Forscherkollektivs beziehungsweise der wissenschaftlichen Großinstitution, wie sie das Rockefeller-Institut exemplarisch verkörpert.

Hier schließt sich der Bogen von der Heroenkultur des imperialistischen Kaiserreichs, die Robert Koch Denkmäler errichtet und im großen Individuum den Geist der Nation verkörpert sieht, zur Massenkultur der Nachkriegszeit; sie

---

196 Weiß, Georg Letham, S. 503.
197 Vgl. Walter Benjamin: „Die Menge ist nicht nur das neue Asyl des Geächteten; sie ist auch das neueste Rauschmittel der Preisgegebenen. Der Flaneur ist ein Preisgegebener in der Menge. Damit teilt er die Situation der Ware [...]" (Walter Benjamin, Charles Baudelaire. Ein Lyriker im Zeitalter des Hochkapitalismus. In: Benjamin, Gesammelte Schriften, Bd. I,2, hg. von Rolf Tiedemann und Hermann Schweppenhäuser, Frankfurt a. M. 1991, S. 509–561, 557 f.); Ernst Weiß: „Ich, der ich den Vormittag in der Klinik verbracht hatte als ein klar beobachtender, verantwortungsvoller klinischer Arzt, ein einzelner, hier ging ich in der Masse auf, sie trieb mich unwiderstehlich mit sich. Und ich vergaß mich, die Zeit und ihre Not" (Ernst Weiß, Der Augenzeuge, Frankfurt a. M. 2000 [1963, aus dem Nachlass], S. 175).

3 Vom Jäger zum Träger: korrelativer Wandel in Literatur und Medizin — 541

stellt vom einzelnen Subjekt auf kollektive Abläufe, „kapitalistische Produktionsprozesse"[198] und Organisationen um. „Der Mensch als Massenteilchen allein", heißt es in Siegfried Kracauers *Ornament der Masse*, „kann reibungslos an Tabellen emporklettern und Maschinen bedienen".[199] Den Wandel vom szientistischen Genie zur anonymisierten wissenschaftlichen Praxis und zum ‚Menschen als Massenteilchen' literarisch zu reflektieren und damit ein wichtiges Stück Bewusstseinsgeschichte zu schreiben, scheint gleichwohl den Intellektuellen vorbehalten. In unterhaltungsliterarischen, populärwissenschaftlichen oder politisch-tendenziösen Zusammenhängen funktioniert der Hygiene-Heroismus auch weiterhin gut – nur allzu gut. Etwa zeitgleich mit dem Abschluss des *Letham*-Romans bringt der deutsche Augenarzt Hellmuth Unger seinen Koch-Roman *Helfer der Menschheit* in die orientierungslose Öffentlichkeit der Weimarer Republik – und liefert damit dem heraufdämmerndem Faschismus eine weitere Führerfiguration.[200] Obwohl der monumentale Bakteriologe in Massenmedien und Populärwissenschaft spätestens nach der letzten Rezeptionswelle in Kochs Todesjahr 1910 irreversibel an Wirksamkeit eingebüßt hat, feiern die Nationalsozialisten mit der Verfilmung von Ungers Roman propagandistische Erfolge. Etwa ein Jahr, nachdem der titanische Mikrobenjäger über die Leinwände des deutschen Reichs flimmerte, marschieren Hitlers Truppen in Paris ein; und am gleichen Tag nimmt sich Ernst Weiß dort in einem Hotel das Leben.

---

198 Siegfried Kracauer, Das Ornament der Masse [1927]. In: Kracauer, Das Ornament der Masse. Essays, mit einem Nachwort von Karsten Witte, Frankfurt a. M. 1977, S. 50–64, 53.
199 Kracauer, Das Ornament der Masse, S. 53.
200 Vgl. Kap. III.2.2. S. 456–458

Teil IV: **Schluss**

Damit ist die integrierte Diskursgeschichte, die die vorliegende Arbeit rekonstruiert, an ihrem Ende angelangt. Will man aus den vorangegangenen 540 Seiten ein kurzes Resümee ziehen, so fallen zunächst zwei Befunde, ein funktionsgeschichtlicher und ein korrelationsgeschichtlicher ins Auge. Zum einen reicht die Wirkung der spektakulären Bakterienforschung unerwartet weit über die Grenzen des Wissenschaftsraumes in die Alltags-, Medien- und intellektuelle Kultur der Moderne hinein – so weit, dass Ausgriffe in verschiedenste Kommunikationsräume erforderlich waren, um diese Wirkung in einer diversifizierten Funktionsgeschichte zusammenzufassen. Bis zu einem gewissen Grad scheint der Mikroben-Diskurs die Gesellschaft der Weltkriegsepoche überhaupt zu strukturieren, zentrale Deutungs- und Wertungsschemata abzugeben und gleichzeitig immer wieder deren Infragestellung herauszufordern. Zum anderen vollzieht sich im Raum der experimentellen Bakterienforschung und in literarischen Darstellungen der experimentellen Bakterienforschung ein paralleler Wandel, der exemplarisch das Aufeinanderbezogensein von Literatur und ‚harten' Naturwissenschaften sichtbar macht: von den Sicherheiten, der Ordnung, den fixierten Abbildungsverhältnissen, kausalen Wirkungsbeziehungen und stabilen Normen zur Einsicht in die Untauglichkeit derartiger moralischer, epistemologischer und ästhetischer Regelwerke. Dieser Wandel läuft nun weder als einsinniger Aneignungsprozess von den naturwissenschaftlichen Fakten zum Sonderdiskurs Literatur, noch lässt er beide Kommunikationssysteme in einem ungeschiedenen Universum der Zeichen aufgehen. Vielmehr scheint er bestimmten übergeordneten Problemlagen im Denkhaushalt der Epoche geschuldet und gibt gleichermaßen über diese Auskunft.

Beschrieben wurde diese Koevolution von Medizin und Literatur anhand zweier elementarliterarischer Formate, die die neue Wissenschaft der Bakteriologie um 1900 hervorbringt und in die Öffentlichkeit einspeist: erstens ein kollektives Wissenssymbol, die Mikrobe, die zur Projektionsfigur moderner Diversität schlechthin wird; zweitens eine elementare Erzählung, die Mikrobenjagd, die Spannung, Orientierung und kollektive Identitätsstiftung bietet und dabei die antimodernen Implikationen der eigenen Integrativität immer wieder deutlich hervortreten lässt. Beide erweisen sich einerseits als ungeheuer produktiv im künstlerischen Raum – und zwar vom Naturalismus bis zur Seelenkunst des Fin de Siècle, vom literarischen Monismus bis zur abstrakten Malerei und zum literarischen Expressionismus, von der Dramatik Ibsens und Tolstois bis zu futuristischen und neusachlichen Romanen im frühen zwanzigsten Jahrhundert. Andererseits scheinen Kollektivsymbol und Kollektiverzählung gerade für die technologisch aufgerüsteten Bezirke der *laboratory revolution* unerlässliche epistemische Werkzeuge zu sein, da deren seltsame Gegenstände und Praktiken – Mikroorganismen, Mikroskopieren, Impfversuche, Reinkulturen – ansonsten ungegenständlich und unverfügbar blieben. Vor allem erweisen sich beide elementarliterarischen Formate – in Analogie zu den *travelling concepts* der gegenwärtigen Kulturwissenschaften – als *historical travellers,* da sie nicht nur überall in die Alltagskultur diffundieren, sondern auch einen historischen Wandel durchlaufen: Den kulturellen Kontingenzschub des frühen zwanzigsten Jahrhunderts von der Wohlgeordnetheit zur Unsicherheit, der nahezu alle Bereiche des kulturellen Lebens, Politik, Wissenschaft, Kunst, gesellschaftliche Ordnung erfasst, bringen sie beispielhaft zur Anschauung; jeweils mit etwas unterschiedlichen Akzentsetzungen.

Ging es im ersten Hauptabschnitt ‚Kollektivsymbol' eingangs um das Faszinosum des unsichtbaren Lebens, das politische, neureligiöse und ästhetische Bedeutungen bündelt und miteinander in Beziehung setzt, so lösen sich die semantischen Felder mit zunehmender Entfernung der Literatur von naturalistischen Abbildungszwängen auf. Sie lösen sich auf zugunsten einer irisierenden Vieldeutigkeit, zugunsten auch von unauflöslichen Paradoxien: das Fremde und das Eigene, Vernichtung und Lebensursprung, Schönheit und Ekel, Glaube und Zweifel; das sind die spannungsvollen Polaritäten, die dem Mikrobensymbol etwa bei Thomas Mann oder Strindberg anhaften. In ihnen kommt die Gemengelage der Moderne zwischen Wissenschaftsbegeisterung und Erkenntnisskepsis zum Ausdruck. Insbesondere nach der Jahrhundertwende lässt der Umgang der Intellektuellen mit dem Unsichtbaren jenes Zusammenspiel von skeptischer Reflexivität und emphatischer Produktivität erkennen, das dem Kunstverständnis der Avantgarden allenthalben eignet. Der Blick durchs Mikroskop und die Frage, wie man die Objekte der Wahrnehmung konzipiert – als nichtige Fiktionen oder visionäre Hervorbringungen –, liefert dabei die Gelenkstelle, entlang derer entweder skeptisch grundierte, literarische Reflexionen auf das Verhältnis von Selbst, Wahrnehmung und Sprache in Gang gesetzt werden, etwa in Schnitzlers *Traumnovelle;* oder aber jene schöpferische, wirklichkeitsabstinente Produktivität des ‚inneren Sehens', die in die Sprach- und Bildkompositionen des Expressionismus, Konkretismus, Surrealismus und Konstruktivismus mündet. Bezeichnend ist, dass das Abstraktionspotenzial der Mikrobiologie in dem Moment von Kandinsky, Klee, von der *Sturm-*Avantgarde und den Dadaisten ans Licht befördert wird, als der bakteriologische Fachdiskurs die eigenen Kausalitätszwänge in Frage stellt und sich dem parasitär-symbiontischen Paradigma zuwendet. Dabei treten neue Vorstellungen von Konditionalität, Wandel und Adaptivität an die Stelle starrer epistemologischer Erklärungsmuster.

Ähnlich verhält es sich mit der Geschichte der Epochengeschichte ‚Mikrobenjagd', die noch entschiedener den Blick auf Interaktionen zwischen Naturwissenschaft und Literatur freilegt. Schließlich schreiben beide Kommunikationssysteme an diesem *grand récit* mit, schreiben ihn immer weiter fort und schließlich im Zuge des skizzierten Wandlungsprozesses auch vollkommen um. Ausgehend vom Nukleus der Koch'schen Choleraexpedition scheint das elementare Narrativ zunächst über einen längeren Zeitraum strukturell stabil zu bleiben und ein höchst zuverlässiges System der Orientierung, Wertsetzung und Normalisierung zu liefern. Nicht unbeteiligt an dieser biopolitischen Ordnungsleistung sind fiktionale Erzähltexte aus Naturalismus und später aus Science Fiction, die um den Preis der Modernitätsverweigerung eine wunderbar übersichtliche Welt hygienischer und moralischer Sauberkeit herstellen. Diese Manifestationen der Fabel zeichnen sich durch die gleiche Geschlossenheit und Teleologie aus wie Kochs ursprüngliche Reiseberichte und deren Fortschreibungen in der Massenpresse: Die Suche führt mit Gewissheit zum Ziel, die Bedrohung wird mit Gewissheit eliminiert. Lädt die Eingängigkeit des Narrativs zur nachvollziehenden, identifikatorischen Lektüre ein, so hat diese Passivierung des Lesers auch eine Kehrseite – diejenige der Tendenzhaftigkeit, denn von der völkischen Schlagseite, die die Erzählung im Naturalismus gewinnt, zeichnen sich Entwicklungslinien zum Faschismus ab. Schließlich kommt es auf beiden Seiten, im Literatursystem und im bakteriologischen Wissenssystem, zur Aufgabe aller Sicherheitsgarantien und aller Geordnetheit, da die überwältigende Erfahrung von Kontingenz und Pluralität den Glauben an Übersichtlichkeit erschüttert. Für das bakteriologische Wissenssystem bedeutet das konkret die Aufgabe der *einen*, verbindlichen und universalen Kausalerklärung zugunsten disziplinärer Pluralisierung und Multiperspektivität. Der Aufeinanderprall von Mensch und Mikrobe gestaltet sich nunmehr – aus der Perspektive epidemiologischer Kollektive, aus der Perspektive immunologischer Physiologie, aus der Perspektive hereditärer und sozialer Dispositionsforschung – als komplexes Geschehen, und die einfache Formel *find the microbe and kill it*, die man auch als erzählerische Gestalt sehen kann, zerfällt in eine Vielfalt von Fragen und narrativen Möglichkeiten. Für das Literatursystem bedeutet das, dass an die Stelle hygienisch geordneter Plots die unabschließbare Suchbewegung der Moderne tritt. Sie äußert sich entweder als Spiel mit der Welthaltigkeit von Sprache – in Tolstois einziger Komödie *Die Früchte der Bildung* – oder in der offenen Frage nach der Identität des Ichs. Vor allem in Ernst Weiß' *Letham*-Roman wandelt sich die ehemalige Jagd- und Sieg-Geschichte zu einer Bewährungsprobe ohne Zielvorstellung, die die existenzielle Ratlosigkeit der Nachkriegsgeneration auf den Punkt bringt.

Beide Teile liefern zusammengenommen ein Panorama der Moderne, das Wissenschaft und Literatur beziehungsweise Kunst als unauflöslich verwobene Zweiheit enthüllt. Dass sich solche Verwebungen indes kaum für die Gesamtheit der Wissenschaften plausibel zeigen lassen, sondern nur beispielhaft, anhand des Close Reading eines bestimmten Diskurses, versteht sich im Angesicht des gewaltigen Differenzierungsschubs eigentlich von selbst. Insofern ist die Begrenzung dieses Buches auf einen konkreten, gleichwohl höchst repräsentativen Wissensdiskurs methodisch notwendig, um einerseits über die heterogenen Ergebnisse allgemeiner Tagungs- und Bandprojekte zum Verhältnis von ‚Literatur und Wissen' in der Moderne hinauszugelangen, andererseits über einen Autorzentrismus, der positiv Gewusstes zum Skopus der Untersuchung macht. Diesen Autorzentrismus durch problemorientierte Fragestellungen zu erweitern, wäre auch für weitere ‚harte Wissenschaften' der Moderne und ihre Beziehungen zur Literatur wünschenswert. Dass eine solch problem- und kontextorientierte Literatur- und Kulturgeschichtsschreibung indes nicht gänzlich auf wissenschaftlichen Realismus verzichten muss, hat die vorliegende Studie zu zeigen versucht.

Teil V: **Bibliographie**

1 Quellen

Abbe, Ernst, Beiträge zur Theorie des Mikroskops und der mikroskopischen Wahrnehmung. In: Archiv für mikroskopische Anatomie, 9, 1, 1873, S. 413–468.
Albrecht, Dr. Heinrich, Robert Koch. In: Illustrirte Zeitung, 95, 2474, Nov. 1890, Juli–Dezember 1890, S. 594–596.
Alzheimer, Alois, Histologische Studien zur Diffentialdiagnose der progressiven Paralyse, erschienen als Bd. 1: Histologische und histopathologische Arbeiten über die Grosshirnrinde, hg. von Alois Alzheimer und Franz Nissl, Jena 1904.
Anonym, Sir S. W. Baker und seine Jagdabenteuer in Abyssinien. In: Westermann's Jahrbuch der Illustrirten Deutschen Monatshefte. Ein Familienbuch für das gesamte geistige Leben der Gegenwart, 23, 1868, S. 403–410 und 523–530.
Anonym, Samuel Baker's Jagdzüge am Atbara und Setit. In: Globus. Illustrirte Zeitschrift für Länder- und Völkerkunde, 17, 22, Juli 1870, S. 337–344; Nr. 23, S. 353–359; Nr. 24, S. 369–375.
Anonym, Bacillen-Sang (aus der Festzeitung ‚Pilz', 1884). In: Korb, Liederbuch für Ärzte, Hamburg 1892, S. 451 f.
Anonym, Der letzte Bacillus (Klinische Festzeitung, Leipzig 1887). In: Korb, Liederbuch für Ärzte, Hamburg 1892, S. 479–481.
Anonym, Die Parasiten des Geldes. In: Kladderadatsch, 37, 19, 27. April 1884, S. 74.
Anonym, Ein neues Kriegsmittel. In: Kladderadatsch, 37, 37/38, 17. August 1884, S. 146.
Anonym, Paragraphen-Bacillen. In: Kladderadatsch, 37, 46, 5. Oktober 1884, S. 183.
Anonym, Bacill ist alles. In: Erstes Beiblatt zum Kladderadatsch, 37, 48, 19. Oktober 1884, S. 2.
Anonym, Robert Kochs Untersuchungen über das Wesen der Cholera. In: Gaea, 20, 1884, S. 556–565, 604–614.
Anonym, Rubrik Telegramme der ‚Neuen Freien Presse'. In: Neue Freie Presse, 7071, 4. Mai 1884, S. 6, Sp. 3.
Anonym, Willkommen Ihr Sieger. In: Berliner Tageblatt, Morgen-Ausgabe, 8, 207, 3. Mai 1884, S. 1.
Anonym, Bacillus our Bane. In: Punch, or the London Charivari, 94, 10. März 1888, S. 111.
Anonym, Ein Taschenfläschchen für Hustende. In: Der praktische Arzt, 5, 30, 1889, S. 120.
Anonym, Theater- und Kunstnachrichten (Rezension). In: Neue Freie Presse, 9400, 24. Oktober 1890, S. 6 f.
Anonym, An Robert Koch. In: Kladderadatsch, 43, 49, 23. November 1890, S. 194.
Anonym: Die Freuden des Ruhms. An Professor Koch. In: Kladderadatsch 43, 52, 14. Dezember 1890, S. 207.
Anonym [Maximilian Harden], Zukunftsseuchen, Seuchenzukunft. Aus einem Colloquium beim Professor Schweninger. In: Die Zukunft, 1, 1892, S. 58–64.
Anonym, Medizinisch-Hygienische Rundschau. In: Neue Deutsche Rundschau, 8, 1894, S. 840–844.
Anonym, ‚Wie erhalte ich meine Gesundheit'? Mit Farblithographien illustrierter Umschlag, Leipzig 1902.
Anonym, Professor Behring's Tuberculosis Researches. In: The Singapore Free Press and Mercantile Advertiser (1884–1942), 6. November 1905, S. 5, https://eresources.nlb.gov.

sg/newspapers/Digitised/Article/singfreepressb19051106-1.2.32 [zuletzt aufgerufen am 27.04.2021.
Anonym, Chinosol. Starkes wasserlösliches Antiseptikum und Desinfiziens, Hamburg 1910.
Anonym, Cheap Death. Bottled Bacilli. In: The Daily News (Perth), 27. Mai 1913, S. 7.
Anonym, Aus dem Gerichtssaale. In: Neue Freie Presse, 17738, 12. Januar 1914, S. 10.
Anonym, Wholesale Murder. Karl Hopf on Trial. How Bacilli were obtained. In: Evening News (Sydney), 14. Januar 1914, S. 10.
Anonym, Der Frankfurter Blaubart. In: Neuigkeits-Welt-Blatt (Wien), 13, 17. Januar 1914, S. 5 f.
Anonym, Der Giftmörder Hopf vor Gericht. In: Neue Freie Presse, 17743, 17. Januar 1914, S. 12.
Anonym, Wholesale Poisoning. Murderer Executed. In: The West Australian (Perth), 25. März 1914, S. 7.
Apollinaire, Guillaume, Les Mamelles de Tirésias. Drame surréaliste en deux actes et un prologue/Die Brüste des Tiresias. Surrealistisches Drama in zwei Akten und einem Prolog, Französisch/Deutsch, übers. und hg. von Renate Kroll, Stuttgart 1987 [1917].
Arp, Hans, Ohne Titel. In: Max Ernst, 22 Mikroben, Ausstellungskatalog, Offerte 2, Vorsatzblatt. Mit Texten von Hans Arp und Albrecht Fabri, einem Verzeichnis der in der Ausstellung der Galerie Der Spiegel vom Dezember 1964 bis Februar 1965 gezeigten Arbeiten sowie 15 Offsetproduktionen nach Frottagen, Galerie Der Spiegel, Köln 1965, Bl. 1.
Arrhenius, Svante, Das Werden der Welten. Aus dem Schwedischen von L. Bamberger, Leipzig 1908 [1906].
Aschoff, Ludwig, Krankheit und Krieg. Eine akademische Rede, Freiburg i.Br. 1915.
Askanazy, Max, Äußere Krankheitsursachen. In: Pathologische Anatomie. Ein Lehrbuch für Studirende und Ärzte, hg. von Ludwig Aschoff, Bd. 1, Jena 1909, S. 30–233.
Athenaios von Naukratis, Das Gelehrtenmahl, hg. von U. Treu und K. Treu, Leipzig 1985.
Bahr, Hermann, Die neue Psychologie. In: Bahr, Kritische Schriften in Einzelausgaben, Bd. 2: Die Überwindung des Naturalismus, hg. von Claus Pias, Weimar 2004 [1890], S. 89–102.
Bahr, Hermann, Henrik Ibsen. In: Bahr, Kritische Schriften in Einzelausgaben, Bd. 1: Zur Kritik der Moderne, hg. von Claus Pias, Weimar 2004 [1890], S. 70–91.
Bahr, Hermann, Natur. In: Bahr, Kritische Schriften in Einzelausgaben, Bd. 12: Essays, hg. von Gottfried Schödl, Weimar 2011 [1909], S. 102–111.
Baker, Samuel, Die Nilzuflüsse in Abyssinien. Forschungsreise vom Atbara zum Blauen Nil und Jagden in Wüsten und Wildnissen, autorisierte deutsche Ausgabe von F. Steger, Bd. 1, 2 Bde., Braunschweig 1868.
Ball, Hugo, Kandinsky. Vortrag, gehalten in der Galerie Dada. Zürich, 7. April 1917. In: Ball, Der Künstler und die Zeitkrankheit. Ausgewählte Schriften, hg. von Hans Burghard, Frankfurt a. M. 1984, S. 41–53.
Ball, Hugo, Dadaistisches Manifest. In: Manifeste und Proklamationen der Europäischen Avantgarde (1909–1938), hg. von Wolfgang Asholt und Walter Fähnders, Stuttgart 1995, S. 121 f.
Bary, Anton de, Vorlesungen über Bacterien, 2., verb. Aufl., Leipzig 1887.
Baudissin, Klaus Graf von, Art. ‚Das Essener Folkwangmuseum stößt einen Fremdkörper ab'. In: National-Zeitung, 18. August 1936.
Bavink, Bernhard, Ergebnisse und Probleme der Naturwissenschaft. Eine Einführung in die moderne Naturphilosophie, 2. Aufl., Leipzig 1921 [1914].
Beer-Hofmann, Richard, Der Tod Georgs. In: Beer-Hofmann, Die Große Richard-Beer-Hofmann-Ausgabe in sechs Bänden, Bd. 3, hg. von Günter Helmers, Paderborn 1994.

Behring, Emil von, Die Geschichte der Diphtherie. Mit besonderer Berücksichtigung der Immunitätslehre, Leipzig 1893.
Behring, Emil von, Das neue Diphtheriemittel I–III. In: Die Zukunft, 9, 1894, S. 97–109.
Behring, Emil von, Das neue Diphtheriemittel IV–VII. In: Die Zukunft, 9, 1894, S. 249–264.
Behring, Emil von, Aetiologie und aetiologische Therapie des Tetanus. Sonder-Abdruck aus: Beiträge zur experimentellen Therapie, 7, hg. von Emil von Behring, Berlin 1904.
Behring, Emil von, Discours de M. le Professeur von Behring. In: Congrès international de la tuberculose, tenu à Paris du 2 au 7 octobre 1905, tome premier, hg. von Hippolyte Hérard et al., Paris 1906, S. 66–71.
Behring, Emil von, Handschriftliche Notizen vom Ostersonntag 3.4.1904. In: Behring-Nachlass digital der Universität Marburg, https://evb.online.uni-marburg.de/cgi-bin/evb, Signatur EvB L/262, S. 1 [zuletzt aufgerufen am 10.04.2021].
Behring, Emil von, Tuberculoseentstehung, Tuberculosebekämpfung und Säuglingsernährung. Sonder-Abdruck aus: Beiträge zur experimentellen Therapie, 8, hg. von Emil von Behring, Berlin 1904.
Behring, Emil von, Kladde, [München], 28.05.1908–26.06.1910. In: Behring-Nachlass digital der Universität Marburg, https://evb.online.uni-marburg.de/cgi-bin/evb, Signatur EvB W74, Eintrag vom 4.3.1910, S. 16, 17 [zuletzt aufgerufen am 10.04.2021].
Behring, Emil von, Nachlass. Briefe. In: Behring-Nachlass digital der Universität Marburg https://evb.online.uni-marburg.de/cgi-bin/evb?t_simple=default&query=Briefe&t_simple=Suche [zuletzt aufgerufen am 21.04.2021].
Bell, Joseph, Mr. Sherlock Holmes. In: Arthur Conan Doyle, The Works of Arthur Conan Doyle, Bd. 10: A Study in Scarlet and The Sign of Four, New York [1902], S. IX–XVII.
Belloc, Hilaire/Basil Temple Blackwood, The Microbe. In: Belloc/Blackwood, More Beasts for Worse Children, London 1897, S. 47 f.
Belloc, Hilaire/Basil Temple Blackwood, The Microbe, aus: Hilaire Belloc, More Beasts for Worse Children [1897]. In: Belloc/Blackwood, Cautionary Verses. Illustrated Album Edition with the Original Pictures by B. T. B. and Nicolas Bentley, New York 1941, S. 205–250, 247 f.
Benjamin, Walter, Charles Baudelaire. Ein Lyriker im Zeitalter des Hochkapitalismus. In: Benjamin, Gesammelte Schriften, Bd. I,2, hg. von Rolf Tiedemann und Hermann Schweppenhäuser, Frankfurt a. M. 1991, S. 509–561.
Benjamin, Walter, Das Passagen-Werk. In: Benjamin, Gesammelte Schriften V,1, hg. von Rolf Tiedemann, Frankfurt a. M. 1991.
Benn, Gottfried, Sämtliche Werke. Stuttgarter Ausgabe in 7 Bänden, hg. von Holger Hof und Gerhard Schuster in Verbindung mit Ilse Benn, Stuttgart 1986–2003
Benn, Gottfried, Gesänge I. In: Benn, Sämtliche Werke. Stuttgarter Ausgabe, hg. von Holger Hof und Gerhard Schuster in Verbindung mit Ilse Benn, Bd. 1: Gedichte 1, Stuttgart 2013 [1986], S. 23.
Benn, Gottfried, Der Sänger. In: Benn, Sämtliche Werke. Stuttgarter Ausgabe, hg. von Holger Hof und Gerhard Schuster in Verbindung mit Ilse Benn, Bd. 1: Gedichte 1, Stuttgart 2013 [1986], S. 55.
Benn, Gottfried, O Geist. In: Benn, Sämtliche Werke. Stuttgarter Ausgabe, hg. von Holger Hof und Gerhard Schuster in Verbindung mit Ilse Benn, Bd. 1: Gedichte 1, Stuttgart 2013 [1986], S. 43.

Benn, Gottfried, Lyrik. In: Benn, Sämtliche Werke. Stuttgarter Ausgabe, hg. von Holger Hof und Gerhard Schuster in Verbindung mit Ilse Benn, Bd. 4: Prosa 2, 1933–1945, Stuttgart 1989 [1943/1944], S. 355–356.

Benn, Gottfried, Probleme der Lyrik. In: Benn, Sämtliche Werke. Stuttgarter Ausgabe, hg. von Holger Hof und Gerhard Schuster in Verbindung mit Ilse Benn, Bd. 6: Prosa 4, 1951–1956, Stuttgart 2001 [1951], S. 9–45.

Benn, Gottfried, Gespräch. In: Benn, Sämtliche Werke. Stuttgarter Ausgabe, hg. von Holger Hof und Gerhard Schuster in Verbindung mit Ilse Benn, Bd. 7,1: Szenen/Dialoge/,Das Unaufhörliche'/Gespräche und Interviews/Nachträge/Medizinische Schriften, Stuttgart 2003, S. 168.

Benn, Gottfried, Ithaka. In: Benn, Sämtliche Werke. Stuttgarter Ausgabe, hg. von Holger Hof und Gerhard Schuster in Verbindung mit Ilse Benn, Bd. 7,1: Szenen/Dialoge/,Das Unaufhörliche'/Gespräche und Interviews/Nachträge/Medizinische Schriften, Stuttgart 2003, S. 7–16.

Benn, Gottfried, Etappe. In: Benn, Sämtliche Werke. Stuttgarter Ausgabe, hg. von Holger Hof und Gerhard Schuster in Verbindung mit Ilse Benn, Bd. 7.1: Szenen/Dialoge/,Das Unaufhörliche'/Gespräche und Interviews/Nachträge/Medizinische Schriften, Stuttgart 2003, S. 17–34.

Biewend, Robert, Aus der Familienchronik von Robert Koch. Biographische Mitteilungen. In: Deutsche Revue, 16, 1, 1891, S. 179–186, 296–318, 2, S. 87–100, 219.

Birch-Hirschfeld, Felix Victor, Die neueren pathologisch-anatomischen Untersuchungen über krankmachende Schmarotzerpilze. In: Schmidts Jahrbücher der gesammten in- und ausländischen Medicin, 166, 1875, S. 169–223.

Bismarck, Otto von, Briefwechsel zwischen Bismarck und Gortschakow. In: Die Zukunft, 9, 1884, S. 11–15.

Blei, Franz, Das große Bestiarium der modernen Literatur, Frankfurt a. M. 1982 [1922].

Bode, Wilhelm, Tolstois Lehren. Ein Gedankenauszug aus allen seinen Werken, Weimar 1900.

Böhner, Nathanael, Kosmos. Bibel der Natur. Das Anziehendste aus dem Gesammtgebiete der Naturforschung zur Veranschaulichung der Majestät des Ewigen in seinen Werken, für Gebildete aller Bekenntnisse, Bd. 1, Hannover 1864.

Bölsche, Wilhelm, Bazillus-Gedanken. In: Bölsche, Vom Bazillus zum Affenmenschen. Naturwissenschaftliche Plaudereien, 2. Aufl., Leipzig 1903, S. 3–43.

Bölsche, Wilhelm, Von Sonnen und Sonnenstäubchen. Kosmische Wanderungen, 2., unv. Aufl., Berlin 1903.

Bölsche, Wilhelm, Hinter der Weltstadt. Friedrichshagener Gedanken zur ästhetischen Kultur, 4. und 5. Tausend, Leipzig/Jena 1904.

Bölsche, Wilhelm, Weltblick. Gedanken zur Natur und Kunst, Dresden 1904.

Bölsche, Wilhelm, Entwicklung der Erde und des Kosmos, der Pflanzen und der wirbellosen Tiere, Berlin 1905.

Bölsche, Wilhelm, Das Liebesleben in der Natur. Eine Entwickelungsgeschichte der Liebe, Bd. 1, 24.–26. Tausend, Jena 1906 [1899].

Bölsche, Wilhelm, Vorwort zu Carus Sterne. Werden und Vergehen. Eine Entwicklungsgeschichte des Naturganzen in gemeinverständlicher Fassung, hg. von Wilhelm Bölsche, Bd. 1, 8. Aufl., Berlin 1910, S. VII–XVII.

Bölsche, Wilhelm, Stirb und Werde! Naturwissenschaftliche und kulturelle Plaudereien, Leipzig 1913.

Bölsche, Wilhelm, Die naturwissenschaftlichen Grundlagen der Poesie. Prolegomena einer realistischen Ästhetik (1887), hg. von Johannes Braakenburg, Tübingen 1976.
Bordet, Jules, Sur le mode d'action des antitoxines sur les toxines. In: Annales de l'Insitut Pasteur, 17, 1903, S. 161.
Brahm, Otto, Die Freie Bühne in Berlin. In: Berliner Tageblatt, 16. Oktober 1909, In: Naturalismus. Manifeste und Dokumente zur deutschen Literatur 1880–1900, hg. von Manfred Brauneck und Christine Müller, Stuttgart 1887, S. 310.
Brahm, Otto, Ein Volksfeind am Ostende-Theater in Berlin. In: Frankfurter Zeitung, 31, 68, 9. März 1887, erstes Morgenblatt, S. 2.
Brahm, Otto, Rez. Residenz Theater. ‚Die Früchte der Bildung'. In: Freie Bühne für modernes Leben, 2, 1/2, 1891, S. 144 f.
Brandes, Georg, Shakespeares düstere Periode. In: Die Zukunft 9, 1884, S. 25–30, 83–88.
Brass, Arnold, Die niedrigsten Lebewesen, ihre Bedeutung als Krankheitserreger, ihre Beziehung zum Menschen und den übrigen Organismen und ihre Stellung in der Natur (Für Gebildete aller Stände gemeinfasslich dargestellt), Leipzig 1888.
Breitung, Max, Apage Schlammtheorie. In: Korb, Liederbuch für Ärzte, Nr. 177, Hamburg 1892, S. 436.
Broch, Hermann, Massenwahntheorie. Beiträge zu einer Philosophie der Politik, Frankfurt a. M. 1979.
Buttersack, Felix, Vom jenseits der Bakteriologie. In: Fortschritte der Medizin, 21, 1925, S. 329 f.
Campe, Johann Heinrich, Wörterbuch zur Erklärung und Verdeutschung der unserer Sprache aufgedrungenen fremden Ausdrücke, neue, stark verm. und durchgängig verb. Ausgabe, Braunschweig 1813.
Capitan, L., Le role des microbes dans la société. In: Revue scientifique, 10, 10. März 1894, S. 289–294.
Carus, Carl Gustav, Über Geistes-Epidemien der Menschheit, Leipzig/Meißen 1852.
Chamisso, Adelbert von, Reise um die Welt mit der Romanzoffischen Entdeckungs-Expedition in den Jahren 1815–1818, Berlin 1836.
Cohn, Ferdinand, Untersuchungen über Bacterien I und II. In: Beiträge zur Biologie der Pflanzen, 1, 2, hg. von Ferdinand Cohn, 1875, S. 127–222 und 3, S. 141–207.
Cohn, Ferdinand, Über Bacterien, die kleinsten lebenden Wesen [1872], Neuausgabe, hg. von Oswald Seidensticker, Boston 1889.
Cohn, Ferdinand, Die Pflanze. Vorträge aus dem Gebiete der Botanik, Bd. 2, 2. Aufl., Breslau 1897.
Conan Doyle, Arthur, Dr. Koch and his Cure. In: The Review of Reviews, 2, 1890, S. 552–556.
Conan Doyle, Arthur, The Adventure of the Dying Detective. In: Conan Doyle, His last Bow. A Reminiscence of Sherlock Holmes, London und New York 1917, S. 179–205.
Conan Doyle, Arthur, Memories and Adventures, Boston 1924.
Conrad, Michael Georg, Romane und Novellen. Wer ist der Stärkere? Ein sozialer Roman aus dem modernen Berlin von Conrad Alberti, [zweiseitiges Manuskript für eine Rezension, undatiert, vermutlich 1888] Bibliothek Monacensia, Sigle 156/16.6.1930.
Cordet, Oskar, Robert Koch, der Entdecker des Cholerabacillus. In: Über Land und Meer. Allgemeine Illustrirte Zeitung, 26, 52, 37, 1884, S. 743 f.
Couvreur, André, Une invasion de macrobes. In: Supplement Littéraire a l'Illustration, 6., 13., 20. und 27. November 1909, mit 5 Illustrationen von André Devambez.

Curtius, Friedrich/Hans Schlotter, Zur Klinik und Erbbiologie der juvenilen Tabes. In: Deutsche Zeitschrift für Nervenheilkunde, 134, 1–2, 23. April 1934, S. 44–72.
Dehmel, Richard, Ein Dankopfer. Robert Koch, dem Forscher, dem Menschen. In: Freie Bühne für modernes Leben, 1, 1890, S. 1132 f.
Dekker, Hermann, Vom sieghaften Zellenstaat, Stuttgart 1913.
Dennert, Eberhard, Die Wahrheit über Ernst Haeckel und seine ‚Welträtsel', Halle 1904.
Dick, George/Gladys Dick, Scarlet Fever. In: The American Journal of Public Health, 14, Dezember 1924, S. 1022–1128.
Diesing, Karl Moritz, Revision der Prothelminthen. Abteilung Mastigophoren. In: Sitzungsberichte der mathematisch-naturwissenschaftlichen Klasse der Kaiserlichen Akademie der Wissenschaften, 52, 1, Wien 1866, S. 287–402.
Dippel, Leopold, Das Mikroskop und seine Anwendung, 2 Teile, 1. Aufl., Braunschweig 1869/1872; 2. Aufl., Braunschweig 1882.
Döblin, Alfred, An Romanautoren und ihre Kritiker. Berliner Programm. In: Döblin, Ausgewählte Werke in Einzelbänden, Bd. 8: Aufsätze zur Literatur, hg. von Walter Muschg, Olten/Freiburg i.Br. 1963, S. 15–19.
Döblin, Alfred, Die drei Sprünge des Wang-Lun. Chinesischer Roman, hg. von Gabriele Sander und Andreas Solbach, München 2007.
Doerr, Rudolf, Infektionskrankheiten. Die Lehre von den Infektionskrankheiten in allgemeiner Darstellung. In: Lehrbuch der inneren Medizin, hg. von Gustav von Bergmann, 3. Aufl., Heidelberg 1936, S. 67–165.
Du Bois-Reymond, Emil, Culturgeschichte und Naturwissenschaft. In: Reden von Emil Du Bois-Reymond, Erste Folge: Litteratur/Philosophie/Zeitgeschichte, Leipzig 1886, S. 240–282.
Duncan, Isadora, My Life, Restored Edition, with a new Introduction by Joan Acocella, New York 2013 [1927].
Ehrenberg, Christian Gottfried, Naturgeschichtliche Reisen durch Nord-Afrika und West-Asien in den Jahren 1820 bis 1825 von Dr. W. F. Hemprich und Dr. C. G. Ehrenberg, Historischer Theil, Berlin 1828.
Ehrenberg, Christian Gottfried, Die Infusionsthierchen als vollkommene Organismen. Ein Blick in das tiefere organische Leben der Natur, Leipzig 1838.
Ehrenstein, Albert, Ein krasser Fall von Soldatenmisshandlung. In: Der Sturm, 3, 142/143, Januar 1913, S. 247.
Ehrenstein, Albert, Literatur. In: Der Sturm, 4, 186/187, November 1913, S. 135.
Ehrenstein, Albert, Werke, hg. von Hanni Mittelmann, Bd. 1: Briefe, München 1989; Bd. 2: Erzählungen, München 1991; Bd. 5: Aufsätze und Essays, Göttingen 2004.
Ehrlich, Paul, Die Wertbemessung des Diphterieheilserums und deren theoretische Grundlagen. In: Klinisches Jahrbuch, 6, 1897, S. 299–326.
Ehrlich, Paul et al. (Hg.), Encyklopädie der Mikroskopischen Technik mit besonderer Berücksichtigung der Färbelehre, Bd. 1, Berlin/Wien 1903.
Eichhorst, Hermann, Handbuch der speciellen Pathologie und Therapie, Bd. 2, 2. Aufl., Wien/Leipzig 1884.
Eichhorst, Hermann, Handbuch der speciellen Pathologie und Therapie, Bd. 4: Krankheiten des Blutes und Stoffwechsels und Infektionskrankheiten, 2. Aufl., Wien/Leipzig 1885.
Engels, Friedrich, Dialektik der Natur 1873–1882. In: Karl Marx/Friedrich Engels, Gesamtausgabe. MEGA, hg. von Anneliese Griese, Friederun Fesse und Hella Hahn, Abt. 1: Werke, Artikel, Entwürfe, Bd. 26,1: Dialektik der Natur (1873–1882), Berlin 1985.
Ernst, Max, Sept Microbes. Vus à travers un tempérament, Paris 1953.

Ernst, Max, 22 Mikroben, Ausstellungskatalog, Offerte 2, Vorsatzblatt. Mit Texten von Hans Arp und Albrecht Fabri, einem Verzeichnis der in der Ausstellung der Galerie Der Spiegel vom Dezember 1964 bis Februar 1965 gezeigten Arbeiten sowie 15 Offsetproduktionen nach Frottagen, Galerie Der Spiegel, Köln 1965.
Esswein, Hermann, August Strindberg im Lichte seines Lebens und seiner Werke, München 1919.
Eucken, Rudolf/Max von Gruber, Ethische und hygienische Aufgaben der Gegenwart. Vorträge, gehalten am 8. Januar 1916 in der Neuen Aula der Berliner Universität, Berlin 1916.
Eyferth, Bruno, Die einfachsten Lebensformen des Thier- und Pflanzenreiches. Naturgeschichte der mikroskopischen Süsswasserbewohner, 2., verm. und umgearb. Aufl., Braunschweig 1885.
Dr. F., Der Entdecker des Cholerapilzes. In: Die Gartenlaube, 32, 26, 1884, S. 433.
Flaubert, Gustave, Die Versuchung des heiligen Antonius, 1., autorisierte deutsche Gesamtausgabe, übertr. von F. P. Greve, Bd. 4, Minden o. J.
Flaubert, Gustave, La Tentation de Saint Antoine. Illustré par Odilon Redon, Paris 1933.
Flaubert, Gustave, Œuvres completes, Bd. 9, Paris 1973.
Fleck, Ludwik, Entstehung und Entwicklung einer wissenschaftlichen Tatsache. Einführung in die Lehre vom Denkstil und Denkkollektiv, hg. und mit einer Einleitung von Lothar Schäfer und Thomas Schnelle, Frankfurt a. M. 1980 [1935].
Fontane, Theodor, Die gesellschaftliche Stellung der Schriftsteller. In: Fontane, Sämtliche Werke, hg. von Walter Keitel, Bd. 1: Aufsätze, Kritiken, Erinnerungen, München 1969 [1891].
Fontane, Theodor, Effi Briest. Kap. 7–11. In: Deutsche Rundschau, 81, Oktober/November/ Dezember 1894, S. 161–192.
Forster, E., Syphilis des Zentralnervensystems. In: Handbuch der Neurologie, Bd. 3: Spezielle Neurologie II, hg. von Max Lewandowsky, Berlin 1912, S. 346–487.
Forster E./F. H. Lewy, Paralysis agitans. In: Handbuch der Neurologie, Bd. 3: Spezielle Neurologie II, hg. von Max Lewandowsky, Berlin 1912, S. 920–958.
Fraenkel, Carl, Grundriss der Bakterienkunde, 3. Aufl., Berlin 1891.
Fraenkel, Carl/Richard Pfeiffer, Mikrophotographischer Atlas der Bakterienkunde, Berlin 1892.
Francé, Raoul, Streifzüge im Wassertropfen, Stuttgart 1907.
Frenzel, Karl, Die Berliner Theater. In: Deutsche Rundschau, 51, April/Mai/Juni 1887, S. 457–486.
Freud, Sigmund, Der Witz und seine Beziehung zum Unbewussten [1905]. In: Freud, Gesammelte Werke, Bd. 6, hg. von Anna Freud et al., Frankfurt a. M. 1999 [1940].
Freytag, Gustav, Briefe an seine Gattin, hg. von Hermance Strakosch-Freytag, 3. und 4. Aufl., Berlin 1912.
Friderichsen, Carl, Nebennierenapoplexie bei kleinen Kindern. In: Jahrbuch für Kinderheilkunde, 87, 1918, S. 109–125.
Gaidukov, N., Die neuen Zeissschen Mikoskope. In: Zeitschrift für wissenschaftliche Mikroskopie und mikroskopische Technik, 23, 1906, S. 59–67.
Gastede, Wilhelm, Robert Koch und seine letzte wissenschaftliche Grossthat. In: Nord und Süd, 56, 1891/1892, S. 163–181.
Gennerich, Wilhelm, Die Syphilis des Zentralnervensystems. Ihre Ursachen und Behandlung, 2., durchges. und erg. Aufl., Berlin 1922.
Gerstäcker, Friedrich von, Javanische Jagdskizzen [mehrteilig]. In: Das Ausland. Eine Wochenschrift für Kunde des geistigen und sittlichen Lebens der Völker, 26, 1853, S. 59–63, („Die

Jagd auf Hirsche"); S. 82–88 („Die Rhinoceros-Jagd"); S. 108–113 („Die Pfauen- und Saujagd").
Gerstäcker, Friedrich von, In der Wildniss. Aus den Wäldern von Ecuador. In: Die Gartenlaube, 9, 1, 1861, S. 8–11.
Gerstäcker, Friedrich von, Feuerjagd auf Hyänen. In: Die Gartenlaube, 11, 14, 1863, S. 220–223.
Gerstäcker, Friedrich von, Meine Jagden in Urugay. In: Die Illustrierte Welt. Blätter aus Natur und Leben, Wissenschaft und Kunst zur Unterhaltung und Belehrung für die Familie, für Alle und Jeden, 12, 1864, S. 442–448, 506–508, 526 f.
Goll, Ivan, Von neuer französischer Dichtung. In: Die neue Rundschau, 31, 1, 1920, S. 103–110.
Goll, Ivan, Manifest des Surrealismus. In: Manifeste und Proklamationen der Europäischen Avantgarde (1909–1938), hg. von Wolfgang Asholt und Walter Fähnders, Stuttgart 1995, S. 332 [zuerst als *manifeste du surrealisme* (Surrealisme, 1, Oktober 1924, S. 2 f.)].
Goll, Ivan, L'Eurocoque. In: 900. Cahiers d'Italie et d'Europe (Rom und Florenz), 1, Herbst 1926, hg. von Massimo Bontempelli, S. 132–138.
Goll, Ivan, Die Eurokokke. Mit neun Zeichnungen von Georges Annenkoff, Göttingen 2002 [Faksimilierte Neuauflage der im Martin Wasservogel Verlag (Berlin) erschienenen Erstausgabe von 1927].
Goll, Ivan, Der Goldbazillus, übersetzt von Georg Goyert. In: Goll, Dichtungen. Lyrik, Prosa, Drama, hg. von Claire Goll, Darmstadt 1960, S. 253–317.
Gosse, Philip Henry, Evenings at the Microscope, or Researches among the Minuter Organs and Forms of Animal Life, New York 1860.
Götte, Alexander, Lehrbuch der Zoologie, Leipzig 1902.
Gottstein, Adolf, Epidemiologische Studien über Diphtherie und Scharlach, Berlin/Heidelberg 1895.
Gottstein, Adolf, Allgemeine Epidemiologie, Leipzig 1897.
Gottstein, Adolf/Carl Ludwig Schleich, Immunität, Infektionstheorie und Diphtherie-Serum. Drei kritische Aufsätze, Berlin 1894.
Grimm, Jacob/Grimm, Wilhelm, Deutsches Wörterbuch, Bd. 1: A–Biermolke, Nachdruck, München 1999 [Leipzig 1854].
Grimm, Jacob/Grimm, Wilhelm, Deutsches Wörterbuch, Bd. 4, Erste Abtheilung, Teil 2: Gefoppe-Getreibs, bearb. von Rudolf Hildebrand und Hermann Wunderlich, Nachdruck, München 1999 [Leipzig 1887].
Grimm, Jacob/Grimm, Wilhelm, Deutsches Wörterbuch, Bd. 13: N – Quurren, bearb. von Dr. Matthias von Lexer, Nachdruck, München 1999 [Leipzig 1889].
Groddeck, Georg, Vorträge, Bd. 1: 1916–1917, hg. von Frieder Kern und Beate Schuh. In: Groddeck, Werke, hg. im Auftrag der Georg Groddeck-Gesellschaft, Basel 1987.
Gumpert, Martin, Die Syphilis der Kinder. In: Geschlechtskrankheiten bei Kindern. Ein ärztlicher und sozialer Leitfaden für alle Zweige der Jugendpflege, hg. von August Busch und Martin Gumpert, Berlin 1926, S. 1–22.
Gumpert, Martin, Zum Streit über den Ursprung der Syphilis. In: Zentralblatt für Haut- und Geschlechtskrankheiten sowie deren Grenzgebiete, 11, 1–2, Berlin u. a. 1931, S. 1–8.
Gundel, Max/Emil Gotschlich/Walter Schuermann, Lehrbuch der Mikrobiologie und Immunbiologie, Berlin 1939.
Haberlandt, Gottlieb et al. (Hg.), Physiologie und Ökologie, 1. Teilbd.: Botanischer Teil, Abteilung IV: Organische Naturwissenschaften, Teil 3: Mathematik, Naturwissenschaften,

Medizin. In: ‚Die Kultur der Gegenwart. Ihre Entwicklung und ihre Ziele', hg. von Paul Hinneberg, Leipzig/Berlin 1917.
Haeckel, Ernst, Die Radiolarien (‚Rhizopoda radiaria'). Eine Monographie, Berlin 1862.
Haeckel, Ernst, Generelle Morphologie der Organismen. Allgemeine Grundzüge der organischen Formen-Wissenschaft. Mechanisch begründet durch die von Charles Darwin reformirte Descendenz-Theorie, Bd. 1: Allgemeine Anatomie der Organismen, Berlin 1866.
Haeckel, Ernst, Natürliche Schöpfungsgeschichte. Gemeinverständliche wissenschaftliche Vorträge über die Entwickelungslehre im Allgemeinen und diejenige von Goethe, Darwin und Lamarck im Besonderen, über die Anwendung derselben auf den Ursprung des Menschen und andere, damit zusammenhängende Grundfragen der Naturwissenschaft, 1. Aufl., Berlin 1868 [erw. Auflagen: 7. Aufl., 1879; 8. Aufl., 1889; 9. Aufl., 1898].
Haeckel, Ernst, Anthropogenie oder Entwicklungsgeschichte des Menschen, Leipzig 1874.
Haeckel, Ernst, Das Protistenreich. Eine populäre Uebersicht [!] über das Formengebiet der niedersten Lebewesen. Mit einem wissenschaftlichen Anhange: System der Protisten, Leipzig 1878.
Haeckel, Ernst, Zellseelen und Seelenzellen. In: Deutsche Rundschau, 16, 1878, S. 40–60.
Haeckel, Ernst, Die Naturanschauung von Darwin, Goethe und Lamarck. Vortrag in der ersten öffentlichen Sitzung der fünfundfünfzigsten „Versammlung Deutscher Naturforscher und Aerzte zu Eisenach" am 18. September 1882, Jena 1882.
Haeckel, Ernst, Stammesgeschichte des Menschen. Wissenschaftliche Vorträge über die Grundzüge der menschlichen Phylogenie, Teil 2 der Anthropogenie, 4., umgearb. und verm. Aufl., Leipzig 1891.
Haeckel, Ernst, Der Monismus als Band zwischen Religion und Wissenschaft. Glaubensbekenntnisse eines Naturforschers, vorgetragen am 9. Oktober 1892, 8., verb. Aufl., Bonn 1899.
Haeckel, Ernst, Kunstformen der Natur, Leipzig/Wien 1899.
Haeckel, Ernst, Die Welträtsel. Gemeinverständliche Studien über monistische Philosophie. Taschenausgabe, Leipzig 1909 [1899].
Haeckel, Ernst, Die Welträthsel. Gemeinverständliche Studien über monistische Philosophie. 8., unv. Aufl., Bonn 1902.
Haeckel, Ernst, Kunsttrieb der Protisten. In: Die Natur, 1913, S. 12.
Haeckel, Ernst, Die Natur als Künstlerin, Berlin 1913.
Haeckel, Ernst, Aus Insulinde, malaiische Reisebriefe, 3. Aufl., Leipzig 1923 [1901].
Haeckel, Ernst, Die Welträtsel, 11. Aufl., Hamburg 2009 [1918].
Hager, Hermann, Das Mikroskop und seine Anwendung. Ein Leitfaden bei mikroskopischen Untersuchungen für Apotheker, Ärzte, Medicinalbeamte, Kaufleute, Techniker, Schullehrer, Fleischbeschauer etc., 6. Aufl., Berlin 1879.
Hallier, Ernst, Das Cholera-Contagium. Botanische Untersuchungen, Ärzten und Naturforschern mitgeteilt, Leipzig 1867.
Harden, Maximilian an Detlev von Liliencron, Berlin, Briefkarte, 17. September 1892, Staats- und Universitätsbibliothek Hamburg, Signatur LN, http://allegro.sub.uni-hamburg.de [zuletzt aufgerufen am 10.11.2020].
Harden, Maximilian, Theater. In: Die Zukunft, 9, 1894, S. 42–47.
Harder, Michael, Der Microben Rache. In: Korb, Liederbuch für Ärzte, Hamburg 1892, S. 463–467.
Hart, Heinrich, Literarische Erinnerungen. In: Hart, Werke, Bd. 3, Berlin 1907.
Hartmann, Eduard von, Darwinismus und Thierproduktion, München 1876.

Hartmann, Eduard von, Das Unbewusste vom Standpunct der Physiologie und Descendenztheorie, 2. Aufl., Berlin 1877.
Hartmann, Max, Mikrobiologie. Allgemeine Biologie der Protisten. In: Carl Chun/W. Johannsen (Hg.), Allgemeine Biologie, Bd. 1, Abteilung IV: Organische Naturwissenschaften, Teil 3: Mathematik, Naturwissenschaften, Medizin. In: ‚Die Kultur der Gegenwart. Ihre Entwicklung und ihre Ziele', hg. von Paul Hinneberg, Leipzig/Berlin 1915, S. 283–302.
Hauptmann, Gerhart, Atlantis. In: Hauptmann, Sämtliche Werke. Centenar-Ausgabe. Zum hundertsten Geburtstag des Dichters, hg. von Hans-Egon Hass, Bd. 5: Romane, Frankfurt a. M. 1962, S. 415–680.
Hauptmann, Gerhart, Des großen Kampffliegers, Landfahrers, Gauklers und Magiers Till Eulenspiegel Abenteuer, Streiche, Gaukeleien, Gesichte und Träume (Hexameter-Epos in 18 Abenteuern, Fischer 1928). In: Hauptmann, Sämtliche Werke. Centenar-Ausgabe. Zum hundersten Geburtstag des Dichters hg. von Hans-Egon Hass et al., Bd. 4: Lyrik und Versepik, Frankfurt a. M./Berlin 1996, S. 886 f.
Heine, Heinrich, Französische Zustände, Hamburg 1833.
Hecquet, Philippe, Le Naturalisme des convulsions dans les maladies de l'épidémie convulsionnaire, 3 Bde., A Soleure 1733.
Hegner, Thorbjörn, Karius und Baktus, 31. Aufl., München 1996 [Norwegen 1949].
Hellpach, Willy, Die geistigen Epidemien, Frankfurt a. M. 1906 (Die Gesellschaft 11).
Hertwig, Oscar et al. (Hg.), Zoologischer Teil, Bd. 2, Teil 2: Zellen- und Gewebelehre, Morphologie und Entwicklungsgeschichte, Abteilung IV: Organische Naturwissenschaften, Teil 3: Mathematik, Naturwissenschaften, Medizin. In: ‚Die Kultur der Gegenwart. Ihre Entwicklung und ihre Ziele', hg. von Paul Hinneberg, Leipzig/Berlin 1913.
Hertwig, Oscar, Allgemeine Biologie, 5. Aufl., Jena 1920.
Herxheimer, Gotthold, Zur Ätiologie und pathologischen Anatomie der Syphilis. In: Ergebnisse der Allgemeinen Pathologie und der Pathologischen Anatomie des Menschen und der Thiere, 11. Jahrgang, 1. Abteilung 1906, Wiesbaden 1907, S. 1–310.
Herzl, Theodor, Altneuland, Berlin/Wien o. J. [Leipzig 1902].
Heß, Wilhelm, Art. ‚Klencke, Hermann'. In: Allgemeine Deutsche Biographie, hg. von der Historischen Kommission der Bayerischen Akademie der Wissenschaften. Bd. 16. Leipzig 1882, S. 157–158.
Heuglin, Martin Theodor von, Reisen in Nordost-Afrika. Schilderungen aus dem Gebiete der Beni Amer und Habab nebst zoologischen Skizzen und einem Führer für Jagdreisende, Braunschweig 1877.
Hevesi, Ludwig, Gustav Klimt und die Malmosaike. In: Hevesi, Alte und Neue Kunst, Wien 1894–1908 [Reprint, Klagenfurt 1986].
Heym, Georg, Das Schiff. In: Heym, Der Dieb. Ein Novellenbuch, Leipzig 1913, S. 77–97.
Heymann, Bruno, Robert Koch, Teil 1: 1843–1882, Leipzig 1932.
Hill Hassall, Arthur, Microscopical Examination of the Water Supplied to the Inhabitants of London and the Suburban Districts, London 1850.
Hirth, Georg, Gelber Weltschmerz. In: Jugend V, 32, 6. August 1900, S. 549.
Hitler, Adolf, Mein Kampf. Eine kritische Edition, hg. von Christian Hartmann et al., Bd. I, Institut für Zeitgeschichte, München/Berlin 2016.
Hoensbroech, Paul Graf von, Die Sozialdemokratie und der Reichstag. In: Die Zukunft, 9, 1884, S. 70–82.
Hoffmann, E. T. A., Meister Floh. Ein Märchen in sieben Abenteuern zweier Freunde. In: Hoffmann, Sämtliche Werke in sechs Bänden, Bd. 6: Späte Prosa. Briefe. Tagebücher und

Aufzeichnungen. Juristische Schriften. Werke 1814–1822, hg. von Gerhard Allroggen et al., Frankfurt a.M 2004.
Hoffmann, Erich, Wollen und Schaffen. Lebenserinnerungen aus einer Wendezeit der Heilkunde 1868–1932, Hannover 1948.
Hofmannsthal, Hugo von, Briefe 1890–1901, Berlin 1935.
Hofmannsthal, Hugo von, Das Märchen der 672. Nacht. In: Hofmannsthal, Sämtliche Werke, Bd. XXVIII, Erzählungen 1, hg. von Ellen Ritter, Frankfurt a. M. 1975, S. 15–31.
Holub, Emil, Sieben Jahre in Süd-Afrika. Erlebnisse, Forschungen und Jagden auf meinen Reisen von den Diamantenfeldern zum Zambesi (1872–1879), 2 Bde., Wien 1881.
Huelsenbeck, Richard, Dada als Literatur. In: Dada. Dokumente einer Bewegung [Ausstellung], 5. September bis 19. Oktober 1958, Kunstverein für die Rheinlande und Westfalen, hg. Karl Heinz Hering und Ewald Rathke, Düsseldorf 1958, S. 91.
Hueppe, Ferdinand, Die Methoden der Bakterienforschung, Wiesbaden 1885.
Hueppe, Ferdinand, Die Formen der Bakterien und ihre Beziehungen zu den Gattungen und Arten, Wiesbaden 1886.
Hueppe, Ferdinand, Die Cholera-Epidemie in Hamburg 1892. Beobachtungen und Versuche über Ursachen, Bekämpfung und Behandlung der Asiatischen Cholera, Berlin 1893.
Hueppe, Ferdinand, Ueber die Ursachen der Gährungen [sic!] und Infectionskrankheiten und deren Beziehungen zum Causalproblem und zur Energetik. Vortrag, gehalten in der 3. Allgemeinen Sitzung der 65. Versammlung deutscher Naturforscher und Ärzte zu Nürnberg am 15. September 1893, Berlin 1893 [Sonderabdruck aus der Berliner klin. Wochenschrift 1893].
Hueppe, Ferdinand, Zur Rassen- und Sozialhygiene der Griechen im Alterthum und in der Gegenwart, Wiesbaden 1897.
Hueppe, Ferdinand, Handbuch der Hygiene, Berlin 1899.
Hume, David, The History of England, 4. Aufl., neu gedruckt als Bd. 3 von The History of England by Hume and Smollett, London 1834 [1759].
Huysmans, Joris-Karl, Certains, 2. Aufl., Paris 1894 [1889].
Huysmans, Joris-Karl, La-Bas, 11. Aufl., Paris 1895.
Ibsen, Henrik, En Folkefiende. Skuespil I Fem Akter, Kopenhagen 1882.
Ibsen, Henrik, Ein Volksfeind. Schauspiel in fünf Aufzügen, Deutsch von Wilhelm Lange, Leipzig 1883.
Ibsen, Henrik, Ein Volksfeind. In: Ibsen, Henrik Ibsens sämtliche Werke in deutscher Sprache, durchges. und eingel. von Georg Brandes, Julius Elias und Paul Schlenther, vom Dichter autorisiert, Bd. 7, Berlin o. J. [1901], S. 91–215.
Jäger, Gustav, Die Wunder der unsichtbaren Welt enthüllt durch das Mikroskop. Eine populäre Darstellung der durch das Mikroskop erlangten Ausschlüsse über die Geheimnisse der Natur, Berlin 1867.
Jäger, Heinrich, Die Bakteriologie des täglichen Lebens, Hamburg/Leipzig 1909.
Jammes, Francis, Odilon Redon. Botaniste. In: Vers et Prose, 8, Dezember 1906, Januar–Februar 1907, S. 29–36.
Jean Paul, Vorschule der Ästhetik. In: Jean Paul, Werke in 12 Bänden, hg. von Norbert Miller, Bd. 9, München 1975.
Kafka, Franz, Ein Landarzt. Faksimile der Erstausgabe im Kurt Wolff Verlag 1919, Franz-Kafka-Ausgabe, Basel 2006.

Kammerer, Paul, Allgemeine Biologie [Das Weltbild der Gegenwart. Ein Überblick über das Schaffen und Wissen unserer Zeit in Einzeldarstellungen], mit 4 farbigen Tafeln und 85 Abb., Stuttgart 1915.

Kandinsky, Wassily, Malerei als reine Kunst. In: Der Sturm, 4, 178/179, September 1913, S. 98 f.

Kandinsky, Wassily, Punkt und Linie zu Fläche. Beitrag zur Analyse der malerischen Elemente, Bauhausbücher Nr. 9, hg. von Walter Gropius und Laszlo Moholy-Nagy, München 1926.

Kandinsky, Wassily, Über das Geistige in der Kunst, insbesondere in der Malerei, 3. Aufl., der revidierten Neuaufl. von 2004. Vorwort und Kommentar von Jelena Hahl-Fontaine, Einführung von Max Bill, Bern 2009 [1911].

Kant, Immanuel, Kritik der Urteilskraft und Schriften zur Naturphilosophie, hg. von Wilhelm Weischedel, Frankfurt a.M 1957.

Kerr, Alfred, ‚Die Früchte der Bildung'. Komödie von Tolstoi. In: Der Tag, 579, Berlin, 11. Dezember 1903 [erneut in: Alfred Kerr, Das neue Drama, Berlin 1905, S. 251–253].

Kirchner, Martin, Untersuchungen über die Brauchbarkeit der ‚Berkefeld-Filter' aus gebrannter Infusorienerde. In: Zeitschrift für Hygiene und Infektionskrankheiten, 14, 1, 1893, S. 299– 318.

Klages, Ludwig, Der Geist als Widersacher der Seele. In: Klages, Sämtliche Werke, hg. von Ernst Frauchinger et al., Bd. 1. (1.–4. Buch) und Bd. 2 (5. Buch), Philosophie I und II. 3., unv. Neuaufl., Bonn 2000.

Klebs, Edwin, Beiträge zur pathologischen Anatomie der Schusswunden. Nach Beobachtungen in den Kriegslazaretten in Carlsruhe 1870 und 1871, Leipzig 1872.

Klebs, Edwin, Über die Umgestaltung der medicinischen Anschauungen in den letzten drei Jahrzehnten. In: Amtlicher Bericht der 50. Versammlung Deutscher. Naturforscher und Ärzte, München 1877, S. 41–55.

Klee, Paul, Schöpferische Konfession. In: Tribüne der Kunst und der Zeit. Eine Schriftensammlung, Bd. 13: Schöpferische Konfession, hg. von Kasimir Edschmid, Berlin 1920, S. 28– 40.

Klee, Paul, Über die moderne Kunst, Vortrag zur Ausstellung im Kunstverein Jena 1924, Bern-Bümpliz 1945.

Klencke, Hermann, Mikroskopische Bilder. Naturansichten aus dem kleinsten Raume. Ein Gemälde des Mikrokosmus in seinen Gestalten und Gesetzen, Leipzig 1853.

Knauer, Friedrich (Hg.), Handwörterbuch der Zoologie, Stuttgart 1887.

Koch, Robert, Gesammelte Werke, hg. von Julius Schwalbe unter Mitwirkung von G. Gaffky und E. Pfuhl, 3 Bde., Leipzig 1912.

Koch, Robert, Die Ätiologie der Milzbrand-Krankheit, begründet auf die Entwicklungsgeschichte des Bacillus Anthracis [1876]. In: Koch, Gesammelte Werke, unter Mitwirkung von G. Gaffky und E. Pfuhl, hg. von Julius Schwalbe, Bd. 1, Leipzig 1912, S. 5–26.

Koch, Robert, Verfahren zur Untersuchung, zum Konservieren und Photographieren der Bakterien. In: Koch, Gesammelte Werke, unter Mitwirkung von G. Gaffky und E. Pfuhl, hg. von Julius Schwalbe, Bd. 1, Leipzig 1912, S. 27–50 [erschienen 1877 im zweiten Bd. von Cohns Beiträgen zur Biologie der Pflanze].

Koch, Robert, Verfahren zur Untersuchung, zum Konservieren und Photographieren der Bakterien. In: Koch, Gesammelte Werke, unter Mitwirkung von G. Gaffky und E. Pfuhl, hg. von Julius Schwalbe, Bd. 1, Leipzig 1912, S. 27–52 [1877].

Koch, Robert, Die Nägelische Theorie der Infektionskrankheiten [1878]. In: Koch, Gesammelte Werke, unter Mitwirkung von G. Gaffky und E. Pfuhl, hg. von Julius Schwalbe, Bd. 1, Leipzig 1912, Bd. 1, S. 51–56.

Koch, Robert, Zur Untersuchung von pathogenen Organismen [1881]. In: Koch, Gesammelte Werke, unter Mitwirkung von G. Gaffky und E. Pfuhl, hg. von Julius Schwalbe, Bd. 1, Leipzig 1912, Bd. 1, S. 112–163.

Koch, Robert, Die Expedition zur Erforschung der Cholera nach Ägypten, nachgetragener Bericht an den Geheimen Oberregierungsrat Dr. Struck aus Alexandrien, 25. August 1883. In: Koch, Gesammelte Werke, unter Mitwirkung von G. Gaffky und E. Pfuhl, hg. von Julius Schwalbe, Bd. 2.2, Leipzig 1912, S. 850–853.

Koch, Robert, Erste Konferenz zur Erörterung der Cholerafrage am 26. Juli 1884 in Berlin. In: Koch, Gesammelte Werke, unter Mitwirkung von G. Gaffky und E. Pfuhl, hg. von Julius Schwalbe, Bd. 2.1, Leipzig 1912, S. 20–60 [zuerst publiziert in Berliner Klinische Wochenschrift, 31, 32, 32a, 1884].

Koch, Robert, Zweite Konferenz zur Erörterung der Cholerafrage im Mai 1885. In: Koch, Gesammelte Werke, unter Mitwirkung von G. Gaffky und E. Pfuhl, hg. von Julius Schwalbe, Bd. 2.1, Leipzig 1912, S. 69–166.

Koch, Robert, Über bakteriologische Forschung. In: Koch, Gesammelte Werke, unter Mitwirkung von G. Gaffky und E. Pfuhl, hg. von Julius Schwalbe, Bd. 1, Leipzig 1912, S. 651–660 [zuerst publiziert in Deutsche Medicinische Wochenschrift, 16, 33, 1890].

Koch, Robert, Weitere Mittheilungen über ein Heilmittel gegen Tuberkulose. In: Koch, Gesammelte Werke, unter Mitwirkung von G. Gaffky und E. Pfuhl, hg. von Julius Schwalbe, Bd. 1, Leipzig 1912, S. 661–668 [erschienen in Deutsche Medicinische Wochenschrift 16, 46, Extraausgabe 13. November 1890, S. 1029–1032].

Koch, Robert, Die Bekämpfung der Tuberkulose unter Berücksichtigung der Erfahrungen, welche bei der erfolgreichen Bekämpfung anderer Infektionskrankheiten gemacht sind [Vortrag, 1901]. In: Koch, Gesammelte Werke, unter Mitwirkung von G. Gaffky und E. Pfuhl, hg. von Julius Schwalbe, Bd. 1, Leipzig 1912, S. 566–577.

Koch, Robert, Die Bekämpfung des Typhus [1902]. In: Koch, Gesammelte Werke, unter Mitwirkung von G. Gaffky und E. Pfuhl, hg. von Julius Schwalbe, Bd. 2.1, Leipzig 1912, S. 296–306.

Koch, Robert, Über den derzeitigen Stand der Tuberkulosebekämpfung [1905]. In: Koch, Gesammelte Werke, unter Mitwirkung von G. Gaffky und E. Pfuhl, hg. von Julius Schwalbe, Bd. 1, Leipzig 1912, S. 612–619.

Koch, Robert, Über meine Schlafkrankheits-Expedition, Vortrag, gehalten am 24.2.1908 in der Abteilung Berlin-Charlottenburg der Deutschen Kolonialgesellschaft. In: Koch, Gesammelte Werke, unter Mitwirkung von G. Gaffky und E. Pfuhl, hg. von Julius Schwalbe, Bd. 2.1, Leipzig 1912, S. 563–581.

Koch, Robert, Die Cholera in Deutschland während des Winters 1892 bis 1893. In: Koch, Gesammelte Werke, unter Mitwirkung von G. Gaffky und E. Pfuhl, hg. von Julius Schwalbe, Bd. 2.1, Leipzig 1912, S. 207–261.

Kocher, Theodor/E. Tavel, Vorlesungen über chirurgische Infektionskrankheiten, 2 Bde., Basel/Leipzig 1895.

Kohl, Aage von, Im Palaste der Mikroben, übers. von Mathilde Mann, 3 Bde., Leipzig 1909.

Kohl, Aage von, Der Weg durch die Nacht. Erzählung, übers. von Mathilde Mann, Frankfurt a. M. 1912.

Köhler, Dr., Projektion. Die Entwickelung der Projektionsapparate. In: Ausstellung ärztlicher Lehrmittel, Berlin 1902, veranstaltet von dem Zentral-Komitee für das ärztliche Fortbildungswesen in Preussen in den Räumen der Kgl. Akademieen der Künste und Wissenschaften, Berlin NW, Unter der Linden 38, S. 100–105 [Ausstellungskatalog, Berlin 1902].

Kohut, Adolph, Moderne Geistesheroen, 3. Aufl., Berlin 1886.

Kolle, Wilhelm, Cholera asiatica. In: Handbuch der pathogenen Mikroorganismen, hg. von Wilhelm Kolle und August von Wassermann, Bd. 3, Jena 1903, S. 1–75.

Kolle, Wilhelm/Heinrich Hetsch, Die experimentelle Bakteriologie und die Infektionskrankheiten mit besonderer Berücksichtigung der Immunitätslehre. Ein Lehrbuch für Studierende, Ärzte und Medizinalbeamte, Bd. 1, 5. Aufl., Berlin/Wien 1919.

Kolle, Wilhelm/August Wassermann (Hg.), Handbuch der pathogenen Mikroorganismen, 8 Bde., 1902–1909.

Koppenfels, Hugo von, Ein Kampf um's Leben. Aus dem jüngsten Briefe eines Afrika-Reisenden. In: Die Gartenlaube, 27, 46, 1879, S. 770–774.

Korb, Hermann (Hg.), Liederbuch für deutsche Ärzte und Naturforscher. Ambrosia und Nektar! 200 ernste und heitere Fest- und Tafellieder, Reden, Aufsätze etc. medizinischen und naturwissenschaftlichen Inhalts, Hamburg 1892 [Reprint Bremen 2012].

Kracauer, Siegfried, Das Ornament der Masse [1927]. In: Kracauer, Das Ornament der Masse. Essays, mit einem Nachwort von Karsten Witte, Frankfurt a. M. 1977, S. 50–64.

Kraepelin, Emil, Zur Psychologie des Komischen. In: Philosophische Studien, Bd. 2, Leipzig 1885, S. 128–160, 327–361.

Kraepelin, Emil, Psychiatrie. Ein Lehrbuch für Studirende und Ärzte, Bd. 2, 6. Aufl., Leipzig 1899.

Král, Franz, Weitere Vorschläge und Anleitungen zur Anlegung von bacteriologischen Museen. In: Zeitschrift für Hygiene, 5, 1, 1889, S. 497–505.

[Král, Franz], Král's Bacteriologisches Laboratorium, Prag 1901–1911 [Publikationsreihe, Selbstverlag].

Kraus, Karl, Scharlach-Serum. In: Die Fackel, 4, 119, 28. Oktober 1902, S. 4–9.

Kraus, Karl, Glosse. In: Die Fackel, 5, 147, 21. November 1903, S. 14 f.

Kraus, Karl, Glosse. Noch ein Nachruf. In: Die Fackel, 6, 160, 23. April 1904, S. 11 f.

Kraus, Karl, Antworten des Herausgebers. In: Die Fackel, 8, 212, 23. November 1906, S. 14–17.

Kraus, Karl, Ein Gschaftlhuber. In: Die Fackel, 13, 326/327/328, 8. Juli 1911, S. 75 f.

Kraus, Karl, Pro domo et mundo. In: Die Fackel, 13, 333, 16. Oktober 1911, S. 1–14.

Kraus, Karl, Riedau und Lido. In: Die Fackel, 13, 131/132, 30. September 1911, S. 27 f.

Kraus, Karl, Typhus und Tuberkulose. In: Die Fackel, 13, 331/332, 30. September 1911, S. 28 f.

Kraus, Karl, Spiel der Wellen. In: Die Fackel, 14, 354/355/356, August/September 1912, S. 53–55.

Kraus, Karl, Begleiterscheinungen der Cholera. In: Die Fackel, 15, 381/382/383, September 1913, S. 5 f.

Kraus, Karl, Eine gute Akquisition. In: Die Fackel, 15, 393/394, 7. März 1914, S. 24–26.

Kraus, Karl, Sehnsucht nach aristokratischem Umgang. In: Die Fackel, 16, 400–403, 10. Juli 1914, S. 90–96.

Kraus, Karl, Nachruf. In: Die Fackel, 20, 501–507, 25. Januar 1919, S. 42.

Kraus, Karl, Die letzten Tage der Menschheit. Tragödie in fünf Akten mit Vorspiel und Epilog, Neuausgabe, Frankfurt a. M. 1986 [1926].

Kraus, Karl, ‚Literatur oder Man wird doch da sehn'. Genetische Ausgabe und Kommentar, hg. von Martin Leubner, Göttingen 1996 [1921].

Kruif, Paul de, Microbe Hunters, London [1928].
Kruif, Paul de, Mikrobenjäger, 4. Aufl., Zürich/Leipzig 1935.
Kübler, Paul, Geschichte der Pocken und der Impfung, Berlin 1901.
Kuczynski, Max Hans/Bianca Hohenadl, Der Erreger des Gelbfiebers. Wesen und Wirkung, Berlin/Heidelberg 1929.
Kutorga, S., Naturgeschichte der Infusionsthiere, vorzüglich nach Ehrenbergschen Beobachtungen, Karlsruhe 1841.
Lagarde, Paul de, Juden und Indogermanen. Eine Studie nach dem Leben, Göttingen 1887.
Landauer, Gustav/Fritz Mauthner, Briefwechsel 1890–1919, bearb. von Hanna Delf, München 1994.
Lang, Arnold (Hg.), Handbuch der Morphologie der wirbellosen Tiere, Bd. 1: Protozoa, 2. Aufl., Jena 1913.
Lassar, Oskar, Robert Koch, der Leiter der deutschen Cholerakommission. In: Illustrirte Zeitung, 82, 2135, 31. Mai 1884, S. 452.
Lassar, Oskar, Über Volksbäder, Braunschweig 1887.
Lassar, Oskar, Die Culturaufgabe der Volksbäder. Rede, gehalten am 18. September 1888 in der 1. Allgemeinen Sitzung der 61. Versammlung der deutschen Naturforscher und Ärzte zu Cöln, Berlin 1889, S. 3.
Laßwitz, Kurd, Auf zwei Planeten. Roman in zwei Büchern, Bd. 2, Weimar 1897.
Le Bon, Gustave, Psychologie der Massen, übers. von Rudolf Eisler, 4. Aufl., Stuttgart 1922.
Leunis, Johannes, Schul-Naturgeschichte. Eine analytische Darstellung der drei Naturreiche. Zum Selbstbestimmen der Naturkörper, mit vorzüglicher Berücksichtigung der nützlichen und schädlichen Naturkörper Deutschlands, für höhere Lehranstalten bearbeitet, Teil 1: Zoologie, 2., verb. und verm. Aufl., Hannover 1851.
Levinthal, Walter/Hans Fernbach, Morphologische Studien an Influenzabacillen und das ätiologische Grippeproblem. In: Zeitschrift für Hygiene und Infektionskrankheiten, 96, 4, 31. Oktober 1922, S. 457–519.
Lewandowsky, Max (Hg.), Handbuch der Neurologie, Bd. 3: Spezielle Neurologie II, Berlin 1912.
Lichterfeld, F., Der Hyänenhund. In: Westermanns Illustrierte Monatshefte, 36, 1874, S. 180–188.
Lindenberg, Paul, Bei Robert Koch (mit Zeichnungen von H. Lüders und Curt Stoewing). In: Die Gartenlaube, 39, 1, 1891, S. 11–15.
Lingner, Karl August, Einige Leitgedanken zu der Sonderausstellung. Volkskrankheiten und ihre Bekämpfung. In: Die deutschen Städte. Geschildert nach den Ergebnissen der ersten deutschen Stadtausstellung zu Dresden 1903, Bd. 1, hg. von R. Wuttke, Leipzig 1904, S. 531–547.
Lipps, Theodor, Komik und Humor. Eine psychologisch-ästhetische Untersuchung, Hamburg/Leipzig 1898, S. 51.
Lochte, Th./E. Danziger, Über den Nachweis von Giften in der Asche verbrannter Leichen. In: Deutsche Zeitschrift für die gesamte gerichtliche Medizin, 1, 1922, S. 727–729.
Löffler, Friedrich, Vorlesung über die geschichtliche Entwickelung der Lehre von den Bacterien, Leipzig 1887.
Löwenfeld, Raphael, Gespräche über und mit Tolstoi, 3., verm. Aufl., Leipzig 1901.
Löwenthal, Wilhelm, Tolstoi als Dramatiker. Besprechung. In: Das literarische Echo, 13, 6, 15. Dezember 1910, S. 407–410.
Lustgarten, Sigmund, Die Syphilisbacillen. In: Wiener Medizinische Wochenschrift, 35, 17, 1885, S. 517–521.

Lyell, Charles, Travels in North America, 2 Bde., London 1845.
Mach, Ernst, Erkennntis und Irrtum. Skizzen zur Psychologie der Forschung, Leipzig 1905.
Mach, Ernst, Die Analyse der Empfindungen und das Verhältnis des Physischen zum Psychischen, Neudruck der 6. Aufl. von 1911, mit einem Vorwort von Gereon Wolters, Darmstadt 1985.
Maltzan, Heinrich Freiherr von, Jagd-Romantik in Nordafrika. In: Die Gartenlaube, 20, 10/11, 1872, S. 156–160.
Mann, Thomas, Notizbücher, hg. von Hans Wysling und Yvonne Schmidlin, Bd. 2, Frankfurt a. M. 1992.
Mann, Thomas, Selbstkommentare. ‚Doktor Faustus' und ‚Die Entstehung des Doktor Faustus', hg. von Hans Wysling, Frankfurt a. M. 1992.
Mann, Thomas, Der Tod in Venedig, Bd. 2,1: Frühe Erzählungen 1893–1912, hg. von Terence Reed und Malte Herwig. In: Mann, Große kommentierte Frankfurter Ausgabe. Werke – Briefe – Tagebücher, hg. von Andreas Blödorn, Heinrich Detering, Eckhard Heftrich, Hermann Kurzke, Friedhelm Marx, Katrin Max, Terence J. Reed, Thomas Sprecher, Hans R. Vaget, Ruprecht Wimmer, Frankfurt a. M. 2004.
Mann, Thomas, Doktor Faustus. Das Leben des deutschen Tonsetzers Adrian Leverkühn, erzählt von einem Freunde, Bd.10,1, hg. von Ruprecht Wimmer. In: Mann, Große kommentierte Frankfurter Ausgabe. Werke – Briefe – Tagebücher, hg. von Andreas Blödorn, Heinrich Detering, Eckhard Heftrich, Hermann Kurzke, Friedhelm Marx, Katrin Max, Terence J. Reed, Thomas Sprecher, Hans R. Vaget, Ruprecht Wimmer, Frankfurt a. M. 2007.
Mann, Thomas, Bekenntnisse des Hochstaplers Felix Krull. Der Memoiren erster Teil, Bd. 12,1, hg. von Thomas Sprecher und Monica Bussmann. In: Mann, Große kommentierte Frankfurter Ausgabe. Werke – Briefe – Tagebücher, hg. von Andreas Blödorn, Heinrich Detering, Eckhard Heftrich, Hermann Kurzke, Friedhelm Marx, Katrin Max, Terence J. Reed, Thomas Sprecher, Hans R. Vaget, Ruprecht Wimmer, Frankfurt a. M. 2012.
Marinetti, F. T., Die futuristische Literatur. Technisches Manifest. In: Der Sturm, 3, 133, Oktober 1912, S. 194 f.
Marmorek, Alexander, Antituberculose-Serum und Vaccin. Vortrag in der Académie de Médicine in Paris. In: Berliner Klinische Wochenschrift, 48, 1903, S. 1–17 [Sonderabdruck].
Marmorek, Alexander, Klinische Resultate des Antituberkulose-Serums und seine Anwendung. In: Medizinische Klinik, 3, 1906, S. 58–62.
Mauthner, Fritz, Rez. Residenz-Theater. ‚Die Früchte der Bildung'. Lustspiel in 4 Akten von Leo Tolstoi. In: Das Magazin für Litteratur, 60, 7, 14. Februar 1891, S. 109.
Mauthner, Fritz, Beiträge zu einer Kritik der Sprache, Bd. 1: Sprache und Psychologie, Stuttgart 1901.
Mauthner, Fritz, Zweck und Organismus. Ein Beitrag zur Sprachkritik. In: Nord und Süd, 109, 326, Mai 1904, S. 206–217.
Mauthner, Fritz, Wörterbuch der Philosophie. Neue Beiträge zu einer Kritik der Sprache, 2 Bde., München/Leipzig 1910.
Mauthner, Fritz, Beiträge zu einer Kritik der Sprache, Bd. 2: Zur Sprachwissenschaft, Frankfurt a. M./Berlin/Wien 1982 [1901–1902].
Mauthner, Fritz, Briefe an Emil von Behring, 10. April und 18. April 1904. In: Behring-Nachlass digital der Universität Marburg, Signatur EvB/B100/1 und B100/2, https://evb.online.uni-marburg.de/cgi-bin/evb [zuletzt aufgerufen am 10.02.2021].
Mayer, Martin, Exotische Krankheiten. Ein kurzes Lehrbuch für die Praxis, Berlin 1929.

Mayer, Th., O. Lassar †. In: Dermatologische Zeitschrift, 15, 1, 1908, S. 1–5.
Mayer, P. und W. Giesbrecht (Hg.), Zoologischer Jahresbericht der zoologischen Station zu Neapel, Berlin 1886/1887.
Mering, J. von (Hg.), Lehrbuch der inneren Krankheiten, 4. Aufl., Halle 1907.
Merkel, Friedrich, Das Mikroskop und seine Anwendung, München 1875.
Metchnikoff, Elie, The Microbiology of Syphilis. In: A System of Syphilis in five Volumes, hg. von M. B. D'Arcy Power und J. Keogh Murphy, Bd. 1, 2. Aufl., London 1914 [1908], S. 41–102.
Migula, Walter, Die Bakterien, Leipzig 1891.
Möbius, Paul Julius, Über das Pathologische bei Nietzsche, Wiesbaden 1902.
Much, Hans, Die pathologische Biologie (Immunitätswissenschaft). Eine kurzgefasste Übersicht über die biologischen Heil- und Erkenntnisverfahren, Leipzig 1922.
Much, Hans, Steht die scholastische Medizin vor einem unvermeidlichen Bankerott?, Leipzig 1931.
Müller, Robert, Apologie des Krieges. In: Der Ruf, 3, November 1912, Themenheft Krieg, S. 1–8.
Nägeli, Carl von, Die niederen Pilze in ihren Beziehungen zu den Infectionskrankheiten und der Gesundheitspflege, München 1877.
Nägeli, Carl von, Mechanisch-physiologische Theorie der Abstammungslehre, München/Leipzig 1884.
Neidhart, Neue Bacterien. In: Korb, Liederbuch für Ärzte, Hamburg 1892, S. 491–497.
Neisser, Albert, Die experimentelle Syphilisforschung nach ihrem gegenwärtigen Stande, Berlin 1906.
Neisser, Albert (Hg.), Beiträge zur Pathologie und Therapie der Syphilis, Berlin/Heidelberg 1911.
Neufeld, Fred, Experimentelle Epidemiologie. Kritischer Bericht über einige neuere Forschungsergebnisse. In: Klinische Wochenschrift, 30, 1924, S. 1345–1351.
Neuhauss, Richard, Lehrbuch der Mikrophotographie, Braunschweig 1890.
Neumann, Dr. M., Ueber die diagnostische Bedeutung der bakteriologischen Urinuntersuchung bei inneren Krankheiten. In: Berliner klinische Wochenschrift. Organ für practische Aerzte, 25, 7, Februar 1888, S. 117–120.
Nietzsche, Friedrich, Gesammelte Briefe, Bd. 3, hg. von Elisabeth Förster-Nietzsche, C. Wachsmuth und Peter Gast, 2. Aufl., Leipzig 1905.
Nietzsche, Friedrich, [Götzendämmerung]. In: Nietzsche, Kritische Studienausgabe, hg. von Giorgio Colli und Mazzino Montinari, Bd. 6: Der Fall Wagner, Götzen-Dämmerung, Der Antichrist/Ecce homo, Dionysos-Dithyramben/Nietzsche contra Wagner, 2. Aufl., München 1988.
Nietzsche, Friedrich, Nachlass 1884–1885. In: Nietzsche, Kritische Studienausgabe, hg. von Giorgio Colli und Mazzino Montinari, Bd. 11: Nachgelassene Fragmente 1884–1885, 2. Aufl., München 1988.
Nietzsche, Friedrich, Über Wahrheit und Lüge im außermoralischen Sinn [1873]. In: Nietzsche, Kritische Studienausgabe, hg. von Giorgio Colli und Mazzino Montinari, Bd. 1: Die Geburt der Tragödie, Unzeitgemäße Betrachtungen I–IV, Nachgelassene Schriften 1870–1873, 2. Aufl., München 1988, S. 875–890.
Nikolajew. J., Rez. Tolstoi's ‚Früchte der Civilisation'. In: Freie Bühne für modernes Leben, 1, 3/4, 1890, S. 916–919, 944–948.
Nitzsch, Art. ‚Bacillaria'. In: Johann Samuel Ersch/Johann Gottfried Gruber, Allgemeine Encyclopädie der Wissenschaften und Künste, Teil 7: B-Barzelletten, Leipzig 1821, S. 34–37.

Noguchi, Hideyo, The Establishment of Treponema Pallidum as the Causative Agent of Syphilis, and the Cultural Differentiation between this Organism and certain Morphologically allied Spirochaetae. In: Canadian Medical Association Journal, 2, 4, 2. April 1912, S. 269–276.

Noguchi, Hideyo, Etiology of Yellow Fever III. Symptomatology and Pathological findings in Animals Experimentally Infected. In: The Journal of Experimental Medicine, 29, 1919, S. 585–596.

Noguchi, Hideyo, Etiology of Yellow Fever V. Properties of Blood Serum of Yellow Fever Patients in Relation to Leptospira Icteroides. In: The Journal of Experimental Medicine, 30, 1, 1. Juli 1919, S. 9–12.

Noguchi, Hideyo, Etiology of Yellow Fever X. Comparative Immunological Studies on Leptospira Icteroides and Leptospira Icterohamorrhagiae. In: The Journal of Experimental Medicine, 31, 1920, S. 135–158.

Noguchi, Hideyo/J. W. Moore, A Demonstration of Treponema Pallidum in the Brain in Cases of General Paralysis. In: The Journal of Experimental Medicine, 17, 2, 1913, S. 232–238.

Nordau, Max, Entartung. Textkritische Neuedition von Karin Tebben, Berlin 2013 [1892].

Ollendorf-Gladbach, Bacillen-Lied. In: Korb, Liederbuch für Ärzte, Hamburg 1892, S. 471f.

Oppenheim, Hermann, Lehrbuch der Nervenkrankheiten für Ärzte und Studierende, 5. Aufl., Bd. 2, Berlin 1908, S. 1117.

Oppenheimer, Carl, Bakteriengifte und Immunität. In: Die Zukunft, 37, 1901, S. 224–235.

Orth, Johannes, Lehrbuch der Speciellen Pathologischen Anatomie, 1. Bd., Berlin 1887.

Orth, Johannes, Virchow und die Bakteriologie. In: Deutsche Medizinische Wochenschrift, 36, 1910, S. 1937–1939.

Pagel, Julius, Biographisches Lexikon hervorragender Ärzte des neunzehnten Jahrhunderts, Berlin/Wien 1901.

Pasteur, Louis, Mémoire sur les corpuscules organisés qui existent dans l'atmosphère. Examen de la doctrine des générations spontanées. In: Œuvres de Pasteur, Bd. 2: Fermentations et générations dites spontanées, hg. von Louis Pasteur Vallery-Radot, Paris 1922, S. 210–294.

Pasteur, Louis, Œuvres de Pasteur, Bd. 4 : Études sur la maladie des vers à soie, hg. von Louis Pasteur Vallery-Radot, Paris 1926.

Paulsen, Friedrich, Philosophia militans, Berlin 1901.

Pettenkofer, Max von, Der Boden und sein Zusammenhang mit der Gesundheit des Menschen. In: Deutsche Rundschau, 29, Oktober/November/Dezember 1881, S. 217–234.

Picabia, Francis, Manifeste Cannibale DADA. In: Dada, 7, März 1920, „dadaphone", S. 2.

Plaut, Felix, Die Wassermannsche Serodiagnostik der Syphilis in Ihrer Anwendung auf die Psychiatrie, Jena 1909.

Ploetz, Alfred, Grundlinien einer Rassen-Hygiene, Teil 1: Die Tüchtigkeit unserer Rasse und der Schutz der Schwachen, Berlin 1895.

Pluto, Die unterbrochene Hausse. In: Die Zukunft, 9, 1894, S. 141–144.

Poeppig, Eduard Friedrich, Reise in Chile, Peru, und auf dem Amazonenstrome während der Jahre 1827–1832, 2 Bde., Leipzig 1834–1836.

Polenz, Wilhelm von, Das Land der Zukunft, 6. Aufl., Berlin/Leipzig 1905 [1903].

Polenz, Wilhelm von, Sachsengänger. In: von Polenz, Gesammelte Werke, Bd. 7: Dorfgeschichten, 3. Aufl., Berlin [1909], S. 245–263.

Polenz, Wilhelm von, Sühne [1890]. In: von Polenz, Gesammelte Werke, Bd. 5, 3. Aufl., Berlin [1909].

Prager, Bernhard et al. (Hg.), Beilsteins Handbuch der organischen Chemie, 4. Aufl., die Literatur bis 1. Januar 1910 umfassend, Berlin 1927.
Przybyszewski, Stanisław, Totenmesse, 2. Aufl., Berlin 1900.
Pückler-Muskau, Hermann von, Briefe eines Verstorbenen. Ein fragmentarisches Tagebuch aus Deutschland, Holland und England, geschrieben in den Jahren 1826, 1827 und 1828, 2. Aufl., 4. Teil, Stuttgart 1837.
Putter [Dr. Putter], Kurzfassung von: Fred Neufeld. Über die Veränderlichkeit der Krankheitserreger in ihrer Bedeutung für die Infektion und Immunität. In: Deutsche med. Wochenschrift, 50, 1. In: Klinische Wochenschrift, 3, 26, 24. Juni 1924, S. 1185.
Ratatöskr, Teleologie. In: Simplicissimus, 10, 26, 26, September 1905, S. 310.
Redon, Odilon, A soi-meme. Journal (1867–1915). Notes sur la Vie, l'Art et les Artistes, Paris 1922.
Reed, Walter/James Carroll, A Comparative Study of the Biological Characters and Pathogenesis of Bacillus X (Sternberg), Bacillus Icteroides (Sanarelli), and the Hog-Cholera Bacillus (Salmon and Smith). In: The Journal of Experimental Medicine, 15, 1900, S. 215–270.
Reed, Walter/James Carroll/Aristide Agramonte, The Etiology of Yellow Fever. An Additional Note. In: The Journal of the American Medical Association, 36, 1901, S. 431–440.
Reed Walter et al., The Etiology of Yellow Fever. A Preliminary Note. In: The Philadelphia Medical Journal, 6, 1900, S. 790–796.
Reik, Theodor, Arthur Schnitzler als Psycholog, Minden 1913.
Renard, Maurice, Ein Mensch unter den Mikroben, übers. von Hans Blum, Berlin 1928.
Richard, Prof. Dr./Dr. Löffler/Prof. Dr. Dobroslawin, Die Praxis der Desinfection [Berichte vom Sechsten internationalen Gesundheitscongress in Wien]. In: Deutsche Vierteljahrsschrift für öffentliche Gesundheitspflege, 20, 2, 1888, S. 226–245.
Richter, Hermann Eberhard, Die neueren Kenntnisse von den krankmachenden Schmarotzerpilzen nebst phytophysiologischen Grundbegriffen. Artikelserie. In: Schmidts Jahrbücher der gesammten in- und ausländischen Medicin, Bd. 135, 1867, S. 81–98; Bd. 140, 1868, S. 101–118; Bd. 151, 1871, S. 313–353.
Rilke, Rainer Maria, Briefe, hg. vom Rilke-Archiv in Weimar in Verbindung mit Ruth Sieber-Rilke, besorgt durch Karl Altheim, Bd. 3, Frankfurt a. M. 1987.
Rilke, Rainer Maria, Briefe in zwei Bänden, Bd. 1, hg. von Horst Nalewski. Frankfurt a. M./Leipzig 1991.
Rilke, Rainer Maria, Die Aufzeichnungen des Malte Laurids Brigge. In: Rilke, Werke. Kommentierte Ausgabe, hg. von August Stahl, Bd. 3, Frankfurt a. M./Leipzig 1996, S. 453–661.
Rolly, Friedrich, Allgemeine Methodik des Nachweises von Infektionserregern. In: Infektionskrankheiten, hg. von Dr. L. Mohr, Heidelberg 1911, S. 2–18.
Rösch, Gertrud Maria, Clavis scientiae. Studien zum Verhältnis von Faktizität und Fiktionalität am Fall der Schlüsselliteratur, Tübingen 2004.
Rösch, Gertrud Maria (Hg.), Codes, Geheimtext und Verschlüsselung. Geschichte und Gegenwart einer Kulturpraxis, Tübingen 2005.
Rösch, Gertrud Maria (Hg.), Fakten und Fiktionen. Werklexikon der deutschsprachigen Schlüsselliteratur 1900–2010, Stuttgart 2011–2013.
Rosenbach, Ottomar, Arzt c/a Bakteriologe, Berlin/Wien 1903.
Rosenthal, O., Gedenkrede auf Prof. Oscar Lassar, gehalten in der Berliner Dermatologischen Gesellschaft am 14. Januar 1908. In: Dermatologische Zeitschrift, 15, 2, 1908, S. 113–120.
Sack, Gustav, Gesammelte Werke in einem Band, hg. von Walter Gödden und Steffen Stadthaus, unter Mitarbeit von Nele Bargmann und Christina Grams, Bielefeld 2011.

Sack, Gustav, Aus Schwabing (Essay). In: Sack, Gesammelte Werke in einem Band, hg. von Walter Gödden und Steffen Stadthaus, unter Mitarbeit von Nele Bargmann und Christina Grams, Bielefeld 2011, S. 568–571.
Sack, Gustav, Der Teufelszwirn (Novelle). In: Sack, Gesammelte Werke in einem Band, hg. von Walter Gödden und Steffen Stadthaus, unter Mitarbeit von Nele Bargmann und Christina Grams, Bielefeld 2011, S. 474–477.
Sack, Gustav, Ein verbummelter Student. In: Sack, Gesammelte Werke in einem Band, hg. von Walter Gödden und Steffen Stadthaus, unter Mitarbeit von Nele Bargmann und Christina Grams, Bielefeld 2011, S. 11–131.
Sack, Gustav, Moderne Mystik. In: Sack, Gesammelte Werke in einem Band, hg. von Walter Gödden und Steffen Stadthaus, unter Mitarbeit von Nele Bargmann und Christina Grams, Bielefeld 2011, S. 564–567.
Sack, Gustav, Paralyse. Romanfragment (1913–14). In: Sack, Gesammelte Werke in einem Band, hg. von Walter Gödden und Steffen Stadthaus, unter Mitarbeit von Nele Bargmann und Christina Grams, Bielefeld 2011, S. 239–291.
Sack, Paula, Der verbummelte Student. Gustav Sack–Archivbericht und Werkbiographie, München 1971.
Salomon, Dr. Max, Eine Großthat der Wissenschaft. Robert Koch und die Heilung der Lungenschwindsucht. In: Die Gartenlaube, 38, 26, 1890, S. 818–820.
Schäffle, Albert, Bau und Leben des sozialen Körpers, 2. Aufl., Tübingen 1881.
Schaudinn, Fritz, Vorläufiger Bericht über das Vorkommen von Spirochaeten in syphilitischen Krankheitsprodukten. In: Fritz Schaudinns Arbeiten, hg. mit Unterstützung der Hamburgischen wissenschaftlichen Stiftung, Hamburg/Leipzig 1911 [1905, mit Erich Hoffmann], S. 587–594.
Scheerbart, Paul an Richard Dehmel, Postkarte vom 18.5.1901, Nachlass Paul Scheerbart. In: Staats- und Universitätsbibliothek Hamburg, Handschriftenabteilung, Signatur DA : Br : S : 360.
Schilling, Claus, Protozoenkrankheiten. In: Handbuch der Inneren Medizin. Infektionskrankheiten, Bd. 1, Teil 2, hg. von K. Bingold et al., 2. Aufl., Berlin/Heidelberg 1925.
Schleich, Carl Ludwig, Gegen den Serum-Rausch. In: Neue Deutsche Rundschau, 11, 1894, S. 1133–1134.
Schleich, Carl Ludwig, Besonnte Vergangenheit. Lebenserinnerungen eines Arztes, Berlin 1920.
Schmidt, Heinrich, Wörterbuch der Biologie, Leipzig 1912.
Schnitzler, Arthur, Der Weg ins Freie. Roman, 43.–45. Aufl., Berlin 1924 [1908].
Schnitzler, Arthur, Jugend in Wien, Zweites Buch, Mai 1875 bis Juli 1879, Wien/München/Zürich 1968.
Schnitzler, Arthur, Briefe 1875–1912, hg. von Therese Nickl und Heinrich Schnitzler, Frankfurt a. M. 1981.
Schnitzler, Arthur, Medizinische Schriften, hg. von Horst Thomé, Wien/Darmstadt 1988.
Schnitzler, Arthur, Traumnovelle, hg. von Michael Scheffel, Stuttgart 2006 [1925].
Schubert, Dr., Bacterien-Lied. In: Korb, Liederbuch für Ärzte, Hamburg 1892, S. 486–489.
Schubert, Dr., Des jungen Bacteriologen Klage. In: Korb, Liederbuch für Ärzte, Hamburg 1892, S. 483–486.
Schwann, Theodor, Mikroskopische Untersuchungen über die Uebereinstimmung in der Struktur und dem Wachsthum der Thiere und Pflanzen, Berlin 1839.

Schweinfurth, Georg, Im Herzen von Afrika. Reisen und Entdeckungen im centralen Aequatorial-Afrika während der Jahre 1868–1871, 2 Bde., London/Sampson 1874.
Schwendener, Simon, Das Mikroskop. Theorie und Anwendung desselben, 2. Aufl., Leipzig 1877.
Schwitters, Kurt, Sauberkeit (Für Leute, die es noch nicht wissen). In: Schwitters, Das literarische Werk, hg. von Friedhelm Lach, Bd. 5: Manifeste und kritische Prosa, Köln 1981, S. 88 f.
Seligmann, Erich, Über Diphtherieimmunität. In: Medical Microbiology and Immunology, 87, 1, 1918, S. 243–268.
Seligmann, Erich, Seuchenbekämpfung, Berlin 1928.
Sobernheim, Georg/Erich Seligmann, Beobachtungen über die Umwandlung biologisch wichtiger Eigenschaften von Bakterien. Untersuchungen an der Enteritis-Gruppe. In: Deutsche Medizinische Wochenschrift, 36, 8, 1910, S. 351–353.
Seuron, Anna, Lwow der Spiritist. In: Graf Leo Tolstoi, Intimes aus seinem Leben, hg. von Eugen Zabel, Berlin 1895, S. 133–137.
Shaftesbury, Anton Ashley Cooper, Earl of, Characteristikcs of Men, Manners, Opinions, Times, 5. Aufl. in 3 Bde., Bd. 1: Characteristics. Treatise I. A Letter concerning Enthusiasm to my Lord, London 1732 [1708].
Shaw, George Bernard, Preface on Doctors. In: Shaw, The Doctor's Dilemma, getting Married, and the Shewing-Up of blanco Posnet, New York 1911, S. V–XCII.
Soper, George A., The Work of a Chronic Typhoid Germ Distributor. In: Journal of the American Medical Association, 48, 15. Juni 1907, S. 2019–2022.
Spencer Jennings, Herbert, Contributions to the Study of the Behavior of Lower Organisms, Washington 1904.
Spencer Jennings, Herbert, Die Niederen Organismen. Ihre Reizphysiologie und Psychologie, autorisierte deutsche Übersetzung von Ernst Mangold, Leipzig/Berlin 1914.
Spengler, Oswald, Der Untergang des Abendlandes, München 1972 [1917].
Spielmeyer, Progressive Paralyse. In: Handbuch der Neurologie, Bd. 3: Spezielle Neurologie II, hg. von Max Lewandowsky, Berlin 1912, S. 488–546.
Stead, William Thomas, Programme. In: The Review of Reviews, 1, Januar 1890, S. 14.
Stein, Friedrich, Der Organismus der Infusionsthiere. Nach eigenen Forschungen in systematischer Reihenfolge bearbeitet, 1. Abteilung, Leipzig 1859.
Sterne, Carus [Ernst Krause], Werden und Vergehen. Eine Entwicklungsgeschichte des Naturganzen in gemeinverständlicher Fassung, Berlin 1876.
Stettenheim, Julius, Stossseufzer. In: Korb, Liederbuch für Ärzte, Hamburg 1892, S. 459.
Stokes, Adrian et al., The Transmission of Yellow Fever to Macacus Rhesus. Preliminary Note. In: The Journal of the American Medical Association, 90, 4, January 1928, S. 253–255.
Strindberg, August, Ein Blaubuch. Die Synthese meines Lebens, Bd. 1, verdeutscht von Emil Schering, 12.–16. Tausend, München 1920 [1908].
Strümpell, Adolf, Lehrbuch der Speciellen Pathologie und Therapie der inneren Krankheiten fur Studirende und Ärzte, Bd. 1, 3 Bde., 2., verb. und verm. Aufl., Leipzig 1885 [1883].
Thompson, Loyd Oscar, Syphilis, 2., überarb. Aufl., Philadelphia/New York 1920.
Tillich, Paul, Brief an Thomas Mann, 23. Mai 1943. In: Blätter der Thomas-Mann-Gesellschaft, 5, 1965, S. 48–52.
Tolstoi, Leo N., Die Früchte der Bildung. Lustspiel in vier Aufzügen, vollständige Übersetzung von Raphael Löwenfeld, Leipzig 1901.

Tolstoi, Leo N., Tagebücher. 1847–1910, aus dem Russischen übers. von Günter Dalitz, ausgew., mit Vorwort und Zeittafel vers. sowie zusammen mit Ulricke Hirschberg komm. von Eberhard Dieckmann, München 1979.

Treitschke, Heinrich von, Deutsche Geschichte im neunzehnten Jahrhundert, 5 Bde., Leipzig 1879–1894.

Tzara, Tristan, Ohne Titel. In: Dada, 7, März 1920, „dadaphone", S. 4.

Tzara, Tristan, Conference sur Dada. In: Œuvres Completes, Bd. 1 (1912–1924), Paris 1975, S. 424.

Tzara, Tristan, Manifeste Dada 1918. In: Œuvres Completes, Bd. 1 (1912–1924), Paris 1975, S. 359 f.

Unger, Hellmuth, Helfer der Menschheit. Der Lebensroman Robert Kochs, 2. Aufl., Leipzig 1929.

Unger, Hellmuth, Unvergängliches Erbe. Das Leben Emil von Behrings, Oldenburg 1942.

Valerius, Die Cholera-Gefahr. In: Die Gartenlaube, 32, 30, 1884, S. 500–502.

Valerius, Der Kommabacillus. In: Die Gartenlaube, 32, 36, 1884, S. 598–599.

Verworn, Max, Kausale und konditionale Weltanschauung, 3 Aufl., Jena 1928 [1912].

Verworn, Max, Psycho-physiologische Protisten-Studien. Experimentelle Untersuchungen, Jena 1889.

Virchow, Rudolf, Mittheilungen über die in Oberschlesien herrschende Typhus-Epidemie, Berlin 1848.

Virchow, Rudolf, Die Cellularpathologie in ihrer Begründung auf physiologische und pathologische Gewebelehre, Berlin 1858.

Virchow, Rudolf, Die Cellularpathologie, in ihrer Begründung auf physiologische und pathologische Gewebelehre, 2., neu durchges. Aufl., Berlin 1859.

Virchow, Rudolf, Die Kritiker der Cellularpathologie. In: Archiv für pathologische Anatomie und Physiologie und für klinische Medicin, 18, 1–2, 1860, S. 1–14.

Virchow, Rudolf, Ueber den Hungertyphus und einige verwandte Krankheitsformen, Vortrag, gehalten am 9.2.1868 zum Besten der Typhuskranken in Ostpreussen, Berlin 1868.

Virchow, Rudolf, Rede ‚Über die Freiheit der Wissenschaft im modernen Staatsleben' (*GDNA* 1877), abgedruckt als Rede von Prof. Dr. Virchow. In: Amtlicher Bericht der 50. Versammlung Deutscher Naturforscher und Ärzte, München 1877, S. 65–78.

Virchow, Rudolf, Der Kampf der Zellen und der Bakterien. In: Archiv für pathologische Anatomie und Physiologie und für klinische Medicin, 101, 1, 1885, S. 1–13.

Virchow, Rudolf, Über den Transformismus. In: Biologisches Zentralblatt, 7, 18, 15. November 1887, S. 545–562.

Vischer, Friedrich Theodor, Ästhetik oder die Wissenschaft des Schönen, Teil 1: Die Metaphysik des Schönen, Reutlingen/Leipzig 1846.

Vogt, Carl, Untersuchungen über Thierstaaten, Frankfurt a. M. 1851.

Vogt, Carl, Bilder aus dem Thierleben, Frankfurt a. M. 1852.

Vogt, Carl, Die Reblaus. Phylloxera Vastatrix. In: Westermanns Jahrbuch der Illustrierten Deutschen Monatshefte, 38, April 1875–September 1875, S. 47–66.

Wassermann, August von/Albert Neisser/Carl Bruck, Eine serodiagnostische Reaktion bei Syphilis. In: Deutsche Medizinische Wochenschrift, 48, 1906, S. 745–746.

Waterhouse, R., A Case of Suprarenal Apoplexia. In: Lancet II, 1911, S. 577 f.

Weiß, Ernst, Georg Letham. Arzt und Mörder, Frankfurt a. M. 1982.

Weiß, Ernst, Notizen über mich selbst [1933]. In: Weiß, Die Ruhe in der Kunst. Ausgewählte Essays, Literaturkritiken, und Selbstzeugnisse, hg. von Dieter Kliche, Berlin/Weimar 1987, S. 407.
Weiß, Ernst, Die Kunst des Erzählens. Essays, Aufsätze, Schriften zur Literatur, Frankfurt a. M. 1982.
Weiß, Ernst, ‚...ein guter Freund und Kamerad täte mir oft hier sehr wohl'. Weiß Weiß' Briefe an Leo Perutz, hg. und komm. von Peter Engel und Hans-Harald Müller. In: Modern Austrian Literature 21, 1, 1988.
Weiß, Ernst, Der Augenzeuge, Frankfurt a. M. 2000 [1963, aus dem Nachlass].
Weitling, H., Das Marmoreksche Antituberkuloseserum und seine Anwendung, Diss., Berlin 1910.
Wells, H. G., The Stolen Bacillus. In: Wells, The Stolen Bacillus and other Incidents, London 1904 [1895], S. 1–17.
Wells, H. G., The War of the Worlds, London 1898.
Wernich-Köslin/Dr. Schubert, Bacterien-Lied. In: Korb, Liederbuch für Ärzte, Hamburg 1892, S. 486–489.
Wieland, Christoph Martin, Enthusiasmus und Schwaermerei. In: Der Teutsche Merkur, 4, 1775, S. 151–155.
Windrath, Adolf, Die Medicin unter der Herrschaft des bacteriologischen Systems, Bonn 1895.
Wirz, Friedrich, Zur Frage der ‚Lues nervosa'. In: Dermatologische Zeitschrift, 53, 1928, S. 726–734.
Witkop, Philipp, Tolstoi, Wittenberg 1928.
Wolff, Eugen, Der moderne Realismus in der deutschen Literatur und die Grenzen seiner Berechtigung, Vortrag, gehalten im Literaturverein zu Leipzig, Hamburg 1889.
Wolff, Eugen, Siebenter Abschnitt. Der Experimentalroman. In: Wolff, Geschichte der Deutschen Literatur in der Gegenwart, Leipzig 1896, S. 240–259.
Worringer, Wilhelm, Abstraktion und Einfühlung. Ein Beitrag zur Stilpsychologie, 3., um einen Anhang verm. Aufl., München 1911 [1908, Inauguraldissertation Bern 1907].
Wuttke, R. (Hg.), Die deutschen Städte. Geschildert nach den Ergebnissen der ersten deutschen Stadtausstellung zu Dresden 1903, Bd. 2, Leipzig 1904.
Zimmermann, Albrecht, Das Mikroskop. Ein Leitfaden der wissenschaftlichen Mikroskopie, Leipzig/Wien 1895.
Zoellner, Reinhard, Der schwarze Erdteil und seine Erforscher. Reisen und Entdeckungen, Jagden und Abenteuer, Land und Leute in Afrika, 2., verm. und verb. Aufl., Bielefeld 1881.

2 Forschungsliteratur

Abel, Julia/Andreas Blödorn/Michael Scheffel (Hg.), Ambivalenz und Kohärenz. Untersuchungen zur narrativen Sinnbildung, Trier 2009.

Abel, Julia/Andreas Blödorn/Michael Scheffel, Narrative Sinnbildung im Spannungsfeld von Ambivalenz und Kohärenz. Einführung. In: Ambivalenz und Kohärenz. Untersuchungen zur narrativen Sinnbildung, hg. von Julia Abel, Andreas Blödorn und Michael Scheffel, Trier 2009, S. 1–11.

Adler, Sabine, Vom ‚roman expérimental' zur Problematik des wissenschaftlichen Experiments. Untersuchungen zum literarischen Werk von Ernst Weiß, Frankfurt a. M. 1990.

Ajouri, Philip, Erzählen nach Darwin. Die Krise der Teleologie im literarischen Realismus. Friedrich Theodor Vischer und Gottfried Keller, Berlin/New York 2007.

Albrecht, Andrea, ‚Man muss dicht am Stier kämpfen'. Gottfried Benns Wissenspolitik. Rez. zu: Marcus Hahn, Gottfried Benn und das Wissen der Moderne. 1905–1932. 2 Bde., Göttingen 2011. In: IASLonline, 20.3.2014, http://www.iaslonline.lmu.de/index.php?vorgang_id=3807 [zuletzt aufgerufen am 30.04.2021].

Albrecht, Andrea/Gesa von Essen/Werner Frick (Hg.), Zahlen, Zeichen und Figuren. Mathematische Inspirationen in Kunst und Literatur, Berlin 2011.

Alt, Peter-André/Thomas Anz (Hg.), Sigmund Freud und das Wissen der Literatur, Berlin 2008.

Altick, Richard Daniel, The Shows of London, Cambridge, MA/London 1978.

Amigoni, David, Colonies, Cults and Evolution. Literature, Science and Culture in Nineteenth-Century Writing, Cambridge 2007.

Ansel, Michael, Die Naturwissenschaften im Werk Gottfried Benns zwischen 1910 und 1933/34. Ein Rekonstruktionsversuch auf der Basis von Bourdieus Feldtheorie. In: Nach der Sozialgeschichte. Konzepte für eine Literaturwissenschaft zwischen Historischer Anthropologie, Kulturgeschichte und Medientheorie, hg. von Martin Huber und Gerhard Lauer, Tübingen 2000, S. 251–280.

Anz, Thomas, Der schöne und der häßliche Tod. Klassische und moderne Normen literarischer Diskurse über den Tod. In: Klassik und Moderne. Die Weimarer Klassik als historisches Ereignis und Herausforderung im kulturgeschichtlichen Prozeß, Walter Müller-Seidel zum 65. Geburtstag, hg. vom Karl Richter und Jörg Schönert, Stuttgart 1983, S. 409–432.

Anz, Thomas, Vitalismus und Kriegsdichtung. In: Kultur und Krieg. Die Rolle der Intellektuellen, Künstler und Schriftsteller im Ersten Weltkrieg, hg. von Wolfgang J. Mommsen, München 1996, S. 235–247.

Anz, Thomas, Psychoanalyse in der literarischen Moderne. In: Die Literatur und die Wissenschaften 1770–1930, hg. von Karl Richter, Jörg Schönert und Michael Titzmann, Stuttgart 1997, S. 377–404.

Anz, Thomas, Krankheit als Metapher für eine untergehende Kultur. Yvan Golls Großstadtroman ‚Die Eurokokke' von 1927 als Faksimile, 1. Oktober 2002, https://literaturkritik.de/id/5381 [zuletzt aufgerufen am 31.05.2020].

Anz, Thomas, Literatur des Expressionismus, Stuttgart/Weimar 2002.

Anz, Thomas/Wolfgang Martynkewicz, Thomas Manns Psychoanalytiker Dr. Krokowski und Georg Groddeck. Dokumentation eines Mailwechsels und eine Einladung zur Spurensuche. In: literaturkritik.de, 2005, http://www.literaturkritik.de/public/rezension.php?rez_id=8416&ausgabe=200508 [zuletzt aufgerufen am 18.03.2021].

Anz, Thomas, Rousing Emotions in the Description of Contagious Diseases in Modernism. In: Contagionism and Contagious Diseases. Medicine and Literature 1880–1933, hg. von Thomas Rütten und Martina King, Berlin 2013, S. 83–101.
Armstrong, Isobel, The Microscope. Mediations of the sub Visible World. In: Transactions and Encounters. Science and Culture in the Nineteenth Century, hg. von Roger Luckhurst und Josephine McDonagh, Manchester 2002, S. 30–55.
Asimov, Isaac, A Nineteenth Century Vision of the Year 2000, New York 1986.
Attardo, Salvatore/Viktor Raskin (Hg.), Script Theory Revisited. Joke Similarity and Joke Representation Model. In: Humor, 4, 3/4, 1991, S. 293–347.
Auerochs, Bernd, Literatur und Reflexion. In: Der Begriff der Literatur. Transdisziplinäre Perspektiven, hg. von Alexander Löck und Jan Urbich, Berlin 2010, S. 263–288.
Aurnhammer, Achim, Arthur Schnitzlers intertextuelles Erzählen, Berlin/Boston 2013.
Azzouni, Safia, Wissenschaftspopularisierung um 1900 als exemplarisch-literarische Rekonstruktion bei Wilhelm Bölsche. In: Das Beispiel. Epistemologie des Exemplarischen, hg. von Nicolas Pethes, Jens Ruchatz und Stefan Willer, Berlin 2007, S. 279–293.
Azzouni, Safia, Der Topos des Erhabenen als Schlüssel zur Methode populärwissenschaftlichen Schreibens um 1900. In: Sachbuch und populäres Wissen im 20. Jahrhundert, hg. von Andy Hahnemann und David Oels, Frankfurt a. M. 2008, S. 211–220.
Azzouni, Safia, Populärwissenschaft als fachwissenschaftliche Autorität. Wilhelm Bölsches ‚Das Liebesleben in der Natur' und die Anfänge der Sexualwissenschaft. In: Jahrbuch Literatur und Medizin, Bd. 3, hg. von Bettina von Jagow und Florian Steger, Heidelberg 2009, S. 13–38.
Azzouni, Safia, Wilhelm Bölsches populärwissenschaftliche Strategie der ‚Humanisierung'. Dilettantismus als Orientierungswissen. In: Dilettantismus als Beruf, hg. von Safia Azzouni und Uwe Wirth, Berlin 2010, S. 83–94.
Azzouni, Safia/Stefan Böschen/Carsten Reinhardt (Hg.), Erzählung und Geltung. Wissenschaft zwischen Autorschaft und Autorität, Velbrück 2015.
Bachmaier, Helmut, Nachwort. In: Bachmaier, Texte zur Theorie der Komik, Stuttgart 2005, S. 121–125.
Bahnsen, Ulrich/Fritz Habekuss, Unser entferntester Verwandter – eine archaische Mikrobe. In: Die Zeit, 20, 13. Mai 2015, S. 31.
Baier, Christian, Zwischen höllischem Feuer und doppeltem Segen. Geniekonzepte in Thomas Manns Romanen *Lotte in Weimar*, *Joseph und seine Brüder* und *Doktor Faustus*, Göttingen 2011.
Baldwin, Peter, Contagion and the State in Europe 1830–1930, Cambridge 2005.
Barnett, Vivian Endicott, Kandinsky and Science. The Introduction of Biological Images in the Paris Period. In: Exhibition Catalogue ‚Kandinsky in Paris'. Solomon Guggenheim Foundation, hg. von Thomas M. Messer, New York 1985, S. 61–89 [Überarb. erneut in Botar, Oliver Arpad Istvan/Isabel Wünsche (Hg.), Biocentrism and Modernism, Farnham 2011, S. 207–227].
Bashford, Alison/Claire Hooker (Hg.), Contagion. Historical and Cultural Studies, London/New York 2001.
Baßler, Moritz/Bettina Gruber/Martina Wagner-Eglhaaf (Hg.), Gespenster. Erscheinungen, Medien, Theorien, Würzburg 2005.
Baumgartner, Michael, Paul Klees Naturkosmologie. Strukturanalyse und imaginäre Morphologie. In: Klee & Kandinsky. Nachbarn – Freunde – Konkurrenten. Katalog zur Ausstellung

‚Klee & Kandinsky', Zentrum Paul Klee, Bern 2015, hg. von Michael Baumgartner, Annegret Hoberg und Christine Hopfengart, München/London/New York 2015, S. 268–279.

Bäumler, Ernst, Amors vergifteter Pfeil. Kulturgeschichte einer verschwiegenen Krankheit, Hamburg 1976.

Bayertz, Kurt, Die Deszendenz des Schönen. Darwinisierende Ästhetik im Ausgang des 19. Jahrhunderts. In: Fin de Siecle. Zu Naturwissenschaft und Literatur der Jahrhundertwende im deutsch-skandinavischen Kontext, hg. von Klaus Bohnen, Uffe Hansen und Friedrich Schmöe, Copenhagen/München 1984, S. 88–110.

Becker, Volker, Der Einbruch der Naturwissenschaft in Die Medizin. Gedanken um, mit, über, zu Rudolf Virchow, Heidelberg 2008.

Beckmann, Gero Theo, Schönheit und Mikrobiologie. Ein Bilderbuch ästhetischer Betrachtungen zur Koloniemorphologie, Hannover 2003.

Beer, Gillian, Darwin's Plots. Evolutionary Narrative in Darwin, George Eliot and Nineteenth Century Fiction, 3. Aufl., Cambridge 2009.

Bein, Alexander, Der jüdische Parasit. Bemerkungen zur Semantik der Judenfrage. In: Vierteljahrshefte für Zeitgeschichte, 18, 2, April, 1965, S. 121–149.

Bendels, Ruth, Erzählen zwischen Hilbert und Einstein. Naturwissenschaft und Literatur in Hermann Brochs ‚Eine methodologische Novelle' und Robert Musils ‚Drei Frauen', Würzburg 2008.

Bender, Niklas, Kampf der Paradigmen. Die Literatur zwischen Geschichte, Biologie und Medizin (Flaubert, Zola, Fontane), Heidelberg 2009.

Berg, Gunhild, Der deutschsprachige Experimentalroman. In: Wissenstexturen. Literarische Gattungen als Organisationsformen von Wissen im 18. und 19. Jahrhundert, hg. von Gunhild Berg, Frankfurt a. M./Berlin/Bern 2014, S. 247–277.

Berg, Hubert van den, Tristan Tzaras ‚Manifeste Dada 1918'. Anti-Manifest oder manifestierte Indifferenz? Samuel Friedlaenders ‚Schöpferische Indifferenz' und das dadaistische Selbstverständnis. In: Neophilologus, 79, 3, 1995, S. 353–376.

Berg, Hubert van den, Dada als Emanation des Nichts. In: Erfahrung und System. Mystik und Esoterik in der Literatur der Moderne, hg. von Bettina Gruber, Opladen 1997, S. 82–102.

Berg, Hubert van den, Avantgarde und Anarchismus. Dada in Zürich und Berlin, Heidelberg 1999, S. 287–299.

Bergengruen, Maximilian/Klaus Müller-Wille/Caroline Pross, Einleitung. In: Neurasthenie. Die Krankheit der Moderne und die Moderne Literatur, hg. von Maximilian Bergengruen, Klaus Müller-Wille und Caroline Pross, Freiburg i.Br. 2010, S. 159–192.

Berger, Peter, Erlösendes Lachen. Das Komische in der menschlichen Erfahrung, übers. von Joachim Kalka, 2. Aufl., Berlin/Boston 2014.

Berger, Silvia, Abschied vom Krieg? Latente Infektionen und neue biologische Modelle der Wirt-Parasit-Interaktionen in der Bakteriologie der Weimarer Republik. In: Infektion und Institution. Zur Wissenschaftsgeschichte des Robert Koch-Instituts im Nationalsozialismus, hg. von Anja Laukötter und Marion Hulverscheidt, Göttingen 2009, S. 17–41.

Berger, Silvia, Bakterien in Krieg und Frieden. Eine Geschichte der medizinischen Bakteriologie in Deutschland 1890–1933, Göttingen 2009.

Berger, Silvia, ‚Die Jagd auf Mikrobien hat erheblich an Reiz verloren'. Der sinkende Stern der Bakteriologie in Medizin und Gesundheitspolitik der Weimarer Republik. In: Das präventive Selbst. Eine Kulturgeschichte moderner Gesundheitspolitik, hg. von Martin Lengwiler und Jeanette Madarász, Bielefeld 2010, S. 87–114.

Bergmeier, Horst, Dada-Zürich. Ästhetische Theorie der historischen Avantgarde, Göttingen 2011.
Bergsten, Gunilla, Thomas Manns ‚Doktor Faustus'. Untersuchungen zu den Quellen und zur Struktur des Romans, Tübingen 1974.
Bertram, Georg W., Selbstbezüglichkeit und Reflexion in und durch Literatur. In: Der Begriff der Literatur, hg. von Jan Urbich und Alexander Löck, Berlin/New York 2010, S. 389–409.
Besser, Stephan, Die hygienische Eroberung Afrikas, 9. Juni 1898. Robert Koch hält seinen Vortrag ‚Ärztliche Beobachtungen in den Tropen'. In: Mit Deutschland um die Welt. Eine Kulturgeschichte des Fremden in der Kolonialzeit, hg. von Alexander Honold und Klaus Scherpe, Stuttgart 2004, S. 217–226.
Besser, Stephan, Pathographie der Tropen. Literatur, Medizin und Kolonialismus um 1900, Würzburg 2013.
Birnie Danzker, Jo-Anne, Loïe Fuller. Getanzter Jugendstil, München 1995.
Blasberg, Cornelia, Ist die Klassische Moderne totalitär? Fragen an Rainer Maria Rilkes Texte um 1900. In: Die Souveränität der Literatur. Zum Totalitären der Klassischen Moderne 1900–1933, hg. von Uwe Hebekus und Ingo Stöckmann, München 2008, S. 395–414.
Blumentrath, Hendrik, Blutbilder. Mediale Zirkulationen einer Körperflüssigkeit, Bielefeld 2004.
Blümle, Claudia, Organismus und Kunstwerk. Zur Einführung. In: Struktur, Figur, Kontur. Abstraktion in Kunst und Lebenswissenschaften, hg. von Claudia Blümle und Armin Schäfer, Zürich 2007, S. 9–25.
Böhm, Alexandra/Monika Sproll, Ein ‚Schlag ans Herz' des Empire. William Heaths Karikatur ‚Monster Soup'. In: Fremde Figuren. Alterisierungen in Kunst, Wissenschaft und Anthropologie um 1800, hg. von Alexandra Böhm und Monika Sproll, Würzburg 2008, S. 27–38.
Bono, James, Science, Discourse and Literature. The Role/Rule of Metaphor in Science. In: Literature and Science. Theory and Practice, hg. von Stuart Peterfreund, Boston 1990, S. 59–89.
Bono, James, Locating Narratives. Science, Metaphor, Communities and Epistemic Styles. In: Grenzüberschreitungen in der Wissenschaft/Crossing Boundaries in Science, hg. von Peter Weingart, Baden-Baden 1995, S. 119–151.
Borgards, Roland, Narration und Narkose. Epistemologische und narratologische Überlegungen zur medizinischen Anästhesieerzählung um 1850. In: Interesse für bedingtes Wissen. Wechselbeziehungen zwischen den Wissenskulturen, hg. von Caroline Welsh und Stefan Willer, München 2007, S. 311–331.
Borgards, Roland, Wissen und Literatur. Eine Replik auf Tilmann Köppe. In: Zeitschrift für Germanistik, N. F., 17, 2, 2007, S. 425–428.
Borgards, Roland, Poetik des Schmerzes. Physiologie und Literatur von Brockes bis Büchner, München 2007.
Borgards, Roland et al. (Hg.), Literatur und Wissen. Ein interdisziplinäres Handbuch, Stuttgart 2013.
Borgards, Roland/Harald Neumeyer, Der Ort der Literatur in einer Geschichte des Wissens. Plädoyer für eine entgrenzte Philologie. In: Grenzen der Germanistik. Rephilologisierung oder Erweiterung?, hg. von Walter Erhart, Stuttgart/Weimar 2004, S. 210–222.
Böschenstein, Renate, ‚Doktor Faustus' und die Krankheit als Inspiration. In: Vom ‚Zauberberg' zum ‚Doktor Faustus'. Die Davoser Literaturtage 1998, hg. von Thomas Sprecher, Frankfurt a. M. 2000, S. 129–157.

Bosmaijan, Haig, The Magic Word in Nazi Persuasion. In: ETC. A Review of General Semantics, 23, 1966, S. 9–21.
Botar, Oliver, The Biocentric Bauhaus. In: The Routledge Companion to Biology in Art and Architecture, hg. von Charissa N. Terranova und Meredith Tromble, New York 2017, S. 17–51.
Botar, Oliver Arpad Istvan/Isabel Wünsche (Hg.), Biocentrism and Modernism, Farnham 2011.
Botar, Oliver Arpad Istvan/Isabel Wünsche, Introduction. Biocentrism as a Constituent Element of Modernism. In: Biocentrism and Modernism, hg. von Oliver Arpad Istvan Botar und Isabel Wünsche, Farnham 2011, S. 1–15.
Bowler, Peter, The Eclipse of Darwinism. Anti-Darwinian Evolutionary Theories in the Decades around 1900, Baltimore 1992 [1983].
Bracegirdle, Brian, A History of Microtechnique. The Evolution of the Microtome and the Development of Tissue Preparation, London 1978.
Brandstetter, Gabriele/Brygida Ochaim (Hg.), Loïe Fuller. Tanz, Licht-Spiel, Art Nouveau, Freiburg i.Br. 1989.
Brandstetter, Gabriele, Tanz-Lektüren, Körperbilder und Raumfiguren der Avantgarde, Frankfurt a. M. 1995.
Brandt, Christina, Metapher und Experiment. Von der Virusforschung zum genetischen Code, Göttingen 2004.
Brandt, Christina, Wissenschaftserzählungen. Narrative Strukturen im naturwissenschaftlichen Diskurs. In: Wirklichkeitserzählungen. Felder, Formen und Funktionen nicht-literarischen Erzählens, hg. von Christian Klein und Matías Martínez, Stuttgart 2009, S. 81–109.
Brauchle, Alfred, Geschichte der Naturheilkunde in Lebensbildern, 2., erw. Aufl., Stuttgart 1951.
Brauneck, Michael/Christine Müller (Hg.), Naturalismus. Manifeste und Dokumente zur deutschen Literatur 1800–1900, Stuttgart 1987.
Braungart, Georg, Leibhafter Sinn. Der andere Diskurs der Moderne, Tübingen 1995.
Braungart, Georg, Spiritismus und Literatur um 1900. In: Ästhetische und religiöse Erfahrungen der Jahrhundertwenden, Bd. 2: Um 1900, hg. von Wolfgang Braungart, Gotthart Fuchs und Manfred Fuchs, Paderborn 1998, S. 85–93.
Braungart, Georg, Apokalypse in der Urzeit. Die Entdeckung der Tiefenzeit in der Geologie um 1800 und ihre literarischen Nachbeben. In: Zeit-Zeitenwechsel-Endzeit. Zeit im Wandel der Zeiten, Kulturen Techniken und Disziplinen, hg. von Ulrich Leinsle und Jochen Mecke, Regensburg 2000, S. 107–120.
Braungart, Wolfgang/Silke Jakobs, Naturwissenschaftliche Essayistik im Kontext des naturwissenschaftlichen und naturphilosophischen Diskurses um 1900. Wilhelm Bölsche. In: Essayismus um 1900, hg. von Wolfgang Braungart und Kai Kauffmann, Heidelberg 2006, S. 49–71.
Brecht, Christine, Das Publikum belehren – Wissenschaft zelebrieren. Bakterien in der Ausstellung ‚Volkskrankheiten und ihre Bekämpfung' von 1903. In: Strategien der Kausalität. Konzeptionen der Krankheitsverursachung im 19. und 20. Jahrhundert, hg. von Christoph Gradmann und Thomas Schlich, Pfaffenweiler 1999, S. 53–77.
Brecht, Christine/Sybilla Nikolow, Displaying the Invisible. Volkskrankheiten on Exhibition in Imperial Germany. In: Studies in History and Philosphy of Biological and Biomedical Sciences, 31, 4, 2000, S. 511–530.
Brenner, Peter J., Der Reisebericht in der deutschen Literatur. Ein Forschungsüberblick als Vorstudie zu einer Gattungsgeschichte, Tübingen 1990.
Breuer, Stefan, Anatomie der konservativen Revolution, Darmstadt 1995.

Breuer, Stefan, Ästhetischer Fundamentalismus. Stefan George und der deutsche Antimodernismus, Darmstadt 1996.
Breuer, Stefan, Das Unbewusste in Kilchberg. Thomas Mann und Ludwig Klages. Mit einem Anhang über Klages und C. G. Jung. In: Das Unbewusste in Zürich. Literatur und Tiefenpsychologie um 1900, hg. von Thomas Sprecher, Zürich 2000, S. 53–72.
Breuer, Stefan, Goethekult – eine Form des ästhetischen Fundamentalismus? In: Goethe in Gesellschaft. Zur Geschichte einer literarischen Vereinigung vom Kaiserreich bis zum geteilten Deutschland, hg. von Jochen Goltz und Justus H. Ulbricht, Köln/Weimar/Wien 2005, S. 63–80.
Briese, Olaf, Angst in den Zeiten der Cholera, Bd. 1: Über kulturelle Ursprünge des Bakteriums, Seuchen-Cordon I, 4 Bde., Berlin 2003.
Briese, Olaf, ‚Social Contagionism'. Psychology, Criminology and Sociology in the Slipstream of Infection. In: Contagionism and Contagious Diseases. Medicine and Literature 1880–1933, hg. von Thomas Rütten und Martina King, Berlin 2013, S. 17–39.
Brock, Thomas D., Robert Koch. A Life in Medicine and Bacteriology. Neuaufl., Washington 1999 [1988].
Burdorf, Dieter, Gespräche über Kunst. Zur Konjunktur einer literarischen Form um 1900. In: Jugendstil und Kulturkritik. Zur Literatur und Kunst um 1900, hg. von Andreas Beyer und Dieter Burdorf, Heidelberg 1999, S. 29–50.
Bürger, Jan, ‚Paris brennt'. Iwan Golls ‚Überrealismus' im Kontext der zwanziger Jahre. In: Surrealismus in der deutschsprachigen Literatur, hg. von Friederike Reents, Berlin 2009, S. 87–101.
Büssgen, Antje, Dissoziationserfahrung und Totalitätssehnsucht. ‚Farbe' als Vokabel im Diskurs des ‚Eigentlichen' der klassischen Moderne. Zu Hugo von Hofmannsthals ‚Briefen des Zurückgekehrten' und Gottfried Benns ‚Der Garten von Arles'. In: Zeitschrift für Deutsche Philologie, 124, 2005, S. 520–555.
Canguilhem, Georges, Wissenschaftsgeschichte und Epistemologie. Gesammelte Aufsätze, Frankfurt a. M. 1979.
Carroll, Noël, Narrative Closure. In: Philosophical Studies, 35, 2007, S. 1–15.
Charbon, Remy, Helden in der Schweizer Literatur des 19. Jahrhunderts. In: Das 19. Jahrhundert und seine Helden. Literarische Figurationen des (Post-)Heroischen, hg. von Jesko Reiling und Carsten Rohde, Bielefeld 2011, S. 15–35.
Charlton, William, Nonsense. In: The British Journal of Aesthetics, 17, 4, 1977, S. 346–360.
Cohn, Samuel K. Jr., Epidemiology of the Black Death and Successive Waves of Plague. In: Pestilential Complexities. Understanding Medieval Plague, hg. von Vivian Nutton, London 2008, S. 74–100.
Cohn, Samuel K. Jr., Epidemics. Hate and Compassion from the Plague of Athens to AIDS, Oxford 2018.
Contrepois, Alain, L'invention des maladies infectieuses. Naissance de la bactériologie clinique et de la pathologie infectieuse en France, Paris 2001.
Crosby, Alfred W., America's Forgotten Pandemic. The Influenza of 1918, Cambridge 1989.
Cunningham, Andrew/Perry Williams (Hg.), The Laboratory Revolution in Medicine, Cambridge 1992.
Danneberg, Lutz/Friedrich Vollhardt (Hg.), Wissen in Literatur im 19. Jahrhundert, Tübingen 2002.
Daston, Lorraine, Eine kurze Geschichte der wissenschaftlichen Aufmerksamkeit, München 2000.

Daston, Lorraine/Galison, Peter, Objektivität, übers. von Christa Krüger, Frankfurt a. M. 2007.
Dätsch, Christiane, Existenzproblematik und Erzählstrategie. Studien zum parabolischen Erzählen in der Kurzprosa von Ernst Weiß, Tübingen 2009.
Daum, Andreas, Wissenschaftspopularisierung im 19. Jahrhundert. Bürgerliche Kultur, naturwissenschaftliche Bildung und die deutsche Öffentlichkeit. 1848–1914, 2. Aufl., München 2002.
Dehrmann, Mark-Georg, Das ‚Orakel der Deisten'. Shaftesbury und die deutsche Aufklärung, Göttingen 2008.
Del Regato, Juan A., James Carroll. A Biography. In: Annals of Diagnostic Pathology, 2, 5, [Oktober 1998], S. 335–349.
Deméocq, Claude, Bibliographie sélective. In: Andé Couvreur, Une Invasion de Macrobes, Neuausgabe nach dem Text der Buchedition bei Lafitte, Toulouse 1998, S. 221–223.
Derrida, Jacques, Die Signatur aushöhlen. Eine Theorie des Parasiten. In: Eingriffe im Zeitalter der Medien, übersetzt von Peter Krapp, hg. von Hannelore Pfeil und Hans-Peter Jäck, Bornheim-Roisdorf 1995, S. 29–41.
Detering, Heinrich, Das Drama der Ökologie. Henrik Ibsens ‚En folkefiende' (1882). In: Natur und Moderne um 1900. Räume – Repräsentationen – Medien, hg. von Adam Paulsen und Anna Sandberg, Bielefeld 2013, S. 121–143.
Dimpfl, Monika, Die Zeitschriften ‚Der Kunstwart', ‚Freie Bühne', ‚Neue Deutsche Rundschau' und ‚Blätter für die Kunst'. Organisation literarischer Öffentlichkeit um 1900. In: Zur Sozialgeschichte der deutschen Literatur im 19. Jahrhundert. Einzelstudien, Teil 2, hg. von Monika Dimpfl und Georg Jäger, Tübingen 1990, S. 116–197.
Dittrich, Andreas, Ein Lob der Bescheidenheit. Zum Konflikt zwischen Erkenntnistheorie und Wissensgeschichte. In: Zeitschrift für Germanistik, N. F., 17, 3, 2007, S. 631–637.
Dotzler, Bernhard J., Diskurs und Medium III, München 2011.
Dotzler, Bernhard J./Sigrid Weigel (Hg.), ‚Fülle der combination'. Literaturforschung und Wissenschaftsgeschichte, München 2005.
Douglas, Mary, Purity and Danger. An Analysis of Concepts of Pollution and Taboo, London 1988 [1966].
Dowson, Gowan, The Review of Reviews and the New Journalism in Late-Victorian Britain. In: Science in the Nineteenth-Century Periodical. Reading the Magazine of Nature, hg. von Geoffrey Cantor et al., Cambridge 2004, S. 172–199.
Dürbeck, Gabriele, Stereotype Paradiese. Ozeanismus in der deutschen Südseeliteratur 1815–1914, Tübingen 2007.
Dyck, Joachim, Muss dieser Mann immer durch ein Mikroskop schauen. In: Süddeutsche Zeitung, 24. Januar 2008, S. 14.
Eckart, Wolfgang U., Malariaprävention und Rassentrennung. Die ärztliche Vorbereitung und Rechtfertigung der Duala-Enteignung 1912–1914. In: History of Philosophy of the Life Sciences, 10, 1988, S. 363–378.
Eckart, Wolfgang U., Die wachsende Nervosität unserer Zeit. Medizin und Kultur um 1900 am Beispiel einer Modekrankheit. In: Kultur und Kulturwissenschaften um 1900, Bd. 2: Idealismus und Positivismus, hg. von Gangolf Hübinger, Rüdiger vom Bruch und Friedrich Wilhelm Graf, Stuttgart 1997, S. 208–226.
Eckart, Wolfgang U., Wahn. In: Literatur und Medizin. Ein Lexikon, hg. von Bettina von Jagow und Florian Steger, Göttingen 2005, Sp. 843.

Eggelhöfer, Fabienne, Paul Klees Lehre vom Schöpferischen, Diss., Universität Bern 2012, https://archiv.ub.uni-heidelberg.de/artdok/2067/1/Eggelhoefer_Paul_Klees_Lehre_-vom_Schoepferischen_2012.pdf [zuletzt aufgerufen am 30.04.2021].

Ehrlicher, Hanno, Die Kunst der Zerstörung. Gewaltphantasien und Manifestationspraktiken europäischer Avantgarden, Berlin 2001.

Eibl, Karl, Zur Entstehung von Gustav Sacks Romanfragment ‚Paralyse'. In: Literaturwissenschaftliches Jahrbuch der Görres-Gesellschaft, N. F., 8, 1967, S. 201–263.

Eibl, Karl, Die Sprachskepsis im Werk Gustav Sacks, München 1970.

Eibl, Karl, Materialien zur Paralyse. In: Gustav Sack, Paralyse. Der Refraktär. Neuausgabe des Romanfragments und des Schauspiels mit einem Anhang von Karl Eibl, München 1971, S. 141.

Eibl, Karl, Die Entstehung der Poesie, Frankfurt a. M./Leipzig, 1995.

Eibl, Karl, Literaturgeschichte, Ideengeschichte, Gesellschaftsgeschichte – und das ‚Warum der Entwicklung'. In: Internationales Archiv für Sozialgeschichte der Literatur, 21, 2, 1996, S. 1–26.

Eibl, Karl, Darwin, Haeckel, Nietzsche. Der idealistisch gefilterte Darwin in der deutschen Dichtung und Poetologie des 19. Jahrhunderts. Mit einer Hypothese zum biologischen Ursprung der Kunst. In: Fritz Mauthner. Sprache, Literatur, Kritik. Festakt und Symposion zu seinem 150. Geburtstag, hg. von Helmut Henne und Christine Kaiser, Tübingen 2000, S. 87–108.

Eibl, Karl, Animal poeta. Bausteine der biologischen Literatur- und Kulturtheorie, Paderborn 2004.

Eilers, Tobias, Robert Gernhardt. Theorie und Lyrik. Erfolgreiche komische Literatur in ihrem gesellschaftlichen und medialen Kontext, Münster 2011.

Elsaghe, Yahya, Die imaginäre Nation. Thomas Mann und das Deutsche, München 2000.

Elsaghe, Yahya, Infectious Diseases in Max Frisch. In: Contagionism and Contagious Diseases. Medicine and Literature 1880–1933, hg. von Thomas Rütten und Martina King, Berlin 2013, S. 209–225.

Engel, Manfred, Das ‚Wahre', das ‚Gute' und die ‚Zauberlaterne der begeisterten Phantasie'. Legitimationsprobleme der Vernunft in der spätaufklärerischen Schwärmerdebatte. In: German Life and Letters, 62, 1, Januar 2009, S. 53–66.

Engel, Peter, Ernst Weiß. Eine Skizze von Leben und Werk. In: Ernst Weiß. Text + Kritik, 76, hg. von Peter Engel, München 1982, S. 13–20.

Engel, Peter, Nachwort. In: Ernst Weiß, Georg Letham. Arzt und Mörder, Frankfurt a. M. 1982, S. 504–508.

Engelhardt, Dietrich von, Kausalität und Konditionalität in der modernen Medizin. In: Pathogenese. Grundzüge und Perspektiven einer theoretischen Pathologie, hg. von Heinrich Schipperges, Berlin 1985, S. 32–58.

Engler, Balz (Hg.), Erzählen in den Wissenschaften. Positionen, Probleme, Perspektiven. 26. Kolloquium der Schweizerischen Akademie der Geistes- und Sozialwissenschaften, Fribourg 2010.

Erhart, Walter, Medizin – Sozialgeschichte – Literatur. In: Internationales Archiv für Sozialgeschichte der deutschen Literatur, 29, 1, 2004, S. 118–128.

Erhart, Walter, ‚Beobachtung und Erfahrung, Sammeln und Vergleichen'. Adelbert von Chamisso und die Poetik der Weltreise im 18. und 19. Jahrhundert. In: Die Welt beobachten. Praktiken des Vergleichens, hg. von Angelika Epple und Walter Erhart, Frankfurt a. M. 2015, S. 203–235.

Erll, Astrid/Simone Roggendorf, Kulturgeschichtliche Narratologie. Die Historisierung und Kontextualisierung kultureller Narrative. In: Neue Ansätze in der Erzähltheorie, hg. von Ansgar Nünning und Vera Nünning, Trier 2002, S. 73–115.

Eschenbacher, Walter, Fritz Mauthner und die deutsche Literatur um 1900. Eine Untersuchung zur Sprachkrise der Jahrhundertwende, Frankfurt a. M. 1977.

Ette, Ottmar, ReiseSchreiben. Potsdamer Vorlesungen zur Reiseliteratur, Berlin 2020.

Evans, Richard, Death in Hamburg. Society and Politics in the Cholera Years 1830–1910, London 1987.

Fahnestock, Jeanne, Rhetorical Figures in Science, New York 1999.

Farley, John, The Spontaneous Generation Controversy from Descartes to Oparin, Baltimore/London 1977.

Fechner-Smarsly, Thomas, Die Alchemie des Zufalls. August Strindbergs Versuche zwischen Literatur, Kunst und Naturwissenschaft. In: Kultur im Experiment, hg. von Sven Dierig, Peter Geimer und Henning Schmidgen, Berlin 2004, S. 147–170.

Ferguson, Robert, Henrik Ibsen. Eine Biographie, aus dem Englischen von Michael Schmidt, skandinavische Originaltexte von Uwe Englert, München 1998.

Feske, Victor, From Belloc to Churchill. Private Scholars, Public Culture, and the Crisis of British Liberalism. 1900–1939, Chapel Hill 1996.

Fetz, Bernhard, Tagebuch einer Beziehung. Wien oder Berlin? Der Feuilletonist Stefan Grossmann. In: Wien–Berlin, hg. von Bernhard Fetz und Hermann Schlösser, Profile. Magazin des österreichischen Literaturarchivs, 4, 7, 2001, S. 185–200.

Fick, Monika, Sinnenwelt und Weltseele. Der psychophysische Monismus in der Literatur der Jahrhundertwende, Tübingen 1991.

Fiedler, Matthias, Zwischen Abenteuer, Wissenschaft und Kolonialismus. Der deutsche Afrikadiskurs im 18. und 19. Jahrhundert, Köln 2005.

Flach, Sabine, ‚Das Gefühl ist es, welches das Hirn korrigiert'. Zur Intuition als Arbeitsmethode im Werk von Wassily Kandinsky. In: Intuition und Kalkül. Der Beitrag von Philologie und Kulturwissenschaft zur Wissensgeschichte, hg. von Caroline Welsh und Stefan Willer, München 2006, S. 245–269.

Flemming, Jens, ‚Wir stehen am Morgen einer kerngesunden Zeit'. Die Moderne und die Jugend in der Epoche um 1900. In: Krisenwahrnehmungen in Deutschland um 1900. Zeitschriften als Foren der Umbruchszeit im Wilheminischen Reich. Perceptions de la crise en Allemagne au début du XXe siècle. Les périodiques et la mutation de la société allemande à l'époque wilhelmienne, hg. von Michael Grunewald und Uwe Puschner, Bern 2010, S. 357–378.

Flemming, Jens/Klaus Saul/Peter-Christian Witt (Hg.), Quellen zur Alltagsgeschichte der Deutschen 1871–1914, Darmstadt 1997.

Fliedl, Konstanze, Ich bin ich. Ernst Mach und die Folgen. In: Literatur als Geschichte des Ich, hg. von Eduard Beutner und Ulrike Tanzer, Würzburg 2000, S. 173–184.

Fliedl, Konstanze/Marina Rauchenbacher/Joanna Wolf, Einleitung. In: Handbuch der Kunstzitate. Malerei, Skulptur, Fotografie in der deutschsprachigen Literatur der Moderne, Bd. 1, hg. von Konstanze Fliedl, Marina Rauchenbacher und Joanna Wolf, Berlin 2011, S. IX–XIV.

Föcking, Marc, Pathologia Litteralis. Erzählte Wissenschaft und wissenschaftliches Erzählen im französischen 19. Jahrhundert, Tübingen 2002.

Forderer, Christof, Die Großstadt im Roman. Berliner Großstadtdarstellungen zwischen Naturalismus und Moderne, Wiesbaden 1992.

Forster, Iris, Die Fülle des Nichts. Wie Dada die Kontingenz zur Weltanschauung macht, München 2005.
Foucault, Michel, Was ist ein Autor. In: Texte zur Theorie der Autorschaft, hg. von Fotis Jannidis, Stuttgart 2000, S. 198–233.
Franck, Georg, Ökonomie der Aufmerksamkeit. Ein Entwurf, München 2007.
Fraunholz, Uwe/Anke Woschech, Vorwort. In: Technology Fiction. Technologische Visionen und Utopien in der Hochmoderne, hg. von Uwe Fraunholz und Anke Woschech, Bielefeld 2012, S. 7 f.
Fraunholz, Uwe/Thomas Hänseroth/Anke Woschech, Hochmoderne Visionen und Utopien. Zur Transzendenz technisierter Fortschrittwerwartungen. In: Technology Fiction. Technologische Visionen und Utopien in der Hochmoderne, hg. von Uwe Fraunholz und Anke Woschech, Bielefeld 2012, S. 11–25.
Freiburg, Rudolf/Christine Lubkoll/Harald Neumeyer (Hg.), Zwischen Literatur und Naturwissenschaft. Debatten – Probleme – Visionen 1680–1820, Berlin/Boston 2017.
Frevert, Ute, Herren und Helden. Vom Aufsteig und Niedergang des Heroismus im 19. und 20. Jahrhundert. In: Erfindung des Menschen. Schöpfungsträume und Körperbilder 1500–2000, hg. von Richard van Dülmen, Wien 1998.
Freytag, Julia, Verhüllte Schaulust. Die Maske in Schnitzlers ‚Traumnovelle' und in Kubricks ‚Eyes Wide Shut', Bielefeld 2007.
Friedrich Vollhardt, Einleitung. In: Felix Hausdorff, Gesammelte Werke, Bd. 8: Literarisches Werk, hg. von Friedrich Vollhardt und Udo Roth, Heidelberg 2010, S. 1–36.
Friedrichsen, Gisela, ‚Das ist mein eigenes Gepäck'. Der Prozeß gegen Henri Désiré Landru. In: Große Prozesse. Recht und Gerechtigkeit in der Geschichte, hg. von Uwe Schultz, 3. Aufl., München 2001, S. 301–312.
Frierson, J. Gordon, The Yellow Fever Vaccine. A History. In: Yale Journal of Biology and Medicine, 83, 2, 2010, S. 77–85.
Fulda, Daniel, Sinn und Erzählung. Narrative Kohärenzansprüche der Kulturen. In: Handbuch der Kulturwissenschaften, Bd. 1: Grundlagen und Schlüsselbegriffe, hg. von Friedrich Jäger und Burkhard Liebsch, Stuttgart 2004, S. 251–265.
Gaderer, Rupert, Poetik der Technik. Elektrizität und Optik bei E. T. A. Hoffmann, Freiburg i.Br. 2009, S. 30–32, 119–141.
Gall, Alexander, Authentizität, Dramatik und der Erfolg der populären, zoologischen Illustration im 19. Jahrhundert. Brehms Thierleben und die Gartenlaube. In: Inszenierte Wissenschaft. Zur Popularisierung von Wissen im 19. Jahrhundert, hg. von Stefanie Samida, Bielefeld 2011, S. 103–129.
Gamboni, Dario, The Brush and the Pen. Odilon Redon and Literature, übers. von Mary Witthall, Chicago 2012 [1989].
Gamper, Michael, Ausstrahlung und Einbildung. Der ‚grosse Mann' im 19. Jahrhundert. In: Das 19. Jahrhundert und seine Helden. Literarische Figurationen des (Post-)Heroischen, hg. von Jesko Reiling und Carsten Rohde, Bielefeld 2011, S. 173–199.
Gamper, Michael, ‚Erzählen, nicht lehren!' Narration und Wissensgeschichte. In: Wissens-Ordnungen. Zu einer historischen Epistemologie der Literatur, hg. von Nicola Gess und Sandra Janßen, Berlin/Boston 2014, S. 71–99.
Geißler, Erhard, Krieg mit Pest und Milzbrand. Die Geschichte der biologischen Waffen und das Versagen der Geheimdienste, Berlin 2002.
Gerhard Raiss, Karl Hopf, ein Massenmörder aus Niederhöchstadt. In: Zwischen Main und Taunus. Jahrbuch des Main-Taunus-Kreises, 1994, S. 55–59.

Gerigk, Anja, Literarische Hochkomik in der Moderne. Theorie und Interpretationen, Tübingen 2008.
Gernhardt, Robert, Alles falsch. In: Gernhardt, Was gibt's denn da zu lachen? Kritik der Komiker, Kritik der Kritiker, Kritik der Komik, Frankfurt a. M. 2008, S. 267–269.
Gernhardt, Robert, Zehn Thesen zum komischen Gedicht. In: Gernhardt, Texte zur Poetik, hg. von Lutz Hagestedt und Johannes Möller, Frankfurt a. M. 2010, S. 503–507.
Gess, Nicola/Sandra Janßen, Einleitung. In: Wissens-Ordnungen. Zu einer historischen Epistemologie der Literatur, hg. von Nicola Gess und Sandra Janßen, Berlin/Boston 2014, S. 1–15.
Gestrich, Constanze, Von Überträgern. Konzepte von Ansteckung in Diskursen über Kino, Kolonialismus und Kultur um 1900. In: Tijd Schrift voor Skandinavistiek, 28, 2007, S. 100–120.
Gestrich, Constanze, Den Bazillen auf der Spur. Konzepte von Ansteckung in kolonialen und postkolonialen Kontexten. In: Gesundheit/Krankheit. Kulturelle Differenzierungsprozesse um Körper, Geschlecht und Macht in Skandinavien, hg. von Stefanie von Schnurbein und Lill-Ann Körber, Berlin 2010, S. 17–35.
Gloede, Wolfgang, Vom Lesestein zum Elektronenmikroskop, Berlin 1986.
Gödden, Walter/Steffen Stadthaus, Gustav Sack. Enfant terrible und Mythos der Moderne. Eine biographische Skizze. In: Gustav Sack, Gesammelte Werke in einem Band, hg. von Walter Gödden und Steffen Stadthaus, unter Mitarbeit von Nele Bargmann und Christina Grams, Bielefeld 2011, S. 603–639.
Goltschnigg, Dietmar, Traditionszusammenhänge der österreichischen Moderne (am Beispiel der Heine- und Büchner-Rezeption). In: Literarische Moderne. Begriff und Phänomen, unter Mitarbeit von Robert Krause, hg. von Sabina Becker und Helmuth Kiesel, Berlin 2007, S. 169–181.
Görbert, Johannes, Die Vertextung der Welt. Forschungsreisen als Literatur bei Georg Forster, Alexander von Humboldt und Adelbert von Chamisso, Berlin 2014.
Gorsen, Peter, Der Dialog zwischen Kunst und Psychiatrie heute. In: Von Chaos und Ordnung der Seele. Ein interdisziplinärer Dialog über Psychiatrie und moderne Kunst, hg. von O. Benkert und P. Gorsen, Heidelberg 1990, S. 1–53.
Goschler, Constantin, Rudolf Virchow. Mediziner – Anthropologe – Politiker, Köln 2002.
Goschler, Constantin, Deutsche Naturwissenschaft und naturwissenschaftliche Deutsche. Rudolf Virchow und die ‚deutsche Wissenschaft'. In: Wissenschaft und Nation in der europäischen Geschichte, hg. von Ralph Jessen und Jakob Vogel, Frankfurt a. M. 2003, S. 97–115.
Göttsche, Dirk, Die Produktivität der Sprachkrise in der modernen Prosa, Frankfurt a. M. 1987.
Gradmann, Christoph, Invisible Enemies. Bacteriology and the Language of Politics in Imperial Germany. In: Science in Context, 13, 2000, S. 9–30.
Gradmann, Christoph, Krankheit im Labor. Robert Koch und die medizinische Bakteriologie, Göttingen 2005.
Gradmann, Christoph, Unsichtbare Feinde. Bakteriologie und politische Sprache im deutschen Kaiserreich. In: Bakteriologie und Moderne. Studien zur Biopolitik des Unsichtbaren 1870–1920, hg. von Philipp Sarasin et al., Frankfurt a. M. 2007, S. 327–354.
Gradmann, Christoph, Die kleinsten aber gefährlichsten Feinde der Menschheit. Bakteriologie, Sprache und Politik im deutschen Kaiserreich. In: Inszenierte Wissenschaft. Zur Popularisierung von Wissen im 19. Jahrhundert, hg. Stefanie Samida, Bielefeld 2011, S. 61–83.

Gradmann, Christoph, Exoticism, Bacteriology and the Staging of the Dangerous. In: Contagionism and Contagious Diseases. Medicine and Literature 1880–1933, hg. von Thomas Rütten und Martina King, Berlin 2013, S. 65–83.
Graefen, Gabriele, Der Wissenschaftliche Artikel, Frankfurt a. M. 1997.
Grätz, Katharina, Wissenschaft als Weltanschauung. Ernst Haeckels gelöste Welträtsel und ihr Text. In: Wissen in Literatur im 19. Jahrhundert, hg. Lutz Danneberg und Friedrich Vollhardt, Tübingen 2002, S. 240–255.
Greiner, Bernhard, Die Komödie. Eine theatralische Sendung. Grundlagen und Interpretationen, 2. Aufl., Tübingen 2006.
Gretz, Daniela, Ästhetische Selbstermächtigung im Namen der Nation. Rudolf Borchardt als Nationalpädagoge und Anthologe. In: Die Souveränität der Literatur. Zum Totalitären der Klassischen Moderne. 1900–1933, hg. von Uwe Hebekus und Ingo Stöckmann, München 2008, S. 433–459.
Gretz, Daniela, Das innere Afrika des Realismus. Wilhelm Raabes ‚Abu Telfan' (1867) und der zeitgenössische Afrikadiskurs. In: Magie der Geschichten. Weltverkehr, Literatur und Anthropologie in der zweiten Hälfte des 19. Jahrhunderts, hg. von Michael Neumann und Kerstin Stüssel, Konstanz 2011, S. 197–216.
Grimm, Christian, Netzwerke der Forschung. Die historische Eugenikbewegung und die moderne Humangenomik im Vergleich, Berlin 2012.
Gross, G. Alan, The Rhetoric of Science, Cambridge, MA 1990.
Gross, G. Alan, Starring the Text. The Place of Rhetoric in Science Studies, Carbondale 2006.
Gross, G. Alan/Joseph E. Harmon/Michael S. Reidy, Communicating Science. The Scientific Article from the 17th Century to the Present, Oxford 2009.
Grundmann, Heike, ‚Mein Leben zu erleben wie ein Buch'. Hermeneutik des Erinnerns bei Hugo von Hofmannsthal, Würzburg 2003.
Grüntzig, Johannes W./Heinz Mehlhorn, Robert Koch. Seuchenjäger und Nobelpreisträger, Heidelberg 2010.
Haan, Jost/Peter J. Koehler/Julien Bogousslavsky, Neurology and Surrealism. André Breton and Joseph Babinski. In: Brain, 135, 2012, S. 3830–3838.
Hahn, Marcus, Über einen Fall von innerer Einklemmung zwischen Literatur und Wissenschaft. Gottfried Benns Ithaka. In: Text + Kritik, 44, 2006, S. 50–57.
Hahn, Marcus, Gottfried Benn und das Wissen der Moderne 1905–1932, 2 Bde., Göttingen 2011.
Hahn, Marcus/Erhard Schüttpelz (Hg.), Trancemedien und neue Medien um 1900. Ein anderer Blick auf die Moderne, Bielefeld 2009.
Hamacher, Wolfram, Literatur und Sinnfindung im 19. Jahrhundert. Studien zu Wilhelm Bölsche, Würzburg 1993, S. 193 f.
Hamlin, Christopher, A Science of Impurity. Water Analysis in Nineteenth Century Britain, Berkeley/Los Angeles/Oxford 1990, S. 104–117.
Hank, Rainer, Mortifikation und Beschwörung, Frankfurt a. M. 1984.
Hanke, Edith, Prophet des Unmodernen. Leo N. Tolstoi als Kulturkritiker in der deutschen Diskussion der Jahrhundertwende, Tübingen 1993.
Hanse, Olivier, ‚Mechanische'/‚automatische Bewegung' vs. ‚lebendige Bewegung'. In: Hestia. Jahrbuch der Klages-Gesellschaft, 21, 2002/2003, S. 145–161.
Hänseler, Marianne, Metaphern unter dem Mikroskop. Die epistemische Rolle von Metaphorik in den Wissenschaften und in Robert Kochs Bakteriologie, Zürich 2009.

Hanson, Martha E., Speaking of Epidemics in Chinese Medicine. Disease and the Geographic Imagination in Late Imperial China. Needham Research Institute Series on East Asian Science, Technology, and Medicine, London 2011.
Harré, Rom, Some Narrative Conventions of Scientific Discourse. In: Narrative in Culture. The Use of Storytelling in the Sciences, Philosophy and Literature, hg. von Christopher Nash, London 1990, S. 83–102.
Hashimoto, Yorimitsu, Victorian Biological Terror. A Study of ‚The Stolen Bacillus'. In: The Undying Fire, hg. von Eric Cash. The Journal of the H. G. Wells Society, 2, (2003), S. 3–27.
Hasian, Marouf A., Macht, medizinisches Wissen und die rhetorische Erfindung der ‚Typhoid Mary'. In: Bakteriologie und Moderne. Studien zur Biopolitik des Unsichtbaren 1870–1920, hg. von Philipp Sarasin et al., Frankfurt a. M. 2007, S. 496–522.
Haynes, Roslynn Doris, H. G. Wells. Discoverer of the Future. The Influence of Science on his Thought, Macmillan 1980.
Haynes, Roslynn Doris, From Faust to Strangelove. Representations of the Scientist in Western Literature, Baltimore 1994.
Heaman, E. A., St. Mary's. The History of a London Teaching Hospital, Quebec 2003.
Hebekus, Uwe/Ingo Stöckmann, Einleitung. In: Die Souveränität der Literatur. Zum Totalitären der Klassischen Moderne. 1900–1933, hg. von Uwe Hebekus und Ingo Stöckmann, München 2008, S. 7–19.
Hebekus, Uwe/Ingo Stöckmann (Hg.), Die Souveränität der Literatur. Zum Totalitären der Klassischen Moderne. 1900–1933, München 2008.
Heering, Peter, Vom Sehen zum Verstehen. Aspekte der visuellen Kultur mikroskopischer Demonstrationen des 18. Jahrhunderts. In: Konstruieren, Kommunizieren, Präsentieren. Bilder von Wissenschaft und Technik, hg. von Alexander Gall, Göttingen 2007, S. 25–53.
Heinz, Jutta, Wissen vom Menschen und Erzählen vom Einzelfall. Untersuchungen zum anthropologischen Roman der Spätaufklärung, Berlin/New York 1996.
Helmes, Günter, Der ‚soziale Roman' des Naturalismus. Conrad Alberti und John Henry Mackay. In: Naturalismus. Fin de Siècle. Expressionismus. 1890–1918, hg. von York Gothart Mix, München 2000, S. 104–116.
Helmstetter, Rudolf, Die Geburt des Realismus aus dem Dunst des Familienblattes. Fontane und die öffentlichkeitsgeschichtlichen Rahmenbedingungen des Poetischen Realismus, München 1997.
Helvoort, Ton van, Viren, Wissenschaft und Geschichte. In: Virus! Mutationen einer Metapher, hg. von Ruth Mayer und BrigitteWeingart, Bielefeld 2004, S. 61–77.
Henneberg, Georg et al., Robert Koch, Teil 2: 1882–1908, nach Fragmenten von Bruno Heymann, Berlin 1997 [Heymann II].
Herman, David (Hg.), Narratologies. New Perspectives on Narrative Analyses, Ohio 1999.
Herman, David, Basic Elements of Narrative, Malden/Oxford 2009.
Herrmann, Hans-Christian von, Voir venir les choses. Literatur und Wissenschaft in Gottfried Benns Gedichtzyklus ‚Morgue'. In: Text-Körper. Anfänge – Spuren – Überschreitungen, hg. von Lydia Bauer und Antje Wittstock, Berlin 2014, S. 59–72.
Herwig, Malte, Bildungsbürger auf Abwegen. Naturwissenschaft im Werk Thomas Manns, Frankfurt a. M. 2004.
Herz, Marion, Der Choleratrank des Pettenkofer Max. Vom Sichtbarwerden der medialen Bedingungen eines geschichtlichen Dings. In: Goofy History. Fehler machen Geschichte, hg. von Butis Butis, Köln/Wien/Weimar 2009, S. 37–58.

Heydenreich, Aura/Klaus Mecke (Hg.), Quarks and Letters. Naturwissenschaften in der Literatur und Kultur der Gegenwart, Berlin/Boston 2015.
Hoberg, Annegret, Kandinsky. ‚Naturwelt' und eine neue ‚Kunstwelt'. In: Klee & Kandinsky. Nachbarn – Freunde – Konkurrenten. Katalog zur Ausstellung ‚Klee & Kandinsky', Zentrum Paul Klee, Bern 2015, hg. von Michael Baumgartner, Annegret Hoberg und Christine Hopfengart, München/London/New York 2015, S. 280–291.
Höcker, Arne/Jeannie Moser/Philippe Weber (Hg.), Wissen. Erzählen. Narrative der Humanwissenschaften, Bielefeld 2006.
Hof, Holger (Hg.), Benn. Sein Leben in Bildern und Texten, Stuttgart 2007.
Hoffmann-Monderkamp, Kerstin, Komik und Nonsens im lyrischen Werk Robert Gernhardts. Annäherungen an eine Theorie der literarischen Hochkomik, Hamburg 2001.
Homscheid, Thomas, Interkontextualität. Ein Beitrag zur Literaturtheorie der Neomorderne, Würzburg 2007, S. 336 f.
Hong, Jin Ho, Das naturalistisch-szientistische Literaturkonzept und die Schloßgeschichten Eduard von Keyserlings, Würzburg 2006.
Hoppe-Sailer, Richard, Gut ist Formung. Schlecht ist Form. Zum Problem des Naturbegriffes bei Paul Klee, Basel 1998.
Hörisch, Jochen, Das Wissen der Literatur, München 2008.
Hristeva, Galina, Georg Groddeck. Präsentationsformen psychoanalytischen Wissens, Würzburg 2008.
Hufnagel, Henning/Olav Krämer, Lyrik, Versepik und wissenschaftliches Wissen im 19. Jahrhundert. Zur Einleitung. In: Das Wissen der Poesie. Lyrik, Versepik und die Wissenschaften im 19. Jahrhundert, hg. von Henning Hufnagel und Olav Krämer, Berlin 2015, S. 1–35.
Hüntelmann, Axel C., Diphtheria Serum and Serotherapy. Development, Production and Regulation in Fin de Siècle Germany. In: Dynamis, 27, 2007, S. 107–131.
Hüntelmann, Axel C., Paul Ehrlich. Leben, Forschung, Ökonomien, Netzwerke, Göttingen 2011.
Hüntelmann, Axel C., ‚Ehrlich färbt am längsten'. Sichtbarmachung bei Paul Ehrlich. In: Berichte zur Wissenschaftsgeschichte. Special Issue: Bildtatsachen, 36, 4, Dezember 2013, S. 354–380.
Hüppauf, Bernd/Peter Weingart, Wissenschaftsbilder. Bilder der Wissenschaft. Einleitung. In: Frosch und Frankenstein. Bilder als Medium der Popularisierung von Wissenschaft, hg. von Bernd Hüppauf und Peter Weingart, Bielefeld 2009, S. 11–45.
Illetschko, Georgia, Kandinsky und Paris. Die Geschichte einer Beziehung, München 1997.
Irsigler, Ingo/Christoph Jürgensen/Daniela Langer (Hg.), Zwischen Text und Leser. Studien zu Begriff, Geschichte und Funktion literarischer Spannung, München 2008.
Iser, Wolfgang, Das Komische. Ein Kipp-Phänomen. In: Das Komische, hg. von Wolfgang Preisendanz und Rainer Warning, München 1976, S. 398–402.
Iser, Wolfgang, Die Appellstruktur der Texte. In: Rezeptionsästhetik, hg. von Rainer Warning, 4. Aufl., München 1994, S. 228–252.
Ittner, Jutta, Augenzeuge im Dienste der Wahrheit, Bielefeld 1998.
Jäger, Stephan, Erzähltheorie und Geschichtswissenschaft. In: Erzähltheorie transgenerisch, intermedial, interdisziplinär, hg. von Vera Nünning und Ansgar Nünning, Trier 2002, S. 237–265.
Jahn, Manfred/Sandra Heinen/Roy Sommer (Hg.), Narratology in the Age of Cross-Disciplinary Narrative Research, Berlin 2009.
Jakobs, Silke, Selbst wenn ich Schiller sein könnte, wäre ich lieber Einstein. Naturwissenschaftler und ihre Wahrnehmung der ‚zwei Kulturen', Frankfurt a. M./New York 2006.

Jannidis, Fotis/Gerhard Lauer/Simone Winko, Radikal historisiert. Für einen pragmatischen Literaturbegriff. In: Grenzen der Literatur. Zum Begriff und Phänomen des Literarischen, hg. von Simone Winko, Fotis Jannidis und Gerhard Lauer, Berlin/New York 2009, S. 3–37.

Jansen, Sarah, ‚Schädlinge'. Geschichte eines wissenschaftlichen und politischen Konstrukts, 1840–1929, Frankfurt a. M. 2003.

Janßen, Sandra, Phantasmen. Imagination in Psychologie und Literatur 1840–1930 (Flaubert, Čechov, Musil), Göttingen 2013.

Jarcho, Saul, The Concept of Contagion in Medicine, Literature and Religion, Malabar 2000.

Jauß, Hans Robert, Über den Grund des Vergnügens am komischen Helden. In: Das Komische, hg. von Wolfgang Preisendanz und Rainer Warning, München 1976 (Poetik und Hermeneutik 7), S. 103–132.

Johach, Eva, Krebszelle und Zellenstaat. Zur medizinischen und politischen Metaphorik in Rudolf Virchows Zellularpathologie, Freiburg i.Br. 2008.

Jones, M. S., Der Sturm. A Focus of Expressionism, Columbia 1984.

Jost, Claudia, Die Logik des Parasitären. Literarische Texte – medizinische Diskurse – Schrifttheorien, Stuttgart 2000.

Junker, Thomas, Der Darwinismus-Streit in der deutschen Botanik. Evolution, Wissenschaftstheorie und Weltanschauung im 19. Jahrhundert, 2. Aufl., Norderstedt 2011.

Kapraun, Carolina, Literatur und Wissen. Zum anthropologischen Wissenstransfer bei Gottfried Benn, Heidelberg 2015.

Käser, Rudolf, Arzt, Tod und Text. Grenzen der Medizin im Spiegel deutschsprachiger Literatur, München 1998.

Käser, Rudolf, Living with Rats and Mosquitoes. Different Paradigms of Cohabitation with Parasites in a German Narrative of Contagion around 1930. In: Contagionism and Contagious Diseases. Medicine and Literature 1880–1933, hg. von Thomas Rütten und Martina King, Berlin 2013, S. 185–209.

Kassung, Christian, Entropiegeschichten. Robert Musils ‚Der Mann ohne Eigenschaften' im Diskurs der modernen Physik, München 2001.

Kauffeldt, Rolf/Gertrude Cepl-Kaufmann, Berlin-Friedrichshagen. Literaturhauptstadt um die Jahrhundertwende. Der Friedrichshagener Dichterkreis, München 1994.

Kay, Lily, Who Wrote the Book of Life? A History of the Genetic Code, Stanford 2000.

Kemper, Claudia, Das ‚Gewissen' 1919–1925. Kommunikation und Vernetzung der Jungkonservativen, München 2011.

Kennedy, Meegan, ‚Throes and Struggles ... witnessed with Painful Distinctness'. The Oxy-Hydrogen Microscope, Performing Science, and the Projection of the Moving Image. In: Victorian Studies, 62, 1, Herbst 2019, S. 85–118.

Kepplinger, Hans Mathias, Handle the Scandal. Some General Aspects of Scandals and some Specific Remarks on the Treatment of Helmut Kohl. In: Studies in Communication Sciences. Studi di scienze della comunicazione, 1, 2, 2001, S. 117–136.

Kepplinger, Hans Mathias, Wie Journalisten Skandale machen. In: Die Medien-Macher. Programme, Produzenten und Medienpolitik in Deutschland, hg. von Thorsten Lorenz, Wolfgang Steinig und Willi Wölfing, Weinheim 2001, S. 178–195.

Kepplinger, Hans Mathias, Die Kunst der Skandalierung und die Illusion der Wahrheit, München 2001.

Kepplinger, Hans Mathias, Publizistische Konflikte und Skandale, Wiesbaden 2009.

Kerr, Douglas, Conan Doyle. Writing, Profession, and Practice, Oxford 2013, S. 79–100.

Ketelsen, Uwe-K., Stabilisierte Mobilität. Die mentale Katastrophe der Gegenwart und die nationalistische Ordnung in Arthur Moeller van den Brucks *Das dritte Reich* (1923). In: Die Souveränität der Literatur. Zum Totalitären der Klassischen Moderne. 1900–1933, hg. von Uwe Hebekus und Ingo Stöckmann, München 2008, S. 221–239.

Kiermeier-Debré, Joseph, Nachwort. In: Arthur Schnitzler, Traumnovelle, 4. Aufl., München 2012, S. 149.

Kiessling, Claudia S., Dr. med. Hellmuth Unger (1891–1953). Dichterarzt und ärztlicher Pressepolitiker in der Weimarer Republik und im Nationalsozialismus, Husum 2001.

Kindt, Tom, Unzuverlässiges Erzählen und literarische Moderne. Eine Untersuchung der Romane von Ernst Weiß, Tübingen 2008.

Kindt, Tom, Literatur und Komik. Zur Theorie literarischer Komik und zur deutschen Komödie im 18. Jahrhundert, Berlin 2011.

King, Martina, Von Mikroben und Menschen. Bakteriologisches Wissen und Erzählprosa um 1900. In: Scientia Poetica, 12, 2008, S. 141–181.

King, Martina, Pilger und Prophet. Heilige Autorschaft bei Rainer Maria Rilke, Göttingen 2009, S. 304–369.

King, Martina, Inspiration und Infektion. Zur literarischen und medizinischen Wissensgeschichte von ‚auszeichnender Krankheit' um 1900. In: Internationales Archiv für Sozialgeschichte der Literatur, 35, 2, 2010, S. 61–97.

King, Martina, Sprachkrise. In: Handbuch Literatur und Philosophie, hg. von Hans Feger, Stuttgart 2012, S. 159–175.

King, Martina, Vom heiligen Schwips. Medizinisches Wissen und kunstreligiöse Tradition in den Inspirationsszenarien von ‚Zauberberg' und ‚Doktor Faustus'. In: Zwischen Himmel und Hölle. Thomas Mann und die Religion. Die Davoser Literaturtage 2010, hg. von Thomas Sprecher, Frankfurt a. M. 2012, S. 53–85.

King, Martina, Staatsfeind und Schönheitsgöttin. Bakteriologisches Wissen in Wilhelm Bölsches populärdarwinistischen Schriften. In: ‚Was wir im Verstande ausjäten, kommt im Traume wieder'. Wilhelm Bölsche 1861–1939, hg. von Gerd Susen und Edith Wack, Würzburg 2012, S. 287–319.

King, Martina, Vom Erzählen zur Wortkunst. Der dänische Autor Aage von Kohl im Sturm. In: Der Sturm. Literatur, Musik, Graphik, Vernetzung, hg. von Andrea von Hülsen-Esch und Henriette Herwig, Berlin 2015, S. 125–141.

King, Martina, Ich habe im Sommer des Jahres 1838 eine Reihe von Beobachtungen angestellt. Naturwissenschaftliches Erzählen im frühen 19. Jahrhundert. In: DIEGESIS, 6, 1, Juni 2017, S. 20–44, https://www.diegesis.uni-wuppertal.de/index.php/diegesis/article/view/261 [zuletzt aufgerufen am 01.06.2020].

King, Martina, Bild oder Erzählung? Explorative und dynamische Dimensionen von bakteriologischen Metaphern um 1900. In: Sonderheft ‚Metaphorologien der Exploration und Dynamik 1800/1900. Historische Wissenschaftsmetaphern und die Möglichkeit ihrer Historiographie', hg. von Gunhild Berg, Martina King und Reto Rössler, Archiv für Begriffsgeschichte, 59, 2018, S. 157–181.

King, Martina, ‚Herzensergießungen kunstliebender Ärzte'. Praktische Heilkunde und Literatur um 1800. In: ‚Medizin', hg. von Alexander Honold und Grit Schwarzkopf, Non-Fiktion. Arsenal der anderen Gattungen, 13, 1/2, 2018, Hannover 2019, S. 27–65.

King, Martina, Historische Narratologie. Ein Weg zur Kontextualisierung von Textstrukturen. In: KulturPoetik, 2, 2019, S. 319–340.

King, Martina, Luftbad, Zelleninzest und Absinthin. Esoterische Medizin um 1900 und ästhetische Moderne. In: Aussteigen um 1900. Imaginationen in der Literatur der Moderne, hg. von Barbara Mahlmann-Bauer und Paul Michael Lützeler, Göttingen 2021, S. 169–207.

King, Martina/Jesko Reiling, Das Text-Kontext-Problem in der literaturwissenschaftlichen Praxis. Zugänge und Perspektiven. In: Special Issue CONTEXT, hg. von Martina King und Jesko Reiling, Journal of Literary Theory, 8, 1, 2014, S. 2–31.

King, Martina/Thomas Rütten, Introduction. In: Contagionism and Contagious Diseases. Medicine and Literature 1880–1933, hg. von Thomas Rütten und Martina King, Berlin 2013, S. 1–17.

Kingsland, Sharon, A Man out of Place. Herbert Spencer Jennings at John Hopkins University, 1906–1938. In: American Zoologist, 27, 1987, S. 235–256.

Kirchdörfer-Bossmann, Ursula, ‚Eine Pranke in den Nacken der Erkenntnis'. Zur Beziehung von Dichtung und Naturwissenschaft im Frühwerk Gottfried Benns, St. Ingbert 2003.

Kittler, Friedrich, Pest und Cholera. Die Geburt der Kulturwissenschaft aus dem Geiste historischer Pathologie. In: Lesbarkeit der Kultur. Literaturwissenschaft zwischen Kulturtechnik und Ethnographie, hg. von Gerhard Neumann und Sigrid Weigel, München 2000, S. 377–387.

Klausnitzer, Ralf, Literatur und Wissen. Zugänge-Modelle-Analysen, Berlin 2008.

Klausnitzer, Ralf, Observationen und Relationen. Text – Wissen – Kontext in literaturtheoretischer und praxeologischer Perspektive. In: Special Issue CONTEXT, hg. von Martina King und Jesko Reiling, Journal of Literary Theory, 8, 1, 2014, S. 55–87.

Kleeberg, Bernhard, Evolutionäre Ästhetik. Naturanschauung und Naturerkenntnis im Monismus Ernst Haeckels. In: Text und Wissen. Technologische und anthropologische Aspekte, hg. von Renate Lachmann und Stefan Rieger, Tübingen 2003, S. 153–179.

Kleeberg, Bernhard, Zwischen Funktion und Telos. Evolutionistische Naturästhetik bei Haeckel, Wallace und Darwin. In: Weltanschauung, Philosophie und Naturwissenschaft im 19. Jahrhundert, hg. von Kurt Bayertz, Myriam Gerhard und Walter Jaeschke, Bd. 2: Der Darwinismus-Streit, Hamburg 2007, S. 132–153.

Klein, Paul, Die Infektionskrankheiten im erzählerischen Werk Thomas Manns. In: Hefte der Deutschen Thomas-Mann-Gesellschaft, 3, 1983, S. 41–56.

Klemm, Margot, Ferdinand Julius Cohn 1828–1898. Pflanzenphysiologe, Mikrobiologe, Begründer der Bakteriologie, Frankfurt a. M. 2003.

Klim, George, Stanisław Przybyszewski. Leben, Werk und Weltanschauung im Rahmen der deutschen Literatur der Jahrhundertwende. Biographie, Paderborn 1992.

Klinkert, Thomas, Literatur, Wissenschaft und Wissen – ein Beziehungsdreieck (mit einer Analyse von Jorge Louis Borges' ‚Tlön', ‚Uqbar', ‚Orbis Tertius'). In: Literatur, Wissenschaft und Wissen seit der Epochenschwelle um 1800. Theorie – Epistemologie – komparatistische Fallstudien, hg. von Thomas Klinkert und Monika Neuhofer, Berlin/New York 2008, S. 65–86.

Klinkert, Thomas, Epistemologische Fiktionen. Zur Interferenz von Literatur und Wissenschaft seit der Aufklärung, Berlin/New York 2010.

Klinkert, Thomas, Literatur und Wissen. Überlegungen zur theoretischen Begründbarkeit ihres Zusammenhangs. In: Literatur und Wissen, hg. von Tilmann Köppe, Berlin 2011, S. 116–139.

Knöll, Stefanie A./Sophie Oosterwijk (Hg.), Mixed Metaphors. The Danse Macabre in Medieval and Early Modern England, Newcastle upon Tyne 2011.

Knorr-Cetina, Karin, Die Fabrikation von Erkenntnis. Zur Anthropologie der Naturwissenschaft, Frankfurt a. M. 1984.

Kockerbeck, Christoph, Ernst Haeckels Kunstformen der Natur und ihr Einfluss auf die deutsche bildende Kunst der Jahrhundertwende. Studien zum Verhältnis von Kunst und Naturwissenschaften im Wilhelminischen Zeitalter, Frankfurt a. M./Bern/New York 1986.

Kohler, H. G., Henrik Ibsen's ‚An Enemy of the People' and Eduard Meissner's ‚Expulsion from Teplitz'. In: British Medical Journal, 300, 1998, S. 1123–1126.

Köhler, Peter, Nonsens. Theorie und Geschichte der literarischen Gattung, Heidelberg 1989.

Köhler, Peter, Art. ‚Nonsens'. In: Reallexikon der deutschen Literaturwissenschaft, Bd. 2: H–O, hg. von Klaus Weimar et al., Berlin 2007, S. 718–728.

Köhnen, Ralph, Das optische Wissen. Mediologische Studien zur Geschichte des Sehens, München 2009, S. 315–318.

Kohrt, Manfred, Paul Scheerbart und die Geschichte des Lautgedichts. Textlinguistisches zu vermeintlichen Frühformen einer literarischen Gattung. In: Sprache und Text in Theorie und Empirie. Beiträge zur germanistischen Sprachwissenschaft, Festschrift für Wolfgang Brandt, hg. von Claudia Mauelshagen und Jan Seifert, Stuttgart 2001, S. 71–84.

Kolkenbrock, Marie, Stereotype and Destiny in Arthur Schnitzler's Prose. Five Psycho-Sociological Readings, New York/London 2018.

Kolkenbrock-Netz, Jutta, Wissenschaft als nationaler Mythos. Anmerkungen zur Haeckel-Virchow-Kontroverse auf der 50. Jahresversammlung deutscher Naturforscher und Ärzte in München (1877). In: Nationale Mythen und Symbole in der zweiten Hälfte des 19. Jahrhunderts. Strukturen und Funktionen nationaler Identität, hg. von Jürgen Link und Wulf Wülfing, Stuttgart 1991, S. 212–236.

Könneker, Carsten, ‚Auflösung der Natur – Auflösung der Geschichte'. Moderner Roman und NS-‚Weltanschauung' im Zeichen der theoretischen Physik, Stuttgart/Weimar 2001.

Koopmann, Helmut, Doktor Faustus. In: Thomas-Mann-Handbuch, hg. von Helmut Koopmann, 3., aktualisierte Ausgabe, Frankfurt a. M. 2005, S. 475–498.

Köppe, Tilmann, Fiktionalität, Wissen, Wissenschaft. Eine Replik auf Roland Borgards und Andreas Dittrich. In: Zeitschrift für Germanistik, N. F., 17, 3, 2007, S. 638–646.

Köppe, Tilmann, Vom Wissen in Literatur. In: Zeitschrift für Germanistik, N. F., 17, 2, 2007, S. 398–410.

Köppe, Tilmann/Tom Kindt, Unreliable Narration with a Narrator and without. In: Special Issue Unreliable Narration, hg. von Tom Kindt und Tilmann Köppe, Journal of Literary Theory, 5, 1, 2011, S. 81–94.

Köppe, Tilmann/Tom Kindt, Erzähltheorie. Eine Einführung, Stuttgart 2014.

Korthals, Holger, Zwischen Drama und Erzählung. Ein Beitrag zur Theorie geschehensdarstellender Literatur, Berlin 2003.

Krämer, Olav, Intention, Korrelation, Zirkulation. Zu verschiedenen Konzeptionen der Beziehung zwischen Literatur, Wissenschaft und Wissen. In: Literatur und Wissen, hg. von Tilmann Köppe, Berlin 2011, S. 77–116.

Krämer, Olav, Zwischen Wissenschaft und Religion. Zur Selbstpositionierung von Wilhelm Bölsches Weltanschauungsschrift ‚Das Liebesleben in der Natur'. In: Weltanschauung und Textproduktion. Beiträge zu einem Verhältnis in der Moderne, hg. von Anna S. Brasch und Christian Meierhofer, Berlin u. a. 2020, S. 63–92.

Kreuzer, Stefanie, ‚Märchenhafte Metatexte'. Metanarrative Formen und Funktionen von Märchenelementen in der Literatur. In: Metaisierung in Literatur und anderen Medien. Theoretische Grundlagen – Historische Perspektiven – Metagattungen – Funktionen, hg. von Janine Hauthal et al., Berlin 2007, S. 282–302.

Krüger-Fürhoff, Irmela Marei, Vernetzte Körper. Zur Poetik der Transplantation. In: Netzwerke. Eine Kulturtechnik der Moderne, hg. von Jürgen Barkhoff, Hartmut Böhme und Jeanne Riou, Köln 2004, S. 107–127.

Krüger-Fürhoff, Irmela Marei, Verpflanzungsgebiete. Wissenskulturen und Poetik der Transplantation, München 2012.

Kurz, Gerhard, Metapher, Allegorie, Symbol, 6. Aufl., Göttingen 2009.

Küster, Sabine, Medizin im Roman. Untersuchungen zu ‚Les Rougon Macquart' von Emile Zola, Göttingen 2008.

Lach, Friedhelm, Sinn aus Unsinn. Überlegungen zur Schwitters-Interpretation. In: Sinn aus Unsinn. Dada International, hg. von Wolfgang Paulsen und Helmut G. Hermann, Bern/München 1982, S. 177–193.

Lakoff, George/Mark Johnson, Metaphors we Live by. Chicago/London 1992.

Latour, Bruno/Steve Wolgar, Laboratory Life. The Construction of Scientific Facts, Beverly Hills 1979.

Latour, Bruno, The Pasteurization of France, Cambridge, MA 1988.

Latour, Bruno, Die Hoffnung der Pandora. Untersuchungen zur Wirklichkeit der Wissenschaft, aus dem Englischen von Gustav Roßler, 5. Aufl., Frankfurt a. M. 2015, S. 327–360.

Lauper, Anja (Hg.), Transfusionen. Blutbilder und Biopolitik in der Neuzeit, Berlin 2005.

Lazardzig, Jan, Errgeger. Evidenz und Imagination der Syphilis um 1900. In: Deixis und Evidenz, hg. von Horst Wenzel und Ludwig Jäger, Freiburg i.Br./Berlin/Wien 2008, S. 153–169.

Lazardzig, Jan/Silke Nowak, Theatrum syphilidis. Irritation und Infektion bei Arthur Schnitzler. In: Ansteckung. Zur Körperlichkeit eines ästhetischen Prinzips, hg. von Mirjam Schaub, Nicola Suthor und Erika Fischer-Lichte, München 2005, S. 72–100.

Leavitt, J. Walzer, ‚Typhoid Mary' Strikes back. Bacteriological Theory and Practice in early twentieth-Century Public Health. In: Isis, 83, 1992, S. 608–629.

Lefèvre, Wolfgang, Die Entstehung der biologischen Evolutionstheorie [1984], Frankfurt a. M. 2009.

Leigh Star, Susan/James Griesemer, Institutional Ecology, ‚Translations' and Boundary Objects. Amateurs and Professionals in Berkeley's Museum of Vertebrate Zoology, 1907–39. In: Social Studies of Science, 19, 3, 1989, S. 387–420.

Leven, Karl-Heinz, Die Geschichte der Infektionskrankheiten. Von der Antike bis ins 20. Jahrhundert, Landsberg/L. 1997.

Liesenfeld, Oliver, Vibrionen, Aeromonas. In: Medizinische Mikrobiologie und Infektiologie, hg. von Helmut Hahn et al., 5. Aufl., Berlin/Heidelberg 2009, S. 269–274.

Link, Jürgen, ‚Einfluß des Fliegens! – Auf den Stil selbst!' Diskursanalyse des Ballonsymbols. In: Bewegung und Stillstand in Metaphern und Mythen, hg. von Jürgen Link und Wulf Wülfing, Stuttgart 1984, S. 149–164.

Link, Jürgen, Über ein Modell synchroner Systeme von Kollektivsymbolen sowie seine Rolle bei der Diskurs-Konstitution. In: Bewegung und Stillstand in Metaphern und Mythen, hg. von Jürgen Link und Wulf Wülfing, Stuttgart 1984, S. 63–93.

Link, Jürgen, Literaturanalyse als Interdiskursanalyse. Am Beispiel des Ursprungs literarischer Symbolik in der Kollektivsymbolik. In: Diskurstheorien und Literaturwissenschaft, hg. von Jürgen Fohrmann und Harro Müller, Frankfurt a. M. 1988, S. 284–311.

Link, Jürgen/Ursula Link-Heer, Diskurs/Interdiskurs und Literaturanalyse. In: Zeitschrift für Linguistik und Literaturwissenschaft, 77, 1990, S. 88–99.
Link, Jürgen/Ursula Link-Heer, Hoher Ton und ‚pessimistische' Gnome bei Leopardi und Platen. In: August Graf von Platen im Horizont seiner Wirkungsgeschichte. Ein deutsch-italienisches Kolloquium, hg. von Gunnar Och und Klaus Kempf, Berlin/Boston 2012, S. 41–61.
Linton, Derek S., Emil von Behring. Infectious Disease, Immunology, Serum Therapy, Philadelphia 2005.
Lorenz, Dagmar, Wiener Moderne, Stuttgart 2007.
Lorenz, Mathias, Joseph Conrad und die Deutschen. Ein Bericht. In: Internationales Archiv für Sozialgeschichte der Literatur, 40, 1, 2015, S. 222–265.
Lörwald, Berni/Michael Schardt (Hg.), Über Paul Scheerbart. 100 Jahre Scheerbart-Rezeption in drei Bänden, Bd. 1: Einführungen, Vorworte, Nachworte, Paderborn 1992.
Lücke, Elisabeth, Frankfurts dunkle Seite. Spektakuläre Kriminalfälle, Erfurt 2014.
Lypp, Maria, Tiere und Narren. Komische Masken in der Kinderliteratur. In: Komik im Kinderbuch. Erscheinungsformen des Komischen in der Kinder- und Jugendliteratur, hg. von Hans-Heino Ewers, Weinheim/München 1992, S. 45–59.
Magenau, Jörg, Gottfried Benn. Leben in Bildern, Berlin/München 2010.
Maillard, Christine, ‚Die mythologisch apperzipierende Wissenschaft'. Alchemie in Theorie und Literatur (1890–1935). Das sonderbar anhaltende Fortleben einer ‚unzeitgemäßen' Wissensform. In: Literatur und Wissenschaft(en) 1890–1930, hg. von Christine Maillard und Michael Titzmann, Stuttgart 2002, S. 165–191.
Maillard, Christine/Michael Titzmann (Hg.), Literatur und Wissenschaften 1890–1930, Stuttgart/Weimar 2002.
Maillard, Christine/Michael Titzmann, Vorstellung eines Forschungsprojekts: ‚Literatur und Wissenschaft(en) in der Frühen Moderne'. In: Literatur und Wissenschaft(en) 1890–1930, hg. von Christine Maillard und Michael Titzmann, Stuttgart 2002, S. 7–39.
Malinowski, Bernadette, Literarische Wissenschaftsgeschichte und Wissenschaftstheorie: Kehlmann – Del Giudice – Serres, Berlin / Boston 2021
Margulis, Lynn, Die andere Evolution, Heidelberg/Berlin 1999.
Martínez, Matías (Hg.). Erzählen. Ein interdisziplinäres Handbuch, Stuttgart 2017.
Martínez, Matías, Was ist Erzählen? In: Erzählen. Ein interdisziplinäres Handbuch, hg. von Matías Martínez, Stuttgart 2017, S. 2–7.
Martínez, Matías/Michael Scheffel, Einführung in die Erzähltheorie, München 1999.
Martino, Alberto, Die deutsche Leihbibliothek. Geschichte einer literarischen Institution (1756–1914), Wiesbaden 1990.
Martus, Steffen, Epistemische Dinge der Literaturwissenschaft. In: Theorien, Methoden und Praktiken des Interpretierens, hg. von Andrea Albrecht et al., Berlin 2015, S. 23–53.
Marx, Friedhelm, ‚Ich aber sage Ihnen …'. Christusfigurationen im Werk Thomas Manns, Frankfurt a. M. 2002.
Marx, Friedhelm, Heilige Autorschaft? ‚Self-Fashioning'-Strategien in der Literatur der Moderne. In: Positionen und Revisionen, hg. von Heinrich Detering, Stuttgart 2002, S. 107–121.
Mayer, Ruth/Brigitte Weingart (Hg.), Virus! Mutationen einer Metapher, Bielefeld 2004.
Mayer, Ruth/Brigitte Weingart, Viren zirkulieren! Eine Einleitung. In: Virus! Mutationen einer Metapher, hg. von Ruth Mayer und Brigitte Weingart, Bielefeld 2004, S. 7–43.
Mazumdar, Pauline M. H., Species and Specificity. An Interpretation of the History of Immunology, Cambridge 1995.

Meier, Albert/Alessandro Costazza/Gérard Laudin (Hg.), Kunstreligion. Die Radikalisierung des Konzepts nach 1850, Berlin/Boston 2012.
Meier, Marietta, Konstruktion von Wissen durch Fallgeschichten. Psychochirurgische Studien in den 1940er und 1950er Jahren. In: Wissen. Erzählen. Narrative der Humanwissenschaften, hg. von Arne Höcker, Jeannie Moser und Phillipe Weber, Bielefeld 2006, S. 103–114.
Meixner, Sebastian, Narratologie und Epistemologie. Studien zu Goethes frühen Erzählungen Berlin/Boston 2019.
Mendelsohn, J. Andrew, ‚Typhoid Mary' Strikes again. The Social and the Scientific in the Making of Modern Public Health. In: Isis, 86, 1995, S. 268–277.
Mendelsohn, J. Andrew, Von der Ausrottung zum Gleichgewicht. Wie Epidemien nach dem ersten Weltkrieg komplex wurden. In: Bakteriologie und Moderne. Studien zur Biopolitik des Unsichtbaren 1870–1920, hg. von Philipp Sarasin et al., Frankfurt a. M. 2007, S. 239–285.
Menke, Raban, ‚Das Gewebe ist das Interessante'. Pathologische Anatomie und Poetologie in Thomas Bernhards ‚Der Ignorant und der Wahnsinnige'. In: Politik und Medien bei Thomas Bernhard, hg. von Franziska Schößler und Ingeborg Villinger, Würzburg 2002, S. 93–109.
Meuter, Norbert, Narration in Various Disciplines (2.12.2011). In: The Living Handbook of Narratology, hg. von Peter Hühn et al., Hamburg, hup.sub.uni-hamburg.de/lhn/index.php?title=Narration in Various Disciplines&oldid=1686 [zuletzt aufgerufen am 10.11.2019].
Meyer, Nadine Yvonne, Das Hygieneinstitut der Ludwig-Maximilians-Universität München unter Max von Pettenkofer als internationale Ausbildungs- und Forschungsstätte, Diss. masch., München 2016, https://edoc.ub.uni-muenchen.de/19077/1/Meyer_Nadine.pdf [zuletzt aufgerufen am 17.07.2020].
Michels, Eckard, Die ‚Spanische Grippe' 1918/19. Verlauf, Folgen und Deutungen in Deutschland im Kontext des Ersten Weltkriegs. In: Vierteljahrshefte für Zeitgeschichte, 58, 1, 2010, S. 1–33.
Michler, Werner, Darwinismus und Literatur. Naturwissenschaftliche und literarische Intelligenz in Österreich 1859–1914, Wien/Köln/Weimar 1999.
Michler, Werner, Die Studie als Zweck. Stifter und die Präraffaeliten. In: Figuren der Übertragung. Adalbert Stifter und das Wissen seiner Zeit, hg. von Michael Gamper und Karl Wagner, Zürich 2009, S. 307–325.
Möllers, Bernhard, Robert Koch. Persönlichkeit und Lebenswerk, 1843–1910, Hannover 1950.
Moser, Jeannie, Poetologien/Rhetoriken des Wissens. Einleitung. In: Wissen. Erzählen. Narrative der Humanwissenschaften, hg. von Arne Höcker, Jeannie Moser und Phillipe Weber, Bielefeld 2006, S. 11–16.
Mühlfriedel, Wolfgang/Rolf Walter (Hg.), Carl Zeiss. Die Geschichte eines Unternehmens, Bd. 1: Zeiss 1846–1905, hg. von Edith Hellmuth und Wolfgang Mühlfriedel, Weimar 1996.
Müller, Jan-Dirk, Faust. Ein Missverständnis wird zur Symbolfigur. In: Thomas Mann, Doktor Faustus, 1947–1997, Publikationen zur Zeitschrift für Germanistik, Bd. 3, hg. von Werner Röcke, Bern 2001, S. 167–186.
Müller-Ebeling, Claudia, Die ‚Versuchung des heiligen Antonius' als Mikrobenepos. Eine motivgeschichtliche Studie zu den drei Lithographiefolgen Odilon Redons zu Gustave Flauberts Roman, Aachen 1997.
Müller-Kampel, Beatrix, Komik und das Komische. Kriterien und Kategorien. In: LiThes. Zeitschrift für Literatur- und Theatersoziologie, 5, 7, März 2012: Das Lachen und das Komische I, S. 5–39.

Müller-Seidel, Walter, Wissenschaftskritik. Zur Entstehung der literarischen Moderne und zur Trennung der Kulturen um 1900. In: Grundlinien der Vernunftkritik, hg. von Christoph Jamme, Frankfurt a. M. 1997, S. 355–420.
Müller-Tamm, Jutta, Abstraktion als Einfühlung. Zur Denkfigur der Projektion in Psychophysiologie, Kulturtheorie, Ästhetik und Literatur der frühen Moderne, Freiburg i.Br. 2004.
Müller-Tamm, Jutta, Vision und Visualität. Zum Verhältnis von Erfahrungswissenschaft und Poetik bei Hermann Bahr und Robert Müller. In: ‚Fülle der combination'. Literaturforschung und Wissenschaftsgeschichte, hg. von Bernhard J. Dotzler und Sigrid Weigel, München 2005, S. 173–187.
Münch, Ragnhild, Robert Koch und sein Nachlass in Berlin, Berlin 2003.
Muny, Eike, Erzählperspektive im Drama. Ein Beitrag zur transgenerischen Narratologie, München 2007.
Musolff, Andreas, Metaphor, Nation and the Holocaust. The Concept of the Body Politic, Routledge 2010.
Musolff, Andreas, Political Metaphor and Bodies Politic. In: Perspectives in Poltics and Discourse, hg. von Urszula Okulska und Piotr Cap, Amsterdam 2010, S. 23–41.
Musolff, Andreas, Health and Illness of the Leviathan. Hobbes's Use of the Commonplace Metaphor of the Body Politic. In: Commonplace Culture in Western Europe in the Early Modern Period, Bd. 2: Consolidation of God-given Power, hg. von Kathryn Banks und Philiep P. Bossier, Leuven 2011, S. 175–193.
Musolff, Andreas, Metaphor in Political Dialogue. In: Language and Dialogue, 1, 2011, S. 191–206.
Musolff, Andreas, Immigrants and Parasites. The History of a Bio-Social Metaphor. In: Migrations. Interdisciplinary Perspectives, hg. von Michi Messer, Renee Schroeder und Ruth Wodak, Heidelberg 2012, S. 249–258.
Musolff, Andreas, Metaphor in the History of Ideas and Discourses. A Medieval Version of the Body-State Analogy. In: Metaphor and Discourse, hg. von A. Musolff und J. Zinken, Basingstoke 2009, S. 233–247.
Musolff, Andreas, Metaphorical Parasites and ‚Parasitic' Metaphors. Semantic Exchanges between Political and Scientific Vocabularies. In: Journal of Language and Politics, 13, 2014, S. 218–233.
Neuhaus, Stefan/Johann Holzner (Hg.), Literatur als Skandal. Fälle, Funktionen, Folgen, Göttingen 2007.
Neumann, Helga/Manfred Neumann, Maximilian Harden (1861–1927). Ein unerschrockener deutsch-jüdischer Kritiker und Publizist, Würzburg 2003.
Niederhauser, Jürg, Darstellungsformen der Wissenschaften und populärwissenschaftliche Darstellungsformen. In: Darstellungsformen der Wissenschaften im Kontrast. Aspekte der Methodik, Theorie und Empirie, hg. von Lutz Danneberg und Jürg Niederhauser, Tübingen 1998, S. 157–189.
Niederhauser, Jürg, Wissenschaftssprache und populärwissenschaftliche Vermittlung, Tübingen 1999, S. 105–111.
Nipperdey, Thomas, Religion im Umbruch. Deutschland 1870–1918, München 1988.
Nipperdey, Thomas, Deutsche Geschichte 1866–1918, Bd. 1: Arbeitswelt und Bürgergeist, München 1998.
Nünning, Ansgar, Towards a Cultural and Historical Narratology. A Survey of Diachronic Approaches, Concepts, and Research Projects. In: Anglistentag 1999 Mainz. Proceedings, hg. von Bernhard Reitz und Sigrid Rieuwerts, Trier 2000, S. 345–373.

Nünning, Ansgar, Lemma ‚Reliability'. In: Routledge Encyclopedia of Narrative Theory, hg. von David Herman, Manfred Jahn und Marie-Laure Ryan, London/New York 2005, S. 495–497.

Nünning, Ansgar/Vera Nünning, Produktive Grenzüberschreitungen. Transgenerische, intermediale und interdisziplinäre Ansätze der Erzähltheorie. In: Erzähltheorie transgenerisch, intermedial, interdisziplinär, hg. von Vera Nünning und Ansgar Nünning, Trier 2002, S. 1–23.

Nünning, Vera/Ansgar Nünning (Hg.), Erzähltheorie transgenerisch, intermedial, interdisziplinär, Trier 2002.

Nusser, Tanja/Elisabeth Strowick (Hg.), Krankheit und Geschlecht. Diskursive Affären zwischen Literatur und Medizin, Würzburg 2002.

Nutton, Vivian, The Reception of Fracastoro's Theory of Contagion. The Seed that Fell Among the Thorns. In: Osiris, 6, 1990, S. 196–234.

Nutton, Vivian, Did the Greeks have a Word for it? Contagion and Contagion Theory in Classical Antiquity. In: Contagion. Perspectives from Pre-modern Societies, hg. von L. I. Conrad und D. Wujastyk, Aldershot 2000, S. 137–162.

Obst, Helmut, Karl August Lingner. Ein Volkswohltäter?, Göttingen 2005.

Oehm, Heidemarie, Subjektivität und Gattungsform im Expressionismus, München 1993.

Oels, David, Mit hundert Sachen erzählt. Sachbuch, Literatur und die Wiederkehr des Erzählens. In: Literatur.com. Tendenzen im Literaturmarketing, hg. von Erhard Schütz und Thomas Wegmann, Berlin 2002, S. 81–106.

Oschmann, Dirk, Die Sprachlichkeit der Literatur. In: Der Begriff der Literatur, hg. von Jan Urbich und Alexander Löck, Berlin/New York 2010, S. 409–426.

Osterhammel, Jürgen, Die Verwandlung der Welt. Eine Geschichte des 19. Jahrhunderts, München 2009.

Osterhammel, Jürgen, Menschenfresser und Bettvorleger. Der Tiger in einer kolonialen Welt. In: Jürgen Osterhammel, Die Flughöhe der Adler. Historische Essays zur globalen Gegenwart, 2. Aufl., München 2017, S. 245–265.

Otis, Laura, The Empire Bites back. Sherlock Holmes as an Imperial Immune System. In: Studies in 20th Century Literature, 22, 1, 1998, Special Issue New Illnesses-Old Problems, Old Illnesses-New Problems, S. 30–60.

Otis, Laura, Membranes. Metaphors of Invasion in Nineteenth-Century Literature, Science and Politics, Baltimore 1999.

Ott, Michael, Im Allerheiligsten der Natur. Zur Veränderung von Alpenbildern in der Kultur um 1900. In: Natur und Moderne um 1900. Räume – Repräsentationen – Medien, hg. von Adam Paulsen und Anna Sandberg, Bielefeld 2013, S. 31–51.

Otto, Beate, Unterwasser-Literatur. Von Wasserfrauen und Wassermännern, Würzburg 2001.

Papachristos, Katherine, L'inscription de l'oral et de l'écrit dans le theatre de Tristan Tzara, New York/Wien 1999.

Parr, Rolf, ‚Sowohl als auch' und ‚weder noch'. Zum interdiskursiven Status des Essays. In: Essayismus um 1900, hg. von Wolfgang Braungart und Kai Kauffmann, Heidelberg 2006, S. 1–14.

Partsch, Cornelius, The Mysterious Moment. Early Dada Performance as Ritual. In: Dada Culture. Critical Texts on the Avant-Garde, hg. von Dafydd Jones, Amsterdam/New York 2006, S. 37–66.

Pauen, Michael, Dithyrambiker des Untergangs. Gnostizismus in Ästhetik und Philosophie der Moderne, Berlin 1994.

Pearce, Joseph, Old Thunder. A Life of Hilaire Belloc, San Francisco 2002.

Peck, Clemens, ‚Unsichtbare Feinde'. Theodor Herzl und die zionistische Bakteriologie. In: Bulletin der Schweizerischen Gesellschaft für Judaistik, 20, 2011, S. 3–17, http://www.sagw.ch/judaistik/Publikationen.html [zuletzt aufgerufen am 01.05.2021].

Peck, Clemens, Im Labor der Utopie. Theodor Herzl und das ‚Altneuland'-Projekt, Berlin 2012.

Peitsch, Helmut, Julius Rodenbergs Berliner Spaziergänge. In: Berlins 19. Jahrhundert. Ein Metropolen-Kompendium, hg. von Roland Berbig et al., Berlin 2011, S. 381–390.

Pelmter, Andrea, ‚Experimentierfeld des Seinkönnens'. Dichtung als ‚Versuchsstätte'. Zur Rolle des Experiments im literarischen Werk Robert Musils, Würzburg 2008.

Pernkopf, Elisabeth, ‚Die Natur ist eine Fabel'. Narrative und Naturwissenschaften. In: Kultur – Wissen – Narration. Perspektiven transdisziplinärer Erzählforschung für die Kulturwissenschaften, hg. von Alexandra Strohmair, Bielefeld 2013, S. 321–343.

Pethes, Nicolas, ‚Es ist gleich tödlich für den Geist, ein System zu haben, und keins zu haben'. Ein Sammelband zur literarischen Gestalt und Gestaltung von Wissen, Rezension zu: Wissen in Literatur im 19. Jahrhundert, hg. von Lutz Danneberg und Friedrich Vollhardt, Tübingen 2002. In: Internationales Archiv für Sozialgeschichte der deutschen Literatur online, 09.09.2003, http://www.iaslonline.de/index.php?vorgang_id=2319 [zuletzt aufgerufen am 02.07.2020].

Pethes, Nicolas, Literatur- und Wissenschaftsgeschichte. Ein Forschungsbericht. In: Internationales Archiv für Sozialgeschichte der Literatur, 28, 1, 2003, S. 181–231.

Pfister, Manfred (Hg.), Die Modernisierung des Ich. Studien zur Subjektkonstitution in der Vor- und Frühmoderne, Passau 1989.

Pfohlmann, Oliver, Literaturkritik in der literarischen Moderne. In: Literaturkritik. Geschichte, Theorie, Praxis, hg. von Thomas Anz und Rainer Baasner, 4. Aufl., München 2007 [2004], S. 94–114.

Pfotenhauer, Helmut, Die Kunst als Physiologie. Nietzsches ästhetische Theorie und literarische Produktion, Stuttgart 1985.

Phillips, Howard/David Killingray (Hg.), The Spanish Influenza Pandemic of 1918–1919. New Perspectives, London/New York 2003.

Plett, Bettina, Problematische Naturen? Held und Heroismus im realistischen Erzählen, München 2002.

Plotnitsky, Arkady, Science and Narrative. In: Routledge Encyclopedia of Narrative Theory, hg. von David Herman, Manfred Jahn und Marie-Laure Ryan, London/New York 2005, S. 514–518.

Angelika Plum, Die Karikatur im Spannungsfeld von Kunstgeschichte und Politikwissenschaft. Eine ikonologische Untersuchung zu Feindbildern in Karikaturen, Aachen 1998, https://www.yumpu.com/de/document/read/3941596/angelika-plum-die-karikatur-im-spannungsfeld-von-kunstgeschichte- [zuletzt aufgerufen am 08.09.2020].

Portwich, Philip, Das Flugblatt des Nürnberger Arztes Theodoricus Ulsenius von 1496. In: Berichte zur Wissenschaftsgeschichte, 21, 2–3, 1998, S. 175–183.

Power, Helen J., Tropical Medicine in the Twentieth Century. A History of the Liverpool School of Tropical Medicine, London/New York 1999.

Pross, Caroline/Klaus Müller-Wille/Maximilian Bergengruen (Hg.), Neurasthenie. Die Krankheit der Moderne und die moderne Literatur, Freiburg i.Br. 2010.

Prüll, Cay-Rüdiger, Pathologie und Politik. Ludwig Aschoff (1866–1942) und der deutsche Weg ins Dritte Reich. In: History and Philosophy of the Life Sciences, 19, 1997, S. 331–368.

Prüll, Cay-Rüdiger, Ludwig Aschoff (1866–1942). Wissenschaft und Politik in Kaiserreich, Weimarer Republik und Nationalsozialismus. In: Medizin im Nationalsozialismus. Die Freiburger Medizinische Fakultät und das Klinikum in der Weimarer Republik und im ‚Dritten Reich', hg. von Bernd Grün, Hans-Georg Hofer und Karl-Heinz Leven, Frankfurt a. M./Berlin 2002, S. 92–118.

Prüll, Cay-Rüdiger, Medizin am Toten oder am Lebenden. Pathologie in Berlin und in London 1900–1945, Basel 2003.

Pytlik, Priska, Okkultismus und Moderne. Ein kulturhistorisches Phänomen und seine Bedeutung für die Literatur um 1900, Paderborn 2005.

Pytlik, Priska, Spiritismus und ästhetische Moderne. Berlin und München um 1900. Dokumente und Kommentare, Tübingen/Basel 2006.

Raab, Michael, Stockmann, Ibsen und Shaw. In jedem steckt ein Volksfeind. Ibsens Dramaturgie 1882 und 2004. In: Amüsement und Schrecken. Studien zum Drama und Theater des 19. Jahrhunderts, hg. von Franz Nobert Mennemeier und Bernhard Reitz, Tübingen 2006, S. 353–372.

Rabelhofer, Bettina, Symptom, Sexualität, Trauma. Kohärenzlinien des Ästhetischen um 1900, Würzburg 2006.

Raiss, Gerhard, Karl Hopf, ein Massenmörder aus Niederhöchstadt. In: Zwischen Main und Taunus. Jahrbuch des Main-Taunus-Kreises 1994, S. 55–59.

Ralser, Michaela, Der Fall und seine Geschichte. Die klinisch-psychiatrosche Fallgeschichte als Narration an der Schwelle. In: Wissen. Erzählen. Narrative der Humanwissenschaften, hg. von Arne Höcker, Jeannie Moser und Phillipe Weber, Bielefeld 2006, S. 115–126.

Rasch, Wolfdietrich, Fläche, Welle, Ornament. Zur Deutung der nachimpressionistischen Malerei und des Jugendstils. In: Wolfdietrich Rasch, Zur deutschen Literatur seit der Jahrhundertwende, Stuttgart 1967, S. 186–220.

Raskin, Viktor, Semantic Mechanisms of Humor, Dordrecht/Boston/Lancaster 1985.

Rauchfuss, Horst, Chemische Evolution und der Ursprung des Lebens, Heidelberg 2005.

Regal, Wolfgang/Michael Nanut, Vitrinen voller Bakterien. In: Ärztewoche. Die österreichische Zeitung für Medizin, Politik und Praxis, 124, 50, 13. Dezember 2007, S. 31.

Reichardt, Eike, Health, Race and Empire. Popular Scientific Spectacles and National Identity in Imperial Germany 1871–1914, New York 2006.

Reiling, Jesko/Carsten Rohde, Vorwort. Zur Ambivalenz des Heroischen im 19. Jahrhundert. In: Das 19. Jahrhundert und seine Helden. Literarische Figurationen des (Post-)Heroischen, hg. von Jesko Reiling und Carsten Rohde, Bielefeld 2011, S. 7–15.

Reim, Ulrike, Probleme filmischer Darstellung medizinhistorischer Sachverhalte am Beispiel des ‚Robert Koch'-Films, Med. Diss., München 1989.

Reim, Ulrike, Der ‚Robert-Koch'-Film (1939) von Hans Steinhoff, Kunst oder Propaganda?. In: Medizin im Spielfilm des Nationalsozialismus, hg. von Udo Benzenhöfer und Wolfgang U. Eckart, Tecklenburg 1990, S. 22–33.

Renner, Ursula, ‚Details sollten sein wie der Blitz bei Dickens'. Photopoetische Reflexe um 1900. In: Die Evidenz der Bilder, hg. von Helmut Pfotenhauer, Wolfgang Riedel und Sabine Schneider, Würzburg 2005, S. 103–127.

Renner, Ursula, Tiere als ‚Photographen' der Dinge. August Strindbergs ‚Der Totenkopfschwärmer. Versuch in rationalem Mystizismus' (1896). In: Die Dinge und die Zeichen. Dimensionen des Realistischen in der Erzählliteratur des 19. Jahrhunderts, hg. von Sabine Schneider und Barbara Hunfeld, Würzburg 2008, S. 213–236.

Reuchlein, Georg, ‚Man lerne von der Psychiatrie'. Literatur, Psychologie und Psychopathologie in Alfred Döblins ‚Berliner Programm' und ‚Die Ermordung einer Butterblume'. In: Jahrbuch für Internationale Germanistik, 23, 1, 1991, S. 10–68.

Reuter, Curt, Chronik Radebeul, 1966, https://web.archive.org/web/20140201230843/
    https://home.arcor.de/ig-heimat/download/chronik/Chronik-Radebeul-Reuter.pdf [zu-
    letzt aufgerufen am 06.05.2020].
Rheinberger, Hans-Jörg, Der Ignorabimus-Streit in seiner Rezeption durch Carl Wilhelm von
    Naegeli. In: Weltanschauung, Philosophie und Naturwissenschaft im 19. Jahrhundert,
    Bd. 3: Der Ignorabimus-Streit, hg. von Kurt Bayertz, Myriam Gerhard und Walter Jaeschke,
    Hamburg 2007, S. 89–98.
Rheinberger, Hans-Jörg, Experimentalsysteme und epistemische Dinge. Eine Geschichte der
    Proteinsynthese im Reagenzglas, Göttingen 2001.
Rheinberger, Hans-Jörg, Mischformen des Wissens. In: Rheinberger, Iterationen, Berlin 2005,
    S. 74–100.
Rheinberger, Hans-Jörg, Epistemologie des Konkreten. Studien zur Geschichte der modernen
    Biologie, Frankfurt a. M. 2006.
Rheinberger, Hans-Jörg/Bettina Wahrig-Schmidt/Michael Hagner (Hg.), Räume des Wissens.
    Repräsentation, Codierung, Spur, Berlin 1996.
Richards, Robert J., The Tragic Sense of Life. Ernst Haeckel and the Struggle over Evolutionary
    Thought, Chicago 2008.
Richter, Karl/Jörg Schönert/Michael Titzmann (Hg.), Die Literatur und die Wissenschaften
    1770–1930, Stuttgart 1997.
Richter, Virginia, Literature after Darwin. Human Beasts in Western Fiction, 1859–1939, Basing-
    stoke 2011.
Riedel, Wolfgang, ‚Homo natura'. Literarische Anthropologie um 1900, Berlin/New York 1996.
Ristow, Susanne, Das Virus als Medium. Virale Interaktionsmodelle in der Kultur des 20. und
    21. Jahrhunderts, Diss. Univ. Düsseldorf 2018, https://docserv.uni-duesseldorf.de/serv-
    lets/DerivateServlet/Derivate-51887/Das%20Virus%20als%20Medium_Ristow_Final.pdf
    [zuletzt aufgerufen am 12.02.2020].
Roger-Marx, Claude, Odilon Redon, peintre et mystique. In: L'œil, Mai 1956, S. 20–32.
Rolf, Thomas, Lebendigkeit. Ludwig Klages und die Biowissenschaften. In: Hestia. Jahrbuch
    der Klages-Gesellschaft, 22, 2004/2007, S. 25–41.
Rolf, Thomas, Der Charakter des Geistes. Zur Phänomenologie der Widersacherthese von
    Ludwig Klages. In: Hestia. Jahrbuch der Klages-Gesellschaft, 23, 2008/2009, S. 19–31.
Rolle, Michael/Anton Mayr (Hg.), Medizinische Mikrobiologie, Infektions- und Seuchenlehre,
    8., überarb. Aufl., Stuttgart 2007.
Rönisch, Siegfried, Polenz, Wilhelm von. In: Neue Deutsche Biographie, 20, 2001, S. 598, On-
    line-Version, https://www.deutsche-biographie.de/pnd118803336.html#ndbcontent [zu-
    letzt aufgerufen am 10.07.2020].
Rosenberg, Charles, Explaining Epidemics. In: Rosenberg, Explaining Epidemics and Other
    Studies in the History of Medicine, Cambridge 1992, S. 293–304.
Rosenberg, Charles, What is an Epidemic? AIDS in Historical Perspective. In: Rosenberg, Exp-
    laining Epidemics and Other Studies in the History of Medicine, Cambridge 1992, S. 278–
    304.
Rousseau, George, The Overlap of Discourses of Contagion. Economic, Sexual, and Psychologi-
    cal. In: Contagionism and Contagious Diseases. Medicine and Literature 1880–1933, hg.
    von Thomas Rütten und Martina King, Berlin 2013, S. 41–65.
Ruf, Oliver, Zur Ästhetik der Provokation. Kritik und Literatur nach Hugo Ball, Bielefeld 2012.

Ruschel, Christian, Vom Innen und Außen der Blicke. Aus Arthur Schnitzlers ‚Traumnovelle' wird Stanley Kubricks ‚Eyes Wide Shut', Mainz 2002, https://openscience.ub.uni-mainz.de/bitstream/20.500.12030/3975/1/383.pdf [zuletzt aufgerufen am 10.03.2021].

Rüth, Axel, Erzählte Geschichte. Narrative Strukturen in der französischen Annales-Geschichtsschreibung, Berlin 2005.

Rütten, Thomas, Zu Thomas Manns medizinischem Bildungsgang im Spiegel seines Spätwerkes. In: Vom ‚Zauberberg' zum ‚Doktor Faustus'. Die Davoser Literaturtage 1998, hg. von Thomas Sprecher, Frankfurt a. M. 2000, S. 237–268.

Rütten, Thomas, Krankheit und Genie. Annäherungen an Frühformen einer Mannschen Denkfigur. In: Literatur und Krankheit im Fin-de-siècle (1890–1914). Thomas Mann im europäischen Kontext. Die Davoser Literaturtage 2000, hg. von Thomas Sprecher, Frankfurt a. M. 2002, S. 131–170.

Rütten, Thomas, Die Cholera und Thomas Manns ‚Der Tod in Venedig'. In: Liebe und Tod – in Venedig und anderswo. Die Davoser Literaturtage 2004, hg. von Thomas Sprecher, Frankfurt a. M. 2005, S. 125–170.

Rütten, Thomas, Cholera in Thomas Mann's ‚Death in Venice'. In: Gesnerus, 66, 2, 2009, S. 256–287.

Rütten, Thomas, Genius and Degenerate? Thomas Mann's Doktor Faustus and a Medical Discourse on Syphilis. In: Contagionism and Contagious Diseases. Medicine and Literature 1880–1933, hg. von Thomas Rütten und Martina King, Berlin 2013, S. 147–167.

Rütten, Thomas/Martina King (Hg.), Contagionism and Contagious Diseases. Medicine and Literature 1880–1933, Berlin 2013.

Salyámosy, Miklos, Wilhelm von Polenz. Prosawerke eines Naturalisten, Budapest 1985.

Samida, Stefanie, Vom Heros zum Lügner. Wissenschaftliche ‚Medienstars' im 19. Jahrhundert. In: Inszenierte Wissenschaft. Zur Popularisierung von Wissen im 19. Jahrhundert, hg. von Stefanie Samida, Bielefeld 2011, S. 245–272.

Sander, Kathrin Elisabeth, Organismus als Zellenstaat. Rudolf Virchows Körper-Staat-Metapher zwischen Medizin und Politik, Freiburg i.Br. 2012.

Sapp, Jan, Evolution by Association. A History of Symbiosis, New York 1994.

Sapp, Jan, The Bacterium's Place in Nature. In: Microbial Phylogeny and Evolution. Concepts and Controversies, hg. von Jan Sapp, Oxford 2005, S. 3–53.

Sarasin, Philipp, Die Visualisierung des Feindes. Über metaphorische Technologien der frühen Bakteriologie. In: Bakteriologie und Moderne. Studien zur Biopolitik des Unsichtbaren 1870–1920, hg. von Philipp Sarasin et al., Frankfurt a. M. 2007, S. 427–461.

Sarasin, Philipp, Was ist Wissensgeschichte? In: Internationales Archiv für Sozialgeschichte der Literatur, 10, 2011, S. 159–172.

Sarasin, Philipp et al. (Hg.), Bakteriologie und Moderne. Studien zur Biopolitik des Unsichtbaren 1870–1920, Frankfurt a. M. 2007.

Sasse, Sylvia, Moralische Infektion. Lev Tolstojs Theorie der Ansteckung und die Symptome der Leser. In: Ansteckung. Zur Körperlichkeit eines ästhetischen Prinzips, hg. von Erika Fischer-Lichte, Mirjam Schaub und Nicola Suthor, München 2005, S. 275–293.

Saul, Nicolas, , […] an entirely New Form of Bacteria for them'. Contagionism and its Consequences in Laßwitz and Wells. In: Contagionism and Contagious Diseases. Medicine and Literature 1880–1933, hg. von Thomas Rütten und Martina King, Berlin 2013, S. 131–147.

Schader, Brigitta, Schwindsucht. Zur Darstellung einer tödlichen Krankheit in der deutschen Literatur vom poetischen Realismus bis zur Moderne, Frankfurt a. M. 1987.

Schäffner, Wolfgang, Die Ordnung des Wahns. Zur Poetologie psychiatrischen Wissens bei Alfred Döblin, München 1995.
Scharnowski, Susanne, Wahrnehmungsschwellen. Krise des Sehens und Grenzen des Ich bei Eduard von Keyserling. In: Schwellen. Germanistische Erkundungen einer Metapher, hg. von Nicholas Saul et al., Würzburg 1999, S. 46–61.
Schaub, Mirjam/Nicola Suthor/Erika Fischer-Lichte (Hg.), Ansteckung. Zur Körperlichkeit eines ästhetischen Prinzips, München 2005.
Scheffel, Michael, Formen selbstreflexiven Erzählens. Eine Typologie und sechs exemplarische Analysen, Berlin 1997.
Scheffel, Martin: „‚Ich will dir alles erzählen'. Von der ‚Märchenhaftigkeit des Alltäglichen' in Arthur Schnitzlers ‚Traumnovelle'", in: Michael Scheffel (Hg.): Arthur Schnitzler. Text + Kritik-Doppelheft, 138/139, IV. München 1998, S. 122–137.
Scheffel, Michael, Nachwort. In: Arthur Schnitzler, Traumnovelle, hg. von Michael Scheffel, Stuttgart 2006, S. 107–123.
Scheffel, Michael, Anthropologie des Erzählens. In: Handbuch Erzählliteratur. Theorie, Analyse, Geschichte, hg. von Matías Martínez, Stuttgart 2011, S. 74–79.
Schickore, Jutta, Fixierung mikroskopischer Beobachtungen. Zeichnung, Dauerpräparat, Mikrofotografie. In: Ordnungen der Sichtbarkeit. Fotografie in Wissenschaft, Kunst und Technologie, hg. von Peter Geimer, Frankfurt a. M. 2002, S. 285–313.
Schickore, Jutta, The Microscope and the Eye. A History of Reflections 1740–1870, Chicago/London 2007, S. 106–132.
Schlich, Thomas, ‚Wichtiger als der Gegenstand selbst'. Die Bedeutung des fotografischen Bildes in der Begründung der bakteriologischen Krankheitsauffassung durch Robert Koch. In: Neue Wege in der Seuchengeschichte, hg. von Martin Dinges und Thomas Schlich, Stuttgart 1995, S. 143–174.
Schlich, Thomas, Die Konstruktion der notwendigen Krankheitsursache. Wie die Medizin Krankheit beherrschen will. In: Anatomien medizinischen Wissens, hg. von Cornelius Borck, Frankfurt a. M. 1996, S. 201–229.
Schlich, Thomas, Repräsentationen von Krankheitserregern. Wie Robert Koch Bakterien als Krankheitsursache dargestellt hat. In: Räume des Wissens. Repräsentation, Codierung, Spur, hg. von Hans-Jörg Rheinberger, Michael Hagner und Bettina Wahrig-Schmidt, Berlin 1997, S. 165–191.
Schlichting, Hans Burkhard, ‚Chaos in die Moderne bringen'. DADA. In: Literarische Moderne. Europäische Literatur im 19. und 20. Jahrhundert, hg. von Rolf Grimminger, Juri Murasov und Jörn Stückrath, Reinbek 1995, S. 314–338.
Schlichting, Hans Burkhard, Anarchie und Ritual. Hugo Balls Dadaismus. In: Dionysius DADA Areopagita. Hugo Ball und die Kritik der Moderne, hg. von Bernd Wacker, Paderborn 1996, S. 41–68.
Schmid, Wolf, Elemente der Narratologie, 2., verb. Aufl., Berlin 2008.
Schmidt, Christiane, Kandinskys physikalische Kreise. Kunst als Medium naturwissenschaftlicher Erkenntnis. Untersuchung der Schriften des Künstlers und seiner abstrakten Bildwelt der zwanziger Jahre unter Heranziehung von Gesichtspunkten moderner Physik, Berlin 2002.
Schmidt, Heike, Art ‚Mondial'. Formen der Internationalität bei Yvan Goll, Würzburg 1999.
Schmidt, Siegfried J., Komik im Beschreibungsmodell. In: Das Komische, hg. von Wolfgang Preisendanz und Rainer Warning, München 1976 (Poetik und Hermeneutik 7), S. 165–189.
Schmidt, Ulrich, Lew Tolstoi, München 2010.

Schmiedebach, Heinz-Peter, ‚Zellenstaat' und ‚Leukozytentruppen'. Metaphern und Analogien in medizinischen Texten des 19. und 20. Jahrhunderts. In: Der Deutschunterricht, 5, 2003, S. 51–61.

Schmitz-Berning, Cornelia, Vokabular des Nationalsozialismus, Berlin 2007.

Schneider, Lothar, Realistische Literaturpolitik und naturalistische Kritik. Eine Untersuchung über die Situierung der Literatur in der zweiten Hälfte des 19. Jahrhunderts und die Vorgeschichte der Moderne, Tübingen 2005.

Schneider, Sabine, ‚Farbe. Farbe. Mir ist das Wort jetzt armselig'. Eine mediale Reflexionsfigur bei Hofmannsthal. In: Poetik der Evidenz. Die Herausforderung der Bilder um 1900, hg. von Sabine Schneider, Helmut Pfotenhauer und Wolfgang Riedel, Würzburg 2005, S. 77–102.

Schneider, Sabine, Verheißung der Bilder. Das andere Medium in der Literatur um 1900, Tübingen 2006.

Schneider, Sabine, Tödliche Präsenz. Primitivismus in Hofmannsthals Elektra. In: Literarischer Primitivismus, hg. von Nicola Gess, Berlin/Boston 2013, S. 191–211.

Schneider, Sabine/Helmut Pfotenhauer/Wolfgang Riedel (Hg.), Poetik der Evidenz. Die Herausforderung der Bilder um 1900, Würzburg 2005.

Schnell, Ralf/Georg Stanitzek, Einleitung. In: Ephemeres. Mediale Innovationen 1900/2000, hg. von Ralf Schnell und Georg Stanitzek, Bielefeld 2005, S. 1–6.

Scholz, Albrecht/Karl Holubar/Günter Burg (Hg.), Geschichte der deutschsprachigen Dermatologie, Wiley/Weinheim 2009.

Schonlau, Anja, Syphilis in der Literatur. Über Ästhetik, Moral, Genie und Medizin (1880–2000), Würzburg 2005.

Schrön, Johanna, Ein ‚großes, lebendiges Lehrbuch der Hygiene'. Die Internationale Hygiene-Ausstellung in Dresden 1911. In: Wissenspopularisierung. Konzepte der Wissensverbreitung im Wandel, hg. von Carsten Kretschmann, Berlin 2003, S. 309–323.

Schuller, Marianne, Erzälen Machen. Narrative Wendungen in der Psychoanalyse nach Freud. In: Wissen. Erzählen. Narrative der Humanwissenschaften, hg. von Arne Höcker, Jeannie Moser und Phillipe Weber, Bielefeld 2006, S. 207–220.

Schultz, Joachim, Kannibalen undsoweiter. Das Fremde und das Komische in der europäischen Avantgarde. In: Avantgarde und Komik, hg. von Ludger Scherer und Rolf Lohse, Amsterdam/New York 2004, S. 159–173.

Schutte, Jürgen/Peter Sprengel (Hg.), Berliner Moderne, Stuttgart 1987.

Schwarz, Hans-Günther, Orient, Okzident. Der orientalische Teppich in der westlichen Literatur, Ästhetik und Kunst, München 1990.

Secord, James, Evolutionary Writings, Oxford 2008.

Seitz, Anne, Wimmeln und Wabern. Ansteckung und Gesellschaft im französischen Roman des Naturalismus und Fin de Siecle, Bielefeld 2015.

Selbitz, Hans-Joachim, Bakterielle Krankheiten der Tiere. In: Medizinische Mikrobiologie, Infektions- und Seuchenlehre, hg. von Michael Rolle und Anton Mayr, 8., überarb. Aufl., Stuttgart 2007, S. 393–558.

Serres, Michel, Der Parasit, übers. von Michael Bischoff, Frankfurt a. M. 1981.

Shapin, Steven/Simon Schaffer, Leviathan and the Air Pump. Hobbes, Bolye and the Experimental Life, Princeton 1989.

Shen, Dan, Art. ‚Unreliability' (27.6.2011). In: The Living Handbook of Narratology, http://www.lhn.uni-hamburg.de/article/unreliability [zuletzt aufgerufen am 10.03.2021].

Shepherd-Barr, Kirsten, Theatre and Evolution from Ibsen to Beckett, Columbia 2015.

Sieber, F. W., Georg Popp zum 70. Geburtstag, zugleich ein Beitrag zur Entwicklung der gerichtlichen Chemie und naturwissenschaftlichen Kriminalistik. In: Zeitschrift für angewandte Chemie, 44, 31, 1. August 1931, S. 637–660.
Sieferle, Rolf Peter, Die Konservative Revolution. Fünf biographische Skizzen, Frankfurt a. M. 1995.
Simon, Jonathan/Axel C. Hüntelmann, Two Models for Production and Regulation. The Diphtheria Serum in Germany and France. In: Perspectives on Twentieth-century Pharmaceuticals, hg. von Viviane Quirke und Judy Slinn, Bern 2010, S. 37–63.
Sohn, Werner, Mikroskop, Mikrobe, Kontext. Kleinste Lebewesen als strittige Wissenschaftsobjekte um 1880. In: Instrument – Experiment. Historische Studien, hg. von Christoph Meinel, Berlin 2000, S. 250–260.
Sommer, Roy/Ansgar Nünning, Drama und Narratologie. Die Entwicklung erzähltheoretischer Modelle und Kategorien für die Dramenanalyse. In: Erzähltheorie trans¬generisch, intermedial, interdisziplinär, hg. von Vera Nünning und Ansgar Nünning, Trier 2002, S. 105–128.
Sommer, Roy, Diegetic and Mimetic Narrativity. Some further Steps towards a Narratology of Drama. In: Theorizing Narrativity, hg. von John Pier, Garcia Landa und José Angel, Berlin 2008, S. 331–353.
Sonneborn, T. M., Herbert Spencer Jennings, April 8, 1868 – April 14, 1947. In: Biographical Memoirs, National Academy of Sciences of the United States of America, Bd. 47, Washington 1975, S. 143–225.
Specht, Benjamin, Physik als Kunst. Die Poetisierung der Elektrizität um 1800, Berlin 2010.
Spiekermann, Klaus, Naturwissenschaft als subjektlose Macht? Nietzsches Kritik physikalischer Grundkonzepte, Berlin 1992.
Sprecher, Thomas (Hg.), Lebenszauber und Todesmusik. Zum Spätwerk Thomas Manns. Die Davoser Literaturtage 2002, Frankfurt a. M. 2004.
Sprengel, Peter, Darwinismus und Literatur. Germanistische Desiderate. In: Scientia Poetica, 1, 1997, S. 140–183.
Sprengel, Peter, Darwin in der Poesie. Spuren der Evolutionslehre in der deutschsprachigen Literatur des 19. und 20. Jahrhunderts, Würzburg 1998.
Sprengel, Peter, Geschichte der deutschsprachigen Literatur 1870–1900. Von der Reichsgründung bis zur Jahrhundertwende, München 1998.
Sprengel, Peter, ‚Vom Ursprung der Arten' zum ‚Liebesleben in der Natur'. Metaphysischer Darwinismus in der Literatur des frühen 20. Jahrhunderts. In: ‚Scientia poetica. Literatur und Naturwissenschaft', hg. von Norbert Elsner und Werner Frick, Göttingen 2004, S. 293–315.
Stadler, Ulrich, Der technisierte Blick. Optische Instrumente und der Status von Literatur. Ein kulturhistorisches Museum, Würzburg 2003.
Stark, Isolde, Die hämische Muse. Spott als soziale und mentale Kontrolle in der griechischen Komödie, München 2004.
Stein, Claudia, Organising the History of Hygiene at the Internationale Hygiene-Ausstellung in Dresden in 1911. In: Zeitschrift für Geschichte der Wissenschaften, Technik und Medizin, 21, 4, Dezember 2013, S. 355–387.
Steiner, Felix, Dargestellte Autorschaft. Autorkonzept und Autorsubjekt in wissenschaftlichen Texten, Tübingen 2011.
Stengel, Friedemann, Aufklärung bis zum Himmel. Emanuel Swedenborg im Kontext der Theologie und Philosophie des 18. Jahrhunderts, Tübingen 2011.

Stiening, Gideon, ‚Und das Ganze belebt, so wie das Einzelne, sei.' Zum Verhältnis von Wissen und Literatur am Beispiel von Goethes ‚Die Metamorphose der Pflanzen'. In: Literatur und Wissen. Theoretisch-methodische Zugänge, hg. von Tilmann Köppe, Berlin/New York 2011, S. 192–213.

Stockhammer, Robert, Zaubertexte. Die Wiederkehr der Magie und die Literatur 1880–1945, Berlin 2000.

Stöckmann, Ingo, Sammlung der Gemeinschaft, Übertritt in die Form. Ernst Jüngers Politische Publizistik und ‚Das abenteuerliche Herz' (Erste Fassung). In: Die Souveränität der Literatur. Zum Totalitären der Klassischen Moderne. 1900–1933, hg. von Uwe Hebekus und Ingo Stöckmann, München 2008, S. 189–221.

Stöckmann, Ingo, Der Wille zum Willen. Der Naturalismus und die Gründung der literarischen Moderne 1880–1900, Berlin/New York 2009.

Stolz, Rüdiger/Wittig, Joachim (Hg.), Carl Zeiss und Ernst Abbe. Leben, Wirken und Bedeutung, Jena 1993.

Streuter, Manuel, Das Medizinische im Werk von Ernst Weiß, Herzogenrath 1990.

Strowick, Elisabeth, Poetologie der Ansteckung und bakteriologische Reinkultur. Infektiöses Material bei Thomas Bernhard, Thomas Mann und Robert Koch. In: Krankheit und Geschlecht. Diskursive Affären von Literatur und Medizin, hg. von Tanja Nusser und Elisabeth Strowick, Würzburg 2002, S. 57–74.

Strowick, Elisabeth, ‚Mit dem Bazillus is nicht zu spaßen'. Fontanes ‚Finessen' im Zeichen der Infektion. In: Literatur – Medizin, hg. von Walter Erhart, Tanja Nusser und Elisabeth Strowick, Der Deutschunterricht, 5, 2003, S. 43–50.

Strowick, Elisabeth, Sprechende Körper – Poetik der Ansteckung. Performativa in Literatur und Rhetorik, München 2009.

Strowick, Elisabeth, The Infectious Performative. Contagion between Bacteriology and Literature. In: Gender Forum. An Internet Platform for Gender and Women's Studies. Issue: Illuminating Gender: Gender and Disease, http://www.genderforum.org/no_cache/issues/illuminating-gender-i/the-infectious-performative/page/6/ [zuletzt aufgerufen am 10.11.2020].

Struck, Wolfgang, Erzählter Traum. Der Tropenwald in der deutschen Kolonialliteratur. In: Der deutsche Tropenwald. Bilder, Mythen, Politik, hg. von Michael Flitner, Frankfurt a. M. 2000, S. 60–78.

Stüllich, Heiko, Parasiten. Eine Begriffsgeschichte. In: Forum Interdisziplinäre Begriffsgeschichte, E-Journal, 2, 1, 2013, S. 21–30.

Summers, William C., Microbe Hunters Revisited. In: International Microbiology, 1, 1998, S. 65–68.

Surmatz, Astrid, Ibsen am Burgtheater zur Direktionszeit Max Burckhards (1890–1898). Ein Durchbruch der Moderne? In: Theaterinstitution und Kulturtransfer I. Fremd-sprachiges Repertoire am Burgtheater und auf anderen europäischen Bühnen, hg. von Bärbel Fritz, Brigitte Schultze und Horst Turk, Tübingen 1997, S. 173–192.

Susen, Gerd/Edith Wack (Hg.), ‚Was wir im Verstande ausjäten, kommt im Traume wieder'. Wilhelm Bölsche 1861–1939, Würzburg 2012.

Szabó, Erzsébet, Das Phänomen der Ambivalenz aus Sicht der Theorie möglicher Welten und der klassischen Narratologie. In: Ambivalenz und Kohärenz. Untersuchungen zur narrativen Sinnbildung, hg. von Julia Abel, Andreas Blödorn und Michael Scheffel, Trier 2009, S. 15–31.

Taszus, Claudia, Lorenz Okens Isis (1816–1848). Zur konzeptionellen, organisatorischen und technischen Realisierung der Zeitschrift. In: Blätter der Gesellschaft für Buchkultur und Geschichte, 12/13, 2009, S. 85–154.

Tauber, Alfred I./Leon Chernyak, Metchnikoff and the Origins of Immunology. From Metaphor to Theory, New York/Oxford 1991.

Thalken, Michael, Ein bewegliches Heer von Metaphern. Sprachkritisches Sprechen bei Friedrich Nietzsche, Gustav Gerber, Fritz Mauthner und Karl Kraus, Frankfurt a. M. 1999.

Thiele, Jens/Jörg Steitz-Kallenbach, Handbuch Kinderliteratur. Grundwissen für Ausbildung und Praxis, Freiburg i.Br. 2003.

Thomé, Horst, Vorwort zu Arthur Schnitzler. Medizinische Schriften, hg. von Horst Thomé, Wien/Darmstadt 1988, S. 11–63.

Thomé, Horst, Autonomes Ich und ‚Inneres Ausland'. Studien über Realismus, Tiefenpsychologie und Psychiatrie in deutschen Erzähltexten (1848–1914), Tübingen 1993.

Titzmann, Michael, Kulturelles Wissen – Diskurs – Denksystem. Zu einigen Grundbegriffen der Literaturgeschichtsschreibung. In: Zeitschrift für französische Sprache und Literatur, 99, 1989, S. 47–61.

Titzmann, Michael, Revolutionärer Wandel in Literatur und Wissenschaften. In: Die Literatur und die Wissenschaften 1770–1930, hg. von Karl Richter, Jörg Schönert und Michael Titzmann, Stuttgart 1997, S. 297–322.

Tomes, Nancy, The Gospel of Germs, Cambridge, MA 1998.

Tomes, Nancy, Epidemic Entertainments. Disease and Popular Culture in Early-Twentieth Century America. In: ‚Culture and Contagion'. Special Issue of American Literary History, 14, 4, 2002, S. 626–652.

Trautwein, Wolfgang, Komödientheorien und Komödie. Ein Ordnungsversuch. In: Schiller-Jahrbuch, 27, 1983, S. 86–123.

Tröhler, Ulrich, Der Nobelpreisträger Theodor Kocher, 1841–1917, Basel/Boston/Stuttgart 1984.

Türk, Johannes, Die Immunität der Literatur, Frankfurt a. M. 2011.

Urbich, Jan/Alexander Löck (Hg.), Der Begriff der Literatur, Berlin/New York 2010.

Vaupel, Elisabeth, Strindberg als ‚Naturwissenschaftler'. In: Chemie in unserer Zeit, 18, 5, 1984, S. 156–167.

Vellusig, Robert, ‚Unser aller Weg führt übern Bodensee'. Robert Gernhardts Nonsens-Poesie. In: LiThes. Zeitschrift für Literatur- und Theatersoziologie, 8, Februar 2013: Das Lachen und das Komische II, S. 27–53.

Vietta, Silvio/Hans-Georg Kemper, Expressionismus, 4., unver. Aufl., München 1990 [1975].

Vogl, Joseph, Für eine Poetologie des Wissens um 1800. In: Die Literatur und die Wissenschaften 1770–1930, hg. von Karl Richter, Jörg Schönert und Michael Titzmann, Stuttgart 1997, S. 107–131.

Vogl, Joseph, Kalkül und Leidenschaft. Poetik des ökonomischen Menschen, 2., durchges. und korr. Aufl., Zürich/Berlin 2004.

Voigts, Eckart/Monika Pietrzak-Franger/Barbara Schaff (Hg.), Reflecting on Darwin, Farnham 2014.

Vollhardt, Friedrich, Pierrot Lunaire. Form und Flüchtigkeit des Schönen in der europäischen Literatur, Kunst und Wissenschaft um 1900 (Giraud, Hartleben, Hausdorff). In: Europäische Jahrhundertwende. Literatur, Künste, Wissenschaften um 1900 in grenzüberschreitender Wahrnehmung. Erstes Kolloquium, hg. von Werner Frick und Ulrich Mölk, Göttingen 2003, S. 89–113.

Vollhardt, Friedrich, Kulturwissenschaft. Wiederholte Orientierungsversuche. In: Kulturwissenschaftliche Frühneuzeitforschung. Beiträge zur Identität der Germanistik, hg. von Kathrin Stegbauer, Herfried Vögel und Michael Waltenbauer, Berlin 2004, S. 29–48.

Voss, Lieselotte, Die Entstehung von Thomas Manns Roman ‚Doktor Faustus', dargestellt anhand von unveröffentlichten Vorarbeiten, Berlin 1975.

Voswinckel, Peter, Art. ‚Rosenbach'. In: Neue deutsche Biographie, 22: Rohmer – Schinkel, Berlin 2005, S. 56.

Wackers, Ricarda, Dialog der Künste. Die Zusammenarbeit von Kurt Weill und Yvan Goll, Münster u. a. 2004.

Wagner, Monika, Wiener Frauenbilder. Ornament als Verbrechen? In: Die Wiener Jahrhundertwende. Einflüsse, Umwelt, Wirkungen, hg. von Jürgen Nautz und Richard Vahrenkamp, 2. Aufl., Wien/Köln/Graz 1996, S. 543–558.

Wallas, Armin A., Zeitschriften und Anthologien des Expressionismus in Österreich. Analytische Bibliographie und Register, Bd. 1, München 1995.

Wald, Priscilla, Contagious. Cultures, Carriers and the Outbreak Narrative, Durham/London 2008.

Wegmann, Thomas, Kosmetik und Hygiene. Zur Formatierung bakteriologischen Wissens in der Reklame des frühen 20. Jahrhunderts. In: Wissenspopularisierung im medialen Wandel seit 1850, hg. von Petra Boden und Dorit Müller, Berlin 2009, S. 119–134.

Wegmann, Thomas, Dichtung und Warenzeichen. Reklame im literarischen Feld 1850–2000, Göttingen 2011.

Wegmann, Thomas, Zur Metaphorologie des Parasitären. In: Sonderheft ‚Metaphorologien der Exploration und Dynamik 1800/1900. Historische Wissenschaftsmetaphern und die Möglichkeit ihrer Historiographie', hg. von Gunhild Berg, Martina King und Reto Rössler, Archiv für Begriffsgeschichte, 59, 2018, S. 211–217.

Weidner, Tobias, Die unpolitische Profession. Deutsche Mediziner im langen 19. Jahrhundert, Frankfurt a. M. 2012.

Weindling, Paul, Ansteckungsherde. Die deutsche Bakteriologie als wissenschaftlicher Rassismus, 1890–1920. In: Bakteriologie und Moderne. Studien zur Biopolitik des Unsichtbaren 1870–1920, hg. von Philipp Sarasin et al., Frankfurt a. M. 2007, S. 354–375.

Weindling, Paul, Health, Race and German Politics between National Unification and Nazism, 1870–1945, Cambridge 1989.

Weindling, Paul, Epidemics and Genocide in Eastern Europe 1890–1945, Oxford 2000.

Weingart, Brigitte, Ansteckende Wörter. Repräsentationen von Aids, Frankfurt a. M. 2002.

Weingart, Brigitte, ‚Rumoritis'. Zur Modellierung von Massenkommunikation als Epidemie. In: Die Kommunikation der Gerüchte, hg. von Jürgen Brokoff et al., Göttingen 2008, S. 278–300.

Weinrich, Harald, Formen der Wissenschaftssprache. In: Jahrbuch der Akademie der Wissenschaften zu Berlin, 1988, Berlin 1989, S. 119–158.

Weinrich, Harald, Wissenschaftssprache. Sprachkultur und die Einheit der Wissenschaft. In: Linguistik der Wissenschaftssprache, hg. von Heinz Leonhard Kretzenbacher und Harald Weinrich, Berlin 1994, S. 155–174.

Weingart, Peter/Jürgen Kroll/Kurt Bayertz, Rasse, Blut und Gene. Geschichte der Eugenik und Rassenhygiene in Deutschland, Frankfurt a. M. 2001.

Weinstein, Arnold, Contagion and Infection, Special Issue, Literature and Medicine, 22, 1, 2003.

Weller, B. Uwe, Maximilian Harden und die ‚Zukunft', Bremen 1970.

Wells, Kentwood, Fleas the Size of Elephants. The Wonders of the Oxyhydrogen Microscope. In: The Magic Lantern Gazette. A Journal of Research, 29, 2/3 [Summer/Fall 2017], S. 3–34.
Welsh, Caroline/Stefan Willer (Hg.), ‚Interesse für bedingtes Wissen'. Wechselbeziehungen zwischen den Wissenskulturen, München 2008.
Wendermann Gerda, Ausstellungskatalog, Hamburg (1990), Jenseitskarrikaturen: Paul Scheerbart als Zeichner. In: Über Paul Scheerbart. 100 Jahre Scheerbart-Rezeption in drei Bänden, Bd. 1: Einführungen, Vorworte, Nachworte, hg. von Berni Lörwald und Michael Schardt, Paderborn 1992, S. 195–207.
Willms, Weertje, Wissen um Wahn und Schizophrenie bei Nikolaj Gogol und Georg Büchner. Vergleichende Textanalyse von Zapiski summasšdšego (‚Aufzeichnungen eines Wahnsinnigen' und ‚Lenz'). In: Literatur, Wissenschaft und Wissen seit der Epochenschwelle um 1800. Theorie – Epistemologie – komparatistische Fallstudien, hg. von Thomas Klinkert und Monika Neuhofer, Berlin/New York 2008, S. 89–109.
Wimmer, Ruprecht, Kommentarband zum Doktor Faustus, unter Mitarbeit von Stephan Stachorski. In: Mann, Große Frankfurter Ausgabe, Bd. 10,2, hg. von Andreas Blödorn, Heinrich Detering, Eckhard Heftrich, Hermann Kurzke, Friedhelm Marx, Katrin Max, Terence J. Reed, Thomas Sprecher, Hans R. Vaget, Ruprecht Wimmer, Frankfurt a. M. 2007.
Wirth, Uwe, Vorbemerkungen zu einer performativen Theorie des Komischen. In: Performativität, hg. von Jens Kertscher und Dieter Mersch, München 2003, S. 153–174.
Wirth, Uwe, Gepfropfte Theorie. Eine ‚greffologische' Kritik von Hybriditätskonzepten als Beschreibung von intermedialen und interkulturellen Beziehungen, Tübingen 2011.
Witte, Karsten, Sodom Berlin. Ein verfehltes Verlangen. In: Ivan Goll, Sodom Berlin, Berlin 1985, S. 153–169.
Wolff, Eberhart, Einschneidende Maßnahmen. Pockenschutzimpfung und traditionale Gesellschaft im Württemberg des frühen 19. Jahrhunderts, Stuttgart 1998.
Worboys, Michael, The Emergence and Early Development of Parasitology. In: Parasitology. A Global Perspective, hg. von Kenneth S. Warren und John Z. Bowers, New York 1983, S. 1–19.
Worboys, Michael, Spreading Germs. Disease Theories and Medical Practice in Britain, 1865–1900, Cambridge 2000.
Worrall, Nick, The Moscow Art Theatre. Theatre Production Studies ser, London/New York 1996.
Wübben, Yvonne, Tatsachenphantasien. Alfred Döblins ‚Die Ermordung einer Butterblume' im Kontext von Experimentalpsychologie und psychiatrischer Krankheitslehre. In: ‚Tatsachenphantasie'. Alfred Döblins Poetik des Wissens im Kontext der Moderne. Internationales Alfred Döblin-Kolloquium Emmendingen 2007, hg. von Sabine Becker und Robert Krause, Bern/Berlin/Brüssel 2008, S. 83–99.
Wübben, Yvonne, Verrückte Sprache. Psychiater und Dichter in der Anstalt des 19. Jahrhunderts, Konstanz 2012.
Zangerl, Anton, Friedrich Gerstäcker (1816–1872). Romane und Erzählungen. Struktur und Gehalt, Berlin/Bern 1999.
Zelle, Carsten, Medizin. In: Literatur und Wissen, Ein interdisziplinäres Handbuch, hg. von Roland Borgards et al., Stuttgart 2013, S. 85–95.
Zimmermann, Andrew, Ethnologie im Kaiserreich. Natur, Kultur und ‚Rasse' in Deutschland und seinen Kolonien. In: Das Kaiserreich transnational. Deutschland in der Welt 1871–1914, hg. von Sebastian Conrad und Jürgen Osterhammel, Göttingen 2006, S. 191–213.

Zimmermann, Anja, Abstraktion und Protoplasma. Die ‚organische Form' in der Kunst des frühen 20. Jahrhunderts. In: Biologie der Kreativität, hg. von Matthias Krüger, Christine Ott und Ulrich Pfisterer, Zürich/Berlin 2013, S. 195–220.

Zimmermann, Harm Peer, Bäder für das Volk. Zur Gewöhnung der unteren Bevölkerungsschichten an Sauberkeit und Ordnung in Deutschland 1882–1914. In: Kieler Blätter zur Volkskunde, 30, 1998, S. 61–81.

Zipfel, Frank, Unreliable Narration and Fictional Truth. In: Special Issue Unreliable Narration, hg. von Tom Kindt und Tilmann Köppe, Journal of Literary Theory, 5, 1, 2011, S. 109–130.

Zucker, Katharina, Die Bedeutung von Stefan Großmann für das Wiener Geistes- und Kulturleben in der Zeit von 1900 bis 1914, Wien 2007.

Zumbusch, Cornelia, Die Immunität der Klassik, Frankfurt a. M. 2012.

Personenregister

Abbe, Ernst 23, 48–49, 51–52, 228, 239, 246, 256
Abel, Julia 246, 255, 260
Abel-Musgrave, Curt 508
Adler, Sabine 519
Adorno, Theodor W. 218
Ajouri, Philip 22, 68
Alberti, Conrad 40, 433–435, 438–446, 449, 452, 456, 459–460, 462, 473–474, 489, 491, 523, 535
Altenberg, Peter 124
Althoff, Friedrich 127, 456
Alzheimer, Alois 283
Andreas-Salomé, Lou 261
Apollinaire, Guillaume 302, 356, 361, 366
Aristoteles 182, 190
Arndt, Carl 518
Aronson, Hans 127
Arp, Hans 306–307, 344, 362, 365
Arrhenius, Svante 164, 171–173, 206, 209, 229, 328
Aschoff, Ludwig 87–90, 92–93, 121, 131, 137, 145–147, 203, 210
Asimov, Isaac 493
Askanazy, Max 282
Astruc, Jean 200
Attardo, Salvatore 95
Auerochs, Bernd 218
Aurnhammer, Achim 255, 258, 261
Azzouni, Safia 113

Bachmaier, Helmut 100
Bachtin, Michail Michailowitsch 252, 326
Bahnsen, Ulrich 514–515
Bahr, Hermann 3, 20, 117–119, 124, 183, 188, 192, 212, 266, 309, 314, 473, 513
Baker, Samuel 378, 380, 382, 390, 399
Ball, Hugo 317, 335, 344–345
Balzac, Honoré de 326
Barnett, Vivian Endicott 311–312, 317
Barthes, Roland 354
Bary, Anton de 61, 66, 74–75, 80, 140, 469
Baudelaire, Charles 540
Baudissin, Klaus Graf von 314

Baumgartner. Michael 309
Bavink, Bernhard 173
Bayertz, Kurt 175
Becher, Johannes R. 518
Beckmann, Gero 182–183, 308
Beer, Gillian 38
Behring, Emil von 10, 125–130, 135, 226–227, 229, 231–235, 271, 458, 501
Bein, Alexander 59, 331
Bell, Joseph 431, 433
Belloc, Hilaire 37, 254, 337–338, 340, 365
Benjamin, Walter 356, 540
Benn, Gottfried 45, 71–72, 155–156, 164, 206, 266–267, 275–277, 288–289, 308, 319, 511, 518
Berg, Hubert van den 345, 347
Bergengruen, Maximilian 164
Berger, Silvia 13, 59, 81, 88, 136, 272, 324, 353, 395, 405, 508
Bergmann, Ernst von 412, 418, 430
Bergsten, Gunilla 200
Berkefeld, Wilhelm 67–68, 75
Bernard, Claude 232–233
Bernhard, Thomas 13, 26
Besser, Stephan 401
Bey, Osman 59
Bie, Oskar 116
Bierce, Ambrose 254
Billroth, Theodor 158–159, 189
Bismarck, Otto von 10, 127, 203, 272, 415, 457–458, 483
Blackwood, Basil T. 339–340
Blei, Franz 11, 97
Bleibtreu, Wilhelm 441, 473
Blödorn, Andreas 246, 255, 260
Blümle, Claudia 318
Bode, Wilhelm 500
Bois-Reymond, Emil du 5, 57
Bölsche, Friedrich 333
Bölsche, Wilhelm 30, 34–36, 79, 113, 126, 131, 142–151, 156–157, 161, 163–167, 169–178, 180–181, 188, 196, 198, 202, 204, 206–207, 209, 212, 217, 244–245,

253, 275, 305, 327–328, 334, 420, 421, 432, 445, 487, 504
Bono, James 65, 85
Booth, Wayne C. 248–249
Borchardt, Rudolf 458
Borchart, Samuel 304
Bordet, Jules 271
Bosch, Hieronymus 297
Bosmaijan, Haig 331
Bourdieu, Pierre 66, 119
Bowler, Peter 153
Brahm, Otto 414, 469, 500–501
Brandes, Georg 127, 285, 460, 470
Brass, Arnold 94, 98, 177, 179
Brecht, Bertolt 337, 518
Brehm, Alfred 398
Breton, André 295, 302, 360–361, 486
Breughel, Pieter 104, 297
Briese, Olaf 13, 366
Broch, Hermann 12, 20, 520
Büchner, Georg 42, 337
Buchner, Hans 158
Budd, William 132
Burckhard, Max 468
Burdorf, Dieter 242
Buttersack, Felix 502

Canguilhem, Georges 22
Capitan, Louis 135
Carracci, Annibale 301
Carroll, James 527
Carroll, Lewis 325, 338
Carroll, Noël 373
Carus, Carl Gustav 83, 152, 322, 361
Cepl-Kaufmann, Gerlinde 499
Cervantes, Miguel de 476
Cézanne, Paul 112
Chadwick, Edwin 104
Chamberlain, Houston Stewart 454–455
Charcot, Jean-Martin 498
Charlton, William 325
Chesterton, G.K. 338
Christie, Agatha 254
Clavaud, Armand 298

Cohn, Ferdinand 56–57, 61, 63–65, 80, 111, 140, 145, 149, 157, 159, 177, 190, 194, 243, 346, 469
Cohnheim, Julius 393
Comte, Auguste 496
Conan Doyle, Arthur 41, 122, 425–433, 474, 522
Conrad, Joseph 410, 524
Conrad, Michael Georg 445, 459, 473
Côté, Jean-Marc 493–496
Couvreur, André 506
Cuvier, Georges 70, 375

Dali, Salvador 306
Dante Alighieri 303
Darwin, Charles 22, 72–73, 79, 113, 144, 496
Daston, Lorraine 46–48, 66
Dätsch, Christiane 539
Daum, Andreas 55, 73, 79, 84, 85, 113, 145, 150, 160, 166, 175
Dehmel, Richard 149, 156, 164, 340–341, 343–344, 421, 429, 445, 453
Dekker, Hermann 79–81, 83–86, 88–89, 92–93, 134, 137, 145–147, 203
Deleuze, Gilles 18, 354
Derrida, Jacques 42, 354
Detering, Heinrich 466
Dettweiler, Peter 74
Devambez, André 506
Dick, George 522
Dick, Gladys 522
Dickens, Charles 468
Diesing, Karl Moritz 212
Dilthey, Wilhelm 142, 423
Dix, Otto 358
Döblin, Alfred 236, 321, 478–480, 511, 518, 520, 532
Dobroslawin, Aleksej 488–489
Doerr, Robert 509–510, 512
Dostojewski, Fjodor Michailowitsch 326
Douglas, Mary 408–410, 448, 463
Dreyfuss, Alfred 467
Driesch, Hans 153, 197, 206, 313
Drummond, Thomas 247, 494
Du Bois-Reymond, Emil 276–277
Dühring, Eugen Karl 59

Duncan, Isadora 179–180
Dürer, Albrecht 210, 217
Durkheim, Émile 409
Dyck, Joachim 266

Eberth, Karl 10
Eckart, Wolfgang U. 78
Edschmid, Kasimir 308
Eggebrecht, Axel 363, 518
Egidy, Moritz von 446
Ehrenberg, Christian Gottfried 183, 189, 212, 379, 469–470
Ehrenstein, Albert 37, 99, 109, 321, 325–326, 328–330, 332–341, 365–366, 454, 499
Ehrlich, Paul 10, 50, 126–127, 271, 274–277, 291
Eibl, Karl 7, 27, 279, 286–287, 293
Eichendorff, Joseph von 182
Eichhorst, Hermann 393–394, 398, 428
Engels, Friedrich 215–216
Erhart, Walter 5, 479
Ernst, Max 295–296, 306–307, 324
Ersch, Johann Samuel 56

Fechner, Gustav Theodor 144, 151, 155
Ferenczi, Sandor 261
Ferguson, Robert 472
Fernbach, Hans 510
Fick, Monika 151, 155, 305
Fischer, Hans W. 286
Fischer, Michael 382
Flach, Sabine 319
Flaubert, Gustave 297, 304–305
Fleck, Ludwik 22, 133, 136, 271, 395–396, 514
Flexner, Simon 352
Flügge, Carl 276
Föcking, Marc 40
Fontane, Theodor 11, 13, 415, 441
Forel, Auguste 465
Forster, Georg 376
Foucault, Michel 18, 21, 405
Fracastoro, Girolamo 82
Fraenkel, Carl 63, 276
Francé, Raoul 73, 79, 155, 177, 183, 187–188, 194, 206, 209, 313, 327

Franck, Georg 66
Frazer, James George 409
Freiligrath, Ferdinand 114, 421
Frenzel, Karl 467
Freud, Sigmund 19, 101–102, 354, 479
Freytag, Gustav 422
Freytag, Julia 263
Fulda, Daniel 39
Fuller, Loïe 179–180

Gaffky, Georg 10, 223, 382, 406
Galison, Peter 46–47
Gangarosa, Eugene 397
Gebhard, Walter 154
Gennerich, Wilhelm 199–201, 211
George, Stefan 113, 169–170, 423, 445, 455–456
Gerigk, Anja 95
Gernhardt, Robert 97, 99, 109, 325
Gerstäcker, Friedrich 38, 416
Gerstäcker, Friedrich von 379, 382, 390, 401
Gestrich, Constanze 135
Goebbels, Joseph 457
Goethe, Johann Wolfgang 73, 111, 113–114, 151, 190, 205, 242, 310, 344, 414, 421, 465
Gogh, Vincent van 112
Goll, Ivan 37, 97, 295, 355–363, 366, 499, 502–503
Goncourt, Jules 282
Goschler, Constantin 450
Gosse, Philip Henry 73
Gotschlich, Emil 475
Gottstein, Adolf 330, 332, 454, 465, 475, 483–485, 489
Gradmann, Christoph 13, 76, 131, 134, 136, 376, 384, 395, 402, 533
Griesemer, James 294
Groddeck, Georg 261–262
Gropius, Walter 313
Großmann, Stefan 124–125
Gross, Alan 389
Grotjahn, Alfred 454, 465, 475
Gruber, Johann Gottfried 56
Gruber, Max von 158, 330, 332
Grünewald, Matthias 298

Guattari, Félix 354
Gulbransson, Olaf 226, 231, 237
Gumpert, Martin 200, 211

Habekuss, Fritz 514–515
Haeckel, Ernst 72–73, 110, 113, 142, 144, 151–157, 160–163, 165, 173, 175–176, 179, 183–184, 186–190, 193–194, 202, 205–207, 209, 212–217, 219, 242, 275, 277, 288, 310, 312–313
Hahn, Marcus 156, 275–278
Hallier, Ernst 61, 469
Hanke, Edith 500–501
Harbeck, Paula 284
Harden, Maximilian 116, 124, 126, 130–131, 148, 231, 234, 272, 483–485
Hart, Heinrich 166, 445
Hart, Julius 499
Hartleben, Otto Erich 446
Hartmann, Eduard von 142, 155, 216
Hata, Sahachiro 277, 291
Hauptmann, Gerhart 45–46, 50, 53, 155, 206, 498
Hausdorff, Felix 12
Hausmann, Raoul 345
Haynes, Roslynn 251
Heath, William 495
Hebekus, Uwe 460
Heine, Heinrich 112, 259
Heinz, Jutta 214
Hellingrath, Norbert von 423
Helmholtz, Hermann von 57, 171, 308
Helmstetter, Rudolf 377, 407
Herder, Johann Gottfried 331
Herman, David 373
Hertwig, Oscar 162, 215
Herxheimer, Gotthold 282
Herzl, Theodor 118–120, 231
Hetsch, Heinrich 480, 515–516
Heuglin, Martin Theodor von 380
Hevesi, Ludwig 180
Heydenreich, Aura 12
Heym, Georg 86, 337, 511
Hirschfeld, Magnus 327
Hirth, Georg 91–93, 97, 131, 137, 166, 169
Hitler, Adolf 90, 121, 196, 204, 458, 541

Hobbes, Thomas 84
Hoffmann, E.T.A. 81, 101, 495
Hoffmann, Erich 285
Hofmannsthal, Hugo von 3–4, 11–12, 111, 179, 264
Hölderlin, Friedrich 337, 422–423, 427
Holz, Arno 126, 164, 206
Hopf, Karl 122–125, 334
Huelsenbeck, Richard 344–345
Hueppe, Ferdinand 11, 135, 145, 159, 238, 271, 330–332, 454–455, 459, 465, 475, 483–485, 489
Hufeland, Christoph Wilhelm 272
Hufnagel, Henning 27
Humboldt, Alexander von 79, 376–377, 379, 383
Hume, David 82
Huxley, Thomas Henry 247
Huysman, Joris-Karl 487
Huysmans, Joris-Karl 303–304

Ibsen, Henrik 41, 126, 460, 462–474, 485, 491, 545
Illetschko, Georgia 315
Iser, Wolfgang 168

Jacobsen, Jens Peter 71, 156
Jäger, Heinrich 109–112, 116, 137, 191–192
Jakobs, Silke 5, 113
Jammes, Francis 303
Jannings, Emil 457
Jansen, Cornelius 83
Jean Paul 100
Jenner, Edward 25
Jennings, Herbert Spencer 194, 205–206
Johannes (Evangelist) 166, 169
Jung, C.G. 142

Kafka, Franz 513, 518
Kammerer, Paul 205–206, 208–209, 215, 229
Kandinsky, Wassily 6, 37, 50, 111, 297, 310–317, 319–320, 322, 324, 344, 365, 496, 546
Kant, Immanuel 182, 308, 504
Käser, Rudolf 529, 532

Keller, Walther 79
Kelvin, William Thomson, Lord 171
Kemper, Claudia 453
Kennedy, Meegan 495
Kerr, Alfred 501
Kesten, Hermann 518
Keyserling, Eduard von 181, 261
Keyserling, Hermann 261
Kierkegaard, Søren 518
Kiermeier-Debré, Joseph 259
Kiessling, Claudia 459
Kindt, Tom 248, 517–519, 535–536, 538–539
Kingsland, Sharon 353
Kipling, Rudyard 398, 458
Kirchner, Martin 67, 508
Kisch, Egon Erwin 518
Klabund 13
Klages, Ludwig 131, 183, 193–198, 201–202, 205, 231
Klebs, Edwin 61, 160
Klee, Paul 50, 214, 297, 308–310, 313, 317–320, 324, 365, 496, 546
Kleeberg, Bernhard 110, 176
Klencke, Hermann 70, 72, 152
Klimt, Gustav 179–180, 187, 191–192
Klinkert, Thomas 17–18, 29
Klopstock, Friedrich Gottlieb 207
Knorr-Cetina, Karin 22
Koch, Hugo 383
Koch, Robert 4, 9–11, 13, 25, 37–38, 40–41, 45–51, 53, 57–63, 76–77, 79–81, 83, 85, 89, 92, 96, 100, 102, 114, 118, 120, 125–126, 131–136, 139–141, 146, 148–150, 158–160, 162, 177, 180, 188–189, 196–197, 203–204, 206, 223, 225, 238, 243, 247–248, 250–251, 256, 268–273, 276, 282, 301–302, 315, 326, 343–344, 346, 349, 352, 371, 374–376, 380–413, 415–423, 425–433, 435–440, 442–444, 446–447, 449–450, 452–460, 463, 466–467, 469–472, 474, 479, 483, 487, 493, 496, 498, 502–505, 508–509, 511, 516, 522–525, 528, 530, 533, 535–536, 540–541, 547
Kocher, Theodor 518–520, 539

Kohl, Aage von 295, 320–321, 323–326, 337, 360, 366
Köhler, Peter 325
Kohrt, Manfred 345
Kolle, Wilhelm 397, 399, 480, 515–516
Köppe, Tilman 248
Korthals, Holger 462
Kracauer, Siegfried 541
Kraepelin, Emil 101, 281
Král, Franz 122–124
Krämer, Olav 7, 17, 27
Kraus, Karl 10–12, 93, 116–122, 124–126, 130–131, 137, 229, 231, 234, 237, 270, 272, 293, 333–334, 487
Krauss, Werner 457
Kruif, Paul de 406–408, 433, 458
Kuczynski, Max Hans 529
Kuhn, Richard 159, 268

Lacan, Jacques 354
Lachmann, Hedwig 156
Laennec, Theophile 40
Lagarde, Paul de 59, 441
Lamarck, Jean-Baptiste de 73, 113, 152
Landauer, Gustav 124, 232
Landolt, Hans Heinrich 241
Landru, Henri 522
Landsteiner, Karl 158
Lange, Wilhelm 460, 470
Lange-Eichbaum, Wilhelm 423
Lasker-Schüler, Else 168
Lassar, Oskar 411, 438–442
Laßwitz, Kurd 329, 504
Latour, Bruno 8–9, 22, 135
Lazardzig, Jan 259
Lazear, Jesse 527
Le Bon, Gustave 322, 356, 411
Lear, Edward 95, 325, 327, 338
Leech, John 301
Leeuwenhoek, Antoni van 104
Leibniz, Gottfried Wilhelm 182
Lenau, Nikolaus 282
Leunis, Johannes 375–376, 465
Levinthal, Walter 510
Lewandowsky, Max 281–282
Liébeault, Ambroise-Auguste 498

Liliencron, Detlev von 149
Lindau, Karl 441
Lingner, Karl August 67, 69, 75, 137–143, 244
Link, Jürgen 32–37, 54, 65, 76, 169, 202, 218, 296, 364, 374, 410
Linné, Carl von 57
Linton, Derek 128
Lipps, Theodor 101
Löffler, Friedrich 10, 48, 53, 80, 141, 158–159, 161, 189, 220, 268, 477
Loos, Adolf 179
Löwenfeld, Raphael 485, 492, 500
Löwenthal, Wilhelm 501
Lubkoll, Christine 12
Ludwig, Paula 357
Luhmann, Niklas 32, 222
Lustgarten, Sigmund 257
Lypp, Maria 339

Mach, Ernst 21, 206, 227–230, 237, 254, 265, 287, 289, 479, 513
Machiavelli, Niccolò 84
Mahler, Gustav 427
Malinowski, Bernadette 6, 9, 21
Mallon, Mary 269
Maltzan, Heinrich Freiherr von 378–379, 382
Manet, Édouard 183
Mann, Heinrich 126
Mann, Klaus 518
Mann, Thomas 13, 34–36, 45, 109, 131, 198–203, 205–206, 208, 210–212, 215, 217, 219–221, 231, 242, 281, 284–285, 428–429, 486, 518, 530, 546
Margulis, Lynn 514
Marinetti, Filippo Tommaso 230, 236, 291
Marmorek, Alexander 118–120
Martínez, Matías 373
Martini, Erich 353
Martius, Carl Friedrich Philipp von 376
Martius, Friedrich 483
Martus, Steffen 9
Maturana, Humberto 222
Maupassant, Guy de 282
Mauthner, Fritz 126, 216, 229–236, 240, 265, 287, 289, 291, 293, 339, 500–501

Maxwell, James Clerk 209
May, Karl 382–383, 390, 405
Mayer, Ruth 24
Mecke, Klaus 12
Meissner, Alfred 468
Meissner, Eduard 468
Meixner, Sebastian 39, 386
Mendelejews, Dmitri Iwanowitsch 241
Mendelsohn, J. Andrew 353
Merkel, Friedrich 239
Metchnikoff, Elie 126, 145, 210, 258, 271
Meyer, Conrad Ferdinand 421
Meyer, Max Wilhem 188
Migula, Walter 210
Möbius, Paul Julius 284–285
Moeller van den Bruck, Arthur 453, 458
Moholy-Nagy, Laszlo 313
Möllers, Bernhard 400, 403
Monet, Claude 183
Morgan, Mary 396
Morgenstern, Christian 325, 327, 337–339
Much, Hans 517
Müller, Georg 240
Müller, Johannes 308–309
Müller, Robert 86–89, 93, 137, 410, 524
Müller-Kampel, Beatrix 95
Müller-Schönefeld, Wilhelm 178
Müller-Seidel, Walter 17
Müller-Tamm, Jutta 264, 309
Müller-Wille, Klaus 164
Musil, Robert 12, 20, 150, 520
Musolff, Andreas 53, 55, 59, 60

Nägeli, Carl von 157–159, 163, 165, 192, 243, 318, 449, 470
Naukratis, Athenaios von 353
Neisser, Albert 282, 292
Neufeld, Fred 352–353, 477, 510, 515
Neuhauss, Richard 52, 189, 219
Neumann, Isidor 260
Nietzsche, Friedrich 28, 71, 87–88, 155, 230–231, 234, 280, 282–285, 287, 423, 426–427, 472, 479
Nipperdey, Thomas 11, 419
Noguchi, Hideyo 256, 282, 528–530
Nordau, Max 118–119, 501

Nowak, Silke 259
Nuttall, George Henry 353

Oehm, Heidemarie 281, 291
Oels, David 406
Oelze, Johann W. 200
Oken, Lorenz 70, 154
Oppenheim, Hermann 283
Orth, Johannes 128, 394
Osterhammel, Jürgen 398, 451
Ostrowskij, Alexander 500
Otis, Laura 428, 430
Ott, Michael 426

Paldan Jische, Lobsang 478
Papachristos, Katherine 346
Pasteur, Louis 8–9, 14–15, 27, 118, 134–135, 145, 159–161, 171, 206, 238, 303, 305, 359–360, 408, 469
Perutz, Leo 518
Pettenkofer, Max von 223–225, 440–441, 470, 489
Pfuhl, Eduard 223
Picabia, Francis 347
Picard, Louis-Benoît 354
Plato 84
Plaut, Felix 200, 211
Ploetz, Alfred 148, 332–333, 465
Poe, Edgar Allan 258–259
Polenz, Wilhelm von 40, 410, 433, 445–446, 448–456, 459–460, 462, 474, 487, 489, 491, 522, 524, 535
Polgar, Alfred 124
Popp, Georg 122
Pross, Caroline 164
Przybyszewski, Stanislaus 156, 164, 166–169
Puccini, Giacomo 67
Pückler-Muskau, Hermann von 494–495

Raabe, Wilhelm 468
Rasch, Ulrich 180, 192
Raskin, Viktor 94–95
Redon, Odilon 37, 297–298, 301–306, 308, 320, 324, 339, 366
Reed, Walter 527–528
Reik, Theodor 96

Reil, Johann Christian 152
Renard, Maurice 295, 502–505
Renner, Ursula 3
Rethel, Alfred 259, 285
Rheinberger, Hans-Jörg 9, 22, 388
Riedel, Wolfgang 70, 151, 164
Rilke, Rainer Maria 11–12, 111, 285, 358, 486, 511
Ringelnatz, Joachim 325, 337
Ristow, Susanne 365
Rodenberg, Julius 414, 441–442, 470
Roger-Marx, Claude 303
Rohe, Mies van der 313
Rolly, Friedrich 530
Romanes, George John 152
Rosenbach, Ottomar 272–273, 477, 482–483, 490–491
Rosenberg, Charles 60, 225
Ross, Ronald 353
Roth, Joseph 518
Roth, Udo 240
Rowohlt, Ernst 326
Rüdin, Ernst 465
Rütten, Thomas 117, 200, 429

Sack, Gustav 37, 279–293, 295, 309, 319, 324–325, 337, 362, 475, 502
Sack, Paula 281
Salomé, Lou 261
Salyámosy, Miklos 446, 451
Samida, Stefanie 418, 436
Sapp, Jan 514
Sarasin, Philipp 37, 49
Schäfer, Armin 318
Schaffer, Simon 22
Schäffle, Albert 59
Schallmayer, Wilhelm 148, 465
Scharnowski, Susanne 176
Schaudinn, Fritz 10, 210, 219, 256–257, 260, 282
Scheerbart, Paul 37, 99, 340–345, 365, 475
Scheffel, Michael 229, 246, 255, 260, 265
Schelling, Friedrich Wilhelm Joseph 70
Schering, Emil 240
Schickele, René 308
Schickore, Jutta 53, 239

Schiller, Friedrich 354
Schilling, Claus 528
Schlaf, Johannes 126
Schleich, Carl Ludwig 125, 168, 242, 483
Schleiden, Matthias Jacob 70, 152
Schlemihl, Peter 379
Schlenther, Paul 460, 470
Schlich, Thomas 46–47, 53
Schlichting, Hans Burkhard 349
Schnitzler, Arthur 19, 25, 36, 45, 126, 131, 226, 237–238, 245–246, 248–249, 257–263, 265, 267, 275, 279, 288, 319, 333, 546
Schonlau, Anja 285
Schopenhauer, Arthur 144, 151, 182
Schwann, Theodor 70, 152
Schweinfurth, Dietrich 401
Schweinfurth, Georg 380, 399, 465
Schweninger, Ernst 234, 272, 483, 489
Schwitters, Kurt 37, 345
Seitz, Anne 27, 135
Seligmann, Erich 509, 515–516, 519, 528
Serres, Michel 42, 135, 353–355, 362–363, 481, 513
Seurat, Georges 318
Shaftesbury, Anthony Ashley Cooper Earl of 82–83, 213, 322, 361
Shakespeares, William 127
Shapin, Steven 22
Shaw, George Bernard 337, 476–477, 483–485, 487, 491
Shen, Dan 248
Simmel, Ernst 261
Snow, John 132
Soemmering, Thomas 318
Southwood-Smith, Thomas 104
Spengler, Oswald 357
Spix, Johann Baptist von 376
Stadler, Ulrich 251
Stanislawski, Konstantin 467, 499–500
Star, Susan Leigh 294
Stauber, Berthold 238
Stead, William Thomas 425
Steinhoff, Hans 457, 459, 472
Stendhal 344
Stenglein, Michael 52

Sterne, Carus 166
Sternheim, Carl 126, 308, 498
Stettenheim, Julius 112, 414
Stiening, Gideon 18, 23
Stöckmann, Ingo 423, 444–446, 460
Stokes, Adrian 528–529
Stramm, August 86, 323–324
Streuter, Manuel 519
Strindberg, August 30, 36, 54, 125–126, 131, 168, 237, 239–245, 261, 275, 288, 319, 345, 483, 546
Strowick, Elisabeth 135
Strümpell, Adolf 394
Svevo, Italo 261
Swedenborg, Emanuel 173, 242
Swift, Jonathan 504

Talbot, Henry Fox 48
Theophrast 190
Thompson, Loyd Oscar 257
Thuillier, Francois 382
Tillich, Paul 219
Titzmann, Michael 27, 89
Tizian 110–111, 195
Tolstoi, Leo 41–42, 109, 475, 485–489, 491, 493, 496–502, 545, 547
Tomes, Nancy 75
Topley, William W.C. 352, 510
Treitschke, Heinrich von 453
Tucholsky, Kurt 518
Türk, Johannes 15, 25, 246
Tzara, Tristan 37, 307, 320, 324, 344–350, 353, 355–357, 362–363, 365, 509

Uexküll, Jacob von 197, 206
Unger, Hellmuth 456–459, 522, 541
Urzidil, Johannes 518

Vaihinger, Hans 48, 261
Valentin, Karl 325
Verworn, Max 131, 193–194, 205–206, 209, 230
Viertel, Berthold 124
Virchow, Rudolf 49, 55, 57, 60, 67, 70–71, 73–74, 79, 127–130, 132, 146, 152, 160–161, 237, 448–451, 457

Vischer, Friedrich Theodor 101
Vogeler, Heinrich 178
Vogl, Joseph 18, 24
Vogt, Carl 70–71, 84, 146, 465
Vollhardt, Friedrich 5
Voss, Lieselotte 200

Waechter, F.K. 325
Waetzoldt, Wilhelm 200
Wagner, Richard 415
Walden, Herwarth 320–321, 323–324
Walden, Nell 320
Wassermann, August von 136, 271, 283
Weber, Max 446, 451
Wedekind, Frank 126, 498
Wegmann, Thomas 14, 66, 67, 86, 322, 341, 349, 354, 363, 407, 411
Weindling, Paul 13, 58, 87, 137, 330-332, 454, 455, 458, 464, 465, 148, 204, 459, 464
Weingart, Brigitte 14, 24, 25, 27, 62
Weininger, Otto 142, 179
Weinrich, Harald 388
Weiß, Ernst 42, 475, 517–520, 522, 524, 526, 528–529, 534–541, 547

Wells, H.G. 36, 109, 122, 245–246, 248–249, 251, 253, 255–256, 259, 267, 275, 277, 279, 329–330, 337, 359, 431–432, 487, 494, 503–504
White, Hayden 39
Wieland, Christoph Martin 465
Wilde, Oscar 427
Wille, Bruno 166, 445
Windrath, Adolf 133, 229, 405
Windrath, Alfons 475–476, 483
Witkop, Philipp 499, 501
Wolff, Kurt 320, 326
Worringer, Wilhelm 314, 318
Wundt, Wilhelm 151, 169

Zeiss, Carl 49, 51, 239
Ziemann, Hans 409, 452
Zimmermann, Andrew 451
Zimmermann, Harm Peer 411, 439
Zipfel, Frank 254
Zola, Émile 5, 19, 144, 434–435, 450, 467, 473
Zumbusch, Cornelia 26

www.ingramcontent.com/pod-product-compliance
Lightning Source LLC
Chambersburg PA
CBHW051531230426
43669CB00015B/2563